国家卫生和计划生育委员会"十二五"规划教材
全国高等医药教材建设研究会"十二五"规划教材
全国高等学校教材

供8年制及7年制("5+3"一体化)临床医学等专业用

肿 瘤 学

Oncology

第2版

主　审　郝希山

主　编　魏于全　赫　捷

副主编　周云峰　张清媛

编　者　(以姓氏笔画为序)

丁彦青(南方医科大学)

丁振宇(四川大学华西医院)

万德森(中山大学肿瘤防治中心)

于世英(华中科技大学同济医学院附属同济医院)

王永生(四川大学华西医院)

卢　铀(四川大学华西医院)

田志刚(中国科技大学生命学院)

申宝忠(哈尔滨医科大学附属第四医院)

石汉平(中山大学附属第一医院)

石远凯(中国医学科学院肿瘤医院)

任秀宝(天津医科大学附属肿瘤医院)

孙国平(安徽医科大学第一附属医院)

朱雄增(复旦大学附属肿瘤医院)

朴炳奎(中国中医研究院广安门医院)

许　青(同济大学附属第十人民医院)

许建华(福建医科大学药学院)

寿成超(北京大学临床肿瘤学院)

张国君(汕头大学附属肿瘤医院)

张清媛(哈尔滨医科大学)

李　薇(吉林大学第一医院)

陈志南(第四军医大学细胞工程研究中心)

周云峰(武汉大学中南医院)

范国光(中国医科大学附属第一医院)

姜　愚(四川大学华西医院)

姜洪池(哈尔滨医科大学)

郝希山(天津医科大学附属肿瘤医院)

郝继辉(天津医科大学附属肿瘤医院)

曹雪涛(第二军医大学)

黄文林(中山大学肿瘤防治中心)

游伟程(北京大学临床肿瘤学院)

蒋国梁(复旦大学附属肿瘤医院)

赫　捷(中国医学科学院肿瘤医院)

魏于全(四川大学华西医院)

人民卫生出版社

图书在版编目（CIP）数据

肿瘤学 / 魏于全，赫捷主编 . —2 版 . —北京：人民卫生
出版社，2015
ISBN 978-7-117-20397-5

Ⅰ.①肿⋯ Ⅱ.①魏⋯ ②赫⋯ Ⅲ.①肿瘤学 – 医学院校 –
教材 Ⅳ.①R73

中国版本图书馆 CIP 数据核字（2015）第 042939 号

人卫社官网　www.pmph.com	出版物查询，在线购书
人卫医学网　www.ipmph.com	医学考试辅导，医学数据库服务，医学教育资源，大众健康资讯

肿　瘤　学
第 2 版

主　　编：魏于全　赫　捷
出版发行：人民卫生出版社（中继线 010-59780011）
地　　址：北京市朝阳区潘家园南里 19 号
邮　　编：100021
E - mail：pmph @ pmph.com
购书热线：010-59787592　010-59787584　010-65264830
印　　刷：中国农业出版社印刷厂
经　　销：新华书店
开　　本：850×1168　1/16　印张：28　插页：1
字　　数：771 千字
版　　次：2010 年 8 月第 1 版　　2015 年 5 月第 2 版
　　　　　2015 年 5 月第 2 版第 1 次印刷（总第 7 次印刷）
标准书号：ISBN 978-7-117-20397-5/R·20398
定　　价：65.00 元

打击盗版举报电话：010-59787491　E-mail：WQ @ pmph.com
（凡属印装质量问题请与本社市场营销中心联系退换）

为了贯彻教育部教高函[2004-9号]文,在教育部、原卫生部的领导和支持下,在吴阶平、裘法祖、吴孟超、陈灏珠、刘德培等院士和知名专家的亲切关怀下,全国高等医药教材建设研究会以原有七年制教材为基础,组织编写了八年制临床医学规划教材。从第一轮的出版到第三轮的付梓,该套教材已经走过了十余个春秋。

在前两轮的编写过程中,数千名专家的笔耕不辍,使得这套教材成为了国内医药教材建设的一面旗帜,并得到了行业主管部门的认可(参与申报的教材全部被评选为"十二五"国家级规划教材),读者和社会的推崇(被视为实践的权威指南、司法的有效依据)。为了进一步适应我国卫生计生体制改革和医学教育改革全方位深入推进,以及医学科学不断发展的需要,全国高等医药教材建设研究会在深入调研、广泛论证的基础上,于2014年全面启动了第三轮的修订改版工作。

本次修订始终不渝地坚持了"精品战略,质量第一"的编写宗旨。以继承与发展为指导思想:对于主干教材,从精英教育的特点、医学模式的转变、信息社会的发展、国内外教材的对比等角度出发,在注重"三基"、"五性"的基础上,在内容、形式、装帧设计等方面力求"更新、更深、更精",即在前一版的基础上进一步"优化"。同时,围绕主干教材加强了"立体化"建设,即在主干教材的基础上,配套编写了"学习指导及习题集"、"实验指导/实习指导",以及数字化、富媒体的在线增值服务(如多媒体课件、在线课程)。另外,经专家提议,教材编写委员会讨论通过,本次修订新增了《皮肤性病学》。

本次修订一如既往地得到了广大医药院校的大力支持,国内所有开办临床医学专业八年制及七年制("5+3"一体化)的院校都推荐出了本单位具有丰富临床、教学、科研和写作经验的优秀专家。最终参与修订的编写队伍很好地体现了权威性,代表性和广泛性。

修订后的第三轮教材仍以全国高等学校临床医学专业八年制及七年制("5+3"一体化)师生为主要目标读者,并可作为研究生、住院医师等相关人员的参考用书。

全套教材共38种,将于2015年7月前全部出版。

全国高等学校八年制临床医学专业国家卫生和计划生育委员会规划教材编写委员会

	学科名称	主审	主编	副主编
1	细胞生物学(第3版)	杨恬	左伋 刘艳平	刘佳 周天华 陈誉华
2	系统解剖学(第3版)	柏树令 应大君	丁文龙 王海杰	崔慧先 孙晋浩 黄文华 欧阳宏伟
3	局部解剖学(第3版)	王怀经	张绍祥 张雅芳	刘树伟 刘仁刚 徐飞
4	组织学与胚胎学(第3版)	高英茂	李和 李继承	曾园山 周作民 肖岚
5	生物化学与分子生物学(第3版)	贾弘禔	冯作化 药立波	方定志 焦炳华 周春燕
6	生理学(第3版)	姚泰	王庭槐	闫剑群 郑煜 祁金顺
7	医学微生物学(第3版)	贾文祥	李明远 徐志凯	江丽芳 黄敏 彭宜红 郭德银
8	人体寄生虫学(第3版)	詹希美	吴忠道 诸欣平	刘佩梅 苏川 曾庆仁
9	医学遗传学(第3版)		陈竺	傅松滨 张灼华 顾鸣敏
10	医学免疫学(第3版)		曹雪涛 何维	熊思东 张利宁 吴玉章
11	病理学(第3版)	李甘地	陈杰 周桥	来茂德 卞修武 王国平
12	病理生理学(第3版)	李桂源	王建枝 钱睿哲	贾玉杰 王学江 高钰琪
13	药理学(第3版)	杨世杰	杨宝峰 陈建国	颜光美 臧伟进 魏敏杰 孙国平
14	临床诊断学(第3版)	欧阳钦	万学红 陈红	吴汉妮 刘成玉 胡申江
15	实验诊断学(第3版)	王鸿利 张丽霞 洪秀华	尚红 王兰兰	尹一兵 胡丽华 王前 王建中
16	医学影像学(第3版)	刘玉清	金征宇 龚启勇	冯晓源 胡道予 申宝忠
17	内科学(第3版)	王吉耀 廖二元	王辰 王建安	黄从新 徐永健 钱家鸣 余学清
18	外科学(第3版)		赵玉沛 陈孝平	杨连粤 秦新裕 张英泽 李虹
19	妇产科学(第3版)	丰有吉	沈铿 马丁	狄文 孔北华 李力 赵霞

7

	学科名称	主审	主编	副主编
20	儿科学(第3版)		桂永浩 薛辛东	杜立中 母得志 罗小平 姜玉武
21	感染病学(第3版)		李兰娟 王宇明	宁 琴 李 刚 张文宏
22	神经病学(第3版)	饶明俐	吴 江 贾建平	崔丽英 陈生弟 张杰文 罗本燕
23	精神病学(第3版)	江开达	李凌江 陆 林	王高华 许 毅 刘金同 李 涛
24	眼科学(第3版)		葛 坚 王宁利	黎晓新 姚 克 孙兴怀
25	耳鼻咽喉头颈外科学(第3版)		孔维佳 周 梁	王斌全 唐安洲 张 罗
26	核医学(第3版)	张永学	安 锐 黄 钢	匡安仁 李亚明 王荣福
27	预防医学(第3版)	孙贵范	凌文华 孙志伟	姚 华 吴小南 陈 杰
28	医学心理学(第3版)	姜乾金	马 辛 赵旭东	张 宁 洪 炜
29	医学统计学(第3版)		颜 虹 徐勇勇	赵耐青 杨土保 王 彤
30	循证医学(第3版)	王家良	康德英 许能锋	陈世耀 时景璞 李晓枫
31	医学文献信息检索(第3版)	罗爱静 于双成	马 路	王虹菲 周晓政
32	临床流行病学(第2版)	李立明	詹思延	谭红专 孙业桓
33	肿瘤学(第2版)	郝希山	魏于全 赫 捷	周云峰 张清媛
34	生物信息学(第2版)		李 霞 雷健波	李亦学 李劲松
35	实验动物学(第2版)		秦 川 魏 泓	谭 毅 张连峰 顾为望
36	医学科学研究导论(第2版)		詹启敏 王 杉	刘 强 李宗芳 钟晓妮
37	医学伦理学(第2版)	郭照江 任家顺	王明旭 尹 梅	严金海 王卫东 边 林
38	皮肤性病学	陈洪铎 廖万清	张建中 高兴华	郑 敏 郑 捷 高天文

经过再次打磨，备受关爱期待，八年制临床医学教材第三版面世了。怀纳前两版之精华而愈加求精，汇聚众学者之智慧而更显系统。正如医学精英人才之学识与气质，在继承中发展，新生方可更加传神；切时代之脉搏，创新始能永领潮头。

经过十年考验，本套教材的前两版在广大读者中有口皆碑。这套教材将医学科学向纵深发展且多学科交叉渗透融于一体，同时切合了环境 - 社会 - 心理 - 工程 - 生物这个新的医学模式，体现了严谨性与系统性，诠释了以人为本、协调发展的思想。

医学科学道路的复杂与简约，众多科学家的心血与精神，在这里汇集、凝结并升华。众多医学生汲取养分而成长，万千家庭从中受益而促进健康。第三版教材以更加丰富的内涵、更加旺盛的生命力，成就卓越医学人才对医学誓言的践行。

坚持符合医学精英教育的需求，"精英出精品，精品育精英"仍是第三版教材在修订之初就一直恪守的理念。主编、副主编与编委们均是各个领域内的权威知名专家学者，不仅著作立身，更是德高为范。在教材的编写过程中，他们将从医执教中积累的宝贵经验和医学精英的特质潜移默化地融入到教材中。同时，人民卫生出版社完善的教材策划机制和经验丰富的编辑队伍保障了教材"三高"（高标准、高起点、高要求）、"三严"（严肃的态度、严谨的要求、严密的方法）、"三基"（基础理论、基本知识、基本技能）、"五性"（思想性、科学性、先进性、启发性、适用性）的修订原则。

坚持以人为本、继承发展的精神，强调内容的精简、创新意识，为第三版教材的一大特色。"简洁、精练"是广大读者对教科书反馈的共同期望。本次修订过程中编者们努力做到：确定系统结构，落实详略有方；详述学科三基，概述相关要点；精选创新成果，简述发现过程；逻辑环环紧扣，语句精简凝练。关于如何在医学生阶段培养创新素质，本教材力争达到：介绍重要意义的医学成果，适当阐述创新发现过程，激发学生创新意识、创新思维，引导学生批判地看待事物、辩证地对待知识、创造性地预见未来，踏实地践行创新。

坚持学科内涵的延伸与发展，兼顾学科的交叉与融合，并构建立体化配套、数字化的格局，为第三版教材的一大亮点。此次修订在第二版的基础上新增了《皮肤性病学》。本套教材通过编写委员会的顶层设计、主编负责制下的文责自负、相关学科的协调与蹉商、同一学科内部的专家互审等机制和措施，努力做到其内容上"更新、更深、更精"，并与国际紧密接轨，以实现培养高层次的具有综合素质和发展潜能人才的目标。大部分教材配套有"学习指导及习题集"、"实验指导 / 实习指导"以及"在线增值服务（多媒体课件与在线课程等）"，以满足广大医学院校师生对教学资源多样化、数字化的需求。

本版教材也特别注意与五年制教材、研究生教材、住院医师规范化培训教材的区别与联系。①五年制教材的培养目标:理论基础扎实、专业技能熟练、掌握现代医学科学理论和技术、临床思维良好的通用型高级医学人才。②八年制教材的培养目标:科学基础宽厚、专业技能扎实、创新能力强、发展潜力大的临床医学高层次专门人才。③研究生教材的培养目标:具有创新能力的科研型和临床型研究生。其突出特点:授之以渔、评述结合、启示创新,回顾历史、剖析现状、展望未来。④住院医师规范化培训教材的培养目标:具有胜任力的合格医生。其突出特点:结合理论,注重实践,掌握临床诊疗常规,注重预防。

以吴孟超、陈灏珠为代表的老一辈医学教育家和科学家们对本版教材寄予了殷切的期望,教育部、国家卫生和计划生育委员会、国家新闻出版广电总局等领导关怀备至,使修订出版工作得以顺利进行。在这里,衷心感谢所有关心这套教材的人们!正是你们的关爱,广大师生手中才会捧上这样一套融贯中西、汇纳百家的精品之作。

八学制医学教材的第一版是我国医学教育史上的重要创举,相信第三版仍将担负我国医学教育改革的使命和重任,为我国医疗卫生改革,提高全民族的健康水平,作出应有的贡献。诚然,修订过程中,虽力求完美,仍难尽人意,尤其值得强调的是,医学科学发展突飞猛进,人们健康需求与日俱增,教学模式更新层出不穷,给医学教育和教材撰写提出新的更高的要求。深信全国广大医药院校师生在使用过程中能够审视理解,深入剖析,多提宝贵意见,反馈使用信息,以便这套教材能够与时俱进,不断获得新生。

愿读者由此书山拾级,会当智海扬帆!

是为序。

中国工程院院士
中国医科科学院原院长　刘德培
北京协和医学院原院长
二〇一五年四月

郝希山,中国工程院院士,天津市肿瘤研究所所长,天津医科大学名誉校长,天津市肿瘤医院名誉院长。兼任中华医学会副会长、中国抗癌协会理事长、国际抗癌联盟常务理事、亚洲乳腺癌协会名誉主席、国际癌症登记协会(IACR)会员、美国外科医师学会(FACS)会员、英国邓迪大学名誉教授、美国费斯伯格州大学名誉教授、日本久留米大学客座教授、日本昭和大学客座教授等职。

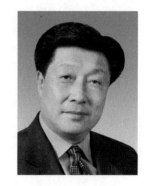

郝希山

主 编 简 介

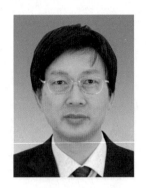

魏于全

魏于全,男,肿瘤学教授、中国科学院院士,四川大学副校长,华西医院临床肿瘤中心主任与生物治疗国家重点实验室主任,中国医药生物技术协会理事长,中华医学会副会长,国家综合性新药研究开发技术大平台负责人,科技部"973"项目首席科学家,国家自然科学基金创新研究群体负责人,国际知名杂志 Human Gene Therapy 副主编,Current Cancer Drug Targets 负责亚洲地区的编委。教育部"长江学者奖励计划"第二批特聘教授,1997 年国家杰出青年科学基金获得者,国家"百千万人才工程"第一、二层次人选,十五"863"生物与农业技术领域生物工程技术主题专家组组长,十二五"863"生物与医学领域生物技术药物主题专家组成员、教育部科学技术委员会生物医学学部常务副主任。1983 年、1986 年分别获得华西医科大学学士、硕士学位,1991—1996 年在日本京都大学医学院留学并获博士学位,1996 年回国,主要从事生物治疗的基础研究、关键技术开发、产品研发及临床治疗等,相关研究结果在多种国际杂志上发表 SCI 论文 100 多篇。

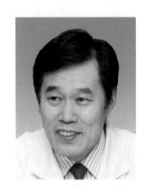

赫 捷

赫捷,中国科学院院士,中国医学科学院肿瘤医院院长,中国国家癌症中心主持工作副主任,主任医师,教授,博士生导师。担任中国抗癌协会食管癌专业委员会前任主任委员、北京医学会胸外科学会主任委员、《中华肿瘤杂志》和《中国肿瘤》主编等,先后主持多项国家级项目课题,以第一完成人获国家科技进步奖一等奖等多项国家和省部级科技奖励。

周云峰,教授、博士生导师,法国里昂大学放射肿瘤学博士,首届国家临床肿瘤重点建设专科首席专家。中国医师奖、法国政府"荣誉军团勋章"获得者。国家自然科学基金医学科学部二审评审专家,中国医学学位体系及其标准研究专家委员会委员,卫生部全国肿瘤规范化诊疗专家委员会成员。中华医学会放射肿瘤学会第五和第六届常务委员,湖北省医学领军第一层次人才,湖北省肿瘤生物学行为重点实验室主任。承担国家"863""973"前期项目及国家自然科学基金多项。获湖北省科技进步一等奖 2 项。出版专著 6 部,授权国家发明专利 2 项,发表 SCI 论文近 50 篇,担任国外两本杂志编委及 PLOS ONE 等多篇国际杂志稿件评阅人。

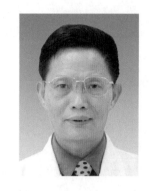

周云峰

张清媛,主任医师,教授,博士生导师。黑龙江省肿瘤防治研究所所长,哈尔滨医科大学附属肿瘤医院副院长,省教育厅肿瘤生物学重点实验室主任。现任中国抗癌协会淋巴瘤专业委员会副主任委员,中国抗癌协会康复与姑息专业委员会副主任委员等职务。 主持国家自然科学基金课题 6 项,主持科技部国际合作项目、863 课题等多项重大课题。以通讯作者或第一作者发表文章 100 余篇,其中 SCI 收录 48 篇。荣获教育部一等奖 1 项,中国抗癌协会二等奖 1 项,省政府科技进步一等奖 1 项,主编国家卫生计生委规范化教材《肿瘤学概论》一部及副主编国家卫生计生委八年制规划教材《肿瘤学》一部。

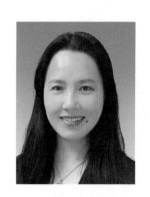

张清媛

恶性肿瘤严重危害人类健康,我国近年来恶性肿瘤发生率有所上升,且总体 5 年生存率低于发达国家,提高临床医生肿瘤专科知识非常重要。目前,肿瘤学知识的教学主要分布在外科学、内科学以及病理学等各个学科当中,缺乏肿瘤学专科教学培养,医学毕业生难以建立对肿瘤学的系统认识。在临床实际工作中,肿瘤患者初次就诊的专业常常并非肿瘤专科,初诊医生对肿瘤专科知识的掌握对这些患者能否得到及时、规范的诊治极为重要。因此,推动肿瘤专科教学,提高医学生对肿瘤学系统知识的掌握在高校医学教育中极为重要,特别是长学制医学生教育,应该有更高的要求。

肿瘤学在近年来获得快速发展,癌症生物学、免疫学等多个基础研究领域发展迅速,并快速向临床转化,基于靶点的新药研发速度大大加快,不断有分子靶向药物、单克隆抗体、肿瘤疫苗等新药进入临床,晚期恶性肿瘤的治疗水平不断改善,并开始进入恶性肿瘤的精确治疗时代。肿瘤学的快速发展对临床医生提出了新的挑战,要求一名优秀的肿瘤科医生不仅要掌握临床诊治技术,还要充分了解肿瘤生物学基础知识,推动临床更科学、规范的个体化治疗。

为适应我国高等医学教育改革和发展的需要,满足学科建设发展、知识领域不断扩大的需求,2009 年全国高等医药教材建设研究会与原卫生部教材办公室增设了《肿瘤学》课程。国内第一本八年制临床医学专业《肿瘤学》规划教材出版后得到了广大师生的好评,同时他们也提出了很多中肯的意见。

2014 年,全国高等医药教材建设研究会启动了对上版教材的修订工作。修订后的第二版共分为四篇,二十七章。第一篇介绍肿瘤流行病学,第二篇介绍肿瘤发病机制及肿瘤恶性生物学行为,第三篇介绍肿瘤诊断,第四篇介绍肿瘤治疗。在编写过程中强调了结合肿瘤学研究前沿,强调基础与临床转化的最新进展,特别重视临床实用性,希望医学生在学习过程中,在充分理解肿瘤发生、发展的分子机制基础上,结合临床诊治技术,建立系统的肿瘤学知识框架,为今后进入临床奠定很好的基础。

本书的编委来自全国 18 所院校。他们均长期工作在医、教、研第一线,有着丰富的临床及教学经验,其中中青年专家占 80%,绝大多数为博士生导师,保证了本教材的权威性和代表性。

天津医科大学郝希山院士组织编写的第一版教材为本书的修订奠定了坚实基础,并在本书中承担主审工作,在此致以衷心感谢!

虽然全体编写人员为本书付出了辛勤的工作,但同时由于编写时间仓促,加之编者水平有限,书中一定存在不尽完善之处,恳请广大读者不吝赐教,积极指正。

魏于全　赫　捷

2015 年 5 月

目　录

第一篇　肿瘤流行病学

随着人类平均寿命的延长和生活行为方式的改变,恶性肿瘤已成为严重威胁人类健康的重要疾病。根据国际癌症研究中心(International Agency for Research on Cancer,IARC)报告:2012年全球新发癌症病例1409万,死亡820万,现患3255万,预测到2025年全球将有癌症新发病例1931万,死亡病例将达1144万。恶性肿瘤已成为全球最大的公共卫生问题。

肿瘤的发生是环境因素与遗传因素共同作用的结果,只有通过不断探索病因,采取积极的预防措施才能从根本上降低肿瘤发病率、改善人类健康。肿瘤流行病学在肿瘤的病因和防治研究方面做出了突出贡献。通过研究不同地区、人群之间肿瘤的分布,对包括生活方式在内的环境因素与肿瘤发生的关系进行研究,为深入探讨肿瘤发生的病因及发病机制奠定了基础。同时,肿瘤流行病学吸取了当代分子生物学、分子免疫学等先进技术、原理和方法形成了肿瘤分子流行病学,它将群体研究与微观研究有机地结合起来,通过研究多基因改变与肿瘤发病的关系,探讨基因-环境交互作用在肿瘤发病中的作用,为高危个体的筛选和预防提供依据。

本章将对肿瘤流行病学概念、研究内容、常用的研究方法、肿瘤病因及预防等进行重点阐述。

Notes

第一章 绪 论

第一节 肿瘤流行病学定义

肿瘤流行病学（cancer epidemiology）是流行病学的一个重要分支，是研究恶性肿瘤在人群中的分布及其影响因素，制定相应预防策略和措施的科学。肿瘤流行病学的研究内容可归纳为以下几个方面：

1. 掌握恶性肿瘤在不同人群（who）、时间（when）和地区（where）的发病或死亡情况和分布规律。

2. 阐明恶性肿瘤流行的影响因素，包括环境因素、遗传因素及两者的交互作用，探索其发病机制。

3. 制定相应的预防策略和措施，包括消除和避免暴露致癌因素、针对发病因素进行干预，加强早诊、早治及筛查等。

第二节 肿瘤流行病学发展简史

肿瘤流行病学是一门既古老又年轻的学科。早在 1700 年 Ramazzini 就观察到修女乳腺癌的发病率高于一般妇女，提示与修女的独身生活有关。1775 年，英国医师 Pott 报道了清扫烟囱的儿童阴囊癌的发病率显著高于一般人群，首次发现职业暴露与肿瘤发生有关，在肿瘤流行病学发生史上具有里程碑作用。随后，Henry Butlin 及 Waldron 证实清扫烟囱的童工阴囊癌的发生与是否采取防护措施有关（图 1-1-1，1-1-2，引自 Cancer Epidemiology：Principles and Methods，

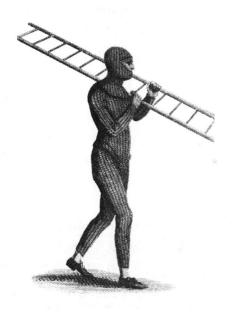

图 1-1-1　1785 年德国人身穿防护服工作
（Waldron，1983）

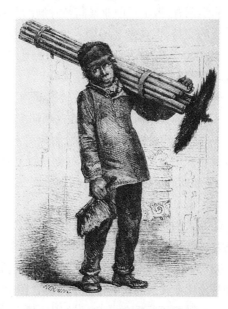

图 1-1-2　1851 年英国清扫烟囱儿童
（Waldron，1983）

IARC 1999),采取防护措施后阴囊癌的发病率显著下降。

19 世纪人口统计学的发展促进了肿瘤流行病学的快速发展。1915 年 Hoffman 发表的世界癌症死亡统计资料成为世界上最早的、比较全面的肿瘤死亡资料,其中引用的图表见图 1-1-3(复制自 Cancer Epidemiology:Principles and Methods,IARC 1999)。1926 年,在德国 Hamburg 建立了第一个以人群为基础的肿瘤登记处,其中包括癌症发病情况资料,至 1955 年,世界上大约有 20 个国家建立了以人群为基础的肿瘤登记机构。

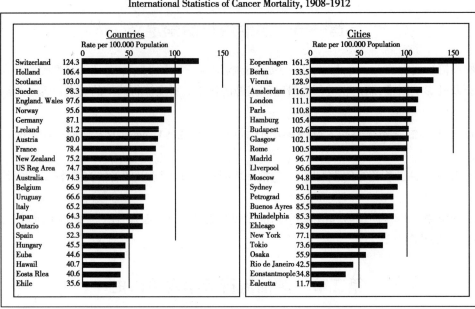

图 1-1-3　1908-1912 年世界癌症死亡率资料(Hoffman,1915)

1954 年开展的两项队列研究是肿瘤流行病学发展史上经典的研究,一项是 Doll& Hill 在英国注册医师中开展的关于吸烟和肺癌发病关系的研究,为吸烟与肺癌发生的关联提供了最具说服力的流行病学证据。另一项是 Case& Pearson 在英国化学生产行业开展的膀胱癌危险因素的流行病学调查,揭示了职业暴露与肿瘤的关系。尽管队列研究需要大量的经费和复杂设计及统计分析的支持,但在发展中国家也相继开展了多项队列研究,其中值得一提的是 1982 年 Geser 等在 42 000 名乌干达儿童中开展的长达 7 年的关于 EB 病毒(Epstein-Barr virus,EBV)感染与 Burkitt's 淋巴瘤关系的流行病学研究。

最早开展的病例 - 对照研究要追溯到 1920 年 Broders 开展的关于唇部鳞状上皮细胞癌与使用烟斗吸烟的关系研究,然而,在这项研究中 Broders 未描述对照是如何选择的。1926 年,Lane-Claypon 报道了女性生育情况与乳腺癌关系的病例 - 对照研究,在这项研究中 Lane-Claypon 强调了设置对照的重要性并讨论了如何选择对照。随后直至 1950 年以后,相继有多项关于吸烟与肺癌、吸烟饮酒与食管癌、乙肝病毒感染与肝癌等病例 - 对照研究,在试验设计、统计分析方法等方面有了长足的进展。

随着人们对肿瘤病因认识的逐渐深入,自 20 世纪 70 年代开始,针对病因开展了多项以人群为基础的干预研究,如 1971 年 Shapiro 等开展的通过乳腺癌筛查降低乳腺癌发病率的干预研究、1987 年 Gambia 小组进行的接种乙肝疫苗预防肝癌的研究,另外还有多项营养素干预及在中国和哥伦比亚开展的三项根除幽门螺杆菌感染预防胃癌的干预研究。

尽管肿瘤流行病学是 20 世纪中后期逐渐走向成熟的相对年轻的学科,但已发展成为一门研究肿瘤分布、探索肿瘤病因及发病规律、制定预防对策和评价预防措施的完整学科,是一个十

Notes

分活跃的医学研究领域。世界卫生组织(World Health Organization,WHO)于1985年宣布,恶性肿瘤不再是不治之症,不仅可以治愈,而且可以预防,其中肿瘤流行病学起了十分重要的作用。

第三节　肿瘤流行病学应用

随着现代流行病学的迅速发展及统计学方法、分子生物学技术的进步,肿瘤流行病学的应用越来越广泛,肿瘤流行病学方法已渗入到医药卫生和公共卫生事业的各个层面,根据研究方法和性质不同,可划分为营养流行病学、临床流行病学、分子流行病学、移民流行病学等。

肿瘤流行病学的主要应用范围概括为以下几个方面:

1. 恶性肿瘤的预防与控制　肿瘤流行病学的主要研究内容和任务之一是肿瘤预防(cancer prevention)。肿瘤预防的最终目的是降低恶性肿瘤的发病率和死亡率,提高肿瘤患者的生活质量,这也是肿瘤三级预防的指导思想。

肿瘤流行病学在恶性肿瘤的预防与控制方面占有举足轻重的地位,并已取得令人瞩目的成就,如宫颈癌从病因的明确到积极采取有效地筛查及预防,肿瘤流行病学起了非常重要的作用。

2. 恶性肿瘤的监测　恶性肿瘤监测(cancer surveillance)是预防和控制恶性肿瘤的重要对策,是贯彻预防为主方针的一项重要措施。恶性肿瘤监测是指长期、连续、系统地收集恶性肿瘤的动态分布及其影响因素的资料,经过分析将信息上报和反馈,以便及时采取干预措施并评价其效果。我国目前已建立监测地区恶性肿瘤发病和死亡监测系统,部分省市建立了恶性肿瘤发病和死亡登记报告制度及阶段性全人口死因调查等,对掌握恶性肿瘤的流行状况和制定预防措施发挥了重要作用。

3. 肿瘤病因和危险因素的研究　恶性肿瘤的病因复杂,是多种因素交互作用的结果。运用现代流行病学方法,发掘恶性肿瘤的病因和危险因素,并对危险因素加以控制,是肿瘤流行病学的重要用途之一。

我国幅员辽阔、人口众多、恶性肿瘤分布的地区差异大,为肿瘤病因及危险因素的流行病学研究创造了良好的条件。

4. 恶性肿瘤防治效果的评价　恶性肿瘤防治效果的最终评价必须通过肿瘤流行病学。如在全社会范围内减少吸烟是否能降低肺癌等恶性肿瘤的发病率、在社区中实施大规模的营养干预是否能降低恶性肿瘤的发病率等,这些卫生措施效果都需要采用流行病学分析方法去评价。

总之,肿瘤流行病学的用途非常广泛,既涉及探讨恶性肿瘤病因又涉及防治效果的评价,既涉及基础研究又涉及临床研究,触及医疗卫生领域的各个方面。

第四节　肿瘤流行特征及趋势

一、全球恶性肿瘤发病的总体趋势

随着经济的发展和社会的进步,人类平均寿命延长,疾病谱也发生了巨大变化,多数传染性疾病得到了有效的控制,而慢性疾病如心血管病、恶性肿瘤已成为严重威胁人类健康的重要疾病。根据IARC报告:2012年全球新发癌症病例1409万,死亡820万,现患3255万,其中57%的新发病例、65%的死亡病例和48%的现患病例发生在发展中国家。通过对IARC 1990年和2012年全球癌症发病和死亡的数据分析,癌症发病和死亡例数呈明显上升趋势,新发病例增加了73.9%,死亡病例增加了57.7%。

世界不同国家和地区恶性肿瘤的发病率明显不同,总的发病率以北美、澳大利亚/新西兰和西欧最高,西非最低。发达国家男性前列腺癌和女性乳腺癌高居前位,肺、结直肠癌也在前五位

Notes

之列,而发展中国家则以肺癌和消化道肿瘤如胃癌、肝癌和食道癌为高发癌种,2012 年全球不同地区癌症发病和死亡情况见图 1-1-4。随着经济的快速发展和人们生活水平的不断提高,发展中国家高发癌谱正逐渐向发达国家过渡,呈现出发展中国家与发达国家高发癌谱并存的局面。

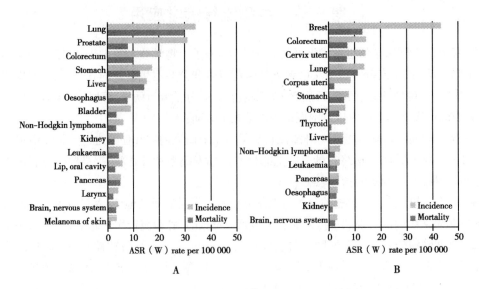

图 1-1-4　2012 年全球不同性别癌症的发病和死亡情况(IARC)

A. 男性;B. 女性

　　从恶性肿瘤的流行趋势分析,肺癌无论发病率还是死亡率,均高居首位。2012 年全球肺癌新发病例 182 万,占全部肿瘤新发病例的 13.0%,死亡病例 159 万,占全部肿瘤死亡病例的 19.4%。乳腺癌是女性第一位高发的恶性肿瘤,2012 年全球新发病例 167 万,占全部肿瘤新发病例的 11.9%,死亡病例 52 万,占全部肿瘤死亡病例的 6.4%;与 2000 年全球新发病例 105 万相比,新发病例增加了 59%。结直肠癌的发病率在全球有明显上升趋势,是发达国家高发而发展中国家发病率上升势头较快的恶性肿瘤。2012 年全球结直肠癌新发病例 136 万,占全部肿瘤新发病例的 9.7%,死亡病例 69 万,占全部肿瘤死亡病例的 8.5%。

二、我国恶性肿瘤发病趋势

　　在过去的 30 年间,我国恶性肿瘤死亡率呈明显上升趋势,已成为城乡居民的第一位死因,平均每四个死亡的中国人中,就有一人死于恶性肿瘤。根据国际癌症研究机构(International Agency for Research on Cancer,IARC)报告,2012 年我国新发癌症病例约 307 万,死亡病例约 221 万,其中男性以肺、肝、胃、食管、结直肠癌等为常见肿瘤,女性则以乳腺、肺、胃、结直肠、肝癌等为高发肿瘤。在消化道肿瘤高居不下的同时,肺癌、结直肠癌及乳腺癌等又呈显著上升趋势,使我国癌症的防治面临巨大的困难。例如乳腺癌虽是欧美国家女性高发的恶性肿瘤,但是近 10 年来,我国已成为乳腺癌发病率增长最快的国家,近年来以每年 2.4% 的速度上升,成为女性发病率最高的恶性肿瘤。

　　总之,恶性肿瘤的流行趋势不容乐观,全社会应积极努力,以预防为主,力争在癌前病变阶段或肿瘤发生的早期阶段加以控制,最终达到降低肿瘤发病率和死亡率、改善人类健康的目的。

第五节　展　　望

　　20 世纪肿瘤流行病学对恶性肿瘤病因的认识、预防及控制作出了重大贡献,与此同时,流行病学方法本身也有了快速发展。21 世纪将面临经济全球化、人口老龄化等问题,肿瘤研究将面

Notes

临更大的机遇和挑战,同样肿瘤流行病学也将面临许多新的挑战和发展的空间。

由于人类平均寿命的延长,中老年人比例的增高,慢性疾病如心血管病、恶性肿瘤已成为严重威胁人类健康的多发病和常见病。随着人们对肿瘤病因的不断认识,战略前移,把重点从治疗转向预防,已成为全球肿瘤研究工作者的共识。无疑,21 世纪肿瘤的预防将成为肿瘤研究的焦点和主流之一。不断探索肿瘤病因、制定合理的预防策略并通过流行病学方法在人群中对实施效果进行评估,肿瘤流行病学将在肿瘤预防中具有不可替代的作用。

另外,随着人类基因组计划的完成和后基因组时代的到来,特别是近年来高通量分子生物学技术的快速发展,给肿瘤流行病学的发展提供了良好的机遇和空间。流行病学应充分抓住这个机遇,充分利用人类基因组学研究成果和分子生物学技术,从微观上深入探索环境致病因素和宿主遗传因素的交互作用在肿瘤发生、发展中的作用,从生物学机制上认识肿瘤发生发展的生物学行为,通过群体研究筛选肿瘤生物标志物,在肿瘤预警、早诊、个体化预防和治疗等方面发挥重要作用。

第二章　肿瘤流行病学研究方法

肿瘤流行病学是将流行病学的研究方法应用于探索肿瘤病因、制定和评价肿瘤预防对策与措施的一门流行病学分支学科。按照研究设计类型，肿瘤流行病学可分为描述流行病学、分析流行病学、实验流行病学及理论流行病学，每种类型又包括多种研究设计。描述流行病学主要是以整个社会或群体资料为基础进行的，如人群中肿瘤的分布等，起到揭示现象、提供线索的作用，即提出假设。分析流行病学包括病例-对照研究和队列研究，用于检验或验证假设。实验流行病学包括临床试验和干预试验，用于证实或确证假设。理论流行病学是通过数学公式反映病因、宿主和环境之间关系以阐明流行病学规律。各种流行病学研究方法无绝对界限，是相互联系的。

第一节　恶性肿瘤的测量指标

描述恶性肿瘤在人群、地区、时间上的分布特征是肿瘤流行病学研究的起点。人群中某种恶性肿瘤发生和死亡频率的测量指标主要包括发病频率的指标、患病频率的指标、死亡频率的指标以及肿瘤相关的生命质量的评价指标。

一、恶性肿瘤发病频率的指标

恶性肿瘤发病率（cancer incidence）指在一定时期内（一般为一年），一定人群中新发恶性肿瘤病例出现的频率。

$$发病率 = \frac{一定时期内某人群恶性肿瘤新发病例数}{同时期该人群人口数} \times 100\,000/10\,万$$

恶性肿瘤的发病率是用来衡量某时期一个地区人群中发生某种恶性肿瘤的危险性大小的指标。其准确性取决于肿瘤报告登记制度及诊断的准确性，常用于描述恶性肿瘤的分布、探索病因及评价预防措施的效果等。

根据计算分母的不同，可计算累积发病率（cumulative incidence）。累积发病率是当观察人群比较稳定时，整个观察期内新发病人数除以开始观察时的人口数，即该观察时期内的累积发病率，表示在一定时间内新发的病例数占该固定人群的比例，取值在0~1之间。

另外，发病率可按不同特征（如年龄、性别、职业、地区、种族等）分别计算，即发病专率。由于发病率受很多因素的影响，所以在对比不同来源的发病率资料时，应考虑年龄、性别等的人口构成，进行发病率的标准化，即选定某统一标准构成的人群，按照对比组各自的发生水平，计算得到理论的或预期的发生率后再作比较。通过比较不同特征人群恶性肿瘤的发病率，可用于病因学的探讨和防治措施的评价。

二、恶性肿瘤患病频率的指标

恶性肿瘤患病率（cancer prevalence），也称现患率或流行率。是指某特定时间内一定人群中恶性肿瘤新旧病例所占比例，是用来衡量某一时点（或时期）人群中某种恶性肿瘤存在多少的指标。

患病率可按观察时间的不同分为时点患病率(point prevalence)和期间患病率(period prevalence),时点患病率一般不超过一个月,期间患病率通常多超过一个月。

$$时点患病率 = \frac{某一时点一定人口中现患恶性肿瘤新旧病例数}{该时点人口数} \times 100\ 000/10\ 万$$

$$期间患病率 = \frac{某观察期间一定人口中现患恶性肿瘤新旧病例数}{同期平均人口数} \times 100\ 000/10\ 万$$

患病率是横断面研究常用的指标,通常用来反映恶性肿瘤的流行情况及对人群健康的影响程度。患病率可为医疗设施的规划、卫生人力的需要量、医疗费用的投入等提供科学的依据。需要注意的是患病率的高低受发病率和病程两个因素的影响,患病率升高或降低的实际意义应具体分析,如肿瘤患病率的升高不一定意味着其发病率升高,因为可以因疗效的改进和患者的寿命延长而使患病率增加。

三、恶性肿瘤死亡频率的指标

1. 恶性肿瘤死亡率(cancer mortality rate)　恶性肿瘤死亡率表示在一定期间内,一定人群中死于恶性肿瘤的频率,是测量人群中恶性肿瘤死亡危险最常用的指标。

$$死亡率 = \frac{某期间内恶性肿瘤死亡总数}{同期平均人口数} \times 100\ 000/10\ 万$$

死亡率也可按不同特征(如年龄、性别、种族等)分别计算。对不同地区死亡率进行比较时,需将死亡率进行标化后才可进行比较。对于病死率高的恶性肿瘤,死亡率与发病率十分接近,而且死亡率准确性高于发病率,因此常用作病因探讨的指标。

2. 恶性肿瘤生存率(cancer survival rate)　恶性肿瘤生存率又称存活率,是指接受某种治疗的恶性肿瘤病人,经过若干年(通常为 1、3、5 年)后,尚存活的病人数所占的比例。

$$生存率 = \frac{随访满\ n\ 年尚存活的病例数}{开始随访的病例数} \times 100\%$$

生存率反映了恶性肿瘤对生命的危害程度,也可用于评价某种治疗的远期疗效。5 年生存率是临床评价肿瘤预后的重要指标。

第二节　肿瘤流行病学研究设计

根据是否对研究对象实施干预,流行病学研究方法分为观察性研究(observational study)和实验性研究(experimental study)两大类。观察性研究是在不实施人为干预的情况下,即不改变研究对象目前的暴露和疾病状态,在人群中开展流行病学研究。根据是否设立对照及是否分析暴露与结局的关系,观察性流行病学研究又可分为描述流行病学和分析流行病学。实验性研究根据研究目的、研究对象和干预措施的不同又分为现场试验、社区干预试验和临床试验。

一、描述流行病学

描述流行病学(descriptive epidemiology)是描述恶性肿瘤在人群、时间和空间(地区)的频率分布,是开展肿瘤流行病学研究首先采用的方法。资料通常来自肿瘤监测资料或通过专门调查获得的数据资料。描述流行病学是流行病学研究工作的起点,也是其他流行病学研究方法的基础。

1. 现况研究　现况研究,又称现况调查(prevalence survey),或横断面研究(cross-sectional

Notes

study），是描述性研究的主要研究类型。通过系统地收集特定时间和特定范围人群中恶性肿瘤的发病、死亡及人口学资料，描述恶性肿瘤以及相关因素在人群中的分布，提供病因线索和病因学假说，作为深入开展病因研究的初步依据。现况研究在研究开始时一般不设对照组，而且时间越集中越好。现况研究仅为确立因果联系提供线索，不能据此作出因果推断。

现况研究的类型包括普查和抽样调查。普查（census）即全面调查，是指在特定时期、特定范围内的全部人群均为研究对象的调查，如阶段性全人口死因调查及特定人群中妇女宫颈癌的普查等。抽样调查（sampling survey），是相对于普查的一种比较常用的现况研究方法，指通过抽样的方法，对特定时点、特定范围内人群的一个代表性样本进行调查，即通过对样本中研究对象的调查来推断其所在总体的情况。

2. 生态学研究　生态学研究（ecological study）又称相关性研究（correlational study），或对比研究。它是在群体的水平上研究某种恶性肿瘤与暴露因素之间的关系，即以群体为观察、分析单位，通过描述不同人群中某因素的暴露与恶性肿瘤频率，分析该暴露因素与肿瘤之间的关系。根据对人群中恶性肿瘤的频率与某因素的暴露情况的比较和分析，产生病因学假设，或对已知的某种病因学假设予以验证；同时，通过对人群中干预措施的实施情况及恶性肿瘤发病或死亡频率的比较分析，可以对该干预措施的效果予以评价。

生态学研究的类型可分为生态比较研究和生态趋势研究。生态比较研究（ecological comparison study）是比较不同人群或地区某种疾病与某因素的分布差异，探索该差异产生的原因，如描述胃癌在全国各地区的分布，比较胃癌高发地区与低发地区在环境因素（如饮食结构等）上的差异，提出某些环境因素可能是胃癌的危险因素。生态趋势研究（ecological trend study）是连续的观察人群中某暴露因素的变化与某恶性肿瘤的发病率或死亡率的变化情况，或者比较暴露水平变化前后恶性肿瘤的变化情况，通过比较它们的变化趋势来探索二者的联系，如注射乙肝疫苗方案的实施与人群中肝癌的发病率变化的相关关系研究。

二、分析流行病学

分析流行病学是在描述流行病学提供初步病因假说的基础上，采用周密设计，检验或验证描述流行病学研究提出的病因假设。分析流行病学通常包括病例－对照研究和队列研究。

1. 病例－对照研究　病例－对照研究（case-control study）是分析流行病学方法中最基本、最常用的研究类型之一。病例－对照研究是以确诊的患有某种疾病（如恶性肿瘤或癌前病变）的病人作为病例，以不患有该病但具有可比性的个体作为对照，通过调查、实验室检查等，比较病例组与对照组各种危险因素的暴露情况，推断出某些暴露因素是否是该疾病的危险因素。病例－对照研究是一种回顾性的、由结果探索病因的研究方法，因此也称为回顾性研究（retrospective study）。由于病例来源不同，病例－对照研究又分为以人群为基础的和以医院为基础的病例－对照研究，前者的代表性优于后者。

（1）主要设计类型：病例－对照研究的主要设计类型包括病例与对照匹配及病例与对照不匹配两种。

1）匹配：匹配（matching），即要求对照在某些因素或特征上与病例保持一致，目的是对两组进行比较时排除混杂因素的干扰。如以年龄作为匹配因素，在分析比较两组资料时，可避免由于两组年龄构成的差别对肿瘤和病因因素关系的影响。匹配分为频数匹配和个体匹配。

频数匹配（frequency matching）：匹配因素在对照组中的分布与在病例组中的分布一致。频数匹配不一定要求病例和对照的绝对数相等，重要的是比例相同。频数匹配首先应当知道或估计出匹配变量每一层的病例数，然后从备选对照中选择对照。

个体匹配（individual matching）：以病例和对照个体为单位进行匹配称为个体匹配。1∶1匹配又称配对（pair matching），1∶2、1∶3等匹配时直接称为匹配。

Notes

在病例 - 对照研究中匹配的目的是提高研究效率和控制混杂因素。一旦某种因素作了匹配，将不能再分析该因素与肿瘤的关系，也不能分析它与其他因素的交互作用。在匹配时要注意匹配指标范围宽泛会导致较大的残余混杂（residual confounding），难以达到研究目的。将不必要的因素列入匹配会造成匹配过头（over-matching），从而增加工作难度，降低研究效率。

2）不匹配：在设计所规定的病例和对照人群中，分别抽取一定量的研究对象，一般对照数目应等于或多于病例人数。对照选择时没有特殊规定。

（2）病例 - 对照研究的衍生设计：衍生的病例 - 对照研究包括巢式病例 - 对照研究、病例队列研究、单纯病例研究等，其中巢式病例 - 对照研究是肿瘤流行病学研究中经常采用的一种研究方法。

巢式病例 - 对照研究（nested case-control study）：是将传统的病例 - 对照研究和队列研究进行组合后形成的一种研究方法，即对一个事先确定好的队列进行一段预定时间的随访观察，以队列中随访观察期内发生的研究疾病的全部病例作为病例组，再根据发病时间，在研究队列的非病例中进行危险集抽样，为病例选择对照，然后抽取已经收集到的病例组和对照组的相关信息和生物标本进行统计分析。

巢式病例 - 对照研究是在某特定队列中进行的，根据队列确定的时间可以分为前瞻性和回顾性的巢式病例 - 对照研究；根据对照选择方法的不同又可分为匹配和不匹配的巢式病例 - 对照研究。巢式病例 - 对照研究特点是兼顾了病例 - 对照研究和队列研究的优点。

（3）统计分析方法：传统的病例 - 对照研究由于不能计算发病率，所以也不能计算相对危险度。病例 - 对照研究中表示疾病与暴露之间关联强度的指标为比值比（odds ratio，OR）。OR 的含义与相对危险度相同，表示暴露组发病或死亡的危险是非暴露组的多少倍。OR>1 说明暴露与疾病之间为"正"关联，OR<1 说明暴露与疾病之间为"负"关联。当然，关联是否有统计学意义要经过统计学检验后下结论。

1）不匹配的病例 - 对照研究：资料整理及 OR 的计算方法见表 1-2-1。这是病例 - 对照研究资料分析的基本形式。

表 1-2-1　不匹配的病例 - 对照研究资料整理及统计方法

	病例	对照
暴露	a	b
非暴露	c	d

$$比值比(OR) = \frac{ad}{bc}$$

2）1：1 匹配的病例 - 对照研究：资料整理及 OR 的计算方法见表 1-2-2。

表 1-2-2　1：1 匹配的病例 - 对照研究资料整理及统计方法

对照	病例	
	暴露	非暴露
暴露	a	b
非暴露	c	d

$$比值比(OR) = \frac{c}{b}(b \neq 0)$$

2. 队列研究　队列研究（cohort study）也称前瞻性研究（prospective study）及随访研究（follow-up study），是分析流行病学研究中的重要方法之一。它通过收集研究特定人群中与肿瘤发病有关因素的资料，随访观察并比较危险因素暴露状况不同人群的结局，如发病率及死亡率

Notes

等,探讨危险因素与所观察结局的关系,从而验证病因假说。队列研究与病例-对照研究相比,其检验病因假设的效能优于病例-对照研究,因此,队列研究在肿瘤流行病学病因研究中广泛应用。

(1) 队列研究的主要研究类型:队列研究是在一个特定人群中选择所需的研究对象,根据待研究的危险因素将研究对象分为暴露组和非暴露组,随访观察一段时间后,比较各组肿瘤发病率或死亡率。队列研究依据研究对象进入队列时间及终止观察的时间不同,分为前瞻性(prospective)队列研究、历史性(historical)队列研究和双向性(ambispective)队列研究。

1) 前瞻性队列研究:前瞻性队列研究是队列研究的基本形式。研究对象的分组是根据研究对象现时的暴露状况而定的,此时研究的暴露因素对肿瘤发生的影响结局还没有出现,需要前瞻观察一段时间才能得到。

前瞻性队列研究的优点是可以直接获取关于暴露与结局的第一手资料,避免了回顾性偏差和研究者的主观偏差,结果可信。其缺点是所需观察的人群样本大、观察时间长、花费大,因而影响其可行性。

2) 历史性队列研究:研究对象的分组是根据研究开始时研究者已掌握的有关研究对象在过去某个时点的暴露状况的历史资料作出的,研究开始时研究的结局已经出现。

历史性队列研究尽管收集资料的方法是回顾性的,但其性质仍属前瞻性观察,因此,该方法是一种广受欢迎的快速的队列研究方法,具有省时、省力的特点。其缺点是因资料累积时未受研究者的控制,所以未必符合要求。

3) 双向性队列研究:双向性队列研究也称混合型队列研究,即在历史性队列研究的基础上,继续前瞻性观察一段时间,它是将前瞻性队列研究与历史性队列研究结合起来的一种设计模式,因此可以弥补各自的不足。

(2) 统计分析方法:前瞻性队列研究的最大优点是可以直接计算出研究对象中恶性肿瘤的发病率,因此可以直接计算相对危险度(relative risk,RR)。RR 表示暴露组发病或死亡的危险是非暴露组的多少倍。RR 值越大,表明暴露与肿瘤的关联强度越大,关联是否有统计学意义要经过统计学检验后下结论。

表 1-2-3 基于累积发病率的前瞻性队列研究资料整理及统计方法

	病例	对照	累积发病率
暴露	a	b	a/(a + b)
非暴露	c	d	c/(c + d)

$$相对危险度(RR) = \frac{a}{a+b} \Big/ \frac{c}{c+d}$$

三、实验流行病学

实验流行病学(experimental epidemiology)是指在人群中进行随机分组的试验,是流行病学研究的主要方法之一。由于在研究中施加了人为的干预因素,因此也常被称为干预性研究(intervention study)。

目前关于实验流行病学研究的类型,尚没有统一的分类标准。根据不同研究目的和研究对象,可把实验性研究分为临床试验、现场试验和社区试验。也可以根据干预单位分为临床试验和社区试验,前者是以个体为干预单位,后者是以群体为干预单位。肿瘤流行病学根据研究的特点,通常将实验性研究分为临床试验及现场和社区干预试验,前者是指以病人为研究对象的试验,后者是指对一般人群开展的试验。

1. 临床试验 临床试验(clinical trial)是以病人为研究对象的实验研究。临床试验是肿

Notes

瘤流行病学研究中常用的方法,常用于评价抗肿瘤治疗方案,为肿瘤治疗和预防提供科学依据。

(1) 临床试验遵循的原则:临床试验必须是前瞻性的,并在严格的质量控制条件下进行。临床试验设计应遵循以下原则:

1) 随机化:在分配研究对象时应遵循随机化原则,使两个试验组间对影响治疗效果和测量结果的背景资料尽可能相似。

2) 设立对照:临床试验中常采用标准疗法作对照,即以常规或现行的最好疗法作对照。

3) 盲法:采用盲法以避免研究者和研究对象的主观因素对研究效果的影响。

4) 多中心研究:多中心临床试验是指有多名研究者按同一试验方案在不同地点和单位采用相同的方法同步进行的临床试验。多中心临床试验可避免单一研究机构可能存在的局限性。

5) 符合伦理道德:符合伦理道德是临床试验的基本前提。

(2) 临床试验设计类型:根据设计方案,可把临床试验分为随机对照临床试验、非随机对照临床试验和非对照试验三大类。

1) 随机对照临床试验(randomized clinical trial,RCT):是指随机分组的临床试验。又可以根据不同的设计方案将 RCT 分为平行设计、交叉设计、析因设计和序贯设计等。

a) 平行设计(parallel design):研究对象被随机分配到两组(或多组),分别接受不同的处理,两组(或多组)同时开始进行研究,同时分析和比较研究结果。平行设计的双盲随机对照临床试验被认为是临床试验的金标准。

b) 交叉设计(cross-over design):对两组研究对象使用不同的处理措施,然后互相交换处理措施,从而将结果进行对比分析的设计方法。这种设计的优点是所需样本量小,但缺点是试验周期可能较长,而且第一阶段的干预效应可能对第二阶段有影响,即产生遗留效应(carry-over effect)或交互效应。

c) 析因设计(factorial design):是指将处理因素交叉形成不同的处理组合,并对它们进行同时评价,可以评价不同处理的单独作用和联合应用的交互效应。其优点是可以分析联合作用,不足是设计和分析较复杂。

d) 序贯设计(sequential design):是指在试验前不规定样本量,患者按进入的先后用随机化方法分配入实验组和对照组,并随时对结果进行分析,一旦可以判定结果时,即可停止试验。其优点是符合临床患者陆续就医的实际,节省研究样本数。缺点是不适用于慢性病、病程长的随访研究。

2) 非随机对照试验(nonrandomized clinical trial):指研究对象不是随机分组的临床试验。由于在实际操作过程中的困难和医学伦理上的问题,无法实施随机对照临床试验,因此,只能采用非随机对照设计。

3) 非对照试验(uncontrolled trial):是指不设立对照组,观察比较研究对象应用干预措施前后的变化,也称为自身前后对照的临床试验。由于缺少真正意义上的对照组,试验结果的真实性可能会受到扭曲。

(3) 临床试验的三个阶段

1) Ⅰ期临床试验:Ⅰ期临床试验的目的是确定一个合适的剂量供Ⅱ期临床试验使用。Ⅰ期临床试验是起始的小规模试验,主要是观察药物的安全性,确定用于临床的安全有效剂量,因此主要进行的是临床药代动力学研究,包括病人对药物的最大耐受剂量(MTD)、剂量限制性毒性(DLT)等。研究对象一般为 10~30 人。

由于Ⅰ期临床试验的研究重点不是抗肿瘤作用,一般选择对常规治疗不再有效、经确诊的晚期癌症病人,但需要一般状况良好,肝、肾、心脏等脏器有正常的功能,以便客观评价药物的毒副作用。

Notes

2）Ⅱ期临床试验：Ⅱ期临床试验的目的是找出对该药有效的肿瘤类型，并初步评价药物的疗效，注意观察疗效与剂量及给药方案的关系，进一步评价药物的安全性。研究对象一般100~300人。

Ⅱ期临床试验应该首先在最可能产生疗效的患者中试用，而这些患者通常无其他有效的治疗方案可采用。

3）Ⅲ期临床试验：Ⅲ期临床试验一般也称为随机对照临床试验（RCT）。其目的是在较大的范围内进一步评价新药的疗效、适应证、不良反应、药物相互作用等，为药政部门批准新药从试生产转为正式生产提供科学依据。研究对象一般为1000~3000人。

Ⅲ期临床试验应采用多中心，入选的病人标准也应具有普遍性，以便推广应用。

4）Ⅳ期临床试验：Ⅳ期临床试验是新药上市后开展的进一步研究，通常是开放试验或者队列研究，其目的是监测不同人群的用药效果、药物的新的适应证、药物的相互作用疗效以及远期的或罕见的不良反应等。

2. 干预试验   干预试验主要包括现场和社区的干预试验，两者均以自然人群作为研究对象，研究样本大，观察时间长。与临床试验相似，干预试验也是前瞻性研究，也需遵循随机、对照及双盲的原则。

1）人群的选择：干预试验的研究人群应该在试验前确定，要首先确定符合要求的入组和排除标准，才能确定研究人群。研究人群应具有代表性，并能满足研究所需要的样本量，即在一定时期内能产生足够数量的结果使试验组和对照组之间具有统计学差异。

2）干预终点的选择：针对肿瘤进行的干预研究一般均以某种肿瘤的发病率和死亡率作为研究终点，但也可选择替代性研究终点（中间结局变量），如癌前病变的转变等。选择替代性研究终点可以使观察期限缩短，并可以减少所需的样本量。

3）随机化和双盲法：通过随机化分组，使每个研究对象都有同等的机会被分配到各组，以平衡实验组和对照组的混杂因素，提高两组的可比性。另外，为避免研究对象和研究者主观因素的影响，干预试验一般采用双盲法，即研究者和研究对象均不了解试验分组。

4）研究对象的随访和质量控制：研究对象是否有较好的依从性，对干预试验具有重要影响，良好的依从性是保证获得真实效应的重要条件之一。同时，严格的质量控制也是成功的关键，质量控制主要包括干预药物、受试人群及实验室检测等方面。

第三节   肿瘤流行病学研究中的偏倚

任何流行病学研究总是期望对暴露和结局之间真实的关系作出客观、可靠以及真实的评价。但是在实际研究过程中，研究结果会受到各种误差的影响而偏离真实情况。统计学上，误差（error）是指实测值与真实值之差。根据误差产生原因分为随机误差和系统误差，后者也称为偏倚（bias）。统计学处理的是随机误差，而流行病学则更关心偏倚。

1. 偏倚的概念   偏倚是指研究设计、实施、分析和推断过程中存在的各种对暴露因素与结局关系之间的错误估计，系统地歪曲了暴露因素与结局之间的真实联系，所得结果系统的偏离了真实值，从而得出错误的结果和结论。

在流行病学研究中，偏倚是影响研究结果真实性的重要因素，因此在研究中必须充分认识偏倚的来源及其产生的原因，最大限度的控制偏倚的发生，以保证研究的真实性。

2. 偏倚的分类及其控制   偏倚的种类很多，一般按照其性质和产生的阶段分为三大类，即选择偏倚、信息偏倚和混杂偏倚。

1）选择偏倚：选择偏倚（selection bias）是指研究纳入的研究对象与未纳入者的特征上的差异所造成的系统误差。选择偏倚在各类流行病学研究设计中均可发生，以在病例 - 对照研究和

Notes

现况研究中最为常见,如入院率偏倚、现患 - 新发病例偏倚、检出症候偏倚、无应答偏倚等。

了解选择偏倚有两个目的:一是在研究设计时就要充分考虑到研究中可能出现哪些偏倚,如何加以控制;二是在分析与下结论时要慎重。选择偏倚一旦发生,很难消除或校正其对结果的影响,因此,为控制选择偏倚的发生,应采用科学的研究设计、严格研究对象的入选与排除标准、提高研究对象的应答率、采用多种对照等方法。

2)信息偏倚:信息偏倚(information bias)又称观察偏倚(observational bias),是指在研究实施过程中,从研究对象获取研究信息时所产生的系统误差。信息偏倚在各类流行病学研究中均可发生,可来自于研究对象、研究者、研究使用的测量工具等,如回忆偏倚、报告偏倚、测量偏倚、错分偏倚等。

在流行病学研究过程中,为控制信息偏倚应使用统一的标准收集资料、盲法收集资料、使用客观的研究指标、适当采用一些调查技巧等。

3)混杂偏倚:混杂偏倚(confounding bias)是指在流行病学研究中,由于一个或多个潜在的混杂因素的影响,掩盖或夸大了研究因素与结局之间的联系,从而使两者之间的真实联系被扭曲的系统误差。混杂偏倚在各类流行病学研究中均可发生,以在分析性流行病学中常见。

在流行病学研究中,混杂偏倚的发生是由于存在一个或多个混杂因素(confounding factor),即是与研究因素和结局事件均有关,而且在各比较组人群中分布不均,可以扭曲研究因素与结局事件真实联系的因素。在研究中,应首先识别某因素是不是混杂因素,然后是如何控制混杂因素的作用。

混杂因素必须具备三个基本特征:①与所研究结局有关,是该结局的一个危险因素之一;②与所研究因素有关,两者存在统计学上的联系;③不是研究因素与结局因果链上的中间环节。如果一个因素满足上述三个特征,就可判定为混杂因素。但是存在混杂因素不一定产生混杂偏倚,只有当混杂因素在各比较组人群中分布不均时,才可导致混杂偏倚的发生。如关于吸烟与肺癌的病例 - 对照研究中,年龄具备上述混杂因素的三个基本特征,如果年龄在病例组和对照组分布不均衡,即可产生混杂偏倚,导致对吸烟与肺癌关系的错误估计。

混杂偏倚可通过以下措施予以控制:在研究的设计阶段,可以限制研究对象的选择标准、匹配某些潜在的混杂因素、对研究对象的选择通过随机抽样并进行随机分组;在统计分析阶段,可通过一定的统计学处理,如标准化、分层分析、多因素分析等。

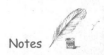

Notes

第三章 肿瘤分子流行病学

肿瘤分子流行病学属肿瘤流行病学的一个分支,其产生和发展得益于分子生物学理论和方法的迅速发展和不同学科间的相互渗透。肿瘤分子流行病学把群体研究与微观研究有机地结合起来,为肿瘤流行病学研究开辟了一个崭新的领域,另一方面,肿瘤分子流行病学的发展也给肿瘤流行病学研究带来了生机。

第一节 概 述

肿瘤分子流行病学(cancer molecular epidemiology)是采用流行病学研究方法,结合肿瘤分子生物学的理论和技术,在有代表性人群中用定性或定量方法研究致癌物在体内暴露引起的生物学作用及癌变发生机制。

随着分子生物学技术的发展和进步,肿瘤分子流行病学研究的内容和方法也得到了迅速发展,肿瘤分子流行病学主要研究内容包括:测量环境及内源性致癌物在体内暴露的剂量;了解致癌物在体内代谢过程的个体差异;确定致癌物与靶器官作用的生物有效剂量及对 DNA 造成的损伤;评价个体对肿瘤的易感性;在分子水平上评价干预效果等。

在肿瘤发生、发展的多阶段演变过程中,贯穿着一系列分子事件的发生,包括癌基因激活、抑癌基因失活等。此外,个体的遗传易感性在肿瘤的发生、发展中也起重要作用。近年来,随着流行病学研究的不断深入和分子生物学技术的发展,对一些肿瘤的发病机制更加明确,例如宫颈癌病因研究取得了重大突破,目前已确证宫颈癌与 HPV 感染密切相关,HPV 感染是造成宫颈癌的必要条件。除宫颈癌外,其他肿瘤的发生机制并不完全清楚,致癌的环境因素如何启动癌变过程,如何引起癌基因或抑癌基因的改变,个体的遗传因素在致癌物的代谢、激活、与大分子结合、对 DNA 损伤修复能力等方面的作用尚不十分明确,需要用肿瘤分子流行病学方法去探索、研究。

第二节 致癌物暴露的检测

人类对致癌物的暴露状况可通过各种方式进行检测。分析流行病学可通过调查癌症病人和对照有关因素的暴露史或直接测定外环境中某些可疑致癌物获得信息。如在研究肝癌的致病因素时,除乙肝病毒感染外,黄曲霉毒素也是人们高度怀疑的致病因素,通过在高发区对肝癌病人食用发霉食品进行调查,间接测定对黄曲霉毒素的可能暴露剂量。另外,在肿瘤分子流行病学研究中越来越多地采用已成熟的技术直接测定人体内致癌物 -DNA 加合物及致癌物代谢产物,即通过对体液如尿液、血清,以及组织细胞中 DNA 加合物及致癌物代谢产物的直接定量测定,来评价致癌物在体内暴露的水平,如在研究肝癌危险因素时可应用免疫亲和纯化联用高效液相色谱测定尿液中黄曲霉毒素 B_1 的鸟嘌呤加合物,从而获得暴露信息。

由于致癌物在体内暴露的剂量低,因此要采用敏感性高、特异性强,且可重复性的检测方法。比较常用的检测方法包括:免疫法、荧光法、^{32}P- 后标记法等。荧光法中的色谱 / 质谱法灵敏度可达 0.1~1 个加合物 /10^8 核苷酸,但每次分析需要 DNA 的量高,而 ^{32}P- 后标记法灵敏度可达 1 个加合物 /$10^{8~10}$ 核苷酸,每次分析所需的 DNA 量仅为 5~10ug,因此被广泛应用。

一、^{32}P- 后标记法

^{32}P- 后标记法是 1981 年由 Randerath 和 Gupta 等首先建立的一种 DNA 加合物检测分析方法,目前已成为灵敏度最高应用最为广泛的 DNA 加合物检测方法。该方法的基本步骤包括:将完整的 DNA 降解为脱氧 3′- 单核苷酸;在 T4 多聚核苷酸激酶的作用下,将 ^{32}P 标记到单核苷酸的 5′ 端,使之形成 3′,5′- 二磷酸核苷;经过多向薄层层析(TLC)分离出 ^{32}P 标记的加合物;通过放射活性测定加合物的含量。^{32}P- 后标记分析测试 DNA 加合物可以对所测试的加合物进行定量,并且重现性好,但缺点是不安全,且有污染性。

^{32}P- 后标记法可以检测亚硝基化合物、多环芳烃、烷化剂等与 DNA 形成的加合物。

二、色 谱 法

高效液相色谱(HPLC)是目前许多实验室普遍拥有的设备,操作简单,分离效果好,其附带紫外检测器和荧光检测器能够有效检测出具有紫外特定波长吸收特征和荧光特性的物质。如应用高效液相色谱法可以检测苯并(a)芘与 DNA 形成的加合物,此外,应用液相色谱 - 电化学法可以检测丙烯醛与 DNA 形成的加合物 8- 羟基脱氧鸟苷(8-OHdG)。

三、免 疫 法

免疫法测定 DNA 加合物是基于抗原 - 抗体特异性反应形成免疫复合体的原理,其灵敏度一般为 1 个加合物 /10^{7-8} 核苷酸。1977 年 Poirier 等人率先报道用竞争性放射免疫法(RIA)测定 DNA 加合物,这种方法利用同位素标记物质与核苷酸结合后,与无同位素标记的核苷酸竞争结合特异性加合物受体,根据所生成免疫复合物的放射性强度对 DNA 加合物进行定量。此后,逐渐发展了酶联免疫吸附法(ELISA)、放射免疫吸附法(RIST)等。如采用 ELISA 方法可检测 8- 甲氧基补骨脂素(8-MOP)与 DNA 形成的加合物。

总之,DNA 加合物的形成被认为是致肿瘤过程的一个重要阶段。近年来,对 DNA 加合物的检测已成为肿瘤流行病学研究的热点,具有重要意义。

第三节 分子标志物的筛选

肿瘤分子流行病学研究中很重要的一部分内容是分子标志物的筛选。在环境致癌物的暴露到肿瘤的发生、发展过程中,可以从以下几个方面考虑筛选分子标志物:如环境致癌物在体内暴露的指示物、致癌物代谢的中间产物、致癌物与体内大分子形成的加合物、致癌物造成的 DNA 损伤、遗传易感性因素等。根据研究目的和研究类型不同,筛选不同的标志物。

虽然研究者不断探索和尝试用分子标志物去评价人类对致癌物的暴露及其生物作用,但由于人类对肿瘤的病因及发病机制尚不完全明确,研究范围有限,同时受到样本量、检测方法、混杂因素等限制,分子标志物的研究尚有待深入。

分子标志物的研究需注意以下几个方面:

1)实验研究方法需完善,寻找更加敏感、特异且重复性好的检测方法。

2)应考虑个体在代谢致癌物能力上的差异,因此,需发展新的手段在评价体内暴露剂量高低的同时区别个体危险性的大小。

在研究分子标志物时通常采用的方法包括:横断面研究、病例 - 对照研究、前瞻性研究和干预研究。横断面研究用来了解分子标志物的检出率,建立外环境暴露与体内暴露的联系和剂量

Notes

反应关系。病例 - 对照研究用来评价分子标志物与肿瘤发生发展的关系。在进行病例 - 对照研究时，病例和对照的选择应具有代表性。前瞻性研究是通过对一特定人群的生物标记进行追踪，以了解过去暴露、新的暴露以及影响生物标记的因素。干预研究是肿瘤预防的重要手段，生物标志物的检测为客观评价干预试验的效果提供了重要手段。

第四节　肿瘤遗传易感性研究

肿瘤的发生是多因素参与的多阶段过程，是环境因素与遗传因素共同作用的结果。宿主的遗传差异是造成个体对肿瘤易感性不同的主要因素。如何区别和明确不同个体的遗传差异，确定高危个体，有针对性地进行个体化治疗，仍然是肿瘤研究领域面临的重要科学问题。

事实上遗传性肿瘤只占极少部分，大多数常见肿瘤是散发性的而不是家族性的，散发性肿瘤的遗传易感性因素尚没有被完全阐明。近年来，国内外学者对肿瘤易感基因进行了大量研究，发现一些易感基因多态与常见的一些散发性肿瘤的发病风险密切相关。

基因多态性在本质上是染色体 DNA 中核苷酸排列顺序的差异性，在人群中出现的频率不低于 1%。其中单核苷酸多态（single nucleotide polymorphisms，SNPs）是最主要的多态形式，是决定个体之间遗传差异的重要物质基础，占所有已知多态性的 90% 以上。SNP 在人类基因组中广泛存在，平均每 500~1000 个碱基对中就有 1 个，估计其总数可达 300 万个甚至更多。大量存在的 SNP 位点可以用于高危个体的发现及疾病相关基因的鉴定等。

目前研究较多的肿瘤易感基因包括：代谢酶基因、免疫反应相关基因、DNA 损伤修复基因、细胞生长、增殖相关的癌基因、抑癌基因等。

1. 代谢酶基因多态　环境致癌物大多数是前致癌物，没有直接的致癌作用，前致癌物需经过体内代谢活化形成终致癌物。使前致癌物激活的酶为 I 相酶，如细胞色素 P450（CYP）酶系统。使致癌物降解失去致癌活性的酶被称为 II 相酶，如谷胱甘肽转移酶（GST）。代谢酶基因多态可以影响酶的活性，因此，研究代谢酶基因多态性对于评价个体对环境致癌因素危险性具有重要意义。

2. 免疫反应相关基因　许多肿瘤的发生与生物致病因素有关，如胃癌的发生与幽门螺杆菌感染密切相关。免疫反应相关基因多态可能影响个体对生物致病因素引起的炎症反应的强度以及对肿瘤的易感性，目前研究较多的有白细胞介素 1（IL-1）、IL-8、IL-10 和肿瘤坏死因子 α（TNFα）等基因多态与肿瘤的遗传易感性。

3. DNA 损伤修复基因　人类细胞具有一系列 DNA 修复系统，以保护基因组的稳定和完整性，在极其复杂的 DNA 损伤修复体系中，已发现某些基因存在多态性，目前研究比较多的有 5,10- 亚甲基四氢叶酸还原酶（MTHFR），碱基切除修复系统重要基因 XRCC1、XPD，^{6}O- 甲基鸟嘌呤 -DNA 甲基转移酶（MGMT），8- 羟基鸟嘌呤 -DNA 糖基化酶（OGG）等，这些基因多态将造成个体对 DNA 损伤修复能力形成差异。

4. 癌基因、抑癌基因　肿瘤发生过程中涉及众多癌基因的激活和抑癌基因的失活，肿瘤相关基因的多态性如果影响到基因表达调控或其产物的功能，就必然会影响到个体对肿瘤的易感性。p53 抑癌基因在细胞周期调控和凋亡中都有重要作用，是与肿瘤发生相关性最高的抑癌基因之一。研究发现，p53 基因第 72 位密码子基因多态与许多肿瘤的易感性有关，另外研究较多的还有 p21、L-myc 基因多态与肿瘤的发病风险。

上述根据基因功能选择基因的单个或者几个 SNPs 进行关联研究的策略是候选基因策略，这种策略具有一定的局限性，因为肿瘤是多基因参与的复杂性疾病，候选基因策略无法观察到因实际上存在的多因素间相互作用产生的结果。近年来，随着高通量技术的迅速发展，全基因组关联研究（genome-wide association study，GWAS）应运而生。GWAS 是基于连锁不平衡原理同时选择全基因组范围内数百万个 SNPs,应用高通量基因分型平台进行检测,以寻找与疾病或性状关联的基因及遗传变异。GWAS 一般所采用的研究样本量非常大,并要进行多个独立验证,因此既能比较全面地观察全基因组遗传变异,又能有效避免候选基因策略的局限性。例如采用 Affymetrix 芯片,在全基因组水平上同时检测几百万个 SNPs 并加以分析,通过 SNPs 与性状的关联来寻找易感基因,因此,GWAS 是研究肿瘤相关基因的一项创新性研究方法,它不事先根据生物功能提出假设,是无偏倚的全面筛查。目前各国科学家运用 GWAS 在人类肿瘤研究中取得了一系列重要研究成果,例如中国科学家运用 GWAS 对多种肿瘤如肝癌、胃癌、肺癌、食管癌、胰腺癌、前列腺癌等进行研究,发现了多个肿瘤易感基因,为肿瘤病因的研究提供新的思路和方法。

Notes

第四章 肿瘤预防

由于目前对恶性肿瘤的病因还不完全清楚,对其复杂的生物学行为仍缺乏足够的认识,并且大多数恶性肿瘤临床发现多为中晚期,治疗效果差,恶性肿瘤已成为严重威胁人类健康的主要疾病。对于恶性肿瘤来说,预防胜于治疗。通过调整公共卫生资源和策略,开展积极有效的预警、早诊及干预研究,以降低肿瘤发病率和提高治愈率。根据世界卫生组织《癌症报告》提供的证据表明,多达 1/3 的癌症是可以预防的。只要各国政府、医务工作者和广大民众采取积极行动,将肿瘤防治研究的重点转为预防,三分之一以上,甚至近一半的癌症是可以预防的。

肿瘤预防包括人群筛查、早期诊断、健康教育、行为干预、化学预防、康复治疗等众多方面。

第一节 肿瘤的三级预防

一、一级预防

一级预防即病因预防,针对危险因素进行干预。如在某一高风险人群中有针对性的干预,去除某些致病因素以达到降低肿瘤发病率的目的。

控制危险因素是癌症预防的重点。肿瘤发病趋势的变化与人类生活方式包括饮食、吸烟饮酒、感染等因素的改变直接相关,尤其是在发展中国家,由于城市化进程的加快,与饮食习惯密切相关的肿瘤发病率明显上升。现在公认引起人类肿瘤发生的原因中,85% 以上是包括生活方式在内的环境因素。因此,可通过降低这些危险因素的暴露达到抑制和降低肿瘤发生的目的。

环境因素主要包括理化因素和感染因素。凡是能引起人或动物肿瘤形成的化学物质称为化学致癌物,近年来研究发现,对动物有致癌作用的化学物质达 2000 多种,其中有些与人类肿瘤的形成有关。物理因素的范围很广,包括各种波段的电磁波、紫外线、热辐射、机械刺激等。电离辐射是最主要的物理性致癌因素,可引起人类的多种肿瘤。目前认为,约 1/6 的全球新发恶性肿瘤可归因于感染因素,其中幽门螺杆菌($H. pylori$)相关胃癌、乙肝病毒 / 丙肝病毒(HBV/HCV)相关肝癌和人类乳头瘤病毒(HPV)相关子宫颈癌占所有感染相关肿瘤的 95% 以上。

对病因进行有效的预防和控制,任务仍然十分艰巨。首先,我们仍缺乏了解哪些人群应作为肿瘤预防的重点人群,如在不同性别、不同年龄阶段开展预防的最佳时间以及相应手段。由于肿瘤的发生是一系列危险因素长期累积作用的结果,其致癌效应依赖于作用的时间、剂量和持续性。由于变量较多,因此许多危险因素与肿瘤发生的直接或间接因果关系仍不十分明确。此外,在相同性别、年龄组的人群中,即使暴露于相同危险因素的人群发生肿瘤的概率仍有很大差别。如吸烟在人群中暴露比例高达 20%~60%,而肺癌发生仍为小概率事件,说明人类遗传的差异造成对肿瘤的易感性不同。如何区别和明确不同人群遗传差异,确定高危人群,仍然是肿瘤研究领域的重大课题。

从 80 年代起,美国、中国、芬兰、日本等国相继开展了针对肿瘤病因的一级预防,采用化学干预方法如补充体内维生素 E、C、β- 胡萝卜素、微量元素等期望降低肿瘤或癌前病变的发病。

遗憾的是,多数试验结果并不令人鼓舞,这些化学物质与人体长期代谢所需天然食物如新鲜蔬菜的营养素是否起相同生物学效应仍然使研究者困惑。

尽管存在上述诸多问题,但我们已经看到通过一级预防降低发病率所取得的初步成效。随着宫颈癌病因研究取得的重大突破,宫颈癌已成为全球下降最快的恶性肿瘤。通过采取公共卫生手段进行性教育,降低了 HPV 的感染,加上简便的巴氏涂片检测可以敏感地筛查出重度宫颈上皮癌前病变和早期癌,使宫颈癌发病率和死亡率分别下降了 78% 和 79%。同时,随着 HPV 疫苗的研制成功,宫颈癌将有望成为第一个通过疫苗接种而全面控制的人类肿瘤。另外,自乙型肝炎病毒(HBV)疫苗问世和实施疫苗免疫接种以来,乙型肝炎的自然传播和流行得到了有效遏制,例如,在中国启东儿童中接种乙肝疫苗后使乙肝病毒的感染率明显降低,预示着肝癌的发病率将明显下降。此外,通过根除幽门螺杆菌感染,有望降低胃癌的发病率和死亡率。目前中国及哥伦比亚的三项干预试验表明,根除幽门螺杆菌感染后,胃癌癌前病变明显发生逆转。

此外,通过改变不良的生活方式、合理膳食、加强体育锻炼等,对预防肿瘤,改善人类健康也具有十分重要的意义。如控制吸烟、适量饮酒、消除过度紧张、注意营养平衡,减少脂肪、胆固醇摄入量,多吃富含维生素 A、C、E 和纤维素的食物,不吃霉变、过咸或过热的食物等。

二、二 级 预 防

二级预防即肿瘤的早期发现、早期诊断和早期治疗,以提高治愈率和生存率,死亡率。通过简便可行的筛查和早期诊断,对高危人群进行预防性筛检,积极治疗癌前病变,阻断癌变的发生。

筛查是早期发现肿瘤、提高治愈率、降低死亡率的重要手段。例如宫颈癌的筛查因方法成熟,且又有多种方案可供不同经济发展程度的地区进行选择,具有良好的成本 - 效益比。20 世纪 90 年代与 70 年代相比,我国宫颈癌的死亡率下降了 69%,主要归功于筛查措施的实施。另外,乳腺癌虽然仍是女性肿瘤死因第一位的恶性肿瘤,但通过有组织的乳腺普查,如乳腺 B 超和钼钯检查提高了乳腺癌检出的敏感性和特异性,早期乳腺癌的检出率明显增加,显著改善了病人的生存率并提高了生活质量。

由于人群筛查要求所用的检查方法必须简单、有效、经济并易被受检者所接受,并且人群筛查的工作量大,费用高,因此可进行大规模人群筛查的恶性肿瘤并不多。目前常见的包括:HPV 感染的检测及宫颈脱落细胞涂片检查筛检宫颈癌,乳腺自检及 X 线检查筛检乳腺癌,大便潜血、肛门指诊、结肠镜检查筛检结直肠癌,血清前列腺特异性抗原检测前列腺癌等。此外,虽然胃癌尚无标准规范的筛检方案,但在世界部分胃癌高发区,胃癌的筛查不断取得进展,其中以日本最为显著。自 20 世纪 50 年代日本就开展了大规模的胃癌筛查,近 10 年来由于内窥镜技术的改善和普及,胃癌早诊率已超过 50%。我国自 20 世纪 70 年代末,在胃癌高发地区和高危人群中用不同方法对大约 9 万余人进行了胃癌筛查。目前,采用内窥镜筛查方法对食管癌、胃癌的早诊早治项目已经扩展到 26 个省市 110 个筛查点,每年筛查大约 18 万 ~20 万人。

三、三 级 预 防

三级预防是指通过临床治疗、康复和姑息治疗以减轻病人痛苦、提高生存质量和延长生命的措施。

由于人类对于肿瘤复杂的生物学行为仍缺乏足够的认识,治疗方案仍有相当的盲目性,普遍存在过度治疗的问题。因此,随着现代诊治水平的不断提高及对肿瘤发病机制研究的不断深入,应积极倡导综合治疗和个体化治疗,积极开展对肿瘤病人的康复和姑息治疗,以减少病人痛苦,提高肿瘤患者生活质量。

第二节　肿瘤的化学干预

肿瘤化学预防（cancer chemoprevention）是肿瘤预防的重要组成部分。化学预防也称化学干预（chemointervention），是指利用某些天然的或人工合成的化合物对肿瘤发生的过程进行抑制、逆转或预防，并将明确的研究成果在健康人群中推广应用，最终达到降低肿瘤发病和死亡的目的。

理想的化学干预剂应具备无毒或毒副作用极小、高效、方便口服、防癌机制明确等特点。目前真正用于人群化学干预并且干预机制明确的药物并不多，如维生素 C、E 等能减少致癌物内源性合成或减轻致癌过程产生的自由基及活性氧对 DNA 造成的损伤；非甾体抗炎药能抑制细胞增殖、抑制血管生成等从而抑制肿瘤发生。

常见的肿瘤化学干预剂包括：非甾体抗炎药、维生素 C、E、他莫昔芬类化合物等。

一、非甾体抗炎药（NSAID）

以阿司匹林为代表的非甾体抗炎药（non-steroidal anti-inflammatory drugs，NSAID）是有效的解热镇痛及抗炎药。近年来，大量研究证明 NSAID 能预防某些肿瘤的发生。NSAID 主要是通过抑制环氧化酶（cyclooxygenase，COX）的活性从而抑制前列腺素的合成而发挥作用的。其抗肿瘤作用机制包括抑制细胞增殖、抑制血管生成、促进凋亡、抑制细胞侵袭等。

NSAIDs 一般分为两大类，非选择性抑制剂和选择性 COX-2 抑制剂。非选择性抑制剂以阿司匹林为代表，选择性 COX-2 抑制剂以塞来昔布为代表。目前应用 COX-2 抑制剂进行的干预试验主要是针对结直肠癌和胃癌，多项干预试验证明 COX-2 抑制剂能明显降低家族性腺瘤息肉（FAP）病人息肉的大小和数目，进而降低结肠癌的发病率。

二、维生素 C 和维生素 E

维生素 C 和维生素 E 广泛存在于食物中，尤其存在于蔬菜水果和许多植物油中，是人体重要的抗氧化剂。流行病学研究发现，血清维生素 C 或维生素 E 水平低的人群更容易发生胃、膀胱、肺及胰腺的肿瘤。20 世纪 80 年代，中国医学科学院肿瘤研究所与美国国立癌症研究所（NCI）合作，对河南省林县食管癌高发区的 2 万人群进行营养干预，干预措施包括服用维生素 E、硒和 β- 胡萝卜素。五年之后与对照组人群相比，干预组人群总癌死亡率下降 13%，食管癌死亡率下降 4%，胃癌死亡率下降 21%。然而，目前多数营养素干预试验没有观察到明显效果。

三、他莫昔芬类化合物

他莫昔芬是一类选择性雌激素受体拮抗剂，可预防乳腺癌转移并对早期乳腺癌有辅助治疗作用。他莫昔芬（tamoxifen）是他莫昔芬类化合物的主要代表，在临床试验中观察到在医生监督下使用他莫昔芬治疗可以降低乳腺导管原位癌和非浸润性乳腺癌复发的危险性，而且可明显减少对侧乳腺发生癌变的危险性。

第三节　肿瘤预防与控制策略

近些年人们逐渐认识到尽管花费了大量的人力、物力使肿瘤的诊疗水平不断提高，但仍不能有效阻止肿瘤发病率的逐年上升。越来越多的国家和政府逐渐认识到恶性肿瘤对于国家造成的巨大财政负担。尽快遏制肿瘤发病率和死亡率的上升势头，已成为亟待解决的重大公共卫生问题。许多国家开始把重点从治疗转向预防，从战略上、政策上、财政上对肿瘤预防加以支持。

Notes

自 20 世纪 80 年代中后期,美国肿瘤研究进行了重大战略转移,加强了以预防为目的基础性和流行病学研究,通过控烟、倡导健康的生活方式和饮食习惯等预防措施的实施,使 10 种常见恶性肿瘤中的 8 种发病率持平或下降。进入 90 年代,美国癌症发病率以每年 0.7% 的速度下降,其中包括肺癌、结肠癌和前列腺癌。1991 年至 1995 年间共下降了 2.6%,其中男性下降了 4.3%,女性下降了 1.1%。美国恶性肿瘤发病率和死亡率上升的势头终于得到了有效的遏制。

我国的公共卫生政策也在发生着可喜的变化。2003 年末卫生部颁发了《中国癌症预防与控制规划纲要(2004~2010 年)》,明确提出以"预防为主"的工作方针,纲要中强调要控制主要危险因素,特别是控烟、控制感染、倡导合理膳食和科学运动;加强早诊早治,在全国逐步开展宫颈癌的筛查和早诊早治;在农村高发区的高危人群中,开展食管癌、胃癌、肝癌及鼻咽癌的筛查及早诊早治;在有条件的城镇社区,开展结直肠癌和乳腺癌的筛查及早诊早治。自 2005 年,卫生部又正式启动了中央转移支付癌症早诊早治项目,在部分癌症高发现场开展早诊早治的示范工作,子宫颈癌、食管癌、肝癌、大肠癌和鼻咽癌已包括在此项目中,项目已扩展到胃癌、肺癌等其他癌种。2006 年起,以癌症为重点的全国第三次死因回顾抽样调查在卫生部和科技部的主持下开始实施,通过回顾调查,明确我国癌症死亡率和流行变化趋势,为癌症的防控工作奠定重要基础。同时,2006 年国家科技部也将常见恶性肿瘤的预防、早诊及综合治疗纳入"11.5"国家科技支撑计划重大项目。上述措施的实施说明,我国已开始逐渐调整卫生策略,在癌症预防上投入的人力、物力和财力都有了大幅度的增长。另外,中国抗癌协会以民间组织形式呼吁政府限制焦油含量高的烟草的生产,并将烟税提高 50%,同时在中小学开展培养良好生活方式的健康教育课程。总之,目前从政府到团体、研究人员、公共卫生人员都开始高度重视肿瘤的预防。

然而,我国的癌症防控还处于起步阶段,面临着巨大挑战,目前的现实目标应是尽快遏制肿瘤发病率和死亡率的上升势头,提高早诊率及治愈率。要达到上述目标需要全社会的共同努力,以预防为重点,最终达到降低肿瘤发病率和死亡率、改善人类健康的目的。

(游伟程)

参考文献

1. Ferlay J, Shin HR, Bray F et al. Estimates of worldwide burden of cancer in 2008: GLOBOCAN 2008. Int J Cancer 2010, 127(12): 2893-2917

2. Dos Santos Silva I. Cancer Epidemiology: Principles and Methods. IARC, Lyon France, 1999

3. 李立明. 流行病学. 第 7 版. 北京: 人民卫生出版社, 2012

4. 游伟程. 医学流行病学. 第 4 版. 北京: 人民卫生出版社, 2006

5. 谭红专. 现代流行病学. 第 2 版. 北京: 人民卫生出版社, 2008

6. Koepsell TD, Weiss NS. Epidemiologic Methods: Studying the Occurrence of Illness. New York: Oxford University Press, 2003

7. Rothman KJ, Greenland S, Lash TL. Modern Epidemiology, 3rd Edition. Lippincott Williams & Wilkins, 2008

8. Adami HO, Hunter D, Trichopoulos D. Textbook of Cancer Epidemiology. New York: Oxford University Press, 2002

9. Tu YK, Greenwood DC. Modern Methods for Epidemiology. Springer, 2012

10. Rosenbaum PR. Design of Observational Studies. Springer, 2010

11. Bhopal RS. Concepts of Epidemiology. New York: Oxford University Press, 2002

12. Nasca PC, Pastides P. Fundamentals of Cancer Epidemiology, 2nd Edition. Sudbury: Jones and Bartlett Publishers, 2008

13. Parkin DM, Pisani P, Ferlay J. Estimates of the worldwide incidence of 25 major cancers in 1990. Int J Cancer, 1999, 80(6): 827-841

14. Pisani P, Parkin DM, Bray F, et al. Estimates of the worldwide mortality of 25 cancers in 1990. Int J Cancer, 1999, 83(1): 870-873

Notes

15. Parkin DM, Bray FI, Devesa SS. Cancer burden in the year 2000. The global picture. Eur J Cancer, 2001, 37：Suppl 8：S4-66

16. 董志伟, 乔友林, 李连弟等. 中国癌症控制策略研究报告. 中国肿瘤 2002, 11 (5)：250-260

17. Parkin DM, Whelan SL, Ferlay J, et al. Cancer incidence in five continent vol. Ⅷ. Lyon France, 2002

18. 李连弟, 饶克勤, 张思维等. 中国 12 市县 1993 年 -1997 年肿瘤发病和死亡登记资料统计分析. 中国肿瘤 2002, 11 (9)：497-507

Notes

第二篇 肿瘤发病机制与恶性生物学行为

第一章 化学、放射致癌

第一节 化学致癌

人们认识化学物致癌是从观察特殊职业人群的肿瘤发病率开始的。早期发现伦敦扫烟囱工人患阴囊皮肤癌以及化学和橡胶厂工人患膀胱癌的发生率明显增加。20世纪初,日本学者通过煤焦油涂擦兔耳的实验,首次证实了化学物质的致癌作用。进一步研究发现,化学致癌物与DNA结合是化学致癌的关键。目前研究表明,不良居住环境和生活方式的长期暴露是人类癌症发生风险的主要决定因素;而宿主患癌风险高低与自身的遗传易感性密切相关,这主要决定于机体对致癌物的代谢能力,DNA修复能力以及对肿瘤促进剂(tumor promoters)的反应等。

一、化学致癌物

1. 化学致癌物的概念 化学致癌物(chemical carcinogen)是指所有能引发癌症的化学物质。有直接致癌物、间接致癌物和促癌物三种。

直接致癌物是指进入机体后能与体内细胞直接作用,并且不需代谢就能诱导细胞癌变的化学致癌物;间接致癌物是指化学物质进入机体后需经代谢活化后才具有致癌作用的致癌物。单独遭受促癌物暴露无致癌作用,但它能促进其他致癌物诱发细胞癌变。

化学致癌是一个多步骤的过程。虽然小部分化学致癌物具有直接致癌活性,但大部分需经人体的代谢活化(activation)而获得致癌活性,或是通过代谢减毒(detoxication)而失去致癌作用。

在美国国家毒理学项目组(the National Toxicology Program)2005年发布的第11版致癌物报告(Report on Carcinogens,RoC)中,已将200多种化学、物理和感染因素列为人类已知或可能的环境致癌物。环境致癌物的致癌过程具有高度特异性,目前绝大多数环境化学物质尚未发现有致癌性。

2. 化学致癌物的代谢活化 在化学致癌物中,仅少部分有直接致癌作用,大部分化学致癌物属间接致癌物,需通过细胞色素P-450或其他酶代谢活化为最终致癌物(ultimate carcinogen)。这一过程从进化学角度讲,就是原本用来清除体内异源性化学物的代谢反应,却导致了致癌物的代谢活化,这些被活化的最终致癌物能结合甚至改变DNA。

代谢酶类是致癌物在体内代谢转归的关键。以经典的化学致癌物芳香胺类的代谢为例,首先通过CYP1A2的N-氧化反应,其产物N-羟化-芳香胺与DNA的反应一方面可直接被酸催化,另一方面也可通过乙酰辅酶A依赖的乙酰化作用途径催化转变为芳香酰胺,再经一系列酶反应形成最终致癌物。

乙酰化作用的表型在人群中变异很大,具有快速的乙酰化表型的个体有患结肠癌的高风险,而具有慢速的乙酰化表型的个体则患膀胱癌的风险增加。

3. DNA加合物的形成 最终致癌物能与大分子、核内或线粒体内的DNA形成共价的加合物(adducts)称为DNA加合物或基因毒致癌物。动物实验显示,最终致癌物形成DNA加合物的能力与诱导肿瘤形成的能力有明显的正相关关系。DNA加合物在这一过程中的作用通常具有如下特点:

（1）DNA 加合物可以将烷基、芳基转移到 DNA 碱基的特定位点。烷化剂和芳基烷化剂主要包括 N 亚硝基化合物、脂肪族环氧化物、黄曲霉毒素类、多环芳香烃类和其他矿物和植物质的燃烧产物。

（2）DNA 加合物与 DNA 的相互作用具有一定的选择性。不同物质会选择性作用于嘌呤或嘧啶。

（3）由化学致癌物到 DNA 加合物，并最终导致 DNA 突变这一进程，主要决定于致癌物靶向的核苷酸序列、宿主细胞以及选择性的 DNA 修复过程。

二、化学致癌的多步骤过程

目前研究将癌发生（carcinogenesis）分为 4 个步骤：肿瘤启动（tumor initiation），肿瘤促进（tumor promotion），恶性转化（malignant conversion），肿瘤进展（tumor progression）。

1. **肿瘤启动** 化学致癌物与 DNA 相互作用导致基因改变的过程，叫做肿瘤启动。发生了肿瘤启动的细胞就具有向恶性细胞转变的风险。肿瘤启动一般从不可逆的基因损伤开始。化学致癌物通过对 DNA 分子结构的修饰引起遗传基因错误，导致其在 DNA 合成期间突变。最常见的是，化学致癌物的某一功能基团与 DNA 中的一个核苷酸结合形成了 DNA 加合物。这种致癌物 -DNA 加合物的形成是化学致癌理论的中心环节，被认为是肿瘤发生的一个必需条件和细胞恶性转化的启动事件。

2. **肿瘤促进** 肿瘤促进主要指启动细胞的选择性克隆扩增进程，这种选择性的克隆生长优势又形成了前肿瘤细胞团集点。由于细胞分裂率与突变率呈正相关关系，因此，这些启动细胞的克隆扩增就有进一步基因改变和恶性转化的风险。肿瘤促进剂无需代谢激活就能发挥其生物学活性，其作用的结果，一方面是增加了组织对致癌物的敏感性，另一方面是促进扩增启动细胞的数量，缩短肿瘤形成的潜伏期。

兼具肿瘤启动和促进作用的化学物质或因子叫做全致癌物（complete carcinogens），如苯并［a］芘（benzo［a］pyrene）和 4- 氨基联苯（4-aminobiphenyl）。巴豆油（croton oil）是一种广泛用于小鼠皮肤癌模型的肿瘤促进剂。

3. **恶性转化** 恶性转化是一种前肿瘤细胞转变为表达恶性表型细胞的过程。在这一过程中，肿瘤促进剂给予的频次可能比总剂量更为重要。如果在细胞恶性转化发生前停止给予肿瘤促进剂，那么这种前恶性或者良性损害可能消退。启动细胞数量的增多以及肿瘤促进剂导致的细胞分裂加快，增加了这些细胞恶性转化的风险。

某些时候或在一定条件下，DNA 合成的不精确会导致进一步的基因改变。积累的基因改变结果会极大地增加前肿瘤细胞恶性转化的概率。

4. **肿瘤进展** 肿瘤进展包括恶性表型的表达和恶性细胞获得更多侵袭性特征的过程，转移还涉及了肿瘤细胞分泌蛋白酶的能力。

恶性表型的一个显著特征是基因组不稳定性和细胞无控制生长的趋势。在这一过程中，可能发生进一步的基因改变，包括再次的原癌基因的激活和抑癌基因的功能失活等。原癌基因的激活可由点突变，基因过度表达，染色体片段扩增等引起。抑癌基因的功能失活可由一个等位基因的点突变加上第二个等位基因的缺失、重组或染色体不分离等引起。这些改变均赋予细胞生长优势和侵袭的能力，最终转移播散。

这一演进过程中，决定因素是突变的累加而不是突变的顺序或其中的某一阶段。

三、化学致癌物与遗传物质的相互作用及遗传易感性

基因 - 环境相互作用的概念是人类化学致癌的理论基石。宿主相关基因的变异决定了不同个体对化学致癌易感性的差异。个体间蛋白的功能多态性在化学致癌过程中起了重要作用，这

些蛋白包括激活或去除外源化学物的酶,修复 DNA 损伤的酶,激活磷酸化级联反应的表面受体以及细胞周期调控蛋白等。这些个体差异可使接触相同化学致癌物的不同个体表现出明显不同的结果。

1. 致癌物代谢的差异　当化学物质进入机体的代谢系统后,会被代谢过程改变。大多数外源性致癌物进入人体后,需经过代谢活化才具有致癌活性;同时,体内还存在一些相应的解毒途径,可使进入体内的致癌物失活并排出体外。二者之间的平衡和效率可能影响到对致癌物的易感性。早在 30 多年前,人们就认识到在致癌物代谢上的个体间差异以及大分子加合物形成的现象。CYP450 代谢酶家族主要负责了多种不同致癌物的代谢激活或去毒作用,是外源性化学物在机体内生物转化最主要的代谢酶。

激活和去毒的途径是竞争性的,导致了个体间对致癌物代谢更大的差异。由于化学物的暴露也可引起致癌物代谢相关基因表达的上调或抑制,因而使得这一过程变得更为复杂。

致癌物代谢过程中有多种酶参与。参与不同化学致癌物代谢的酶可能不同,而同一种酶类对不同类型的化学致癌物的代谢可能有不同的作用。此外,化学致癌物代谢活化或去毒过程中,相关酶表达水平或功能的差异导致了致癌物的不同转归,因而影响了个体对致癌物的易感性。

2. DNA 损伤和修复的差异　致癌物的代谢仅仅是基因 - 环境相互作用的开始。基因 - 环境相互作用的另一方面是化学改变基因。一旦前致癌物被代谢激活为终致癌物,便能与细胞内的大分子包括 DNA 等发生共价结合。这种 DNA 的损伤可通过一些机制来修复,但修复速度的不同和修复准确性的差异影响了 DNA 加合物形成的程度和基因损伤累积的总量。致癌物对基因的影响主要表现在:

(1) 改变 DNA 的化学结构,包括大块的芳香族型加合物的形成、烷化作用、氧化作用、二聚化和脱氨基作用。

(2) 引起表观遗传的改变,如改变 DNA 的甲基化状态,导致特异性基因表达的沉默。

DNA 加合物或称基因毒致癌物是强致突变剂,特别是引起碱基错配和小的缺失,导致错义和无义突变,也可引起大的基因损伤如染色体断裂和大的缺失。

为了保持遗传的稳定性,人体内存在有多种对 DNA 损伤进行修复的酶。DNA 修复酶作用于化学致癌物 DNA 的损伤位点,已知的主要相关机制有 6 种,即:直接 DNA 修复(direct DNA repair)、核苷切除修复(nucleotide excision repair)、碱基切除修复(base excision repair)、双链断裂修复(double-strand break repair)、错配修复(mismatch repair)和复制后修复(postreplication repair)。每种修复途径均有各自特殊的酶参与。目前为止,发现超过 70 个人类基因涉及了至少 5 种以上 DNA 的修复途径。这些基因负责 DNA 修复的准确度,它们的缺陷可导致基因突变和突变表型的增加。

DNA 修复率可以通过 DNA 加合物的去除情况或非常规的 DNA 合成来粗略检测,个体差异很大。着色性干皮病患者的切除修复能力明显降低,这些患者存在紫外线诱导的皮肤癌风险。但是,通过体外用致癌物处理淋巴细胞发现,在普通人群个体间的切除修复率也可达到 5 倍的差异。DNA 修复率还可被醛、烷化剂以及一些化疗药物抑制。因此,DNA 修复酶的表达和活性差异影响着不同个体对致癌物的易感性。

许多癌症易感者被发现存在 DNA 修复缺陷,同样,修复缺陷的哺乳动物细胞在体外对化学和物理致癌物的转化也易感。核苷切除修复的主要作用是帮助去除转录链上的加合物从而保护蛋白质的合成,若这一环节中相关酶的基因突变可导致 DNA 修复缺陷综合征而使患癌率增加。

人类遗传因素对化学暴露的影响是非常复杂的。分子流行病学研究显示,高外显的癌易感基因可导致家族性癌,这种家族性癌的发病率通常不足癌症总发病率的 5%,而更常见的是低外显率基因引起的散发癌。遗传多态性(genetic polymorphism),如单核苷酸多态性(single nucleotide polymorphisms，SNPs）定义为在人群中至少有 1% 以上的变异。由于每 300 个碱基对就可能出现 SNPs，所以，这些遗传性状使癌变过程的每一步骤都变得十分复杂。事实上，每种肿瘤都被检测到相关的遗传易感性，虽然其相关性都有各自的特殊性，但一些肿瘤也有一些相似的规律。

第二节 放 射 致 癌

在物理致癌因子中，有直接证据的包括电离辐射（ionizing radiation），紫外线（ultraviolet light，UV light）和石棉（asbestos）等。这些因素的致癌性已十分明确。紫外线主要来自太阳辐射，与人类皮肤癌的发生相关。虽然石棉纤维含有化学成分，但因为它们致癌的主要原因是其物理作用，通常归为物理致癌物。本章节主要讨论辐射致癌的相关问题。

一、电离辐射的分类及概念

电离辐射的暴露可来自天然或人为因素。天然的射线主要来自自然界的土壤、岩石、植物以及建筑材料等。其中，氡是最大的天然辐射源之一。另外，我们还暴露在宇宙辐射中，高海拔地区居住的人遭受的宇宙辐射高于海平面地区。这些天然的辐射又称为本底辐射。根据海拔、地理、房屋建造的主要建材类型的不同，本底辐射各不相同。

人源性的辐射暴露是另一重要的辐射来源。绝大多数人为的辐射源来自医疗，包括影像诊断、核医学和肿瘤放射治疗。这些辐射源射线主要是 γ 射线、X 射线和电子线。γ、X 射线属电磁辐射，电子、质子、α 粒子和中子射线属于粒子辐射。电磁辐射和粒子辐射统称为电离辐射。依据射线在组织中沿着次级粒子经迹上的线性能量传递大小（linear energy transfer，LET），可以将射线分为低传能线密度（或称为低 LET 射线）和高传能线密度（或称为高 LET 射线）。

二、电离辐射的损伤与修复

电离辐射作用于细胞导致 DNA 的损伤，主要表现为单链断裂和双链断裂。哺乳动物细胞的放射损伤常分为三种：

1. 亚致死性损伤　细胞受到辐射后，在一定时间内能完全修复的损伤。
2. 潜在致死性损伤　细胞受到辐射后，在适宜条件下，损伤能修复，否则这种损伤将转化为不可逆损伤。
3. 致死性损伤　细胞所受的辐射损伤在任何情况或条件下都不能修复。

三、辐射致癌的机制

辐射初期会引发与细胞衰老和端粒缩短相关的克隆性端粒不稳定的自然过程。由于辐射相关的端粒重排和不稳定的染色体易位连接，辐射后一部分错配的基因损伤会倾向于在其子代中出现第二次改变。某些放射相关癌症的发生即与这种病理过程有关，这在乳腺癌中已得到证实。

基因的不稳定性，特别是功能异常的端粒更倾向于与辐射诱导的双链断裂相互作用，增加了错配的可能性。这种情况在单链断裂和双链断裂相对不足或低剂量时特别重要。这可解释在小于 50cGy 辐射时诱导的基因不稳定性呈剂量依赖的关系，而当剂量更高时，诱导的不稳定性则不依赖于剂量而呈平台方式。

单个细胞启动进展成肿瘤的可能性受到周围组织细胞和全身宿主因子的影响，而辐射能影响细胞 - 细胞、细胞 - 组织以及宿主因素之间的相互关系。目前的研究主要集中在辐射参与肿瘤发生进展的调节机制。

Notes

四、传能线密度辐射与患癌风险

1. 低传能线密度辐射　理解患癌风险与辐射剂量之间的关系对于评估一般人群在日常情况下遭受低剂量辐射暴露时的风险有重要意义。低剂量暴露下风险的准确评估，对于调整环境和职业暴露是十分必要的，特别是对于评估某些医用放射的利弊，并决定其是否使用或怎样使用，都具有重要的意义。典型的例子就是关于儿童进行 CT 扫描的风险评估。通常这种检测使人体所遭受的辐射剂量约是一般 X 线摄片的 10~15 倍，该剂量被认为可以直接增加癌症发生风险。儿童对辐射诱癌有较高的敏感性，而 CT 检查在儿科医学中的应用正逐渐增加。研究者正在评估这一潜在的风险，以决定是否对儿童患者尽量减少这种操作或降低所遭受的辐射暴露剂量。

根据在细胞和分子水平的辐射理论模型和流行病学与实验研究，主要有 2 种剂量反应模式。一种是线性模式，一种是线性 - 平方模式。顾名思义，线性模式是指辐射剂量与患癌风险成正比；线性 - 平方模式是指低剂量时患癌风险与辐射剂量成正比，而高剂量时其风险则与剂量的平方呈函数关系即表现为迅速的增加。两种模式均显示，在总的暴露剂量较低时（如小于 200mGy），多分次的低剂量暴露所致的风险累加起来，与遭受总剂量相当的单次暴露所致的患癌风险相当。而在总剂量达到 2~3Gy 时，线性 - 平方模式则提示了时间依赖的不同，单次高剂量的暴露较多分次剂量的暴露具有更高的风险。这提示，当总剂量达到或高于 2~3Gy 时，分次给予比一次性给予的癌症发生风险要小。

2. 高传能线密度辐射　普通人群接受的高 LET 辐射最主要的来源是氡暴露。氡作为气体，能够从岩石和土壤中进入到空气。地下的矿物，特别是铀矿，常含有高水平的氡气。氡具有辐射性，但化学上是惰性的和不带电的。而氡自发衰变释放出的次级射线粒子可吸附在灰尘颗粒上，当被人体吸入时，能沉积在肺导致肺的 α 粒子辐射损伤。对遭受高剂量氡暴露的地下矿工的研究明确显示了肺癌风险的增加。这种风险是肺特异性的，没观察到其他实体瘤和白血病发病的增加。研究还提示了肺癌风险和氡暴露之间的线性剂量关系。有关从建筑物中遭受低剂量氡暴露的风险，目前还有争论。有分析数据证明肺癌风险是增加的，美国的相关研究和统计表明，大约有 10%~15% 的肺癌归因于氡。

经低剂量的高 LET 辐射后，细胞出现的旁观者效应也是目前研究重点。在旁观者效应中，被射线如 α 粒子直接击中的细胞，能发出信号给邻近的未被射线直接击中的细胞，这些信号使未受照射的细胞出现基因的损伤。这种机制仅发生在低剂量且仅部分细胞被直接击中的情况下。

更高剂量的高 LET 辐射不存在这种旁观者效应。这对理解氡和其他高 LET 辐射在低剂量时的效应具有重要的意义。关于低 LET 辐射在低剂量时是否有旁观者效应尚不清楚。

五、辐射与癌发生的关系

1895 年伦琴发现了 X 射线后，医学界很快意识到它在诊断和治疗中的价值。但几乎同时，也发现了辐射暴露的危险，其中癌的发生是最主要的风险。皮肤癌是第一种被认识到与辐射暴露有关的肿瘤，报道于 1902 年，距发现 X 射线仅 7 年时间，在那以前，工人常用手来检测 X 射线管的输出情况，后来发现遭受高剂量暴露的皮肤易患皮肤癌。1911 年又报道了放射工作人员与辐射诱导相关的白血病的关系。由于是较高剂量暴露的原因，一度认为患癌风险的增加可能是由组织的损伤引起的，并没有意识到低剂量的潜在风险。但随后的观察研究证实了低剂量辐射暴露致癌风险。

1. 原子弹爆炸后遗效应的观察　日本广岛和长崎在原子弹爆炸中的幸存者是研究人类辐射暴露后癌发生风险的最大规模的人群。接受非致死剂量辐射的幸存者接受到的辐射暴露剂

Notes

量是不同的,多数幸存者受到的平均辐射剂量少于 0.3 剂量当量,这提供了低剂量暴露人群的风险信息。对该人群的分析数据初步表明,很多人类患癌风险与剂量呈函数关系,人体不同的组织器官易感性也不同。由于诱导实体瘤发生的潜伏期很长,低剂量致实体瘤风险的信息还在进一步观察中。对原子弹爆炸的幸存者人群的观察,要观察到这些人去世后才会有明确的结论。预期这些个体一生中实体瘤的发生风险将保持在较高的水平。

2. 医源性电离辐射暴露的人群观察 接受医源性辐射的人群主要有两类,一是影像诊断患者和接受放射治疗的肿瘤患者,二是从事辐射诊断和治疗职业的医务人员。对前一类人群而言,由于是局部低剂量或分次低剂量累计辐射,观察结果主要反映的是特定器官组织的患癌风险。后一类人群尽管辐射安全防护技术和措施有了极大的提高与完善,但依然被纳入高危职业人群,而需定期体检并密切观察。

目前没有证据表明常规影像诊断的辐射会导致成人患癌风险增加,但通常对儿童患者应考虑尽量减少常规影像诊断所带来的辐射暴露,尤其是不必要的频繁 CT 扫描检查。

放射治疗曾用于多种疾病的治疗,包括胸腺和扁桃体增生、头癣、强直性脊柱炎以及消化性溃疡等良性疾病。有数据已经显示了这些人群中白血病、甲状腺癌、乳腺癌和胃癌的发病风险有不同程度的增加。目前放疗主要针对恶性肿瘤的治疗,但是否会明显增加第二肿瘤的患病风险尚无定论。有资料显示,在鼻咽癌等头颈部原发肿瘤放疗后,会诱发肉瘤等第二原发肿瘤,这种放射诱发肿瘤是放射治疗最严重的并发症。而最近美国国立卫生研究院对数据库中的乳腺癌患者进行了长达 13 年的随访,分析显示,多数患者发生的第二肿瘤与其接受的放射治疗无关。因此,目前尚无确切的证据表明癌症患者在接受中低剂量放疗的部位,其第二肿瘤的患病风险会增加。尽管如此,通过遗传易感基因的研究表明,一些存在抑癌基因缺陷的特定患者人群,其第二肿瘤的发生风险会增加。

3. 其他职业暴露的人群的观察 铀矿和其他地下矿工的研究提供了许多关于慢性和延长电离辐射暴露所致风险的数据,该数据表明了氡暴露与患癌风险的重要关系。

六、辐射致癌的影响因素与遗传易感性

1. 年龄 暴露时的年龄是辐射诱导癌的易感性影响因素。甲状腺癌风险的增加主要是在儿童期遭受辐射暴露的人,然而在成人其风险很小甚至忽略不计。就乳腺癌而言,儿童和青少年风险最大;相比于年幼者,20 多和 30 多岁的年轻妇女的风险较低;对于大于 45~50 岁的妇女,则几乎没有影响。如果暴露发生在生命的早期,诱导急性白血病、结肠癌、中枢神经系统肿瘤和皮肤癌的风险更大。对整个患癌风险的估计是,幼童是中年成人敏感性的 10~15 倍。

20 世纪 50 年代中期发表的报告第一次提示,因诊断操作遭受宫内辐射暴露的孕妇,其子代儿童期患白血病和其他肿瘤风险增加。目前认为,宫内遭受每剂量当量的辐射暴露,儿童期患癌风险增加 6%。

2. 遗传易感性 多年来人们知道人群中存在有患自发性癌的高风险个体。通过这些个体和其家族的研究发现,人类存在一系列涉及特异性肿瘤遗传易感性的基因,从中也发现了许多癌症病理发生的重要概念。

存在这种易感性的个体,其一生中发生特异性肿瘤的几率超过 50%,某些情况下更高。幸运的是,影响这种癌易感性的突变相对罕见。通常在人群中,已知的高外显基因能够解释的癌症约占癌症总数的 5%,但尚不清楚普通人群中更常见的低外显突变或多态性对患癌风险的潜在影响。用传统的流行病学的方法很难检测这些功能多态性的存在及其影响。但是动物模型和人类细胞水平的研究,显示了这种多态性的存在以及其对辐射诱导癌的影响。基于已知的辐射诱导损伤和癌症发展的机制,可以预见,与 DNA 双链断裂修复相关的基因和增加染色体畸变敏感性相关基因的改变是重点研究对象。

关于易感基因与辐射风险的一些重要信息来自放射治疗后第二原发癌的研究。研究显示对于遗传性视网膜母细胞瘤的患者其放射诱发的骨肉瘤和软组织肉瘤发病增加。对基底细胞癌综合征患者的研究显示,在受照射区基底细胞癌和卵巢癌的风险增加。另外,Li-Fraumeni综合征的患者放射诱发的癌的风险也增加。在这些例子中,患者均有相应的抑癌基因的缺陷,如RB基因、PTCH基因、p53基因等。相似的,在p53、PTCH或APC基因杂合缺陷的小鼠动物模型也发现了辐射诱导癌的风险增加。来自人和鼠的资料均支持抑癌基因的生殖突变不仅增加自发性癌的风险,也增加辐射诱导癌的风险的观点。

另外,在运动失调性毛细血管扩张症中也发现辐射诱导癌,尤其是乳腺癌的易感性增加。运动失调性毛细血管扩张症是一种因为ATM基因缺失或突变引起的隐性遗传综合征,它对急性辐射的细胞杀伤效应具有高度敏感性。该基因是DNA损伤信号传导和反应途径的重要成员,该基因纯合缺失的患者其患癌或辐射诱导的癌的风险均有增高。ATM基因杂合突变个体的风险尚不确定,但这些个体对急性辐射效应的敏感性尚在正常范围。ATM基因杂合性突变对患癌风险的影响也正在研究中。

总之,癌症的发生是一个多病因,多步骤的复杂过程,除了包括化学、物理、生物致癌因子等环境致癌因素的作用外,个体的遗传易感性在癌的发生和进展中起到了重要的作用。虽然对癌症的病因和发病机制目前还没有完全阐明,但随着医学科学技术研究的进步,癌症发生过程正变得逐渐清晰。环境致癌物是癌症发生的源头,认识和鉴定环境中的致癌物,了解致癌物在癌发生机制中的作用对癌症预防和治疗都具有关键性的意义。去除或减少环境中的致癌物是降低癌发生风险的有效办法。

(卢　铀)

参考文献

1. 曾益新 . 肿瘤学 . 第 2 版 . 北京 : 人民卫生出版社 , 2003
2. DeVita VT , Lawrence TS , Rosenberg SA. DeVita , Hellman , and Rosenberg's Cancer : Principles and Practice of Oncology. 8th ed. Philadelphia , Pa : Lippincott Williams & Wilkins , 2008
3. Loeb LA , Harris CC. Advances in chemical carcinogenesis : a historical review and prospective. Cancer Res , 2008 , 68 (17) : 6863-6872
4. Cassidy J , Bissett D , Spence R. Oxford Handbook of Oncology. London , United Kingdom , Oxford University Press , 2002
5. Hamada N , Matsumoto H , Hara T , et al. Intercellular and intracellular signaling pathways mediating ionizing radiation-induced bystander effects. J Radiat Res (Tokyo) , 2007 , 48 (2) : 87-95
6. Little JB. Radiation carcinogenesis. Carcinogenesis , 2000 , 21 (3) : 397-404
7. Grosovsky AJ. Radiation-induced mutations in unirra. diated DNA. Proc Natl Acad Sci U S A , 1999 , 96 (10) : 5346-5347
8. Berrington de Gonzalez A , Curtis RE , Gilbert E , et al. Second solid cancers after radiotherapy for breast cancer in SEER cancer registries. *British Journal of Cancer* , 2009 , 102 (1) : 220-226

Notes

第二章 微生物与肿瘤

高等生物是由不同体细胞组成的功能性器官系统。正常体细胞的生长和分化在基因水平受到系统、精确的调控。但在物理、化学或生物因素的作用下，它们可能发生调节失控，其中一部分细胞获得自我生长能力，在其所在组织部位异质性增生形成肿瘤。微生物感染是生物致瘤的重要因素之一，由微生物感染引发的肿瘤占整体肿瘤发生率的 20% 左右。致瘤微生物的研究最早可追溯到 1908 年，Ellermann 及 Bang 用无细胞滤液注射到受试鸡体内，成功诱发鸡白血病，并首次证实病毒与恶性肿瘤的病因学关系。1964 年 Epstein 和 Barr 观察到 Burkitt 淋巴瘤细胞中有疱疹病毒颗粒，命名为 EB 病毒，后来证实它是引起鼻咽癌的主要病因。人类常见的致瘤微生物包括 EB 病毒、乙型肝炎病毒（HBV）、丙型肝炎病毒（HCV）、人乳头瘤病毒（HPV）、幽门螺杆菌（HP）等。

在微生物致瘤领域内的许多重大发现也直接提高了人们对肿瘤发生的认识，并导致新的防治策略的产生。1989 年诺贝尔生理医学奖授予了 J.Michael Bishop 和 Harold Varmus，以表彰他们对 Src 基因的研究证明了病毒癌基因的细胞起源；2005 年诺贝尔生理医学奖授予了 Barry J.Marshall 和 J.Robin Warren，以表彰他们"发现了幽门螺杆菌以及该细菌对消化性溃疡病的致病机理"；2008 年诺贝尔生理医学奖授予了 Harald zur Hausen、Françoise Barré-Sinoussi 以及 Luc Montagnier 三位科学家，其中对 Harald 的评价是"敢于摒弃教条，他所做出的探索性工作，让人类了解了 HPV 与宫颈癌的关系，促进了针对 HPV 的疫苗开发"。相信越来越多的疫苗及抗病毒药物的成功开发，将推动人类向战胜癌症迈出实质性的一步。

第一节 人类致瘤病毒

一、致瘤病毒的发现

致瘤病毒在 100 年前被人们发现，Vilhelm Ellermann 和 Olaf Bang 第一次证实鸡的白血病可以被白血病细胞的过滤提取物（含有病毒）或者被感染的鸡血清所诱导致病。由于当时白血病并不被认为是一种癌症，因此该发现的重要性没有得到重视。不久，Peyton Rous 证明将自发产生的肉瘤细胞提取物接种鸡，可以产生实体瘤。这些致瘤病毒属于反转录病毒家族，具有明确的转化功能，不杀伤宿主细胞。反转录病毒能够在鼠或鸡等多种种群中流行。例如，一个鸡群中大多数鸡将会在孵出的几个月后被病毒感染。在大多数情况下，感染的病毒以一种短暂的病毒血症形式出现，不引起很明显的病症。哺乳动物也可以先天感染，随后产生对病毒的免疫耐受，这类动物之后会表现出一种长期的毒血症。具有快速转化及高致癌性的反转录病毒株，恶变的可能性更大，例如由 Rous 分离的一种研究得较为深入的罕见病毒，命名为劳氏肉瘤病毒 RSV（Rous Sarcoma Virus）。

每一类致瘤反转录病毒都以一种特殊的机制引发肿瘤。反转录病毒引发癌症是因为它们的基因组包含转导细胞的基因，当在宿主细胞内表达时就变为癌基因（oncogene）（这些基因编码的蛋白能引起转化或肿瘤发生）。这种病毒所携带的能使细胞发生恶性转化的基因称为病毒癌基因(v-oncogenes),其在正常细胞的副本称为细胞癌基因(c-oncogenes)。在另一种情况下,当病毒整合到宿主细胞基因组的原癌基因(proto-oncogenes)附近,原癌基因的转录就会被不恰当的激活。研究反转录病毒的癌基因及原癌基因对于我们理解肿瘤的起源具有重要意义。

二、与人类肿瘤相关的病毒

目前认为,由微生物感染引发的肿瘤占整体肿瘤发病率的 20% 左右,对于某些肿瘤如宫颈癌、肝癌,病毒感染是其发病的主要诱因。

多瘤病毒是普遍存在于小鼠的一组病毒,最早从恒河猴肾细胞分离到的多瘤病毒即 SV40(Simian Virus 40),最近对人类 BK 病毒和 JC 病毒的特性研究也证实,将这些病毒注射到新生小鼠,可产生肿瘤。多瘤病毒广泛存在于不同种类的哺乳动物体内,病毒可在不同种属来源的培养细胞中生长、繁殖。多瘤病毒在增殖性感染期间,病毒早期基因利用另一剪切方式合成重叠蛋白质,即所谓 T 抗原,这种具有种属多样性的 T 抗原在溶原性病毒感染周期中功能各异,有的是协助激活晚期基因表达,有的增加病毒 DNA 的复制速率。多瘤病毒转化细胞时能以部分或者全部病毒基因组的形式整合到细胞染色体,这些整合到细胞染色体的病毒基因一般是早期基因。SV40 的 T 抗原与细胞蛋白产生反应,具有转化细胞的功能。

Epstein 和 Barr 于 1964 年首次分离出与淋巴肿瘤相关的病毒命名为 EB 病毒(Epstein-Barr Virus)。EB 病毒是多种肿瘤的病原,归属疱疹病毒属,可引起传染性单核细胞增多症、鼻咽癌、非洲 Burkitt 淋巴瘤和其他淋巴细胞增生性疾病。EB 病毒通过与淋巴细胞表面的 CR2(CD21)受体吸附而感染宿主细胞。EB 病毒感染有明显的种属和宿主依赖性,该病毒体外感染淋巴细胞可使其永生化,也可使宿主细胞转化,并发现转化细胞中有残留的 EB 病毒基因序列。但 EB 病毒的转化是否由于整合到宿主 DNA 或其他原因目前仍有争论。EB 病毒潜伏感染宿主细胞,病毒的核抗原(EBNA)、潜伏膜蛋白 I (LMP-1)、潜伏膜蛋白 II (LMP-2)以及 EB 病毒编码小 RNAs(EBER)是病毒的主要功能蛋白,参与了病毒转化细胞的某些重要环节。

乳头瘤(Papilloma)病毒的基因组很小,可引起内皮细胞肿瘤。目前鉴定出大约 75 种人乳头瘤病毒(HPV),大多数亚型可引起良性肿瘤(如尖锐湿疣),但有两种亚型(HPV16、HPV18)的相关基因 E6 和 E7 可引起被感染细胞的永生化,并诱发产生宫颈癌。

1963 年,Blumberg 在澳洲土著人血清中发现了澳大利亚抗原(乙型肝炎相关性抗原 HAA);1970 年 Dane 在从患肝炎的患者血清中分离到乙型肝炎病毒颗粒。乙肝病毒(HBV)是一种包膜 DNA 病毒,又称 Dane 颗粒,直径约 42nm。其外膜脂蛋白结构主要成分为表面抗原 HBsAg,核心颗粒蛋白为核心抗原 HBcAg,病毒 HBxAg 与肝癌的发生有显著关系。HBV 的 DNA 分子量为 $1.6 \times 10^6 \sim 2 \times 10^6$Da,为双链不完全环形 DNA 分子,全长 3200bp。

腺病毒(Adenovirus)是最早从人类腺体中分离到的一组病毒,同一时期在动物组织中也分离到同类病毒。腺病毒包括 80 多种病毒株类型,这是一类研究得比较深入的呼吸道病毒,其感染谱较广,病毒感染允许细胞后即开始复制,而其他类别的人和动物细胞是非允许感染细胞。腺病毒感染可引起细胞转化,注射某些亚型的病毒可导致细胞转化并使动物致瘤。其致瘤作用是由高致瘤株的 E1A 和 E1B 基因所导致。

病毒结构基因组中隐藏着使正常细胞转化的癌基因,癌基因启动一系列分子事件促使细胞发生转化。表 2-2-1 中我们列举一些致瘤病毒及其携带的癌基因。

Notes

表 2-2-1　致瘤病毒及其癌基因

病毒名称	DNA 类型	基因大小	癌基因	基因启始	癌基因作用
多瘤病毒	双链 DNA	5~6kb	T 抗原	早期病毒基因	失活抑癌基因
单纯疱疹病毒	双链 DNA	~8kb	E6 E7	早期病毒基因	失活抑癌基因
腺病毒	双链 DNA	~7kb	E1A E1B	早期病毒基因	失活抑癌基因
乙肝病毒	双链 DNA	6~9kb	前 S1 基因 X 基因	早期病毒基因	活化致癌通路
EB 病毒	双链 DNA	172kb	LMP-1 LMP-2A BARF1	早期病毒基因	活化致癌通路

第二节　致瘤病毒的类型

一、RNA 致瘤病毒

(一) RNA 致瘤病毒的特征

RNA 致瘤病毒在分类上属于反转录病毒科。反转录病毒生活周期是以 RNA 和 DNA 为模板进行遗传物质的扩增。首先,病毒感染细胞后,利用宿主细胞的 RNA 聚合酶将病毒 RNA 反转录成单链 DNA,然后合成双链 DNA,最后整合到宿主基因组中,此时双链 DNA 可转录成感染性 RNA,以这种方式整合到染色体的病毒基因参与了反转录前病毒颗粒的产生,当其与人群接触时可横向传染新的人群。因此,反转录病毒是通过垂直或纵向传递遗传物质(病毒将遗传物质整合到宿主染色体形成原病毒,然后将病毒遗传物质传给后代),其形式不同于 DNA 病毒的横向感染(即通过受感染的宿主细胞传播给邻近的细胞)。

由于病毒的基因组结构差异,根据体外培养中是否需要辅助病毒产生完整的病毒颗粒又可分为非缺陷型和缺陷型 RNA 致瘤病毒。带有 src 癌基因的肉瘤病毒含有完整的 gag、pol 与 env 基因,属于非缺陷型病毒;缺陷型 RNA 致瘤病毒基因结构缺失 pol 和 env 基因,但含有与病毒致瘤相关的癌基因,需要在辅助病毒的协助下才能产生完整的病毒颗粒。RNA 致瘤病毒根据在动物体内的致瘤能力及时间分为急性和慢性 RNA 致瘤病毒。急性 RNA 致瘤病毒接种动物后 3~4 周可诱发肿瘤;慢性 RNA 致瘤病毒导致动物发生肿瘤的过程可达到 5~12 个月时间周期,它们不携带癌基因,只能通过 LTR(Long Terminal Repeat,长末端重复序列)整合到宿主细胞的 DNA,使插入部分以下的基因过度表达而引起肿瘤。反转录病毒的致癌机制并不是唯一的。一个重要的例子是 HIV-1 反转录病毒,它可以感染 CD4 受体阳性的 T 淋巴细胞,杀死 T 细胞、摧毁机体免疫系统,这就是所谓的艾滋病。艾滋病患者免疫机能的下降增加了其他继发性疾病发生的机会,包括卡波氏肉瘤。

(二) RNA 致瘤病毒实例

HTLV 是第一个被发现直接与人类癌症相关的反转录病毒。1980 年以来,美国的 Gallo 实验室和日本的 Miyoshi 实验室分别从成人 T 细胞白血病(ATL/ATLL)患者外周血培养的 T 细胞中分离出一种反转录病毒,1982 年又从一名变异的多毛细胞白血病患者中分离出人类 T 淋巴细胞白血病病毒 II 型(Human T-cell Leukemia Virus Type II,简称 HTLV-II)。随着病毒检测方法的进步,对 HTLV-I/II 的认识也更加深入。下述四点证据支持 HTLV-1 是 ATLL 的病因:①ATLL 高发区域与 HTLV-1 在人群中的分布相似;②HTLV-1 在体外可以使人类 T 细胞永生化;③在 ATLL 细胞整合有单克隆 HTLV-1 前病毒 DNA;④所有的 ATLL 患者都有针对 HTLV 的抗体。HTLV-1 阳性者发生 ATLL 累积发生率约为 0.5%~7%,一般需要经过 20~30 年的潜伏期,甚至有长达 60 年的潜伏期,可见单纯 HTLV-1 感染尚不足以导致 ATLL,尚需其他因素的共同参与。

HTLV-1 主要通过三条途径传播:母乳、血液和性交。研究发现受感染的活细胞是 HTLV-1

Notes

传播的必要条件,没有细胞成分的血浆不能传播 HTLV-1。HTLV-1 可以感染淋巴细胞、单核细胞、树突细胞、成纤维细胞和小鼠细胞、大鼠细胞等多种细胞,但 HTLV-1 的前病毒主要存在于 CD4$^+$ 淋巴细胞。与其他人类反转录病毒相比,HTLV-1 的基因组非常稳定。研究发现基因组的这种稳定性并不是由于病毒的复制,而是由于受感染细胞的克隆性增殖引起的。一些携带 HTLV-1 的克隆可以持续存在 7 年以上,这与 HTLV-1 在体外可使 CD4$^+$T 淋巴细胞永生相一致。

二、DNA 致瘤病毒

(一) DNA 致瘤病毒特征

DNA 病毒感染细胞后立即启动早期基因的转录,这些早期基因的表达产物通常是激活中、晚期基因表达的转化蛋白。DNA 病毒基因组由单链、双链或部分双链的核苷酸组成。带有双链 DNA 基因组的病毒可以分成 22 个家族,其中感染哺乳动物的病毒有腺病毒科、疱疹病毒科、乳头瘤病毒科,多瘤病毒科及痘病毒科。这些双链 DNA 基因组有线型的也有环形的。这些病毒 mRNA 的合成依赖于宿主的 RNA 聚合酶。带有部分双链 DNA 的有缺口的病毒基因组,如嗜肝 DNA 病毒科,其缺口要在 mRNA 合成之前修补成完整的双链。合成的 RNA 作为带缺口 DNA 基因组复制的模板,该过程需要病毒编码的反转录酶,类似于反转录病毒。目前和人类肿瘤发病相关的 DNA 致瘤病毒有 EBV、HPV、HHV8、HBV 等,它们分别可引起鼻咽癌、宫颈癌、Burkitt 淋巴瘤、肝癌等肿瘤。

(二) DNA 致瘤病毒实例

乙型肝炎病毒属于嗜肝 DNA 病毒科(图 2-2-1),所有嗜肝 DNA 病毒的主要复制都是在肝细胞中。这种类反转录病毒的感染可能是急性的(3~12 个月发病),也可能是终生的。世界上不同的国家,持续感染的人群从 0.1% 到 25%,长期携带乙肝病毒者发展为肝细胞癌的危险非常高,每年大约有一百万的人死于这种疾病。乙型肝炎病毒的一个特征就是持续的轻微肝损伤,几乎所有这类损伤都来源于免疫系统的攻击,从而引起代偿性肝细胞增生。现在普遍认为,这种长期的肝细胞增殖能力加强是促发肝癌的一个重要原因。另外,免疫反应中不可缺少的炎症反应和吞噬作用,能产生局部高浓度的过氧化物和自由基,可能会造成 DNA 损伤和突变,这可能是嗜肝病毒导致肝癌的过程中的重要环节。因此,针对这种持续感染的抗病毒感染治疗是肝癌防治的重要方向之一。

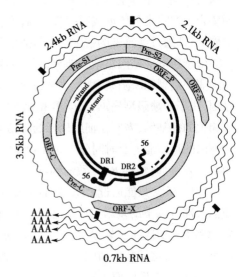

图 2-2-1　嗜肝病毒基因组 DNA

第三节　微生物的致瘤机制

尽管致瘤病毒归属不同家族,但它们仍然有许多共同特征。理论上讲,任何病毒只要能编码蛋白促进细胞周期的进行或抑制细胞凋亡,就有转化细胞并导致肿瘤发生的潜能。致瘤病毒一个很重要的特性就是病毒具有感染却不杀伤宿主细胞的能力。有的病毒能诱导分泌某些蛋白或细胞因子从而刺激未感染细胞生长,诱导组织增生,或者下调免疫系统对感染细胞的杀伤作用,这类病毒也有导致肿瘤发生的潜能。

近年来,研究者提出了很多解释病毒导致癌症的机制理论。其中最为广泛接受的一个理论

Notes

认为：当致瘤病毒感染细胞后，其遗传物质往往会整合到细胞的染色体上，引起细胞癌变，这种现象也叫细胞转化（cellular transformation）。转化作用可使细胞生长不受控制，并最终形成肿瘤。已有的研究表明，病毒转化细胞是一个独立发生的过程。单个病毒颗粒感染易感细胞就足以引起转化，而且在转化细胞中会存在全部或部分病毒基因组，一般都伴有特异病毒序列的持续表达。另一方面，当特定的病毒基因表达后，转化细胞不再需要（部分反转录病毒除外），也不会产生感染性病毒颗粒。更重要的是，病毒转化蛋白只通过有限的几种分子机制来改变细胞的增殖特性。

一、病毒癌基因

基于病毒癌基因与细胞基因的序列相似性不同，将病毒癌基因分为两类。第一类病毒癌基因的成员与细胞基因具有非常高的相似性，例如转导型反转录病毒及一些疱疹病毒。很显然，这些病毒癌基因的序列是由病毒从感染的细胞基因组上捕获而来（图 2-2-2）。细胞原癌基因在进化过程中高度保守，大量研究发现许多脊椎动物的原癌基因与酵母具有同源性。因此可以断定这些基因的产物必定具有对于真核细胞不可缺少的功能。并且，单拷贝的病毒癌基因足以使感染的细胞转化，表明其功能一定超过了与其同源的原癌基因。因此病毒癌基因是显性转化基因。第二类病毒癌基因的成员与细胞基因没有明显的相关性，但是这些基因的编码产物包含的短氨基酸序列在细胞蛋白中也存在。至于这种癌基因的真正起源仍不清楚。

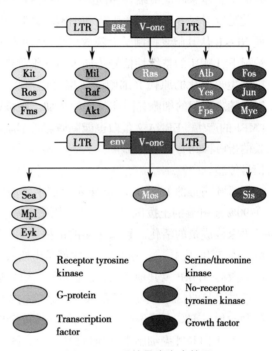

图 2-2-2 反转录病毒癌基因

二、致瘤病毒 DNA 的整合

被致瘤病毒转化的细胞核中通常保留了病毒 DNA，这些 DNA 序列是感染的 DNA 基因组的全部或部分序列，或者是在反转录病毒感染的细胞中合成的前病毒 DNA。病毒 DNA 的整合作用（virus DNA integration）指某些致瘤病毒感染细胞后，其遗传信息整合到宿主细胞核的基因组中，并能够作为正常细胞的一部分随细胞的增殖由亲代垂直传递给子代。病毒整合酶对前病毒 DNA 的整合是反转录病毒生命周期的重要一步。这种前病毒可随机整合于细胞 DNA 的任何位点，但保持病毒基因与对照序列的固定顺序。如果病毒携带的病毒癌基因可使细胞发生癌变，那么它整合于细胞基因组的哪个位点并不重要（前提是病毒转录子不会被细胞染色体的转录惰性区域所屏蔽）。否则，病毒整合于细胞基因组的特定区域是诱导肿瘤发生的关键，病毒通过激活整合位点附近的癌基因表达而促进细胞转化。

病毒 DNA 在转化的细胞中存在的第二种机制是以一种稳定的染色体外附加体存在，例如 B 细胞 EB 病毒和乳头瘤病毒。伴随着细胞 DNA 的合成，病毒基因组也进行复制，并有秩序地将复制的病毒 DNA 分配到子代细胞，从而在每个细胞中保持有几十到上百个拷贝的病毒附加体。因此，为了持久改变细胞生长性状，除了需要病毒直接调控细胞生长和增殖的编码基因，还需要病毒进行附加体复制的编码基因。

三、微生物蛋白的细胞转化功能

很多病毒可以通过病毒信号转导蛋白调控被感染细胞的生长和增殖。一些疱疹病毒的基因组能编码启动信号转导的膜蛋白,这一机制在 EB 病毒的潜伏膜蛋白 1(LMP1)中研究的较为透彻。LMP1 是与人 B 淋巴细胞永生化相关的几个病毒基因产物之一,这个病毒蛋白能抑制培养的表皮细胞的分化,能在已建立的啮齿目成纤维细胞系中诱导出典型的转化表型。LMP1 是一个细胞膜整合蛋白,作为组成性活化的受体起作用。在缺乏任何配体的情况下,LMP1 蛋白发生寡聚化,在细胞膜上形成通道,活化细胞转录调节因子 NF-κB。LMP1 蛋白能与活化的肿瘤坏死因子受体家族成员结合相同的胞内蛋白。当定位在细胞膜上时,仅 LMP1 C 末端的胞内结合区就足以引起 B 细胞的永生化和细胞转录调节因子的活化。研究认为 LMP1 激活了信号通路,使 NF-κB 从其胞浆抑制子上释放出来,从而入核启动基因转录。在其他的 EB 病毒蛋白缺失的情况下,LMP1 的持续性信号传递可引起细胞性质及基因表达的改变,这些改变与被 EB 病毒感染发生永生化的原代 B 细胞的典型变化一样。这些变化包括某些细胞黏附分子丰度的增加,以及随之引起的细胞黏附和凝集的增加。在被感染的细胞中,转录激活因子 EBNA-2 蛋白确保 LMP1 的产生。EBNA-2 蛋白也能刺激若干细胞基因的转录,这些细胞基因编码可能影响细胞生长的蛋白,如 Fgr 酪氨酸激酶。另一个病毒膜蛋白 LMP-2A,能提高 LMP1 稳定性,从而增强它的信号传递。

嗜肝病毒的 DNA 片段可插入到宿主基因组中,这个特性在肿瘤的发展中起着重要作用。在 90% 患肝癌的土拨鼠中,myc 癌基因附近都有土拨鼠肝炎病毒 DNA 的插入,并伴随着这个癌基因家族成员的活化。越来越多的证据表明,插入的病毒 DNA 序列本身编码的蛋白能导致人肝癌的产生,其中一个是 X 蛋白,它就是由插入的病毒 DNA 编码合成的。乙型肝炎病毒 X 蛋白能够激活 NF-κB 及其他通路,促进细胞基因的转录,包括原癌基因。某些条件下,它能够抑制外界信号引起的凋亡。同时病毒 X 蛋白还能增加转基因鼠对化学致癌物的敏感性,因此被视作一种肿瘤促发剂。人肝癌的发展需要较长的时间周期,这个过程会发生一些低概率事件,可能有病毒 X 蛋白和肝癌细胞中其他蛋白的参与(图 2-2-3)。而病毒蛋白和其他因子在肝癌的发生中所起的作用,如免疫损伤等,也都还需要进一步验证。

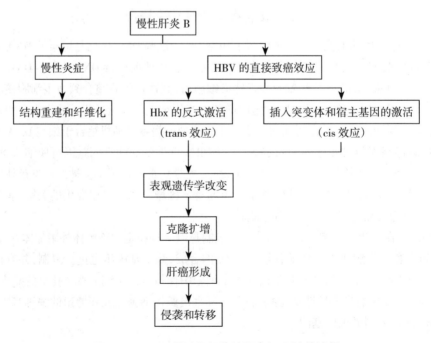

图 2-2-3　HBV 导致肝细胞性肝癌(HCC)的途径

人乳头瘤病毒的两种亚型（HPV16、HPV18）编码的蛋白 E6 和 E7 可引起被感染细胞的永生化，诱发产生宫颈癌。E6 通过 E6AP- 泛素途径降解 P53 蛋白，而 E7 则导致 pRB 的降解。这两种机制导致两个非常重要的抑癌基因 P53 和 RB 失活，促进细胞的恶性转化。

反转录病毒 HTLV-1 的 Tax 蛋白是重要的致瘤蛋白，它除可以通过 LTR 上调病毒基因的表达，还可以激活 NF-κB 信号途径，由此可以激活 IL-2R α、IL-2、IL-6、IL-15、GM-CSF 和 BcL-XL 等与凋亡和细胞周期相关基因的表达，此外 tax 通过抑制 p53 与 CBP 结合可以抑制 p53 的功能。另一方面，ATLL 细胞也通过多种机制抑制 tax，比如 39% 的患者通过 5'-LTR 的缺失使细胞不表达 tax，5'-LTR 的甲基化也能使细胞 tax 表达缺失。此外，Tax 还会出现无义或错义突变。Tax 虽然可以促进 CD4+ 淋巴细胞的增殖，但它也是细胞毒 T 细胞识别和杀伤 HTLV-1 感染细胞的重要靶抗原，因此，Tax 对 HTLV-1 感染细胞的生存既有有利的一面，也有不利的一面。推测 tax 对于 HTLV-1 感染细胞的增殖具有重要作用，随着其他遗传学和表观遗传学改变的积累，导致细胞的增殖不依赖于 tax 蛋白，并且通过灭活 tax 基因的表达而逃逸免疫系统的监测。在 30% 的 ATLL 患者可以发现 p53 的突变，还可发现 p16^{INK4A} 的缺失，这两种基因改变都与疾病的进展有关。

虽然目前对于微生物致瘤机制的了解主要集中在病毒领域，但是随着对幽门螺杆菌（HP）研究的深入，细菌致瘤的机制也逐步得到了揭示。幽门螺杆菌（HP）附着于胃上皮细胞，并导致炎症及活性氧（ROS）或活性氮（RNS）的产生，这些都能导致组织损伤诱发癌变。不仅如此，目前发现 HP 还会通过一些蛋白来调控宿主细胞信号通路。比如 CagA 蛋白能够通过 HP 的四型分泌系统注入胃上皮细胞的胞浆。进入细胞之后，CagA 蛋白能够通过多种途径促进细胞的恶性转化。细胞内的 Src 及 c-Abl 激酶能够磷酸化 CagA，并促进 CagA 与 SHP-2 蛋白结合，从而导致细胞骨架的重排以及细胞的恶性转化。CagA 能够激活 ERK/MAPK 级联反应，导致 Elk-1 磷酸化及增强 c-fos 的转录。不仅如此，CagA 还能通过激活 HGF 受体 c-MET 促进肿瘤细胞侵袭；通过上调 Toll 样受体（TLR）的表达促进细胞增殖；抑制 E-cadherin 介导的细胞黏附，导致细胞质和细胞核内 β-catenin 蛋白的聚集；与 Crk 蛋白以及 PAR1 激酶相互作用，诱导细胞极性的消失。CagA 能够激活上皮细胞内的 NF-κB 信号，上调细胞因子 IL-8、IL-1、TNF-α 以及 COX-2 的表达。COX-2 诱导的前列腺素是已知的致癌剂。CagA 能够干扰 FAS 相关蛋白 1（FAF1）的功能，使得胃上皮细胞不能完成正常的程序性死亡。另外，HP 能够通过促进 DNA 甲基化等表观遗传学机制沉默包括 *CDH1*、*TFF2*、*RUNX3*、*FLNc*、*HAND1*、*THBD*、*p14^{ARC}*、*HRASLs* 以及 *LOX* 等抑癌基因的表达。这些分子和细胞水平的改变诱导了胃上皮细胞恶性转化的发生（图 2-2-4）。

四、微生物与肿瘤的转化医学

既然微生物感染在癌症发生过程中起着至关重要的作用，那么通过预防感染、开发新的抗微生物药物则能达到控制肿瘤发生的目的。另一方面，利用某些病毒在肿瘤中特异性繁殖的特点，可以开发溶瘤病毒进行肿瘤治疗。

（一）疫苗

疫苗是为了预防、控制传染病的发生、流行，用于人体预防接种的预防性生物制品。疫苗制作的原理，是将病原微生物（如细菌、立克次氏体、病毒等）经过人工减毒、灭活，或利用基因工程的方法制备微生物蛋白并用于预防传染病。疫苗保留了病原微生物刺激动物体免疫系统的特性，又去除了微生物的致病性。当动物体接触到这种不具伤害力的病原微生物后，免疫系统便会产生一定的抗体等保护物质；当动物再次接触到这种病原微生物时，动物体的免疫系统便会依循其原有的记忆，激活二次应答来阻止病原微生物的伤害。疫苗的发明是人类发展史上一件具有里程碑意义的事件。威胁人类几百年的天花病毒在牛痘疫苗出现后便被彻底消灭了，迎来

Notes

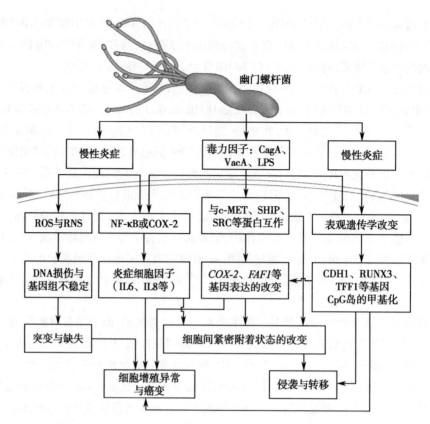

图 2-2-4　幽门螺杆菌感染胃上皮后的致癌机制

了人类用疫苗迎战病毒的第一个胜利。目前用于人类疾病防治的疫苗有 20 多种,根据技术特点分为传统疫苗和新型疫苗。传统疫苗主要包括减毒活疫苗和灭活疫苗,新型疫苗则以基因工程疫苗为主。与肿瘤发生密切相关的疫苗包括以下几种:

1. 乙肝疫苗　乙肝疫苗形成于 1986 年,其研制过程先后经历了血源性疫苗和基因工程疫苗阶段。1991 年乙肝疫苗被应用于高危险人群(主要是一些儿童,因为儿童的感染率极高)。乙肝疫苗的接种在 HBV 防治中起到了显著的作用,尤其人类是乙型肝炎病毒(HBV)的唯一宿主,而肝癌(HCC)的发生与 HBV 的感染有着密切的关系,乙肝疫苗技术的进步对乙型肝炎的预防和控制起重要作用,对于减少 HBV 感染导致的慢性肝炎、肝硬化和 HCC 也有着源头防控的效应。目前利用基因工程制备乙肝疫苗的技术已相当成熟,主要的抗原蛋白是乙肝表面抗原(HBsAg)。HBsAg 是乙肝病毒的外壳蛋白,本身不具有传染性,只有抗原性。但它的出现常伴随乙肝病毒的存在,所以它是已感染乙肝病毒的标志。当安全、有效、足量的乙型肝炎疫苗提供接种使用时,肯定将对控制乙型肝炎病毒的传播起到决定性的作用。中国已实施新生儿国家免疫规划,乙肝疫苗即是免费且强制性接种的疫苗之一。随着医学的进步,以前疫苗只是用于预防疾病的感染,现在乙肝治疗性疫苗的开发也在探索中,并获得了长足的进步。

2. 宫颈癌疫苗　子宫颈癌是妇科常见的恶性肿瘤之一,发病率仅次于乳腺癌,位居第二位。全世界每年有 46 万新发病例,每年约有 25 万人死于子宫颈癌。2002 年至 2012 年,子宫颈癌的发病率呈稳步上升和年轻化趋势。资料显示,有 70% 的宫颈癌是由 HPV16 和 HPV18 这两种亚型病毒引起的,每年全球因此死亡的女性近 24 万人。由美国默沙东公司(Merck)研制成功的一种专门针对人乳头状瘤病毒(HPV)的疫苗 Gardasil,2012 年获得美国食品及药品管理局(FDA)的上市批准。HPV 病毒的衣壳蛋白 L1 能够自组装成病毒样颗粒(virus-like particles,VLP),类似于真实病毒颗粒。Gardasil 包含了来自 HPV 6、11、16 和 18 型 L1 蛋白构成的病毒样颗粒。因为VLP 不含有病毒 DNA,因此它只会刺激抗体的产生而不诱导肿瘤的发生,从而保护接种者不受由 HPV 6、11、16 和 18 型引起的宫颈癌和生殖器官癌前病变,是世界上第一个获准上市的用来预防子宫颈癌的疫苗。不过,还没有证据表明一旦宫颈瘤病变发生,疫苗可以逆转子宫颈癌的形成,并且也不能确定疫苗是否终生有效,因此对于已经感染了 HPV 的妇女,已经开发成功的预防性疫苗收效甚微。

3. 幽门螺杆菌疫苗　幽门螺杆菌(Hp)感染与胃炎、消化道溃疡、胃癌等主要上消化道疾病密切相关,而 Hp 感染在全世界各地仍然很常见,在一些发展中国家和地区 Hp 感染率至今尚无下降的迹象。根除 Hp 能促进消化道溃疡愈合并防止其复发,是消化道溃疡病因学和治疗学上的一次革命。Hp 与相关疾病的关系的认识主要基于流行病学、临床及基础研究,随着相关研究的深入,不少根除 Hp 的指征已经明确,但仍然存在不少的问题有待进一步解决。幽门螺杆菌全菌疫苗可以产生高效的局部黏膜免疫应答,但抗原成分比较复杂,而且副作用大,费用较高,不适合大量培养及推广;亚单位疫苗(基因工程疫苗)是 Hp 疫苗的主攻对象,优点是重组蛋白抗原建立针对黏附素这些抗原的免疫保护机制,不过目前还在研究阶段;活载体疫苗尚存在技术不足,表达量太低,还需要进行技术上的改良和攻关。

(二)抗病毒药物

除了疫苗之外,新型抗病毒药物的出现也为抑制病毒复制、预防病毒致癌提供了新的思路。以丙型肝炎病毒(HCV)为例,HCV 是一种 RNA 病毒,它的复制周期如图 2-2-5 所示,可以引起肝脏炎症,导致肝功能损伤或肝衰竭。大多数 HCV 感染患者直到肝损伤变得比较明显时才出现症状,这一过程可能需要几年的时间。一些慢性 HCV 感染患多年以后会出现瘢痕及肝硬化,可导致出血、黄疸、肝腹水、感染或肝癌等并发症。据美国疾病控制与预防中心的信息,大约有

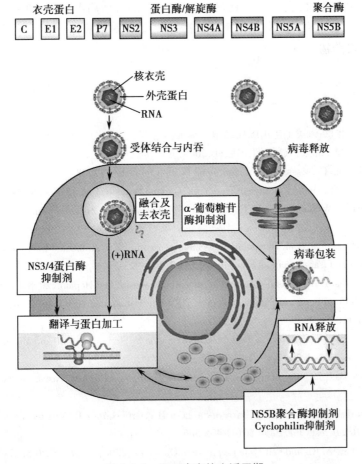

图 2-2-5　丙肝病毒的生活周期

320万美国人感染有丙肝病毒。粗略估计目前全世界有1.5亿~1.7亿丙肝病毒携带者或患者，患病后约25%病人出现急性症状，更多的病人(75%)呈慢性过程，其中约1/4病人发展为肝硬化和/或肝癌，每年估计有35万余人死于与丙肝相关的肝脏疾病。丙肝的传统治疗是混合使用PEGα干扰素和抗病毒药利巴韦林(Ribavirin)，这类药副作用大，疗效根据不同病型仅半数有效，面对医疗难题，医学界投入了巨大的人力物力研究和开发新型抗病毒药。

2013年年底美国FDA批准了抗丙肝新药Sovaldi(sofosbuvir)片剂上市，接着今年一月欧盟也批准临床使用，这是世界上首个纯口服抗丙肝药物，是一种新型核苷类小分子药物，通过抑制丙肝病毒(HCV)的NS5B聚合酶而发挥抗病毒作用。在FDA已经批准的研究方案中，sofosbuvir联合利巴韦林(ribavirin)用于基因型2和基因型3慢性丙型肝炎(hepatitis C)成人患者的治疗。同时，FDA还批准sofosbuvir联合聚乙二醇干扰素(PEG-IFN)和利巴韦林，用于基因型1和基因型4慢性丙型肝炎初治(treat-naive)成人患者的治疗。Sovaldi的上市揭开了抗HCV治疗的新篇章。

(三)溶瘤病毒

溶瘤病毒是一类具有复制能力的肿瘤杀伤型病毒。1991年，Martuza等人在《Science》杂志发表文章，称转基因HSV在恶性胶质瘤治疗中有一定的效果以后，采用HSV进行的溶瘤病毒治疗就日益受到关注。其原理是通过对自然界存在的一些致病力较弱的病毒进行基因改造制成特殊的溶瘤病毒，利用靶细胞中抑癌基因的失活或缺陷从而选择性地感染肿瘤细胞，在其内大量复制并最终摧毁肿瘤细胞。目前研究最深入的溶瘤病毒包括腺病毒和Ⅰ型单纯疱疹病毒(herpes simplex virus, HSV)等。溶瘤病毒通过细胞表面分子入侵到肿瘤细胞中，因而溶瘤病毒治疗的有效策略之一就是要改造出具有特异性的溶瘤病毒，再以那些在肿瘤细胞中过度表达的特异性受体为靶向，将病毒入侵到肿瘤细胞中并行使后续的各项功能。目前，多种溶瘤病毒正在进行临床实验。2005年11月，一个由腺病毒改造而来的溶瘤病毒H101通过中国国家食品药品监督管理局(SFDA)审批，投入临床用于治疗难治性晚期鼻咽癌，这也是世界上第一个获得批准上市的溶瘤病毒药物。

(黄文林)

参考文献

1. 曾益新.肿瘤学.北京:人民卫生出版社,2003
2. 黄文林.分子病毒学.北京:人民卫生出版社,2006
3. Benjamin Lewin. Gene IX, Massachusetts:Jones and Bartlett Publishers,2008
4. Weinberg Robert A. The Biology of Cancer, New York:Garland Science,Taylor& Francis Group,LLC,2014
5. Flint S. J,Enquist L. W,Racaniello V. R,et al. Principles of Virology. 3rd ed. Washington,DC:ASM Press, 2008
6. AklH,Badran B,El Zein N,et al. Deregulation of calcium. uxes in HTLV-I infected CD4-positive T-cells plays a major role in malignant transformation. Front Biosci,2009,14:3925-3934
7. Azam F,Koulaouzidis A. Hepatitis B virus and hepatocarcinogenesis. Ann Hepatol,2008,7(2):125-129
8. Castellsague,X. Natural history and epidemiology of HPV infection and cervical cancer. Gynecologic oncology, 2008(3 Suppl 2),110:S4-7
9. Cheng J,DeCaprio JA,Fluck MM,et al. Cellular transformation by Simian Virus 40 and Murine Polyoma Virus T antigens. Semin Cancer Biol,2009,19(4):218-228
10. Collot-Teixeira S,Bass J,Denis,et al. Human tumor suppressor p53 and DNA viruses. Rev Med Virol,2004,14 (5):301-319
11. Delgado-Enciso I,Rojas-Martínez A,Barrera-Salda. a HA,Ortiz-López R. Viruses:an important cause of human cancer. Rev Invest Clin,2004,56(4):495-506
12. Giacinti C,Giordano A. RB and cell cycle progression. Oncogene,2006,25(38):5220-5227
13. Hagemeier SR,Dickerson SJ,Meng Q,et al. Sumoylation of the Epstein-Barr virus BZLF1 protein inhibits its

Notes

transcriptional activity and is regulated by the virus-encoded protein kinase. J Virol,2010,84(9):4383-4394

14. Maeda N,Fan H,Yoshikai Y. Oncogenesis by retroviruses:old and new paradigms. Rev Med Virol. 2008,18(6): 387-405

15. Pietsch,E. C,Sykes,S. M,McMahon,S. B,et al. The p53 family and programmed cell death. Oncogene,2008, 27:6507-6521

16. Pipas,J. M. . SV40:Cell transformation and tumorigenesis. Virology,2009,384(2):294-303

17. Wadhwa R,Song S,Lee JS,et al. Gastric Cancer:Molecular and Clinical Dimensions. Nat Rev Clin Oncol. 2013,10(11):643-655

18. Manns MP,Foster GR,Rockstroh JK,et al. The way forward in HCV treatment--finding the right path. Nat Rev Drug Discov. 2007,6(12):991-1000

第三章 癌基因与抑癌基因

癌基因（oncogene）与抑癌基因（tumor suppressor gene）的发现及其研究在肿瘤研究史上具有划时代的意义，是人类在癌症的病因学研究上认识不断丰富完善的结果，也是人们开始从分子水平认识肿瘤的重要标志。自从 20 世纪 70 年代第一个癌基因 src 和第一个抑癌基因 Rb 先后被克隆鉴定以来，已有数百个癌基因和抑癌基因得到克隆和鉴定，人们对癌基因和抑癌基因的功能及相关的分子机制也有了越来越清楚的认识。它们广泛存在于细胞内，参与细胞增殖、分化、凋亡等正常生理过程的调节，是细胞生命活动中不可缺少的重要组成成分。当细胞受生物或理化等各种因素作用时，可引起癌基因或抑癌基因结构或表达水平的异常，导致癌基因活性过高或抑癌基因活性过低，进而促进肿瘤的发生发展。因此，从一定意义上说，肿瘤的发生是癌基因激活和 / 或抑癌基因失活的最终结果。对癌基因和抑癌基因的研究，不仅有助于对肿瘤发生发展机制的认识，而且能够为肿瘤防治提供重要理论依据及药物作用靶点。

第一节 癌 基 因

癌基因是可以通过其表达产物在体外引起正常细胞转化、在体内引起癌瘤的一类基因，也称为转化基因。癌基因首先发现于以 Rous 肉瘤病毒为代表的反转录病毒中，随后人们发现在正常细胞基因组中也存在与病毒癌基因相似的同源基因，这类基因无促癌活性，故称为原癌基因（proto-oncogene），其表达产物参与细胞增殖、分化等重要生理调节过程。当细胞受到各种生物、理化等因素作用时，原癌基因可通过突变、重组等发生结构或表达水平的异常，成为能促进细胞转化的癌基因，最终引起肿瘤的发生。

一、癌基因的发现与验证

（一）肿瘤病毒与癌基因 src 的发现

1. 肿瘤病毒与癌基因　癌基因的发现与肿瘤病毒有着密不可分的关系。科学家们一直在寻找肿瘤的病因，此间有过很多重要的发现，到 20 世纪 70 年代，人们已经明确，很多恶性肿瘤起源于病毒，这一点在上一章节已做过详细阐述，这里不再赘述。但随着研究的深入，人们发现很难找到具有传染病特性的典型癌症病例，因此出现了两种不同的声音：一部分人认为，当潜伏在人体内的病毒接触到物理或化学致癌物时，其诱发肿瘤的能力会被激活，这部分人开始在病毒中寻找癌基因，事实上第一个成功克隆出来的癌基因就是从病毒体内分离出来的；与此同时，另外一部分人则完全抛弃病毒致癌学说，转而在人类基因组中寻找潜在的致癌基因，并陆续成功克隆到一些癌基因。

2. 从鸡 Rous 肉瘤病毒中分离获得的第一个癌基因 src　早在 1911 年，Peyton Rous 发现通过鸡肉瘤组织接种可使鸡发生肿瘤，继而他又发现将鸡肉瘤组织的无细胞滤液注射到健康鸡体内也能使鸡产生肉瘤，几十年后，他证实了能使健康鸡产生肿瘤的病原体为罗氏肉瘤病毒（Rous's sarcoma virus，RSV），他本人也因此在 1966 年获得诺贝尔奖。1970 年 Temin 和 Batimore 证实 RSV 是一种反转录病毒（该工作在 1975 年获诺贝尔奖）。同年，Varmus 和 Bishop 研究小组分别从 RSV 中分离获得了第一个癌基因 *src*。但接下来的工作却超出人们的预料,他们用 *src* 的 cDNA 和其他基因组 DNA 杂交,惊奇地发现 *src* 的同源序列普遍存在于动物细胞中,并从动物细胞中克隆获得了 *src* 基因。这对此前人们认为癌基因只是存在于病毒体内的学说无疑是具有颠覆性的挑战。随后的研究很快发现,细胞中固有的原癌基因无需病毒参与就可以直接突变为癌基因。不管是理化诱变,还是病毒感染,最终都可导致正常细胞内出现变异的癌基因,而这些癌基因归根结底都来自于细胞中固有的原癌基因,只是活性不同罢了。这些结果表明,病毒和细胞中都存在癌基因,人们将病毒中存在的癌基因称为病毒癌基因(v-oncogene),而将细胞基因组中存在的癌基因称为细胞癌基因(c-oncogene)。

现在已经清楚,*src* 基因编码一种酪氨酸激酶,它通过使蛋白发生酪氨酸磷酸化参与细胞增殖相关的信号转导,是细胞的正常组分。由于 RSV 等反转录病毒的 DNA 是与宿主 DNA 整合后进行复制的,因此被这样的病毒感染的细胞,可因 *src* 基因拷贝数的增多而引起细胞过度增殖。有意思的是,*src* 虽然是第一个被发现的癌基因,却一直难以在肿瘤细胞中找到其突变体。直到 1999 年,人们才在约 12% 的晚期结肠癌病人中找到 *src* 的突变体,至此获得其作为一个癌基因的全部证据。

目前发现的反转录病毒携带的重要癌基因类型举例见表 2-3-1。

表 2-3-1　目前发现的反转录病毒携带的重要癌基因类型

基因类型	例子	来源病毒
生长因子	Sis(PDGFB)	猿猴肉瘤病毒
受体酪氨酸激酶	ErbB(EGFR)	鸟类成红细胞增多症病毒
激素受体	ErbA(THRA)	鸟类成红细胞增多症病毒
G 蛋白	Ha-ras,一种 GTPase	哈维肉瘤病毒
	Ki-ras,一种 GTPase	基尔斯滕肉瘤病毒
衔接蛋白	Crk,一种模块化信号连接蛋白	CT10 禽类肉瘤病毒
非受体酪氨酸激酶	Src,一种信号蛋白激酶	劳氏肉瘤病毒
	Abl,一种信号蛋白激酶	Abelson 鼠白血病病毒
丝 / 苏氨酸激酶	Akt,一种信号蛋白激酶	Akt8 鼠胸腺瘤病毒
	Mos,一种信号蛋白激酶	莫洛尼氏鼠肉瘤病毒
转录调节因子	Jun,AP1 组成部分	禽类肉瘤病毒 17
	Fos,AP1 组成部分	Finkel-Biskis-Jinkins 鼠肉瘤病毒
	Myc,一种转录因子	鸟类髓细胞组织增生病毒
脂质激酶	Pi3k	禽类肉瘤病毒 16

(二) 通过肿瘤细胞的 DNA 导入鉴定癌基因

1. 导入体外诱变细胞的 DNA 鉴定癌基因　在认识到正常细胞内存在原癌基因后(未被激活的癌基因称为原癌基因),人们开始寻找这些原癌基因。不管是物理因素(如 X 射线)还是化学因素(各种化学致癌物),都可以通过突变细胞中关键的生长控制基因来诱发肿瘤,但问题是如何找到并确认这些关键基因。事实表明,通过体外诱变,将诱变细胞的 DNA 导入正常细胞,是鉴定癌基因的有效方法。其基本策略是:用化学或物理方法处理细胞使其发生转化,提取转化细胞的 DNA(或部分基因)并将其导入正常的受体细胞。如果正常细胞在接受此类外源 DNA 后也发生了转化,那么导入的 DNA 中就可能含有癌基因。由于供者细胞不是由于病毒感染而发生转化的,所以在这些细胞中检测到的癌基因,很可能是细胞本身基因的突变体,而与病毒感染无关。

Notes

2. 从人肿瘤细胞中发现的第一个癌基因 *ras*   1982 年，Weinberg 和 Barbacid 用上述类似方法，把人膀胱癌细胞 T24/EJ 的基因组 DNA 导入 NIH3T3 细胞，并使其发生了恶性转化，而从正常人组织中提取的 DNA 则无此作用。从被转化的细胞中，他们成功分离出一种转化基因，随后人们惊奇地发现这个转化基因并非新基因，而是鼠肉瘤病毒 *ras* 基因的人类同源基因。*Ras* 基因的命名来自大鼠肉瘤（Rat Sarcoma），是在 1964 年从大鼠肉瘤的急性转化反转录病毒中分离获得的。由于和 *Ras* 基因同源，人们把这种从人膀胱癌细胞中分离获得的转化基因命名为 *H-ras*，这也是从人类肿瘤细胞中分离得到的第一个癌基因。同年，Krontiris 在人肺癌细胞中发现 Kirsten 鼠肉瘤病毒基因的同系物，称为 *K-ras*。而在人神经母细胞瘤 DNA 感染 NIH3T3 细胞时发现的与 *ras* 类似的基因，称为 *N-ras*。*Ras* 基因的表达产物为分子量在 21kDa 左右的小分子 G 蛋白，是酪氨酸激酶受体信号通路的重要组成成分，参与细胞生长和分化的调控，与多种肿瘤的发生发展有关。

（三）原癌基因与癌基因

尽管从膀胱癌细胞和从正常细胞中分离出来的 *H-ras* 基因在 DNA 结构上非常相似，但从膀胱癌细胞中分离出来的 *H-ras* 能够使 NIH3T3 细胞发生转化，而从正常细胞中分离出来的基因却无此作用。通过序列分析发现，二者区别仅在于编码第 12 位氨基酸的一个碱基，从正常细胞中的 GGC 变为肿瘤细胞中的 GTC，使编码的氨基酸从甘氨酸变成了缬氨酸（G12V）。这是人们第一次从体细胞中找到的能引起细胞转化的基因突变，是癌基因研究史上的一个里程碑性事件。对于从 *ras* 基因的研究也说明，原癌基因其实是细胞中广泛存在的一类基因，其表达产物是控制细胞生长、分化和信息传递的正常组分。当原癌基因在受到某些生物、理化等因素作用的情况下，其数量、结构或位置发生异常时则可成为癌基因，导致肿瘤的发生。

二、癌基因的主要激活方式

（一）突变引起蛋白结构与功能的变化

基因突变是癌基因激活的一种主要方式，包括点突变和缺失突变，前者指基因的核苷酸序列发生了变化，后者指基因的核苷酸组成发生了丢失，最终结果导致其编码的蛋白发生功能的改变。如前所述的 *H-ras* 基因，由于点突变使原癌基因编码的第十二位甘氨酸残基变成了缬氨酸残基。*ras* 编码的蛋白是一个小分子 G 蛋白，具有 GTP 酶活性，在多种信号传导通路中具有分子开关的作用。当 Ras 结合 GTP 时即成为活性形式，可活化下游分子，而当 GTP 水解成为 GDP 时 Ras 则恢复到非活性状态。和正常的 Ras 蛋白一样，Ras 癌蛋白可以结合 GTP，但由于常见的 Ras 癌蛋白的三个突变位点（第 12、13、61 位氨基酸残基）都位于 Ras 蛋白的 GTP 酶活性区域，它们的突变使 Ras 蛋白的 GTP 酶活性降低或丧失，不能把 GTP 水解成为 GDP，因此 Ras 一直处于结合 GTP 的活化状态，使下游信号通路持续激活，引起细胞的无限制生长。大量的临床标本检测表明，30% 左右的各种类型来源的肿瘤细胞都带有 *ras* 基因的点突变。Ras 蛋白的活性转换机制见图 2-3-1。

又如在多种肿瘤细胞中存在的表皮细胞生长因子受体（EGFR）基因上的变异，主要包括第 21 外显子区的点突变（L858R）及第 19 外显子的缺失突变，导致其编码的 EGFR 激酶活性的升高及下游信号通路的激活，进而促进细胞的增殖与转移。针对相关突变的酪氨酸激酶抑制剂如吉非替尼，厄洛替尼已成为临床重要的靶向药物，其在对含此突变的肿瘤尤其是非小细胞肺癌的治疗中，收到了较好效果。

（二）基因扩增导致拷贝数增加

myc 是一个常见的癌基因，因拷贝数增加而引起表达水平的升高是 *myc* 功能异常的重要原因。在肿瘤细胞中 *myc* 的拷贝数要远远超过正常细胞中的拷贝数。在约 30% 的儿童神经母细胞瘤组织中能检测到因 *N-myc* 基因拷贝数增加所引起的蛋白表达水平的增加。MYC 蛋白具有

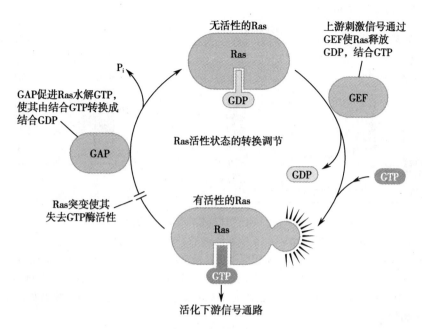

图 2-3-1　RAS 活性状态的转换调节

Ras-GDP 为无活性形式,鸟核苷酸交换因子(GEF)可促进 GDP 的释放和 GTP 的结合,使 Ras 转换成结合 GTP 的活性形式。GTP 酶活化蛋白(GAP)可促进 Ras 水解 GTP。当 Ras 发生点突变时,其水解 GTP 的酶活性降低,进而处于持续结合 GTP 的活化状态

促进细胞增殖的作用,当 MYC 蛋白过表达时,细胞生长就会失去控制。*myc* 基因在恶性早幼粒细胞白血病、乳腺癌、膀胱癌、前列腺癌、大肠癌、食管癌等多种肿瘤细胞中都存在扩增现象。

Her2/Neu 是表皮生长因子受体(EGFR)家族的成员之一,对细胞生长、分化及凋亡起重要调节作用。该家族包括 EGFR(HER1 或 erbB1)、HER2(neu 或 erbB2)、HER3(erbB3)、HER4(erbB4)四大成员。在大多数人类肿瘤中,*HER2/Neu* 原癌基因的激活方式是基因扩增。1987 年 Slamon 等首次发现 *HER2* 在乳腺癌细胞中存在扩增现象,此后很快在肺癌、膀胱癌、结肠癌等多种肿瘤中都发现了 *HER2* 的扩增。目前,以 HER2 为靶点的单克隆抗体药物赫赛汀或 HER2 的激酶活性抑制剂拉帕替尼均已成为用于治疗有 *HER2* 扩增的肿瘤,尤其是乳腺癌的重要靶向药物,并收到了良好的临床效果。

(三)染色体易位使癌基因转录水平升高或其表达蛋白结构异常

染色体易位是癌基因激活的另一种常见形式,尤其在血液肿瘤和淋巴瘤中最为常见。迄今为止,已经发现了近 400 种不同的染色体易位现象。

1. 染色体易位使癌基因转录水平升高　　染色体易位是指某一染色体的片段与另一染色体的片段融合在一起的基因重排现象,它可导致原来无活性的原癌基因被移至强启动子或增强子附近而活化,伯基特淋巴瘤(burkitt's lymphoma)就是一个典型的例子。伯基特淋巴瘤在中非和东非的儿童中较为常见,与疟原虫和 EBV 病毒(Epstein-Barr virus,EBV)的感染有关。人们在研究其病因时发现,肿瘤细胞中 8 号染色体上的 *myc* 原癌基因与 14 号染色体上的免疫球蛋白重链基因产生了融合,使 *myc* 基因与具有强转录活性的免疫球蛋白启动子排列在一起,导致 *myc* 基因转录水平升高,产生大量 MYC 蛋白,驱动淋巴细胞恶性增殖,引发肿瘤(图 2-3-2A)。其原因可能为疟原虫慢性感染使儿童的抵抗力降低,使他们容易被 EBV 感染。EBV 病毒的感染促进了 *myc* 原癌基因的易位,并最终导致肿瘤的发生。

2. 染色体易位使癌基因表达蛋白结构异常　　在对慢性髓细胞性白血病(chronic myelogenous leukemia,CML)的研究中发现,超过 95% 的患者都携带一种不同于伯基特淋巴瘤中的染色体

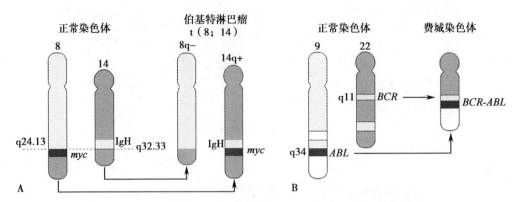

图 2-3-2　染色体易位导致癌基因活化

A. 伯基特淋巴瘤中 8 号染色体 q24.13 与 14 号染色体 q32.33 发生了易位,使原癌基因 *myc* 的表达受免疫球蛋白基因启动子的调控。免疫球蛋白基因启动子转录驱动能力强,所以虽然 *myc* 基因的结构没有变化,但表达出来的蛋白产物却持续处于一个不正常的高水平;B. 在慢性髓细胞性白血病中,携带大部分 *abl* 基因的 9 号染色体 q34 区域易位到 22 号染色体的 q11 区域,形成费城染色体,后者编码 Bcr-Abl 蛋白,有持续的酪氨酸激酶活性

易位,即位于 9 号染色体的 *abl* 原癌基因(发现于 Abelson 鼠白血病病毒)与位于 22 号染色体的断点集簇区(breakpoint cluster region,BCR)发生融合,融合基因 *bcr-abl* 编码产生一种新的蛋白即 Bcr-Abl 融合蛋白(图 2-3-2B),该融合蛋白具有酪氨酸激酶活性,可通过活化 Ras、PI3K-AKT 等不同信号通路,促进细胞的持续增殖,最后导致癌变。因融合后的异常短小染色体是 1960 年由美国费城的两位细胞学家从慢性髓细胞性白血病细胞中发现的,故称其为费城染色体(Philadelphia chromosome,Ph)。继 *bcr-abl* 被发现以后,又有多个产生融合蛋白的染色体易位被陆续发现。值得一提的是,几乎所有这些易位都发生在血细胞起源的恶性肿瘤(如白血病、淋巴瘤)中,因此检测其染色体易位已成为临床血液系统恶性肿瘤诊疗中的一种常用方法,对这类疾病的诊断、分型以及治疗都有重要的指导作用。

(四) 病毒基因插入诱导癌基因的转录

反转录病毒的长末端重复序列含强启动子和增强子,当反转录病毒的长末端重复序列插入宿主细胞原癌基因附近或内部时,就会使该原癌基因获得强启动子和增强子的调控而不受细胞本身信号通路的正常调控,进而处于不可控制的高表达状态。例如 *c-myc* 基因,本来其表达受细胞外信号水平的调控,但存在于鸟白血病病毒(avian myelocytomatosis virus,AMV)基因组中的 *myc* 基因(v-myc)的表达,却总是处于一个持续的高水平上。

三、癌基因的功能与肿瘤的发生发展

癌基因与原癌基因的发现促使人们进一步思考的一个核心问题是:癌基因如何通过其编码的蛋白质,最终使细胞发生恶变。如前所述,原癌基因的表达产物广泛作用于生命活动的各个环节,其发挥作用的形式也多种多样,它们可作为信号通路中的不同组分参与细胞的信号传导,尤其是促细胞增殖、运动等重要信号通路的传导。一旦这些原癌基因表达产物的功能发生异常,将导致细胞生长和运动等的异常,最终引起肿瘤的发生与发展。

(一) 原癌基因产物参与重要信号通路的组成

原癌基因虽然同癌症的发生密切相关,但它之所以能在长期的生物进化中得以保留,其功能绝非仅仅是促进癌症的发生。事实上,原癌基因的产物参与了许多重要信号通路的组成,这些信号通路对调节细胞增殖、分化、凋亡等均具有十分重要的作用,是维持细胞正常生命活动所不可缺少的,而只有当这些原癌基因产物发生突变或原癌基因非正常高表达而导致其处于失控的高活性状态时,才能促进癌症的发生。酪氨酸激酶受体通路是最重要的信号通路之一,各种

Notes

生长因子刺激信号、细胞因子、抗原信号等,都离不开酪氨酸激酶受体信号通路。癌基因产物可作为该通路上的某一组分而使其活化,如 Sis 作为血小板衍生生长因子(platelet-derived growth factor,PDGF)样蛋白可活化 PDGF 受体、癌基因产物 ERB2 可作为活化的酪氨酸激酶受体使该通路处于活化状态、Ras 作为分子开关是酪氨酸激酶受体通路中的重要分子、Myc 作为转录因子是该通路的下游效应分子等。由此可见,癌基因产物可作为信号通路的细胞外、胞膜、胞浆及胞核等不同部位的不同组分,参与和调节信号通路的活性。此外,不同的癌基因产物与 G 蛋白、Wnt 等信号通路的组成及活性状态也均密切相关(详见第五章)。

（二）癌基因产物通过不同机制导致肿瘤的发生发展

1. 癌基因产物促细胞增殖　在上述"癌基因产物参与重要信号通路的组成"中提及的酪氨酸激酶受体信号通路,是促进细胞增殖的主要信号通路,几乎所有生长因子均通过该通路发挥作用。各类生长因子如表皮样生长因子(epidermal growth factor,EGF)、血管内皮细胞生长因子(vascular endothelial growth factor,VEGF)、肝细胞生长因子(hepatocyte growth factor,HGF)、血小板衍生生长因子(platelet-derived growth factor,PDGF)等均通过与相应的酪氨酸激酶受体结合,使后者形成二聚体而被活化,并通过 Ras 活化下游的 MAPK(mitogen activated kinase-like protein)信号通路,最后通过转录因子 Myc、Jun 对不同基因的转录调节,进而促进细胞的增殖。酪氨酸激酶受体信号通路中任何环节功能异常导致的过度活化,均可促进细胞的异常增殖。许多癌基因产物均参与了该通路的组成,并可使其处于持续活化状态,如癌基因 erb2 编码的是酪氨酸激酶受体,它的扩增或突变使 Erb2 蛋白过度表达或活化;表皮样生长因子受体 EGFR 的突变可使其酪氨酸激酶活性增强而激活其下游信号通路,如 PI3K 信号通路、MAPK 信号通路;Ras 的突变使其始终处于结合 GTP 的持续活化状态;myc 的过表达可上调许多促增殖相关基因的转录水平。上述分子事件都可促进细胞的增殖。过度增殖是肿瘤细胞最重要的特征之一,而许多重要癌基因的主要功能都是通过不同途径促进细胞的增殖或抑制凋亡,而抑制其活性往往可以逆转肿瘤细胞的异常增殖等事件,因此,上述分子如 Erb2、EGFR、Ras 等也成为肿瘤靶向药物的重要靶点。

2. 癌基因产物抗细胞凋亡　Bcl-2(B 细胞淋巴瘤 / 白血病 -2 基因)是一个癌基因,同时又是一个重要的抗凋亡基因,它编码一个线粒体膜蛋白,能抑制多种因素引起的细胞凋亡。Bcl-2 最初是在 B 细胞淋巴瘤中发现的,过表达 Bcl-2 的 B 细胞淋巴瘤能够抵抗凋亡。随后的研究发现,Bcl-2 在前列腺癌、乳腺癌、结肠癌等许多肿瘤中均呈高表达。由于 Bcl-2 在肿瘤抗凋亡中发挥重要作用,因此 Bcl-2 也成为肿瘤治疗的一个新靶点,人们正在寻找能够抑制 Bcl-2 通路的各种药物,以期达到治疗肿瘤的目的。

3. 癌基因产物促肿瘤细胞转移　侵袭与转移是导致肿瘤患者死亡的主要原因。不少癌基因可通过不同途径参与肿瘤的侵袭和转移过程,如上述提到的 Bcl-2 就是其中之一。Bcl-2 可以和血管内皮生长因子(VEGF)等相互作用从而影响肿瘤组织中的血管生成,高表达 Bcl-2 能够增加细胞的转移潜能,抑制 Bcl-2 的反义寡核苷酸能够抑制肿瘤血管生成,从而抑制肿瘤的转移;除此之外,mdm2(murine double mimute 2)也是一个与肿瘤转移密切相关的癌基因,它是 1992 年从一个含有双微体的自发转化的 BALB/3T3DM 细胞中克隆出来的,mdm2 在 BALB/3T3DM 细胞系中高度扩增,其扩增程度是正常细胞的 50 倍以上,随后发现该基因(在人类中为 Hdm2 基因)在多种人类肿瘤中存在突变与扩增,与许多肿瘤的发生发展和浸润转移有关,尤其在软组织和骨肉瘤中,其扩增现象更为普遍。Mdm2 促肿瘤转移机制和其能与 P53 蛋白结合并通过泛素化降解 P53,降低细胞内 P53 水平有关。又如癌基因 Her2 过表达能促进乳腺癌的侵袭和转移,患者的预后相对较差。

除上述较为经典的能够促进肿瘤转移的癌基因外,近年又发现一些新的在肿瘤组织中高表达、能够促进肿瘤侵袭转移的基因,如酪氨酸磷酸酶 PRL-3(phosphatase of regenerating liver-3,又称为 PTP4A3),突触蛋白 synuclein-γ(SNCG)等,它们的高表达与多种肿瘤的淋巴及远端器官的

Notes

转移有关。

（三）癌基因与临床常见的肿瘤

迄今为止，人们已经发现了数百个癌基因，而且仍然不断有新的癌基因被发现。从功能角度分类，它们可以是调节蛋白活性的各类酶分子、调节细胞周期的分子伴侣或转录因子等，其中最为重要的是具有激酶活性的分子。表2-3-2主要列出了具有激酶活性的重要癌基因及它们的变异、与临床常见肿瘤的关系和针对这些基因产物研发的抗肿瘤靶向药物。如需进一步了解相关知识，请参阅有关专著。

表 2-3-2　激酶类癌基因与临床常见肿瘤及相关靶向药物

基因	遗传变异	肿瘤类型	靶点药物
受体酪氨酸激酶			
EGFR	突变、扩增	肺癌、胶质母细胞瘤	吉非替尼，厄洛替尼
ERBB2	扩增	乳腺癌	拉帕替尼
FGFR1	易位	慢性粒细胞白血病	PKC412，BIBF-1120
FGFR2	扩增、突变	胃癌、乳腺癌、子宫内膜癌	PKC412，BIBF-1120
FGFR3	易位、突变	多发性骨髓瘤	PKC412，BIBF-1120
PDGFRA	突变	胶质母细胞瘤、胃肠间质肿瘤	舒尼替尼，索拉非尼，伊马替尼
PDGFRB	易位	慢性粒单核细胞白血病	舒尼替尼，索拉非尼，伊马替尼
ALK	突变或扩增	肺癌、神经母细胞瘤、间变性大细胞淋巴瘤	克唑替尼
c-MET	扩增	吉非替尼耐受非小细胞肺癌，胃癌	克唑替尼，XL184，SU11274
IGF1R	通过胰岛素样生长因子Ⅱ配体激活	大肠癌、胰腺癌	CP-751，871，AMG479
c-KIT	突变	胃肠间质肿瘤	舒尼替尼，伊马替尼
FLT3	内部串联重复	急性髓细胞白血病	来他替尼，XL999
RET	突变、扩增	甲状腺髓样癌	XL184
非受体酪氨酸激酶			
ABL	易位（BCR-ABL）	慢性粒细胞白血病	伊马替尼
JAK2	突变（V617F），易位	慢性粒细胞白血病、骨髓增生障碍	来他替尼，INCB018424
SRC	过表达	非小细胞肺癌、卵巢癌、乳腺癌、肉瘤	KX2-391，达沙替尼，AZD0530
丝/苏氨酸蛋白激酶			
BRAF	突变（V600E）	黑素瘤、结肠、甲状腺癌	SB-590885，PLX-4032，RAF265，XL281
Aurora A and B kinases	过表达	乳腺癌、结肠癌、白血病	MK-5108（VX-689）
Polo-like kinases	过表达	乳腺癌、肺癌、结肠癌、淋巴瘤	BI2536，GSK461364
mTOR	过度激活	肾细胞癌	替西罗莫司（CCI-779），BEZ235
PI3K	突变	结肠直肠癌、乳腺癌、胃癌、胶质母细胞瘤	BEZ235

Notes

四、癌基因在肿瘤诊断治疗中的作用

(一)有助于对肿瘤的诊断

既然癌基因参与了肿瘤的发生发展过程,从理论上讲,对癌基因的检测就有助于对肿瘤的诊断。如前所述,*Ras*基因在很多肿瘤中存在突变,因此对*Ras*基因突变的检测,有助于对某些肿瘤的诊断。胰腺癌是*Ras*基因突变率很高的肿瘤,并且*K-ras*基因突变发生在胰腺癌的早期,因此对血浆DNA中*K-ras*突变的检测对胰腺癌的诊断具有一定的参考价值。又如,在大肠癌患者的粪便、肺癌患者的痰标本中都可以检测到来自肿瘤细胞*Ras*基因的突变。但需要说明的是,目前这些检测尚属于研究阶段,而且仅依靠对这些指标的检测是远远不够的,必须结合其他临床指标综合考虑才更有意义。令人振奋的是:白血病与淋巴瘤普遍具有特异的细胞遗传学和分子生物学的标志,尤其是染色体易位现象,对疾病诊断及分型有重要意义,现已在临床广泛应用。

(二)有助于对肿瘤预后的判断和病情的监测

由于许多癌基因同肿瘤的转移及复发密切相关,因此,对癌基因的检测有助于对某些肿瘤的预后判断及病情监测。如癌基因*HER2*过表达能增加乳腺癌的侵袭性,乳癌患者如存在*HER2*基因的扩增和过表达,往往易复发、预后较差。有研究表明,在单个细胞中如*HER2*基因拷贝数超过5个,则与肿瘤患者生存率降低有关。HER2蛋白表达正常的患者半数生存期为6~7年,而高表达患者只有3年。因此,通过FISH方法检测*HER2*基因拷贝数或用免疫组化方法检测其蛋白含量,已成为临床上判断乳癌病人预后和监测病情的常用手段。此外,HER2表达水平还与肿瘤患者对放化疗的敏感性相关,HER2过表达的肿瘤细胞经常表现出对放化疗的耐受,因此对*HER2*的状态监测也有助于指导临床用药。

(三)有助于研发靶向性的抗肿瘤药物

传统的化疗药物由于缺乏肿瘤细胞特异性,在治疗肿瘤的同时往往对正常细胞也造成伤害,这是长期困扰肿瘤治疗的一个重大问题。而针对肿瘤细胞中特异存在的癌基因产物进行靶向治疗则有可能从根本上解决这个问题。目前作为抗肿瘤药物靶点的癌基因主要分为四类,一是酪氨酸激酶,如bcr-abl、c-kit、erbB、EGFR等,二是促血管生成相关分子,如VEGF、PDGF、VEGFR、TGF等,三是细胞周期相关激酶,如CDK、Aurora激酶等,四是其他重要信号通路分子,如MMP、mTOR、Akt、Wnt等。

针对癌基因及其编码蛋白的靶向药物已成为抗肿瘤药物研发及未来肿瘤药物治疗的主要方向和手段,其中一个非常成功的例子源于人们对白血病中染色体易位产生的融合基因bcr-abl的研究。由于bcr-abl基因只存在于恶性肿瘤细胞中,因此针对bcr-abl融合基因的治疗有很强的特异性,不会损伤正常细胞,而且bcr-abl是慢性髓细胞白血病(CML)的主要致病机制,因此针对bcr-abl开发的小分子药物伊马替尼(Imatinib,商品名:格列卫,Gleevec)已成为治疗CML的理想药物,取得了很好的临床疗效。近年来,已有大量靶向药物陆续进入临床应用,如针对HER2的人源化抗体曲妥珠单抗(Trastuzumab,商品名:赫塞汀,Herceptin)在*HER2*阳性乳癌和胃癌病人中的应用、针对表皮细胞生长因子受体EGFR突变的靶向药物吉非替尼(gefitinib,商品名:易瑞沙,Iressa)在有EGFR突变的非小细胞肺癌治疗中的应用,均收到了良好的治疗效果。近期以c-Met与Alk为靶点的新药克里唑替尼(Crizotinib)逐渐走向临床,已开始用于Alk阳性的非小细胞肺癌及儿童相关肿瘤;而靶向Raf、VEGFR、PDGFR、c-KIT、FLT-3等多个位点的靶向药物索拉非尼(Sorafenib)也已开始用于或试用于晚期肝癌、肾癌、黑素瘤及肺癌等肿瘤的治疗。由于肿瘤发生发展中通常涉及多个癌基因的激活或多条信号通路的活化,因此,多个靶向药物的联合使用也势必成为未来肿瘤治疗的重要策略。

一些常见肿瘤的重要癌基因变异及针对这些癌基因研发的靶向药物见表2-3-2。靶向药物

Notes

用于肿瘤治疗的详细内容见本书相关章节。

(四) 有助于指导临床靶向药物的使用

对癌基因及相关信号通路的研究除了作为开发靶向药物的基础外,同时对指导临床靶向药物的使用也具有重要意义。如大部分携带有表皮细胞生长因子受体 EGFR 突变的非小细胞肺癌对靶向药物吉非替尼的治疗有效,但如果其下游基因 ras 因突变而被激活,则其疗效就会变得非常有限甚至无效。

此外,靶向药物在符合临床适应证患者中的治疗往往在初次使用中效果较好,但在使用一段时间后几乎均会发生耐药,这是由于癌基因会发生新的突变或其他通路被激活,如 EGFR 的 T790M 二次突变、*K-ras* 突变、*c-Met* 扩增均会造成非小细胞肺癌对吉非替尼的耐药;又如 bcr-abl 基因突变的晚期 CML 患者大都表现出对伊马替尼的耐药,而科学家针对 bcr-abl 突变研发的尼洛替尼、达菲替尼等二代小分子药物可有效克服 CML 患者对伊马替尼的耐药。

总之,癌基因的研究与靶向治疗间的关联是一个交替进行的动态过程。靶向治疗源于对癌基因的相关研究,而在靶向治疗中出现的耐药现象又会促使人们对癌基因及其相关问题开展进一步的深入研究,以不断提高靶向治疗的临床疗效。

第二节　抑癌基因

从 20 世纪 80 年代早期开始,科学家陆续发现了一组基因,其编码的蛋白能抑制细胞增殖或促进其凋亡,因此被称作"肿瘤抑制基因",也称为抑癌基因(tumor suppressor gene),这类基因的失活或丢失能促进肿瘤的形成。经过近 30 年的努力,人们发现抑癌基因的失活与癌基因的激活一样,在肿瘤形成中起着非常重要的作用。如果抑癌基因的一个等位基因发生突变而失去活性,另一个等位基因仍能正常发挥作用;但如果另外一个等位基因也发生突变,那么该基因将丧失对细胞增殖的监控功能,导致肿瘤的发生。其中,第一个突变多半是遗传的,而第二个突变则可能在体细胞中随机出现。与癌基因明显的不同是:抑癌基因的作用往往是隐性的,而癌基因的作用则是显性的。

一、抑癌基因的发现与抑癌基因的杂合性缺失

(一) 儿童视网膜母细胞瘤与二次打击学说

视网膜母细胞瘤(retinoblastoma)是一种罕见的儿童期眼部肿瘤,发病年龄主要集中在 8 岁以前,随后则很少发生。常见的临床表现有两种:一些没有视网膜母细胞瘤家族史的孩子表现为单侧眼的单个肿瘤,如果通过手术等将肿瘤清除,这个孩子以后不会有患视网膜母细胞瘤或其他肿瘤的风险,被认为是一种散发病例;而患有家族性视网膜母细胞瘤的儿童,他们发病年龄较早,常为双侧多发肿瘤,这些患儿在青春期患骨肿瘤的概率较正常人高出 500 多倍,以后也容易患其他肿瘤,早期手术或放疗等也不能降低这些肿瘤的发病率,这些患者的后代中有一半的孩子也将患有家族性视网膜母细胞瘤。

通过对上述家族性和散发性视网膜母细胞瘤的发病现象进行研究,Alfred Knudson 在 1971 年提出了"二次打击学说(Two hit hypothesis)"以解释上述两类患病情况。如图 2-3-3 所示,该学说认为:在家族性患者中,患者通过受精卵获得一个缺陷的 *Rb* 等位基因,其所有视网膜细胞都仅携带一个完整的功能性 *Rb* 基因。如果这一仅存的 *Rb* 基因因为体细胞突变而失活,细胞将会失去所有 *Rb* 基因功能,从而导致肿瘤的发生。因体细胞基因的突变易于发生,故家族性视网膜母细胞瘤常表现为发病年龄早、易多发。而在散发性视网膜母细胞瘤中,受精卵中的 *Rb* 基因是野生型的,需要通过两次连续的体细胞突变以改变视网膜母细胞携带的两个野生型 *Rb* 等位基因后才能产生肿瘤。因在同一体细胞内的两个等位基因发生二次突变的几率较低,故散发性视

Notes

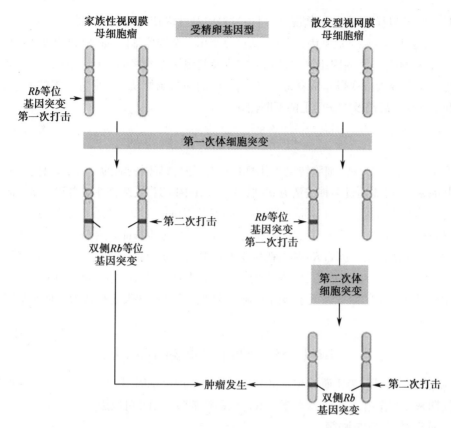

图 2-3-3 视网膜母细胞瘤形成的二次打击学说示意图

家族性视网膜细胞瘤在受精卵中已经出现了第一次 *Rb* 基因突变,出生后发生第二次
体细胞 *Rb* 突变,形成杂合性缺失。而在散发性视网膜细胞中,先后发生二次体细胞
Rb 基因突变,形成杂合性缺失

网膜母细胞瘤多为单侧单个肿瘤,且发病年龄相对较晚。

虽然上述学说非常诱人,但由于当时 *Rb* 基因尚未被克隆出来,人们存在很多疑问:如果按
照这个理论,持续 2 个体细胞突变发生的概率是 10^{-12}/ 细胞代,而视网膜母细胞数大约为 10^6 个
细胞,那么通过两次突变消除同一抑癌基因的 2 个拷贝几乎是不可能的。如何回答这个问题呢?
遗传学家们通过研究杂合性缺失给出了答案。

(二)杂合性缺失与 *Rb* 基因的发现

杂合性缺失(loss of heterozygosity,LOH)是指某一基因的两个等位基因出现不同的基因组变
化,丧失该基因的一个等位基因的部分或全部基因组序列。LOH 一般都与肿瘤的抑制基因有关,
当两个等位基因都存在时,会发挥抑制肿瘤发生的作用,而当抑癌基因发生杂合性缺失时,细胞
就容易转化为癌细胞。杂合性缺失与基因突变相比具有更高的发生概率,也就是说与基因突变
相比,第二个拷贝更可能通过杂合性缺失而丢失,因此大部分视网膜母细胞瘤的肿瘤细胞很可
能携带有杂合性缺失。1978 年,通过对视网膜母细胞瘤细胞的染色体核型分析,发现 13 号染
色体长臂存在缺失现象,多个病例的研究发现,它们都表现为 13q14 区段染色体物质的丢失,提
示抑癌基因可能存在于这个区段。由于在 13q14 区域存在一个编码酯酶 D 的基因,而且该基因
的 2 个等位基因编码的蛋白在凝胶电泳中呈现不同的迁移速度,很容易被检测,为检测杂合性
缺失提供了一个有效的方法,因此酯酶 D 位点被看作当时还尚未克隆出来的 *Rb* 基因的一个替
代性标志物。1986 年,*Rb* 最终被成功克隆,确如人们所预测,一条染色体上的 *Rb* 等位基因失活
后,另一条染色体相关区域缺失,导致 *Rb* 基因的杂合性缺失,失去其抑癌作用,使细胞发生转化。
Rb 的发现很大程度上依赖于与其相邻的编码酯酶 D 的基因。但大多数情况下,与抑癌基因相

Notes

邻的也是一些未知基因,在这种情况下,可通过对限制性内切酶片段长度多态性的分析来研究杂合性缺失,寻找和克隆抑癌基因,用此方法已克隆出多个抑癌基因,如 *FHIT* 和 *VHL* 等。

今非昔比,随着人类基因组测序计划的完成及基因深度测序的进行,虽然人们对基因的定位及功能了解在今天已变得非常容易,但蛋白功能的网络调控及不同研究汇聚的海量信息,依然需要我们在研究思路及方法学上的不断创新。

二、抑癌基因失活的主要机制

抑癌基因的失活会导致细胞转化和肿瘤的发生。抑癌基因失活的方式是多种多样的,对多数抑癌基因来说,可能通过多种失活方式共同作用,其中以突变、杂合性缺失和启动子区甲基化异常三种方式最为常见。在肿瘤形成过程中,抑癌基因倾向于发生杂合性缺失,这一特点在指导人们寻找抑癌基因中发挥了重要作用;抑癌基因的表观遗传修饰如启动子区甲基化异常等也是常见的一种失活机制。例如 *Rb* 基因在生殖细胞中发生突变后,导致家族性视网膜母细胞瘤。然而在散发的视网膜母细胞瘤中,*Rb* 基因的启动子区甲基化是其失活的重要原因。但由于在每代细胞中甲基化发生的频率远低于杂合性缺失,因此,杂合性缺失仍被认为是抑癌基因失活的主要机制。

三、*Rb* 和 *p53* 是两个最重要的抑癌基因

Rb 和 *p53* 是到目前为止研究相对最为透彻的两个抑癌基因,其中 *Rb* 编码蛋白主要通过影响细胞周期来发挥作用,而 *p53* 编码蛋白既可以影响细胞周期又可以影响细胞凋亡。

(一)抑癌基因 *Rb* 与肿瘤

1. Rb 是调控细胞周期的重要分子

(1) Rb 主要通过与转录因子 E2F 的结合调控细胞周期:*Rb* 基因能够编码一个 105kDa 的蛋白并在磷酸化酶作用下成为磷酸化蛋白,称为 pRb。在多种肿瘤中都有该蛋白的缺失或结构缺陷。研究发现 pRb 的磷酸化状态与细胞周期密切相关,其低磷酸化状态可抑制细胞周期 G1 进程,而高磷酸化失去抑制作用。Rb 的磷酸化状态决定细胞的增殖或休眠。这种作用是通过 Rb 与转录因子 E2F 的结合来调控的。当 Rb 处于非磷酸化或低磷酸化状态时,能够结合 E2F,抑制转录;当 Rb 被高度磷酸化时,E2F 与 pRb 解离,解离后的 E2F 可以激活多个下游基因的转录,其中发挥最重要作用的是细胞周期素 Cyclin E。实际上,Rb 能够结合多种转录因子,但对于调控细胞周期而言,E2F 无疑是最重要的。

(2) Rb 功能异常导致细胞周期紊乱:如前所述,Rb 是细胞周期调控的重要分子,其功能异常必然会导致细胞周期紊乱,很多致癌因素都是通过影响 Rb 功能,从而引起细胞转化的。如人乳头状瘤病毒(human papillomavirus,HPV)的感染是宫颈癌的主要致癌因素,该病毒编码的 E7 癌蛋白能与 Rb 形成复合物,阻滞其与 E2F 的结合,从而影响 Rb 的功能;此外,一些肿瘤病毒编码蛋白也能通过与 Rb 的结合,干扰 Rb 的功能,引起细胞转化。这些肿瘤病毒编码的蛋白在结构上并无相似之处,但它们具有与 Rb 结合的共同特点,进而影响 Rb 的功能。除了病毒编码蛋白之外,其他癌蛋白,如 Myc,也能够干扰 Rb 的磷酸化,使之失去对细胞周期的调控功能,造成细胞周期的紊乱。

2. 多种肿瘤存在 *Rb* 基因的异常　既然 Rb 在细胞周期调控中非常重要,那么我们很容易理解 Rb 在很多人类肿瘤中都出现功能丧失这一现象。虽然 *Rb* 基因最早是在视网膜母细胞瘤中发现的,但后来的研究发现在很多成人的肿瘤中都存在 *Rb* 基因的缺失或失活,如膀胱癌、乳腺癌、肺癌等。

(二)抑癌基因 *TP53* 与肿瘤

1. 发现 *TP53* 是抑癌基因的曲折过程　*TP53* 是迄今为止发现的最重要的抑癌基因,在

Notes

目前检测过的所有人类肿瘤中，*TP53* 是突变频率最高的，但其发现史却非常曲折。早在 1979 年，当普通小鼠的成纤维细胞被 SV40 病毒转化后，发现除了 SV40 的大 T 蛋白外，在分子量为 53kDa 的地方还出现一条特异性条带，该条带只在被转化的细胞中存在，而在未转化的细胞中不存在；随后人们在许多未感染过 SV40 的人类和啮齿类肿瘤细胞中都检测到其存在。因为其编码的蛋白大小为 53kDa，所以人们将它命名为 p53。之后的研究证明 p53 来源于宿主细胞，而不是病毒，由 *TP53* 基因编码。因为化学致癌物转化的小鼠细胞同样表达 p53。将源自肿瘤细胞的 *TP53cDNA* 转染大鼠胚胎成纤维细胞，发现它可以与癌基因 *ras* 一起共同促进细胞的转化，所以当时人们认为 *TP53* 是一个癌基因。随后的进一步研究发现，虽然来自肿瘤细胞的 *TP53cDNA* 可使细胞发生转化，但从正常组织中获得的 *TP53* cDNA 却不能使细胞发生转化，甚至对细胞转化有抑制作用。比较两种 cDNA 的序列发现，在源自肿瘤细胞的 *TP53* cDNA 中，常有碱基的突变，使编码的氨基酸也随之发生改变。这种改变不但使 p53 蛋白失去了正常功能，且因其不易降解而在细胞内堆积，因此在转化细胞或癌细胞中出现了 p53 蛋白含量升高的现象，给人们留下一个 *TP53* 是癌基因的假象。然而事实上，野生型 *TP53* 基因是一个具有非常重要功能的抑癌基因。

2. p53 在调节细胞凋亡、细胞周期和 DNA 损伤修复中均发挥重要作用 *TP53* 编码的 p53 蛋白的半衰期很短，大约只有 20 分钟左右，是一个高度不稳定蛋白，在细胞内合成后不久即被降解。很多因素如 X 射线、紫外线、引起 DNA 损伤的化疗药物、低氧等都能诱导 p53 的表达，导致细胞中 p53 水平快速升高。而 p53 作为转录因子，可激活上百种靶基因的表达，这些由 p53 诱导表达的靶基因直接参与细胞周期的调控和 DNA 损伤的修复，同时也参与细胞衰老、分化及凋亡的调控。

(1) p53 促细胞凋亡：在细胞遭遇大量不可修复的基因组损伤、缺氧或者许多信号通路失调的情况下，p53 将启动细胞凋亡程序。p53 主要通过两条途径诱导细胞凋亡：一方面，p53 作为转录因子，可使促细胞凋亡的靶基因表达上调，如 *BAX*、*PUMA*、*NOXA*、*PIDD*、*p53AIP1* 等，同时，p53 可抑制凋亡抑制基因的表达，如 *Bcl-2*、*IGF-1R* 等，并通过这些蛋白参与内源和外源凋亡途径；另一方面，胞浆中的 p53 能进入到线粒体，激活内源性的线粒体凋亡途径，促进细胞凋亡。

(2) p53 参与细胞周期的调节：p53 对细胞周期的调节主要是通过一些细胞周期相关蛋白如 p21$^{\mathrm{Cip1}}$、Siah、14-3-3 σ、Reprimo 等来实现的，如果某个细胞的染色体 DNA 在细胞周期的 G1 期受到损伤，p53 将被激活，诱导 p21$^{\mathrm{Cip1}}$ 的合成，而 p21$^{\mathrm{Cip1}}$ 将阻止细胞的进一步增殖。同时，细胞内的 DNA 修复机制也将迅速启动，其中有些修复蛋白还是直接被 p53 诱导表达的。当 DNA 损伤被成功修复后，保护 p53 不被降解的信号将消失，p53 迅速被降解，p21$^{\mathrm{Cip1}}$ 水平恢复正常，细胞周期进程得以恢复，细胞进入 S 期，DNA 开始复制。p53 还可以通过调控其他一些细胞周期相关的靶蛋白，如 Siah 等实现对细胞周期的调控。Siah 参与 β-catenin 的降解，而 β-catenin 则可诱导 Cyclin D1 的合成，Cyclin D1 可促进细胞由 G1 期进入 S 期。因此 p53 可通过对 Siah 的调控而控制细胞周期的进程。另外，p53 也可通过对靶蛋白 14-3-3 σ、Reprimo 的调控而控制细胞由 G2 期进入 M 期，以实现对细胞周期的调控。

(3) p53 可通过不同机制避免损伤 DNA 传给子细胞：p53 通过对不同靶基因的调控而参与细胞周期、细胞凋亡、DNA 损伤修复等各个环节的调节，保证突变的 DNA 不会传给子代细胞。在染色体 DNA 受到轻微损伤时，p53 可通过阻滞细胞周期的进程、诱导表达 DNA 修复酶对损伤 DNA 进行修复等途径，以减少基因组中突变 DNA 的积累；而当染色体 DNA 损伤严重到不能修复、或者修复系统也发生变化不能行使修复功能时，p53 将启动凋亡相关基因的表达，诱导细胞凋亡，通过以上途径确保损伤 DNA 不会传到子代细胞。相反，如果 p53 一旦失去功能，细胞内损伤的 DNA 不能得到有效修复而在子代细胞中不断积累，最终可导致细胞的恶性转变。

3. p53 异常与肿瘤

(1) p53 与 Li-Fraumeni 综合征：p53 的功能如此重要，人们很容易联想到 p53 的功能异常可能会引起肿瘤的发生,这在临床上也得到了证实。1982 年两位人类遗传学家发现了一种被称为 Li-Fraumeni 综合征的家族性肿瘤综合征,与前面提到的视网膜母细胞瘤家族性发病仅限于视网膜母细胞瘤及骨肿瘤不同,而 Li-Fraumeni 综合征家族对许多肿瘤都有高度的易感性,如恶性胶质瘤、白血病、乳腺癌、肺癌、胰腺癌、肾母细胞瘤和软组织肉瘤等。在这些家族中,过半数成员都被上述肿瘤所困扰,其中有 2/3 的人在 22 岁之前就有这些肿瘤的发生,有些成员甚至同时并发多种肿瘤。1990 年,研究者发现 Li-Fraumeni 综合征的大多数病例存在 17 号染色体 1 区 3 带的异常,而这恰恰是 *TP53* 基因所在区域。研究发现,在这些肿瘤多发家族的 70% 成员中,*TP53* 等位基因突变遵循孟德尔遗传法则,从母代传给子代。

(2) 肿瘤组织中广泛存在 *TP53* 的突变:除了上述 Li-Fraumeni 综合征这种极端的例子外,在约 30%-50% 的人类散发性肿瘤中存在 *TP53* 基因的突变,是目前为止发现突变类型最多、在肿瘤细胞中分布最广泛的基因突变。在人类肿瘤中绝大多数 *TP53* 突变类型是点突变,迄今为止人们已经发现了众多的 *TP53* 点突变类型,其中 75% 的突变都是能引起编码氨基酸改变的错义突变。

(3) 恢复 p53 功能已成为治疗某些肿瘤的策略之一:既然 *TP53* 突变与肿瘤的发生、发展密切相关,人们自然会想到的一个问题就是能否利用 *p53* 进行肿瘤治疗。事实上人们也一直在进行 *TP53* 基因治疗的探索。由于腺病毒 DNA 不整合到宿主细胞基因组中,因此,应用重组腺病毒 -*p53*(Ad-*p53*)进行 *TP53* 的基因治疗被认为是安全的。由于 *TP53* 在头颈部肿瘤中有较高的突变率,所以 Ad-*p53* 配合放疗在我国已用于鼻咽癌等头颈部肿瘤的治疗,并已取得了一定的疗效。当然,通过恢复抑癌基因功能的策略获得的疗效,与该基因异常在肿瘤细胞中发挥的作用密切相关。由于肿瘤细胞常常存在多个基因的结构及表达功能的异常,因此,对 Ad-*p53* 治疗的最终效果评价尚需有更多临床病例及更长时间随访资料的支持。

四、其他抑癌基因与肿瘤

(一) 已被克隆的其他抑癌基因及其功能

抑癌基因及其编码蛋白可通过多种途径阻滞肿瘤的发展,它们的功能千差万别,但将它们统称为抑癌基因的唯一共性就是它们都能够抑制肿瘤的发生。它们中一些基因的功能是直接抑制细胞增殖,另外一些则是通过代谢失衡或基因组损伤反应而间接抑制细胞增殖。到目前为止,已被确证的癌基因远远多于抑癌基因,这可能与癌基因的作用常为显性、而抑癌基因的作用常为隐性而不易被发现有关。表 2-3-3 列举了大部分已被克隆的抑癌基因及其主要功能。虽然它们可通过多种方式发挥抑制肿瘤生长的作用,但许多基因的功能机制尚不完全清楚。即便是同一个抑癌基因,其作用方式也是多种多样的,上述的 *TP53* 就是一个典型例子。揭示抑癌基因的功能,尤其是在肿瘤发生发展中的作用,将有助于我们更好地了解肿瘤,了解生命的复杂性和多样性。

(二) 其他抑癌基因失活与肿瘤发生

1. *APC* 与家族性腺瘤息肉　同其他肿瘤一样,绝大部分结直肠癌是散发性的,只有小部分是由家族性腺瘤状息肉引起的,表现为明显的家族遗传性。科学家们通过对这些家系的肿瘤组织标本的研究,在 1991 年克隆了与家族性腺瘤息肉密切相关的 *APC*(adenomatous polyposis coli,APC) 基因。进一步研究发现,APC 主要是通过下调细胞内的 β-catenin 水平而抑制细胞增殖。在家族性腺瘤息肉所致的结肠癌中,*APC* 基因启动子区因超甲基化使转录受到抑制,导致 *APC* 基因失活,进而引起 β-catenin 在细胞内的积累,而后者与肿瘤的发生发展密切相关,在许多肿瘤细胞中均有升高。

2. *BRCA1* 与乳腺癌　乳腺癌早期发病基因 1(breast cancer 1,*BRCA1*)是重要的经典的家族型乳腺癌相关抑癌基因。正常的 BRCA1 可通过形成二聚体发挥泛素酶的功能,并参与 RNA

Notes

表 2-3-3 抑癌基因及其编码蛋白的主要功能

基因名称	染色体定位	家族性癌症综合征	散发性癌症及器官	蛋白动能
RUNX3	1p36	—	胃癌	转录因子共激活因子
HRPT2	1q25-32	甲状旁腺肿瘤、颌骨骨化性纤维瘤	甲状旁腺肿瘤	染色质蛋白
FH	1q42.3	家族性平滑肌瘤	—	延胡索酸酶
FHIT	3p14.2	—	不同器官肿瘤	二腺苷三磷酸水解酶
RASSF1A	3p21.3	—	不同器官肿瘤	多种功能
TGFBR2	3p2.2	遗传性非息肉性大肠癌（HNPCC）	结肠、胃、胰腺肿瘤	TGF-β 受体
VHL	3p25	Von Hippel-Lindau 综合征	肾细胞癌	HIF 泛素化
hCDC4	4q32	—	子宫内膜癌	泛素链接酶
APC	5p21	家族性腺瘤性息肉	结直肠、胰腺、前列腺癌	β-catenin 降解
p16/MTS1	9p21	家族性黑色素瘤	不同器官肿瘤	CDK 抑制因子
p14^ARF	9p21	—	不同器官肿瘤	p53 稳定因子
PTC	9q22.3	痣样基底细胞癌综合征	髓母细胞瘤	hedgehog 生长因子受体
TSC1	9q34	结节性硬化	—	mTOR 抑制因子
BMPR1	10q21-22	幼年性息肉病	—	BMP 受体
PTEN	10q23.3	Cowden's 病, 乳腺、胃肠癌	胶质母细胞瘤, 前列腺、乳腺及甲状腺癌	PIP_3 磷酸酶
WT1	11p13	Wilms 肿瘤	Wilms 肿瘤	转录因子
MEN1	11p13	多发性内分泌腺瘤	—	组蛋白修饰、转录阻遏蛋白
BWS/CDKN1C	11p15.5	Beckwith-Wiedemann 综合征	—	p57^kip2 CDK 抑制因子
SDHD	11q23	家族性副神经节瘤	嗜铬细胞瘤	线粒体蛋白
RB	13q14	视网膜母细胞瘤、骨肉瘤	视网膜母细胞瘤、肉瘤, 膀胱、乳腺、食管及肺癌	转录阻遏
TSC2	16p13	结节性硬化	—	mTOR 抑制因子
CYLD	16q12-13	圆柱瘤	—	去泛素化酶
CDH1	16q22.1	家族性胃癌	侵袭性癌症	细胞间黏附
BHD	17p11.2	Birt-Hogg-Dube 综合征	肾错构瘤	未知
TP53	17p13.1	Li-Fraumeni 综合征	不同器官肿瘤	转录因子
NF1	17q11.2	Ⅰ型神经纤维瘤	结直肠癌、星型细胞瘤	Ras-GAP
BECN1	17q21.3	—	乳腺、卵巢、前列腺癌	自嗜作用
PRKAR1A	17q22-24	多发性内分泌腺瘤	多发性内分泌腺瘤	PKA 亚基
DPC4	18q21.1	幼年性息肉病	胰腺、结肠癌	TGF-β 转录因子
LKB1/STK11	19p13.3	Peutz-Jegher 综合征	错构性结肠息肉	丝氨酸/苏氨酸激酶
RUNX1	21q22.12	家族性血小板紊乱	急性髓样细胞白血病	转录因子
SNF5	22q11.2	横纹肌性综合征	恶性横纹肌样瘤	染色体重建
NF2	22q12.2	神经纤维瘤定位综合征	神经鞘瘤、脑室管膜瘤	细胞骨架与膜连接
ATM	11q22.3	胰腺癌	乳腺癌	DNA 损伤修复
CHK2	22q12.1	乳腺癌、前列腺癌	乳腺癌	细胞周期调节
BRCA1	17q21	家族性乳腺癌、卵巢癌	—	泛素化酶活性、调节 RNA 合成酶功能
BRCA2	13q12	家族性乳腺癌、卵巢癌	—	同源重组

合成酶功能的调节、DNA 损伤修复等生物学过程,而 *BRCA1* 的基因变异可导致其编码蛋白的功能异常。有 *BRCA1* 基因突变的女性,其患乳腺癌和卵巢癌的风险,显著高于普通人群,且发病年龄相对年轻。近年来 *BRCA1* 已被作为有乳腺癌家族史的女性患者常规测序基因。*BRCA1* 的各类遗传变异(genetic alteration)信息可从公共数据库(http://research.nhgri.nih.gov/bic/)中获取。除 *BRCA1* 外,其同家族成员 *BRCA2* 的失活也与乳腺癌发生关系密切。

3. *p16/MTS1* 与家族性黑色素瘤   恶性黑色素瘤的病因目前仍不太清楚,公认的主要致病因素包括:种族与遗传、创伤与刺激、日光照射、激素以及免疫相关因素等。一部分皮肤恶性黑色素瘤患者有遗传病史,这种有遗传性恶性黑色素瘤背景的被确定为家族性非典型痣和恶性黑色素瘤综合征。研究表明,肿瘤抑制基因 *p16/MTS1*(Multiple Tumor Suppressor 1,或称 Inhibitor of Cyclin—dependent Kinase 4a 即 *INK4a*,或称 *CDKN2A*)的缺失是皮肤恶性黑色素瘤发生中最重要的基因改变。在家族性黑色素瘤中,*p16/MTS1* 常处于失活状态,在散发性皮肤恶性黑色素瘤中,也存在 *p16/MTS1* 部分或全部表达缺失的现象。由 *p16/MTS1* 编码的 P16 蛋白是细胞周期素依赖性激酶(cycline-depedent kinase,CDK)的抑制分子,对细胞周期起负性调控作用。*p16/MTS1* 基因的失活常常是由于启动子区甲基化引起的,启动子区的甲基化可使 *p16/MTS1* 不表达或表达水平降低,使 P16 功能缺失,导致细胞周期异常,从而促进细胞增殖。

4. *VHL* 与 Von Hippel-Lindau 综合征   Von Hippel-Lindau 综合征,又称视网膜和中枢神经血管母细胞瘤病(VHL病),是一种可以发展为多种肿瘤的遗传性疾病,研究发现几乎所有该综合征的患者都有 *VHL* 抑癌基因的种系突变。和 *Rb* 基因突变一样,*VHL* 基因也存在杂合性缺失。约 70% 的散发肾癌患者中因启动子区的甲基化而存在 *VHL* 基因的失活。*VHL* 基因的产物 pVHL 主要通过抑制低氧诱导因子 1α(Hypoxia-inducible factor-1α,HIF-1α)的功能而发挥抗肿瘤生长作用。HIF-1α 作为转录因子可诱导血管内皮细胞生长因子(vascular endothelial growth factor,VEGF)等一系列重要基因的表达,进而促进肿瘤的发生和转移,因此,HIF-1α 也是肿瘤靶向治疗的重要潜在靶点。

5. *NF1* 与神经纤维瘤   神经纤维瘤病在 1862 年被首次发现,该病的一个亚型偶尔会发展成为恶性肿瘤,命名为神经纤维肉瘤(neurofibrosarcomas)。与神经纤维肉瘤发生密切相关的基因是 *NF1*。该基因是 1990 年被克隆鉴定的,编码的蛋白为 Ras-GTPase 活化蛋白(Ras-GAP)。Ras-GAP 可激活 Ras 的 GTP 酶活性,促进 GTP 水解为 GDP,使 Ras 从结合 GTP 的活化状态转变为结合 GDP 的非活化状态。如在前一节中所述,*ras* 是一个促肿瘤发生的癌基因,因此,*NF1* 是一个抑制 Ras 活性的抑癌基因。在神经纤维肉瘤中存在 *NF1* 基因的突变失活,导致 RAS 处于结合 GTP 的持续活化状态。在结直肠癌等一些散发肿瘤中,也存在 *NF1* 的突变失活。

需要特别指出的是,在肿瘤发生发展过程中,癌基因的活化与抑癌基因的失活常常是共同发挥作用的,图 2-3-4 所示是结肠癌发生发展过程中一些比较明确的基因变化过程。从图中我们可以看出,肿瘤的发生是一个多基因参与、多阶段演进的复杂过程,是多个癌基因激活和多个抑癌基因失活的最终结果。

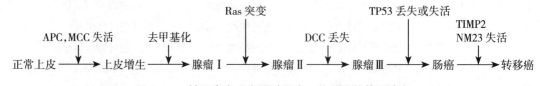

图 2-3-4   结肠癌发生发展过程中一些重要的基因改变

Notes

第三节 癌症基因组学

肿瘤的发生发展是由众多基因共同参与的复杂过程,其中既有发挥主导作用的"驱动基因"(drive gene),也有随驱动基因发生变化并在肿瘤发生发展中起一定作用的"乘客基因"(passenger gene),因此,单纯研究某一癌基因或抑癌基因难以全面了解肿瘤细胞中基因变化的全貌,也难以解释肿瘤细胞的高度异质性。20 世纪 90 年代基因组学的兴起及高通量 DNA 测序技术的快速发展,极大地推动和促进了癌症基因组学的研究。癌症基因组学主要通过对正常细胞及肿瘤细胞全基因组的测序比较,能够全面了解肿瘤发生过程中的遗传学变化。它不仅能帮助人们认识在肿瘤细胞中基因组发生了什么变化,而且有助于理解这些变化是如何导致细胞生物学活性的改变及最终诱发肿瘤的发生。

癌症基因组学是基于人类基因组计划提供的大量 DNA 测序数据的背景下进行的,最初的研究计划包括:人癌症基因组计划(The Human Cancer Genome Project,HCGP),目标是鉴定人类基因组蛋白质编码区;癌症基因组解析计划(The Cancer Genome Anatomy Project,CGAP),主要目标是建立一个基于信息和物理资源的基因组和癌症交叉研究平台;癌症基因组计划(The Cancer Genome Project,CGP),主要研究人基因组中所有基因的序列变化,可以从不同角度揭示癌症基因组的变化。癌症基因组学的研究及相关计划的实施,除了需要快速的 DNA 测序技术、高通量的 DNA 微阵列技术及强大的生物信息分析技术外,更需要全球科学家的精诚合作和对源自不同实验室检测数据的信息共享和有效整合。为此,2007 年各国科学家们在加拿大多伦多成立了国际癌症基因组联盟(International Cancer Genome Consortium, "ICGC"),它由遍布全球的诸多研究机构组成,合作研究癌症的基因变异,以绘制完整的人类癌症基因图谱。2014 年初 ICGC 公布了超过 1 万个样本的癌症基因组数据,目前 ICGC 正在对包括 50 种肿瘤的 2.5 万多个肿瘤样本进行测序,以获得不同肿瘤的基因突变图谱,这对癌症的基因诊断、分子分型及个体化治疗,无疑具有非常重要的意义。

我国也是 ICGC 的创始成员国,中国癌症基因组联盟(China Cancer Genome Consortium,简称"CCGC")先后开展了对胃癌、食管癌、肝癌、鼻咽癌、肾癌等的基因组学研究,并已取得一些重要进展。

鉴于篇幅所限,有关对癌症基因组学的进一步了解可参阅相关专著。

第四节 研究展望与面临的问题

自癌基因与抑癌基因的发现至今已有近三十余年的历史,人们在分子水平上对肿瘤的认识已取得了长足的进步,基于对癌基因、抑癌基因的认识而研发的靶向治疗药物已成功用于对肿瘤的治疗。然而,癌基因与抑癌基因的功能只能部分解释肿瘤的发生发展过程。一个细胞从正常细胞演变为癌细胞、到形成肿瘤并发生转移,除细胞自身多基因的复杂变异外,还与其周围的间质细胞、淋巴细胞及相关内皮细胞等的功能也密切相关。因此,虽然癌基因与抑癌基因对肿瘤的发生发展很重要,但要想真正全面认识肿瘤的发生发展过程,无论是对肿瘤细胞本身而言,还是对肿瘤细胞周围的生长环境而言,仍然有许多问题有待回答,如在肿瘤发生发展过程中,癌变细胞内究竟发生了什么分子事件、它们的时空关系及相互的影响与调节机制、癌变细胞与其生长的周围环境是如何相互影响的等等,这些问题仅从癌基因与抑癌基因的角度是难以很好回答的。近年来各种高通量检测技术的发展及不同"组学"研究的深入和大数据分析的兴起,无疑将极大地推动和促进人们对肿瘤发生机制的研究,全面认识和控制肿瘤应是为期不远。

(寿成超)

Notes

参考文献

1. Weinberg RA. The Biology of Cancer. Garland Science, New York, 2006

2. Hanahan D, Weinberg RA. Weinberg. Hallmarks of cancer: The next generation Cell 2011, 144: 646-674

3. Santarius T, Shipley J, Brewer D, et al. A census of amplified and overexpressed human cancer genes. Nat Rev Cancer. 2010, 10: 59-64

4. Croce CM. Molecular Origins of Cancer: Oncogenes and Cancer. N Engl J Med. 2008, 358(5) 502-511

5. Karnoub AE, Weinberg RA. Ras oncogenes: split personalities. Nat Rev Mol Cell Biol. 2008, 9(7): 517-531

6. Meek DW. Tumour suppression by p53: a role for the DNA damage response? Nat Rev Cancer. 2009, 9(10): 714-723

7. DeVita VT, Rosenberg SA. Two hundred years of Cancer Research. N Engl J Med. 2012, 366(23): 2207-2214

8. Negrni S, Gorgoulis VG, Halazonetis TD. Genomic instability—an evolving hallmark of cancer. Nat Rev Mol Cell Biol 2010, 11: 220-228

9. Vogt PK, Retroviral oncogenes: a historical primer. Nat Rev Cancer. 2012, 12: 639-648

10. Shortt J, Johnstone RW, Oncogenes in cell survival and cell death. Clod Spring Harb Perspect Biol 2012, 4: a009829

11. Dobbelstein M, Moll U. Targeting tumour-supportive cellular machineries in anticancer drug development. Nat Rev Drug Disc. 2014, 13: 179-196

12. Ranzani M, Annunziato S, Adams DJ, et al. Cancer gene discovery: exploiting insertional mutagenesis. Mol Can Res. 2013, 11: 1141-1158

13. Nero TL, Morton CJ, Holien JK, et al. Oncogenic protein interfaces: small molecules, big challenges. Nat Rev Cancer. 2014, 14: 248-262

14. Camidge DR, Pao W, Sequist LV. Acquired resistance to TKIs in solid tumours: learning from lung cancer. Nat Rev Clin Onco. 2014 Advance online publication

第四章　DNA 损伤修复与肿瘤

DNA 作为大多数生物的遗传物质,具有高度保守性,以确保物种的遗传稳定性。在物种生命活动中,DNA 不断复制或暴露在生存环境中,易发生 DNA 损伤(DNA damage),生物体可以通过复杂的修复机制、损伤耐受以及调控点(checkpoint)信号来抵抗这些损伤,确保基因组稳定性。

此外,DNA 损伤还可以激活细胞内高度保守的抗肿瘤、抗老化、抗凋亡反应,抑制细胞代谢、生长以及启动一些防御机制来维持细胞本身的完整性。

DNA 损伤与修复频繁发生,一旦产生的损伤不能修复或不能完全修复,将会产生一系列后果。一方面,从进化的角度来看,部分损伤可能是生物体的适应性反应,有利于生物体的生存,这些损伤进一步被保留下来,作为生存优势遗传给后代;另一方面,一部分损伤可能影响生物体的关键生命活动,这些损伤将在细胞或器官内聚集,造成生物体的功能性异常、疾病、衰老甚至死亡。DNA 损伤修复与疾病发生的关系如图 2-4-1。此外,有些损伤所致的突变并不引起表型的改变,只是在群体中形成基因组多态性片段,或成为与疾病相关的因素保留于生物体的基因组内。

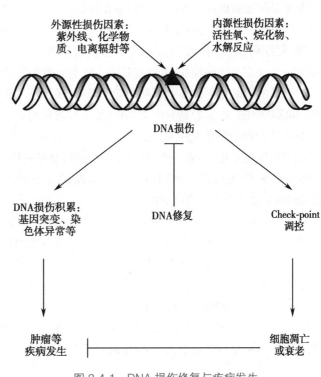

图 2-4-1　DNA 损伤修复与疾病发生

一般情况下,突变频率越高导致疾病的几率就越高,DNA 损伤修复成为许多疾病机制研究的重要领域。本章将主要学习 DNA 损伤与修复及其与肿瘤发生和治疗的关系。

第一节　DNA 损伤的诱发因素及其机制

DNA 主要由碱基、脱氧核糖和磷酸构成,这些成分都可能受到损伤。其中,碱基作为荷载遗传信息的关键物质,其损伤对宿主的影响最为严重。宿主所处的内外环境因素均可诱发 DNA 损伤,其诱发损伤的机制各不相同,进而产生不同后果。

一、多种因素可以引起 DNA 损伤

1. **紫外线**　当 DNA 暴露于 260nm 波长的紫外线时,造成相邻胸腺嘧啶通过 5,6- 双键的饱和作用形成共价结合的环状结构或胸腺嘧啶二聚体。此外,紫外线还可引起 DNA 之间、DNA

与蛋白质之间的交联,甚至导致 DNA 链的断裂。紫外线不能穿透人的皮肤,紫外线照射导致的 DNA 损伤仅局限在皮肤内,不易造成皮下组织的损伤。

2. **电离辐射**　电离辐射可通过多种机制导致 DNA 的损伤,其中·OH 等氧自由基的产生是 DNA 损伤的主要原因。这些自由基一方面可以作用于碱基,使 DNA 碱基发生氧化修饰,导致过氧化物的形成,碱基环的破坏和脱落等;另一方面,自由基还可与脱氧核糖及磷酸发生作用,破坏脱氧戊糖或使磷酸二酯键断裂,从而使 DNA 键断裂。电离辐射还可导致 DNA 链交联,高剂量的电离辐射可直接导致 DNA 链的断裂,这种直接损伤存在辐射剂量的依赖关系。

电离辐射致 DNA 损伤一方面是肿瘤发生的原因,如 1945 年日本的广岛和长崎遭受原子弹的袭击,幸存者在事后的数年,白血病、乳腺癌、肺癌、皮肤癌等恶性肿瘤的发病率明显高于其他地区。1979 年美国三哩岛压水堆核电站燃料原件损坏事故,以及 1986 年前苏联切尔诺贝利沸水堆核电站事故的受害群体的癌症发病率比普通人群高 7 倍。另一方面,电离辐射导致的 DNA 损伤也是肿瘤放射治疗发挥作用的重要机制。

3. **烷化剂**　烷化剂几乎都是亲电子化合物,常见烷化剂如芥子气、硫酸二乙酯、甲基 - 亚硝基胍、化疗药物环磷酰胺、白消安等,此外,机体还可产生一些内源性烷基化合物,这些烷化剂都带有一个或多个活性烷基,可致碱基或主链上的磷酸基发生烷基化。

碱基的烷基化不仅导致碱基的配对障碍,还可能导致碱基的脱落或缺失。碱基中鸟嘌呤的 N7 和腺嘌呤的 N3 最容易发生烷基化,发生烷基化的嘌呤碱基发生配对变化,例如鸟嘌呤 N7 被烷化后就不再与胞嘧啶配对,而改与胸腺嘧啶配对,结果导致 G-C 转变成 A-T。DNA 磷酸基的二酯键发生烷基化,形成不稳定的磷酸三酯键,易使核糖与磷酸之间化学键发生水解,导致 DNA 断裂。此外,烷化剂也可导致 DNA 交联,造成 DNA 链内、DNA 链间以及 DNA 与蛋白质间的交联,引起 DNA 复制障碍及蛋白功能失调。

4. **其他因素**　一些天然或人工的碱基类似物,可以掺入到 DNA 链而干扰正常的核酸代谢或 DNA 复制,如抗癌药物氟尿嘧啶(5-Fu)、2- 氨基腺嘌呤(2-AP)等。此外,一些化学物质也能通过烷化剂相似的化学修饰,引起 DNA 链上的碱基变化或通过影响 DNA 复制而改变碱基序列,例如致癌物亚硝酸盐和黄曲霉素。

5. **DNA 自发损伤**(DNA spontaneous lesion)　细胞中 DNA 复制、损伤修复过程中,DNA 可能发生自发性损伤,如复制过程中的碱基错配,在 DNA 损伤发生后修复过程中的碱基错配。此外,在 DNA 复制过程中,可能发生碱基丢失,结构移位导致 DNA 的错配等。

二、DNA 损伤的形式

机体每天每个细胞大约自发发生 10^4 次单链断裂和位点的缺失,每个细胞每天各种损伤类型总体上发生可以达到 10^5 次,损伤的类型和损伤导致的结果是密切相关。根据 DNA 分子不同的结构改变情况,DNA 损伤可分类如下:

1. **DNA 交联**　主要分为 DNA 链内共价交联和链间共价交联。其中,紫外线和放射线等电离辐射可导致 DNA 链内的碱基发生共价交联,使此位点丧失 DNA 复制的模板作用;而烷化剂如丝裂霉素、氮芥子气以及多种铂类化疗药物也可导致 DNA 链间发生共价交联。

2. **DNA 链断裂**　DNA 暴露于电离辐射、活性氧、化学试剂等,都可能发生链内磷酸二酯键断裂,继而导致 DNA 单链或双链的断裂。

3. **碱基突变**　根据突变的碱基对的数目,突变可分为单点突变和多点突变。点突变又可分为转换和颠换。例如,一种诱变损伤 7,8- 二氢 -8- 鸟嘌呤是一类 DNA 复制过程中的氧化损伤,可导致 GC → TA 颠换(胞嘧啶为正常配对,腺嘌呤为异常配对)。

4. **插入或缺失**　DNA 双链中发生单个或多个碱基、甚至是一段核苷酸序列插入或缺失。

5. **DNA 重排**　又称 DNA 重组,是指 DNA 分子内发生较大片段的交换,可以在同一染色体

Notes

的两条链之间发生,也可以在不同染色体之间发生,且 DNA 重排的方向可以是正向或反向。

第二节　DNA 损伤修复

DNA 在生物体的绝大部分细胞内只有一个拷贝,DNA 也是唯一依靠分子修复的生物大分子,不能像其他蛋白质、脂肪酸等生物大分子一样可以重新合成,因而 DNA 损伤一旦不能修复,这些损伤就可能在生物体的生命周期中不断聚集,并可能引起细胞或机体的衰老或疾病。大量研究表明,DNA 损伤修复(DNA damage repair)过程是一个保持基因完整性的复杂过程,这一过程需要大量修复相关的蛋白质和相关分子参与,其修复方式及其机制简单介绍如下:

一、DNA 损伤的直接修复

直接修复是最简单的 DNA 损伤修复方式,但可被直接修复的损伤类型十分有限。

1. DNA 断裂口的直接修复　在 5'-P 端和 3'-OH 端未受损伤的情况下,连接酶能够直接修复 DNA 断裂口。

2. DNA 二聚体的光复活酶直接修复　生物体内存在一种光复活酶,也称 DNA 光解酶、脱氧核糖二嘧啶光解酶,最初发现在细菌等原核生物,在一些低等真核生物内也有类似的酶的存在,在波长 300~500nm 的可见光照射下,光复活酶二聚体可直接转化为单体,目前尚未在真核生物体内发现这类酶的存在。

3. 烷基化碱基的直接修复　O(6)-甲基鸟嘌呤转移酶是 DNA 损伤修复中的一种重要的酶,它可以同时发挥甲基转移酶和甲基受体的作用。将甲基从 O(6)-甲基鸟嘌呤转移到自身的半胱氨酸残基上,使 DNA 链上的鸟嘌呤得以恢复,同时酶本身发生不可逆失活,目前尚未发现有其他蛋白参与此过程。该酶可以切除甲基和其他小的烷基,对保护细胞免受烷化剂的损害、防止癌变和死亡有重要作用。

二、切　除　修　复

切除修复远比直接修复复杂,由多种修复酶和相关蛋白参与,是细胞内最普遍的修复机制。修复过程主要可分为:①识别:由 DNA 特异内切酶或糖苷酶识别 DNA 受损位点;②切除:在损伤位点的 5' 上游及 3' 下游由外切酶分别切断 DNA 链并去除 DNA 损伤部分;③合成:DNA 聚合酶在缺口处催化 DNA 合成并沿 5'-3' 方向延伸,以新合成的 DNA 片段取代整个损伤的 DNA 片段;④连接:通过 DNA 连接酶将新合成的 DNA 与原 DNA 链的未受损部分连接,从而恢复 DNA 原有结构。

根据切除片段大小,切除修复可分为单个核苷酸切除修复(base excision repair,BER)和核苷酸片段切除修复(nucleotide excision repair,NER),单个核苷酸切除修复主要参与切除损伤的非正常的单个核苷酸,如碱基错配,而核苷酸片段切除修复可以修复 DNA 双链中发生的几乎所有类型的损伤。

三、重　组　修　复

当 DNA 损伤范围较大时,切除修复方式难以完全修复损伤的 DNA,非同源重组和同源重组是 DNA 双链断裂(double-strand break,DSB)修复的主要机制。非同源重组是通过断端重连,有可能有碱基的缺失或增加,因此是一种不精确修复,主要在复制之前发生。复制完成后,同源重组通过一系列的 DNA 转录,辨别姐妹染色单体,修复错配的序列并且连接断端。另外,交联修复作用于细胞损伤断裂的 DNA 链,通过共价键进行连接,防止链的分离,同时阻碍转录和复制。这个机制涉及重组机制,不同于单纯的核苷酸切除修复。

Notes

四、细胞周期检查点控制

当 DNA 受到损伤时，真核细胞往往无法依靠单纯的修复机制进行修复，通过细胞周期检查点（checkpoint）控制来对 DNA 损伤作出应答是真核细胞对损伤的一种重要反应。当 DNA 损伤发生在复制期（S）和有丝分裂期（M）这两个重要时相时，细胞除了诱导修复基因的转录外，还可暂时阻断细胞周期，防止受损 DNA 继续复制，如无法修复，则可诱导细胞凋亡。这些对 DNA 损伤的应答反应都是通过细胞周期检查点控制机制来实现的。真核生物通过这一机制来准确控制应答时序，协调应答过程，从而诱导修复基因的转录，或暂时阻断细胞周期，或诱导细胞凋亡。

第三节 DNA 损伤修复与肿瘤

一、DNA 损伤修复与肿瘤发生

DNA 损伤后若不能有效修复，将可能破坏基因组的稳定性，部分关键基因的损伤即可能促进细胞转化或诱发癌症，在损伤修复过程中，DNA 修复不良、细胞周期检查点丧失以及细胞凋亡障碍都有可能导致癌症的发生，如 ALK 重排激活与肺癌。

1. 着色性干皮病（Xeroderma pigmentosum） 该病发病率较低，主要是由于核苷酸切除修复机制的缺失而导致对日光的过度敏感，紫外线造成的 DNA 损伤难以修复，但临床特点差异较大。这是一类典型的核苷酸切除修复机制缺失相关的疾病，主要的特点是日光照射后造成异常的色素沉着，造成发生皮肤癌的患病风险大于正常人约 2000 倍。这是由于 DNA 修复机制异常和（或）伴有转录合并修复的异常，导致基因组的损伤累积，因而突变发生和恶性肿瘤形成。这类患者常常需要避免日光照射。

2. 毛细血管扩张共济失调症（Ataxia-telangiectasia，A-T） 毛细血管扩张共济失调症是一种较罕见的遗传病，由共济失调 - 毛细血管扩张突变基因（ataxia-telangiectasia mutated gene，ATM）突变所致。ATM 被认为是细胞对 DNA 损伤反应的关键调控因子，A-T 患者与基因携带者存在对辐射引起的 DNA 双链断裂修复的缺陷，而出现基因组的不稳定性，表现为对辐射的高度敏感和肿瘤易发倾向。

3. 肿瘤放化疗导致继发肿瘤的发生 放疗、化疗是肿瘤治疗的主要手段，通过 DNA 损伤诱导肿瘤细胞凋亡是放化疗手段治疗肿瘤的主要机制，但基于电离辐射的放疗及部分化疗手段同时也导致了正常体细胞的 DNA 损伤，严重者导致体细胞突变，这就可能导致治疗后的继发肿瘤。辐射致瘤以鼻咽癌放疗为例，治疗剂量的 X 射线或 γ 射线即可造成少数患者发生照射野的继发肉瘤。

4. p53 与肿瘤 p53 在细胞周期调控、DNA 修复、细胞衰老、分化、凋亡等过程中都扮演重要作用，既能修复损伤细胞，又能去除严重损伤的细胞从而避免这些细胞对机体的危害作用。p53 与肿瘤的发生发展关系密切，其功能失活是人类肿瘤中非常普遍的现象，在所有人类肿瘤中有 50% 左右存在 p53 的突变。p53 突变或缺失导致 P53 蛋白对 DNA 修复作用的削弱，同时导致周期调控以及细胞凋亡诱导作用的下降，进而导致 DNA 损伤的累积，促进肿瘤的发生。

二、DNA 损伤修复与肿瘤靶向治疗

近 20 年来，DNA 损伤反应蛋白的不断发现以及相关信号通路的逐步阐明（图 2-4-2）把 DNA 损伤修复领域从基础研究推向了临床应用，目前对特异的 DNA 损伤应答分子为靶点进行干预为癌症的治疗提供了基础。参与 DNA 损伤反应的蛋白和信号通路的功能可以大致分为四类：DNA 修复、辅助 DNA 修复、DNA 损伤信号以及细胞生存。

Notes

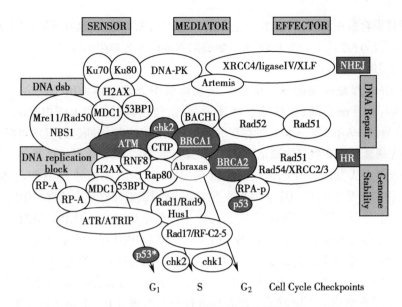

图 2-4-2 DNA 损伤修复的分子机制

1. 靶向 DNA 损伤的修复通路 放射疗法和许多化学治疗药物的抗癌作用依赖于 DNA 损伤。DNA 损伤的细胞毒性主要源于其对细胞进程的抑制作用,例如转录以及翻译。一些肿瘤细胞在癌症发生中由于 DNA 损伤监视机制的丧失存在获得性 DNA 修复缺陷,这一修复缺陷为癌症特异性治疗提供了一条独特的途径。然而,大多数癌细胞都有多种 DNA 修复途径,因此,以癌细胞中 DNA 修复途径的特定分子为靶点进行干预治疗可能提高癌症治疗的效果。

(1) 靶向 DNA 双链断裂修复:DNA 双链断裂(double-strand breaks,DSB)被认为是电离辐射的生物效应中最为重要的一种损伤。辐射诱发的 DSB 可通过非同源末端连接(NHEJ)或同源重组(HR)来修复,影响 DSB 修复的成分以及因子是辐射敏化的潜在治疗靶点。依赖于 DNA 的蛋白激酶(DNA-PK)在 NHEJ 途径中扮演着重要的角色,目前已经研制出许多靶向特异的化合物干预其激酶活性或表达水平,如苯丁酸(phenylbutyrate)、西妥昔单抗(cetuximab)。这些抑制剂能够显著地增强肿瘤细胞对射线的敏感性,结合临床采用的精确放疗,靶向 DNA 的修复蛋白可以在照射野中选择性地杀死癌细胞。其他 DSB 靶向分子还有 KU、RAD51、DNA 连接酶Ⅳ,及 BRCA2 等。目前乃至未来,DSB 修复抑制剂同放疗相结合的临床应用将显著提升治疗疗效。

(2) 靶向碱基切除修复和甲基转移酶:细胞利用碱基切除修复(BER)途径来修复内源及外源的氧化剂和烷化剂对 DNA 链造成的碱基损伤和单链断裂。通过抑制 BER 途径内的 APE1/REF1 酶可以增加癌细胞对烷化剂的敏感性。甲基鸟嘌呤转移酶(MGMT)是一种介导烷化剂耐受的蛋白,MGMT 可以通过直接的逆转机制将潜在突变的 O(6)-甲基基团从 DNA 的鸟嘌呤碱基中移除,特异性的 MGMT 抑制剂 O(6)-苄基鸟嘌呤和洛美呱曲(lomeguatrib)可以有效地提高癌细胞对 BCNU 和替莫唑胺等烷化剂的敏感性。

(3) 靶向核苷切除修复:核苷切除修复(NER)途径主要用于解除紫外线(UV)辐射造成的 DNA 变形损伤,这一修复途径也用于修复许多化疗药物造成的损伤,例如顺铂。近期研究显示 EGFR 的抑制剂西妥昔单抗(cetuximab)也可以通过减少 NER 的两种关键成分 XPF 和 ERCC1 的表达来增加癌细胞对奥沙利铂的敏感性。ERCC1 的高表达水平同顺铂耐受密切相关,反之,低表达 ERCC1 的肿瘤对顺铂更为敏感。因此,西妥昔单抗及相似的 EGFR 靶向药物可通过抑制 EGFR 介导的肿瘤生长和干扰 NER 从而增加对顺铂化合物的敏感性这两种抗癌机制来联合发挥作用。

(4) 靶向 DNA 复制和修复合成:DNA 聚合酶是 DNA 复制、核苷酸切除修复和错配修复中主要的 DNA 合成酶,DNA 聚合酶抑制剂可通过选择性地靶向增殖细胞从而在癌症治疗中发挥作

Notes

用。此外,这些聚合酶在 NER 和 BER 中也发挥着重要作用,因此,将这些抑制剂同 DNA 损伤剂联合使用可提升治疗疗效。如将 DNA 聚合酶抑制剂替莫唑胺与顺铂联用时可以废除核苷酸切除修复系统而增加细胞死亡。

2. **靶向 DNA 修复辅助因子**　在 DNA 损伤修复中涉及的辅助因子较多,包括 PARP1、BRCA1/Fanconi、胸苷酸合酶、核糖核苷酸还原酶、蛋白酶体等。以 PARP1(Poly(ADP-ribose)polymerase 1)为例,PARP1 是一种大量存在的核蛋白,在 DNA 单链断裂的识别和修复中扮演多重角色。DNA 的断裂可在数秒内激活 PARP1,呈激活状态的 PARP1 可核糖基化包括其自身在内的多种靶蛋白。认为 PARP1 的活化在 BER 的完成,对 DNA 损伤处 MRN 复合体的募集,以及 ATM 的活化起着重要作用。因为 PARP1 在 DNA 断裂识别和修复中的重要作用,靶向 PARP 在癌症治疗中十分引人注目。研究证明,当与放疗及化疗联用时,PARP 抑制剂尤为有效。需要特别指出的是,DSB 修复蛋白 BRCA1 或 BRCA2 的等位基因中的一个如在生殖细胞中发生突变,则一旦在体细胞中发生二次突变即可促进乳腺癌、卵巢癌以及前列腺癌发生。因此,当采用 DNA 修复抑制剂治疗时,如 PARP 抑制剂 Olaparib,可导致 DSB 损伤加重,从而选择性地导致肿瘤细胞死亡,而正常细胞由于保留了正常的 DSB 修复能力而对 PARP 抑制剂耐受,因而毒性非常小。这一新的抗肿瘤治疗机制,称之为"协同致死"(synthetic lethality)效应,目前 Olaparib 已经用于临床,这类药物已经成为肿瘤药物研究的新热点。

3. **靶向 DNA 损伤调控点途径**　除 DNA 修复途径外,DNA 损伤后细胞会诱导多信号转导途径,从而引起随细胞类型和损伤程度而异的细胞周期检查点激活和(或)凋亡。通过这些调控点给癌细胞施压可以促进癌细胞的凋亡,根据不同肿瘤中特定细胞缺陷的不同,治疗的选择会对治疗结果产生深远的影响。例如,多数肿瘤细胞存在 p53 缺陷,削弱了检查点的调控作用,引入野生型 p53 可以使肿瘤细胞对 DNA 损伤因子更为敏感。另以 ATM 基因为例,当电离辐射引起 DNA 链断裂后,DNA 拓扑结构的丧失会引起染色质结构的改变,这种改变会激活 ATM 激酶,两种非常特异的 ATM 抑制剂 KU55933 和 CP466722 已被证实可以迅速有效地增加癌细胞对电离辐射的敏感性。目前发现,这些抑制剂的抑制作用是可逆的,使其在放疗中选择性靶向 ATM 成为可能。

4. **靶向细胞存活及增殖途径**　在细胞恶性转化过程中,癌细胞获得了可以增强细胞存活及增殖的异常活化途径。特异性靶向这些途径可以提高基于 DNA 损伤的治疗疗效。以细胞凋亡调节因子为例,凋亡是受到严密调节的细胞程序性死亡,在正常的生理条件下以及肿瘤的抑制中起着极为重要的作用。多种癌细胞中存在的获得性突变可导致抗细胞凋亡因子(如 BCL-2、BCL-XL、MCL-1、Survivin 以及 XIAP 等)的过表达,从而导致对许多抗癌治疗药物的耐受增强。近期发现的许多特异性靶向不同抗细胞凋亡因子的小分子,如 Flavopiridol、Apogossypolone,已被证实可增加癌细胞对放疗及基于 DNA 损伤的化学治疗药物的敏感性。增强促细胞凋亡因子的活性是另一种可降低细胞凋亡阈值及敏化肿瘤细胞对 DNA 的损伤剂,如肿瘤坏死因子相关凋亡诱导配体 TRAIL(tumor necrosis factor-related apoptosis inducing ligand)。正是因为很多癌细胞依赖甚至"沉溺"于抗细胞凋亡因子的高水平表达,将靶向这些因子的治疗同放疗或化疗相互结合将会显著提升癌症的临床疗效。

第四节　结语与展望

DNA 损伤与损伤后的修复缺陷与肿瘤发生、发展密切相关。外源性致癌物质可通过损伤 DNA 发挥致癌作用,内源性的 DNA 损伤也可能导致原癌基因的激活。基因组不稳定性除了对肿瘤的发生存在始动作用,同时也与肿瘤进展有关,恶性肿瘤在发生、发展的过程中可能有更多的基因和表观遗传变化,DNA 损伤与修复缺陷将更有利于发展演变成为恶性程度更高、进展更

Notes

快的状态。肿瘤获得更高的恶性程度。

目前对于肿瘤的治疗大多基于 DNA 的损伤，靶向 DNA 损伤修复机制的异常因而成为肿瘤治疗的一个新方向，PAPR 抑制剂已经用于临床治疗并对 BRCA1 突变患者显示显著疗效。由于 DNA 修复和反应系统的复杂性，利用不同肿瘤细胞 DNA 损伤和修复的差异，可以研发不同的特异的抑制剂。DNA 损伤和 DNA 损伤修复系统在肿瘤发生、发展中的角色，已经为肿瘤治疗开辟了一个新的方向。

（卢　铀）

参考文献

1. Hoeijmakers JHJ. Molecular Origins of Cancer DNA Damage, Aging, and Cancer. New England Journal of Medicine, 2009, 361:1475-1485

2. Kirkwood TBL. Understanding the odd science of aging. Cell, 2005, 120:437-447

3. Hollstein M, Sidransky D, Harris CC, et al. p53 mutations in human cancers. Science, 1991, 253:49-53

4. Wiseman H, Kaur H, Halliwell B. DNA-Damage and Cancer -Measurement and Mechanism. Cancer Letters, 1995, 93:113-120

5. Ljungman M. Targeting the DNA Damage Response in Cancer. Chemical Reviews, 2009, 109:2929-2950

6. Friedberg EC. DNA damage and repair. Nature, 2003, 421:436-440

7. Hartman AR, Ford JM. BRCA1 induces DNA damage recognition factors and enhances nucleotide excision repair. Nature Genetics, 2002, 32:180-184

8. Alderton G. Tumorigenesis: When DNA damage prevents cancer. Nature Reviews Cancer, 2007, 7:3

9. Canman CE, Lim DS. The role of ATM in DNA damage responses and cancer. Oncogene, 1998, 17:3301-3308

10. Halazonetis TD, Gorgoulis VG, Bartek J. An oncogene-induced DNA damage model for cancer development. Science, 2008, 319:1352-1355

11. Kinsella TJ. Understanding DNA Damage Response and DNA Repair Pathways: Applications to More Targeted Cancer Therapeutics. Seminars in Oncology, 2009, 36:S42-51

Notes

第五章 细胞信号通路与肿瘤

第一节 绪 论

细胞是构成生物体的基本单位,是生命活动的基础。细胞感受生存环境的刺激、综合内外部因素控制基因表达,即细胞通过胞膜或胞内受体,感受信息分子的刺激,经细胞内信号转导系统转换,引发细胞内的一系列级联反应,从而影响细胞的生物学功能,决定其生长发育和形态形成,也使单细胞生物在长期的适应与进化过程中建立了一系列的细胞生物化学网络,这些细胞内复杂的通讯过程称为细胞信号转导(signal transduction)。

细胞信号转导成为生物结构间信息交流的一种最基本、最原始和最重要的方式。当这些信号转导通路出现差错,就可能导致机体生长发育异常,尤其是肿瘤等多种疾病的发生。

细胞信号转导研究近 30 年来,取得了许多突破性进展,特别是在癌基因及抑癌基因领域。如:①1978 年 Bishop 和 Varmus 等从 Rous 肉瘤病毒中克隆得到第一个病毒癌基因 v-Src,并且发现 v-Src 的蛋白产物是蛋白激酶;②许多酪氨酸激酶不断被认为是癌基因的蛋白产物;③第一个人癌基因 H-Ras 和第一个抑癌基因 Rb 的克隆;④对核内癌基因 Fos、Jun、Myc 蛋白产物的理解,使人们对信号转导的认识也日趋完善;⑤1989 年,人们重新认识了 p53 作为抑癌基因的功能等。

信号转导过程发生障碍或异常,会导致细胞生长、增殖、分化、代谢、凋亡等一系列生物学行为异常,引起各种疾病甚至肿瘤发生。研究肿瘤细胞信号转导,可以了解肿瘤形成发展的机制,采用生物工程的技术和手段,靶向某个特定的分子靶标或信号转导通路,阻断肿瘤生长的信号转导途径,从而达到抑制肿瘤发生发展的目的。

第二节 重要的信号转导通路组成及功能

信号转导通常包括以下步骤:特定的细胞释放信息物质→信息物质经扩散或血循环到达靶细胞→与靶细胞的受体特异性结合→受体对信号进行转换并启动细胞内信使系统→靶细胞产生生物学效应。通过这一系列复杂的过程,生物体对外界刺激作出反应。本节将从影响细胞生存、增殖、黏附、分化、凋亡与耐药等几个方面对信号转导途径加以介绍。此外,还将单独介绍 G 蛋白偶联受体(G-protein coupled receptor)超家族。

一、与细胞生长有关的信号转导通路

迄今研究发现多种信号通路在多细胞生物的生长中发挥关键作用,包括 Hedgehog、骨形态发生蛋白、Wnt、类固醇激素受体、Notch、受体及非受体酪氨酸激酶、Hippo-Yap 信号转导通路等。

(一) Hedgehog 信号转导通路

Hedgehog(Hh)信号通路是保守、经典的信号传导通路。不仅在多种组织器官的发育中发挥着重要作用,且与许多成体组织干细胞的维持和更新等密切相关。Hedgehog 信号通路的异常与多种人类恶性肿瘤的发生密切相关。

Hh 信号通路由 Hedgehog 配体、两个跨膜蛋白受体 Ptch 和 Smo 以及下游转录因子 Gli 蛋白等

组成。在哺乳动物中存在 3 个 Hedgehog 同源基因，即 Sonic Hedgehog（Shh）、Indian Hedgehog（Ihh）及 Desert Hedgehog（Dhh），分别编码 Shh、Ihh 和 Dhh 蛋白，均为分泌性蛋白。Hh 前体蛋白大小为 45kDa，它具有分泌性信号肽、一个分泌性的 Hh-N 结构域（N 端部分）和 Hh-C 结构域（C 端部分）。Hh-C 结构域包括 Hint 模块（module）和 SRR（sterol-recognitionregion，thecholesterol-bind-ingsite of HhC）位点。

Hedgehog 信号的传递受靶细胞膜上两种跨膜蛋白受体 Patched 和 Smothened 的调节，Patched（Ptc）是种 12 次跨膜的受体蛋白，由肿瘤抑制基因 Patched 编码，在哺乳动物中有两个 Ptc 基因，即 Ptc1 和 Ptc2，能与三种 Hedgehog 蛋白（Shh、Ihh 和 Dhh）结合；而受体 Smo 由原癌基因 Smothened 编码。

在没有 Hh 的情况下，Ptch 抑制 Smo 的活性，进而抑制下游基因的转录表达。而在 Hh 存在的情况下，Hh 与 Ptc 结合，Ptc 和 Hh 的复合物被内吞入细胞内，Ptc 被细胞降解，从而解除了 Ptc 对 Smo 的抑制作用，引发 Smo 向细胞表面移位，并定位于初级纤毛激活信号通路，Gli 以激活形式（GliA）进入核内，进而激活靶基因的表达。在整个信号通路中，Hedgehog 蛋白及 Smo 起正调节作用，而 Ptch 则起着负调节作用。

在哺乳动物中，Hh 与 Ptc 的结合受多个细胞表面蛋白和基因的调控，如 Hip 蛋白（Hh interaction protein）和生长抑制特异基因（growth arrest-specific gene，Gas1），这些调控蛋白有的促进两者的结合，有的抑制它们的结合。Hh 信号通路最终通过转录因子 Ci/Gli（glima-associated oncogene homolog）调控基因表达。Gli 家族蛋白包括 Gli1、Gli2 和 Gli3，其中 Gli1 和 Gli2 为转录激活剂，而 Gli3 为转录抑制剂。这些研究均为肿瘤的靶向治疗奠定了基础。Hedgehog 信号通路的异常会导致疾病的发生。Hh 信号传导过程可概括为图 2-5-1。

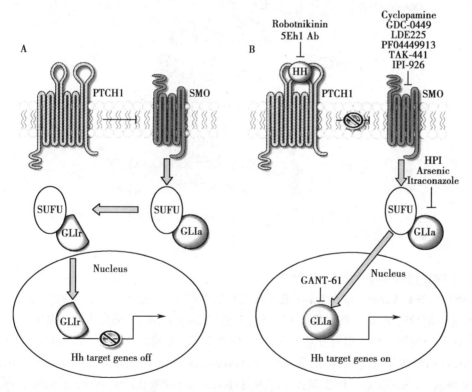

图 2-5-1　Hedgehog 信号传导通路

在正常情况下，Ptc 抑制 Smo 蛋白活性，从而抑制下游通路，这时下游的 Gli 蛋白在蛋白酶体（proteasome）内被截断，并以羧基端被截断的形式进入细胞核内，抑制下游靶基因的转录。当 Ptc 和 Hh 结合以后，解除对 Smo 的抑制作用，促使 Gli 蛋白与 PKA 及一些未知因子与微管形成大分子复合物，使得全长 Gli 蛋白进入核内激活下游靶基因转录

Notes

（二）骨形态发生蛋白信号转导通路

骨形态发生蛋白（bone morphogenetic protein，BMP）是一大类分泌型生长因子的统称，是转化生长因子 -β（transforming growth factor-β，TGF-β）超家族中的重要成员，因其能在异位诱导骨和软骨形成而得名。目前已经证实 BMP 参与胚胎发育、细胞分化、器官形成和多种恶性肿瘤形成等重要生物学过程。

BMP 信号的传递过程简单概括为：胞外配体 BMP 与膜表面的 BMP 受体复合物特异性地相结合。同时，BMP Ⅱ型受体磷酸化Ⅰ型受体。活化的Ⅰ型受体通过胞内区段的丝氨酸/苏氨酸激酶活性，磷酸化 R-Smad C 端的丝氨酸残基，并进一步将信号传递给细胞内的 Smad。R-Smad（Smad1、Smad5 和 Smad8）活化后从细胞膜受体上脱离下来，在细胞质内结合 Smad4 后进入细胞核。在细胞核内，Smad 多元复合物在其他 DNA 结合蛋白的参与下作用于特异的靶基因，调控靶基因的转录，发挥相应的生物学功能，BMP 信号传导过程可概括为图 2-5-2。目前已经证实 BMP 参与胚胎发育、细胞分化、器官形成和肿瘤形成等多个重要的生物学过程。

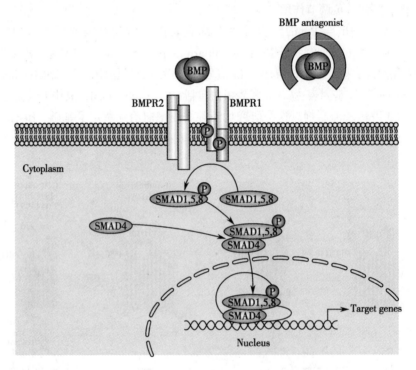

图 2-5-2　Smad 依赖性 BMPs 经典信号通路。Smad 蛋白是 BMPs 受体下游最重要的信号分子

（三）Wnt 信号转导通路

1982 年，H.E. Varmus 和 R. Nusse 在小鼠乳腺癌中克隆得到第一个 Wnt 基因，这是一条在进化上保守的信号通路，这一基因相当于果蝇的无翅（Wing less）基因，故称为 Wnt 基因。

Wnt 基因编码一种细胞间分泌蛋白，通过与细胞膜上卷曲蛋白（Frizzled，Fz）受体家族的成员作用，将信号传至细胞内，经散乱蛋白（disheveled，Dsh）传至糖元合成酶 3β（GSK-3β），使其功能受抑制。GSK-3β 是一种能使 β 连环蛋白（β-catenin）磷酸化的丝氨酸/苏氨酸激酶，GSK-3β 的磷酸化作用引起 β-catenin 降解，使后者在细胞质内的游离量保持在较低水平。当 GSK-3β 被 Wnt 信号抑制后，β-catenin 的降解中断，使细胞内游离的 β-catenin 增多，促其进入核内与转录抑制因子 P300、Groucho 等竞争性地与 T 细胞因子/淋巴样增强因子（T cell factor/lymphocyte enhancer factor，TCF/LEF）结合，并形成 β-catenin-TCF/LEF 转录复合体，最终激活 Wnt 信号的靶基因，如 cyclin D1、c-myc 等表达增高，从而引起细胞增殖。目前研究已经证实在乳腺癌、结直肠

Notes

癌、胃癌、肝癌、黑色素瘤及子宫内膜癌、卵巢癌中都存在 Wnt 信号通路异常。Wnt 信号传导过程可概括为图 2-5-3。

(四)类固醇激素受体

细胞内受体主要位于细胞核,称之为核受体(Nuclear receptor),属配体调控的转录因子。核受体分为三种亚型,第一种亚型是内分泌受体(endocrine receptor),对脂溶性激素(甾体类激素、甲状腺激素、维生素)有高度亲和性,维持机体内环境稳定。第二种亚型是继发孤儿核受体(adopted orphans receptor),这类受体在结构上与内分泌受体同源,因存在自然配体而有别于孤儿核受体。第三种亚型为真正的孤儿核受体,因还没有找到相应的配体而得名。

能与胞内受体识别和结合的配体是能够穿过细胞质膜的小脂溶性信号分子,分子量约为300Da,包括甾体类激素、甲状腺激素、维生素 D 等。胞内受体的基本结构都很相似,为单链蛋白,也称之为细胞内受体超家族,均在核内启动信号转导并影响基因转录。通过基因组序列分析,这类受体在人类有 48 个,构成了一个大家族,在机体的生长发育、新陈代谢、细胞分化及体内许多生理过程中发挥着重要作用。这类受体含三个结构域:C 端为激素结合结构域;中部为核受体最保守的、富含 Cys 的 DNA 结 合 域(DNA-binding domain, DBD),DBD 包含两个高度保守的锌指结构:CX2CX13CX2C(锌指 I)和 CX5CX9CX2C(锌指 II),每个锌指结构由 4 个半胱氨酸和中心部位的一个锌离子螯合而成。在 N 端有高度可变的、配体非依赖性的转录激活结构域(AF1),结构域的长度不一,由 50 至 500 个氨基酸组成(图 2-5-4)。

胞内受体在未与配体结合时,则有抑制蛋白与它结合,抑制了其与 DNA 的结合,使之处于失活状态。若是有相应的配体,细胞内受体在接受信号分子并与之结合形成受体 - 配体复合物后,导致受体构象改变,则释放出抑制蛋白,配体 - 受体复合物穿

图 2-5-3　Wnt 信号传导通路

Wnt→Frz→Dsh→β-catenin 的降解复合体解散→ β-catenin 积累,进入细胞核→TCF/LEF→基因转录

β-catenin 的降解复合体:主要由 APC、Axin、GSK-3β、CK1 等构成

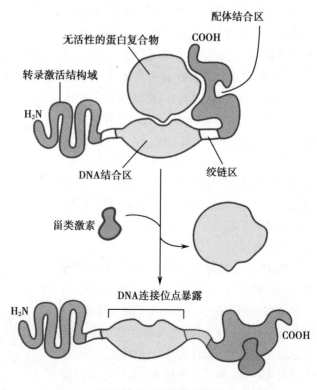

图 2-5-4　核受体结构图

Notes

过核孔进入细胞核与特异的 DNA 反应元件结合,启动基因转录和表达。此时,细胞内受体就成为转录促进因子。

以糖皮质激素信号转导途径为例,在缺少糖皮质激素时,糖皮质激素受体存在于胞质溶胶中并与一个胞质溶胶蛋白结合在一起,与受体抑制蛋白(如 Hsp90)结合形成复合物,起着阻止受体进入到细胞核与相应基因的顺式作用原件结合的作用,因而此时糖皮质激素受体没有活性。相反,当糖皮质激素与其受体结合后,可将受体从抑制状态释放出来,使糖皮质激素受体进入细胞核,与特异的上游顺式元件结合促进基因转录。糖皮质激素调节受体的作用为类固醇激素调节基因转录提供了一个模式。但是,大多数类固醇激素受体即使在没有类固醇激素时就已经位于细胞核内,此时受体仍不能促进基因的转录,其原因可能是类固醇受体被细胞核中的抑制蛋白所抑制。

(五) Notch 转导通路

1917 年,Morgan 及其同事在果蝇体内发现一种基因,因其功能部分缺失可导致果蝇翅缘出现缺口,故得名。随后的研究发现,Notch 是一类约 300KD 的跨膜受体,从无脊椎动物到脊椎动物的多个物种中均有 Notch 表达。目前,在果蝇中发现了 1 种 Notch 基因,配体有 2 个同源物 Delta 和 Serrate;在哺乳动物中发现了 4 种 Notch 基因(Notch1,2,3,4),配体有 DⅡ1、DⅡ3、DⅡ4、Jagged1、Jagged2。其家族成员的结构具有高度保守性,在细胞分化、发育中起着关键作用。

Notch 信号以"三步蛋白水解模型"而活化。首先,Notch 以单链前体模式在内质网合成,经分泌运输途径,在高尔基体内被 Furin 样转化酶切割成相对分子质量为 180 000D 含胞外区的大片段和 120 000D 含跨膜区和胞内区的小片段。两个片段通过 Ca^{2+} 依赖性的非共价键结合为异源二聚体,然后被转运到细胞膜,成为 Notch 的成熟形式。当 Notch 配体与受体结合,Notch 受体相继发生 2 次蛋白水解。第一次由 ADAM 金属蛋白酶切割为 2 个片段。N 端裂解物(胞外区)被配体表达细胞内吞,而 C 端裂解物随后 γ- 促分泌酶复合体酶切释放 Notch 受体的活化形式细胞内结构域(NICD)。经典的 Notch 信号通路又称为 CBF-1/RBP-Jκ 依赖途径。CBF-1/RBP-Jκ

本身是转录抑制因子,能够特异性地与 DNA 序列"CGTGGGAA"相结合,并招募 SMRT,SKIP,Ⅰ/Ⅱ型组蛋白去乙酰化酶等蛋白形成共抑制复合物,抑制下游基因的转录。当Notch 信号激活后,NICD 通过上述酶切反应被释放进入胞核,通过其 RAM 结构域及 ANK 重复序列与 CBF-1/RBP-Jκ 结合使共抑制复合物解离,并募集 SKIP,MAML1 组成共激活复合体,激活下游基因的转录,发挥生物学功能。Notch 介导细胞与细胞间的局部信号传递及相应的信号级联反应,最终决定细胞命运,影响器官形成和形态发生。Notch 信号传导过程可概括为图 2-5-5。

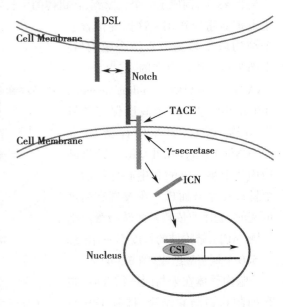

图 2-5-5　Notch 信号传导通路

Notch 配体与其受体结合→触发 Notch 信号→Notch 受体分别经 TACE 及 γ- 分泌酶剪切,释放其胞外域及胞内域 ICN → ICN 进入细胞核,在相关辅助因子的参与下,与 CSL 蛋白相结合并使之活化,激活下游靶基因的转录

Notch 信号转导通路与肿瘤发生的关系首先在人类急性 T 淋巴细胞白血病(T-ALL)的一种亚型中得以证实。该亚型表现为染色体 t(7;9)(q34;q34.3)易位,使 Notch1 基因融入到 T 细胞受体 β(TCR-β)基因中,形成了 hNotch1 的活性变异体,并最终导致 Notch 信号的过度激活。虽然 t(7;9)染色体易位仅在 T-ALL 的

Notes

该亚型中发现,但进一步研究发现,几乎所有的 T-ALL 都高表达 Notch1 或 Notch3。

(六) 受体及非受体型酪氨酸激酶介导的信号通路

受体型酪氨酸激酶(Receptor tyrosine-kinase,RTK)是一个大的跨膜蛋白受体家族。按照受体胞内结构域是否有酶活性,分为两大类:其一为酶联受体,即受体中的固有蛋白具有酪氨酸激酶活性,如丝氨酸/苏氨酸激酶受体、跨膜酪氨酸磷酯酶受体、跨膜鸟苷酸环化酶受体等,一旦激活即具有酶活性并放大信号,故又称催化受体(catalytic receptor)。这类受体转导的信号通常与细胞的生长、增殖、分化、生存有关。其二为缺少细胞内催化活性的受体,但其胞内段有与酪氨酸激酶特异结合的位点,配体与受体结合后,通过该位点结合胞内酪氨酸激酶,进而磷酸化胞内靶蛋白的酪氨酸残基,启动信号转导过程,这类受体也称为细胞因子受体超家族,包括干扰素、白细胞介素、集落刺激因子受体等。

大多数细胞生长因子的受体都含有酪氨酸激酶的肽链序列,根据肽链序列的相似性和其他一些结构上的特点可将这些受体分为:表皮细胞生长因子受体家族(如 ErbB1 或 EGFR,ErbB2 或 HER2,ErbB3 和 ErbB4,现已发现了多种 ErbB 家族的配体,如 EGF、HB-EGF、转化生长因子和神经调节素等);胰岛素样生长因子受体(IGF-R)家族(IGF-IR 和 IGF-IIR)和血小板源性生长因子受体(PDGFR)。

1. 受体型酪氨酸激酶介导的信号通路　　RTK 在没有与信号分子结合时是以没有活性的单体形式存在的;当细胞外配体(如胰岛素、EGF、VEGF 等)与 RTK 结合,后者则被激活。这一过程相当复杂,首先是配体介导的二聚化(dimerization),通过二聚化形成同源或异源的二聚体,从而在二聚体内磷酸化受体胞内区域的酪氨酸残基,即实现受体的自磷酸化(autophosphorylation)。受体的自磷酸化在信号转导过程中起重要作用:首先,催化结构域内的酪氨酸残基磷酸化对提高受体蛋白激酶活性具有调节作用;其次,催化结构域外的酪氨酸残基磷酸化给向下游传递胞内信号的接头蛋白提供了特殊的结合位点。信号转导过程:配体→受体→受体二聚化→受体的自磷酸化→激活 RTK →胞内信号蛋白→启动信号转导(图 2-5-6)。

概括来说,当 EGF、胰岛素等生长因子结合到细胞膜表面的 RTK 后,RTK 通过其酪氨酸激酶活性分别激活两个关键的信号转导分子:小 G 蛋白 Ras 和激酶 PI3K,再由 Ras 和 PI3K 共同激活下游关键分子。

(1) Ras/MAPK 通路:目前,研究最广泛的 RTK 信号通路是丝裂素激活的蛋白激酶通路,EGF、PDGF 和 IGF-I 等多种细胞外生长因子均可激活该信号通路,该途径主要是调控细胞增殖与生存。受体磷酸化后可与一类本身不具有任何催化活性,但含有信号分子间的识别结构域、起联结蛋白作用的,接头蛋白(adaptor)结合,如生长因子受体与接头蛋白 Grb2 中介导信号分子与含磷酸酪氨酸的蛋白分子结合的 SH2 结构域结合,Grb2 中介导信号分子与富含脯氨酸的蛋白分子结合的 SH3 结构域与下游的 G 蛋白交换因子(如 son of sevenless,SOS)结合,SOS 从细胞浆中募集 Ras-GDP 至细胞膜,使之转化成活性的 Ras-GTP,Ras 可以依次激活细胞内的蛋白激酶传递信号,如 Raf(MAP kinase kinase kinases,MAPKKK)、MEK(MAP kinase kinases,MAPKK)和 MAPKs 等。激活的蛋白激酶催化相应底物蛋白的磷酸化,从而调控细胞内酶、离子通道、转录因子等的活性。蛋白激酶根据被磷酸化的氨基酸的种类分为丝氨酸/苏氨酸/酪氨酸型激酶。

MAPK 是细胞内部通讯的一组重要的蛋白激酶,属丝/苏氨酸激酶,MAPK 是 MAP 激酶转导通路中的重要中继站和枢纽。MAPK 超家族至少有 11 个成员,分为 5 组,分别是 ERK(ERK1、ERK2)与细胞增殖有关;c-Jun N 端激酶(JNK、JNK2 和 JNK3)与细胞应激及细胞凋亡有关;p38(p38α、p38β、p38γ、p38δ)与炎症反应有关;ERK5 及 ERK8。不同的 MAPK 有各自特异的底物,细胞接受不同刺激后,MAPK 被激活从而磷酸化各自的底物。MAPK 信号转导路径的复杂性及特异性保证了细胞对外界信号反应的准确性,因为基因的表达直接依赖于细胞对不同的 MAPK 引起的激活信号的整合。

Notes

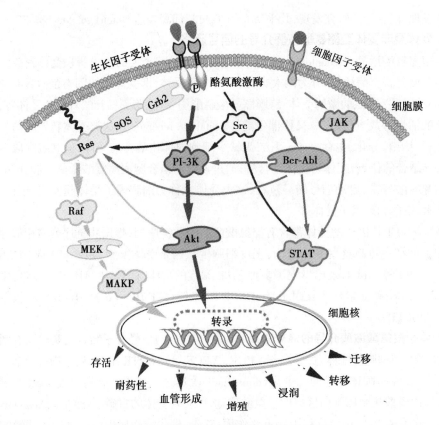

图 2-5-6　酪氨酸蛋白激酶介导的信号通路

配体(如生长因子、细胞因子)在胞外与受体结合并引起构象变化,导致受体形成同源或异源二聚体,在二聚体内彼此相互磷酸化胞内段酪氨酸残基,激活受体本身的酪氨酸蛋白激酶活性。受体酪氨酸激酶结合信号分子,形成二聚体,并发生自身磷酸化而活化,活化的受体酪氨酸激酶激活分别激活 Ras/MAPK 通路、PI3K 通路、JAK-STAT 途径,促进与细胞增殖、转移、耐药性等相关基因的转录

　　MAPK 位于胞浆内,一旦激活,迅速转运到细胞核内。或直接激活转录因子(如 Elk1、Etsl、c-Myc 等)或激活另外一些蛋白激酶,启动或关闭一些特定基因的转录,对刺激信号作出必要的反应,从而干扰细胞周期和细胞转化过程,最终导致肿瘤形成。MAPKs 还能诱导蛋白及基质降解、促进细胞迁移、维持肿瘤生长、调节细胞的正常生命活动。

　　值得一提的是:尽管大多数生长因子,激素等通过各自的受体,都能激活 MAPK,但 MAPK 转导通路并不是胞浆内唯一的激酶转导通路。其他的一些重要激酶通路还有环化核苷酸(cAMP、cGMP)激活 PKA、PKG 通路;DAG 激活 PKC 通路;钙离子、钙调蛋白激活 CAMK 通路;生长因子受体激活 PI3K 通路。

　　(2) PI3K 通路:磷脂酰肌醇 3 激酶信号通路(PI3K)是 RTK 信号转导通路中另一个非常重要的通路。PI3K 通路的改变可导致细胞生长、增殖、分化、黏附、运动等多种细胞功能的变化。PI3K 是由调节亚基 p85 和催化亚基 p110 组成的异二聚体。RTK 磷酸化后,与 p85 的 SH2 结构域结合,将 p85-p110 复合物聚集到细胞膜上并使之激活,活化的 PI3K 促使磷脂酰肌醇二磷酸酯(phosphatidylinositol 4,5-bisphosphate,PIP2)转化成磷脂酰肌醇三磷酸酯(phosphatidylinositol 3,4,5-trisphosphate,PIP3)。PIP3 作为第二信使激活下游的效应分子如 Akt 等;Akt 转移至细胞核内,通过磷酸化调控多种转录因子(如 FKHRL1、NF-κB、Bcl-2 等),从而抑制凋亡基因的表达;Akt 还能磷酸化糖原合成激酶 -3(glycogen synthase kinase 3,GSK3)和哺乳动物雷帕霉素靶蛋白(mammalian target of rapamycin,mTOR),从而上调细胞周期蛋白 D(Cyclin D),以及磷酸化一系列抑制蛋白(如 p21CIP1 和 p27KIP1),引起细胞周期变短,从而导致肿瘤发生。

Notes

2. 非受体型酪氨酸蛋白激酶介导的信号通路 非受体型酪氨酸蛋白激酶（nrPTK）一般没有细胞外结构，它们通常与细胞膜偶联或存在于胞质中。与细胞生存和增殖相关的 nrPTK 有 Src 激酶家族（Src family kinases，SFKs），如 Src、Abl、Lck 等和其他酪氨酸激酶，如 JAK、FAK（focal adhesion kinase）、Ack 等。在肿瘤组织中，活化的 nrPTK 再激活下游的信号转导途径，促进细胞增殖、抑制细胞凋亡，从而促使肿瘤发生和发展。

JAK-STAT 通路是重要的 nrPTK 通路之一。JAK（just another kinase 或 janus kinase）是一类非受体型酪氨酸激酶家族，有四个家族成员，即 JAK1、JAK2、JAK3 和 TYK1，其结构不含 SH2、SH3。JAK 的底物为信号转导子和转录激活子（signal transducer and activator of transcription，STAT），哺乳动物的 STAT1-STAT6 分子大小不同，由 734~851 个不等的氨基酸组成。在结构上可分为以下几个功能区段：N- 端的保守序列、中部的 DNA 结合区、类 SH3 样结构域、SH2 结构域和 C- 端的转录激活区。其中最保守也是功能最重要的区段即是 SH2 结构域，它不仅具有与 Src 酪氨酸蛋白激酶的 SH2 结构域完全相同的保守核心序列 "GTFLLRFSS"，而且其功能也与后者完全一致：即这个核心序列中的 Arg（R）残基可直接结合另一分子上的磷酸酪氨酸残基，从而介导两个分子之间的连接。

JAK-STAT 通路主要由细胞因子激活，如白介素 2~7（IL-2~7）、GM-CSF（粒细胞 / 巨噬细胞集落刺激因子）、GH（生长激素）、EGF（表皮生长因子）、PDGF（血小板衍生因子）以及 IFN（干扰素）等等。细胞因子与相应的受体结合后引起受体分子的二聚化，这使得与受体偶联的 JAK 激酶相互接近并通过交互的酪氨酸磷酸化作用而活化。JAK 激活后催化受体上的酪氨酸残基发生磷酸化修饰，继而这些磷酸化的酪氨酸位点与周围的氨基酸序列形成"停泊位点"（docking site），同时含有 SH2 结构域的 STAT 蛋白被招募到这个"停泊位点"。之后，激酶 JAK 催化结合在受体上的 STAT 蛋白发生磷酸化修饰，活化的 STAT 蛋白以二聚体的形式进入细胞核内与靶基因结合，调控基因的转录。

值得一提的是，一种 JAK 激酶可以参与多种细胞因子的信号转导过程，一种细胞因子的信号通路也可以激活多个 JAK 激酶，但细胞因子对激活的 STAT 分子却具有一定的选择性。例如 IL-4 激活 STAT6，而 IL-12 却特异性激活 STAT4。

（七）Hippo-Yap 信号转导通路

Hippo 通路是在果蝇中发现的肿瘤抑制性通路，从果蝇到哺乳动物中都有 Hippo 存在。研究发现 Hippo 信号传导路径主要是调节细胞大小和器官体积。近年来的研究证实 Hippo 信号传导通路还在癌症发生、组织再生以及调控干细胞自我更新上发挥重要的作用。

Hippo 信号通路的膜蛋白受体感受到胞外的生长抑制信号后，经过一系列激酶复合物的磷酸化级联反应，最终磷酸化下游的效应因子 Yap，磷酸化的 Yap 能够与细胞骨架蛋白 14-3-3 蛋白相互作用，停留在胞质内，不能进入细胞核行使其转录激活功能，从而实现对器官大小和体积的调控。而当 Hippo 信号通路被抑制时，Yap 能够进入细胞核，与核内的转录因子 TEAD 结合，Yap 与 TEAD 结合后，启动下游基因 cyclin E 和 Diap 转录，从而促进增生，抑制凋亡。最新的研究也显示 G 蛋白偶联受体信号可以介导 Hippo-Yap 途径的活化（图 2-5-7）。

目前，Yap 已经被认为是一个癌基因。在很多肿瘤中发现 Yap 染色体区域扩增；在结肠癌、肺癌、卵巢癌中，Yap 在胞质和细胞核内高表达。

（八）mTOR 信号转导通路

1991 年，人们在酵母中发现了雷帕霉素（rapamycin）的作用靶点，取名为 TOR。与酵母相比，哺乳动物的 TOR 蛋白在进化和功能上高度保守，也就相应地称为 mTOR。mTOR 是一种不典型丝 / 苏氨酸激酶，它是细胞生长和增殖的关键调节分子，可接受生长因子（胰岛素和胰岛素样生长因子）、营养（各种氨基酸和葡萄糖）、能量等多种信号的刺激，并通过 PI3K/AKT 或 Ras/ERK 信号通路及细胞外氨基酸通路 LKB1/AMPK 通路来发挥作用，而对 mTOR 信号通路的抑制可以使

Notes

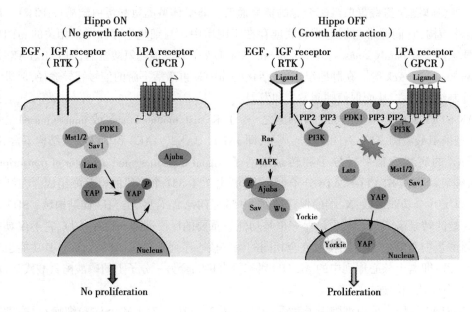

图 2-5-7 Hippo-Yap 信号传导通路

细胞停滞在 G1 期而触发细胞凋亡。

1. PI3K/Akt/TSC/Rheb 通路　在生长因子的刺激下,PI3K 催化 PIP2 转变为 PIP3,PIP3 使 Akt 定位于细胞膜内面并被 PDK1 活化。PTEN 拮抗 PI3K 功能将 PIP3 转变成 PIP2。活化的 Akt 对 mTOR 的激活主要通过以下两种方式:一种是磷酸化 mTOR 而直接激活它;另一种是磷酸化并抑制 TSC1/TSC2 二聚体。

2. LKB1/AMPK 通路　与生长因子激活通路不同,营养信号激活通路主要经过 AMPK 途径。AMPK 受细胞内 ATP/AMP 的调节。当 ATP/AMP 比例下调时,AMPK 被激活,活化的 AMPK 可磷酸化并激活 TSC1/TSC2 二聚体,抑制 mTOR,反之亦然。在哺乳动物细胞中,mTOR 经过上述两种途径被活化后,可将信号传递给 S6K1(p70S6 kinase)和 4E-BP1 (eIF4E-binding protein)。S6K1 和 4E-BP1 是 mTOR 下游的直接作用底物,它们的磷酸化启动了蛋白翻译过程。由此可见,mTOR 对正常细胞的生长增殖起着极为重要的作用。许多肿瘤中都存在有编码 mTOR 信号通路相关蛋白的基因突变,这些蛋白的表达异常可引起 mTOR 通路的过度激活。mTOR 信号转导通路见图 2-5-8(源自 Keyword Pictures 并加修饰)。

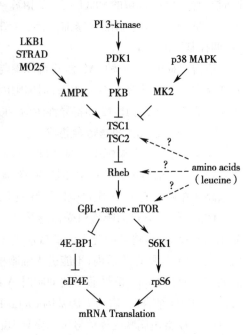

图 2-5-8 mTOR 信号传导通路

二、与细胞凋亡有关的信号转导通路

与细胞凋亡相关的信号转导通路详见细胞凋亡章节,本节仅就以下通路简要介绍:

(一)肿瘤坏死因子受体介导的信号通路

肿瘤坏死因子(tumor necrosis factor,TNF)受体广泛分布于正常细胞表面,也存在于多种肿瘤细胞表面。根据它们在细胞内信号转导结构域的不同可分为两大类,一种是有死亡结构域

Notes

(death domain,DD)和细胞凋亡活性；另一种是具有一个短肽识别序列，可识别并结合 TNF 受体相关因子(TNFR-associated factor,TRAF)家族。包含死亡结构域的 TNF 受体，如 Fas、TNF 相关诱导凋亡配体受体(TRAIL-R1,TRAIL-R2)和 TNFR1，通过招募死亡结构域的接头蛋白来启动凋亡信号，如 Fas 相关死亡结构域蛋白(Fas associated DD-containing protein,FADD)，随后活化 caspase(半胱 - 天冬氨酸蛋白酶)蛋白酶家族，最终引起细胞的凋亡。另一组 TNF 受体包含可招募可溶性 TNF 受体相关因子(TRAFs)，它可活化一些转录因子如：NF-κB、JNK/SPAK，促进细胞增殖，抑制凋亡基因转录。

(二) Fas/Fas ligand 信号转导通路

Fas/Fas L 信号通路最早被证明在细胞凋亡中起着重要的作用。Fas 是一种跨膜蛋白，属于肿瘤坏死因子受体超家族成员，它与 FasL 结合可以启动凋亡信号的转导引起细胞凋亡。它的活化包括一系列步骤：首先配体诱导受体三聚体化，然后在细胞膜上形成凋亡诱导复合物，这个复合物中包括带有死亡结构域的 Fas 相关蛋白 FADD。Fas 一旦和配体 FasL 结合，可通过 Fas 分子启动致死性信号转导，最终引起细胞一系列特征性变化，使细胞死亡。

(三) NF-kB 信号通路

NF-kB(nuclear factor-kappa B)是 1986 年从 B 淋巴细胞的细胞核抽提物中找到的转录因子，它能与免疫球蛋白 kappa 轻链基因的增强子 B 序列 GGGACTTTCC 特异性结合，促进 κ 轻链基因表达，故而得名。

它是真核细胞转录因子 Rel 家族成员之一，广泛存在于各种哺乳动物细胞中。迄今为止，在哺乳动物细胞内共发现 5 种 NF-kB/Rel 家族成员，它们分别是 RelA(即 p65)、RelB、C-Rel、p50/NF-kB1(即 p50/RelA)和 p52/NF-kB2。这些成员均有一个约 300 个氨基酸的 Rel 同源结构域(Rel homology domain,RHD)。这个高度保守的结构域介导 Rel 蛋白形成同源或异源二聚体，该结构域也是 NF-kB 与靶基因 DNA 序列的特异性结合区域。

NF-κB 具有明显的抑制细胞凋亡的功能，与肿瘤的发生、生长和转移等多个过程密切相关。

三、与癌细胞浸润转移相关的信号转导通路

黏附分子(adhesion molecule)可以介导细胞与细胞、细胞与基质的相互黏附作用，这不仅是胚胎发育过程中细胞迁移所必需的，而且在炎症、伤口愈合以及免疫反应等过程中也发挥着重要作用。近年来的研究表明，黏附分子参与了炎症过程的白细胞浸润、肿瘤细胞的侵袭、转移等重要的病理过程。

(一) Integrin 信号转导通路

整合素(Integrin)家族分子是一类重要的细胞表面受体，由 α(120~185kD)和 β(90~110kD)两个亚单位形成的异二聚体。迄今已发现整合素家族中至少有 18 种 α 亚单位和 8 种 β 亚单位，以含有 β 亚单位的不同可将整合素家族分为 8 个组(β1 组 ~β8 组)。同一个组不同成员中，β 链均相同，α 链不同。大部分 α 链结合一种 β 链，有的 α 链可分别结合两种或两种以上的 β 链。已知 α 链和 β 链之间有 24 种之多的组合形式。α 亚单位的 N 端有结合二价阳离子的结构域，胞质区近膜处都有一个非常保守的 KXGFFKR 序列，与整合素活性的调节有关。几乎所有动植物细胞均表达整合素。

Integrin 为跨膜糖蛋白，由胞外域、跨膜域和胞内域三部分组成，以 Ca^{2+} 依赖的方式通过双向信号转导通路，介导细胞与细胞间的相互作用及细胞与细胞外基质间的相互作用。胞内域与细胞内信号分子结合，启动胞内 - 胞外信号转导(inside-out singalling)激活整合素，提高其与相应配体的亲合力。胞外域与相应配体结合后，通过胞外 - 胞内信号转导(outside-in signalling)，调节细胞生存、增殖、黏附、分化功能(详见肿瘤转移章节)。

（二）Rho/Rac/CDC42

RhoA、Rac1 和 CDC42 是 3 个具有代表性和研究比较多的小分子 G 蛋白。Rho 诱导收缩性的肌动蛋白组装，建立张力丝，调节细胞骨架网络的构成；Rac 参与调控细胞内膜交通（membrane traffic），也调节层状足板的形成及膜皱褶样运动；CDC42 的活化是形成丝足所必需的。三种蛋白以不同的方式影响细胞骨架的组装及基因转录，在细胞运动、侵袭、细胞极性改变、细胞骨架重建、细胞外信号传导到细胞内发挥重要作用。

四、参与肿瘤耐药的信号转导通路

肿瘤的多药耐药（multidrug resistance，MDR）系指一种药物作用于肿瘤产生耐药后，该肿瘤对结构、作用靶位和作用机制不同的多种抗肿瘤药物产生交叉耐药性的现象。随着肿瘤化疗药物的广泛应用，肿瘤的耐药性问题越来越突出，已成为肿瘤有效治疗的主要障碍之一。其可分为原发性耐药（primary resistance）和继发性耐药（secondary resistance）。目前公认的与肿瘤耐药相关的因素主要有：ATP 结合盒（ATP-binding cassette，ABC）膜转运蛋白超家族，包括 P 糖蛋白（permeability-glycoproein，P-gp）、多药耐药相关蛋白（multidrug resistance-associated protein MRP）、乳腺癌耐药蛋白（breast cancer resistance protein，BcRP）、肺耐药蛋白（1ung resistance protein，LRP）等，谷胱甘肽 s 转移酶（glutathion-8.transfeerase，GST），DNA 拓扑异构酶 Ⅱ（topoisomerase Ⅱ，Topo Ⅱ），DNA 修复机制等。

涉及肿瘤耐药的信号通路包括有凋亡通路（主要有 p53 基因、Bcl-2 基因家族、TNF 受体超家族）、NF-κB 家族信号通路、MAPK 信号通路、PBK/Akt 信号通路以及 Nrf2-Keap1-ARE 信号通路。

除上述通路以外，尚有许多因子通过对信号通路的影响参与各种肿瘤耐药的形成。如非受体酪氨酸激酶 src，热休克蛋白（HSP），乏氧诱导因子 -l（HIF-1），乳腺癌中的 ER 以及细胞靶点突变等，其中具体机制仍需进一步阐明。

此外，肿瘤干细胞（CSC）具有明显的耐药性，研究发现 CSC 高表达抗凋亡蛋白（如 Bcl-2）、膜转运蛋白 ABc 超家族成员（如 P-gp、BCRP 等）及绝大部分处于细胞静止的 G_0 期等，使其能够耐受目前许多化疗药物。经过基因突变的积累，肿瘤干细胞可能把这种多药耐药机制遗传下来，使原先不具耐药性的肿瘤在治疗过程中逐渐获得耐药性。最近研究表明在白血病干细胞中存在 NF-κB 和 PI3K 途径的激活，这两个通路的抑制剂联合传统的化疗药物能明显增加白血病细胞的死亡数量。

肿瘤细胞耐药的形成是各条通路之间错综复杂交互作用的结果，其中许多作用机制有待研究。肿瘤对化疗的耐药是导致许多肿瘤治疗失败的重要原因，随着对肿瘤耐药过程中信号转导通路研究的进一步深入，应用相应的信号通路阻断剂逆转耐药，进一步增加肿瘤对治疗的敏感性，将成为肿瘤治疗的新曙光。

五、G 蛋白介导的信号转导通路

（一）小 G 蛋白

小 G 蛋白（Small G Protein）因分子量只有 20~30KD 而得名，同样具有 GTP 酶活性，在多种细胞反应中具有开关作用。第一个被发现的小 G 蛋白是 Ras，它是 ras 基因的产物。其他的还有 Rho，SEC4，YPT1 等，微管蛋白 β 亚基也是一种小 G 蛋白。

小 G 蛋白的共同特点：当结合了 GTP 时即成为活化形式，这时可作用于下游分子使之活化，而当 GTP 水解成为 GDP 时（自身为 GTP 酶）则回复到非活化状态。这一点与 Gα 类似，但是小 G 蛋白的分子量明显低于 Gα。

在细胞中存在着一些专门控制小 G 蛋白活性的小 G 蛋白调节因子，有的可以增强小 G 蛋白的活性，如鸟苷酸交换因子（ganine ncleotide exchange factor，GEF）和鸟苷酸解离抑制因子

Notes

(Ganine ncleotide dissociation Inhibitor, GDI), 有的可以降低小 G 蛋白活性, 如 GTP 酶活化蛋白(GTPase activating protein, GAP)。小 G 蛋白的活化参考图 5-2-9。

(二) G 蛋白偶联型受体

G 蛋 白 偶 联 型 受 体(G-protein-coupled receptor, GPCR), 是一种与三聚体 G 蛋白偶联的细胞表面受体, 含有 7 个穿膜区, 其成员有 1000 多个, 与配体结合后通过激活所偶联的 G 蛋白, 启动不同的信号转导通路并导致各种生物效应, G 蛋白偶联型受体是最庞大的受体家族, 涉及功能众多。GPCR 为 7 次跨膜蛋白, 胞外结构域识别胞外信号分子并与之结合, 胞内结构域无酶活性, 但与 G 蛋白偶联。G 蛋白质是由 α、β、γ 三种亚单位组成的三聚体, 在静息状态下无活性; 当受体被不同的配体如激素、多肽、氨基酸、光粒子等激活, 通过与 G 蛋白耦联, 启动分子开关, 引起 α 单位与 βγ 单位分离, α 单位和 βγ 单位分别与其下游的靶蛋白相互作用, 调节相关酶活性, 在细胞内产生第二信使并改变其他酶的活性。已知的第二信使有 cAMP, Ca^{2+}, IP3(肌醇 1,4,5- 三磷酸), DAG(二酯酰甘油)等。

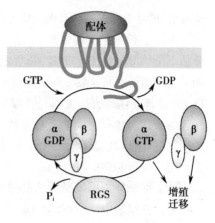

图 2-5-9 G 蛋白循环

激动剂→受体活化 G 蛋白→G 蛋白构象改变→α 亚基与 GDP 的亲和力下降, 与 GTP 结合→α 亚基与 βγ 亚基发生解离→成为活化状态的 α 亚基→启动细胞增殖转移信号

G 蛋白偶联型受体的信号转导通路中的第一个信号传递分子是 G 蛋白, 其活化过程称为 G 蛋白循环(图 2-5-9)。

第三节 信号转导异常与肿瘤

一、信号转导异常与肿瘤发生发展

肿瘤细胞分子水平的改变可能发生在从配体到受体、从细胞内的信号分子到细胞核内的转录因子等各个不同的环节上, 但最终都导致细胞增殖失控和播散生长。一般认为, 特定的信号转导通路在癌症的发生和进展中起关键作用。

(一) RTK 信号通路的异常与肿瘤

在信号转导异常与肿瘤的研究中报道最多的是 RTK 信号通路, 即丝裂素激活的蛋白激酶通路。EGF、PDGF 和 IGF-I 等多种细胞外生长因子均可通过与其受体的结合, 依次激活 Ras、Raf(MAP kinase kinase kinases, MAPKKK)、MEK(MAP kinase kinases, MAPKK)和 MAPKs〔ERK、JNK(Jun N-terminal kinase)〕、p38 等, 活化的 MAPKs 进入细胞核通过磷酸化作用激活转录因子(如 Elk1、Ets1、c-Myc 等), 从而干扰细胞周期和细胞转化过程, 最终都导致肿瘤形成。MAPKs 还能诱导蛋白及基质降解、促进细胞迁移、维持肿瘤生长。

Ⅲ型受体酪氨酸激酶家族成员包括 VEGF 家族的受体、FLT3、c-KIT 受体、血小板源生长因子受体(platelet derived growth factor receptor, PDGFR)和 c-TMS 受体等。VEGF 家族的受体能促进肿瘤的内皮细胞增殖、促进血管生长和增加血管通透性。活化的 FLT3 受体通过磷酸化下游蛋白底物, 激活一系列信号传导途径, 继而调控细胞的增殖、分化和生长。

c-Met, RTKs 亚家族: c-Met 家族在正常组织中活性低, 肿瘤细胞可以通过释放 IL-1、FGF-2 和 PDGF 等细胞因子, 刺激邻近的成纤维细胞分泌 HGF, 而有些肿瘤细胞可通过自分泌途径同时过表达 c-Met 和 HGF。c-Met 的过表达见于人肝癌、胆管癌、胰腺癌、肺癌、甲状腺癌、胸膜间质瘤等, 尤其是在发生转移的肿瘤中, 它的作用可能包括影响肿瘤细胞间的黏附、促进细胞外基质降解、诱导血管发生以及促进细胞增殖。

表皮生长因子受体家族：人表皮生长因子与受体酪氨酸激酶结合后，通过细胞信号转导激活下游的 Ras 系统、PI3K/Akt 系统。表皮生长因子跨膜受体家族即 ErbBs 家族，由四个密切相关的 Ⅰ 型跨膜酪氨酸激酶受体组成：EGFR/ErbB1、HER2/ErbB2、HER3/ErbB3、HER4/ErbB4。EGFR 及其配体的表达失调与肿瘤生成密切相关。例如在乳腺癌和卵巢癌中，EGFR 及 HER-2 受体的表达与生存时间缩短有密切关系。已有众多证据表明 EGFR 酪氨酸激酶受体家族在一系列恶性肿瘤（乳腺、卵巢、膀胱、结肠、食道、宫颈、前列腺、肺及头颈部肿瘤）的发生发展中起重要作用。并且 EGFR 高表达的恶性肿瘤患者预后较差。

（二）非受体型酪氨酸蛋白激酶 JAK-STAT 通路异常与肿瘤

在正常细胞中，JAK/STAT 信号通路激活后对 STAT 的激活是快速且短暂的，仅持续数分钟或小时，其关闭方式包括经典的受体内吞及 JAK/STAT 信号通路的激活诱导表达的细胞因子信号转导抑制蛋白（suppressor of cytokine signaling，SOCS）家族的多种负反馈调节。在肿瘤细胞中，由于信号通路中 JAK/STAT 或调解基因 SOCS 基因突变，肿瘤微环境对 JAK/STAT 通路的持续激活，使肿瘤细胞具有了免疫逃逸功能，降低机体对肿瘤细胞的免疫杀伤功能。JAK-STAT 信号传递途径的异常活化与肿瘤、白血病等多种疾病的发生、发展和预后有密切的相关性，尤其在白血病细胞中，JAKs 和 STATs 发生了持续的表达和磷酸化活化，细胞依赖于 JAKs 和 STATs 生长，用 JAKs 和 STATs 抑制剂可有效抑制细胞增殖，并诱导细胞凋亡。

（三）PI3K/Akt/mTOR 信号通路异常与肿瘤

在肿瘤发生、发展的过程中，由于酪氨酸激酶受体过表达或突变、PI3KCA 突变、PTEN 突变或缺失、AKT 扩增或突变等导致 AKT 持续活化。多种生长因子（如 EGF、PDGF、IGF、HGF、NGF 等）、胰岛素、细胞因子等也可通过 PI3K/Akt 通路刺激 Akt 的活化。当 AKT 被过度激活后，能够向细胞质或细胞核转运，并与相应部位的底物蛋白发生作用，使底物蛋白特定部位的丝氨酸 / 苏氨酸发生磷酸化而激活或灭活底物蛋白，如 BAD、FOXO、GSK-3β、P27、P21、procaspase-9、IKK、Mdm2、mTOR、EZH2、内皮细胞 NO 合成酶、端粒酶、基质金属蛋白酶等，从而抑制肿瘤细胞凋亡，促进其生长、增殖、侵袭、血管生成。同时在介导肿瘤多药耐药导致化疗和放疗抵抗方面发挥重要作用。

（四）TGF-β 信号转导异常与肿瘤

转化生长因子 β（TGF-β）主要是通过对 Cdk、分化因子和肿瘤抑制因子的表达等来调控细胞增殖和分化。在正常细胞中，TGF-β 可以通过其介导的信号转导通路对细胞周期进行调控，然而细胞一旦出现癌变时，TGF-β 就会从肿瘤抑制因子转变为促进肿瘤细胞增殖和存活的诱导促进因子。这一角色转换既涉及肿瘤细胞基因组的遗传，又涉及表观遗传学，尤其是"肿瘤抑制明星因子"p53 的突变可能与这一转换密切相关。有研究表明原癌基因 Ras 的活化能够使突变的 p53 的第 15 位丝氨酸发生磷酸化，磷酸化后的 p53 可以同 TGF-β 信号转导途径中的 Smad2/3 和 p63 结合成一个三聚体复合物，在完全缺乏免疫功能的小鼠中，这一复合物能够抑制转录因子 p63 功能的发挥，并借助于 TGF-β 促进上皮细胞向间质细胞转换（EMT）。除了 p53 之外，RAS-RAF-MAPK 信号通路也可能在 TGF-β 的角色转换中起重要作用。另外，某些表观遗传现象的发生同样可以促使 TGF-β 的角色转换。PGDF-β 基因的低水平甲基化能够使 TGF-β 在胶质瘤细胞中发挥促进癌细胞的增殖的作用。

总之，肿瘤发生与发展是一个多因素、多基因参与、经过多个阶段才最终形成的、极其复杂的生物学现象。细胞信号转导通路的研究，极大地丰富了人们对细胞癌变机制的认识。大部分人类肿瘤都伴随着信号转导通路的异常，促使细胞过度增殖、凋亡受阻、血管形成、浸润与转移。

Notes

二、信号转导异常与肿瘤干细胞

肿瘤干细胞具有自我更新、增殖和分化的潜能,虽然数量少,却在肿瘤的发生、发展、复发和转移中起着重要作用,由于其众多性质与干细胞相似,所以这些细胞被称为肿瘤干细胞(cancer stem cells,CSC)。目前研究认为 Notch 信号转导、Hedgehog、Wnt 等信号通路与肿瘤干细胞(cancer stem cells,CSC)关系密切(图 2-5-10)。

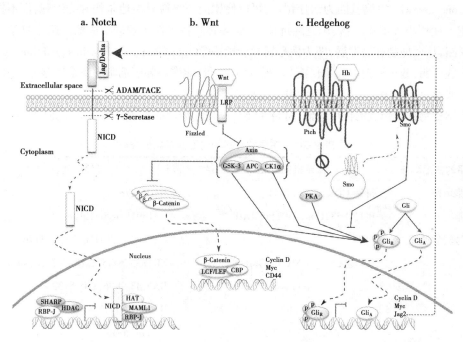

图 2-5-10 与肿瘤干细胞关系密切的 Notch/Wnt/Hedgehog 信号传导通路示意图

Notch 信号通路:Notch 信号通路在调节胚胎发育和维持肿瘤干细胞及转移中至关重要。Notch 活性通过调节 EMT 从而参与肿瘤转移和肿瘤血管生成的过程,促使肿瘤细胞的抗失巢凋亡。目前阻断 Notch 信号通路策略分为选择性和非选择性两类,非选择性抑制剂包括 Notch 封闭剂、γ- 分泌酶的特异性抑制剂(γ-secretase inhibitor,GSI)、胞内 MAML1 显性负相抑制物等。过去人们对 GSI 的研究主要是集中在阿尔茨海默病的治疗。近年来,人们逐渐发现 GSI 对一些 Notch 表达异常的肿瘤具有明显的抗肿瘤作用,如黑色素瘤、卡波氏肉瘤、髓母细胞瘤及大肠癌等。DAPT(LY-374973)是新型 GSI,目前临床上主要用于阿尔茨海默病,但研究发现它在抗肿瘤方面有潜在作用,DAPT 能抑制胶质瘤干细胞的生长和增殖。另外,选择性抑制 Notch 受体,包括应用反义 RNA、RNA 干扰、单克隆抗体和针对不同型别 Notch 的小分子抑制物都是具有应用前景的抗肿瘤药物。

Hedgehog 通路:研究发现 Hedgehog 信号通路中每一个关键成分的变化都可能导致通路的异常激活,而致多种肿瘤的发生,Hedgehog 信号转导途径抑制剂的研发已成为近年来肿瘤治疗领域的热点。Vismodegib 是选择性的阻断 hedgehog 通路的口服抗癌剂,是用于治疗进展期基底细胞癌的首种药物。

Wnt 信号通路:正常成熟的细胞中没有 Wnt 信号,Wnt 信号通路中任何成员发生了突变或异常,均可使该通路失活或异常,与肿瘤的发生、发展密切相关,同时 Wnt 信号通路与肿瘤干细胞所导致的耐药也有一定的关系。随着对 β-catenin 在肿瘤发生发展中作用机制研究的不断深入,Wnt/β-catenin 通路新的调控基因不断被发现,例如研究发现 β-catenin 是 miR-200a 的直接靶点,miR-200a 的表达下调能引起 Wnt/β-catenin 信号通路增强。

第四节　信号转导通路与肿瘤分子靶向治疗

一、驱动基因与肿瘤的靶向治疗

肿瘤维持其恶性生物学表型依赖于某个或某些活化的癌基因,这些癌基因称为驱动癌基因(driver oncogenes)。以癌基因为治疗靶点,可以使靶向药物特异性地杀伤肿瘤细胞,而不损伤正常细胞。使用小分子化合物、单克隆抗体、多肽等物质特异性干预调节肿瘤细胞生物学行为的信号通路,从而抑制肿瘤发展,即为信号转导干预治疗(Interference therapy in signal transduction)。临床实践证明,分子靶向治疗不仅能"杀灭肿瘤",而且能诱导肿瘤细胞向正常细胞分化而"治愈肿瘤",或通过抑制癌基因信号、延缓肿瘤发展而使患者"带瘤生存"。

根据药物针对靶点的作用机制,可将主要分子靶向治疗的药物分为以下几类(表 2-5-1):

表 2-5-1　主要的分子靶向治疗药物分类

作用的主要环节	作用机制或靶点		代表药物
细胞增殖	抑制 CDK,cyclin 活性		HMK1275
细胞凋亡	Bcl2,P53,C-myc,P21,TRAIL		G3139,Forminivirson
信号转导通路	PKC		ISIS 3521,SCH66336,LY317615
	Ras 途径	EGFR,PDGFR 等	ZD1839,STI571,OSI-774,trastuzumab
		raf kinase	BAY 43-9006,ISIS 5132
		MAPK	R115777,BAY 43-9006
血管生成	VEGF,PDGF,FGF,TGF		Bevacizumab
	血管生成抑制因子		Angiostatin,Endostatin
肿瘤转移、侵袭	基质金属蛋白酶(MMP)		Marimastat
肿瘤耐药	P-gp		XR9576
	MRP,LRP,GST,PKC,Topo Ⅱ 等		
致病基因	抑制突变基因产物形成		反义寡核苷酸,SiRNA
	修复、去除致病基因		同源重组、基因敲除
其他	端粒及端粒酶、DNA 拓扑异构酶、泛素化途径调控因子		

二、在临床成功应用的分子靶向治疗

目前,很多靶向药物在临床治疗中起了重要作用,按照循证医学的原则进入了国际肿瘤学界公认的标准治疗方案和规范。例如,以 EGFR 为靶点的分子靶向治疗已显示出令人信服的治疗效果。EGFR 家族有 4 个成员,分别为 HER-1(EGFR)、HER-2、HER-3 和 HER-4,在乳腺癌中都有表达。

抑制 EGFR 信号通路的一个途径是抑制 EGFR 的酪氨酸激酶(TK)的活性,通过竞争性抑制 ATP 与 EGFR 的 TK 的结合,从而抑制 EGFR 的自身磷酸化。这类药包括:埃罗替尼(erlotinib,tarceva)、吉非替尼(gefitinib,ZD1839、Iressa)等。目前该类药物已被批准用于 EGFR 突变阳性的非小细胞肺癌的治疗。

抑制 EGFR 信号通路的另一个途径是竞争性结合 EGFR 细胞外配体区,通过阻断内源性配体介导的 EGFR 信号传导通路,抑制肿瘤细胞生长。这类药物的代表有人鼠嵌合性单克隆抗体

Notes

西妥昔单抗(cetuximab),2004 年获 FDA 批准作为结直肠癌的二线治疗药物。该药与化疗、放疗有协同作用,单独或与伊立替康联用均对伊立替康治疗无效的转移性结直肠癌有效。国内外已批准该药可单用或与依立替康联用,Cetuximab 同时也对头颈部肿瘤和 NSCLC 有效,其耐受性好且不会加重化疗药物的毒副作用。

抑制 EGFR 信号通路的第三种途径是针对 HER-2/neu 原癌基因产物,通过特异地作用于HER-2 受体,一方面阻断细胞内生长信号的传导,抑制肿瘤细胞生长;另一方面诱导体内 NK 细胞和巨噬细胞攻击肿瘤细胞。这类药物的代表有人鼠嵌合性单克隆抗体 Herceptin(Trastuzumab,赫赛汀),1998 年 9 月美国 FDA 批准上市,是第一个以癌基因为靶点,批准作为 HER-2 阳性乳腺癌转移患者治疗的药物。该药与紫杉醇联用,可作为 HER-2/neu 过度表达或不适合采取蒽环类药物治疗的晚期乳腺癌的一线治疗方案。单药可作为紫杉醇、蒽环类药物及激素治疗失败的晚期乳腺癌的三线治疗方案。无论是联合用药或是单药,均取得了明显疗效。

三、单基因驱动与多信号激活、多靶点联合阻断

分子靶向治疗虽然能针对癌症的特异性分子变化给予有力的打击,大大提高肿瘤治疗效果,但也应该认识到大部分抗癌药有效率基本在 10% 左右。这是因为细胞中信号转导机构是一个复合的、多因素交叉对话的蛋白网络系统,它能通过有效的联络将上游的驱动因子信息转化成下游的效应性结果。例如,表皮生长因子(EGF)作用于其受体之后,既可以诱导磷脂酰肌醇特异的磷脂酶 C 通路的活化;也可以激活磷脂酰肌醇 -3 磷酸化激酶,产生不同的信号转导通路;还可以活化磷脂酰胆碱特异的磷脂酶 D 的激活,通过磷脂酶 D 作用通路,产生更加广泛的信号分裂现象。因此,只是看到单一因素的过表达就一定有肿瘤生长的功能性作用,显然是不全面的。同样,阻断一个受体就能阻断任何信息传导也是不客观的。因此,多靶点联合阻断抑制剂将成为未来分子靶向治疗的发展方向。例如,索拉菲尼(Sorafenib)是一种新颖的口服靶向治疗药物,具有双重的抗肿瘤作用:既可通过阻断由 RAF/MEK/ERK 介导的细胞信号传导通路而直接抑制肿瘤细胞的增殖,还可通过作用于血管内皮细胞生长因子受体(VEGFR),抑制新生血管的形成和切断肿瘤细胞的营养供应而达到遏制肿瘤生长的目的。已批准用于肾癌、晚期肝癌和局部晚期或转移性放射性碘难治性甲状腺癌的治疗。总之,随着研究的深入,人类对不同种类信号通路在肿瘤中的相互作用及相互关系日益清楚完备,将会有更多高效、安全的多靶点药物开发用于临床。

第五节　问题与展望

本章节介绍了目前研究得较为清楚的几种通路,但远不及细胞中存在的信号传递方式。不能简单地认为细胞信号传递仅仅是一种刺激、通过一种信号传递途径、产生一种细胞反应。信号转导存在通路的多样性,不同的信号可以激活同一条转导通路,而同一信号往往能够激活多条转导通路。阐明不同信号转导通路的特异性,及转导通路与特定细胞生命活动的有机联系,并以此为基础设计合成具有特异抑制活性的药物成为信号转导研究领域的热点和难点。

在生物体及细胞内,多样的、复杂的信号转导通路之间通过复杂的相互作用形成信号网络(signaling network)。蛋白质的结构并非仅仅具有结构生物学上的意义,蛋白质分子之间的相互作用及每个蛋白质分子的功能决定了基本的信号转导途径,如蛋白质分子中的一些特征性的结构域,在信号识别和传递中起着重要作用。各种 G 蛋白、蛋白激酶包括酪氨酸激酶和丝氨酸 /苏氨酸激酶、蛋白水解酶、磷脂激酶及磷脂酶,它们作用的结构基础已成为信号转导研究领域中的一大课题。这些结构决定信号转导过程中,蛋白与蛋白的相互作用。

现代生命科学的进展已使人们清楚地认识到一个重要的事实,众多被称为癌基因和原癌基

Notes

因的 DNA 序列编码的蛋白质分子,本质上是作用非常广泛的不同类型的信号传递分子,如各种转录因子、GTP 结合蛋白、蛋白质激酶或生长因子受体等。它们在结构、功能、位点与数量上的变化均可产生不同程度的生物学效应。如何进一步分析它们之间的相互联系,即 Cross-talking 成为当前信号转导研究的一大难题。

此外,基因的表达与调控是生命活动的基本过程之一,它既是信号转导的终点或结果,也是信号转导的起点或原因。基因的表达与调控的整个过程都是和不同途径、性质的信号转导密切相关。迄今为止,已在人类基因组中鉴定出了 2000 多个转录因子。目前,为数众多的转录因子通常参照沿用已久的分类方法,即根据转录因子的一些常见的、特定的序列和结构予以划分归类。有学者建议应该按照转录因子的生物学功能,将其与细胞生命活动及信号转导通路联系起来重新分类。这一建议更加注重信号转导和基因表达调控之间的功能联系,而并不满足于转录因子的结构相似性的分类方法,值得重视,也可能是未来的一大研究方向。

由于大多数恶性肿瘤都受多靶点、多环节的调控,其发生、发展涉及多种因子、多条信号通路形成的网络,这些网络之间相互联系决定着恶性肿瘤细胞的增殖和分化,进一步探讨研究各通路的调节及其他通路的交联,有助于更好地理解肿瘤细胞的恶性行为特征。

(张国君)

参考文献

1. Burglin, T. R. The Hedgehog protein family. Genome Biol, 2008, 9(11): p. 241

2. Ingham PW, McMahon AP. Hedgehog signaling in animal development: paradigms and principles. Genes Dev, 2001, 15(23): 3059-3087

3. McMillan R, W Matsui. Molecular pathways: the hedgehog signaling pathway in cancer. Clin Cancer Res, 2012, 18(18): 4883-4888

4. Lee, JJ, Ekker SC, von Kessler DP, et al. Autoproteolysis in hedgehog protein biogenesis. Science, 1994, 266(5190): 1528-1537

5. Wozney, JM, Rosen V, Celeste AJ, et al. Novel regulators of bone formation: molecular clones and activities. Science, 1988, 242(4885): 1528-1534

6. Miyazono K, Maeda S, Imamura T. BMP receptor signaling: transcriptional targets, regulation of signals, and signaling cross-talk. Cytokine Growth Factor Rev, 2005, 16(3): 251-263

7. Hardwick, JC, Kodach LL, Offerhaus GJ, et al. Bone morphogenetic protein signalling in colorectal cancer. Nat Rev Cancer, 2008, 8(10): 806-812

8. Pereira, L, Yi F, Merrill BJ. Merrill. Repression of Nanog gene transcription by Tcf3 limits embryonic stem cell self-renewal. Mol Cell Biol, 2006, 26(20): 7479-7491

9. Harvey KF1, Pfleger CM, Hariharan IK, et al. The Drosophila Mst ortholog, hippo, restricts growth and cell proliferation and promotes apoptosis. Cell, 2003, 114(4): 457-467

10. Wu S, Huang J, Dong J, et al. Hippo encodes a Ste-20 family protein kinase that restricts cell proliferation and promotes apoptosis in conjunction with salvador and warts. Cell, 2003, 114(4): 445-456

11. Lai ZC, Wei X, Shimizu T, et al. Control of cell proliferation and apoptosis by mob as tumor suppressor, mats. Cell, 2005, 120(5): 675-685

12. Udan, R. S, et al. Hippo promotes proliferation arrest and apoptosis in the Salvador/Warts pathway. Nat Cell Biol, 2003, 5(10): 914-920

13. Huang J, Kango-Singh M, Nolo R, et al. The Hippo signaling pathway coordinately regulates cell proliferation and apoptosis by inactivating Yorkie, the Drosophila Homolog of YAP. Cell, 2005, 122(3): 421-434

14. Yu, F. X, Zhao B, Panupinthu N, et al. Regulation of the Hippo-YAP pathway by G-protein-coupled receptor signaling. Cell, 2012, 150(4): 780-791

15. Sen, R, D. Baltimore. Inducibility of kappa immunoglobulin enhancer-binding protein Nf-kappa B by a posttranslational mechanism. Cell, 1986, 47(6): 921-928

16. Lau A, Villeneuve NF, Sun Z, et al. Dual roles of Nrf2 in cancer. Pharmacol Res, 2008, 58(5-6): 262-270

Notes

第六章　细胞增殖和肿瘤生长

细胞增殖是机体生长、发育、繁殖和遗传的基础。细胞通过细胞周期,以分裂的方式进行增殖,补充体内衰老或死亡的细胞。机体正常的细胞在各种致瘤因素作用下,生长调控发生严重紊乱,导致肿瘤的发生。肿瘤细胞与正常细胞增殖最主要的区别在于,前者增殖不受机体的调控,而后者则受机体调控。恶性肿瘤的自然生长史可以分为几个阶段:一个细胞的恶性转化→转化细胞的克隆性增生→局部浸润→远处转移。在整个自然生长史中,恶性转化细胞的内在特点和宿主对肿瘤细胞或其产物的反应共同影响肿瘤的生长与演进。

第一节　肿瘤的生长方式

肿瘤的生长方式主要取决于肿瘤细胞的生物学特性、肿瘤的发生部位以及机体的防御能力。按照不同肿瘤的生物学特性,肿瘤的生长方式可分为三种(图 2-6-1)。

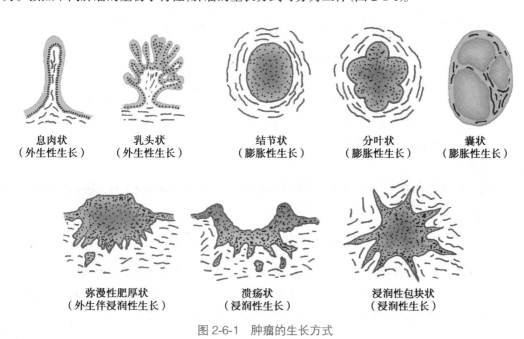

图 2-6-1　肿瘤的生长方式

一、膨胀性生长

许多良性肿瘤呈膨胀性生长(expansive growth)。这些肿瘤生长较慢,不侵袭周围正常组织。当肿瘤的周围无明显阻碍时,向四周均匀扩张,机械性地挤压邻近组织,遇到较大阻力时,肿瘤可被塑成椭圆、扁圆或哑铃形等。随着肿瘤体积的逐渐增大,肿瘤推开或挤压周围组织,与周围组织分界清楚,可以在肿瘤周围形成完整的纤维性被膜。有被膜的肿瘤触诊时常常可以被推动,手术容易摘除,不易复发。这种生长方式对局部器官、组织的影响,主要是挤压或阻塞。此外,部分恶性肿瘤亦可呈膨胀性生长,如早期的肉瘤、甲状腺滤泡性癌、肾癌、部分肝细胞型肝癌;通

85

常有包膜的恶性肿瘤无论包膜完整与否,都较无包膜者预后好。

二、外生性生长

体表肿瘤和体腔(如胸腔、腹腔)内面的肿瘤,或管道器官(如消化道、泌尿生殖道)腔面的肿瘤,常向表面生长并形成突起,呈乳头状、息肉状、蕈状或菜花状,这种生长方式称为外生性生长(exophytic growth)。良性肿瘤和恶性肿瘤都可呈外生性生长,但恶性肿瘤在外生性生长的同时,其基底部往往有浸润。以外生性方式生长的恶性肿瘤由于生长迅速,肿瘤中央部血液供应相对不足,肿瘤细胞易发生坏死,坏死组织脱落后形成底部高低不平、边缘隆起的恶性溃疡。

三、浸润性生长

恶性肿瘤多呈浸润性生长(invasive growth)。主要表现为肿瘤细胞沿周围组织间隙或淋巴管向周围组织伸展,类似树根长入泥土,浸润并破坏周围组织,从而使肿瘤组织与周围正常组织界限不清,相互交错。浸润性肿瘤没有被膜,与邻近的正常组织无明显界限。临床触诊时,肿瘤固定,活动度小。手术切除这种肿瘤时,需要比较广泛地切除一部分周围正常组织,因为这些部位也可能有少量肿瘤细胞浸润。若切除不彻底,术后容易复发。

浸润性生长的肿瘤依据其生长的部位及恶性程度不同可显示不同的形态。发生于内脏深处者常呈不规则的结节状,而发生在空腔器官的肿瘤,依其恶性程度、生长状况,形态可不同。恶性程度低者可突出于表面呈结节状或乳头状,基底部向周围浸润较轻;恶性程度高者由于肿瘤细胞从基底部不断向周围浸润而呈片状增厚的斑块,重者腔壁弥漫性增厚、变硬,如皮革袋状胃癌。

第二节　肿瘤生长的动力学

不同肿瘤的生长速度差别很大。一般来讲,分化程度高的良性肿瘤生长较缓慢,肿瘤生长的时间可为数年甚至数十年。如果其生长速度突然加快,要考虑发生恶性转变的可能。恶性肿瘤生长较快,特别是分化程度低的恶性肿瘤,可在短期内形成明显的肿块,并容易发生坏死、出血等继发改变。

影响肿瘤生长速度的因素很多,如肿瘤细胞的倍增时间(doubling time)、生长分数(growth fraction)、肿瘤细胞的生成和死亡的比例等。

一、肿瘤细胞生长的倍增时间

肿瘤细胞的倍增时间是指从一个细胞分裂繁殖为两个子代细胞所需的时间。研究资料显示,多数恶性肿瘤细胞的倍增时间并不比正常细胞更短,而是与正常细胞相似或比正常细胞更长。因此,肿瘤细胞倍增时间缩短可能不是引起恶性肿瘤生长迅速的主要原因。

二、肿瘤细胞的生长分数

生长分数是指肿瘤细胞群体中处于增殖状态(S 期 +G2 期)的细胞的比例。恶性肿瘤形成初期,细胞分裂繁殖活跃,生长分数高。随着肿瘤的持续生长,不断有肿瘤细胞发生分化,大多数肿瘤细胞进入静止期(G0 期),分裂繁殖停滞。许多抗肿瘤的化学治疗药物是通过干扰细胞增殖起作用。因此,生长分数高的肿瘤(如高度恶性的淋巴瘤)对于化学治疗药物敏感。如果一个肿瘤中非增殖期细胞数量较多,即生长分数低(常见于实体瘤,如结肠癌),则它对化学药物的敏感性可能就比较低。对于这种肿瘤,临床上可以先进行放射治疗或手术治疗,缩小或去除大部分瘤体,残余的 G0 期瘤细胞可再进入增殖期,从而增加肿瘤对化学治疗的敏感性(图 2-6-2)。

三、肿瘤细胞的生成与丢失

　　肿瘤细胞的生成与丢失是影响肿瘤生长速度的一个重要因素。在肿瘤生长过程中,由于营养供应和机体抗肿瘤反应等因素的影响,一些肿瘤细胞会死亡,并且常常以凋亡的形式发生。肿瘤细胞的生成与丢失的比例,可能在很大程度上决定肿瘤是否能持续生长。生长分数相对高的肿瘤(如急性白血病和小细胞肺癌),瘤细胞的生成远大于丢失,其生长速度明显超过丢失的肿瘤(如结肠癌)生长快。因此,促进肿瘤细胞死亡和抑制肿瘤细胞增殖,是肿瘤治疗的两个重要方面。

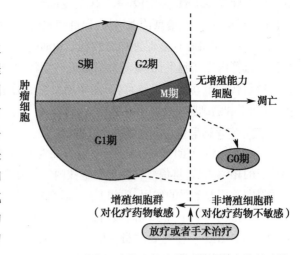

图 2-6-2　肿瘤细胞的生长分数及其对化疗的敏感性

第三节　肿瘤细胞增殖和去生长抑制的调控机制

　　肿瘤从本质上来说是基因病,环境(外因)和遗传性(内因)致癌因素以协同或序贯的方式引起细胞非致死性 DNA 损伤,从而激活原癌基因或(和)灭活抑癌基因,继而引起细胞周期调控基因、凋亡调节基因和(或)DNA 修复基因表达的改变,使靶细胞发生恶性转化,并最终形成肿瘤。在此过程中,肿瘤细胞的增殖和生长过程受到许多因素的影响,主要包括生长促进和抑制信号异常、端粒酶活性增加、细胞凋亡减少(见第七章)、肿瘤血管持续生成(见第八章)以及肿瘤干细胞自我更新等(图 2-6-3)。

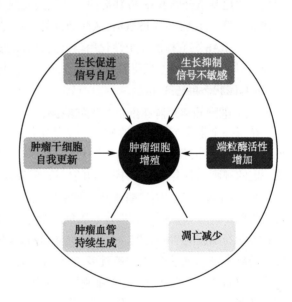

图 2-6-3　肿瘤细胞增殖和去生长抑制的调控机制

一、生长信号自足对肿瘤细胞生长的作用

(一) 生长因子和受体对肿瘤生长的影响

　　1. 生长因子和受体的作用　生长因子(growth factor,GF)是指在体内外对细胞的生长和增殖具有刺激作用的一类多肽、蛋白质或糖蛋白,如表皮生长因子(epidermal growth factor,EGF)、转化生长因子(transforming growth factor,TGF)、血管内皮细胞生长因子(vascular endothelial growth factor,VEGF)、成纤维细胞生长因子(fibroblast growth factor,FGF)、血小板衍生生长因子(platelet derived growth factor,PDGF)等。它们普遍存在于机体的各种组织中,具有促进细胞增殖、分化和运动的生物学效应。生长因子通过与细胞膜专一的受体结合,激活细胞内一系列信号通路,最终将生长因子的刺激信号传递到核内,引发一系列促进细胞增殖、分化和运动的生物学效应。不同种类的细胞表达生长因子受体的种类不同,但每种细胞可以同时表达几种不同的受体,接受不同生长因子的顺序性调控。

　　2. 生长因子对肿瘤生长的影响　生长因子及其受体与许多癌基因编码的蛋白相关。肿瘤

Notes

的发生发展是多步骤、多阶段、多基因突变的结果。在此过程中诸多癌基因发生突变,导致某些生长因子分泌水平或信息传递增加,促进细胞增殖和生长,如IL-1、IL-2、TNF、IL-3、M-CSF、GM-CSF、IL-9和EGFR均能促进肿瘤的发生和演进。VEGF与肿瘤发展的关系为一特例,VEGF既能促进血管内皮细胞生长,诱导肿瘤附近产生新生的血管,形成肿瘤组织血管化,使肿瘤细胞随血管通路转移至其他组织器官,又能增加血管的通透性,促进营养物质的进入和代谢废物的排出,有利于肿瘤细胞的生长和增殖。

（二）信号转导蛋白对肿瘤生长的影响

下游信号转导蛋白接受来自于被活化的生长因子受体的信号后,通过第二信使或者信号转导分子的相继激活,将信号转导入细胞核内。信号转导蛋白编码基因的突变在肿瘤的自主性生长过程中发挥着重要的作用,比如RAS基因的突变。

RAS蛋白属于小分子三磷酸鸟苷（guanosine triphosphate,GTP）结合蛋白家族,包括K-RAS、N-RAS和H-RAS三个重要成员。RAS蛋白异常激活与多种恶性肿瘤的发生和发展具有密切的关系。RAS基因激活的最常见方式为基因突变,比如在结直肠癌中第12密码子突变可以减弱K-RAS内在的GTP酶水解活性,引起K-RAS持续激活,进而促进肿瘤细胞增殖。目前靶向RAS信号通路抗癌药物开发已引起人们的重视,并在相关领域取得较大的进展。比如目前研究较多的是法尼基转移酶抑制剂（farnesyltransferase inhibitors,FTIs）,其作用机制是通过抑制法尼基转移酶将法尼基结合到RAS羧基端的半胱氨酸残基,半胱氨酸残基不能被羧甲基化,RAS不能定位在细胞膜上,RAS不能被激活,从而抑制了RAS信号通路的传导与肿瘤的发生。

此外,RAS突变检测在个性化用药方面具有重要的意义。比如在结直肠癌患者中,EGFR靶向药物对于KRAS野生型患者疗效显著,而突变型患者疗效较差,故在个性化用药中要先检测KRAS基因状态再选择用药。

（三）细胞周期对肿瘤细胞生长的影响

在每一个生命个体中都存在着一个精密的程序或"生物钟",它决定着细胞的生长、分裂或死亡,这个精密的程序或"生物钟"就是细胞周期调控机制。细胞周期在相关基因的控制下,依据一定的规则和节奏运行,调控细胞的生长、分裂和死亡,细胞周期紊乱则引起肿瘤的发生。

1. 肿瘤是一类细胞周期疾病　肿瘤是一类多步骤发生、多基因突变所致的细胞克隆性、进化性疾病,几乎所有癌基因、抑癌基因的功能效应均与细胞周期机制有关,许多癌基因、抑癌基因直接参与细胞周期的调控。基因的突变,导致了细胞周期的失控,包括细胞周期启动、运行和终止的异常,使细胞获得以增殖过多、凋亡过少为主要形式的失控性生长特征。

细胞周期调控机制的核心是细胞周期依赖性蛋白激酶（cyclins dependent kinase,CDKs）和细胞周期蛋白（cyclins）。CDKs和cyclin形成复合物,引起关键的靶蛋白发生磷酸化,促使细胞进入分裂周期。突变能使cyclins和CDKs不能激活而影响细胞的增殖,在肿瘤恶性转化过程中最常受累的是cyclin D和CDK4。

2. 肿瘤细胞周期机制的破坏　细胞基因组完整性的改变,是肿瘤发生的物质基础。细胞周期监控机制是细胞基因组完整性的重要保证。监控机制的破坏导致遗传的不稳定性,它是所有癌前细胞和癌细胞的本质特征。DNA监控机制的破坏将导致染色体重排,如基因缺失、扩增和移位。纺锤体监控机制的破坏可导致有丝分裂过程中染色体不能分开,子代细胞中染色体的丢失或增加。纺锤体极监控机制的破坏可导致染色体组倍性的改变。这三种基因组改变如染色体重排、异倍体和多倍体均常见于肿瘤细胞进化过程中。

二、生长抑制信号不敏感对肿瘤细胞生长的影响

肿瘤细胞除了通过癌基因突变维持和促进肿瘤生长外,还必须设法逃避细胞增殖的负性调节机制,这些机制多数依赖抑癌基因的活性而发挥作用。研究显示,在许多人类恶性肿瘤均存

Notes

在着抑癌基因的突变或缺失,进而引起生长抑制信号异常,导致细胞无限制增殖,促进肿瘤的发生和演进。

（一）Rb：细胞周期的调速器

Rb 基因（Retinoblastoma gene）为视网膜母细胞瘤易感基因,编码由 928 个氨基酸组成的蛋白质,分布于核内,是一类 DNA 结合蛋白。Rb 蛋白以其磷酸化和去磷酸化的形式决定着转录因子 E2F 的活性,在细胞周期调控中处于中心环节,从而控制着细胞的生长和分化,因此被视为细胞周期的"调速器"（governor of the cell cycle）。

细胞分裂增殖必须通过两个关键的细胞周期调控点,即 G1/S 和 G2/M 调控点,Rb 蛋白是 G1/S 调控点的关键调节因子。未受到生长信号刺激时,细胞周期抑制蛋白（Cyclin dependent kinase inhibitor,CKI）通过抑制 cyclin-CDK 复合物的活性,使 Rb 保持去磷酸化状态,去磷酸化的 Rb 与 E2F 形成复合物,阻断了 E2F 的转录活性;生长因子如 PDGF、EGF、IL-2 等与其相应受体结合,通过信号传递促进 cyclin 基因表达,cyclin 与相应的 CDK 结合为激酶复合物对 Rb 进行磷酸化;磷酸化的 Rb 释放 E2F,促进相关基因的转录,推动细胞周期的演进。

Rb 基因的突变或缺失与人类多种肿瘤的发生具有密切的关系,是一类重要的抑癌基因。Rb 基因的突变或缺失使其丧失细胞周期"调速器"的功能,导致细胞周期失控,细胞异常增殖。在视网膜母细胞瘤、前列腺癌、乳腺癌、食管癌、非小细胞肺癌和神经胶质母细胞瘤等中均存在着 Rb 基因的突变或缺失。

（二）p53：基因组的守护者

p53 基因是一种抑癌基因,定位于人类染色体 17p13.1,编码 393 个氨基酸的核内磷酸化蛋白。p53 基因是细胞生长周期中的负调节因子,与细胞周期的调控、DNA 修复、基因组稳定性的维持、细胞分化、细胞凋亡等重要的生物学功能有关,被称之为"基因组的守护者"（guardian of the genome）。p53 基因分为野生型和突变型两种,野生型 p53 蛋白极不稳定,半衰期仅数分钟,并具有反式激活功能和广谱的肿瘤抑制作用;突变型 p53 蛋白稳定性增加,半衰期延长,丧失肿瘤抑制的作用。

p53 基因的突变或缺失是人类肿瘤的常见事件,与肿瘤的发生、发展密切相关,大约 50% 的人类肿瘤中存在 p53 基因的突变。在体内外各种致瘤因素的作用下,p53 基因发生突变或者缺失,导致基因组的遗传不稳定性,降低细胞周期检测点功能,最终引起肿瘤的发生、发展和演进。

（三）TGF-β 信号通路

转化生长因子 β（transforming growth factor-β,TGF-β）是一种多功能的细胞因子,它在肿瘤演进的不同阶段发挥着不同作用。

TGF-β 的肿瘤抑制作用：TGF-β 调节 CKIs（p15、p21 和 p57）的表达,CKIs 通过抑制 cyclin-CDK 复合物的活性,来阻止细胞周期进程;TGF-β 的肿瘤促进作用：TGF-β 信号通过诱导 Snail1/2 和 ZEB1/2 等转录因子的表达,促进了上皮间充质转化。这些改变促使细胞极性和细胞间接触的丧失,使细胞获得一种迁移、浸润的表型,促进肿瘤的增殖和转移。

在肿瘤形成的早期阶段,TGF-β 主要的功能是抗增殖效应。但是,在许多肿瘤形成的晚期,由于引入突变或发生表观遗传修饰,癌细胞逐渐耐受 TGF-β 信号的抑制作用,反而激活相关信号通路促进细胞增殖、免疫抑制、血管生成、肿瘤干细胞自我更新、上皮间充质转化以及转移。

（四）细胞接触抑制

二维培养的正常细胞由于细胞数量密集,形成细胞与细胞之间的接触,进而抑制细胞的增殖,该机制被称作细胞接触抑制（contact inhibition）。细胞接触抑制是体内维持正常组织稳态机制在体外的一种反映,但是肿瘤细胞却丧失了这种接触抑制（图 2-6-4）。细胞接触抑制与 Hippo 和生长因子受体等信号通路的相关,某些肿瘤相关基因的异常表达能够调节这些信号通路的活性,进而导致肿瘤细胞丧失细胞接触抑制的能力,比如 2 型神经纤维瘤病（neurofibromatosis type

Notes

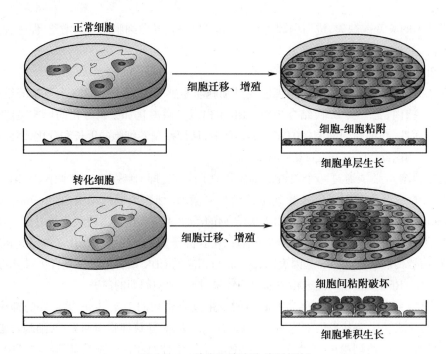

图 2-6-4　肿瘤细胞丧失接触抑制

2,NF2)基因。

　　NF2 基因是一种抑癌基因,NF2 缺失与神经纤维瘤病的发生具有密切的关系。NF2 基因编码 Merlin 蛋白,该蛋白通过使细胞表面黏附分子结合到跨膜受体酪氨酸激酶上(如 EGF 受体)调控细胞接触抑制。此外,Merlin 蛋白阻止生长因子与生长因子受体的结合,有效地限制了促有丝分裂信号的传导,抑制细胞增殖。

三、肿瘤细胞端粒酶活性增加

　　1. 端粒与端粒酶　正常细胞分裂一定次数后就进入老化阶段,失去了复制的能力。而控制细胞 DNA 复制次数的是位于染色体末端的 DNA 重复序列,称其为端粒(telomeres)。细胞复制一次,其端粒就缩短一部分。细胞复制一定次数后,端粒缩短使得染色体相互融合,导致细胞死亡。所以端粒可以称为细胞的生命计时器。在生殖细胞,由于端粒酶(telomerase)的存在可使缩短的端粒得以恢复,故细胞具有强大的自我复制能力。而在大多数体细胞中,由于有端粒酶活性较低,复制大约 50 次后便发生死亡。

　　2. 端粒酶活性与肿瘤细胞生长　绝大多数的恶性肿瘤细胞都具有较高的端粒酶活性,端粒酶活性增高使缩短的端粒得以恢复,肿瘤细胞无限制增殖。在肿瘤多步骤演进的早期,肿瘤细胞不能表达较高水平的端粒酶,起始肿瘤细胞通常经历端粒缺失诱导的生存危机;相反在肿瘤形成的晚期肿瘤细胞表达较高水平的端粒酶。端粒酶活性的延迟出现有助于产生促肿瘤演进相关的突变,这些突变赋予肿瘤细胞无限制增殖的能力,最终产生临床上明显的肿瘤。

四、肿瘤干细胞与肿瘤生长

　　干细胞主要特征包括自我更新、不对称性分裂和诱导分化潜能。在肿瘤的研究中,同样发现了肿瘤细胞群体中,少量细胞具有干细胞的特征,即为肿瘤干细胞(cancer stem cell,CSC)。CSC 是一种异常的干细胞,与肿瘤的发生、治疗、预后、复发和转移关系极为密切。CSC 与正常干细胞生物学特性类似,通过对称分裂与不对称分裂进行扩增与分化,可表达干细胞类似标志物。目前,已经在白血病、乳腺癌、肺癌、前列腺癌、大肠癌等中证实了肿瘤干细胞的存在。

　　肿瘤细胞团是一个异质性的群体,具有特定的层级结构,CSC 在肿瘤细胞的最顶端,其次是

Notes

肿瘤祖细胞,最终分化为终末阶段的肿瘤细胞(成熟肿瘤细胞)。CSC 形成肿瘤分裂增生的储备细胞池,肿瘤祖细胞具有分裂和分化能力,可分化为肿瘤前体细胞,但最终均分化为终末阶段肿瘤细胞,终末阶段肿瘤细胞具有分裂增生能力,不再分化,最后凋亡。只要 CSC 存在,肿瘤就不能消除,并且可以导致恶性肿瘤重新复发和增殖。

肿瘤细胞团中除 CSC 以外的所有肿瘤细胞,均称为肿瘤子代细胞,具有较强的分裂增生能力。肿瘤治疗途径的理论是彻底杀灭 CSC,从根源上铲除肿瘤增殖细胞池。现阶段的肿瘤治疗药物(如化疗),大多针对处于增殖活跃阶段的肿瘤子代细胞,这种方式只能使肿瘤暂时缩小,不能根除 CSC,这是肿瘤复发与转移的主要原因。CSC 分化的储备性、耐药性、抵抗放疗,在当今肿瘤治疗过程中难以被清除,导致肿瘤复发与转移。因此,研制开发靶向作用于 CSC 的药物,对根治恶性肿瘤具有重要的临床价值(图 2-6-5)。

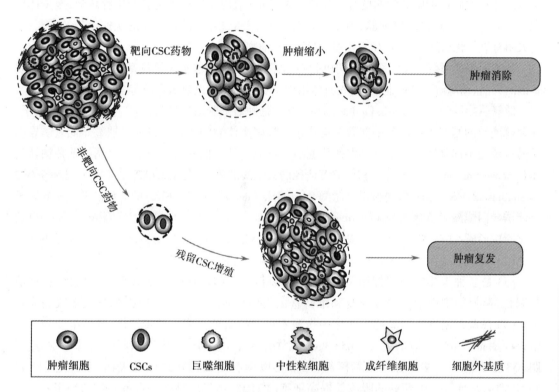

图 2-6-5 靶向 CSC 治疗恶性肿瘤

(丁彦青)

第四节 肿瘤细胞代谢

肿瘤细胞的恶性增殖与肿瘤细胞的特殊代谢过程密切相关。维持正常细胞生存的能量主要由葡萄糖在体内氧化分解,包括氧化磷酸化(oxidative phosphorylation,OXPHOS)和糖酵解(glycolysis)。正常细胞在有氧的条件下主要通过线粒体氧化磷酸化方式获能,只有在缺氧条件下,才主要通过糖酵解方式获得能量。而肿瘤细胞即使在氧供应充足的情况下,仍然主要采用糖酵解途径获得能量,即为有氧糖酵解。肿瘤细胞除了糖代谢异常外,其蛋白质及酶、脂肪、核酸代谢均存在不同程度的改变,这些改变为肿瘤增殖和生长提供了坚实物质基础。因此,可以认为恶性肿瘤不仅是一种基因病,也是一种能量代谢异常性疾病。

一、肿瘤细胞代谢特点

(一) 糖代谢

正常组织主要利用糖的有氧氧化获取能量,缺氧时才进行无氧糖酵解。有氧条件下通过线粒体的氧化磷酸化代谢葡萄糖,1 分子葡萄糖可产生 36 或 38 分子 ATP,而通过糖酵解方式只能产生 2 分子 ATP,因此糖酵解是一种低效能的能量代谢方式。早在 20 世纪 20 年代,恶性肿瘤细胞的代谢变化就已经引起生物化学家们的高度关注。德国生化和生理学家 Otto Warburg 对肿瘤细胞能量代谢特点进行了开创性研究,并提出了著名的"Warburg 效应":即与正常细胞在有氧环境中糖酵解被抑制不同,肿瘤细胞即使在氧供充足的条件下,仍主要以糖酵解方式进行葡萄糖分解,获得能量并产生大量的乳酸(lactic acid),而不是产生 ATP 效率更高的线粒体氧化磷酸化方式。这是肿瘤细胞糖代谢的基本特征。Warburg 效应使肿瘤细胞获得生存优势,至少体现在两个方面:一是提供大量碳源,用以合成蛋白质、脂质、核酸,满足肿瘤的快速生长的需要;二是关闭有氧氧化通路,避免产生自由基,从而逃避细胞凋亡。

肿瘤细胞糖酵解代谢活跃的确切机制尚不完全清楚。可能涉及原癌基因的激活、肿瘤抑制基因的失活、糖酵解调节机制异常、线粒体结构或功能损伤和低氧微环境等多方面因素。

低氧诱导因子(hypoxia-inducible factor,HIF)是肿瘤细胞适应缺氧而产生的一种转录因子,在缺氧诱导的基因表达调节中起着关键作用。许多实体瘤的微环境特征是缺氧。低氧诱导因子通过诱导不同基因的转录程序促使代谢适应低氧条件。低氧诱导因子能够诱导葡萄糖转运体(glucose transporters,GLUTs)和糖酵解途径的关键酶的表达,包括 GLUT1,GLUT3,己糖激酶 2(hexokinase 2,HK2)和一些磷酸果糖激酶 2(phosphofructokinase 2,PFK2)的亚型。低氧诱导因子也能诱导丙酮酸脱氢酶激酶 1(pyruvate dehydrogenase kinase 1,PDK1)阻止丙酮酸(pyruvate)的氧化脱羧形成乙酰辅酶 A 进入三羧酸循环(tricarboxylicacidcycle,TCA)彻底氧化,并通过下调细胞色素 C 氧化酶亚型的表达而降低细胞呼吸和抑制线粒体生物合成。

p53 是一种重要的肿瘤抑制蛋白,在正常细胞生长和发育中扮演着重要的角色,包括诱导凋亡、调控细胞周期、DNA 修复和维持基因组的稳定性。其突变或丢失与大多数癌症相关。p53 在调控糖酵解和氧化磷酸化中扮演着重要的角色。葡萄糖转运体、糖酵解酶和三羧酸循环酶都是 p53 下游的靶点。p53 反应元件存在于 PGM55 和 HK2 基因的启动子中,这表明 p53 至少能在一些步骤调节糖酵解。p53 可以抑制葡萄糖转运体的表达,尤其是 GLUT1 和 GLUT4,从而降低葡萄糖的吸收并提高细胞内 TP53- 诱导的糖酵解和凋亡调节因子(TP53-induced glycolysis and apoptosis regulator,TIGAR)的水平。TIGAR 的作用是使果糖 -2,6- 二磷酸酶(fructose bisphosphatase,FBPase)的表达下调,*FBPase* 可以促进糖酵解的抑制剂果糖 -2,6-二磷酸(fructose-2,6-biphosphate,F-2,6-BP)的分解。F-2,6-BP 的减少对 6- 磷酸果糖(fructose-6-biphosphate,F-6-P)的形成有利,促进代谢中间体进入到磷酸戊糖途径(pentose phosphate pathway,PPP)进行代谢,产生的 NADPH 和核糖有助于肿瘤细胞的增殖。同时依赖 p53 转录激活的细胞色素 C 氧化酶 2(synthesis of cytochrome C oxidase 2,SCO2)的表达也能抑制糖酵解,导致线粒体呼吸增强,由于 p53 的缺失,SCO2 的表达下调直接干扰了线粒体呼吸链的功能。

磷脂酰肌醇 -3 激酶(phosphatidylinositol 3-kinase,PI3K)/ 蛋白激酶 B(protein kinase B,PKB 或 Akt)信号通路在各种生长因子受体和血管生成诱导物的下游发挥作用,在氧供正常和缺氧条件下都对促进细胞生长起着关键作用。PI3K/Akt 途径能驱动糖酵解和乳酸生产,合成重要的生物分子和抑制癌细胞大分子的降解,因此激活 PI3K/Akt 途径可能是细胞代谢调节的重要事件。Akt 通过增加 GLUT,己糖激酶(hexokinase,HK)和磷酸果糖激酶 1(6-phosphofructokinase-1,PFK-1)等因子的活性,从而增强肿瘤细胞的 Warburg 效应。而且,PKB/Akt 的细胞功能与细胞周期进程、生存和血管生成相关,后者是肿瘤的生长和转移的重要保障。

Notes

Warburg认为恶性肿瘤细胞糖酵解代谢活跃的原因是细胞能量代谢缺陷,即线粒体呼吸损伤,肿瘤细胞利用葡萄糖作为能源,糖酵解增加,产生大量乳酸。近年研究发现,与正常细胞相比肿瘤细胞在一定程度上存在线粒体结构、功能和呼吸能力缺陷,具体表现在以下方面:

(1)肿瘤细胞线粒体形态和超微结构异常,对生长物质变化的反应与正常细胞的线粒体不同。

(2)肿瘤细胞线粒体的蛋白质和脂类组成明显不同于正常的线粒体。

(3)肿瘤细胞线粒体中质子漏和解偶联比正常的线粒体多。

(4)肿瘤细胞线粒体钙调控受损。

(5)许多肿瘤膜阴离子运输系统异常或线粒体调控异常。

(6)有缺陷的穿梭系统不能有效调控肿瘤细胞升高的葡萄糖酵解。

(7)肿瘤细胞线粒体不能有效的氧化丙酮酸。

(8)肿瘤线粒体含有膜结合的胚胎型己糖激酶。

(9)肿瘤细胞呼吸在某些方面的缺陷导致过多的乳酸产生。

此外,细胞代谢途径中的一些关键酶的突变,如异柠檬酸脱氢酶(isocitratedehydrogenase,IDH)基因突变导致其本身的催化能力大大降低,却同时获得新的催化能力,从而改变细胞的代谢状态,引起细胞代谢紊乱。正是由于线粒体结构、功能的异常或相关代谢酶的突变,导致了其氧化磷酸化作用障碍,糖酵解异常活跃。

(二)蛋白质、酶代谢

快速生长的肿瘤组织需要摄取并消耗大量的氨基酸,肿瘤细胞通过与正常细胞竞争,甚至"掠夺"正常细胞生长、增殖所需要的营养底物,特别是氨基酸,用于合成自身增殖所需的核酸和蛋白质,必然导致机体氨基酸代谢的紊乱。肿瘤组织的蛋白质合成及分解代谢都增强,且氨基酸掺入肿瘤细胞的速度和量大于正常细胞,但合成代谢超过分解代谢。

谷氨酰胺(glutamine,Gln)是人血浆最丰富的氨基酸并参与许多正常细胞功能所需的代谢途径。除了在蛋白质合成中的作用外,它为合成非必需氨基酸、嘌呤、嘧啶和己醋胺提供氮源,也是用于谷胱甘肽合成的谷氨酸的主要来源。研究发现,维持肿瘤细胞在体外生存和增殖需要高浓度的谷氨酰胺。经典的肿瘤代谢研究显示,谷氨酰胺是培养的肿瘤细胞的重要碳源,因为大多数的谷氨酰胺在线粒体作为呼吸底物消耗而不是用于蛋白质合成。最近的实验表明,抑制线粒体谷氨酰胺代谢可以改变基因表达,加速细胞凋亡和促进细胞分化。因此,谷氨酰胺代谢有整合支持肿瘤发生的大量细胞活动的潜能。

肿瘤细胞由于缺乏天冬酰胺合成酶(asparagine synthetase,ASNS)而不能合成或很少合成天冬酰胺(asparagine,Asn),因此,给肿瘤患者使用L-天冬酰胺酶(L-asparaginase)使血浆中的天冬酰胺分解,从而阻断肿瘤细胞的天冬酰胺来源,即可抑制肿瘤细胞增殖,发挥抗肿瘤作用,现已被用于急性白血病和恶性淋巴瘤的治疗,并取得了较好的疗效。

酶(enzyme)是指具有生物催化功能的高分子物质,大多是蛋白质,但少数为具有催化功能的DNA和RNA分子。细胞癌变是从致癌因素引起靶细胞的基因突变开始的,而基因突变往往导致细胞中蛋白质和酶谱及其功能的改变。酶是物质代谢的催化剂,所以酶发生变化时机体的代谢状况必然出现改变。肿瘤组织酶活性的改变是复杂的,与正常组织比较常常为含量或活性的改变,少数因发生突变而产生质的变化。

(三)核酸代谢

核酸(nucleic acid)是维持细胞功能和细胞增殖的重要物质基础,正常状态下嘌呤(purine)和嘧啶(pyrimidine)的代谢与体内调节相配合,维持合成和分解反应平衡,当其中的任何一个环节出现异常即可引起核酸代谢异常。肿瘤细胞增殖快,细胞分裂存在异常,细胞中核酸的含量、组成及合成等与正常细胞相比都有的明显区别。现已证实,肿瘤组织合成DNA和RNA的聚合

Notes

酶活性均较正常组织高,而分解过程明显降低。

肿瘤细胞与正常细胞有显著的不同。与正常细胞相比,恶性肿瘤细胞似乎有更快的胞苷酸再生能力。相比于非恶变肠细胞 IEC-6,结肠癌细胞 CaCO-2 可有效摄取核苷酸和核苷,其内源核苷酸代谢能力更为活跃,有着更大的核苷酸及其代谢产物库。并且不同类型肿瘤细胞的核酸代谢也有较大差异,如腹水瘤 EAC 主要通过嘌呤核苷酸循环利用谷氨酰胺及肌苷再生腺苷酸,而肝癌细胞 AS30D 则主要利用腺苷。

不同发展阶段的肿瘤细胞在核酸代谢方面也有区别。肿瘤细胞从一个生长周期向另一个生长周期转换时常伴随着核苷酸和碱基更新速率的变化,如嘌呤化合物的浓度变化即呈生长依赖性,掺入试验显示标记的嘌呤前体在肿瘤细胞增殖期的利用率更高。

(四)脂肪代谢

ATP 柠檬酸裂解酶(ATP citrate lyase,ACL)和脂肪酸合成酶(fatty acid synthase,FASN)的活性增加促进脂肪酸的合成。FASN 在包括乳腺癌在内的多种肿瘤中过表达。尽管人们认为,增加脂肪酸生物合成是合成新的细胞膜的需要,但是目前仍缺乏支持这一论点的实验证据。高表达 FASN 的乳腺富脂质肿瘤,临床预后差,但尚不清楚 FASN 表达是疾病发生的原因,还是此类肿瘤其他潜在代谢变化的结果。PI3K/Akt 能通过激活 ACL 刺激脂肪酸合成和通过减少肉碱棕榈酰基转移酶 1A(carnitine palmitoyltransferase 1A,CPT1A)表达抑制脂肪酸 β 氧化。鼠乳腺肿瘤模型和人原发性乳腺癌通常表现出另一个参与脂肪酸 β- 氧化的酶 2,4- 二烯酰 - 辅酶 A 还原酶(2,4-dienoyl-coenzyme A reductase,DecR1)表达的减少。异位表达的 DecR1 减少了鼠乳腺癌模型肿瘤的生长,降低脂肪酸从头合成,但它并没有减少肿瘤细胞葡萄糖摄取。

Spot 14 最初被确定为甲状腺激素诱导的蛋白质,它高度表达在活跃合成脂肪酸的组织中,如脂肪、肝脏和哺乳期乳腺。它被认为是调控脂肪酸从头合成的关键因子。过氧化物酶体增殖物(peroxisome proliferators,PPs)在脂质代谢中起着重要调节作用,它可通过转录激活过氧化物酶体增殖物激活受体(peroxisome proliferators activated receptors,PPARs)发挥其功能。肿瘤细胞脂质代谢改变具体机制尚未完全阐明,可能还与致癌基因突变特别是那些涉及 PI3K/Akt/mTOR 途径或 PTEN 等负调控机制消除有关。此外,脂肪酸合成的两个支持途径,回补和还原型烟酰胺腺嘌呤二核苷酸磷酸(NADPH)生产异常也可能对脂质代谢产生影响。

二、肿瘤细胞代谢异常在临床诊断及治疗中的应用

(一)基于肿瘤代谢的肿瘤诊断

Warburg 效应是恶性肿瘤细胞中普遍存在的代谢现象,正电子发射计算机断层扫描(positron emission tomography,PET)技术就是利用肿瘤细胞糖酵解特性进行恶性肿瘤诊断,并已在临床上得到成功应用和广泛推广。目前,已有多种正电子核素显像剂,[18]氟脱氧葡萄糖(^{18}F-deoxyglucose,[18]F-FDG)作为葡萄糖代谢的示踪剂,是目前临床应用最成熟、最广泛的代谢示踪剂。[18]F-FDG 是葡萄糖的类似物,能被葡萄糖转运蛋白转运进入细胞内,并被 HK 催化为 6- 磷酸氟化葡萄糖。但 6- 磷酸氟化葡萄糖不能被进一步代谢,而是滞留于细胞内。肿瘤细胞由于摄取葡萄糖的能力明显增强,因此 ^{18}F-FDG 聚集更明显,标准摄取值(standardized uptake value,SUV)明显升高。因此,基于良、恶性病变之间的这种葡萄糖代谢水平差异,PET 可被用于区别良、恶性病变。

然而,并不是所有的肿瘤都可以使用 FDG-PET 成像。其他代谢物分子示踪剂的发展,如谷氨酰胺、醋酸、胸苷或甘氨酸,为分析肿瘤的代谢状态和监测治疗期间代谢状态的改变提供了可能性。核磁共振(nuclear magnetic resonance,NMR)光谱学能够检测体内某个特定的代谢物和观察靶向治疗药物的代谢反应。^{13}C 标记的葡萄糖动态 MRS 体内成像已经阐明人类大脑谷氨酰胺和葡萄糖代谢的许多方面,并可能被用来监测对治疗反应的快速变化。

（二）基于肿瘤代谢的肿瘤治疗

1. 针对吸收和转运机制的治疗

（1）针对葡萄糖转运的治疗：GLUT 家族蛋白可促进细胞外葡萄糖的吸收，并常常在肿瘤中过度表达。以这些高表达的 GLUT 家族蛋白为靶点可作为肿瘤治疗的一种新方法。GLUT1 抑制剂 WZB117 可与顺铂和紫杉醇起协同抗肿瘤作用，体外可抑制 A549 肺癌细胞生长，亦可抑制裸鼠移植瘤生长，其机制与抑制 GLUT1 表达进而阻止葡萄糖摄取有关。GLUT1 抑制剂 STF-31 可选择性的作用肿瘤细胞，而对正常细胞无毒性作用，虽然单独抑制葡萄糖转运蛋白的疗效因肿瘤类型不同而疗效不一，但作为联合用药是一种有效的治疗策略。在缺氧环境中，HIF-1α 增强 GLUT1 的表达，根皮素是葡萄糖转运蛋白的竞争性抑制剂，低浓度已被证明对低氧细胞有效。缺氧有助于肿瘤细胞抵抗化学治疗，根皮素与正定霉素联合使用抑制 GLUT1 可以克服低氧诱导的化疗抵抗。

（2）针对谷氨酰胺转运的治疗：很多肿瘤细胞中的谷氨酰胺转运蛋白的表达上调，阻止谷氨酰胺的吸收比单纯抑制氨基酸吸收对肿瘤细胞的影响更大。谷氨酰胺转运蛋白对细胞生存的重要性在选择性雌激素受体调节剂的治疗中得到进一步证实，他莫昔芬可以抑制谷氨酰胺转运体 ASCT2，降低细胞吸收谷氨酰胺，导致对雌性激素不敏感的细胞株生长抑制和凋亡。使用 α-甲基 -DL- 色氨酸（α-methyl-DL-tryptophan，α-MT）抑制 SLC6A14 氨基酸转运体，导致与氨基酸饥饿相关表型的激活，如 mTOR 活性的抑制和自噬的激活，延长 α-MT 的治疗时间可诱导肿瘤细胞凋亡，并且 α-MT 联合自噬抑制剂 3- 甲基腺嘌呤（3-methyladenine，3-MA）也可触发凋亡。由于 SLC6A14 转运体在非恶性的细胞中不表达或极少表达，α-MT 只对表达 SLC6A14 转运体的恶性肿瘤细胞有效，而对正常细胞无明显影响，因此具有一定的靶向性。

2. 针对代谢机制的治疗

（1）针对糖酵解代谢的治疗：己糖激酶是葡萄糖分解代谢的关键酶。针对己糖激酶的两个小分子抑制剂，2- 脱氧葡萄糖（2-deoxy-D-glucose，2-DG）和 3- 溴丙酮酸（3-bromopyruvate，3-BP）可破坏糖酵解的早期步骤并有希望成为肿瘤治疗药物。2- 脱氧葡萄糖（2-DG）是一个葡萄糖类似物，它能够像葡萄糖一样被葡萄糖转运蛋白转运，然后被己糖激酶磷酸化为磷酸 -2- 脱氧葡萄糖，但不能被进一步代谢，从而抑制糖酵解，减少胞内 ATP 产生，最终导致细胞死亡。低氧的肿瘤细胞对 2-DG 治疗敏感。2-DG 单独使用疗效有限，然而在联合治疗方案中已经被证明是有效的。另一个糖酵解的小分子抑制剂是丙酮酸衍生物 3-BP，使用 3-BP 可耗尽 ATP，增加奥沙利铂和 5- 氟尿嘧啶等化疗药物对耐药肿瘤细胞的化疗敏感性。

丙酮酸激酶 M2（pyruvate kinase M2，PKM2）在许多肿瘤中高表达且有利于糖酵解。PKM2 抑制剂在动物和人类肿瘤移植模型中已经显示高度选择性的抗肿瘤活性。调节 PKM2 活性的小分子化合物，如 TLN-232 可有效地降低肿瘤细胞对化疗药物的耐药性。在体外，TLN-232 抑制剂即使在低剂量也表现出对肿瘤细胞的高选择性，在动物模型中，尽管 TLN-232 治疗引发短暂的体重减轻，但总体耐受性良好，即使在高剂量也没有观察到明显毒性反应。

（2）针对谷氨酰胺分解代谢的治疗：谷氨酰胺酶催化谷氨酰胺的分解代谢，将其水解成谷氨酸和氨，抑制谷氨酰胺酶可以剥夺细胞快速增长所需的生物合成的前体。968 是 benzo［a］phenanthridinone 的一种小分子衍生物，为谷氨酰胺酶抑制剂，能够通过抑制谷氨酰胺酶防止 Rho GTPase 介导的细胞转化，而不影响正常细胞的生长或形态。除了阻断细胞转化，968 还显示能够抑制鼠淋巴瘤的体内生长。谷氨酰胺代谢也可通过激活 mTORC1 信号参与氨基酸生物合成途径并为细胞生长提供能源，它也可能诱导 mTORC1 介导的常见化疗药物耐药。NVP-BEZ235 是 PI3K/mTOR 的双重抑制剂，抑制 mTORC1 可以恢复长春新碱耐药的 Jurkat 细胞的敏感性。NVP-BEZ235 体外对正常细胞的影响很小，口服生物利用度良好且体内毒性低。

（3）针对乳酸产生和外排的治疗：乳酸脱氢酶（lactate dehydrogenase，LDH）是完成糖酵解的

Notes

最后一个酶,可将丙酮酸转化为乳酸,为处理糖酵解的产物提供了一个非有氧氧化途径。恶性肿瘤糖酵解活跃与发生糖酵解的细胞结构和功能,以及催化糖酵解的酶有很大关系。FX11 是一种 LDH-A 抑制剂,它能够抑制 P198 胰腺移植瘤和 p493 β 淋巴瘤移植瘤的肿瘤生长。FX11 抑制 LDH-A 导致线粒体功能增强,表现为更高的氧消耗、ROS 产生和细胞死亡的增加。当 FX11 联合烟酰胺磷酸核糖转移酶抑制剂 FK866 时,肿瘤出现了消退,而 FK866 或 FX11 单独使用时仅仅减缓肿瘤的生长。使用草氨酸盐抑制 LDH-A 可以克服肿瘤细胞对紫杉醇和曲妥珠单抗的耐药。

乳酸通常由单羧酸转运体(monocarboxylate transporter,MCT)家族成员和 MCT 蛋白主动从细胞中除去,MCT1 抑制剂已被证明影响肿瘤细胞增殖、侵袭和体内肿瘤的生长。α- 氰基 -4-OH- 肉桂酸(α-cyano-4-OH-cinnamate,CHC)或氯尼达明(lonidamine)可抑制 MCT1 导致乳酸外排减少,肿瘤细胞微环境 pH 值下降,细胞发生明显的死亡。CHC 治疗能够有效减缓小鼠肺腺癌和结直肠腺癌移植瘤模型肿瘤生长速率。接种了 Lewis 肺癌细胞的小鼠接受 CHC 治疗后对 6Gy 单剂量的辐射敏感性大大增加。

(4) 针对三羧酸循环的治疗:丙酮酸脱氢酶激酶(pyruvate dehydrogenase kinase,PDK)可磷酸化并抑制丙酮酸脱氢酶,阻止乙酰辅酶 A 形成和进入三羧酸循环。二氯醋酸(dichloroacetate,DCA)能够抑制 PDK,在药理抑制浓度下可引起癌细胞凋亡。与其他药物联合,如与替莫唑胺联合比单药治疗更有效。这表明,靶向三羧酸循环相关环节,可以成为设计新疗法的一个有效策略。

二甲双胍(metformin)是线粒体呼吸链复合体 I 的抑制剂,主要用于治疗糖尿病。糖尿病患者癌症发病率的研究显示,使用二甲双胍的患者癌症的发病率降低且伴有糖尿病的胰腺癌患者具有更长的生存期。近期的研究显示,二甲双胍可以逆转多种肿瘤细胞耐药且其单药或联合其他抗肿瘤药物治疗都具有明显的抗肿瘤作用。

(5) 针对脂肪酸合成的治疗:脂肪酸生物合成的关键一步是 ATP 柠檬酸裂解酶(ACL)催化 ATP 依赖性的柠檬酸转化乙酰辅酶 A 和草酰乙酸。ACL 抑制剂 SB 204990 能够降低细胞乙酰辅酶 A 的浓度。在 A549 细胞移植瘤中,抑制 ACL 可抑制细胞生长并诱导细胞分化,SB-204990 亦可明显抑制胰腺癌移植瘤的生长。用于脂肪生成的脂肪酸合成需要来源于三羧酸循环的前体物质,如乙酰辅酶 A 或丙二酰辅酶 A。脂肪酸合成酶复合体使用这些前体物质生产脂肪生成所必须的物质,如棕榈酸酯。脂肪酸合成酶(FASN)在许多癌症中上调并与病人的预后差有关。FASN 抑制剂,如 G28UCM 能够有效地将移植瘤的大小减少 20%-90%,且这种肿瘤减小伴随着凋亡细胞增加和磷酸化的 HER2 降低。大多数 FASN 抑制剂(如变蓝霉素、C75 和 EGCG)在体内不稳定或无效,或有明显的副作用(厌食症和体重下降),然而 G28UCM 治疗的动物并没有显示食欲缺乏或体重下降,而且 G28UCM 保留了抑制 FASN 的能力和抑制肿瘤生长。在体外,G28UCM 还显示与曲妥珠单抗、拉帕替尼、吉非替尼和厄洛替尼具有协同作用。

(6) 针对核苷酸合成的治疗:许多抗肿瘤药物可通过干预 DNA、RNA 或其前体物质 dNTP、NTP 的合成,改变细胞内核苷酸的代谢,而发挥抗肿瘤作用。如甲氨蝶呤通过抑制二氢叶酸还原酶(dihydrofolate reductase,DHFR)使脱氧胸苷酸(dTMP)合成受阻,DNA 合成障碍。5- 氟尿嘧啶在细胞内转变为 5- 氟尿嘧啶脱氧核苷酸(5F-dUMP),而抑制胸苷酸合成酶,阻止脱氧尿苷酸(dUMP)甲基化转变为脱氧胸苷酸(dTMP),从而影响 DNA 的合成或转化为 5- 氟尿嘧啶核苷以伪代谢产物形式掺入 RNA 中干扰蛋白质的合成。

综上所述,恶性肿瘤细胞具有明显异常的代谢特征,而相关代谢程序重排与肿瘤恶性程度、侵袭和转移等特点密切相关。针对肿瘤代谢特征为靶点的药物治疗是今后很有希望的治疗策略。但是,该领域的研究还处于起步阶段,且由于肿瘤细胞的异质性,单一的干预手段可能并不能产生足够的抗肿瘤效果。但可以预见的是,随着肿瘤代谢理论的不断发展,靶向肿瘤代谢将

Notes

成为新的抗肿瘤措施。

（孙国平）

第五节　结语与展望

人体正常细胞在体内外各种致瘤因素作用下,生长调控发生严重的紊乱,导致肿瘤的发生。肿瘤从本质上来说是基因病,环境和遗传性致癌因素引起细胞非致死性 DNA 损伤,原癌基因激活或(和)抑癌基因失活,凋亡调节基因和(或)DNA 修复基因表达的改变,最终使正常组织细胞发生恶性转化。在此过程中,肿瘤的增殖和生长过程受到许多因素的影响,主要包括生长促进信号的自足、生长抑制信号的不敏感、细胞接触抑制丧失、端粒酶活性增加、细胞凋亡减少、肿瘤血管的持续生成以及肿瘤干细胞的自我更新等。此外,肿瘤细胞异常的代谢为肿瘤细胞的恶性生长和增殖提供了物质基础,也为临床的诊断和治疗提供新的思路。因此,深入认识肿瘤细胞增殖和去生长抑制的机制,深入阐明肿瘤恶性增殖、失控生长的情况下细胞代谢特征及其机制将为恶性肿瘤的诊断和治疗开辟更为广阔的前景。

（丁彦青）

参考文献

1. Hanahan D,R. A. Weinberg. Hallmarks of cancer:the next generation. Cell,2011,144(5):646-674

2. Kumar V,AbbasAK,Fausto N,et al. Robbins Basic Pathology. 9th ed. Elsevier,Saunders,2011

3. Pylayeva-Gupta Y,Grabocka E,Bar-Sagi D,RAS oncogenes:weaving a tumorigenic web. Nat Rev Cancer,2011. 11(11):761-774

4. Principe DR,Doll JA,Bauer J,et al. TGF-β:Duality of Function Between Tumor Prevention and Carcinogenesis. J Natl Cancer Inst,2014. 106(2):369

5. Visvader,JE,Lindeman GJ. Cancer stem cells:current status and evolving complexities. Cell Stem Cell,2012, 10(6):p. 717-728

6. Takai Y,Miyoshi J,Ikeda W,et al. Nectins and nectin-like molecules:roles in contact inhibition of cell movement and proliferation. Nat Rev Mol Cell Biol,2008. 9(8):603-615

7. Koppenol WH,Bounds PL,Dang CV. Otto Warburg's contributions to current concepts of cancer metabolism. Nat Rev Cancer,2011,11(5):325-337

8. Dang CV. Links between metabolism and cancer. Genes Dev,2012,26(9):877-890

9. Ross SJ,Critchlow SE. Emerging approaches to target tumor metabolism. Curr Opin Pharmacol. 2014,17:22-29

10. Ghesquière B,Wong BW,Kuchnio A,et al. Metabolism of stromal and immune cells in health and disease. Nature. 2014,511(7508):167-176

Notes

第七章　细胞死亡

细胞死亡是多细胞生物体发育和维持自稳态的重要生理过程和调节方式。它执行两种功能：组织重塑和清除受损细胞以防止其对机体正常细胞的损害。细胞死亡受阻将打破正常组织中细胞增殖与死亡的平衡，如果此平衡不能恢复，细胞数量将不断增加，表现出生长优势，这是肿瘤形成的一个重要基础。本章主要介绍几种主要的细胞死亡方式以及与肿瘤的关系。

第一节　细胞死亡的定义和分类

一、细胞死亡的定义

2009 年细胞死亡命名委员会（Nomenclature Committee on Cell Death, NCCD）建议，达到下述任何一条分子学或形态学标准即可定义为细胞死亡：①细胞丧失细胞膜完整性，体外活性染料［如碘化丙啶（PI）］能够渗入；②细胞（包括细胞核）彻底碎裂成为离散的小体（通常称为"凋亡小体"）；③在体内，细胞残骸（或其一部分）被邻近细胞吞噬。

二、细胞死亡的分类标准

细胞死亡一般依据形态学标准分类，分为凋亡（apoptosis）、坏死（necrosis）、自噬（autophagy）及有丝分裂灾难（mitotic catastrophe）等。也可根据功能分类，分为程序性细胞死亡和非程序性细胞死亡。程序性细胞死亡［如凋亡、自噬、促炎性细胞死亡（pyroptosis）等］的共同点在于它们是细胞主动的死亡过程，能够被特定细胞信号转导的抑制剂所阻断；而非程序性细胞死亡（即坏死，见本章第三节）一般认为是细胞被动的死亡过程，不能被细胞信号转导的抑制剂所阻断。2012 年，NCCD 建议依据生物化学标准对细胞死亡进行更加精确的分类，并对外源性凋亡、caspase 依赖和非依赖的内源性凋亡、受控的坏死、自噬性细胞死亡和有丝分裂灾难等提出了生物化学层面上的定义标准。

三、程序性细胞死亡的 Clarke 分类

1990 年 Clarke 等补充了 Schweichel 和 Merker 对于细胞死亡的分类，将程序性细胞死亡基于形态学特征分为 I 类、II 类和 III 类，至今仍被广泛引用。

I 类程序性细胞死亡即凋亡，一般没有溶酶体的参与，且细胞死后会被吞噬细胞所吞噬清除。II 类程序性细胞死亡即自噬，其主要的形态学特征是形成自噬囊泡（通常称为"自噬体"），自噬囊泡和溶酶体融合后被消化，而细胞残骸会被吞噬细胞所吞噬。III 类程序性细胞死亡即坏死样程序性细胞死亡，其主要的形态学特征是各种细胞器的肿胀、胞膜的破坏等，这类细胞死亡也没有溶酶体的参与。III 类程序性细胞死亡又分为两个亚类 III A 和 III B，其中 III B 亚类胞膜破坏比较轻微，各类细胞器的肿胀比较明显，而且死亡后会被吞噬细胞吞噬。副凋亡、胀亡（oncosis）等从形态学上属于 III B 亚类。

第二节 凋 亡

1972 年,凋亡的概念首次被提出,用于描述具有特殊形态特征的细胞死亡,随之受到广泛关注和研究。形态学上,凋亡的特征是细胞皱缩,细胞膜内侧的磷脂酰丝氨酸外翻,细胞膜起泡和染色质凝集、边缘化。凋亡是一种细胞内在的程序性自杀机制,细胞可控地崩解为凋亡小体,随后被吞噬细胞识别并吞噬清除。凋亡过程主要涉及两个进化保守的蛋白家族,其中 caspase 家族蛋白是凋亡的执行者,而 Bcl-2 家族蛋白调控线粒体完整性。

一、凋亡的分子机制

在人类中已发现 12 种 caspase,分属于凋亡 caspase 和炎性 caspase 亚家族。凋亡 caspase 可进一步分为起始分子(caspase-2,-8,-9,-10)和执行分子(caspase-3,-6,-7)。在正常情况下,所有 caspase 均以没有活性的原酶(前体)形式存在,在结构上包含一个不同长度的 N 端原结构域、一个大亚基(p20)和一个小的 C 端亚基(p10)。含有长的原结构域的起始 caspase 分子,其原结构域由蛋白 - 蛋白相互作用基序——死亡效应物结构域(death effector domain,DED)及 caspase 活化和募集结构域(caspase activation and recruitment domain,CARD)组成,两者均属于死亡结构域超家族。起始 caspase 分子在细胞中以没有活性的单体形式存在,在凋亡发生时,借助 DED 和 CARD 被募集到平台分子附近,随后经寡聚化和自体水解后活化。含有短的原结构域的 caspase 分子以二聚体形式存在于细胞中,需要经上游 caspase 的水解后才能发挥其酶活性。此外,最近的研究发现 caspase-2 具有抑制肿瘤的作用,而该功能的发挥与其促凋亡作用无关。

在哺乳动物细胞中,caspase 经由内源或外源凋亡途径而被激活(图 2-7-1),因此,凋亡可以进一步分为内源性凋亡(intrinsic apoptosis)和外源性凋亡(extrinsic apoptosis)。两种途径最终都必须经过 caspase 家族成员介导的蛋白酶级联反应过程,最终导致凋亡。内源途径可由多种刺激(如 DNA 损伤、氧化应激、胞内 Ca^{2+} 超载)而活化,通过线粒体发挥作用,并受 Bcl-2 家族蛋白调控。在细胞自稳态下,抗凋亡的 Bcl-2 家族成员可阻止促凋亡 Bcl-2 家族成员(Bax 和 Bak)引起 DNA 损伤,从而保持线粒体完整性。在细胞应激状态下,唯 BH3(Bcl-2-homology 3)蛋白(BH3-only protein)被活化,可拮抗 Bcl-2 家族成员的抗凋亡作用,从而解除对 Bax 和 Bak 的抑制,导致后者寡聚化并在线粒体膜上形成通道,使细胞色素 c(cytochrome C,cyto c)释放到胞浆。cyto c 与 Apaf 及 ATP 结合,构成募集和活化 caspase-9 的平台,称为凋亡复合体(apoptosome)。活化的 caspase-9 切割并激活下游的执行分子 caspase-3,-6,-7,这是凋亡性细胞死亡执行阶段的关键步骤。此外,从线粒体释放的其他促凋亡蛋白也促进了此细胞自杀机制。例如,Smac/Diablo(second mitochondria-derived activator of caspase/direct IAP binding protein with low pI)可拮抗凋亡蛋白抑制物(inhibitor of apoptosis protein,IAP)(如 XIAP、cIAP1 和 cIAP2)的作用,从而促进凋亡的进程。

TNFR 家族死亡受体(如 TNFR、Fas 和 TRAIL-R)受到相应配体的刺激后可诱导外源性凋亡途径。TNFR 家族死亡受体所传导的信号可诱导多种细胞应答,包括增殖、分化和细胞死亡。Fas 和 TRAIL-R 结合配体后传递的信号可诱导形成死亡诱导的信号复合体(death-inducing signaling complex,DISC)。在 DISC 复合体中,Fas 相关死亡结构域(Fas-associated death domain,FADD)通过死亡结构域的同型相互作用而募集起始分子 caspase-8 和(或)-10。caspase-8 和 -10 的活化引起下游的执行 caspase 分子活化。TNFR1 诱导的信号与 Fas 和 TRAIL-R 存在一定差别。TNFR1 受配体刺激发生聚集后引起两种复合体的序贯形成:复合体 I 形成于细胞膜附近,包含 TNFR1、TNFR 相关死亡结构域(TNFR-associated death domain,TRADD)、TRAF2、RIP1、cIAP1 和 cIAP2。这些蛋白是 TNF 诱导的 NF-κB 和 MAPK 活化的重要介质。TNFR1 被内吞后形成复合体 II,

Notes

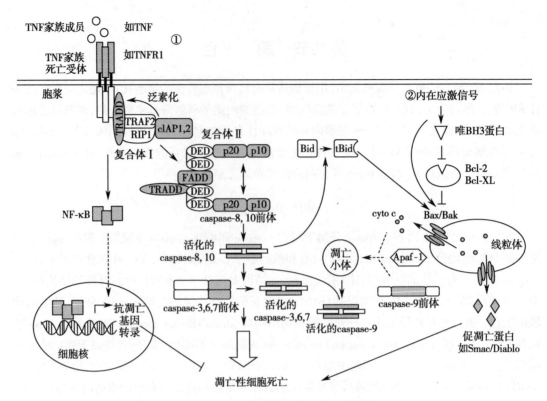

图 2-7-1　外源和内源凋亡信号途径模式图

死亡受体(如 TNFR1)受到相应配体的刺激可触发外源凋亡途径(①)。TNF 刺激后形成复合体 I，导致
NF-κB 活化和后续抗凋亡基因的转录；TNFR1 内吞后，形成复合体 II，募集并活化 caspase-8；后续执行
caspase 分子的活化引起底物切割并最终导致细胞死亡。内源凋亡途径(②)是在线粒体水平由胞内应激信
号所诱发的。Bax 和 Bak 的活化引起几种线粒体凋亡介质的释放，后续凋亡小体的形成引起 caspase-9 活化；
此外，caspase-8 介导的 Bid 切割可通过活化线粒体途径而扩大外源凋亡信号

这一复合体与 Fas 和 TRAIL-R 诱导的 DISC 类似，包含 TRADD、FADD、caspase-8 和(或)-10。
DISC 一经形成即诱发细胞凋亡。此外，caspase-8 介导的唯 BH3 蛋白 Bid 裂解可激活线粒体凋
亡途径，从而扩大死亡受体诱导的细胞死亡进程。根据不同的细胞状况，TNF 可诱导两条不同
的 caspase-8 活化途径。一条是 RIP1 非依赖性途径，主要受到 cFLIP 的抑制性调控，cFLIP 可与
FADD 竞争性结合 caspase-8。另一条是 RIP 依赖性途径。Smac 模拟物可诱导 cIAP1 和 cIAP2
的自身降解，引起 RIP1 从受体复合体中释放，并与 FADD、caspase-8 构成 caspase-8 活化平台，从
而诱发细胞凋亡。

二、凋亡的生理及病理意义

在生物体发育过程中，凋亡对器官和组织重塑起重要作用。神经系统和免疫系统的建立也
是通过后期凋亡来清除早期过量产生的细胞来完成。胸腺内 T 细胞发育的阴性选择过程中，就
是通过凋亡的方式清除自身反应性 T 细胞，以实现自身免疫耐受。凋亡还在维持正常机体自稳
态中发挥重要作用，如在免疫应答的后期，通过清除活化的免疫细胞终止免疫反应，避免免疫病
理损伤。由于凋亡细胞在丧失细胞膜完整性之前即被吞噬细胞所识别和吞噬，一般认为凋亡性
细胞死亡是不具免疫原性的，因此不引起炎性反应。

在细菌和病毒感染中，宿主细胞的凋亡可清除病原体复制的场所，从而发挥防御功能。病
原体因而进化出不同方式来防止宿主细胞发生凋亡，如保护线粒体及防止 cyto c 释放、激活细胞
存活途径或阻止 caspase 活化等。另一方面，病原体也会得益于宿主细胞凋亡，如通过诱导受感
染细胞凋亡以大量释放细胞内的病原体从而诱发全身感染，或通过凋亡清除未感染的免疫细胞

Notes

从而逃避宿主的免疫防御机制等。

三、凋亡与肿瘤发生

凋亡的失调可导致多种疾病,凋亡不足可引起肿瘤及自身免疫病的发生,凋亡过量或不当可引起败血症、卒中、心肌梗死、缺血、神经退行性疾病和糖尿病等多种疾病。50% 以上的肿瘤细胞在凋亡机制上存在缺陷。凋亡异常直接导致本该死亡的细胞被保留下来,其中有些突变的细胞增殖失控,最终可能形成肿瘤。因此从某种意义上说,肿瘤是细胞凋亡异常的疾病。细胞凋亡信号识别、整合和执行的相关分子突变和异常表达均可能导致肿瘤发生。目前研究得比较清楚的是抑癌基因 TP53 突变、Bcl-2 家族蛋白表达增加及 TNF 受体家族的突变等。

TP53 的编码蛋白 p53 号称"基因组卫士"。作为细胞响应辐射、化学物质、氧化应激等诱导的 DNA 损伤的有效手段,p53 可转录诱导多种促凋亡蛋白(PUMA、NOXA、Bax 等)表达而启动凋亡,维持机体基因组的稳定性。大约 50% 的人类肿瘤中存在 TP53 基因突变,而且在多种 TP53 基因未发生突变的肿瘤中,诱导 p53 应激反应的机制也遭到破坏。TP53 的遗传缺陷(如 Li-Fraumeni 综合征)可引起多种肿瘤,包括胶质瘤和骨肉瘤等。TP53 的体细胞突变也见于骨肉瘤、白血病、淋巴瘤、肉瘤、脑瘤、卵巢癌、乳腺癌、前列腺癌、结肠癌、膀胱癌、胃肠道癌及肺癌等人类肿瘤中。在 TP53 基因突变情况下,突变或缺失的 P53 蛋白丧失了诱导细胞周期阻滞和细胞凋亡的能力,导致突变频率增加(即细胞基因组不稳定)。这是一种诱导细胞发生癌变的状态,并可随之诱发癌基因和抑癌基因的进一步改变。p53 功能缺失的肿瘤不发生凋亡,也增加了肿瘤细胞对化疗药物和放射治疗的耐药性 / 抵抗性。

在细胞凋亡过程中,Bcl-2 家族蛋白主要调控凋亡信号的整合。Bcl-2 在乳腺癌、肺癌、结肠癌、前列腺癌等很多肿瘤细胞内的表达水平均显著升高,另一个家族分子——Bcl-XL 在多种血液肿瘤中高表达。在慢性粒细胞白血病(CML)中,染色体易位产生 BCR-ABL 融合蛋白,其激酶活性显著增高,可激活转录因子 STAT 和 PKC,从而使 Bcl-XL 稳定高表达。抑凋亡蛋白 Bcl-2/Bcl-XL 的过高表达,打破了正常的细胞凋亡机制,使肿瘤细胞获得了生存优势,对促凋亡信号变得不敏感,也使肿瘤细胞得以抵抗常规化疗和放疗,并且与肿瘤的预后不良有一定关系。与此相反,促细胞凋亡家族成员的基因失活也与肿瘤发生有密切关系。在相当一部分结肠癌中,Bax 基因突变使其功能丧失,导致肿瘤细胞凋亡受到抑制。Bak/Bim 等突变和表达异常也与肿瘤发生相关。

TNF 及其受体家族在机体免疫和细胞凋亡中起到关键作用。癌变细胞可以受到 TNF 配体的攻击而发生凋亡,从而避免肿瘤的发生,这也是 TNF(肿瘤坏死因子)得名的由来。目前发现,肿瘤细胞的 TNF 受体及其信号分子经常发生突变。如在人类非霍奇金淋巴瘤中,11% 存在 Fas 受体突变;在人胃癌中,11% 的 Fas 受体死亡功能域发生突变,导致肿瘤细胞表达一种缺少胞内死亡功能域的"诱骗(decoy)"受体。此外,许多肿瘤细胞表面高表达 Fas 配体(FasL),而 Fas 受体表达降低。这样肿瘤细胞不但能够逃避免疫细胞的免疫攻击,而且其表达的 FasL 反而能够攻击表达有 Fas 受体的 T 细胞,导致 T 细胞凋亡。其他信号分子如 Fas 信号转导的抑制分子 FLIP 在多种肿瘤(如黑色素瘤)中高表达。这些均使得肿瘤细胞逃避 T 细胞的杀伤。

四、凋亡与肿瘤治疗

对肿瘤细胞凋亡分子机制的研究已开始为药物开发提供新靶点和新思路,使特异性抗癌新药的研发成为可能。如已获得美国 FDA 特批的酪氨酸激酶抑制物伊马替尼(imatinib),可通过上调促凋亡 Bcl-2 家族成员 BIM 和 BAD 而杀伤慢性髓系白血病细胞,这是目前唯一能特异性杀伤肿瘤细胞的小分子药物,其研发完全基于对细胞凋亡和信号转导的基础研究。以凋亡调节分子作为抗肿瘤药物筛选靶点的目的是促进肿瘤细胞凋亡,方法是:①激活凋亡信号;②阻断抑制

Notes

凋亡的信号。由于 Bcl-2 蛋白在多种肿瘤细胞内的高表达,降低胞内 Bcl-2/Bcl-XL 水平和阻断 Bcl-2/Bcl-XL 蛋白的抑凋亡活性成为研发的重点。

五、肿瘤治疗过程中的免疫原性细胞死亡

一般认为,机体内的细胞凋亡之后会立即被吞噬细胞吞噬清除,不会引起炎症反应。但是,近年来的研究发现化疗或放疗导致肿瘤细胞凋亡后,凋亡的肿瘤细胞却具有免疫原性,能够引发炎症反应和免疫反应,这种特殊的死亡方式被称为免疫原性细胞死亡(immunogenic cell death,ICD)。ICD 的免疫原性是由损伤相关分子模式(damage-associated molecular pattern,DAMP)介导的。早在 1994 年,Polly Matzinger 就提出了"危险理论(danger theory)",认为机体的免疫系统能够识别内源性的危险信号和无害信号。这种危险信号能够启动免疫系统,即后来所称的DAMP。肿瘤经放化疗后,凋亡的肿瘤细胞能够表达暴露于细胞表面的钙网蛋白(surface-exposed calreticulin,CRT)、分泌型 ATP 和高迁移率族蛋白 1(high mobility group box-1,HMGB1),分别与吞噬受体、嘌呤受体和模式识别受体结合,然后启动机体的免疫系统,诱导有效的抗肿瘤免疫应答。所以,肿瘤治疗过程中的 ICD 所诱导的抗肿瘤免疫应答能够很好地帮助治疗肿瘤。例如,肿瘤细胞株在体外用蒽环类抗肿瘤药、奥沙利铂或者 γ 射线处理后,皮下种植到同源的免疫系统正常的小鼠体内,就能直接作为一种肿瘤疫苗,不需要其他佐剂或者免疫刺激剂,这些小鼠就获得了抵抗同种肿瘤细胞的免疫力。

第三节 坏死性细胞死亡

坏死是指细胞在受到环境中的物理或化学因素刺激时所发生的细胞被动死亡,其主要形态学特点表现为细胞肿胀、细胞膜的快速崩解、细胞器的崩溃。细胞膜的崩解使得细胞内容物及炎症因子释放,趋化炎性细胞浸润而引起炎症反应,以去除有害因素及坏死细胞并进行组织重建。所以,凋亡与坏死的重要区别之一就是凋亡一般不会引起炎症反应,而坏死则会。

坏死曾被看作是非程序性的,即不受调控的细胞死亡形式。在细胞受到严重物理因素损伤(如高温、去垢剂引起的细胞溶解等)情况下,可能存在这种非程序性的坏死。但越来越多的证据显示,存在 caspase 非依赖性途径的坏死。在受到严格调控的发育过程中,坏死也可发挥作用,如动物指 / 趾发育过程中的指间细胞(interdigital cells)死亡。由此可见,坏死不都是非程序性的,当中也可能涉及细胞信号活化和转导。为了与传统的坏死相区别,这种坏死被称为受控的坏死(regulated necrosis)。也有科学家提出,可能是由于认识的局限性,很多和坏死形态相似的死亡被误认为是坏死,因此应该把传统意义上的坏死分为两类,即坏死和坏死样程序性细胞死亡。

一、坏死性细胞死亡的分子机制

在特定条件下,坏死可由多重刺激所触发,是受到严格调控的信号途径之间相互作用的结果(图 2-7-2)。在大多数细胞中,死亡受体的配体优先激活凋亡而不是坏死途径。但是如果在此过程中 caspase 活化受阻,则会继发坏死,以作为一种"后备"的死亡途径。常用的 caspase 抑制剂 z-VAD-fmk 的脱靶效应(off-target effect)也可导致 caspase 非依赖的细胞死亡。

(一)死亡受体诱导的坏死

TNFR1、Fas/CD95 和 TRAIL-R 等死亡受体均可诱导坏死,尤其是在 caspase 抑制剂存在的情况下。RIP1 是死亡受体介导坏死的关键起始分子,这种 RIP1 依赖性的受控的坏死也被称为"坏死状凋亡(necroptosis)"。特异性抑制坏死状凋亡的小分子抑制剂 Necrostatin-1 的作用靶点就是 RIP1 激酶。RIP3 是调控 RIP1 依赖性坏死状凋亡的关键性上游活化激酶。TNF 刺激可诱导促坏死复合体 RIP1-RIP3 的形成,两者的激酶活性对复合体的稳定和后续坏死的诱导非常关

Notes

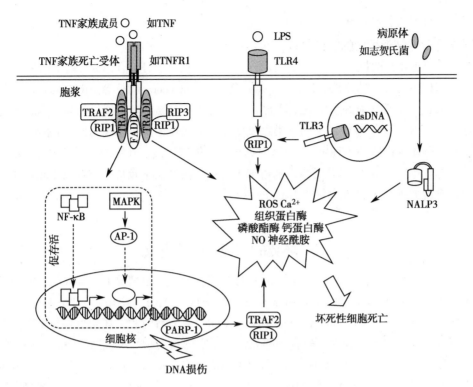

图 2-7-2 坏死性细胞死亡信号模式图

正常情况下,刺激死亡受体(如 TNFR1)可活化 RIP1,继而通过活化 NF-κB 和 AP-1 等转录因子而诱导促存活信号。但在某些情况(如存在 caspase 抑制剂)下,RIP1 与 RIP3 相互作用,成为引发死亡受体诱导的坏死信号的关键。通过 RIP1 的激酶活性可活化多种坏死介质,如 ROS、钙离子、钙蛋白酶、组织蛋白酶、磷脂酶、NO 及神经酰胺。DNA 损伤和 TLR-3、TLR-4 及 NALP3 的触发也可活化这些介质

键。RIP1 的激酶活性可活化多种坏死介质。而在死亡受体诱导的凋亡中,RIP1 和 RIP3 可被 caspase-8 所切割,从而抑制两者的抗凋亡和(或)促坏死作用。

(二)模式识别受体诱导的坏死

除了死亡受体介导的坏死,模式识别受体(pattern recognition receptor,PRR)与其相应配体结合也可引起坏死性细胞死亡。PRR 家族包括 Toll 样受体(toll-like receptor,TLR)、NOD 样受体(NOD-like receptor,NLR)以及 RIG-I 样受体(RIG-I -like receptor,RLR)等。这些受体均识别细菌或病毒中存在的病原体相关分子模式(pathogen-associated molecular pattern,PAMP),如 LPS、鞭毛蛋白(flagellin)及双链 RNA(dsRNA)等。这些受体与相应配体结合后可活化天然免疫和(或)引起细胞死亡。如在 Jurkat 细胞和 L929 细胞中,TLR3 识别 dsRNA 后引起 RIP1 依赖性的坏死性细胞死亡。阻断 caspase-8 活化则可将 TLR4 识别 LPS 后诱导的细胞凋亡转向 RIP1 依赖性坏死。病原体诱导的 NLR 活化通常引起 caspase-1 依赖性细胞死亡或促炎性细胞死亡(见本章第五节),但在福氏志贺菌(Shigella flexneri)多重感染巨噬细胞后,NLR 成员 NALP3 可介导坏死性细胞死亡。RLR 诱导的 NF-κB 活化和 I 型干扰素产生均依赖 FADD、RIP1 和 TRADD,但尚不清楚这些蛋白是否参与 RLR 诱导的细胞死亡。

(三)DNA 损伤诱导的坏死

适度 DNA 损伤时,聚腺苷二磷酸核糖聚合酶 1［poly(ADP-ribose)polymerase1,PARP1］可参与 DNA 损伤修复过程。大量 DNA 损伤可导致 PARP1 过度活化,导致坏死性细胞死亡。PARP1 过量活化可通过催化 NAD^+ 水解为烟酰胺(nicotinamide)和聚腺苷二磷酸核糖［poly(ADP-ribose),PAR］而清除 NAD^+,引起 ATP 耗尽、不可逆的细胞能量衰竭和坏死性细胞死亡。PARP1 介导的细胞死亡需要 RIP1 和 TRAF2 活化,但这些分子传递 PARP1 活化信号的机制尚不清楚。这种

PARP1 依赖性的受控的坏死也被称为"parthanatos"。

（四）坏死性细胞死亡的执行阶段

坏死性细胞死亡的执行阶段涉及多种介质，如活性氧分子（ROS）、Ca^{2+}、钙蛋白酶（calpain）、组织蛋白酶（cathepsin）、磷脂酶（phospholipase）及神经酰胺（ceramide）等。ROS 对蛋白质的修饰导致蛋白质丧失正常功能并易于发生降解。细胞膜磷脂中极易发生氧化的多不饱和脂肪酸残基也是 ROS 的靶分子。ROS 诱导的脂类过氧化可影响线粒体重要功能的发挥，还可导致质膜、内质网和溶酶体等内膜的不稳定，引起胞内钙和溶酶体酶泄漏。在不同种类的 ROS 中，过氧化氢（H_2O_2）的作用特别重要，因其可自由通过细胞膜并可在 Fenton 反应中与铁离子相互作用。溶酶体中富含游离铁且不含可去氧化 H_2O_2 的酶，因此特别容易发生这类反应。结果产生的高反应性羟基是脂类过氧化的最有效诱导物之一。

二、坏死的生理及病理意义

凋亡对胚胎发育中的组织重塑是必不可少的，但坏死在一定情况下可替代凋亡清除不必要的细胞。如在 caspase 抑制剂 z-VAD-fmk 存在情况下或在 $Apaf^{-/-}$ 小鼠中，可由 caspase 非依赖性坏死样过程清除指间细胞（interdigital cells），完成指/趾发育过程。坏死也参与多种生理信号过程，如排卵、骨纵向生长相关的软骨细胞死亡以及小肠和大肠的细胞周转等。此外坏死性细胞死亡还参与 T 淋巴细胞的活化后细胞死亡（AICD），使免疫应答后活化的 T 细胞数量减少。需要指出的是，上述过程中坏死性细胞死亡通常与凋亡同时发生或在 caspase 抑制剂存在情况下才能观察到，提示在这些过程中坏死可能是一种"后备"机制，而不是主要的细胞死亡途径。

坏死性细胞死亡通常与病理过程相关。在缺血/再灌注（I/R）导致的心脏、脑、肝脏、肾脏和肠等器官损伤中经常观察到坏死的发生。利用小分子抑制剂 necrostatin-1 的研究发现，RIP1 依赖性坏死（称为 necroptosis）可引起多种病理性细胞死亡过程，如缺血性脑损伤和心肌梗死。此外 $RIP3^{-/-}$ 小鼠在痘病毒感染后不发生组织坏死及炎症，导致病毒大量复制，死亡率显著升高。多种病原体如志贺菌、HIV-1、西尼罗河病毒以及 B 型柯萨奇病毒等感染后可发生坏死性细胞死亡。此外携带疾病相关的 NALP3 突变的患者出现过量的坏死样细胞死亡，其特征类似福氏志贺菌（Shigella flexneri）诱导的 NALP3 依赖性坏死。

三、坏死与肿瘤

既然很多肿瘤的凋亡机制都存在缺陷，那么激活其他的细胞死亡方式（如坏死）是否可能更有效地杀伤肿瘤细胞呢？可诱导肿瘤细胞坏死的手段包括光动力疗法（photodynamic therapy，PDT）和 DNA 烷基化损伤药物。其他的化合物或药物如 DNA 拓扑异构酶 I 抑制剂 β-lapachone、F0F1-ATP 酶抑制剂 apoptolidin 以及厚朴酚（honokiol）等均可诱导肿瘤细胞发生坏死性细胞死亡。有些药物在设计之初并非基于细胞坏死机制，但后来发现其确实可诱导细胞出现坏死的特征。

PDT 疗法是先将外源性光敏剂（卟啉、phthalocya 等）注入患者血管中，光敏剂能动态地浓集于生长异常的组织（如肿瘤等）中，因而 PDT 可选择性针对异常细胞而不影响周围组织中的正常细胞。PDT 可在不同水平诱导坏死。经光激发后，光敏剂可产生 ROS（主要是单态氧），从而导致细胞死亡。PDT 致死效应主要由线粒体内膜电势降低所引起。但当光敏化合物定位于细胞膜时，细胞可因失去膜完整性而发生坏死；当定位于溶酶体上的光敏剂受到激活后，也可引起溶酶体膜破坏，释放出溶酶体蛋白酶，导致细胞坏死。

DNA 损伤制剂是应用最广泛和最有效的肿瘤化疗药物。DNA 损伤反应中的关键分子是 PARP，破坏 DNA 链可活化 PARP，促进 DNA 修复酶接近 DNA 损伤部位进行修复。抑制 PARP 活性可诱导基因组不稳定性从而导致肿瘤发生；反之，PARP 的过量活化可使胞浆 NAD 耗尽而诱导细胞坏死。肿瘤细胞的高增殖活性使之依赖于胞浆 NAD 来产生能量，因此 PARP 的过量

Notes

活化诱导的坏死具有肿瘤细胞选择性。

第四节 自噬性细胞死亡

自噬是一种进化保守的代谢途径,使真核细胞能够降解并回收细胞组分进行再利用。自噬细胞的典型特征是胞内存在用来包裹被降解物的双层膜囊泡[称为"自噬体(autophagosome)"]。基础水平自噬过程是为了保持胞内的自稳态。此外自噬在细胞应激、分化、发育、寿命和免疫应答等重要细胞进程中也可发挥多种功能。自噬现象的促存活作用已经很明确,但垂死细胞中自噬囊泡的存在提示存在自噬性细胞死亡(autophagic cell death)。此外,自噬与凋亡、坏死性细胞死亡之间也存在不可分割的联系。

自噬有几种类型,包括分子伴侣介导的自噬、微自噬(microautophagy)和巨自噬(macroautophagy)等。巨自噬(后文称为自噬)在严重应激情况下非常典型,也是研究得最为清楚的一种类型。自噬的发生过程可分为3个阶段:①在饥饿、氧化应激损伤等诱导下,来源于粗面内质网的非核糖体区域和高尔基复合体的双层膜脱落形成杯状分隔膜,包绕在被降解物(部分胞浆及细胞内需降解的细胞器、蛋白质)周围;②分隔膜逐渐延伸,将需被降解的胞浆成分完全包绕形成自噬体;③自噬体通过细胞骨架微管系统运输至溶酶体,与溶酶体融合形成自噬溶酶体,其内部成分发生降解,随后自噬体膜脱落并再循环利用。自噬体直径一般为300~900nm,平均500nm。自噬体形成之初,胞浆与核质变暗,但胞核结构无明显变化,可见线粒体和内质网膨胀,高尔基复合体增大,胞膜特化结构如微绒毛、连接复合物等消失,胞膜起泡并出现内陷。自噬后期,自噬体的体积和数量都有所增加,其内常充满髓磷脂或液体,出现灰白色成分,少数可见核固缩,这些特征可作为形态学检查的依据。

需要指出的是,自噬和自噬性细胞死亡是两个概念。自噬不一定导致细胞死亡,自噬的目的是为了维持和促进细胞自身的存活;但是,自噬过度就可能导致细胞死亡,即自噬性细胞死亡。虽然目前越来越多的证据已经证明自噬能够导致细胞死亡,但是对于自噬性细胞死亡的认识尚不足,很多还存在着互相矛盾的地方。

一、自噬的分子机制

迄今为止,在酵母中已经发现30种自噬相关基因(autophagy associated gene,ATG),在哺乳动物中也已经发现其中几种的同源物并进行了功能研究。经典的自噬信号途径是通过mTOR——一种调控翻译和细胞周期进程并负调控自噬信号途径的重要蛋白激酶——来发挥作用的(图2-7-3)。自噬过程可分为三个阶段:①诱导阶段。抑制 mTOR 活性(如血清饥饿或雷帕霉素处理)可引起 ULK-Atg13-FIP200 复合体活化,诱导自噬体形成。②成核阶段。自噬体形成首先需要囊泡成核,由 PI3KC3(PI3-kinase class Ⅲ)复合体的组装来启动。在该复合体中,Beclin-1(Atg6)是结合 PI3KC3、UVRAG、Bif-1 和 Ambra-1 的平台,这些分子均可正向调节 PI3KC3 活性。有意思的是,Bcl-2 可结合 Beclin-1 从而阻断自噬信号传递;在血清饥饿情况下,Bcl-2 发生磷酸化而释放出 Beclin-1,从而激活自噬的发生。PI3KC3 复合体的活化最终导致 PI3P(3- 磷酸磷脂酰肌醇)生成,随之募集其他介导囊泡膜延长的 Atg 蛋白。③延长阶段。自噬囊泡膜弯曲、延伸,形成吞噬体膜以包裹吞噬的成分。有两种泛素样连接系统参与此过程。一是 Atg12-Atg5-Atg16(在哺乳动物中是 Atg16L)系统,参与囊泡弯曲。二是 LC3 [(Atg8)及其靶分子磷脂酰乙醇胺(phosphatidylethanolamine,PE)]。LC3 一般定位于胞浆,结合 PE 而发生脂化,生成的 LC3-PE(通常称为 LC3-Ⅱ)特异性结合于自噬囊泡膜上,常用作自噬的标志。最终,自噬体与溶酶体融合,将自噬内容物释放到溶酶体腔中,再经水解酶降解。

自噬信号转导的目的是促进细胞存活。在细胞自稳态下,自噬在胞浆和蛋白周转中发挥看

Notes

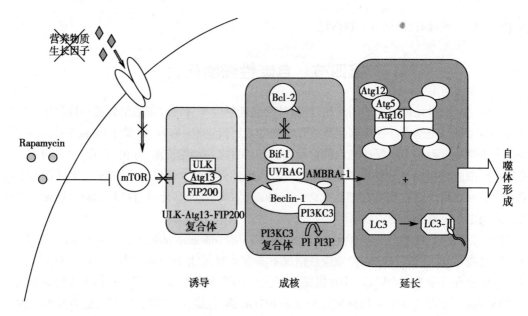

图 2-7-3　自噬信号的模式图

在营养物质和生长因子存在条件下(空心箭头所示)mTOR 活化,抑制自噬。在缺乏营养物质和生长因子(实线箭头所示)或用西罗莫司处理条件下,mTOR 受到抑制,引起 ULK-Atg13-FIP200 复合体活化,诱导自噬小体形成。首先发生囊泡成核,此过程需要 PI3KC3 复合体的组装;后续生成的 PI3P 募集其他 Atg 蛋白,介导囊泡膜延伸;在此过程中形成 Atg12-Atg5-Atg16 多复合体,LC3 发生脂化形成 LC3-Ⅱ。Bcl-2 可通过直接结合 Beclin-1 抑制自噬

家作用;而在应急状态下,细胞为免于死亡需要通过自噬来清除有害颗粒和蛋白聚集物。但是,自噬在细胞死亡中也发挥作用。凋亡信号被干扰的细胞通常诱发坏死样细胞死亡作为后备死亡机制,同时伴有自噬发生(可观察到 LC3-Ⅱ聚集)。例如,用 DNA 损伤或内质网应激诱导剂处理凋亡缺陷的 Bax/Bak 双敲除 MEF 细胞,可诱导 Beclin-1 和 Atg5 依赖性非凋亡细胞死亡。缺乏 FADD 或 caspase-8 的 T 细胞大量发生自噬,并死于 RIP1 依赖性坏死性细胞死亡,而抑制自噬能够挽救 T 细胞的死亡,显示出 FADD 和 caspase-8 在 T 细胞增殖中自噬信号转导中的作用。此外,小分子抑制剂 necrostatin-1(可特异性抑制 RIP1 依赖性坏死性细胞死亡)可抑制 LC3-Ⅱ聚集从而防止 T 细胞死亡。与此相似,在 L929 细胞中用 z-VAD-fmk 或 caspase-8 RNAi 抑制 caspase 活性,可引起 RIP1 依赖性自噬性细胞死亡。

二、自噬性细胞死亡的生理和病理意义

自噬性细胞死亡主要发生在需要大量细胞被破坏和清除的发育过程中。在果蝇的变形过程中,唾液腺细胞死亡虽然伴随 caspase 活化和典型的凋亡特征(如 DNA 片段化等),但同时显示 Atg 基因上调和自噬的发生。在 Atg8 突变或过表达并且 Atg1 显性失活(dominant negative)突变体的果蝇中,唾液腺的正常降解必须有自噬的发生。此外唾液腺过表达 Atg1 的转基因小鼠足以诱导 caspase 非依赖性的自噬性细胞死亡。

自噬在缺血/再灌注(I/R)过程细胞死亡中也发挥重要作用。例如,神经元中 Atg7 缺陷可保护新生儿免于缺氧/缺血性脑损伤。抑制自噬还可阻断 I/R 后心肌细胞死亡,Beclin-1[+/-] 缺陷小鼠中心肌梗死的规模也显著降低。自噬也参与了病毒诱导的细胞死亡,例如,HIV-1 诱导未感染的旁观者 CD4[+] T 细胞发生凋亡性细胞死亡,但同时伴随典型的自噬特征,而且抑制自噬能显著阻止 T 细胞死亡。

Notes

三、自噬性细胞死亡与肿瘤发生

目前认为自噬对于肿瘤细胞存在双向效应。自噬在肿瘤发生过程中的主要作用体现在:自噬通过调节细胞内过氧化物浓度、改善体内蛋白代谢紊乱状态、保持内环境稳定,从而抑制肿瘤的形成;自噬功能降低则会增加氧化应激,增加致瘤性突变的积累。但是,早期研究却发现,肿瘤细胞系中自噬的水平比正常细胞低,而且即使在无血清和氨基酸的情况(血清饥饿)下,仍然不能诱导肿瘤细胞自噬水平的提高。在研究肿瘤发生的动物模型中也能发现自噬活性降低的现象。因此推测,在饥饿状态下,为了防止蛋白的过度丢失,维持正蛋白平衡,自噬能力的下调为肿瘤的残存提供了机会。此外,很多癌基因(PI3K 和 Akt 家族成员、Bcl-2、mTOR 等)均可抑制自噬,而抑癌基因(PTEN、TSC2、HIF1A 等)则可促进自噬。在小鼠模型中自噬相关基因[特别是 BECN1、UVRAG 和 BIF1(ZBTB24)]的缺失可导致淋巴瘤和胃肠道肿瘤,而这些基因在人类肠癌和肝细胞癌中突变频率很高。在人乳腺癌细胞系 MCF-7 中几乎检测不到 Beclin 1 蛋白表达。在乳腺癌、结肠癌和宫颈癌细胞中稳定转染 Beclin 1 可促进细胞自噬活性,降低其成瘤能力,这些均提示自噬活性与抑制肿瘤细胞增殖有关。一般认为,因为肿瘤生长过快,肿瘤的生长环境相对较为恶劣(缺乏营养和缺氧),如果肿瘤细胞自身不主动降低自噬,肿瘤细胞很可能发生自噬性细胞死亡,因此,发展后期的肿瘤细胞的自噬水平均比较低。

然而小鼠胰腺癌诱导实验发现,非典型小瘤细胞中新生囊泡膨胀和萎缩速率较正常组织快6~20 倍。这种癌前细胞自噬能力激增可能导致蛋白质处于负平衡,抑制癌前细胞生长,是机体自我保护的机制之一。进一步研究发现,第 20 个月时,胰腺细胞的自噬能力大大减弱,甚至低于对照组。这项研究提示在胰腺癌发生早期,即癌前结节形成阶段,自噬活性增加,而在肿瘤形成后自噬活性转而降低。由此推断,在肿瘤进展的不同阶段,自噬所扮演的角色发生了很大变化。在肿瘤发生早期,自噬可抑制癌前细胞的持续生长,此时自噬发挥的是肿瘤抑制作用。当肿瘤细胞持续分裂增殖,癌症呈进展阶段时,肿瘤外周细胞因靠近微血管仍持续增殖,而位于实体肿瘤内部血供不良的癌细胞利用自噬机制对抗营养缺乏和缺氧,此时自噬发挥的是促进肿瘤细胞生长存活的作用。

自噬在肿瘤转移过程中的作用及机制尚不十分明确。有研究表明,自噬可以抑制肿瘤血管形成。由于实体瘤肿瘤血管的形成可以加快肿块生长和促进转移,因此通过自噬性细胞死亡来抑制肿瘤血管的形成可能有助于抑制肿瘤的发展。不利环境下的各种刺激将诱导凋亡,而肿瘤细胞尤其是具有转移潜能的细胞可耐受凋亡而形成远处转移。但同时持续的缺氧、低营养等也可能诱导细胞自噬而死亡。不仅在肿瘤发生过程中存在自噬活性降低,在肿瘤的侵袭及转移中,肿瘤细胞在获得耐受凋亡能力的同时,也可能耐受自噬而存活。

四、自噬性细胞死亡与肿瘤治疗

目前,将自噬作为主要抑瘤途径的抗肿瘤药物并不多,但很多药物的抑瘤作用都或多或少与自噬存在一定联系。其主要机制包括以下三个方面。

1. **抑制自噬作用**　肿瘤细胞的代谢依赖于糖酵解,这是一种效率很低的代谢方式,因而肿瘤细胞对能量缺失显得特别敏感。无论是传统的放/化疗还是新近研发的血管生长因子及其受体的阻断剂,目的都是减少肿瘤细胞的能量供应,使残余的肿瘤细胞在代谢压力下变得脆弱。自噬作为细胞对外界因素和内部环境的有效反应,可加快大分子物质循环和隔离有害物质,保护细胞免于死亡,使一些抗癌药物作用减弱。因此,如果自噬作用能够同时被抑制,肿瘤细胞将无法应对代谢压力,从而更易坏死。这对于具有凋亡缺陷的肿瘤细胞来说尤其有效。例如,能够升高溶酶体内 pH 值从而抑制自噬的抗疟药羟基氯喹正处在临床试验阶段。实验显示,氯喹和烷化剂共同使用,可以明显抑制实验鼠体内肿瘤的生长。自噬途径的特异性抑制剂,如 Atg1

Notes

激酶抑制剂也可以产生类似的效果。需要指出的是,这里的抑制自噬作用只是作为肿瘤治疗的辅助手段,是为了增强其他药物的治疗效果,并不是作为单纯的肿瘤治疗策略。

2. 促进自噬性细胞死亡　由于自噬作用的缺失可以造成细胞突变的累积,形成肿瘤甚至转移灶,故可通过抑制 mTOR 等促进自噬作用,预防肿瘤的发生发展,或使肿瘤在过度的自噬作用下发生自噬性死亡。这一设想在治疗与异常蛋白积聚有关的退行性疾病中取得了一定的效果。目前的许多化疗药物及放疗都可以增加肿瘤细胞中的自噬体数量。三氧化二砷作用于恶性神经胶质瘤细胞时,可导致 G_2/M 期滞留和自噬性细胞死亡。放射线照射乳腺癌、前列腺癌和结肠癌细胞可以诱导自噬性细胞死亡。采用喜树碱处理 MCF-7 细胞,24 小时内细胞中有自噬囊泡样结构出现,并聚集于线粒体。他莫昔芬(tamoxifen)可以提高 MCF-7 乳腺癌细胞的自噬水平,并且促进肿瘤细胞的死亡。

3. 促进自噬向凋亡转化　凋亡和自噬有着不同的形态特征,是两个不同的过程,但它们有一些共同的调节因子,它们的信号转导途径包含一些共同的成分。凋亡被认为是一种“良性”的细胞死亡方式,是抑制肿瘤的关键。许多肿瘤细胞都存在凋亡缺陷,如 Bcl-2 的过度表达,使得它们在代谢压力下逃避了凋亡作用。故可通过某种手段,使具有或不具有凋亡缺陷的肿瘤细胞丧失自噬作用,恢复到凋亡性细胞死亡。如自噬抑制剂可增强线粒体去极化和 caspase-9 的活性,并加速凋亡。VP-16 可诱导宫颈癌细胞 CaSki 死亡,机制是同时诱导了自噬和凋亡,电镜下可见自噬体和自噬溶酶体的形成;当以抑制剂阻止自噬后,Beclin 1 蛋白的表达和 VP-16 的抗肿瘤作用同时被抑制。自噬作用使细胞接近死亡时可分泌高水平的 HMGB1,HMGB1 的释放和活化可以抑制肿瘤细胞的凋亡。HMGB1 可能是凋亡与自噬的中心调节分子。通过阻断 HMGB1 与其受体的互相作用,或者阻碍 HMGB1 的释放,可能使得代谢压力下的肿瘤细胞不发生自噬,继而代之以凋亡从而达到治疗肿瘤的目的。这一设想可能是一个颇有前景的研究方向。

第五节　其他细胞死亡方式

一、促炎性细胞死亡

促炎性细胞死亡(pyroptosis)是近年来才发现的一种受控的细胞死亡形式。在多种病原体(如沙门菌、弗朗西斯菌及军团菌)感染的单核细胞、巨噬细胞和树突状细胞中均存在促炎性细胞死亡,且该过程特异性依赖 caspase-1。此外,在非巨噬细胞中,DAMP 等非感染刺激也可诱导促炎性细胞死亡。

胞内细菌、病毒或宿主危险信号刺激 NLR 家族成员(NALP1、IPAF 和 NALP3 等),可通过 ASC/Pycard 等接头蛋白募集 caspase-1(即 IL-1β 转化酶,ICE)再通过同型相互作用组成炎症复合体(inflammasome)。其中,NALP1 识别胞浆传递的炭疽芽孢杆菌(Bacillus Anthracis)致死性毒素,IPAF 识别胞浆鞭毛蛋白,NALP3 识别多种 DAMP 和 PAMP。此外,病毒、细菌、哺乳动物或合成的 dsDNA 可通过触发 HIN-200 蛋白(AIM2)寡聚化而导致 caspase-1 活化和 IL-1β 前体的成熟。活化的 caspase-1 是促炎性细胞死亡的关键执行分子,可诱导胞膜上形成不连续的离子通透性孔道,结果产生的渗透压引起水分子流入,细胞肿胀,最终导致细胞裂解。此外,caspase-1 活化后细胞释放前炎性细胞因子 IL-1β 前体和 IL-18 前体,caspase-1 通过裂解这些因子而引发炎症反应。目前,caspase-1 依赖性炎症反应和 caspase-1 介导的促炎性细胞死亡之间的关系及其所涉及的分子机制也是一个广受关注的问题。

促炎性细胞死亡兼有凋亡和坏死两者的生化和形态特征。细胞失去线粒体膜电势和细胞膜完整性,释放胞浆内容物到胞外,类似坏死。细胞还像凋亡一样发生 DNA 片段化以及核凝集,但这种 caspase-1 依赖性、核酸酶介导的 DNA 切割并不表现出凋亡特征性的寡聚核小体片段化

Notes

模式。此外,促炎性细胞死亡相关的 DNA 损伤及其所伴随的 PARP-1 活化并不是发生细胞裂解所必需。

促炎性细胞死亡可以看作一种细胞"自杀程序",是宿主用于抵抗病原体的防御系统的一部分。宿主细胞死亡可破坏病原体微生态,从而限制了病原体复制并使之易于被其他抗病原体机制所清除。但是,病原体能够发展出有效抑制促炎性宿主细胞死亡的策略。例如,痘病毒编码包含 PYD 的蛋白,在炎症复合体中可与 ASC 相互作用,从而抑制 caspase-1 活化并促进感染。

二、有丝分裂灾难

有丝分裂灾难(mitotic catastrophe)(或称有丝分裂危象)是有丝分裂调定点(checkpoint)有缺陷的细胞发生异常有丝分裂时所发生的细胞死亡。在 DNA 发生损害时,细胞无法进行完全的分裂从而导致四倍体或多倍体出现。有丝分裂灾难的特点是染色体异常或不均匀地复制并分裂为两个子细胞。此外也会发生多核化现象,即由于胞质分裂缺陷而存在 2 个或多个大小不一的细胞核。有丝分裂灾难的分子机制还不完全清楚,这一类型细胞死亡可能兼具凋亡和坏死的特征。在肿瘤细胞中有丝分裂灾难很常见,破坏微管系统和(或)引起 DNA 损伤的药物均可导致有丝分裂灾难。DNA 发生损害时,如果细胞不能有效地阻断其细胞周期的进行,会导致染色体的异常分离,这些非正常分裂的细胞在下一轮有丝分裂中会继续导致细胞多倍体的形成从而成为癌变的基础。而细胞有丝分裂灾难作为一种死亡机制可以使这种非正常分裂的细胞在有丝分裂中期或接近中期时或后续试图分裂时发生死亡。因此,有丝分裂灾难被看作是一种抑制肿瘤发生的机制。有丝分裂灾难由多种分子调控,如 CDK1,p53 及 survivin 等,其死亡信号传递有很大一部分与凋亡相重叠。

三、失 巢 凋 亡

1994 年,Frisch 和 Francis 提出了"失巢凋亡"(anoikis)的概念,意指黏附性细胞因为失去与细胞外基质之间的相互作用而发生的凋亡性细胞死亡,也称之为脱落凋亡。正常的黏附性细胞的存活依赖于其表面的整合素和生长因子受体等与细胞外基质的相互作用。失巢凋亡的分子机制与内源性凋亡类似。上皮类肿瘤细胞能够抵抗脱落凋亡,因此,从原始肿瘤部位脱落的细胞不会发生脱落凋亡,能够转移到机体远处器官组织,实现肿瘤转移。肿瘤细胞失巢凋亡抵抗机制的研究可能为肿瘤治疗提供新的靶点。

四、并 入 死 亡

2007 年,Overholtzer 等提出了"并入死亡"(entosis)的概念,意指与"细胞内细胞(cell-in-cell)"现象密切相关的一种细胞死亡方式,临床肿瘤标本的非吞噬细胞经常能发现细胞内细胞现象。并入死亡也是由细胞失去与细胞外基质的相互作用启动,但是与脱落凋亡不同,并入死亡不是一种凋亡式的细胞死亡方式,并不依赖凋亡相关的分子机制。下调金属硫蛋白(metallothionein)2A 能够促进细胞内细胞现象。细胞内的细胞刚开始看起来几乎一切正常,然后就消失了,推测最终是被细胞内的溶酶体水解酶消化了。但是,有时也能发现细胞内的细胞又被释放出来,提示细胞内的细胞并不只有并入死亡这一结局。

五、netosis

在多种刺激下,中性粒细胞(neutrophil)和嗜酸性粒细胞(eosinophil)能够释放被称为中性粒细胞胞外陷阱(neutrophil extracellular traps,NETs)的物质。NETs 是由核染色质、组蛋白和颗粒性抗菌蛋白组成的具有杀菌功能的结构。在生理条件下,比如 GM-CSF 处理或者补体成分 C5a 短时间刺激,活细胞就能产生 NETs;但是,在佛波醇等非生理性刺激下,处于被称为 netosis 的特殊的细胞死亡模式的中性粒细胞才能释放 NETs。处于 netosis 的细胞表现为胞浆大量的空泡化、染色质快速地解凝集、核膜和颗粒膜的破裂，这些变化都是形成 NETs 所必需的。但是，处于 netosis 的细胞不一定都会释放 NETs。Netosis 是一种与凋亡和受控的坏死都不同的细胞死亡方式，但是与自噬有一定的关系。

（曹雪涛）

参考文献

1. Galluzzi L, Maiuri MC, Vitale I, et al. Cell death modalities：classification and pathophysiological implications. Cell Death Differ, 2007, 14：1237-1243

2. Hotchkiss RS, Strasser A, McDunn JE, et al. Cell death. N Engl J Med, 2009, 361：1570-1583

3. Kroemer G, Galluzzi L, Vandenabeele P, et al. Classification of cell death：recommendations of the Nomenclature Committee on Cell Death. Cell Death Differ, 2009, 16：3-11

4. Galluzzi L, Vitale I, Abrams JM, et al. Molecular definitions of cell death subroutines：recommendations of the Nomenclature Committee on Cell Death. Cell Death Differ, 2012, 19：107-120

5. Krysko DV, Garg AD, Kaczmarek A, et al. Immunogenic cell death and DAMPs in cancer therapy. Nat Rev Cancer, 2012, 12：860-875

6. Denton D, Nicolson S, Kumar S. Cell death by autophagy：facts and apparent artefacts. Cell Death Differ, 2012, 19：87-95

7. Green DR, Levine B. To be or not to be? How selective autophagy and cell death govern cell fate. Cell 2014, 157：65-75

第八章 血 管 生 成

血管生成(angiogenesis)是指从已存在的血管床产生新血管的过程。血管能携带氧气及养料到机体各个器官组组织维持代谢更新和生长,对胚胎器官发育和成人伤口愈合非常重要。正常生理情况下,血管生成受到促血管生成(pro-angiogeneic)和抗血管生成(anti-angiogeneic)分子的严密调控。在许多疾病特别在肿瘤中,两者之间的平衡遭到破坏。肿瘤常常表现出持续的、失控的血管生成。获得诱导血管生成的能力是肿瘤细胞的基本特征之一。近年来,肿瘤血管生成(tumor angiogenesis)研究得到飞速发展。抗血管生成已经成为肿瘤治疗中的一大研究热点。

第一节　肿瘤血管生成的细胞分子机制

100 多年前即有学者曾观察到肿瘤组织周围有血管围绕生长的现象。1971 年哈佛大学的年轻医生 Folkman 在新英格兰医学杂志发表论文,提出假说认为肿瘤生长和转移依赖于血管生成,阻断血管生成是肿瘤的治疗策略。近 40 年来,肿瘤血管生成学说几经起伏,到今天,这个观点已得到广泛认可并持续成为肿瘤研究的热点。肿瘤抗血管生成治疗药物贝伐单抗已经在临床得广泛应用。Folkman 教授因在本领域作出的杰出贡献而获得诺贝尔生理医学奖提名。

到目前为止,分离和鉴定出的具有促血管生成活性的内源性分子已达数十种,包括血管内皮细胞生长因子(vascular endothelial growth factor,VEGF),血小板源性生长因子(plateletderived growth factor,PDGF),成纤维细胞生长因子(fibroblast growth factor,FGF),血管生成素(angiogenin,Ang)等。同时也发现了相当数量的抗血管生成分子,包括血管抑素、内皮抑素等(见内源性抗血管生成分子)。这些分子之间的动态平衡构成了血管生成的"开关"(angiogeneic switch),决定着肿瘤的血管生成。当促血管生成因子的活性与抗血管生成因子的活性达到平衡时,此"开关"处于"关"的状态;如果促血管生成的活性占优势,有利于血管生成时,此"开关"处于"开"的状态。很多信号可影响"开关"的状态,比如肿瘤微环境中的代谢刺激(包括低氧分压,低血糖和酸性环境等),机械刺激(细胞快速增殖产生的压力)及肿瘤细胞基因突变(许多癌基因的激活和抑癌基因的失活)。刺激血管生成的信号既可来源于肿瘤细胞外(肿瘤微环境)也可来源于肿瘤细胞内(基因突变)。调节血管生成的因子可以来源于肿瘤细胞,也可来源于肿瘤细胞外基质(extra-cellular matrix,ECM)、基质细胞(stromal cell)、血细胞甚至是内皮细胞本身。在不同的肿瘤类型、不同部位、不同阶段、不同治疗中,各种信号不同程度刺激肿瘤血管生成,充分体现了肿瘤血管生成调控的复杂性。

一、肿瘤血管的生成过程

正常成熟组织的血管系统处于相对静止状态,内皮细胞的更新极为缓慢(250~300 天左右)。而肿瘤发生血管生成时,内皮细胞的增殖更新周期可短至数天。肿瘤血管生成是一个细胞与细胞、细胞与基质之间相互作用,涉及多种因子的复杂过程。血管生成是指在原有微血管的基础上通过"芽生"的方式形成新生毛细血管的过程。新生毛细血管"出芽"的第一步是微血管周围基底膜(basement membrane)及细胞外基质(ECM)的局部降解,产生的基底膜缝隙为内皮细胞朝向肿瘤细胞的迁移做好准备。基底膜的降解可由肿瘤细胞或肿瘤微环境中基质细胞释放的蛋白酶所介导。这些蛋白酶包括基质金属蛋白酶(matrix metalloproteinases,MMP)和尿激酶纤溶酶原激活因子(urokinase plasminogen activator)等。第二步是内皮细胞表面的黏附分子表达上调,并激活相关途径导致内皮细胞侵入周围基质。肿瘤细胞可产生促血管生成活性物质,具有趋化作用,吸引内皮细胞向肿瘤细胞迁移和增殖。最后,出芽的毛细血管成为新的血管环,外形重塑并形成管腔样结构。血管周围支持细胞(如平滑肌细胞、成纤维细胞等)等重新包绕血管,形成新的基底膜和细胞外基质,完成血管生成的过程。

新生血管的内皮细胞的来源并不限于原有内皮细胞分裂产生的子代细胞,还可以来自于骨髓动员的内皮前体细胞(endothelial progenitor cell)。内皮前体细胞缺乏造血细胞的标记物 CD45,但表达某些内皮细胞和干细胞的标记物。此外,还有一群骨髓细胞既表达 CD45 也表达内皮细胞相关标记物,能以旁分泌的方式促进肿瘤血管生成。内皮前体细胞进入肿瘤参与肿瘤血管内皮细胞层的形成,这被称为血管发生(vasculogenesis)。肿瘤血管还能通过套叠(intussception)的方式形成,即间质组织突入已经存在的血管腔,使肿瘤血管得以扩张和延伸。

肿瘤血管生成的"芽生"方式得到广泛的认同,但近来也有学者提出新的观点,认为肿瘤血管生成根据肿瘤生长的不同部位、不同类型肿瘤其机制可能有所不同。

二、肿瘤血管的结构组成与特征

肿瘤血管在细胞组成、组织结构及功能特点上与正常血管均不同。肿瘤血管结构紊乱,管腔高度无序、迂曲、膨胀、粗细不均、分支过多,进一步导致血流的紊乱、组织缺氧及酸性物质堆积区的形成。这些改变可能是由血管生成调控因子作用的不平衡造成的,特别是 VEGF 和血管生成素 -1(Angl)活化的作用。肿瘤微环境的改变能影响促血管和抗血管生成分子的产生和相互平衡,有利于肿瘤组织选择对缺氧不敏感的细胞克隆,恶性程度增高,对治疗抗拒。

肿瘤血管壁并非由均一的内皮细胞层构成,可能完全由肿瘤细胞所构成即血管拟态(vascular mimicry),或肿瘤细胞间以内皮细胞构成,称为血管镶嵌(vessel mosaic)。肿瘤的新生血管缺乏神经支配,对血管活性物质反应低下。此外,肿瘤血管缺乏完整的周细胞(pericyte),对氧浓度或激素浓度改变的适应性降低。周细胞位于血管内皮细胞外层,对于血管诸如舒缩及渗透等功能很重要。现在的观点认为周细胞是除内皮细胞之外另一个重要抗血管生成治疗靶标。同时抑制内皮细胞和周细胞可以增强抗血管生成治疗效果。

肿瘤血管具有高度的血管渗透性(permeability)。肿瘤血管壁的细胞间缝隙增宽,产生许多缺口,缺乏支持结构且基底膜不连续或缺失。此外,肿瘤血管内皮细胞形态异常、重叠生长、突入管腔。上述改变导致肿瘤血管的渗漏增加。肿瘤血管的渗漏,随着时间、肿瘤的类型、肿瘤的生长部位以及治疗方式的不同表现出高度的不均一性,给肿瘤的治疗带来了更大的困难。

肿瘤细胞及肿瘤组织内的免疫细胞能分泌细胞因子,调节内皮细胞表面的黏附分子和其他分子的表达。VEGF 和肿瘤坏死因子 α(tumor necrosis factor α,TNF-α)能上调黏附分子表达,而 bFGF(FGF-2)及转化生长因子 β(transforming growth factor β,TGF-β)则下调黏附分子的表达。血流紊乱以及黏附分子表达不均一,使白细胞与内皮细胞难以接触和相互作用。与静止的内皮细胞相比,肿瘤血管的内皮细胞增生活跃,肿瘤血管表面异常高表达正常不表达或低表达的分子,如 VEGF 受体和整合素(integrin)等。学者通过噬菌体展示库技术搜索到能相对特异的靶向到肿瘤血管的短肽序列(如 RGD 或 NGR 序列),此类短肽能将药物靶向转运到肿瘤血管。

肿瘤组织内缺乏正常的淋巴管结构,可能源于肿瘤细胞在受限的空间内快速增殖,产生机械压力,压迫了肿瘤内新生的淋巴管。淋巴回流受阻,使组织间隙压力过高,药物难以达到肿瘤内部。而肿瘤外围过量的 VEGF-C(VEGF 家族成员及功能介绍见下文)则造成淋巴管的扩张。

Notes

扩张的淋巴管收集肿瘤组织"外渗"的组织间液及脱落的肿瘤细胞,促进肿瘤的淋巴管转移。

三、肿瘤血管生成的分子机制

深入研究各种血管生成活性因子的作用机制及在肿瘤血管生成中的作用,对研发新的抗血管生成药物无疑具有重要意义。

肿瘤细胞能分泌 VEGF 等细胞因子,直接作用于内皮细胞表面的受体,引起内皮细胞的增殖活化。大多数促血管生成因子如 bFGF、PDGF 等通过刺激 VEGF 等表达或通过募集相关细胞而间接发挥促血管生成作用。直接作用的促血管生成分子对血管生成起主要作用,包括 VEGF 及其受体家族成员,Ang 及其受体家族成员(主要是 Tie-2)及 Notch 受体。

1. VEGF 受体(VEGF-R)信号途径 VEGF 及其受体酪氨酸激酶(receptor tyrosine kinase,RTK)是最重要促血管生成因子。VEGF 家族包括 6 大成员即 VEGF-A,VEGF-B,VEGF-C,VEGF-D,VEGF-E 和 PlGF,都是二聚体糖蛋白。VEGF-A 是发现最早,研究最深入、表达最广泛、含量最高的 VEGF 家庭成员。通常文献提及的 VEGF 即指 VEGF-A。VEGF mRNA 经过不同的剪接可形成 5 种 VEGF 异构体,即 VEGF121、VEGF145、VEGF165、VEGF189、VEGF206。

VEGF 和特异性受体结合后才能发挥生物学功能。迄今为止,在人类中已经发现了 5 种 VEGFR:VEGFR-1(Flt-1)、VEGFR-2(Flk-1/KDR)、VEGFR-3(Flt-4)及 Neuropilin-1、Neuropilin-2。VEGFR-2 是介导血管生成的主要受体。VEGFR-2 主要分布在血管内皮细胞,少量分布在造血干细胞,巨噬细胞等。VEGFR-2 具有 7 个免疫球蛋白(Ig)样的细胞外区域,跨细胞膜区域以及含有酪氨酸激酶的细胞内功能区域(图 2-8-1)。

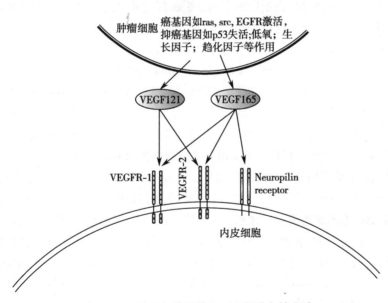

图 2-8-1 肿瘤细胞释放 VEGF 促进血管生成

大多数肿瘤细胞高表达 VEGF,这可能源自于肿瘤细胞内的癌基因(如 src 基因)激活和抑癌基因(如 vHL 基因)失活。肿瘤细胞产生的 VEGF,通过旁分泌的方式作用于内皮细胞。内皮细胞表面高表达 VEGF-R,但很少产生 VEGF。机体细胞如血小板、肌细胞,以及肿瘤基质细胞也可产生足量的 VEGF 驱动血管生成。某些血液系统肿瘤细胞,同时表达 VEGF-R(主要是 VEGF-R1)和 VEGF,表明 VEGF 也能通过自分泌的方式促进肿瘤细胞生长。而某些乳腺癌细胞其 VEGF-R 并不表达于细胞表面,而存在于细胞内,VEGF 通过"胞内分泌"(intracrine)机制促进肿瘤细胞存活。

VEGF 与 VEGF-R2 结合后,VEGF-R2 受体二聚化,胞内信号分子主要包括磷脂酶 C

Notes

(phospholipase C,PLC)、蛋白激酶 C(protein kinase C,PKC)、三磷酸肌醇(inositol triphosphate,IP3)等。PKC 也能活化丝裂原活化蛋白激酶(mitogen-activated protein kinase,MAPK)信号途径。总的来说,VEGF 的细胞内信号传导十分复杂,有些问题还有待于进一步阐明。但是,此信号途径的研究成果已经开始转化为临床治疗,目前发展的很多抗血管生成治疗靶点都集中于此信号途径中的关键分子(详见下文)。

VEGF 与 VEGF-R 结合后能增加微血管,尤其是毛细血管后静脉和小静脉的通透性。VEGF 是目前已知最强的血管通透因子,其作用比组胺大 50 000 倍,并且对内皮细胞无损伤,不能被抗组胺或抗炎制剂所抑制。VEGF 是一种很强的内皮细胞有丝分裂原,可特异性的作用于内皮细胞,促进内皮细胞变形、移动、增殖和分裂。VEGF 能改变血管内皮细胞的基因表达方式,促进纤维蛋白酶及间质胶原酶合成,后者可溶解血管基底膜和间质纤维,有利于新生血管生成。VEGF 能显著延长血管内皮细胞的寿命。

2. Tie-2 受体信号途径　Tie-2 受体是血管内皮细胞表达的另一种酪氨酸激酶受体,在血管生成中发挥重要作用。Tie-2 的配体主要有血管生成素 1(Ang1)和 2(Ang2)。Ang1 是激活配体(agonist),而 Ang2 是拮抗配体(antagonist),但 Ang2 能与 VEGF 协同,促进血管生成。Ang1 和 Ang2 的功能是稳定新生血管,增强内皮细胞的存活,增加新生血管所覆盖的周细胞,促进血管成熟。血管生成素并不直接促进内皮细胞增殖。Tie-2 受体既存在激活配体,又存在拮抗配体,作用机理复杂。

3. Notch 信号途径　Notch 受体位于细胞表面,与细胞增殖分化相关。Notch 受体的配体是相邻细胞跨膜蛋白,包括 jagged1,jagged2,Dll1(delta-like ligand),Dll2,及 Dll4。Notch 与配体结合后,胞内段(具有 Notch 活性)在蛋白酶作用下裂解释放并进入细胞核内,与转录因子结合,激活拮抗基因的表达,阻碍分化基因的表达。Notch 途径的活化受到多个层次调节,包括配体的活化、受体的活化、Notch 受体的蛋白水解和泛素介导的 Notch 降解。血管内皮细胞表达 Notch1 和 Notch2 受体,以及 jagged1、Dll1 和 Dll4 配体。其中,Dll4 由内皮细胞特异性表达。

Notch-Dll4 途径是血管生成的一个主要刺激信号。但靶向 Dll4 的药物如中和抗体反而增加了肿瘤的血管生成,所产生的血管结构紊乱,功能异常,肿瘤内血流明显减少,肿瘤内部的缺氧可以升高到治疗前的 7 倍,最终肿瘤生长还是受到阻滞。VEGF 诱导血管生成,同时上调新生血管内皮的 Dll4 表达,高表达的 Dll4 分子又反过来阻碍新生血管的正常功能,因此 Dll4 分子可能是 VEGF 诱导血管生成作用的一个负反馈信号。VEGF 诱导血管生成的另一个负反馈信号可能来自于 vasohibin。Vasohibin 由 VEGF 诱导,于活化的内皮细胞产生,属于内源性抗血管生成物。

4. 骨髓来源细胞的促血管生成作用　骨髓能动员多种细胞,归巢到血管生成的部位,放大血管生成反应。骨髓来源的促血管生成细胞包括两大类细胞,一类是 CD45+ 造血细胞,很多单核细胞或髓样细胞表达内皮细胞标记物如钙粘素(VE-cadherin),VEGF-R1,VEGF-R2 及 Tie-2 受体,也表达趋化因子(chemokine)受体,如能趋化淋巴细胞的趋化因子 CXCR4。中性粒细胞和巨噬细胞也具有促血管生成活性。另一类是骨髓来源的 CD45- 非造血细胞,即内皮前体细胞。内皮前体细胞可融入新生血管的血管壁,分化为内皮细胞。

内皮前体细胞是研究的热点问题,还存在不少争论。内皮前体细胞的细胞标记物不是特异的,也表达于其他细胞,加以检测方法不统一,造成关于新生血管中内皮前体细胞的掺入比例的各家报道差异较大。高者多达 20%~50%,低者低于 5%。肿瘤血管生成在多大程度上依靠内皮前体细胞,还有待证实。值得注意的是,这些研究结果没有把肿瘤治疗的因素包括进去。采用血管破坏药物(vascular disrupting agent,VDA,关于 VDA 的介绍,详见后文)治疗后,骨髓中内皮前体细胞很快就能得到动员。VDA 造成肿瘤组织大量缺氧坏死,在肿瘤边缘残留下活细胞带。VDA 治疗后数小时,内皮前体细胞在存活肿瘤细胞带定植,造成肿瘤迅速复发。除此以外,内皮前体细胞在肿瘤发生的早期也发挥着重要作用。新生血管只需要掺入少量的内皮前体细胞(只

Notes

需大约 12%），就能明显促进肿瘤生长，如从镜下转移发展到肉眼可见的转移。

第二节 肿瘤的抗血管生成治疗

肿瘤细胞易于获得耐药性，这是临床肿瘤治疗失败的主要原因之一。肿瘤组织血管结构异常及间质压力的升高，使药物从血管进入肿瘤组织非常有限，药物的局部浓度较低，影响疗效。抗血管生成的肿瘤治疗有以下的潜在优势：

1. 血管内皮细胞的基因组较为稳定，针对血管内皮细胞的治疗不易产生耐药性。

2. 正常的毛细血管内皮细胞处于静止状态，而肿瘤血管内皮细胞增殖活跃，出现许多相对特异的标记分子，如 VEGF 受体、整合素、Tie-2 受体等，它们的表达较正常内皮细胞高 50 倍以上，是潜在的抗肿瘤血管靶向分子，这些靶点治疗可避免对正常血管内皮细胞的损伤。

3. 由于肿瘤血管本身是药物的靶部位，因此，药物易于到达并在局部形成较高浓度。

4. 从理论上推算，一个内皮细胞要饲养 5~100 个肿瘤细胞，因此，针对血管内皮细胞比直接针对肿瘤细胞更为有效。

5. 血管生成是肿瘤的基本生物特性，实体肿瘤与血液系统恶性肿瘤均依赖于血管生成。因此，针对肿瘤血管的治疗策略具有抗瘤的广谱性，适合多种肿瘤的治疗。

为搜索肿瘤血管内皮细胞表面存在的特异性受体，以提供新的药物研发靶点，多种高通量技术如寡聚核苷酸或 cDNA 微阵列（芯片）或基因表达序列分析（serial analysis of gene expression, SAGE）等方法应用于筛选肿瘤血管内皮细胞与正常的内皮细胞差异表达的基因。用这些高通量方法研究血管内皮细胞的基因表达，可称为"血管组学（angiomics）"。但采用这些方法寻找到的标记物，常不清楚其生物学功能，也不清楚哪一个或哪几个能促进血管生成。并且，已知的内源性抗血管生成物常为大分子蛋白的裂解产物（比如血管抑素及内皮抑素），属于"表观遗传（epigenetic）"修饰，基于基因表达的检测难于测出这些裂解产物。近年来蛋白质组学（proteomics）包括蛋白质芯片技术逐渐兴起，它们能测出微量蛋白质的改变，并能测出蛋白质的翻译后修饰如磷酸化等。通过肽文库或 cDNA 文库筛选内皮细胞在血管受到抑制条件下保持生长的分子，也有希望能发现新的药物靶向候选分子。

一、肿瘤抗血管生成治疗药物

肿瘤抗血管生成治疗是肿瘤领域研究热点，已有数十种药物已经或即将进入临床应用。从药物作用来看，大致可分为阻断促血管生成的药物，比如通过单克隆抗体抑制 VEGF 作用或小分子抑制阻断 VEGF-R 胞内信号途径（图 2-8-2），以及内源性抗血管生成因子。

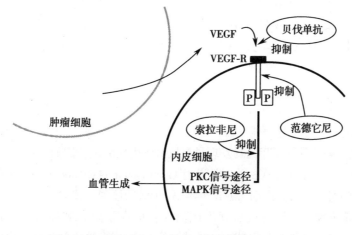

图 2-8-2 靶向 VEGFR 信号途径的抗血管生成治疗

（一）阻断血管生成药物

1. 单克隆抗体类药物　现有抗血管生成药物主要集中于靶向 VEGF 及 VEGF-R 信号通路。抗血管生成药物中研发最成功的当属抗 VEGF 单克隆抗体,贝伐单抗(Bevacizumab)。贝伐单抗是人源化的 VEGF 中和抗体,为 IgG1 型抗体,由人抗体的骨架区和能同 VEGF 特异性结合的鼠源性抗体的 CDR 区融合产生,分子量约为 149KD。贝伐单抗可与 VEGF 结合,阻止 VEGF 同表达于血管内皮细胞表面的 VEGF 受体相结合,抑制 VEGF 的促血管生成作用,发挥抗血管生成作用。贝伐单抗经过多中心随机对照Ⅲ期试验证实对转移性大肠癌有效,已经批准上市,进入临床。这是第一个获准进入临床的抗血管生成类药物。此外,贝伐单抗也获准与化疗联用,用于晚期非小细胞肺癌的一线治疗。抗 VEGF-R 的抗体药物正在研发。小鼠的抗 VEGF-R(Flk-1)的单抗 DC101 在小鼠肿瘤模型中能够明显抑制多种肿瘤的生长和转移。此单抗能降低瘤内微血管密度,促使瘤细胞凋亡,使肿瘤组织发生广泛的坏死,表明单抗能通过抑制肿瘤血管生成达到抗肿瘤目的。DC101 也能联合放化疗发挥抗肿瘤作用。这提示抗 VEGF-R 的抗体药物有很好的抗肿瘤活性。抗 VEGF-R 抗体药物已经进入临床试验阶段。

2. 小分子靶向药物　除了抗体类药物封闭 VEGF 或 VEGF-R,小分子靶向药物是另一类较为成熟并已进入临床的药物。小分子靶向药物通常指酪氨酸激酶抑制剂(tyrosine kinase inhibitor,TKI),能够抑制 VEGF-R 的磷酸化从而阻断内皮细胞 VEGF-R 信号途径的活化,抑制内皮细胞增殖,促进凋亡。已经研发成熟进入Ⅲ期临床试验或已上市的本类药物包括范德它尼(ZD6474/vandetanib)、舒尼替尼(SU11248/sunitinib) 及索拉非尼(BAY 93-4006/sorafenib)等。这类 TKI 药物不仅能抑制 VEGF-R 的酪氨酸残基磷酸化,也能抑制其他结构相类似的受体酪氨酸激酶,如 PDGF 受体、c-kit、raf 激酶等。此外研发中的 VEGF-R 抑制物还有 SU5416、SU6668 及 PTK787 等。同单克隆抗体药物相比,TKI 类药物作用更为广泛,除了内皮细胞外,还能直接作用于肿瘤细胞或周细胞。由于其作用的广泛性,其单药疗效优于抗体药物单药疗效,但毒副作用也更大,这与预期相符。

（二）内源性抗血管生成药物

目前已经发现了数十种内源性抗血管生成物。采用基因工程的方法能大量生产这类重组蛋白药物,推动了临床研发速度。血管抑素(angiostatin)是纤溶酶原的一个蛋白片段,是一个较强的血管生成和内皮细胞迁移、增殖抑制剂。其作用可能与其特异的作用于 ATP 合成酶的 α/β 亚单位有关。临床前研究观察到 angiostatin 能阻断裸小鼠移植瘤的血管生成和肿瘤转移。内皮抑素(endostatin)抑制内皮细胞增生和抗血管生成活性比 angiostatin 强。动物实验中,低剂量的内皮抑素能抑制小鼠多种肿瘤模型的生长和转移,并且没有表现出抗原性和毒性。内皮抑素与其他一些血管抑制剂相比,其抑制血管生成作用最强。重组内皮抑素在国外已进行了临床Ⅰ/Ⅱ期试验,证明其安全有效。我国自主研发的一类新药重组人血管内皮抑素已通过Ⅲ期临床研究上市并进入临床。蛋白类药物难点在于如何从体外表达纯化出具有足够生物学活性蛋白质。此外,此类药物需要反复、持续静脉给药,不如口服小分子靶向药物用药方便。此外,此类药物的作用机制复杂,还有待进一步阐明,这也限制了其临床应用前景。

（三）其他

除以上两大类抗血管生成药物外,还有其他抗血管生成药物。它们或是偶然发现具有抗血管生成作用,或是仍处于研究探索阶段。

1. 化学药物　有些肿瘤化疗药物发现具有抗血管生成活性。比如,持续低剂量化疗具有抗血管生成的作用。这种化疗方式称为时辰化疗(metronomic chemotherapy)。现有临床试验正在验证节拍式化疗的实际疗效。详细内容参见本书"肿瘤的侵袭与转移"一章。

2. 血管破坏药物　常规的抗血管生成治疗目的在于阻止肿瘤血管生成,而血管破坏(vasculardisrupting)的策略则在于迅速而特异的破坏肿瘤血管,造成肿瘤组织快速失去血供而继发坏死或凋亡。血管破坏药物(VDA)与抗血管生成药物作用机制有所不同,但某些药物可同时具有这两种活性。

很早就发现秋水仙碱类药物能对肿瘤血管产生破坏作用,造成肿瘤广泛出血和坏死。秋水仙碱能结合细胞内微管蛋白。Combrestastatin 是一类结构与秋水仙碱相类似的化合物,能抑制微管蛋白聚合,破坏肿瘤血管。目前有多种结构类似的化合物正在研发,如 OXI4503,CA-1 及 AVE8062 等,其血管破坏效应需要的药物浓度远低于最大耐受剂量,因而有更大的治疗窗。黄酮乙酸(FAA)是偶然发现的一类能引起肿瘤的出血坏死的化合物。在 FAA 基础上发展起来的经过化学结构修改的化合物 DMXAA 及 AS1401 已进入临床试验阶段。

3. **抗血管免疫治疗** 肿瘤的抗血管免疫治疗是将肿瘤免疫治疗与抗血管生成治疗两种方式结合起来,利用机体的免疫机制达到抗肿瘤血管生成的目的。抗肿瘤免疫治疗主要包括被动(过继性)免疫治疗和主动免疫治疗(肿瘤疫苗)两种方式。过继输注贝伐单抗等单克隆抗体前文已有描述。我国学者很早就提出通过主动免疫的方式,打破机体对肿瘤血管内皮细胞的免疫耐受,产生针对肿瘤血管内皮细胞的自身免疫反应,达到抑制肿瘤血管生成和治疗肿瘤的目的。进一步的研究发现,针对肿瘤血管生成过程中的关键分子如 VEGF、VEGF-R、Tie-2、MMP 等,通过机体的免疫系统下调或封闭这些关键分子的作用,从而抑制肿瘤血管生成。在动物肿瘤模型中,抗血管免疫治疗的策略取得了很好的疗效,但还需要进一步的临床试验以推动这些结果向临床转化。

4. **抗血管生成基因治疗** 大部分肿瘤的抗血管生成药物对肿瘤细胞本身无杀伤作用或杀伤作用很小,而肿瘤可以在无血管的状态下长期处于"休眠"状态,因此抗血管生成药物的给药方式应当是长期给药。但临床应用的抗血管生成药物如抗体或重组蛋白,生产工艺复杂,技术要求高,价格昂贵,难于在临床大量应用。因而提出了抗血管生成基因治疗,其核心就是将抗血管生成蛋白的编码基因导入机体细胞或肿瘤细胞,将体内细胞作为产生这些蛋白的"工厂",源源不断的产生抗血管生成物质,长期抑制肿瘤血管生成。在临床前研究中,抗血管生成基因治疗取得了很好的效果。这促进了肿瘤抗血管生成基因治疗的转化性研究。目前,我国学者研发的内皮抑素重组腺病毒已进入临床Ⅲ期试验阶段。

二、抗血管生成与其他治疗的联合

20 世纪 90 年代,学者曾观察到在小鼠肿瘤模型中,用一种具有抗血管生成活性物质 TNP-470 与化疗联合应用能增强化疗的疗效。在此之前,学术界一直认为抗血管生成治疗不适宜与其他抗肿瘤治疗方式如化疗、放疗等联合,因为抗血管生成治疗减少了肿瘤血供,肿瘤氧供减少,导致缺氧。而组织缺氧是导致化疗、放疗失败的主要原因。但之后的许多研究都证实了抗血管生成与其他治疗方式如化疗、放疗、小分子靶向药物及血管破坏药物的联合协同作用。第一个进入临床的抗血管生成药物贝伐单抗与化疗联合能提高化疗对大肠癌及非小细胞肺癌的疗效,这些临床研究进一步说明了抗血管生成与化疗联合的有效性。抗血管生成药物能与其他治疗方式联合并起协同作用,其机理是什么? 这是一个相当有趣的问题。对于这个问题,目前已经提出了几种解释。

1. **肿瘤血管的"正常化"**(normalization) 肿瘤血管的特点是结构紊乱和功能异常,造成肿瘤血供的不均一和血液淤滞,肿瘤组织缺氧。抗血管生成治疗能暂时使肿瘤血管结构"正常化",从而改善局部血流灌注,肿瘤组织缺氧得到缓解,肿瘤细胞增殖受抑。抗血管生成治疗还能改善肿瘤血管的渗透性,肿瘤间质静水压减少,血管通畅性提高,有利于药物经过血流更好地为肿瘤细胞所摄取。如果在血管"正常化"的窗口期给予化疗,能明显提高肿瘤对化疗的敏感性。

2. **肿瘤细胞的再增殖受抑** 化疗间歇期肿瘤细胞进入再增殖(repopulation),再增殖时期的肿瘤细胞需要血液供氧和提供养料。化疗间歇期间,骨髓来源的细胞包括内皮前体细胞,归

Notes

巢到肿瘤血管并分化成为新的血管,这是肿瘤血管生成的重要方式之一(见前文)。采用血管破坏药物后,能观察到骨髓来源的细胞定向转移到肿瘤活细胞边缘并在该处分化增殖。血管生成促进了肿瘤细胞的加速再增殖,而抗血管生成药物能在化疗间歇期抑制肿瘤血管生成,从而抑制了肿瘤细胞的再增殖。

3. **肿瘤干细胞受抑制**　肿瘤干细胞是肿瘤细胞中具有自我更新能力的一群特殊细胞,对于肿瘤的发生和演进可能具有重要意义,是近年肿瘤研究中受到广泛重视的一个领域。有证据表明肿瘤干细胞位于肿瘤内的富血管龛(niche)中,其功能依赖于肿瘤血管供应。抗血管生成治疗破坏肿瘤干细胞赖以生存的环境,从而抑制肿瘤干细胞增殖,造成肿瘤对化疗等治疗敏感性增加。肿瘤干细胞可能具有高度促肿瘤血管生成活性,肿瘤干细胞与肿瘤血管的关系越来越受到重视,可能成为肿瘤领域的下一个研究热点。

4. **化疗药物的直接血管损伤作用**　化疗药物也能直接作用于肿瘤新生血管的活化内皮细胞,损伤分裂增殖的内皮细胞,与抗血管生成药物联用能增强化疗药物的血管损伤作用。

5. **阻止 VEGF 对肿瘤细胞的生长促进作用**　肿瘤细胞可以通过"胞内分泌"的方式促进自身生长。因此阻断细胞内的 VEGF 信号通路,能中断这一过程,使肿瘤细胞对化疗药物更敏感。

第三节　问题和展望

一、肿瘤抗血管生成治疗的耐药问题

肿瘤抗血管生成治疗的优点是不易产生耐药性。抗血管生成治疗作用的靶细胞是内皮细胞,不是肿瘤细胞。内皮细胞的基因组稳定,不容易发生突变,因而不易对抗血管生成治疗产生抗拒。但是随着肿瘤抗血管生成研究的深入,已经有许多临床前及临床研究结果,表明抗血管生成治疗也会导致耐药!进一步的研究表明,肿瘤血管内皮细胞并不像设想的那样具有基因组稳定性,肿瘤内皮细胞也存在染色体非整倍性,与肿瘤细胞有相似的基因组突变。目前提出的抗血管生成治疗的耐药机制有:

1. **促血管生成因子的冗余性(redundancy)**　肿瘤细胞能表达、分泌多种促血管生成因子,而且随着肿瘤的进展其产生的促血管生成因子的数量和种类明显增加。因此仅封闭一种促血管生成信号通路如 VEGF 通路,容易选择性产生不依赖于此通路的肿瘤细胞克隆。此类细胞持续分裂增殖造成抗血管生成治疗的耐药。例如采用贝伐单抗治疗后,诱导产生其他促血管生成因子如 bFGF,后者在 VEGF 通路受到持续阻断情况下逐渐成为肿瘤主要促血管生成因子,导致贝伐单抗治疗的失败。因而,克服耐药的策略之一为联合应用多种不同作用机理的抗血管生成药物,通过多个信号途径抑制肿瘤血管生成,肿瘤不易逃逸多个信号通路被封闭,从而减少或延缓治疗耐药的产生。

2. **肿瘤细胞对缺氧产生耐受**　肿瘤细胞的基因组高度不稳定,容易产生突变。某些基因突变(如 p53 基因突变)能赋予肿瘤耐受缺氧的生物特性。抗血管生成治疗造成肿瘤组织持续缺氧,造成缺氧耐受的细胞群更具生存优势,因而经过选择存活下来,并最终造成治疗的耐药。

3. **正常组织器官血管的协同作用**　现有学说提出血供丰富的组织器官如脑、肺或肝的肿瘤,对抗血管生成治疗并不敏感。可能是因为这些肿瘤可利用相应正常组织的丰富血供,提供肿瘤生长的养料和氧。这也能解释临床观察到的一些现象,如病人经过抗血管生成治疗后一个器官内转移灶有效,而其他器官的病灶无效。

4. **血管重塑(remodeling)**　抗血管生成治疗倾向于作用不成熟的新生血管。动物实验的结果提示抗血管生成治疗能促进新生血管的成熟和血管重塑,而成熟的血管对抗血管生成治疗的敏感性大为下降。抗血管生成治疗促进了 PDGF-BB 及 angiopoietin 等分子的表达从而有利于

Notes

血管成熟和重塑,但同时这些分子更进一步造成肿瘤组织缺氧加重。因此靶向肿瘤缺氧耐受的关键分子如 HIF-1 的治疗可能与抗血管生成治疗有协同作用,这是未来肿瘤治疗的一个研究方向。

二、肿瘤血管生成的标记物

为提高抗血管生成治疗的疗效,减少毒副作用,筛选最可能获益的治疗人群,减少不必要的资源消耗,未来的研究方向之一是寻找疗效预测的标记物。在动物实验中已经有一些方法能测定肿瘤的血管生成,但在临床试验还没有一种可靠的测定方法指示肿瘤血管生成,这是未来需要进一步研究解决的问题。

临床研究只能寻找生物标记物用于指示肿瘤的血管生成,如用酶联免疫吸附法(ELISA)测定外周血中 VEGF、可溶性 VEGF-R 或其他细胞黏附分子浓度。也有研究尝试测定外周血中的内皮细胞或内皮前体细胞作为血管生成的标记物。此外随着影像技术的进展,也有研究用 MRI 或 CT 灌注扫描成像检测肿瘤局部的血管网。但所有这些方法仍处于探索阶段,还有待临床试验的验证。

三、临床试验带来的新问题

抗血管生成治疗的疗效已经为众多临床试验所证实,这从侧面证实了最初提出的"肿瘤血管生成"理论。但临床试验的结果,也给血管生成理论带来了新的问题,提出了新的挑战。

血管生成是肿瘤的基本特性之一,因而抗血管生成治疗应当可应用于大部分肿瘤。临床试验是否支持这一推论,仍有待后续的抗血管生成试验陆续开展。从已有的结果来看,抗血管生成治疗对某些肿瘤如小细胞肺癌未能证实其效果。大量临床前研究指出抗血管生成治疗能有效抑制荷瘤动物的肿瘤生长甚至引起肿瘤退缩,但临床试验结果发现单用贝伐单抗难以取得任何效果,其疗效需要配合化疗药物合用。TKI 类药物虽然单用也有效,但其作用机制广泛,很难单纯归于抗血管生成作用。贝伐单抗与化疗药物联合可促进化疗疗效,其机制前已探讨。而 TKI 类药物与化疗联合效果并不好,并不优于单用化疗药物。同样是抗血管生成治疗,为什么表现这样大的差别?

贝伐单抗的临床研究开展最早,临床应用最广泛,其毒副作用的观察也最细致,如高血压、蛋白尿、肠穿孔及出血风险等。其中一些毒副作用可以得到解释(例如高血压可由内皮细胞产生一氧化氮受影响解释),而另一些(如肠穿孔)现在的理论仍无法解释其机制。

基础研究发现,对舒尼替尼耐药的胰神经内分泌肿瘤其恶性程度增高,提示抗血管生成治疗可诱导肿瘤产生更加恶性的克隆增殖。可能的机制为抗血管生成造成局部缺氧加重,诱导肿瘤内 HIF 高表达,产生更多的恶性转化因子。但尚缺少直接的临床资料支持。抗血管生成治疗能明显延长疾病进展时间而几乎不延长总生存时间。一般认为是后续治疗效应稀释了抗血管生成治疗的效果。但也从侧面说明抗血管生成治疗之后,肿瘤的生物学特性可能已发生了改变。

纵观肿瘤血管生成研究历史,从其概念的提出、基础研究的突破、临床试验的进展,最终被广泛接受并成为肿瘤综合治疗的一部分,为肿瘤病人带来治疗的获益,经历了反复和挫折。这是一个临床医学从实验室到临床(from bench top to bed side)转化的典型例子。基础与临床的紧密结合,相互支持和渗透,必将推动肿瘤血管生成研究深入发展,为肿瘤治疗带来新的希望。

(魏于全 丁振宇)

参考文献

1. Robert S Kerbel. Tumor angiogenesis. New Engl J Med. 2008,358:2039-2049
2. Napoleone Ferrara, Robert S Kerbel. Angiogenesis as a therapeutic target. Nature. 2005,38:967-974

3. Pia Nyberg, Liang Xie, Raghu Kalluri. Endogenous inhibitors of angiogenesis. Cancer Res, 2005, 65:3967-3979

4. Robert S Kerbel, Lee M Ellis, Vincent T DeVita, et al. Cancer, principle and practice of oncology. 9th ed. Lippincott Williams and Wilkins. 2011

5. Krause DS, Van Etten RA. Tyrosine kinase as targets for cancer therapy. N Engl J Med. 2005, 353:172-187

6. Hanahan D, Weinberg RA. Hallmarks of cancer:the next generation. Cell. 2011, 144:646-674

7. Pàez-Ribes M, Allen E, Hudock J, et al. Angiogenic therapy elicits malignant progression of tumors to increased local invasion and distant metastasis. Cancer Cell. 2009, 15:220-231

Notes

第九章　肿瘤的侵袭与转移

侵袭（或浸润）(invasion)与转移(metastases)是恶性肿瘤危及生命的最主要生物学特性。所谓肿瘤侵袭是指肿瘤细胞通过各种方式破坏周围正常组织结构，脱离原发肿瘤，异常地分布于周围组织及其间隙的过程，是恶性肿瘤发生远处转移的前提步骤。但部分良性肿瘤也具有向周围组织及其间隙浸润的特性。对于没有发生侵袭或者侵袭程度较为局限的恶性肿瘤通常可以通过手术等治疗手段根治。转移行为是恶性肿瘤区别于良性肿瘤的最主要的特征之一，所谓转移是指恶性肿瘤细胞脱离其原发部位，在体内通过各种途径的转运，到达与原发部位不连续的组织继续增殖生长，并形成与原发肿瘤同样病理性质的继发肿瘤的全过程。局部侵袭通过对局部正常组织器官的压迫、损毁，可抑制并影响正常组织器官的功能。而转移的出现，则标志着肿瘤发展的关键转折，远处转移一旦出现往往意味着肿瘤进入晚期阶段，单凭局部治疗已难以达到治愈目的。

通过肿瘤的早期筛查，可使宫颈癌、乳腺癌等恶性肿瘤得到早期诊断，但是目前仍有近 1/3 的患者在明确恶性肿瘤诊断之初，就已经有远处转移，而其余的患者可能已经存在隐匿的转移病灶（表 2-9-1）。就早期乳腺癌而言，在肿瘤小于 1cm 的患者中，最终仍有近 20% 发生转移，提示恶性肿瘤在早期阶段就已经具备转移的潜能。目前，对于部分癌症早期干预性治疗可改善预后已经获得共识与认同，而对于相当比例的实体恶性肿瘤患者，一旦发生转移，通常意味着临床预后不佳。

表 2-9-1　有关肿瘤转移的现状

1. 超过 60% 的患者在明确恶性肿瘤诊断的同时，常有显性或隐性的转移病灶存在

2. 侵袭表型的获得是恶性肿瘤进展的早期征象

3. 恶性肿瘤患者每天会有超过百万计的肿瘤细胞进入到血液循环，其中有接近 0.01% 的肿瘤细胞可形成转移灶

4. 肿瘤血管生成对于恶性肿瘤的远处转移是一必要的早期事件

5. 侵袭与转移通常共有细胞信号传导途径

6. 即便没有形成转移灶，循环中仍然有肿瘤细胞可以检测到

7. 通常情况下转移灶与原发灶对于治疗的敏感性是基本一致的

转移的主要途径包括：①血行转移；②淋巴道转移；③种植转移。

尽管目前对肿瘤的侵袭与转移的认识在不断深入，但是对隐匿性恶性肿瘤的早期发现即在肿瘤发生浸润转移之前给以明确诊断，还依然相对滞后。这使得相当比例的恶性肿瘤患者无法做到早诊断、早治疗而最终无法取得满意的治疗效果。

不同的肿瘤其发生转移的几率也大不相同，这主要与其基因类型以及机体环境因素影响有关。

第一节　肿瘤侵袭与转移的主要过程及微环境

一、肿瘤侵袭与转移的主要过程

无论是在分子水平或是细胞水平,肿瘤侵袭转移都是一个复杂的多步骤级联反应过程,包含一系列复杂的环节,在这些环节中,处处受到肿瘤细胞本身与宿主环境等多种因素的影响。

此复杂过程至少包括以下几个步骤或阶段,每一步无不与组织细胞间隙产生密切联系:

1. 肿瘤初始生长阶段:致癌因素侵犯、癌基因被激活、染色体失去稳定性。

2. 启动进展阶段:基因突变、相关生长因子分泌、抑癌基因失活或丢失。

3. 无序增殖阶段:自分泌生长因子及其受体、细胞基质激活。

4. 血管生成阶段:各种促血管生长因子从组织以及肿瘤中释放。

5. 局部组织、血管、淋巴管浸润阶段:血清中化学亲和物质、自分泌运动因子、受体结合、酶降解、蛋白酶抑制因子失活。

6. 进入循环中的肿瘤细胞外侵突破血管阶段:

(1) 与血管内皮细胞黏附:肿瘤细胞同质或异质聚集。

(2) 血管内皮细胞皱缩:肿瘤细胞与纤维原、血小板、凝集因子接触,肿瘤黏附,内皮细胞、基质细胞与整合素作用。

(3) 与基底膜黏附:细胞外基质蛋白受体。

(4) 基底膜降解:金属蛋白酶、丝氨酸蛋白激酶、肝素酶、组织蛋白酶。

7. 在继发部位形成克隆生长阶段:自分泌运动因子、化学毒性物质、血管生成因子、转移激活/抑制因子的过度表达或者失活。

8. 逃避宿主监控(免疫逃逸)阶段:抵制宿主免疫细胞的杀伤、肿瘤特异性抗原表达阻断或者不表达、耐药基因扩增。

二、肿瘤与组织间质及宿主微环境之间的关系

肿瘤细胞和肿瘤间质细胞的相互作用形成独特的肿瘤微环境(tumor microenviroment)。肿瘤微环境主要由非癌细胞成分、分泌型可溶性因子以及非细胞固态结构成分构成,通常由胶原、糖蛋白、生长因子、多糖连接细胞成分诸如正常的基质细胞、成纤维细胞、内皮细胞、免疫细胞等共同组成。

肿瘤细胞进入组织间质可侵袭生长。组织间质骨架样材料主要由围绕在上皮细胞和内皮结构周围的基底细胞膜以及独立的组织间隔构成。在肿瘤细胞从原位向侵袭部位的迁移过程中,肿瘤细胞穿透基底膜进入其下的间隙基质中。基底膜连续性的破坏是恶性形态的特殊表现,良性增殖并不造成基质结构的变化。

肿瘤发生、发展过程中的每一个阶段无不与宿主微环境保持着相互依赖的关系。肿瘤病灶一旦形成后就在原位按其特有的规律生长,该阶段肿瘤实体与微环境的关系是肿瘤进展的重要条件。由于恶性实体瘤生长快,实体瘤所存在的环境中产生缺氧及酸性增加,肿瘤细胞可能会快速对抗缺氧和酸性环境,调节细胞内外 pH 值以及分泌血管生成因子,刺激血管内皮细胞增殖和游走运动,从而诱发新生血管生成并促使肿瘤细胞能得到充足血液和氧的供应,为向周围组织侵袭创造条件。

肿瘤微环境具有自身调节作用。这种独特的微环境诱导肿瘤细胞及间质细胞产生大量趋化因子募集骨髓来源的髓系细胞,如单核巨噬细胞、肿瘤相关巨噬细胞(TAM)、血管生成细胞(hemangiocyte)、骨髓来源的抑制细胞(MDSC)、中性粒细胞、嗜酸性粒细胞、肥大细胞(MC)和树

突状细胞(DC)等。这些招募的髓系细胞,除了能够介导肿瘤免疫反应,更重要的是能够促进肿瘤血管生成,它们不仅能合成和分泌大量的促血管生成因子,同时也直接参与血管结构的构建。

第二节　肿瘤侵袭与转移的分子机制

一、肿瘤细胞原位增殖与肿瘤干细胞

肿瘤细胞无限增殖为其基本恶性表型之一。增殖活性是肿瘤侵袭与转移的基础和前提,随着肿瘤细胞的不断增殖,肿瘤组织的内部压力也随之增高。除此之外,肿瘤细胞的增殖亦面临来自肿瘤细胞以外的挑战,在众多复杂的外部因素之中,缺氧是促进恶性肿瘤细胞向外生长、耐受凋亡的微环境变化。细胞对缺氧的反应包括增加缺氧诱导因子-1(HIF-1)转录复合物的稳定性,继而促进血管生成、无氧代谢、细胞生存和侵袭。

研究表明,肿瘤持久成瘤的潜能依赖于其中的少数细胞、这小部分细胞具备与干细胞相似的自我更新与多向分化以及自我生长调控的能力,此类细胞被称为肿瘤干细胞,被认为可能是肿瘤侵袭与转移的"种子"细胞。

二、血　管　生　成

恶性肿瘤生长到一定程度,必须依赖新生血管生成为其提供氧气以及其他营养物质帮助其进一步生长,同时也依赖血管清除其相关的代谢产物(图2-9-1)。

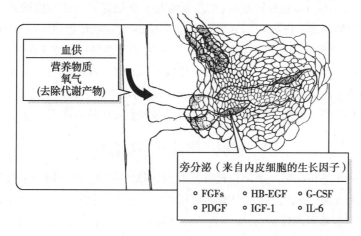

图2-9-1　肿瘤增长超过2 mm^{3}即需要更多的血供(血管生成或新生血管形成)

肿瘤新生血管的形成对原发肿瘤细胞本身的增殖和生长是必不可少的,同时也是肿瘤侵袭转移的必要条件,贯穿于肿瘤转移的全过程。多数研究结果表明反映肿瘤血管生成的相关参数,譬如微血管密度(MVD)、外周血血管内皮生长因子(VEGF)水平等,可作为判断肿瘤患者预后的生物学参考指标。

虽然肿瘤血管生成是肿瘤发生转移的必要条件,但并不意味着有血管生成就一定会发生转移。因为它只是肿瘤侵袭转移诸多步骤中的一个组分。任何其他步骤的未完成都可能中断肿瘤转移。肿瘤细胞和宿主的内皮细胞、上皮细胞、间皮细胞及白细胞等均可分泌释放多种细胞活性因子,诱导肿瘤血管生成。这些活性因子包括纤维母细胞生长因子(FGF)、血管内皮生长因子(VEGF)、血管生成素、血管营养素、血小板衍生内皮细胞生长因子(PD-ECGF)、肿瘤坏死因子(TNFa)、白细胞介素-8(IL-8)等。

在这些活性因子中,对内皮细胞有特异性靶效应调节的血管内皮生长因子VEGF最为重要,

Notes

对其分泌释放的研究成为目前关注焦点之一,研究的最终目的在于通过阻断肿瘤分泌 VEGF 抑制或终止肿瘤转移,多项临床研究都已经证实了这一点。

因此,通过抑制肿瘤血管生成,特别是针对调控肿瘤血管生成的有关细胞因子作为治疗靶点,已经成为目前阻断肿瘤侵袭转移的重要临床治疗手段,并成为未来治疗趋势之一,这在结直肠癌、肺癌、卵巢恶性肿瘤的临床治疗中已经得到验证,并取得良好的治疗结果。

三、肿瘤细胞的脱落与钙粘蛋白

肿瘤细胞从原发肿瘤脱落,是其转移过程的第一步。无论是细胞与细胞之间,或是细胞与组织之间均存在着相互作用,而这种相互作用,在肿瘤侵袭浸润中扮演着重要的角色。这些相互作用主要通过细胞之间的连接来实现和完成。细胞之间的连接通过细胞黏附分子稳定组织的完整性。相反,如果这些细胞表面的蛋白丢失或改变将使得转移的可能性大大增加。

黏附可分为同质型黏附和异质型黏附;同质型黏附是指相同细胞之间的黏附,如肿瘤细胞与肿瘤细胞之间的黏附;而异质型黏附是指肿瘤细胞与宿主细胞或宿主基质的黏附。

肿瘤细胞从原发肿瘤母体分离,就与肿瘤细胞同质型黏附力降低有关。黏附作用主要是由存在于细胞表面的细胞黏附分子(Cell Adhesion Molecule,CAM)所介导。肿瘤细胞可分泌一种物质,降低肿瘤细胞间的同质黏附,增加其运动能力,使其从原发肿瘤脱落形成游离细胞。

从分子角度分析,肿瘤细胞间存在的钙粘蛋白(cadherin)是一种跨膜糖蛋白,主要参与同质细胞间的黏附调控,分为 E、P 和 N 三种。E 钙粘蛋白主要分布在各种上皮组织,P 类主要分布在上皮组织和胎盘的基底层,而 N 类多分布在神经组织、心脏骨骼肌和角膜组织等。

研究最多的为 E-(epithelial)钙粘蛋白,主要参与上皮细胞之间的细胞联系,在细胞上以蛋白复合物的形式与胞浆内蛋白如 α 与 β 连锁蛋白(catenins)、盘状球蛋白(plakoglobin)发生联系。有明确证据表明,E 钙粘蛋白是三种钙粘蛋白中影响肿瘤侵袭转移较重要的一种。E 钙粘蛋白基因位于第 16 号染色体的 16q22-q23.1 位点。比较不同恶性度肝细胞腺癌发现,近 88% 的低分化肝癌有 E 钙粘蛋白基因的丢失,而高分化者仅 18% 出现丢失。据此认为钙粘蛋白的表达与肿瘤的分化程度和侵袭能力密切相关。这一规律在多种上皮性肿瘤都普遍存在。

四、肿瘤细胞迁移与趋化性

肿瘤细胞由一个部位向另一个部位迁移是肿瘤转移的基础。在肿瘤侵袭过程中,各种溶解酶破坏肿瘤细胞外基质的同时,肿瘤细胞必须移动进入基质,组织特异性趋化因子和结合趋化因子能增强肿瘤细胞的运动性,但肿瘤细胞的自身运动也是必不可少的。具有侵袭性的肿瘤细胞有较强的运动性,主要表现为伪足样伸展、膜流动性及向量转化等。体外实验证实肿瘤细胞的运动能力与转移倾向呈正比关系。

细胞运动对许多正常生命过程是相当重要的,如胚胎发育、组织形态形成、伤口愈合及免疫细胞的功能等。探索这些正常生理行为有助于了解肿瘤细胞的转移过程。

肿瘤细胞的运动比较类似白细胞的运动方式。目前已知许多因子可促使肿瘤细胞运动,其中包括:①刺激肿瘤细胞运动和侵袭的因子:如自分泌运动因子(autocrine motility factors,AMF)。原发部位的肿瘤细胞能分泌 AMF,当 AMF 增高达到一定水平时,可经细胞上的受体刺激细胞的运动;②刺激肿瘤细胞生长和运动的因子:如表皮生长因子(EGF)、类胰岛素生长因子、肝细胞生长因子,以及多种细胞因子包括 IL-1、IL-3 和 IL-6 等;③刺激肿瘤细胞运动但抑制其生长的因子:如转化生长因子(TGF)、干扰素等。这些运动因子影响肿瘤细胞表面受体的分布,并调节肿瘤细胞运动过程中细胞与细胞之间、细胞与基质之间的黏附结合。

这种调节可能是通过改变受体与配体间的结合密度来协调细胞黏附和去黏附的周期过程。这个过程至少包括:①肿瘤细胞受体与周围基质配体的结合;②配体 - 受体结合使调控信号进入

Notes

细胞内；③细胞支架移动使细胞伪足样伸展运动。另外，恶性细胞定向移动取决于其内部功能性微管复合体的完整性，定向移动在恶性肿瘤侵袭过程中可能起主要作用。

肿瘤细胞可自分泌各种促动细胞因子，其中 Autotaxin（ATX）是一个分泌型糖蛋白，是胞外焦磷酸酶 / 磷酸二酯酶家族的一员，具有磷酸二酯酶活性。ATX 还具有溶血磷脂酶 D 活性，能够以溶血磷脂酰胆碱为底物催化生成溶血磷脂酸。ATX 高表达于多种肿瘤细胞中，并具备促使肿瘤细胞增殖、诱导血管生成、激活细胞迁移等活性，在肿瘤的发生、发展过程中有着重要作用，被认为是肿瘤治疗中一个可能的靶点。

五、细胞外基质的黏附与降解

恶性肿瘤的发展受周边微环境的影响。恶性肿瘤细胞对正常组织间隔起到了一个扰乱的作用，破坏了正常组织间的界限与连接。通常情况下这种组织之间以及细胞与细胞之间的间隔依靠基底膜来维持，对不同组织来源的细胞之间的结合是具有抑制作用的。正常组织细胞之所以能够停留在其各自的"领地"是因为周边的细胞及其细胞外基质具有识别监察作用。在组织形态形成过程中以及伤口愈合过程中，对组织基质细胞的筛选识别需要一定的信号刺激。与之形成对比的是，肿瘤转移过程中对这种调节与刺激则无法识别，甚至是错误识别，或者漠视这种信号刺激的存在。

（一）细胞外基质降解与癌细胞侵袭和转移

细胞外基质（extracellular matrix，ECM）主要成分由胶原、糖蛋白、蛋白多糖和氨基葡聚糖等组成。ECM 在上皮或内皮细胞的基底部，即为基底膜（basement membranes，BM）的形式存在；在细胞间黏附结构以间质结缔组织（interstitial connective tissue）形式存在。

胶原是 ECM 的主要成分，目前已发现至少有 12 种不同胶原类型；其中以 Ⅰ、Ⅱ、Ⅲ 和 Ⅳ 型胶原研究的较多。Ⅰ、Ⅱ、Ⅲ 型胶原是间质结缔组织中的主要成分，而 Ⅳ 型胶原主要存在于基底膜内。

基底膜（BM）和其他 ECM 成分不但在组织中起分隔作用，而且动态地调节着组织细胞（包括肿瘤细胞）的代谢和行为。肿瘤细胞外基质中的黏附分子和抗黏附分子，通过交互作用，调节细胞骨架和蛋白酶表达，这些分子降解后的片段又具有趋化作用，可促进肿瘤细胞移动。大量实验证明肿瘤细胞侵袭转移能力与其产生或诱导产生降解 ECM 或 BM 的蛋白酶的能力密切相关。

肿瘤细胞侵袭力的体外测定中，常以各种类型组织的基底膜，或人工基底膜模型作为侵袭屏障，如小鼠膀胱、人羊膜、胎盘膜及 Boyden 小室试验系统等。侵袭性和转移性癌细胞可穿过这些屏障，而非侵袭转移性癌细胞或正常细胞，如成纤维细胞、上皮细胞等则不能穿过这种屏障。在癌细胞侵袭基底膜过程中，蛋白降解酶对 ECM 的降解已被大量实验研究所证实。

（二）血纤维蛋白溶解酶原激活因子

血纤维蛋白溶解酶原激活因子（plasminogen activator，PA）的生理功能是将血纤维蛋白溶解酶原激活转变成有活性的纤维蛋白溶解酶（简称为纤溶酶）。此外还能降解 ECM 成分如：LN、FN 和蛋白多糖的蛋白核心，但不能降解胶原和弹力蛋白。PA 有两种类型，即尿激酶型（urine-type plasminogen activator，u-PA）和组织型（tissue.Type plsminogen activator，t-PA）。目前认为与肿瘤侵袭转移过程相关的是 u-PA；u-PA 由间质成纤维细胞分泌，可结合到 u-PA 受体，而 u-PA 受体在结肠癌细胞上表达。u-PA 可能是许多酶原激活的起动点，产生 PA 的细胞通常也同时产生 PA 的抑制物 PAI（PA inhibitor），PAI 可特异地抑制 PA 的活性。

（三）降解 ECM 的重要酶类 - 基质金属蛋白酶

基质金属蛋白酶（Matrix metalloproteinases，MMPs）包括间质胶原酶（interstitial collagenase）、Ⅳ 型胶原酶及基质溶解素（romylysin）等。间质胶原酶又称基质金属蛋白（MMP-1），其功能是降解Ⅰ、Ⅱ、Ⅲ型胶原。Ⅳ型胶原酶又称明胶蛋白酶(MMP-2),按其相对分子质量的不同又可分为72 000 Ⅳ胶原酶及92 000 Ⅳ型胶原酶,两者除可降解Ⅳ型胶原外,还具有降解Ⅴ、Ⅶ型胶原及明胶的活性。基质溶解素又称蛋白多糖酶(MMP-3),可降解众多的基质,包括蛋白多糖、胶原链的非螺旋区、弹力蛋白、FN 和 LN 等。金属蛋白酶以酶原的形式分泌,进而通过某种结构的变化或蛋白分解而激活。在体内正常生理条件下,MMP 在其合成、分泌以及降解等活性方面受到严格的控制和调节。而在肿瘤的侵袭转移过程中 MMP 活性增强,可促进肿瘤细胞侵袭和转移。许多实验证明具有转移能力的肿瘤细胞系相比非转移性的肿瘤细胞系有更强的降解Ⅳ型胶原的能力。

六、肿瘤细胞侵入血液循环与转运

肿瘤细胞穿过 ECM 到达血管后,以前述相同的机制穿过血管外基膜,并借助活跃的运动能力,通过伪足样阿米巴运动穿过管壁,进入血液循环。研究表明,进入血液循环的肿瘤细胞中,有超过 80% 的能够存活,如果其与血小板、白细胞、纤维蛋白沉积物等相互聚集形成微小癌栓,很大程度上可避免机械性与免疫性损伤,有助于滞留在毛细血管,提高转移成功率。

研究表明,选择性地抗凝干预,在不影响生理性凝血的前提下,可以抑制肿瘤细胞的转移。肝素可以抑制 P- 选择素介导的血小板与肿瘤细胞表面的粘蛋白之间的相互结合作用。

在侵袭过程中,肿瘤细胞与血管内皮细胞及内皮基底膜形成异质型黏附的过程;以及在肿瘤细胞穿出血管壁后,进而与实质细胞形成异质型黏附的过程;都是转移的重要步骤。

七、肿瘤细胞的捕获与逸出

进入血液循环并幸存下来的肿瘤细胞随血液运行,最终会停滞并逸出靶器官的微血管。快速寄宿于毛细血管并与血小板聚集成簇,是远处器官捕获肿瘤细胞的主要形式。毛细血管内皮细胞的周期性脱落、更新;或者内皮细胞磨损与撕裂形成的间隙,使其基膜暴露在外。这种内皮细胞的损伤和基膜暴露为肿瘤细胞成功附着提供了基础与可能。

而随后逸出血管的步骤与原理基本与侵入血管进入循环类同。

八、肿瘤侵袭与转移的器官选择性

目前认为,肿瘤转移的发生部位依赖于原发肿瘤的组织类型以及肿瘤局部微环境的生物学状态。

一方面,肿瘤远处转移最常见的部位通常发生在循环过程中与之相遇的第一站毛细血管床和淋巴细胞网络。这也是肺和肝脏常常成为全身转移最常见部位的原因。

另一方面,许多常见转移部位单用解剖特点这一单一因素难以解释,部分可能与器官的趋向性有关。随着对微环境的逐步认识与了解,对这一具体机制的理解将更加清晰。

有关器官趋向性有几种理论假设解释。

首先,尽管肿瘤细胞对各器官的扩散机会是均等的,但实际上肿瘤细胞只在某些特定、对其分泌的细胞因子与生长因子适合的微环境中生长。正如动物实验数据所显示的:皮下移植肿瘤细胞,同源性移植与异源性移植发生转移的几率是完全不一样的。

其次,循环中的肿瘤细胞只特异性地吸附在靶器官的内皮管腔表面。有关对组织与肿瘤内皮特异性蛋白的研究支持这一假说。

最后,免疫调节对此也有影响作用。越来越多的证据显示骨髓血管内皮前体细胞,CD34 阳性骨髓细胞,在肿瘤中被发现可能是新的血管细胞的来源。这是免疫系统调控肿瘤微环境与血管系统的新的作用角色。这也是树突状细胞(DC)前体细胞通过 VEGF 等生长因子调节肿瘤血管生成过程的新的机制。这一发现确立了一种 DC 细胞前体亚群的存在,这一细胞兼具淋巴与内皮细胞双重功能。此外这一亚群具有可塑性,具有形成血管前体的可能,根据这一机制目前已经成功研发出相应的治疗性药物。

越来越多的证据显示机体免疫系统在肿瘤血管生成过程中具有复杂的调节作用。这一微环境的作用无论是对基质细胞或是肿瘤细胞都具有重要意义。

九、转移癌再转移

当转移灶增殖生长直径超过 2mm 时,新生毛细血管生成并与肿瘤连通。癌转移灶重复上述脱落、侵袭进入循环系统,通过相似的机制,形成新的转移灶,即所谓的转移癌再转移。

第三节　针对肿瘤侵袭与转移的治疗策略

一、针对转移与侵袭研究的新技术进展

(一)激光捕获显微分离技术

目前研究肿瘤侵袭与转移的最大的技术性挑战来自于,如何能够在原位进行研究,保证组织形态不受影响,避免因为体外培养等造成的技术性偏差。这一设想已经成为可能。

LCM(laser capture microdissection)激光捕获显微分离技术,可以使用常规方法,在载玻片上制作冰冻或者石蜡切片以及染色的基础上,借助显微镜观察,利用能量较低的近红外激光激发,从而能够快速、安全、准确地获得细胞亚群甚至单个细胞;并进行相关的 DNA、RNA、蛋白等检验分析,自问世以来被广泛用于基于组织类型的大分子研究,取得了高灵敏和良好重复性的结果。

这也使得对正常、癌前、恶性、侵袭、转移等不同阶段的细胞进行高分辨的分离与识别并进行相关诸如蛋白组学、基因类型、基因表达等分子生物学的研究成为可能,同时使进一步分析比较不同恶性转换程度、侵袭进展程度的蛋白活性成为可能。同时也为肿瘤侵袭与转移过程中以及肿瘤血管生成过程中相关细胞信号传导的研究创造了良好的条件。

(二)循环肿瘤细胞与循环肿瘤细胞 DNA 检测技术

通常把进入人体外周血循环中的肿瘤细胞称为循环肿瘤细胞(circulating tumor cell),这一方面是由于随着肿瘤细胞组织的增殖,部分细胞与肿瘤母体脱离进入脉管系统,另一方面部分包括手术在内的诊疗操作也可促使肿瘤细胞扩散进入外周循环。循环肿瘤细胞的存在是继发转移病灶的重要原因。通过流式细胞仪筛选,以及免疫细胞化学、多聚酶链式反应等技术可以检测并获得循环中的肿瘤细胞。为恶性肿瘤转移的临床诊断与治疗提供支持。

尽管早在 20 世纪,已有有关循环肿瘤细胞 DNA 检测的报道,但是由于测序技术的进展,使得循环肿瘤细胞 DNA 检测这一技术在近年来才得到广泛重视。相比循环肿瘤细胞检测,循环肿瘤细胞 DNA 检测技术更灵敏,更适合成为肿瘤的生物学标志物,可以在更加早期检测到肿瘤细胞的进展状况,跟踪肿瘤细胞的消失、扩散与复发。

(三)肿瘤转移研究的转基因小鼠动物模型

基因工程技术的进步,使得建立理想的动物模型成为可能。

通过基因定位转导技术,将肿瘤基因转入小鼠特定组织细胞内,诱发特定类型的肿瘤,并持续传代,这是肿瘤转移转基因鼠动物模型建立的基本原理。

肿瘤转移转基因鼠模型可以完全仿制人类肿瘤发生、发展以及转移的基本规律与过程。

二、针对侵袭与转移的基因调控

侵袭与转移是一个多步骤的复杂过程,需多基因而非单基因调节。任何抑制因素的缺失或是致癌因素的过度表达与活性增强都会导致侵袭与转移的发生。

Notes

（一）转移抑制基因

nm23 的表达水平与肿瘤的侵袭和转移能力具有相关性。在小鼠肿瘤模型中,nm23 表达高者具有低转移性;nm23 表达低 10 倍者伴有高转移性。人类的 nm23 基因定位于第 17 位号染色体。在侵袭性强的肿瘤中 nm23 基因丢失。临床上对人乳腺癌的观察发现,淋巴结转移少于三个者, nm23 蛋白表达水平高;而有广泛转移者 nm23 蛋白表达的水平一般均低。在高转移的结肠癌、非小细胞癌及胃癌中也证实有 nm23-H1 等位基因的缺失。

生物化学分析表明,nm23 的基因产物为核苷酸二磷酸激酶(NDPK)。NDPK 通过信号转导影响肿瘤细胞微管的组合从而影响细胞微管、微丝等细胞骨架蛋白的活动,通过参与调节细胞内微管系统的状态而抑制癌的转移。此外,NDPK 参与影响 G- 蛋白的信号传递,最终控制细胞增殖和蛋白结合 GDP 的磷酸化过程。已确定 nm23 可编码分子量为 17kD 的蛋白分子, 其表达水平在不同转移能力的肿瘤细胞中差异很大,可高达 10 倍。已在三种啮齿动物模型系统中证实 nm23RNA 含量的降低与转移表型密切相关。除在动物模型上证实了 nm23 的抗转移作用外,目前还确认了两种人 nm23cDNA 克隆,即 nm23 H1 和 nm23 H2,也与肿瘤的转移抑制相关。

近年来发现了一类强有力的金属蛋白酶组织抑制剂,即 TIMP,又称胶原酶抑制剂。TIMP 由 TIMPl 和 TIMP2 组成,分子量分别为 28.5kD 和 21kD。它们可能参与间质胶原酶的代谢,使其失活。TIMP 表达改变与肿瘤细胞侵袭及转移活性密切相关,认为其对肿瘤转移的抑制作用主要表现在侵袭阶段,最近还有实验证明 TIMP 可能具有抑制血管生成的作用。

（二）基因调控下的肿瘤侵袭与转移

肿瘤转移作为一个相当复杂的过程,可涉及多个癌基因与抑癌基因的改变,并与激活癌基因及抑癌基因之间的失衡有关。众多实验表明并不是所有肿瘤都有转移表型,同一肿瘤中各细胞的转移能力也不相同。研究资料表明,至少有 10 余种癌基因证实可诱发或促进癌细胞的转移潜能,如 Myc、Ras、Mos、Raf、Fes、Fms、Ser、Fos、p53(突变型)、Erb-B-2 等。其中最具特征的是 Ras 基因,其活化可使多种细胞在转化为肿瘤细胞的同时诱导细胞产生转移的某些活性特性。

Ras 作为原癌基因类的家族包括 N-Ras、K-Ras 和 H-Ras 三类,它们对某些动物和人类恶性肿瘤的发生、发展起重要作用。这取决于核苷酸编码 12 或 61 位点的基因点突变,从而产生某种异常蛋白或正常蛋白扩增和过度表达。其中膜转运蛋白尤为重要,p21 蛋白功能与 G 蛋白相似,参与腺苷酸环化酶的激活,通过第二信使将外部刺激传入细胞内。

研究表明将激活的或突变的 Ras 癌基因转染给鼠源性纤维母细胞瘤(NIH3T3),会引起大量的转移,说明 Ras 癌基因能增强 NIH3T3 细胞内在的侵袭性。与 Ras 癌基因转染引起的转移有关的几种效应蛋白是Ⅳ型胶原酶、组织蛋白酶 L 及与活动能力有关的细胞因子。在晚期卵巢癌中 Ras 基因突变与肿瘤细胞转移密切相关,K-Ras 的过度表达往往提示病情已进入晚期或有淋巴结转移。因此认为 K-Ras 可作为判断卵巢恶性肿瘤患者预后的指标之一。

（三）侵袭与转移的基因治疗

基因治疗是将功能基因通过分子生物工程手段转染异常细胞,纠正致病基因的表达,从而达到治疗目的(具体内容可参考基因治疗章节)。

肿瘤转移抑制基因 nm23 的表达水平能影响肿瘤侵袭转移行为已得以证实,将此基因转染肿瘤细胞是优先选择的方法,特别是通过基因转染改变高转移潜能低 nm23 表达的状态对控制肿瘤转移更具有针对性。有人对系列黑色素瘤细胞株检测 nm23 表达水平与转移特性,并在体外对低表达高转移的细胞株进行 nm23 基因转染,随后接种于动物体内,发现原高转移潜能的肿瘤细胞转移倾向大大减弱。小鼠存活时间平均延长 2 倍以上。在乳腺癌和结肠癌等其他类型肿瘤模型中也有类似相同报道,这为基因治疗阻断肿瘤转移提供了研究证据。

Notes

三、针对侵袭与转移的分子靶向治疗

处于调控肿瘤转移以及血管生成关键部位的受体型酪氨酸激酶家族(RTKs)目前是肿瘤分子靶向治疗的主要作用点。目前针对激酶最主要的靶向药物包括模拟 ATP 结构阻断或废除其相关传导途径的小分子药物以及结合受体及其配体的单克隆抗体。至今,此类受体型酪氨酸激酶(RTKs)主要包括表皮生长因子受体(EGF)、血管内皮生长因子(VEGF)与受体、Ⅲ型酪氨酸受体(c-kit,abl)、血小板源性生长因子受体(PDGF)等。

目前美国食品药品监督管理局已经批准针对上述靶点的药品上市。包括吉非替尼、厄洛替尼、西妥昔单抗、曲妥珠单抗等。

(一) 抗黏附治疗药物

尽管直接影响肿瘤以及血管内皮细胞黏附的药物种类有限,但有几种正在接受临床试验及研究开发之中。其中针对 αvβ3 的研究颇具治疗前景,主要包括模拟肽学(peptidomimimetics)和针对整合素的单克隆抗体。模拟肽学是指利用人工合成的物质模拟天然多肽的结构,或者利用构象性模板(conformational template)诱导相邻的多肽序列形成特异的结构,力图保留天然的多肽的生物活性并克服其缺陷,以达到治疗所需要的要求。

此两类药物的主要靶点都集中在 αvβ3,一种玻璃体结合蛋白(vitronectin)受体整合素。αvβ3 之所以重要,是因为其主要在未成熟的血管内表达,主要通过以下途径影响肿瘤的侵袭与转移:①激活内皮细胞;②介导内皮细胞增殖;③抑制内皮细胞凋亡;④参与 bFGF 诱导的血管生成;⑤参与 VEGF 诱导的血管生成。鉴于此,阻断 αVβ3 的功能,有望通过诱导血管内皮细胞凋亡、降低新生血管生成、调控血管的成熟,从而最终影响肿瘤的进展与转移。

(二) 抗血管生成治疗

肿瘤新生血管生成是肿瘤转移过程中的一个关键步骤。抗血管生成不但针对原发肿瘤,也针对肿瘤扩散转移。目前已有贝伐单抗、索拉菲尼等多个药物进入临床,具体请参考本篇第八章。

(三) 针对受体型酪氨酸激酶(RTK)的治疗

多种恶性肿瘤有受体型酪氨酸激酶的过度激活,如肺癌 EGFR 高表达或突变,乳腺癌 Her-2 扩增等。这类受体与配体聚合后,酪氨酸残基发生自身磷酸化而导致激酶活性激活,启动一系列细胞内的级联反应(信号转导),从而促进肿瘤细胞增殖、分化及转移等多种生物学效应。许多实体肿瘤如头颈癌、食道癌、胃癌、胰腺癌、卵巢癌、子宫颈癌、乳腺癌、肺癌、肾癌和膀胱癌,可以通过自身激活使 EGFR 过度表达和配体过度产生。目前临床上针对 RTK 的代表药物如 EGFR 的抑制剂已经广泛用于晚期恶性肿瘤患者的治疗(详见分子靶向治疗)。

(四) 持续低剂量化疗或维持治疗

由于认识到恶性肿瘤的治疗是一长期的过程,针对预防恶性肿瘤复发与转移的长期维持持续给药已经成为一种治疗模式,并在近年的多项临床试验中得到证实。譬如针对晚期胃肠恶性肿瘤的口服化疗药物以及针对晚期肺癌前期治疗有效的患者给以限定剂量、限定种类的维持给药,都起到了延长患者生存期以及改善患者生活质量的治疗目的。

第四节　结语与展望

近年来,对于恶性肿瘤侵袭浸润、血管生成以及远处转移过程的分子生物学基础研究取得了极大进展,这给恶性肿瘤的临床治疗带来了显著性的影响,并为今后人类特异性地根据肿瘤的基因与蛋白组学等不同生物学特点,设计个体化的治疗方案提供了极大的可能,这也将使得恶性肿瘤治疗的针对性、靶向性更强,使更多的肿瘤患者获益。

Notes

　　而对于新生血管的形成过程、特别是对于恶性肿瘤侵袭过程中的血管生成过程的进一步认识,以及相关分子标志物的识别,为针对肿瘤血管生成的抗侵袭转移治疗提供了坚实的依据。

　　此外,对于侵袭与转移全过程的细致分解与进一步了解,特别是对于侵袭与转移早期过程的了解与认识,有助于未来设计更加理想的肿瘤标志物,以筛查高危患者、优化治疗方案,为恶性肿瘤的早期诊断、早期治疗、最终延长患者生存期提供可能。

(许　青)

参考文献

1. Holland-Frei. Cancer Medicine. 8th ed. Austria: BC Decker Inc, 2010

2. 汤钊猷. 肿瘤学. 第2版. 上海: 复旦大学出版社, 2011

3. Xu Q, Briggs J, Park S, et al. Targeting Stat3 blocks both HIF-1 and VEGF expression induced by multiple oncogenic growth pathways. Oncogene, 2005, 24: 5552-5560

4. Romiti A, Cox MC, Sarcina I, et al. Metronomic chemotherapy for cancer treatment: a decade of clinical studies. Cancer Chemother Pharmacol, 2013, 72 (1): 13-33

5. Carrasco-García E, Saceda M, Martínez-Lacaci I. Role of receptor tyrosine kinases and their ligands in glioblastoma. Cells, 2014, 3 (2): 199-235

6. Kohn EC, Liota LA. Molecular insights into cancer invasion: strategies for prevention and intervention. Cancer Res, 1995, 51: 1865-1872

7. Arteaga CL, Engelman JA. ERBB receptors: from oncogene discovery to basic science to mechanism-based cancer therapeutics. Cancer Cell, 2014, 25 (3): 282-303

8. Licota LA, Kohn EC. The microenviroment of the tumorhost invasion field. Nature, 2001, 411: 45-42

9. De Falco S. Antiangiogenesis therapy: an update after the first decade. Korean J Intern Med, 2014, 29 (1): 1-11

10. Hanahan D, Folkman J. Patterns and emerging mechanism of the angiogenesis switch during tumorgenesis. Cell, 1996, 86: 353-364

11. 曾益新. 肿瘤学. 第3版. 北京: 人民卫生出版社, 2012

12. Decarlo K, Emley A, Dadzie OE, et al. Laser capture microdissection: methods and applications. Methods Mol Biol, 2011, 755: 1-15

13. Pignatelli M. Integrins, cadeherins: molecillar cross-talk in cancer cells. J Pathol, 1998, 186: 1-2

14. Kohn EC, Lu Y, Wang H, et al. Molecular therapeutics: promise and challenges. Semin Oncol, 2004, 31 (1 Suppl 3): 39-53

15. Krawczyk N, Meier-Stiegen F, Banys M, et al. Expression of stem cell and epithelial-mesenchymal transition markers in circulating tumor cells of breast cancer patients. Biomed Res Int, 2014

16. Posadas EM, Simpkins F, Liotta LA, et al. Proteomic analysis for the early detection and rational treatment of cancer-realistic hope? Ann Oncol, 2005, 16 (1): 16-22

17. Sampieri CL, León-Córdoba K, Remes-Troche JM. Matrix metalloproteinases and their tissue inhibitors in gastric cancer as molecular markers. J Cancer Res Ther, 2013, 9 (3): 356-363

18. Bettegowda C, Sausen M, Leary RJ, et al. Detection of circulating tumor DNA in early- and late-stage human malignancies. Sci Transl Med, 2014, 19, 6 (224)

19. Yang YL, Chen MW, Xian L. Prognostic and clinicopathological significance of downregulated E-cadherin expression in patients with non-small cell lung cancer (NSCLC): a meta-analysis. PLoS One, 2014, 9 (6): e99763

20. Binker MG, Binker-Cosen MJ, Binker-Cosen AA, et al. Microenvironmental factors and extracellular matrix degradation in pancreatic cancer. JOP, 2014, 15 (4): 280-285

21. 王杰军, 高勇, 许青. 肿瘤转移机制及诊疗进展. 上海: 第二军医大学出版社, 2002

22. Alizadeh AM, Shiri S, Farsinejad S. Metastasis review: from bench to bedside. Tumour Biol, 2014

23. Benesch MG, Tang X, Maeda T, et al. Inhibition of autotaxin delays breast tumor growth and lung metastasis in mice. FASEB J, 2014, 28 (6): 2655-2666 Holland-Frei. Cancer Medicine. 8th ed. Austria: BC Decker Inc, 2010

Notes

第十章 肿瘤与免疫

　　肿瘤的发生与人体的免疫功能,特别是免疫监视功能密切相关。祖国医学古籍记载了数千年来中医对于肿瘤与免疫关系的理解,如《黄帝内经》中所述"正气存内,邪不可干"。1909 年 Paul Ehrlich 首次提出体细胞恶变是一个常见现象,免疫系统可以控制这种恶变。20 世纪 50 年代发现来自肿瘤移植小鼠的免疫细胞可以清除近交系小鼠体内肿瘤,证实肿瘤特异移植抗原的存在以及机体免疫系统具有抗肿瘤作用。1957 年 Burnet 和 Thomas 提出"肿瘤免疫监视学说",认为机体的免疫系统可以通过细胞免疫机制识别并清除癌变的细胞。随着研究的深入,发现免疫系统与肿瘤之间发生了一系列动态的复杂的相互作用,免疫系统既具有抵抗肿瘤的保护性功能,同时又对肿瘤细胞实施免疫选择压力,使肿瘤细胞免疫重塑,弱免疫原性细胞得以进一步生长,导致肿瘤的发生,Schreiber 和 Dunn 等人于 2002 年提出了"肿瘤免疫编辑学说"(图 2-10-1)。对于肿瘤发生发展的免疫学机制的认识,可为肿瘤的免疫诊断和免疫治疗提供理论依据。

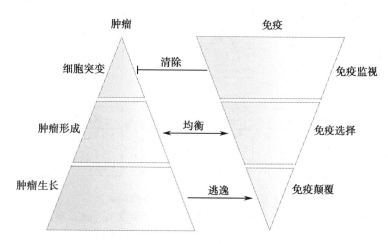

图 2-10-1　肿瘤免疫编辑学说

肿瘤免疫编辑学说反映了一个动态发展过程,分为清除期、均衡期及逃逸期。清除期即传统的肿瘤免疫监视过程;均衡期指未被机体完全清除的肿瘤细胞,处于和免疫系统相持的阶段,在此阶段肿瘤细胞经历了免疫重塑过程,即免疫系统清除高免疫原性的肿瘤细胞,选择弱免疫原性的肿瘤细胞变异体继续生存,使肿瘤细胞逃逸免疫系统识别或者肿瘤本身获得了免疫抑制功能的过程;逃逸期即肿瘤克服了免疫系统对它的抑制作用,进入临床期

第一节　肿瘤抗原

　　肿瘤抗原的发现和应用,推动了肿瘤免疫学这一重要分支学科的发展。目前已在动物自发性肿瘤和人类肿瘤细胞表面发现近 3000 种肿瘤抗原,根据肿瘤抗原特异性可将肿瘤抗原分为肿瘤特异性抗原(tumor specific antigen,TSA)和肿瘤相关抗原(tumor-associated antigen,TAA)两大类。

一、肿瘤特异性抗原

　　TSA 是指只存在于某种肿瘤细胞表面而不存在于正常细胞的新抗原。由于此类抗原是通过动物肿瘤移植排斥实验所证实,因此又称为肿瘤特异性移植抗原(tumor specific transplantation antigen,TSTA)或肿瘤排斥抗原(tumor rejection antigen,TRA),主要诱导特异性 T 细胞免疫,并能被所诱导产生的细胞毒 T 淋巴细胞(cytotoxic T lymphocyte,CTL)所识别(图 2-10-2)。寻找肿瘤特异性抗原并确定其基因和表位特征,对于肿瘤的诊断和防治十分关键。20 世纪 80 年代 Stauss 建立了分子生物学克隆肿瘤抗原基因的方法,20 世纪 90 年代 Boon 成功发现了人类特异性肿瘤抗原表位。物理或化学因素诱生的肿瘤抗原、病毒诱导的肿瘤抗原及自发性肿瘤抗原多属于 TSA。

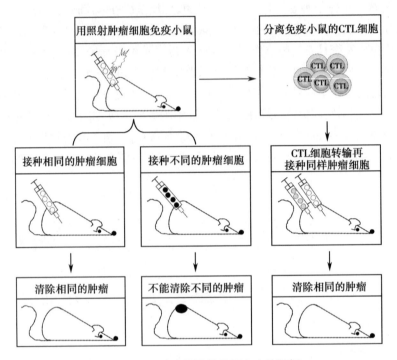

图 2-10-2　肿瘤特异性抗原存在的证据

用预先照射肿瘤细胞对小鼠进行免疫接种后再用同样肿瘤细胞给免疫小鼠荷瘤,该小鼠体内已有的对肿瘤排斥抗原的特异性应答将肿瘤细胞清除,小鼠不能形成肿瘤;若用不同于免疫小鼠的肿瘤细胞给该免疫小鼠荷瘤,该小鼠体内已有的对初次荷瘤产生的肿瘤排斥抗原的特异性应答不能将其他肿瘤细胞清除,小鼠形成肿瘤;若将免疫小鼠的 CTL 转输给同系小鼠再用同样肿瘤细胞给该小鼠荷瘤,小鼠体内过继的对肿瘤排斥抗原特异性的 CTL 将肿瘤细胞清除,小鼠不能形成肿瘤

　　1. 理化因素诱发的肿瘤抗原　物理辐射或化学致癌剂直接作用于细胞,导致某些基因发生突变、染色体断裂和异常重排。恶性转化的肿瘤细胞表达突变基因编码的新抗原,大多数为细胞内蛋白,亦可是整合到细胞膜中的糖蛋白。由于人类很少暴露于这种强烈的化学、物理的诱发环境中,因此,此类人肿瘤抗原相对较少。

　　2. 病毒基因编码的抗原　病毒诱发的肿瘤抗原主要通过其 DNA 或 RNA 整合到宿主细胞 DNA 中使细胞发生恶性转化并表达出可为免疫系统所识别的新的病毒相关的肿瘤抗原,同一种病毒诱发的不同类型肿瘤均可表达相同的抗原,并且具有较强的免疫原性。目前已发现 600 多种动物肿瘤病毒,例如 EB 病毒与淋巴瘤和鼻咽癌的发生有关、人乳头瘤病毒(HPV)与宫颈癌有关等。

　　3. 突变基因或癌基因编码的抗原　在不同致癌因素和特定条件下,原癌基因可被激活或

Notes

抑癌基因发生突变,异常表达产物的出现可导致正常细胞癌变。①突变癌基因编码蛋白:如人类许多肿瘤中存在着突变的 Ras 基因编码蛋白;②突变的抑癌基因编码蛋白:在人类多种肿瘤中均能检测到抑癌基因 P53 基因的多种突变及其产物;③染色体易位产生的融合蛋白:如 BCR-ABL 融合基因,在两种白血病(ALL 和 CML)中与细胞的恶性转化密切相关。

4. 静止基因异常活化后表达的肿瘤抗原　正常状态下的静止基因,除人的睾丸细胞外,一般只在恶性细胞中被激活而呈高表达,其编码蛋白可被机体免疫细胞所识别,因此又称为肿瘤 - 睾丸抗原(cancer-testis Ag,CT 抗原)。从人黑色素瘤、肺癌和乳腺癌等肿瘤中已发现多种此类基因,其中黑色素瘤抗原编码基因(melanoma antigen-encoding gene,MAGE)已发现有 14 个成员(MAGE-1~MAGE-14)。此类抗原肽通过 MHC I 类分子提呈,可激活 CD8$^+$T 细胞应答,故已尝试通过人工合成已知的 8 肽或 9 肽作为疫苗,用于肿瘤的治疗。

二、肿瘤相关抗原

TAA 是指肿瘤细胞和正常组织细胞均可表达,但在细胞癌变时其含量显著增高的抗原。TAA 无严格的肿瘤特异性,也称为共同肿瘤抗原(shared tumor antigen)。TAA 难以刺激机体产生细胞免疫应答,但可被 B 细胞识别并产生相应的抗体,因此 TAA 在肿瘤的临床实践中具有很重要的作用,不但可作为肿瘤早期诊断的辅助指标及靶向治疗的靶点,而且对疗效的评估、复发转移及预后的判断均有一定的指导意义。目前所发现的肿瘤抗原多为 TAA,如胚胎抗原、组织特异性分化抗原等。

1. 胚胎抗原　在胚胎发育阶段由胚胎组织产生的正常成分,在胚胎后期减少,出生后逐渐消失,或仅存留极微量。当细胞恶变时,相应编码基因可被激活呈异常表达。胚胎抗原实际上是一种“返祖抗原”,由于胚胎抗原在其发育阶段是以自身蛋白形式出现,宿主对其已形成免疫耐受,故在宿主体内难以激发抗肿瘤免疫应答。目前在人类肿瘤中已发现多种胚胎抗原,其中研究最为深入的为甲胎蛋白(alpha-fetoprotein,AFP)和癌胚抗原(carcinoembryonic antigen,CEA)。AFP 和 CEA 已作为一类肿瘤标志物,定量检测患者血清中的表达水平,可作为肿瘤临床诊断、复发和预后判断的辅助性指标。

2. 组织特异性分化抗原　是指细胞在分化成熟不同阶段出现的抗原,不同来源、不同分化阶段的细胞可表达不同的分化抗原。此类抗原高表达于特定组织肿瘤,相应正常组织仅低表达,在其他正常组织或其他肿瘤可不表达。例如,黑色素细胞分化抗原,不同患者黑色素瘤的分化抗原结构高度同源,其机制可能涉及黑色素瘤细胞在生长发育的特定阶段,发生基因的异常激活或调节基因发生突变,引起编码蛋白异常表达和细胞恶性转化。已发现的酪氨酸激酶、Pmel 17/gp100、Melan-A^{MART-1} 及 gp75^{TRP1} 等,可通过加工提呈,激活 CD8$^+$T 细胞应答和 B 细胞产生相应的抗体。

3. 过量表达的抗原　某些肿瘤细胞癌基因与原癌基因表达产物过量,例如,HER-2/neu(P185)为一种原癌基因编码的受体样跨膜蛋白,在人类乳腺癌和卵巢癌等肿瘤中该编码基因被异常激活造成其产物 P185 的过度表达,导致细胞的恶性生长,目前已作为肿瘤的恶性程度、复发和预后判断指标。另外,TAA 还包括某些过量或异常表达的糖脂和糖蛋白抗原。例如,人类脑肿瘤和黑色素瘤中的神经节苷脂 GM2 和 GD2、卵巢癌中的 CA-125、CA-129 等糖蛋白以及乳腺癌中的上皮细胞粘蛋白或多肽性上皮粘蛋白(MUC-I)呈现异常表达,这类异常的糖脂和糖蛋白可导致新表位形成和隐蔽表位的暴露,成为可被免疫系统识别的肿瘤相关抗原,诱发 B 细胞产生抗体和激发 CTL 应答。应用相应单抗检测其含量,可为肿瘤诊断和预后判断提供参考。

三、肿瘤抗原的筛选与鉴定

鉴定肿瘤抗原是目前肿瘤免疫研究的重要目标,20 世纪 90 年代以来多种肿瘤抗原鉴定方法的出现推动了这一领域的重要发展。主要的方法包括：①体外利用 CTL 克隆筛选人类肿瘤抗原，该方法需要在体外建立自体的 CTL 克隆和瘤细胞株，主要用于分析黑色素瘤、肾细胞癌及头颈癌等易于在体外建株的肿瘤，例如发现的 MAGE 等 CT 抗原、MART-1 等黑色素分化抗原、β-catenin 等基因突变抗原以及 HER-2 等过表达抗原。筛选出的抗原可进一步利用多肽洗脱法，通过肽结合实验和 CTL 细胞毒性实验筛选出合适的抗原多肽。②利用血清学鉴定重组 cDNA 表达文库（serological analysis of recombinant cDNA expression libraries，SEREX）筛选肿瘤抗原，该方法筛选到的抗原并不一定都是肿瘤特异性抗原，需要进一步确定其对 $CD4^+T$ 及 $CD8^+T$ 细胞的反应性。③利用组合肽库技术，获得可能的 T 细胞的模拟表位，再进一步分析识别该表位的特异性 T 细胞在肿瘤患者中出现的频率，例如白血病 JL1 模拟表位。运用肽库技术不需要靶蛋白的任何结构，为肿瘤疫苗的设计提供了很大方便，但是也存在密码子表达偏性、库容量限制以及转化效率对肽段种类的影响等问题。④利用基因分析方法，联合 DNA 数据库系统性地鉴别肿瘤抗原，如比较基因组杂交技术，根据 DNA 增减变异导致的突变特性来分离肿瘤抗原，例如黑色素瘤特异性抗原 PAX3d。⑤利用蛋白质组学技术，如 AMIDA（autoantibody-mediated identification of antigens）技术筛选出 27 个潜在的癌抗原，并鉴定出 cytokeratin 8。此外，利用蛋白芯片技术，联合高解析质谱法和生物信息学技术，能够将恶性标本从良性标本中鉴别出来，例如前列腺 WCX2（weak cation exchange protein chip）蛋白芯片。

四、基于肿瘤抗原的免疫诊断和治疗

临床上已将肿瘤抗原作为肿瘤标记物来辅助诊断，例如 AFP 诊断肝癌、PSA 诊断前列腺癌、CEA 诊断结肠癌等，包含多种肿瘤标记物的蛋白芯片已投入市场使用。针对某种 TSA 的抗体可用于肿瘤的诊断，例如抗 MART-1 的单抗已广泛用于黑色素瘤的免疫组化性诊断。患者血清中抗肿瘤抗原的抗体水平的变化亦可作为预后诊断的指标，例如血清中抗尾型同源框转录因子 2（CDX2）抗体。

TSA 和 TAA 的发现和应用，推动了机体特异性抗肿瘤免疫治疗。通过灭活的自体肿瘤细胞、提取的肿瘤抗原、人工合成的肿瘤抗原肽以及编码多表位的 DNA 疫苗等，可激发机体针对肿瘤抗原的特异性免疫应答及免疫记忆细胞的形成，是一种理想的特异性主动免疫治疗手段。将编码肿瘤抗原的基因导入肿瘤细胞中可提高瘤苗的免疫原性；利用肿瘤抗原基因修饰抗原提呈细胞（如 DC）亦是一种优化的瘤苗设计方案。目前多种疫苗已进入临床试验阶段，如 MUC1、PSA 等。另外，利用基因改造技术表达肿瘤特异性嵌合抗原受体（chimeric antigen receptor，CAR）的治疗技术，通过将识别 TSA 或 TAA 的 scFv 和胞内信号域 ITAM（immunoreceptor tyrosine-based activation motif，免疫受体酪氨酸活化基序）在体外重组，再导入 T 细胞内，让 T 细胞表达肿瘤抗原受体。CAR-T 细胞以抗原依赖、非 MHC 限制性的方式结合肿瘤抗原，启动并活化特异性 T 细胞抗肿瘤应答。目前已知的 TSA 较少，除了针对前列腺特异性膜抗原（PSMA）和表皮生长因子受体Ⅲ等外，大多数针对 TAA，其中以针对 CD19、CD20、CD22 等靶抗原治疗 B 细胞恶性肿瘤的研究最多。尽管目前临床应用可能存在一些问题有待解决，如脱靶效应、插入突变等，但是该技术展示了巨大的应用潜力和发展前景。

第二节　机体抗肿瘤的免疫效应机制

机体抗肿瘤免疫效应的本质是免疫系统针对肿瘤细胞或肿瘤抗原发生的固有免疫应答和适应性免疫应答，这些免疫效应机制相互影响，相互调节。对于大多数免疫原性强的肿瘤，适应性免疫应答是重要的，而对于免疫原性弱的肿瘤，固有免疫应答可能具有更重要的意义。机体抗肿瘤的免疫效应不仅与肿瘤免疫原性有关，还与宿主的免疫功能以及机体其他相关因素如肿

Notes

瘤微环境等密切相关。

一、抗肿瘤固有免疫

固有免疫是生物体抵御感染和肿瘤的重要的第一道防线,固有免疫系统由固有免疫屏障、固有免疫细胞和固有免疫分子组成。固有免疫细胞是固有免疫应答的主要成分,重要的抗肿瘤固有免疫包括:

(一)NK 细胞的抗肿瘤免疫效应

NK 细胞(natural killer cell,NK)是固有免疫淋巴细胞,其识别和杀伤功能主要通过活化性受体和抑制性受体之间的相互平衡来维持。正常情况下,NK 细胞的抑制性受体通过识别自身细胞表达的 MHC I 类分子,产生抑制性信号,从而避免 NK 细胞对"自己"的攻击;而肿瘤细胞低表达或不表达 MHC I 类分子,导致抑制性信号减弱或消失,从而诱导 NK 细胞活化并诱发其杀伤功能;另外,肿瘤细胞可诱导表达 NK 细胞活化性受体的配体分子,如 MICA、MICB 及 ULBPs等,导致 NK 细胞活化性信号战胜抑制性信号,进而诱导 NK 细胞的活化和杀伤功能。NK 细胞主要通过三种方式发挥杀瘤效应。

1. **直接杀瘤效应** 通过释放穿孔素/粒酶途径直接诱导肿瘤细胞凋亡和靶细胞的溶解破裂;通过分泌某些细胞因子如干扰素、肿瘤坏死因子等发挥杀伤肿瘤细胞的功能。

2. **通过表达膜 TNF 家族分子的杀瘤效应** NK 细胞可表达膜 TNF(tumor necrosis factor)家族分子,如 FasL(Fas ligand),TRAIL(TNF-related apoptosis-inducing ligand)等,这些膜分子与肿瘤细胞膜上表达的相应配体结合从而行使肿瘤杀伤功能。

3. **借助 ADCC 效应发挥特异性抗肿瘤作用** NK 细胞表达 FcγR,可通过抗肿瘤抗体 IgG1和 IgG3 作为桥梁,其 Fab 端特异性识别肿瘤,Fc 段与 NK 细胞 FcγR 结合,产生抗体依赖的细胞介导的细胞毒作用(antibody-dependent cell-mediated cytotoxicity,ADCC)杀伤靶细胞。某些细胞因子,如 IFN-γ、TNF 和 IL-2 等可有效地促进 NK 细胞 FcR 的表达,增强其 ADCC 作用。

(二)巨噬细胞的抗肿瘤免疫效应

巨噬细胞(macrophage,Mφ)定位于组织器官中,是机体固有免疫的重要组成细胞,同时又是一类主要的抗原提呈细胞。Mφ 在肿瘤免疫中具有两面性,一方面,活化的 Mφ 可发挥抗肿瘤效应;另一方面,不同的微环境可以促使 Mφ 发生不同性质的活化,成为具有不同分子特征和不同功能的免疫抑制性 Mφ,进而促进肿瘤的发生。Mφ 主要通过四种方式发挥杀瘤效应。

1. **直接杀瘤效应** 静止期的 Mφ 杀伤肿瘤细胞的活性较弱,IFN-γ 等能有效地激活 Mφ,诱导其表面调理性和非调理性受体的表达。活化的 Mφ 与肿瘤细胞结合后,吞噬肿瘤细胞,通过胞内产生氧自由基和溶酶体中多种酶释放,溶解肿瘤细胞。

2. **加工提呈肿瘤抗原** Mφ 能够加工提呈肿瘤抗原,诱导 Th1 型特异性抗肿瘤细胞免疫应答。

3. **借助 ADCC 效应发挥抗肿瘤作用** Mφ 表面表达 FcR,可通过特异性抗体介导 ADCC效应。

4. **分泌细胞毒性因子发挥杀瘤效应** 活化的 Mφ 可分泌 TNF、溶细胞酶等细胞毒性因子杀伤肿瘤细胞。

(三)γδT 细胞的抗肿瘤免疫效应

γδT 细胞是 T 细胞的一个亚群,属于固有免疫细胞,其 TCR(T cell receptor)由 γ 和 δ 链组成,多属 CD4⁻CD8⁻T 细胞,少数为 CD8⁺T 细胞。主要分布于皮肤、小肠、肺以及生殖器官等黏膜及皮下组织。在各种肿瘤中,γδT 细胞以非 MHC 限制性的方式识别由 CD1 分子提呈的脂类抗原或是通过受体 NKG2D 识别配体分子而被激活。活化的 γδT 细胞杀伤机制与 NK 细胞和 CTL 相似,包括穿孔素/粒酶途径和 Fas/FasL 途径等。活化的 γδT 细胞可在局部迅速释放 IL-2、IL-4、

Notes

IL-5、IL-6、IL-10、IFN-γ、GM-CSF、TNF-α 等多种细胞因子,参与免疫调节,增强机体非特异性免疫应答。

(四) NKT 细胞的抗肿瘤免疫效应

NKT 细胞(natural killer T cell,NKT)是 T 细胞的一个特殊亚群,除表达 TCR 和 CD3 等 T 细胞表面特有标志外,还同时表达 NK 细胞表面标志分子。NKT 细胞分布于胸腺和外周淋巴器官,在肝脏中比例较高,占肝脏淋巴细胞总数的 20%~30%。NKT 细胞主要识别 CD1d 分子及其所提呈的糖脂及磷脂类抗原。活化的 NKT 细胞对多种肿瘤细胞系和自体肿瘤组织均有明显的细胞毒活性,主要通过分泌 IFN-γ,增强 NK 细胞和 CTL 活性;促进树突状细胞成熟;也可通过穿孔素 / 粒酶途径和 Fas/FasL 途径等直接杀伤肿瘤细胞。

(五) 树突状细胞的抗肿瘤免疫效应

成熟的树突状细胞(dendritic cell,DC)是功能最强的抗原提呈细胞,在肿瘤发生时最先迁移到肿瘤部位,识别肿瘤抗原诱导特异性抗肿瘤免疫应答。目前对于肿瘤部位的 DC 与其产生的抗肿瘤免疫效应的临床相关性尚不明了,但是应用自体外周血单核细胞在 GM-CSF 和 IL-4 刺激下进行 DC 的扩增分化,体外负载相应的肿瘤抗原肽或全肿瘤抗原,以制备 DC 瘤苗用于肿瘤的免疫治疗,临床试验取得较好的疗效。

(六) 中性粒细胞的抗肿瘤免疫效应

中性粒细胞(neutrophil)是血液中数目最多的白细胞,约占外周血白细胞的 50%~70%。肿瘤周围组织可见大量中性粒细胞聚集及浸润。中性粒细胞的抗瘤效应机制与 Mφ 有许多共同之处,未经活化的中性粒细胞抗瘤作用很低,活化的中性粒细胞可通过细胞内的酸性 pH 环境、溶菌酶和防御素及释放活性氧、细胞因子(如 TNF 和 IL-1 等)发挥非特异性的抗瘤效应。另外,中性粒细胞表面表达的 FcR,可通过特异性抗体介导 ADCC 效应发挥抗肿瘤作用。

二、抗肿瘤适应性免疫

肿瘤抗原激活机体适应性免疫应答是清除肿瘤的主要和决定性力量,由 T 细胞介导的细胞免疫和抗体介导的体液免疫两条重要分支组成。

(一) T 细胞

T 细胞以 MHC 限制性的方式识别抗原后,活化、增殖、分化成为效应 T 细胞,可通过分泌细胞因子和行使细胞毒作用来发挥效应。参与抗瘤效应的 T 细胞包括多个 T 细胞亚群,肿瘤抗原致敏的 T 细胞只能特异地识别带有相应抗原的肿瘤细胞并发挥抗瘤效应(图 2-10-3)。在控制具有免疫原性肿瘤细胞的生长中,T 细胞介导的免疫应答起重要作用。

1. CD8$^+$ CTL 的抗肿瘤免疫效应　CTL 主要通过释放效应分子如穿孔素、粒酶和释放淋巴毒素、TNF 等致使肿瘤细胞裂解和凋亡;通过 CTL 表面 FasL 分子结合肿瘤细胞表面 Fas 分子,启动肿瘤细胞的死亡信号转导途径。CTL 是肿瘤浸润淋巴细胞(tumor infiltrating lymphocyte,TIL)中主要的效应细胞。另外,CD8$^+$ 细胞分泌 IFN-γ 抑制肿瘤组织内血管的形成。

2. CD4$^+$ T 细胞抗肿瘤免疫效应　CD4$^+$ T 细胞主要通过膜表面分子和分泌的细胞因子对免疫应答起辅助和调节作用。活化的 CD4$^+$ T 细胞:①分泌细胞因子如 IL-2、IFN-γ 等,可辅助 CD8$^+$ CTL、NK 细胞、Mφ 和 DC 的活化,增强效应细胞的抗肿瘤作用;②释放 IFN-γ、TNF 等细胞因子作用于肿瘤细胞促进 MHC Ⅰ类分子表达,提高靶细胞对 CTL 的敏感性;③TNF 具有直接破坏肿瘤细胞的功能;④促进 B 细胞增殖、分化和产生抗肿瘤的特异性抗体;⑤少数 CD4$^+$ T 细胞可识别某些肿瘤细胞 MHC Ⅰ类分子提呈的抗原肽,直接杀伤肿瘤细胞。

采用肿瘤病人的肿瘤特异性 T 细胞已经找到了多种能被 T 细胞所识别的肿瘤抗原,如 tyrosinase、TPI、CDC27、gp100 等。这些肿瘤抗原的发现对于肿瘤疫苗的开发、肿瘤的免疫治疗具有重要意义。另外,对 TIL 的研究发现其杀瘤效力比淋巴因子激活的杀伤细胞(LAK 细胞)强

Notes

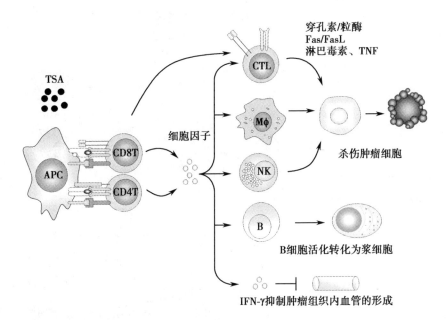

图 2-10-3 T 细胞的抗肿瘤免疫效应机制

由 MHC Ⅰ类分子提呈的肿瘤抗原肽活化 CD8⁺T 细胞并分化为 CTL,特异性的识别并杀伤相应的肿瘤细胞。由 MHC Ⅱ类分子提呈的肿瘤抗原肽活化 CD4⁺T 细胞,通过分泌细胞因如 IL-2、IFN-γ、TNF 等,可辅助 CD8⁺CTL、NK 细胞、Mφ 等的活化,增强效应细胞的抗肿瘤作用;可促进 B 细胞增殖并分化为浆细胞;IFN-γ 可抑制肿瘤组织内血管的形成

50~100 倍,TIL 过继性治疗是一种具有较好应用前景的肿瘤治疗手段。

（二）B 细胞

B 细胞介导体液免疫应答,在肿瘤免疫中具有双重作用。一方面,可通过抗瘤抗体发挥抗肿瘤作用;另一方面,有些肿瘤特异性抗体具有封闭抗体的作用,它能与肿瘤细胞表面的肿瘤抗原结合而影响特异性 T 细胞对肿瘤细胞的识别与攻击,有利于肿瘤细胞的继续生长,这类抗体称为增强抗体（enhancing antibody）。抗体主要通过五种方式发挥抗瘤效应（图 2-10-4）。针对肿瘤细胞表面的肿瘤抗原所制备的特异性单克隆抗体,已广泛应用于临床肿瘤诊断和抗肿瘤的各种免疫治疗（参见第四篇第五章）。

1. ADCC 效应   针对肿瘤抗原特异性的 IgG 类抗体,其 Fc 段能和多种效应细胞如 Mφ、NK 细胞、中性粒细胞表面的 FcR 结合,发挥 ADCC 效应,对防止肿瘤细胞的血行转移具有一定作用。

2. 补体依赖的细胞毒作用（complement dependent cytotoxicity,CDC）   针对肿瘤抗原特异性的抗体（IgM）和某些 IgG 亚类（IgG1、IgG3）与肿瘤细胞结合后,可激活补体系统,在补体参与下溶解肿瘤细胞,在一定程度上可防止肿瘤细胞的转移。

3. 抗体的调理作用   针对肿瘤特异性的 IgG 抗体的某些亚类（IgG1 或 IgG2）的 Fc 段可与吞噬细胞表面的 FcR 结合而增强其吞噬结合了抗体的肿瘤细胞。

4. 抗体的封闭作用   抗体可通过封闭肿瘤细胞表面的某些受体影响肿瘤细胞的生物学行为。例如,肿瘤细胞表面的转铁蛋白可促进某些肿瘤细胞的生长,其抗体可通过封闭转铁蛋白受体,阻碍其功能,从而抑制肿瘤细胞的生长。抗肿瘤抗原 p185 的抗体能与肿瘤细胞表面 p185 分子结合,抑制肿瘤细胞增殖。

5. 抗体干扰肿瘤细胞黏附作用   抗体与肿瘤细胞抗原结合后,可修饰其表面结构,阻断肿瘤细胞表面黏附分子与血管内皮细胞或其他细胞表面的黏附分子的配体结合,使肿瘤细胞黏附特性发生改变甚至丧失,从而有助于控制肿瘤细胞的生长和转移。

大量的临床实验结果表明,从动物体内制备的异种单抗在体内对肿瘤细胞的杀伤作用有

Notes

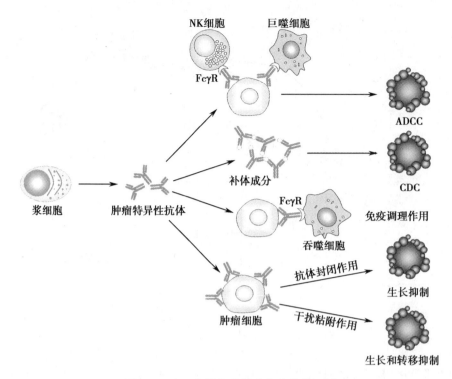

图 2-10-4   B 细胞的抗肿瘤免疫效应机制

肿瘤特异性抗体可通过表达在 NK 细胞和 Mφ 表面 FcγR 介导的 ADCC 作用破坏肿瘤细胞;通过激活补体介导肿瘤溶解作用;通过吞噬细胞表面 FcγR 介导免疫调理作用;亦可直接通过与肿瘤细胞结合,发挥抗体封闭作用或干扰黏附作用从而抑制肿瘤生长与迁移

限,可能与肿瘤微环境、抗体半衰期、抗抗体的产生等因素有关。因此,通过制备人源化抗体、嵌合抗体、抗体偶联物及双特性抗体等手段以达到有效杀伤肿瘤细胞的目的。

第三节   肿瘤的免疫逃逸机制

尽管机体内具有一系列的免疫监视机制,但仍难以阻止肿瘤的发生和发展。某些恶性肿瘤逃避机体免疫系统的攻击而继续生长的现象即肿瘤免疫逃逸(immunological escape)。肿瘤的免疫逃逸机制涉及多个免疫应答环节(图 2-10-5)。在肿瘤形成过程中,肿瘤抗原发生调变或基因突变,使肿瘤抗原表达减弱或抗原性发生改变,这种变异的肿瘤细胞可成为优势的细胞群,免疫系统难以识别,细胞得以增殖,这一过程称为免疫选择(immunoselection)。

肿瘤细胞免疫原性减弱或缺失	抗原调变	肿瘤细胞表面"抗原覆盖"	肿瘤抗原诱导免疫耐受	肿瘤细胞抗凋亡和诱导免疫细胞凋亡	肿瘤细胞诱导免疫抑制作用
无MHC分子 无粘附分子 无共刺激分子	抗肿瘤抗原的抗体诱导抗原的细胞内化和降解	肿瘤细胞分泌的粘多糖等覆盖肿瘤抗原	肿瘤抗原在无共刺激分子时被APC提呈给T细胞	肿瘤细胞表面Fas表达缺陷或FasL高表达	肿瘤细胞分泌免疫抑制性分子和诱导Treg的产生

图 2-10-5   肿瘤细胞可通过多种机制逃避机体的免疫攻击

一、肿瘤细胞免疫原性减弱或缺失

(一)肿瘤细胞 MHC 分子表达降低或缺失

MHC Ⅰ类分子是 CTL 识别肿瘤抗原和发挥功能所必需的。在多数肿瘤中,MHC Ⅰ类分子表达明显减少或丢失,致使 CTL 对肿瘤细胞上的抗原不能识别,从而肿瘤细胞得以逃避宿主的免疫攻击,例如 Burkitt 淋巴瘤、小细胞肺癌、神经母细胞瘤、黏液性结肠癌及黑色素瘤等。MHC Ⅰ类分子降低或缺失的主要的机制是编码 MHC Ⅰ类分子基因的缺失或异常表达。

(二)肿瘤细胞抗原的加工、提呈功能障碍

巨大多功能蛋白酶(LMP)和抗原加工相关转运体(TAP)是肿瘤抗原加工过程中的重要功能分子,肿瘤细胞遗传的不稳定可能造成 LMP 和 TAP 基因的突变、丢失。人肿瘤细胞系中 LMP-2、LMP-7、TAP-1、TAP-2 四种蛋白的 mRNA 表达和蛋白水平均有不同程度下降;黑色素瘤、乳腺癌和宫颈癌的手术切除标本均显示不同程度的 TAP 蛋白和 MHC Ⅰ类分子的丢失。

(三)肿瘤细胞黏附分子和共刺激分子的缺乏

某些淋巴瘤细胞表面不表达或低表达 LFA-1;某些 Burkitt 淋巴瘤细胞不表达 ICAM-1 或 LFA-3;许多肿瘤细胞缺乏 B7 分子或其他黏附分子,均无法为 T 细胞激活提供第二信号,诱导产生 T 细胞耐受。人黑色素瘤细胞多次刺激 T 细胞后诱导 T 细胞无能,将 B7 分子通过转基因技术导入黑色素瘤细胞后可直接激活 CTL。另外,通过激活共刺激信号(OX40、4-1BB 等)促进 T 细胞活化的单抗也正在开发中。

二、抗原调变

宿主对肿瘤抗原的免疫应答导致肿瘤细胞表面抗原减少、减弱或消失,从而使免疫系统不能识别,得以逃避宿主的免疫攻击,这种现象称为抗原调变(antigen modulation)。抗肿瘤细胞表面抗原的抗体可诱导肿瘤抗原的细胞内化作用或抗原抗体复合物脱落、降解,导致抗原分布改变直至该抗原消失。抗原调变这一现象在生长快速的肿瘤中普遍存在。

三、肿瘤细胞表面"抗原覆盖"或被封闭

由于肿瘤细胞可高表达包括唾液酸在内的粘多糖或其他肿瘤激活的凝聚系统,这些成分覆盖肿瘤抗原而干扰免疫效应细胞的识别与攻击。如某些胶质细胞瘤可合成并分泌糖蛋白,这些糖蛋白分布于肿瘤细胞表面,阻止 CTL 对肿瘤细胞的识别与杀伤。血清中存在的封闭因子(blocking factor)如抗体、可溶性抗原或抗原-抗体复合物可封闭肿瘤细胞表面的抗原表位或效应细胞的抗原识别受体,从而使肿瘤细胞不易被机体免疫系统识别,逃避淋巴细胞的攻击。许多肿瘤患者血清中抗原抗体复合物水平都有不同程度升高。

四、肿瘤抗原诱导免疫耐受

肿瘤细胞在宿主体内长期存在和不断扩增的过程中,其肿瘤抗原可作用于处在不同分化阶段的抗原特异性淋巴细胞,其中处于幼稚阶段的淋巴细胞接触肿瘤抗原后即可被诱发免疫耐受。肿瘤抗原作为自身抗原被抗原提呈细胞摄取、加工、提呈给 T 细胞,由于缺乏共刺激分子,导致 T 细胞对该肿瘤抗原的耐受。肿瘤特异性 T 细胞耐受主要由 DC 的不成熟状态所诱导,初始 T 细胞遭遇负载肿瘤抗原的不(半)成熟 DC 后,诱导 T 细胞凋亡或无能。

五、肿瘤细胞抗凋亡和诱导免疫细胞凋亡

(一)Fas/FasL 途径

在人类多种肿瘤细胞中 Fas 的转录水平下调,有些肿瘤细胞发生 Fas 基因突变,从而抑制免

疫细胞 FasL 介导的肿瘤细胞凋亡。某些肿瘤细胞表面 Fas 表达明显低下的同时 FasL 高表达，通过 Fas/FasL 反击，与免疫细胞表达的 Fas 结合，激活免疫细胞的凋亡信号途径，导致进入肿瘤组织部位的免疫细胞凋亡。

(二) PD-1/PD-L1 途径

PD-1 是主要表达在活化 T 细胞上的抑制性受体，与其配体 PD-L1 结合，可显著抑制 T 细胞的活化和增殖，并调节细胞因子的分泌和表达。许多肿瘤细胞株表面可表达 PD-L1 或在 IFN-γ 诱导作用下高表达 PD-L1，通过与 T 细胞上的受体 PD-1 结合，导致肿瘤抗原特异性的 T 细胞凋亡。临床研究表明多种人类肿瘤大量表达 PD-L1 分子，与患者的临床病理特征及预后密切相关，成为肿瘤检出和预后判断的新的生物学指标。针对 PD-1、PD-L1 的单抗已进入临床试验，通过阻遏共抑制信号解除肿瘤细胞对 T 细胞活化的抑制，从而达到杀死肿瘤细胞的目的，是一种有效的治疗癌症的方法。另外，CTLA-4 单抗 (lpilimumab) 是已经批准上市的负向共刺激分子的抑制剂，在 T 细胞应答启动阶段通过阻遏共抑制信号，活化 T 细胞，在恶性黑色素肿瘤患者中取得了显著的疗效。CTLA-4 与 PD-1 单抗的联合治疗试验也取得了令人鼓舞的阶段性成果。鉴于抗体治疗领域的突破性进展，《科学》杂志将肿瘤免疫治疗列为 2013 年十大科学进展榜首。

六、肿瘤细胞诱导免疫抑制作用

(一) 肿瘤细胞分泌免疫抑制性分子

肿瘤细胞可分泌多种免疫抑制因子和表达某些膜蛋白分子，直接参与宿主的免疫抑制。这些抑制物积累聚集于肿瘤局部，形成一个较强的免疫抑制区，使进入其中的免疫细胞失活。

1. IL-10　是一种重要的负向免疫调节因子，在多种肿瘤中过量表达。IL-10 可拮抗 IL-2、IFN-γ 等 Th1 型细胞因子的作用；在单核细胞存在的前提下，可直接抑制 T 细胞的增殖；可通过抑制一氧化氮 (NO) 的产生来干扰 IFN-γ 对 Mφ 的活化；可通过抑制 Th1、CD8$^+$T 细胞及 NK 细胞产生 IFN-γ 来间接抑制免疫效应细胞的活性。

2. TGF-β　可抑制淋巴细胞产生 IL-2；抑制 NK 细胞和单核细胞的杀伤活性；抑制 CTL 的诱导产生及 T、B 细胞的增殖反应；抑制由 IFN-γ 诱导的 Mφ 对肿瘤的杀伤活性等。有些肿瘤如乳腺癌、结肠癌、肝癌、胃癌及肺癌等组织中 TGF-β 的量与它们的进展和预后有关。

3. sTNF-BP　肿瘤细胞可表达可溶性 TNF 结合蛋白 (sTNF-BP)，通过与 TNF 结合，阻止其与肿瘤细胞的 TNF 受体结合，抑制对肿瘤细胞的杀伤作用。

4. 前列腺素 E2 (PGE2)　PGE2 能诱导抑制性 T 细胞和抑制性 Mφ 的产生；降低 LAK 细胞的活性；降低 NK 细胞和 Mφ 对肿瘤的细胞毒作用；抑制 CD3 单抗诱导的 T 细胞增殖；下调肿瘤细胞表面的 MHC II 类分子；促进 DC 产生 IL-10，直接或间接发挥抑制 DC 功能的效应。乳腺癌、头颈部癌等患者血清中 PGE2 水平明显增高，其升高程度与免疫抑制呈正相关。

5. NO　有些肿瘤可产生 NO，藉此可显著抑制 T 细胞的活化。NO 合成酶 (iNOS) 抑制剂可明显拮抗此抑制作用。

6. IDO　吲哚胺 2,3 双加氧酶 (indoleamine 2,3,-dioxygenase, IDO) 是哺乳动物肝外组织色氨酸代谢的限速酶。肿瘤细胞在 IFN 作用下可产生 IDO，使得其所处的微环境出现"色氨酸饥饿"，抑制 T 细胞增殖；同时色氨酸代谢产物对 T 细胞亦存在细胞毒作用。IDO 能将 CD25$^-$ T 细胞转化成为 CD25$^+$Treg，从而抑制肿瘤抗原特异性 CD8$^+$T 细胞的增殖和促进 CD4$^+$T 细胞的凋亡。

7. 肿瘤细胞的某些代谢产物　如在乏氧代谢的条件下，肿瘤细胞可产生高水平的腺苷 (adenosine, ADO)。当这些腺苷释放到胞外，并在肿瘤局部环境中积累、聚集，可通过阻断杀伤细胞对肿瘤的识别和黏附作用而干扰免疫细胞对肿瘤细胞的攻击。

(二) 肿瘤诱导抑制性免疫细胞的产生

1. 调节性 T 细胞 (Treg)　肿瘤微环境产生的趋化因子可通过与其受体 CCR4 结合将体内

Notes

nTreg趋化至肿瘤局部;肿瘤微环境产生的血管内皮生长因子(VEGF)、TGF-β1、IL-10等能够影响DC的分化,进而诱导Treg的产生;同时肿瘤微环境中DC对nTreg具有扩增作用;肿瘤微环境中的多种抑制性分子亦能将CD4$^+$CD25$^+$T细胞转化为CD4$^+$CD25$^+$Foxp3$^+$Treg。肿瘤Treg可通过多种机制削弱机体的抗肿瘤效应:通过产生IL-10和TGF-β抑制抗肿瘤的效应T细胞;通过释放穿孔素和粒酶,直接杀伤效应细胞;通过干扰细胞代谢,如消耗IL-2、促进腺苷的产生等影响效应细胞功能;通过自身表达的免疫抑制性分子影响DC的功能进而影响T细胞的活化。去除肿瘤患者体内的Treg可增强抗肿瘤免疫,使肿瘤生物治疗更加有效,甚至导致肿瘤消退。

2. 髓系来源的抑制性细胞(myeloid-derived suppressor cell,MDSC) MDSC是一群异质性细胞,来源于骨髓祖细胞和未成熟髓细胞,可分化为DC、Mφ和粒细胞。肿瘤细胞释放的免疫抑制因子招募MDSC从骨髓到外周,并在外周被活化。MDSC可以表达多种促血管形成因子如VEGF、bFGF和MMPs等,直接促进肿瘤血管的形成;MDSC还可通过表达高水平的精氨酸代谢酶(ARG)、诱导性一氧化氮合酶(iNOS)、活性氧族(ROS)及IL-10等抑制T细胞介导的特异性抗肿瘤免疫和NK细胞及Mφ介导的非特异性抗肿瘤免疫。

3. 肿瘤相关巨噬细胞(tumor associated macrophage,TAM) TAM具有M2型Mφ的表型,是肿瘤组织中的一种主要的炎症细胞,能够产生高水平的NO和精氨酸酶。TAM表达和分泌大量的促进肿瘤细胞增殖和存活的因子,包括EGF、PDGF、TGF-β1、HGF、bFGF等;分泌多种MMPs破坏组织结构和基底膜,上调蛋白水解酶、纤溶酶等调节细胞外基质的溶解,直接促进肿瘤的生长、侵袭和转移;TAM释放大量的促血管生成因子如TGF-β、VEGF、PDGF等促进血管生成;TAM抑制适应性免疫应答,一方面TAM具有很低的抗原提呈能力,另一方面TAM抑制T细胞增殖。TAM分泌多种免疫抑制因子如IL-10,显著降低抗原特异性的抗肿瘤免疫;释放趋化因子如CCL17、CCL18、CCL22等,优先趋化免疫抑制性细胞亚群Th2、Treg等到达肿瘤局部,招募幼稚T细胞并诱导其无能。临床研究表明,在肺癌、乳腺癌等肿瘤组织中TAM越多预后越差。

4. 肿瘤相关树突状细胞(tumor associated DC,TADC) 在肿瘤组织,肿瘤细胞分泌的免疫抑制性细胞因子如VEGF、TGF-β、IL-10、IL-6、IDO等能够抑制肿瘤内DC的正常分化成熟导致DC功能障碍。TADC抗原加工和提呈能力、诱导同种异体反应性、分泌IL-12等能力均下降。此外,未成熟的DC反复刺激初始T细胞,使其分化为产生IL-10的T细胞,在IL-10和Treg作用下变为无能T细胞。

(三)肿瘤抑制免疫效应细胞的功能

1. NK细胞 肿瘤细胞表面的MICA和MICB(NK细胞活化性受体NKG2D的配体)表达降低,可溶性的MICA/MICB封闭NK细胞表面的NKG2D。肿瘤细胞产生的多种免疫抑制因子及诱导产生的抑制性细胞均可抑制NK细胞功能。

2. T细胞信号转导缺陷 某些肿瘤(如肾细胞癌、结肠癌及纤维肉瘤等)病人或荷瘤动物体内肿瘤抗原特异性T细胞CD3分子ζ链和信号转导过程中的某些分子如p56lck和p59fyn等的表达出现异常,导致T细胞的活化障碍,主要表现为CD4$^+$T细胞的免疫耐受与CD8$^+$T细胞的活化抑制。

3. TIL TIL最突出的特征是特异、高效的杀肿瘤活性和低IL-2依赖性。因某些肿瘤局部TIL缺乏杀伤活性所需的细胞因子或肿瘤游离成分,可导致TIL分化异常而失去抗肿瘤作用。肿瘤组织中的Treg、MDSC、TAM和肿瘤细胞产生的一系列免疫抑制因子均可抑制TIL的活性。

肿瘤及其微环境可诱导正向免疫应答细胞进一步分化为抑制性免疫应答细胞,是肿瘤免疫逃逸的重要机制,因此通过阻断、剔除、诱导分化等策略针对免疫抑制性细胞及抑制性分子已成为肿瘤免疫治疗的新思路。例如,控制肿瘤患者体内Treg的数量和功能,如阻断Treg向肿瘤局部的趋化和聚集、靶向Treg功能相关的分子如CTLA-4等抑制Treg功能、靶向干扰Foxp3分子抑制Treg分化以及提高效应T细胞抵抗Treg抑制作用等。针对TAM进行的抗肿瘤思路主要

Notes

包括剔除肿瘤组织中 TAM、靶向 TAM 的极化和活化、靶向 TAM 效应分子、抑制 TAM 的生物学效应等。靶向 MDSC 的肿瘤免疫治疗常用的策略是促进 MDSC 分化成熟、抑制 MDSC 的扩增和活化、合理剔除已扩增和活化的 MDSC 以及阻断 MDSC 的功能等。相信这些免疫疗法将能为肿瘤免疫治疗带来更多新的突破。

第四节　肿瘤相关性炎症的细胞及分子机制

炎症与肿瘤发生发展的关系是一个古老的科学问题,早在 1863 年 Rudolf Virchow 就已证实肿瘤组织中浸润大量的白细胞,从而提出肿瘤起源于慢性炎症的假说。一个多世纪之后,基于一系列的流行病学调查和实验室研究,科学家们发现慢性炎症参与了恶性肿瘤的发生发展、侵袭与转移等过程。肿瘤相关性炎症(cancer-related inflammation)也被称为继肿瘤具有无限复制潜能、组织浸润和转移、对程序性细胞死亡的逃逸、促进血管生成、失去接触抑制、生长信号的自给自足等六个显著特点之后的恶性肿瘤的第七大生物学特征。肿瘤微环境中炎性细胞和炎性介质(细胞因子、趋化因子、前列腺素)是其重要的组成部分,同时肿瘤的组织重建与血管生成、组织修复等也类似于慢性炎症反应的过程。

一、炎症与肿瘤的关系途径:外源性途径和内源性途径

15%~20% 的肿瘤发生与慢性感染有关,如幽门螺杆菌与胃癌及胃黏膜淋巴瘤、HBV 和 HCV 与肝癌、人乳头瘤病毒与宫颈癌、EB 病毒与鼻咽癌等。某些非感染性炎症亦可增加患肿瘤的风险,如反流性食管炎与食管癌、炎性肠道疾病与结肠癌、前列腺炎与前列腺癌等。一般情况下,可控性炎症(resolving inflammation)是自限性的,并可通过诱导损伤细胞的凋亡,从而避免损伤细胞累积而发生的诱变。但是,在某些因素的存在下,炎症无法从感染或修复组织损伤模式下转变成为稳定的平衡状态,导致炎症持续进行,即非可控性炎症(nonresolving inflammation)。在非可控性炎症中,促炎因子诱导上皮细胞的增殖和炎症细胞的聚集,促使炎症细胞释放活性氧和活性氮等物质,进而与 DNA 相互作用,导致 DNA 损伤,诱发基因突变、染色体重排或缺失等;炎性因子亦可抑制抑癌基因的活性,促进细胞增殖、抑制细胞凋亡,形成一个对 DNA 损伤缺乏反应的环境,增加癌基因突变的机会。长期慢性的非可控性炎症可诱导肿瘤的发生发展,并在肿瘤病程及转归中发挥重要作用。内源性途径是通过激活诱导癌症发生的遗传事件,包括各种类型的癌基因突变、染色体重排或扩增、肿瘤抑制基因的失活等。例如,编码蛋白酪氨酸激酶 RET 的基因所在的染色体重排(也称 RET/PTC 重排)是人类乳头状甲状腺癌的发病机理。

最终,两个途径均导致肿瘤细胞中转录因子的激活,主要是核因子 -κB(NF-κB),信号转导子和转录激活子 3(STAT3)和缺氧诱导因子 1α(HIF1α)。这些转录因子协调作用诱导炎性介质的产生,包括细胞因子和趋化因子,以及环氧化酶 2(COX2)和前列腺素等,进一步招募活化多种白细胞。诱导产生的细胞因子等将进一步活化炎性细胞、基质细胞以及肿瘤细胞中的关键转录因子,导致更多的炎性介质的释放,最终形成肿瘤相关性炎症微环境(图 2-10-6)。

二、肿瘤相关性炎症中的关键分子

肿瘤相关性炎症中所涉及的关键内源性因子已被明确,主要包括转录因子和炎性细胞因子等。

(一)转录因子

在肿瘤或潜在的肿瘤细胞、炎性细胞中,NF-κB 均是关键的转录因子。微生物或组织损伤诱导的 TLR-MyD88 信号、炎性细胞因子 TNF-α 和 IL-1β 介导的信号以及细胞自主基因改变(扩增、

Notes

突变或缺失)激活的信号均可由 NF-κB
向下游转导。肿瘤微环境中的炎性细
胞可通过释放细胞因子激活 NF-κB 信
号通路,进而上调 COX2、iNOS、TNF-α、
VEGF、趋化因子及其他活性物质等表
达和释放,强化肿瘤的炎性环境。肿瘤
细胞中的 NF-κB 活化后,可上调抗凋
亡蛋白(如 Bcl-2、Bcl-XL)和细胞周期
蛋白(如 cyclin D1、D2 及 B)的表达水
平。

STAT3 亦是多种致癌信号中的关
键分子,在肿瘤细胞和免疫细胞中组成
性活化,不但可维持肿瘤细胞的一系列
生物学行为,亦可在肿瘤炎性微环境中
促进血管内皮细胞、TAM、MDSC、Th17、
Treg 等介导的促癌效应,同时增强这些
细胞间的相互作用,促进肿瘤相关性炎
症的形成。HIF-1α 是调节氧稳态的重
要转录因子,在转录水平上调控百余种
靶基因,参与肿瘤能量代谢、血管生成
和转移等环节。

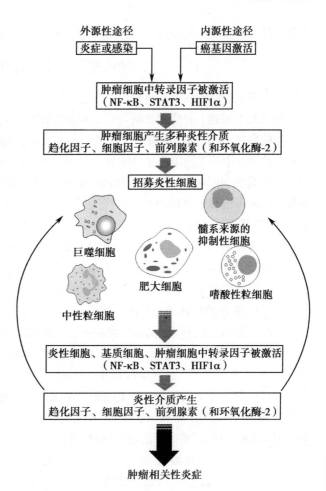

图 2-10-6　肿瘤相关性炎症的外源性途径和内源性途径
肿瘤与炎症之间的连接关系有两种机制:外源性途径和内
源性途径。炎症或感染激活外源性途径;遗传事件激活内
源性途径

(二)炎性细胞因子

在肿瘤炎症环境中,细胞因子是
各种细胞间相互作用的重要调节者。
巨噬细胞游走抑制因子(macrophage
migratory inhibitory factor,MIF)、TNF-α、
IL-1、IL-6、IL-8、IL-17、IL-23、IL-10 和
TGF-β 等与肿瘤的发生发展密切相关。

TNF-α 是典型的促炎性细胞因子,肿瘤微环境中的肿瘤细胞和炎症细胞均可产生 TNF-α,
促进 RNS 和 ROS 所诱发的癌变。TNF-α 还可增强肿瘤细胞的存活和侵袭能力,促进肿瘤血管
生成;通过抑制 T 细胞功能、抑制活化的 Mφ 而降低机体对肿瘤的免疫监视能力。

MIF 是连接炎症和肿瘤的重要介质,可抑制 Mφ 游走,促进 Mφ 在炎症局部浸润、增生、激活
并分泌 TNF-α、IL-8、IL-1 等。MIF 与 TNF-α 协同诱导 Mφ 产生 NO,进而加重细胞内的 DNA 损伤。
MIF 通过启动 MAPK 信号通路引起 NF-κB 的激活、COX2 和 NOS2 的增加等,促进肿瘤血管生成,
提高肿瘤的侵袭和转移能力。MIF 可通过抑制 P53 的功能,增强肿瘤的异质性、肿瘤细胞的增
殖及抗凋亡能力。此外,MIF 还作为垂体激素和糖皮质激素的调节剂,以负反馈方式作用于垂体,
拮抗皮质激素的抗炎作用和免疫抑制作用。

在肿瘤微环境中,IL-6 通过激活 STAT3 及 NF-κB 信号通路,调节细胞周期相关基因的表达,
增强肿瘤细胞的生存、增殖能力,并可促进肿瘤干细胞自我更新;促进肿瘤血管生成;促进肿瘤
局部炎症反应,增强肿瘤的侵袭和转移能力。

(三)COX2 环氧化酶

COX2 环氧化酶(cyclooxygenase,COX)是花生四烯酸合成前列腺素(PG)的限速酶,包括
COX1 和 COX2 两种亚型。在生理状态下,COX2 呈现低表达;而在炎症、缺氧等状态下,表达水
平迅速上调,诱导前列腺素合成,激活 Wnt 信号通路,促进肿瘤生长和进展。另外,COX2 可增强

抗凋亡蛋白及 MMPs 的表达水平,促进肿瘤细胞的抗凋亡、侵袭和转移能力等。

三、肿瘤相关性炎症中的关键细胞

肿瘤组织中免疫细胞浸润是一个普遍现象,主要包括 TAM 及其相关细胞(MDSC、mDC)、肥大细胞以及 T 细胞。肿瘤部位的炎性浸润参与肿瘤的发生以及肿瘤的浸润与转移。

如前所述,肿瘤诱导抑制性免疫细胞的产生是其免疫逃逸机制之一(本章第三节),包括肿瘤相关性炎症中的关键细胞 TAM、DC、MDSC 等。TAM 在肿瘤微环境中所占比例最大,约占炎症细胞总数的 30%~50%。TAM 可分泌细胞因子直接刺激肿瘤的生长和转移,尤其是与肿瘤的血管生成和淋巴管生成密切相关;可分泌多种因子抑制机体抗肿瘤免疫应答。肿瘤微环境中的 DC 在胸腺基质淋巴生成素(thymic stromal lymphopoietin,TSLP)刺激下,通过 OX40L-OX40 途径促进 Th2 分泌 IL-4、IL-13 等,IL-13 可通过促进纤维化、血管生成、抗凋亡及促进类固醇激素代谢等方式促进肿瘤的增殖和进展。IL-4/IL-13 亦可通过间接或直接的途径调节 TAM,进而发挥促瘤或免疫抑制效应。在肿瘤相关性炎症进程中,MDSC 可被肿瘤微环境中的 IFN-γ、TLR 的配体、IL-4、IL-13 及 TGF-β 等炎症因子激活。

在特定的组织微环境中 Th17 细胞可促进肿瘤组织血管生成、招募 MDSC 及中性粒细胞进入肿瘤微环境,诱导中性粒细胞分泌弹性蛋白酶。肿瘤组织中浸润大量的 Th2,表达 IL-4、IL-13 及 TNF-α 等细胞因子。肿瘤微环境中的 NKT 分泌 IL-13,诱导髓样细胞产生 TGF-β,进而促进调节性 T 细胞的发育,抑制 CD8⁺ T 细胞的功能。B 细胞分泌的 IgG 抗体可透过血管,在肿瘤实质内沉积,并与肥大细胞和 Mφ 的 FcγR 结合,促血管生成和启动免疫抑制基因的表达;B 细胞分泌 IL-10 和 TNF-α,亦可激活髓样抑制细胞。

肿瘤微环境中的中性粒细胞、肥大细胞等通过分泌细胞因子、趋化因子、ROS、RNS 及多种蛋白酶等,促进肿瘤生长、浸润和转移等。例如,ROS、RNS 可以引起细胞内大分子尤其是 DNA 分子的损伤,导致抑癌基因突变,以及与细胞凋亡、DNA 修复、细胞周期检验点等相关的蛋白失活,促使肿瘤细胞抗凋亡及无限增殖,加速肿瘤的恶化。

四、肿瘤相关性炎症的临床意义

多数情况下,肿瘤微环境中慢性持续性的炎症通过多种机制发挥促肿瘤效应,包括①促进细胞的增殖、存活以及上皮 - 间质转化;②促进血管生成和淋巴管生成;③促进肿瘤细胞的迁移、浸润和转移;④破坏抗肿瘤适应性免疫应答;⑤改变恶性细胞对激素和化疗药物的反应性等。临床上广泛使用的抗炎药物如阿司匹林和非类固醇类抗炎药物,正逐渐成为肿瘤预防和治疗的有力工具。靶向肿瘤微环境中免疫抑制细胞及抑制分子的治疗策略已成为肿瘤免疫治疗的新思路。肿瘤相关性炎症的细胞与分子机制的揭秘,将为肿瘤的诊断和治疗提供新的靶标。

肿瘤微环境中浸润的免疫细胞具有类型、位置、密度和功能定位,主要密集分布于肿瘤中心(CT)、肿瘤癌巢侵袭边缘(IM)以及相邻三级淋巴结构(TLS)。免疫学评分(Immunoscore)是一种精确描述肿瘤患者的原发肿瘤部位及转移灶内,特异性免疫细胞浸润状态的试验,基于两类不同的淋巴细胞群——记忆性 T 细胞和杀伤性 T 细胞(CD3⁺CD45RO⁺ 和 CD3⁺CD8⁺ 或 CD8⁺CD45RO⁺ 细胞)在 CT 和 IM 区的富集程度。利用免疫组织化学的方法对患者包含有 CT 和 IM 的肿瘤组织样本进行染色,通过数字病理学软件对结果进行分析评判,根据 Immunoscore "Ⅰ"0-"Ⅰ"4 级的评分系统进行评分。免疫学评分是肿瘤患者健康的新标准,已被证实优于传统的 AJCC/UICC-TNM 分类系统,可独立于其他肿瘤相关的预后指标对患者进行临床预后分析。免疫学评分将可能作为一个新的组件,建立新的肿瘤分类系统"TNM-Immune",更好地确定肿瘤患者的预后和复发风险,在未来可能改变肿瘤患者的治疗方案。

Notes

第五节　结语与展望

恶性肿瘤的发生发展与免疫系统密切相关,肿瘤免疫学就是通过对肿瘤免疫和免疫逃逸机制的研究,找出有效的诊断、治疗和预防肿瘤的免疫学方法。肿瘤免疫学在肿瘤研究领域逐渐打下了坚实的基础,并且持续蓬勃发展起来。

肿瘤通过免疫监视、免疫选择、免疫颠覆等与机体免疫系统发生了一系列动态的复杂的相互作用。肿瘤抗原在肿瘤的发生、发展和诱导机体抗肿瘤免疫效应中起重要作用,针对肿瘤细胞表面的肿瘤抗原所制备的特异性单克隆抗体已得到广泛应用,发现更多具有诊断和治疗价值的肿瘤抗原十分必要。机体通过抗肿瘤细胞免疫和体液免疫机制相互协作共同杀伤肿瘤细胞,但是肿瘤细胞可通过多种机制实现免疫逃逸,包括免疫原性减弱或缺失、抗原调变、"抗原覆盖"或被封闭、诱导免疫耐受、抗凋亡和诱导免疫细胞凋亡、诱导免疫抑制等。认识肿瘤微环境中负向免疫应答细胞和免疫抑制分子有助于揭示肿瘤免疫和免疫逃逸机制,也可为肿瘤免疫治疗提供新的思路。基于负向免疫调控机制的肿瘤免疫治疗,主要包括靶向负向免疫调节细胞如Treg、MDSC 等和靶向负向免疫调节分子如 CTLA-4、PD-1、CD137 等,已显现了良好的效果。肿瘤相关性炎症作为肿瘤的第七种特征,对其细胞与分子机制的逐步揭秘,也将为肿瘤的诊断和治疗提供新的靶标,免疫学评分将有望成为新的肿瘤分类系统。相信随着对肿瘤免疫机制的深入认识,肿瘤免疫治疗亦能获得更大的突破。

（田志刚）

参考文献

1. Schreiber RD, Old LJ, Smyth MJ. Cancer immunoediting: integrating immunity's roles in cancer suppression and promotion. Science, 2011, 331: 1565-1570
2. Mantovani A, Allavena P, Sica A, et al. Cancer-related inflammation. Nature, 2008, 454: 436-444
3. Galon J, Pagès F, Marincola FM, et al. Cancer classification using the Immunoscore: a worldwide task force. Journal of Translational Medicine, 2012, 10: 205-213
4. Kenneth M, Paul T, Mark W. Janeway's Immunobiology. 8th ed. LLC USA: Garland Science, Taylor & Francis Group, 2012
5. William EP. Fundamental Immunology. 5th ed. Philadelphia: Lippincott William & Wilkins, 2003
6. 周光炎. 免疫学原理. 第 2 版. 上海: 上海科学技术出版社, 2013
7. 龚非力. 医学免疫学. 北京: 科学出版社, 2013

Notes

第十一章 恶性肿瘤上皮间质转化和肿瘤干细胞

第一节 概 述

上皮间质转化(epithelial-mesenchymal transition,EMT)为上皮细胞表型发生改变,丢失主要上皮细胞特征,转换为表达间质细胞标志物并获得较高的迁移、侵袭、抗凋亡与降解细胞外基质能力的生物学过程。在许多病理生理过程中均可观察到 EMT 现象,包括正常胚胎发生和组织形态发生、组织修复重构、纤维化及肿瘤进展等。而 EMT 的相反生物学过程,称为间质上皮转化(mesenchymal-epithelial transition,MET),MET 亦可发生于许多病理生理过程中,如正常胚胎发生、诱导多能干细胞重编程及肿瘤转移等。

肿瘤细胞生长、转移及肿瘤复发的特点与干细胞的基本特性十分相似,因此,有学者提出肿瘤干细胞(cancer stem cells,CSCs)理论,该理论认为肿瘤组织中存在少数具有干细胞性质的细胞亚群,这群细胞具有自我更新、无限增殖及重构肿瘤等恶性生物学潜能,被认为是肿瘤发生、进展、转移、复发及耐药的根源。近来有研究表明 EMT 可产生 CSCs 样肿瘤细胞。因此,深入研究 EMT、CSCs 及其相关性,不仅有助于进一步揭示肿瘤的生物学行为,而且可能揭开肿瘤治疗的新篇章。

第二节 上皮间质转化和肿瘤干细胞与恶性肿瘤生物学行为

一、EMT 程序

EMT 程序是指上皮细胞通过执行特定程序转化为具有间质表型细胞的生物学过程,该过程涉及:

1. 上皮细胞间连接结构的解除 如紧密连接、黏附连接、桥粒及缝隙连接等。

2. 上皮细胞极性复合物功能异常 包括 CRB、PAR 与 SCRIB 复合物,导致细胞顶 - 底极性消失,转变为前后极性(与定向运动有关)。

3. 细胞肌动蛋白骨架重排与形态改变 具有板层伪足及丝状伪足等以利于细胞迁移。

4. 上皮细胞相关标志表达降低,间质细胞相关标志表达上调 如钙黏附分子转变(cadherin switch),即 E-cadherin 表达降低,而 N-cadherin 表达上调;波形蛋白(vimentin)与纤维连结蛋白(fibronectin)等间质细胞标志表达上调。

5. 细胞外基质重塑 通过表达基质金属蛋白酶(matrix metalloproteinases,MMP)降解细胞外基质。

6. 细胞与基质成分的相互作用改变 上皮细胞相关整合素(integrins)表达降低,而间质细胞相关整合素表达增加,如整合素 α6β4 表达降低,而 α1β1、α2β1 表达增加。

7. 细胞获得抗衰老、抗凋亡特性 如对失巢凋亡(anoikis)的耐受。

上皮细胞的 EMT 过程见图 2-11-1。

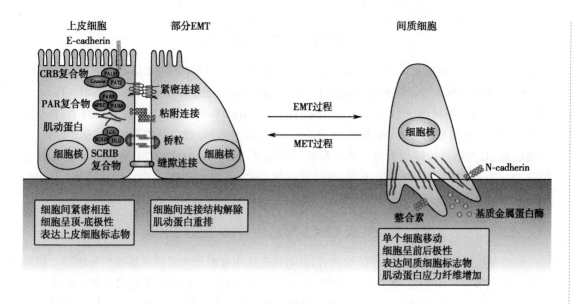

图 2-11-1　上皮细胞的 EMT 过程

二、肿瘤干细胞（CSCs）

1. **CSCs 理论的发展历史**　大量研究结果表明在肿瘤组织中存在一小部分具有干细胞特征的肿瘤细胞，其具有自我更新、无限增殖与重构恶性肿瘤的潜能，又被称作 CSCs。早在 20 世纪 80 年代就有研究提出 CSCs 假说；1994 年 Lapidot 等在急性髓系白血病中证实了 CSCs 的存在；2003 年 Clarke 等首次从乳腺癌中分离出乳腺癌 CSCs；2006 年美国癌症研究协会给出了 CSCs 的定义为：肿瘤中具有自我更新能力并产生异质性肿瘤细胞的细胞。

2. **CSCs 的分离与鉴定**　目前人类不同类型肿瘤的 CSCs 已基本完成分离与鉴定，如白血病、乳腺癌、肺癌、前列腺癌、恶性黑色素瘤、大肠癌、肝癌及脑肿瘤等。多种细胞表面分子标志及细胞内蛋白，如 CD24、CD29、CD34、CD44、CD90、CD133、ESA 及乙醛脱氢酶 1（ALDH1）等用于分离不同类型的 CSCs。然而，CSCs 与正常干细胞表面标志相似，同一肿瘤的 CSCs 表面标志又不尽相同，因此，仍需继续研究探索分离不同类型肿瘤的 CSCs。

3. **CSCs 的来源**　尽管有研究提示 CSCs 与正常干细胞可能具有相似的细胞表面分子标志及信号转导通路，提示 CSCs 可能由正常干细胞恶性转化而来，但 CSCs 不具有正常干细胞的多向分化潜能，提示 CSCs 可能来自分化程度相对较高的祖细胞。近来有研究结果表明 CSCs 可能由上皮性肿瘤细胞经 EMT 形成。

4. **CSCs 的特性**　一般情况下 CSCs 处于 G_0 期，呈休眠状态，使得针对杀灭增殖阶段肿瘤细胞的治疗策略无效，因此可以认为 CSCs 是天然的放、化疗抵抗细胞。CSCs 不对称分裂使一个干细胞进入增殖分化，产生不同分化程度的子代肿瘤细胞；另一个干细胞成为 G_0 期的自我储备细胞。此外，大量实验证明 CSCs 具有比普通肿瘤细胞更强的增殖能力。

5. **CSCs 的异质性**　正常细胞的恶性转化可发生于细胞发育的不同阶段，即在干细胞水平、祖细胞水平与成熟阶段细胞的转化而产生肿瘤细胞，因此，其生物学特性会有差异。这也解释了为什么同一肿瘤的 CSCs 表面标志仍不尽相同。

6. **CSCs 的"小生境"**　CSCs 周围环境中的细胞成分、细胞因子、微血管、微淋巴管等构成了"龛"或"小生境"（niche）。正常情况下小生境中多种机制可阻止细胞的恶性转化，免疫监视功能随时可清除那些累积突变的转化细胞，防止肿瘤的产生。一旦机体内的某些细胞累积突变、发生恶性转化并成功逃避免疫监视，就会导致 CSCs 的形成，进而产生异质性的肿瘤细胞群。

Notes

三、EMT 与 CSCs 的关系

近年研究结果表明 EMT 与 CSCs 密切相关:一方面,发生 EMT 的肿瘤细胞具有 CSCs 特征;另一方面,具有 CSCs 特征的肿瘤细胞呈 EMT 相关标志物高表达。如通过表达 Snail、Twist 与 Zeb 等 EMT 相关转录因子(EMT-transcription factors,EMT-TFs)或经 TGFβ 激活 EMT 程序可使乳腺上皮癌细胞转变为 CSCs 样细胞,表现为 CD44⁺CD24⁻ 表型(较公认的乳腺癌 CSCs 表型)细胞明显增加,其体外成球能力及体内致瘤能力均明显增强;而 CD44⁺CD24⁻ 乳腺癌细胞高表达 EMT-TFs、波形蛋白及纤维连结蛋白,提示乳腺癌 CSCs 可能由 EMT 产生。因此,EMT 可能与 CSCs 的来源密切相关。

四、EMT 及 CSCs 与恶性肿瘤细胞的生长

肿瘤细胞的持续增长与肿瘤的增大,需要有稳定的干细胞池来提供足够的后备增殖。如果肿瘤团块起源于一个 CSC,那么随着肿瘤团块的增长,仅依赖一个 CSC 来维持其增长似乎是不可能的;机体形成的多个转移灶,每一个转移灶至少具备一个 CSC 才能形成。以上现象提示在肿瘤的生长及进展过程中 CSCs 的数量必须增加,那么这些 CSCs 又是从何而来? 目前研究结果提示 CSCs 可能通过对称分裂与上皮性肿瘤细胞的 EMT 程序来增加其数量。可见 EMT 程序在 CSCs 池的扩大及肿瘤的生长方面均具有十分重要的作用。

五、EMT 及 CSCs 与恶性肿瘤的血管新生

血管新生是恶性肿瘤的基本生物学行为之一,而 EMT 程序及 CSCs 均与肿瘤血管新生密切相关。EMT 程序及 CSCs 均可通过上调 VEGF 表达间接地促进恶性肿瘤血管新生。此外,EMT 可诱导"血管拟态"(vascular mimicry)的形成,而 CSCs 可转变为肿瘤血管干/前体细胞直接参与肿瘤血管的形成。

六、EMT 及 CSCs 与恶性肿瘤的侵袭转移

EMT 在上皮性恶性肿瘤的侵袭转移中发挥十分重要的作用。EMT 程序不仅增强了肿瘤细胞的运动、侵袭能力,也赋予了其降解细胞外基质的能力,从而为其转移开辟道路。目前有两种假说解释 EMT 在肿瘤转移中的作用,即完全 EMT 转移模型与部分 EMT 转移模型:

1. 完全 EMT 转移模型　肿瘤细胞经 EMT 后变为有高度侵袭转移能力的单个间质细胞,后者经血循环到达远隔部分,经 MET 转变为具有旺盛增殖能力的上皮性肿瘤细胞,进而形成转移灶(继发克隆);

2. 部分 EMT 转移模型　肿瘤细胞是成团转移的,其内包括完全 EMT 肿瘤细胞、部分 EMT 肿瘤细胞及未发生 EMT 的上皮性肿瘤细胞,EMT 的肿瘤细胞负责整个细胞团的转移,而未发生 EMT 的上皮性肿瘤细胞具有形成转移灶的能力。EMT 在肿瘤转移中的作用见图 2-11-2。

无论是部分 EMT 转移模型,还是完全 EMT 转移模型,EMT 肿瘤细胞都是肿瘤细胞血行转移的重要形式。循环肿瘤细胞(circulating tumor cells,CTCs)是外周血中起源于原发灶或转移灶的肿瘤细胞,在许多上皮性肿瘤患者体内均可检测到 CTCs,"种子与土壤假说"认为 CTCs 是形成转移灶的基础。因此,EMT 肿瘤细胞可能是 CTCs 的重要成员之一。有研究结果表明 CTCs 既包括同时表达上皮细胞和间质细胞标志的部分 EMT 肿瘤细胞,也包括只表达间质细胞标志的完全 EMT 肿瘤细胞或只表达上皮细胞标志的上皮性肿瘤细胞。由此看来,采用上皮细胞标志检测 CTCs 势必会造成漏检,目前已有研究探索新的 CTCs 检测技术。表达 EMT 相关标志物的 CTCs 更多见于晚期肿瘤患者,提示预后不良,因此,根据 CTCs 及其 EMT 状态可能有助于建立新的预后分层体系。

Notes

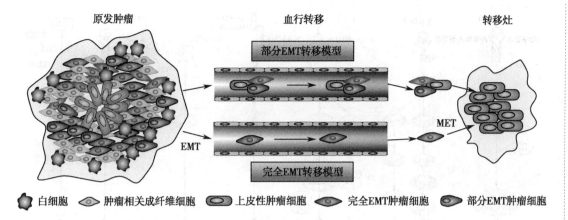

原发肿瘤　　　　　　　血行转移　　　　　　　转移灶

部分EMT转移模型

完全EMT转移模型

MET

EMT

🔴 白细胞　◆ 肿瘤相关成纤维细胞　▭ 上皮性肿瘤细胞　◆ 完全EMT肿瘤细胞　◉ 部分EMT肿瘤细胞

图 2-11-2　EMT 在肿瘤转移中的作用

CSCs 与肿瘤的侵袭转移密切相关。近年有观点认为,并不是所有的 CSCs 都具有转移能力,肿瘤的转移起源于部分具有转移能力的 CSCs,即转移肿瘤干细胞(metastatic cancer stem cells,mCSCs)。mCSCs 首先在胰腺癌中得到确定,2005 年 Brabletz 预测了大肠癌 mCSCs 的存在。EMT 程序不仅增强了肿瘤细胞的侵袭转移能力,也使其具有 CSCs 特性,因此,EMT 程序可能使上皮性肿瘤细胞转变为 mCSCs。

第三节　上皮间质转化和肿瘤干细胞的发生机制

肿瘤微环境中多种信号,如生长因子、细胞外基质成分及炎症因子等,均可启动 EMT 程序。这些胞外信号可激活多条细胞内信号转导通路,进而诱导 EMT-TFs 的表达。EMT-TFs 不仅可抑制上皮细胞基因表达,而且可上调间质细胞基因表达,最终促进 EMT 过程。经历 EMT 的肿瘤细胞具有 CSCs 特性,因此,激活 EMT 的信号通路也是肿瘤细胞获得 CSCs 特性的分子基础。

一、EMT 及 CSCs 的信号转导通路

1. TGF-β 信号通路　TGF-β 家族蛋白是第一个被发现的可诱导 EMT 程序的信号分子,其所介导的细胞内信号通路在 EMT 程序中占据主导性作用。TGF-β 可通过 SMAD 或非 SMAD 途径发挥效应。此外,TGF-β 信号通路与 ERK、p38 MAPK、PI3K 及 Wnt-β-catenin 等信号通路相互作用,协同发挥作用。

2. 受体酪氨酸激酶信号通路　表皮生长因子(epidermal growth factor,EGF)、血管内皮生长因子(vascular endothelial growth factor,VEGF)、血小板源性生长因子(platelet-derived growth factor,PDGF)等生长因子类配体与受体酪氨酸激酶(receptor tyrosine kinase,RTKs)结合后,使后者的酪氨酸发生自身磷酸化,进而激活 PI3K-AKT、ERK MAPK、p38 MAPK 及 JNK 等多种激酶依赖的信号转导途径,进一步调节靶基因的表达。

3. 其他信号转导通路　Hedgehog 信号转导通路(Hedgehog-Gli)、经典的(Wnt-β-catenin 途径)与非经典的(Wnt-RhoA-JNK 途径)Wnt 信号转导通路、Notch 信号转导通路(Delta/Jagged-NICD)、炎症信号转导通路(IL-6/IL-8-STAT)等均参与恶性肿瘤细胞 EMT 程序的激活及 CSCs 特性的获得。EMT 与 CSCs 的信号传导通路见图 2-11-3。

目前研究结果提示肿瘤微环境中多种信号(如 TGFβ、Wnt 蛋白、刺猬蛋白及 IL-6 等)激活了 EMT 程序,使上皮性肿瘤细胞变为间质细胞(获得 CSCs 特性),而间质细胞表型的维持依赖 EMT 肿瘤细胞的自分泌信号(如 TGFβ、Wnt 蛋白等)。因此,不同的旁分泌与自分泌信号相互作用可使肿瘤细胞表型处于上皮细胞、间质细胞或二者的中间状态。这也就解释了为什么转移的肿瘤

Notes

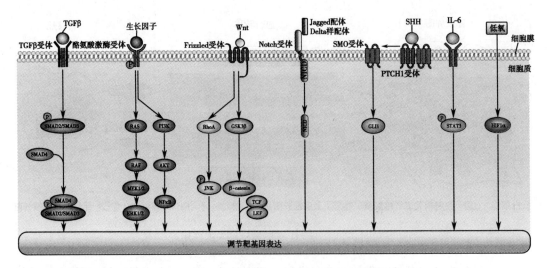

图 2-11-3　EMT 与 CSCs 的信号传导通路

ERK：excellular regulated protein kinase，胞外信号调控蛋白激酶；MEK：MAPK/ERK kinase，MAPK/ERK 激酶；PI3K：phosphatidylinositide-3kinase，磷脂酰肌醇 -3 激酶；JNK：JUN N-terminal kinase，JUN 氨基端激酶；GSK3β：glycogen synthasekinase-3β，糖原合成酶激酶 -3β；TCF：T cell factor，T 细胞因子；LEF：lymphoid enhancer-binding factor，淋巴增强因子；NICD：Notch intracellular domain，Notch 受体细胞内段；SHH：sonic Hedgehog，音猬因子；Gli：glioma -associated oncogene family zinc finger 1，神经胶质瘤相关癌基因家族锌指 1；HIF1α：hypoxia induciblefactor-1α，低氧诱导因子 -1α（参考 Lamouille et al. Nature Reviews Molecular Cell Biology，2014，15：178-96）

细胞既包括同时表达上皮细胞和间质细胞标志的部分 EMT 肿瘤细胞，也包括只表达间质细胞标志的完全 EMT 肿瘤细胞或只表达上皮细胞标志的上皮性肿瘤细胞。

二、非编码 RNA 对 EMT 及 CSCs 的调控

非编码 RNA(miRNA)对 EMT 与 CSCs 均有一定的调节作用。miRNA-200 家族成员(miR-200a、miR-200b、miR-200c、miR-141 与 miR-429)不仅可通过调节 Zeb1/2 的表达来调控 EMT 过程，而且与 CSCs 特征之间存在一定的关联，可调节干细胞因子 Bim1 与 Sox2 的表达。因此，miRNA-200 可能是连结 EMT 与 CSCs 的枢纽。

第四节　结语与展望

肿瘤干细胞理论认为肿瘤起源于 CSCs，而肿瘤的持续增长似乎需要更多的 CSCs 来支持，即 CSCs 池扩大，然而 CSCs 池是如何扩大的目前仍不清楚。CSCs 的存在是肿瘤治疗失败的根本原因，故明确 CSCs 产生才有可能彻底根治肿瘤。EMT 程序是产生 CSCs 的来源之一，因此，深入研究 EMT 程序的分子机制及调控对控制 CSCs 的产生及肿瘤治疗具有十分重要的意义，并有望达到治愈肿瘤的目的。

肿瘤转移是恶性肿瘤的主要特征之一，也是导致患者死亡的首要因素。EMT 不仅增强了肿瘤细胞的运动迁移能力，而且可重塑细胞外基质、建立新生血管进而为肿瘤转移开辟道路。因此，阻断 EMT 程序有可能阻断肿瘤的侵袭转移。EMT 程序的启动涉及多种细胞外信号，通过拮抗这些信号可能抑制 EMT 程序的启动，如 TCF-β 受体、VEGF 受体的单克隆抗体(贝伐单抗)；EMT 程序涉及多条信号转导途径，靶向关键信号通路或关键信号分子有可能阻断 EMT 程序，进而减少肿瘤的侵袭转移。

肿瘤细胞经 EMT 获得 CSCs 特性不仅为其形成转移灶做准备，而且获得了生存优势，从而

Notes

避免被循环中的药物及免疫细胞等杀伤。EMT可能与恶性肿瘤细胞对分子靶向治疗药物及细胞毒性药物的耐药有关。有研究提示对索拉菲尼、伊马替尼及吉非替尼等分子靶向药物耐药的肿瘤细胞系呈EMT表型,提示EMT可能与分子靶向药物的耐药有关。EMT也与吉西他滨、5-氟尿嘧啶及顺铂等细胞毒药物的耐药有关。因此,阻断EMT过程可能是克服肿瘤耐药的新途径。

(李　薇)

参考文献

1. Pattabiraman DR,Weinberg RA. Tackling the cancer stem cells - what challenges do they pose? Nat Rev Drug Discov,2014,13(7):497-512

2. Rosen JM,Jordan CT. The increasing complexity of the cancer stem cell paradigm. Science,2009,324(5935): 1670-1673

3. Książkiewicz M,Markiewicz A,Zaczek AJ. Epithelial-mesenchymal transition:a hallmark in metastasis formation linking circulating tumor cells and cancer stem cells. Pathobiology,2012,79(4):195-208

4. Magee JA,Piskounova E,Morrison SJ. Cancer stem cells:impact,heterogeneity,and uncertainty. Cancer Cell, 2012,21(3):283-296

5. Shang Y,Cai X,Fan D. Roles of epithelial-mesenchymal transition in cancer drug resistance. Curr Cancer Drug Targets,2013,13(9):915-929

6. Polyak K,Weinberg RA. Transitions between epithelial and mesenchymal states:acquisition of malignant and stem cell traits. Nat Rev Cancer,2009,9(4):265-273

7. Kiesslich T,Pichler M,Neureiter D. Epigenetic control of epithelial-mesenchymal-transition in human cancer. Mol Clin Oncol,2013,1(1):3-11

8. De Craene B,Berx G. Regulatory networks defining EMT during cancer initiation and progression. Nat Rev Cancer,2013,13(2):97-110

9. Kang Y,Pantel K. Tumor cell dissemination:emerging biological insights from animal models and cancer patients. Cancer Cell,2013,23(5):573-581

10. Lamouille S,Xu J,Derynck R. Molecular mechanisms of epithelial-mesenchymal transition. Nat Rev Mol Cell Biol,2014,15(3):178-196

Notes

第三篇　肿　瘤　诊　断

第一章　肿瘤病理学诊断

第一节　概　　述

肿瘤的诊断是一个多学科的综合分析过程。临床医师通过病史、体格检查和各种诊断技术，对全部资料进行综合分析，才能确定诊断。近年来，随着肿瘤诊断技术不断改进和新技术不断涌现，肿瘤诊断准确性已大幅提高。然而要确定是否为肿瘤、鉴别肿瘤的良恶性、判定恶性程度以及明确肿瘤的组织学分型，目前仍然要依赖病理学诊断。病理学诊断被公认为是最终诊断，是"金标准"。肿瘤病理学（tumor pathology）是外科病理学的一个重要分支，通常分为细胞病理学和组织病理学。为了规范肿瘤病理学诊断标准，便于国际交流，促进临床、病理和流行病资料比较，世界卫生组织（WHO）的《WHO肿瘤组织学分类》丛书，以常规组织病理学为基础，结合免疫组织化学、细胞生物学和分子遗传学以及临床特点对肿瘤进行分类和组织学分型。

一、肿瘤的诊断依据

肿瘤的诊断为临床治疗服务，诊断依据是治疗的前提，而且还反映了肿瘤资料的可靠程度。伴随医疗技术的革新，肿瘤的诊断依据也在不断变化，日趋精确、可靠。目前把肿瘤的诊断依据分为以下5级：

（一）临床诊断

临床诊断仅根据临床病史和体格检查所获得的临床症状和体征等资料，结合肿瘤基础知识和临床实践经验，在排除其他非肿瘤性疾病后所作出的诊断。临床诊断依据通常只能用于回顾性死因调查，一般不能作为治疗依据。

（二）专一性检查诊断

专一性检查诊断指在临床符合肿瘤的基础上，结合具有一定特异性检查的各种阳性结果而作出的诊断。包括实验室和生化检查、影像学（放射线、超声、放射性核素等）检查等。例如，肝癌的甲胎蛋白（AFP）、大肠癌的癌胚抗原（CEA）检测；肺癌的X线胸片上见到肿块影；消化道肿瘤的X线钡餐造影或钡剂灌肠；骨肿瘤的CT和MRI检查可大致确定肿瘤的性质和范围；恶性淋巴瘤的PET-CT检查可确定肿瘤累及部位和范围；腹部脏器肿瘤的超声检查；甲状腺结节的放射性核素显像检查等。

（三）手术诊断

外科手术或各种内镜检查时，通过肉眼观察病变的特性而作出的诊断，但未经病理学取材证实。

（四）细胞病理学诊断

细胞病理学（cytopathology）是依据脱落细胞学或穿刺细胞学以及外周血涂片检查而作出肿瘤或白血病的诊断。

（五）组织病理学诊断

经空芯针穿刺、钳取、切取或切除肿瘤后，制成病理切片进行组织学检查而作出的诊断称为组织病理学（histopathology）诊断。上述5级诊断依据的可靠性依次递增，故组织病理学诊断为最理想的诊断依据。在手术和内镜检查时,如疑为肿瘤,均应取活组织检查,特殊情况下至少应做细胞学涂片检查。恶性肿瘤治疗前,除极少数情况下,均应取得明确的组织病理学诊断,否则无论临床上如何怀疑患者患有恶性肿瘤,都不能完全确立诊断和实施毁损性治疗。某些肿瘤如肺癌可以通过痰涂片查找癌细胞而确诊,白血病可以通过骨髓穿刺活检和外周血涂片检查作出诊断和分型。对于院外已确诊的肿瘤患者,尚需复查全部病理切片和(或)涂片,以保证肿瘤病史资料的完整性和可靠性,纠正可能产生的诊断失误。

二、肿瘤的命名和常用诊断术语释义

(一) 肿瘤的命名(表3-1-1)

表 3-1-1　肿瘤的命名

组织来源	良性肿瘤	恶性肿瘤
一种肿瘤细胞构成的		
间叶组织肿瘤		
结缔组织和衍生组织	纤维瘤	纤维肉瘤
	脂肪瘤	脂肪肉瘤
	软骨瘤	软骨肉瘤
	骨瘤	骨肉瘤
内皮和相关组织		
血管	血管瘤	血管肉瘤
淋巴管	淋巴管瘤	淋巴管肉瘤
滑膜		滑膜肉瘤
间皮		间皮瘤
脑被膜	脑膜瘤	间变性脑膜瘤
血细胞和相关细胞		
造血细胞		白血病
淋巴组织		淋巴瘤
肌肉		
平滑肌	平滑肌瘤	平滑肌肉瘤
横纹肌	横纹肌瘤	横纹肌肉瘤
上皮组织肿瘤		
鳞状上皮	鳞状细胞乳头状瘤	鳞状细胞癌
皮肤基底细胞或附件		基底细胞癌
腺体或导管内衬上皮	腺瘤	腺癌
	乳头状腺瘤	乳头状腺癌
	囊腺瘤	囊腺癌
呼吸道上皮	支气管腺瘤	支气管源性癌
肾上皮	肾小管腺瘤	肾细胞癌
肝细胞	肝细胞腺瘤	肝细胞癌
尿路上皮	尿路上皮乳头状瘤	尿路上皮癌
胎盘上皮	水泡状胎块	绒毛膜癌
卵巢或睾丸上皮		精原细胞瘤、胚胎性癌
黑素细胞肿瘤	痣	恶性黑色素瘤

Notes

续表

组织来源	良性肿瘤	恶性肿瘤
一种以上肿瘤细胞构成的,通常 源于一个胚层—混合型肿瘤		
涎腺	多形性腺瘤(涎腺混合瘤)	涎腺源性恶性混合瘤
肾胚基		Wilm's 瘤
一种以上肿瘤细胞构成的,通常 源于一个以上胚层—畸胎源性肿瘤		
性腺或胚胎残余中的多能细	成熟畸胎瘤、皮样囊肿	未成熟畸胎瘤、恶性畸胎瘤

Kumar V, Abbas AK, Fausto N, Aster J. Robbins and Cotran Pathologic Basis of Disease. 8th ed. Philadelphia:Saunders, 2010,263

(二)常用诊断术语释义

1. 肿瘤(tumor,neoplasm)　机体在各种致病因子作用下,引起细胞遗传物质改变导致基因表达异常、细胞异常增殖而形成的新生物。肿瘤细胞失去正常调控功能,具有自主或相对自主生长能力,当致病因子消失后仍能继续生长。

2. 良性肿瘤(benign tumor)　无浸润和转移能力的肿瘤。肿瘤通常有包膜或边界清楚,呈膨胀性生长,生长速度缓慢,瘤细胞分化程度高,对机体危害小。

3. 恶性肿瘤(malignant tumor)　具有浸润和转移能力的肿瘤。肿瘤通常无包膜,边界不清,向周围组织浸润性生长,生长迅速,瘤细胞分化不成熟,有不同程度异型性,对机体危害大,常可因复发、转移而导致死亡。依据肿瘤细胞异型性、浸润和转移能力的大小,又可将恶性肿瘤分为低度、中度和高度恶性肿瘤。

4. 交界性肿瘤(borderline tumor)　组织形态和生物学行为介于良性和恶性之间的肿瘤,也可称为中间性肿瘤(intermediate tumor)。在肿瘤临床实践中,良、恶性难以区分的肿瘤并不少见,这类肿瘤的诊断标准往往不易明确地界定。因此,在作交界性肿瘤诊断时,常需附以描述和说明。交界性肿瘤还可分为局部侵袭性(locally aggressive)和偶有转移性(rarely metastasizing)两类。前者常局部复发,伴有浸润性和局部破坏性生长,但无转移性潜能;后者除常有局部复发外,还偶可发生远处转移,转移的概率 <2%。

5. 乳头状瘤(papilloma)　良性上皮性肿瘤,大体检查或在显微镜下表现为指状突起的乳头状结构,如鳞状上皮或尿路上皮的乳头状瘤。

6. 腺瘤(adenoma)　通常指腺上皮或分泌性上皮的良性上皮性肿瘤,如结肠或甲状腺的良性肿瘤。

7. 癌(carcinoma)　上皮性恶性肿瘤。包括鳞状细胞癌、尿路上皮癌、腺癌、基底细胞癌等。需注意的是癌症(cancer)泛指一切恶性肿瘤。有时被用作癌(carcinoma)的同义词;当恶性肿瘤广泛播散,称作癌病(carcinomatosis,carcinosis)。在病理学诊断术语中,不使用"癌症"和"癌病"这些名称。

8. 肉瘤(sarcoma)　间叶组织来源的恶性肿瘤,通常包括纤维组织、脂肪、平滑肌、横纹肌、脉管、间皮、滑膜、骨和软骨等间叶组织的恶性肿瘤。

9. 淋巴瘤(lymphoma)　又称为恶性淋巴瘤(malignant lymphoma),是一种在造血和淋巴组织中主要累及淋巴结和(或)结外组织或器官,通常形成明显肿块的淋巴细胞恶性肿瘤。淋巴瘤包括非霍奇金淋巴瘤(non-Hodgkin lymphoma)和霍奇金淋巴瘤(Hodgkin lymphoma)。非霍奇金淋巴瘤可依据细胞起源分为 B 细胞肿瘤以及 T 细胞和 NK 细胞肿瘤;依据细胞分化阶段还可分为前体细胞(precursor)和成熟细胞(mature cell)肿瘤。

10. 白血病(leukemia)　一种在造血和淋巴组织中主要累及骨髓和周围血液,不形成肿块

Notes

的骨髓细胞或淋巴细胞及其前体的恶性肿瘤。有时白血病和淋巴瘤可同时存在。

11. 母细胞瘤(blastoma)　通常指组织学相似于器官胚基组织形成的恶性肿瘤,如起自视网膜胚基的视网膜母细胞瘤。偶尔,母细胞瘤可以是起自某些幼稚细胞的良性肿瘤,如脂肪母细胞瘤。

12. 畸胎瘤(teratoma)　发生在性腺(卵巢、睾丸)和性腺外中线部位(纵隔、骶尾部、松果体等),由内、中、外3个胚层的不同组织类型或成分所形成的肿瘤。依据组成不同组织类型细胞的成熟程度分为未成熟畸胎瘤(不成熟胚胎型组织)和成熟畸胎瘤(成熟成人型组织)。成熟畸胎瘤常呈囊性,由类似表皮及其附属器的成熟组织衬覆囊肿时,称为皮样囊肿(dermoid cyst)。偶尔,成熟畸胎瘤某种成分恶变为癌或肉瘤,称为成熟畸胎瘤恶变。少数畸胎瘤可由二个胚层,甚至,一个胚层(外胚层或内胚层)的组织类型组成,后者称为单胚层畸胎瘤(monodermal teratoma),如卵巢甲状腺肿(struma ovarii)是最常见的单胚层畸胎瘤。

13. 混合瘤(mixed tumor)　由多种细胞类型的结合所形成的肿瘤,如涎腺多形性腺瘤、乳腺纤维腺瘤、子宫恶性中胚叶混合瘤。

14. 间叶瘤(mesenchymoma)　由除纤维组织以外的两种或两种以上间叶成分(脂肪、平滑肌、横纹肌、骨和软骨等)所形成的肿瘤。依据间叶成分的良、恶性,可分为良性间叶瘤和恶性间叶瘤。在诊断间叶瘤时,应注明各种不同类型的间叶成分。

15. 癌肉瘤(carcinosarcoma)　由癌和肉瘤两种不同成分密切混合所形成的肿瘤。

16. 碰撞瘤(collision tumor)　两种不同类型的肿瘤发生在同一部位而形成的肿瘤。

17. 瘤样病变(tumor-like lesion)　非肿瘤性增生所形成的瘤样肿块,如瘢痕疙瘩、骨化性肌炎、结节性肝细胞增生、男性乳腺增生等。瘤样病变与真性肿瘤的区别在于前者缺乏自主性生长能力,有自限性。过去曾经认为是瘤样病变的一些疾病现已认为是真性肿瘤,如韧带样型纤维瘤病(desmoid-type fibromatosis),是一种呈浸润性生长,常易局部复发但不转移的纤维母细胞克隆性增生,而不是瘤样病变。

18. 错构瘤(hamartoma)　正常器官原有的两种或两种以上细胞增生且排列紊乱所形成的肿块,如肾脏血管平滑肌脂肪瘤、肺错构瘤等。

19. 迷离瘤(choristoma)　胚胎发育过程中,某些组织异位到正常部位增生而形成的肿块。

20. 囊肿(cyst)　一种衬覆上皮、充满液体和腔隙所形成的肿块。囊肿可为肿瘤性(如囊腺瘤)、先天性(如甲状腺舌管囊肿)、寄生虫性(如包虫囊肿)、潴留性或种植性囊肿。当囊肿仅为纤维性囊壁而无内衬上皮时,称为假性囊肿。

21. 增生(hyperplasia)　组织中正常排列的细胞数目增多称为增生。增生的细胞形态正常,无异型性。引起增生的刺激因子可为生理性(如妊娠和哺乳期乳腺)或病理性(物理性、化学性或生物性),当引起增生的刺激因子一旦去除,组织可以恢复到正常状态。

22. 化生(metaplasia)　一种终末分化的细胞转变成另一种成熟的细胞称为化生。现已知化生的细胞实际上来自正常细胞中的储备细胞,并非是终末分化的正常细胞。在化生过程中,化生细胞可异常增生,进展成恶性肿瘤。例如,宫颈鳞状细胞癌常由颈管柱状上皮化生为鳞状上皮,在此基础上发生异常增生,最终进展为恶性肿瘤。

23. 分化(differentiation)　从胚胎到发育成熟过程中,原始的幼稚细胞能向各种方向演化为成熟的细胞、组织和器官,这一过程称为分化。肿瘤可以看成是细胞异常分化的结果,不同肿瘤中瘤细胞分化的水平不同。良性肿瘤细胞分化成熟,而恶性肿瘤细胞分化不成熟。按照恶性肿瘤的细胞分化程度可分为高分化(well differentiated)、中分化(moderately differentiated)和低分化(poorly differentiated)。少数肿瘤分化太差,以至于无法确定分化方向时,称为未分化(undifferentiated)肿瘤。偶然,分化好的恶性肿瘤,在发展过程中出现分化差的高度恶性区域,称为去分化(dedifferentiated)肿瘤。

24. **间变（anaplasia）** 恶性肿瘤细胞失去分化称为间变，相当于未分化。间变性肿瘤（anaplastic tumor）通常用来指瘤细胞异型性非常显著的未分化肿瘤。

25. **癌前病变（precancerous lesion）** 癌前病变是恶性肿瘤发生前的一个特殊阶段。所有恶性肿瘤都有癌前病变，但并非所有癌前病变都会发展成恶性肿瘤。当致癌因素去除，可以恢复到正常状态；如致癌因素持续存在，可演变成恶性肿瘤。癌前病变不同于癌前疾病（precancerous disease），前者不是一个独立疾病，如黏膜白斑、宫颈鳞状化生上皮；后者则是一个独立疾病，如结肠多发性腺瘤性息肉病，着色性干皮病等，这些疾病在某些致癌因素作用下，可以变成恶性肿瘤。

26. **增殖（proliferation）** 细胞以相同的方式复制和增加称为增殖。在肿瘤病理诊断中其含义与增生（hyperplasia）相当，当增生细胞在细胞学上有异常时，称为非典型增生（atypical proliferation）。增殖的细胞如果没有数量变化，而仅以细胞体积增大，致使组织和器官增大，称为肥大（hypertrophy）。

27. **非典型（atypia）细胞学上的异常** 表现为细胞，尤其细胞核的不规则性，称为非典型。炎症或修复性增生细胞以及肿瘤细胞，在形态学上都可出现不同程度非典型，但炎症和修复性增生细胞的非典型轻微，缺乏真正的异型性。

28. **异型增生（dysplasia）** 也称非典型增生。异型增生是一种以细胞学和结构异常为特征的癌前病变。细胞学异常包括细胞核增大、不规则、核仁明显、核浆比例增大、核分裂象增多；结构异常包括细胞排列紊乱、极向消失。依据细胞学和结构异常的程度通常可分为轻度、中度和重度异型增生。"dysplasia"还可用来表示器官发育异常而依然处于原始胚胎性结构状态，为避免误解和误用，此时最好用"分化不良"（"maldifferentiation"）或"发育不全"（"dysgenesis"）。

29. **原位癌（carcinoma in situ）** 又称为上皮内癌（intraepithelial carcinoma）或浸润前癌，是指细胞学上具有所有恶性特点，但尚未突破上皮基膜的肿瘤。

30. **瘤形成（neoplasia）** 从字义上讲，瘤形成是指肿瘤形成的过程，瘤形成所产生的病变则为肿瘤（neoplasm）。在临床使用上，两者常混用，未严加区分。

31. **上皮内瘤形成、上皮内瘤变（intraepithelial neoplasia）** 上皮性恶性肿瘤浸润前的肿瘤性改变，包括细胞学和结构两方面的异常。上皮内瘤变与异型增生的含义非常近似，有时可互用，但前者更强调肿瘤形成的过程，而后者则更强调形态学的改变。上皮内瘤变涵盖的范围也比异型增生广，还包括原位癌。过去，上皮内瘤变与异型增生一样，分为Ⅰ、Ⅱ、Ⅲ级，现趋向分为低级别（low grade）和高级别（high grade）两级。低级别上皮内瘤变的细胞学和结构异常较轻，仅累及上皮层的一半；高级别上皮内瘤变的细胞学和结构异常均非常显著，累及上皮质大部分或全部。高级别上皮内瘤变常与浸润癌同时存在，活检时病理报告为高级别上皮内瘤变并不表示患者无同时存在的浸润癌。

32. **浸润癌（invasive carcinoma）** 突破基膜侵犯间质的上皮性恶性肿瘤，依据浸润深度分为早期癌、中期癌和进展期（晚期）癌。早期浸润癌如果浸润范围很小，可诊断为微小浸润癌，其预后很好，类似于原位癌。此外，在结直肠这一特殊部位，形态学符合腺癌特征的肿瘤仅侵犯黏膜层内，而未穿透黏膜肌层侵犯黏膜下层，仍应诊断为高级别上皮内瘤变，而不诊断为黏膜内癌。

三、病理诊断的局限性

在各种肿瘤诊断技术中，病理学诊断至今仍被誉为"金标准"。然而，无论哪一种肿瘤诊断方法都有一定的局限性，病理学诊断也不例外，临床医师和病理医师对此必须有清醒认识。病理医师作病理学诊断时，在大多数情况下能作出明确诊断，但也可能难以作出肯定诊断，甚至无法作出诊断，有时还可发生诊断不足或诊断过头。其原因涉及多方面，包括临床医师获取标本或病理医师取材是否适当，病理技术人员制片质量是否符合诊断要求，病理医师的经验和业务

Notes

水平是否足以保证作出正确诊断等。

癌症不是单一疾病,现已知不同类型的肿瘤至少 300 多种,每一种肿瘤有其特有的发展过程和生物学特征。临床医师在取活组织时,肿瘤患者可处于疾病发展过程中的任何一个阶段,当肿瘤尚未显示其特征性形态学改变阶段,就不可能作出明确诊断。病理医师接受标本后,需取材并制作成切片后才能在光镜下作诊断,故这种检查属于抽样检查,最终在光镜下见到的病变仅是其一小部分,有时不能代表整个病变,尤其是小块组织活检标本。

除了上述客观原因外,临床医师在获取标本和病理医师取材时,也可由于技术上原因而造成病理诊断困难或无法作出明确诊断。例如,病变小,位置深,活检时仅取到肿瘤旁组织或退变坏死组织;获取组织过少或挤压严重。又如,切除标本中的病变微小(如甲状腺乳头状微癌),病理医师在巨检和取材时可能漏取病变组织而导致诊断不足(漏诊)。病理标本处理过程中,如组织固定不及时、脱水不净、切片过厚、刀痕和折叠、染色不良等,也可直接影响病理诊断的准确性。

病理诊断常需依据临床表现、手术所见、肉眼变化和光镜形态等特征综合判断后作出的。对于一些疑难病例或少见肿瘤的病理诊断,尚需结合免疫组织化学、超微结构、细胞和分子遗传学特征,甚至随访结果才能确诊。因此,从某种意义上说,肿瘤病理诊断是一门依赖经验积累的诊断学科。需要病理医师不断实践,积累经验,才能逐步提高诊断水平。病理医师在诊断时和临床医师在阅读病理报告时,如发现病理诊断结果与临床不相符合,必须及时互相沟通,以免误诊误治。要作出完整而准确的诊断,临床医师和病理医师必须紧密合作。临床医师应该给病理医师提供患者详细病史和相关临床资料。例如,鼻咽癌患者放射治疗后,局部活检时可出现非典型细胞,病理医师如不了解病史很可能误认为恶性细胞,实际上很可能是纤维母细胞非典型增生。又如,肺的腺癌可以是原发性,也可以是继发性,病史中是否有其他恶性肿瘤以及组织学类型,可能影响最终的病理诊断。肺腺癌在形态学上有时不易与胸膜恶性间皮瘤鉴别,如患者年龄大,男性,有石棉接触史,影像学上病变位于胸膜,则更可能是恶性间皮瘤。有些显著增生或重度炎症性良性病变(如结节性筋膜炎、病毒相关淋巴结炎)非常类似恶性肿瘤,易误诊肉瘤和恶性淋巴瘤。反之,有些生长缓慢,分化好的癌或肉瘤(如甲状腺滤泡性癌和低度恶性纤维黏液样肉瘤)又可误诊为良性肿瘤。此外,有些肿瘤的生物学行为具有中间性或交界性特点,也会造成诊断上的困难。对于病情复杂的疑难病例,可举办由临床医师、影像诊断医师、病理医师和其他相关人员共同参与的临床病理讨论会,共同商讨后妥善处理。

第二节　肿瘤的组织病理学诊断

一、常　用　方　法

(一)标本的获取

1. **针芯穿刺活检(core needle biopsy)** 又称针切活检(cutting-needle biopsy)或钻取活检(drill biopsy)。用带针芯的粗针穿入病变部位,抽取所获得的组织比细针穿刺的大,制成的病理组织切片有较完整的组织结构,可供组织病理学诊断,如乳腺肿瘤的针芯穿刺活检。

2. **咬取活检(bite biopsy)** 用活检钳通过内镜或其他器械,咬取或钳取病变组织作组织病理学诊断,如鼻咽部、胃和宫颈等处的活组织检查。

3. **切取活检(incisional biopsy)** 切取小块病变组织,如可能,包括邻近正常表现的组织供组织病理学诊断。此法常用于病变太大,手术无法完全切除或手术切除可引起功能障碍或毁容时,为进一步治疗提供确切的依据。

4. **切除活检(excisional biopsy)** 将整个病变全部切除后供组织病理学诊断。此法本身能达到对良性肿瘤或某些体积较大的早期恶性肿瘤(如乳腺癌、甲状腺癌)的外科治疗目的。切除活检可仅为肿块本身或包括肿块边缘正常组织和区域淋巴结的各种类型广泛切除术和根治术标本。

（二）大体标本的处理

针芯穿刺、咬取和切取活检小标本的处理较简单,切除活检标本,尤其恶性肿瘤根治标本需按各类标本的要求作出恰当的处理。

在大体标本处理前,病理医师必须了解临床病史、实验室检查和影像学检查等结果,以确定如何取材,是否需要做特殊研究。外科医师应对标本作适当标记,以提供病变解剖方向、切缘等信息,并记载于病理申请单上。

活检标本送达病理科时,通常已固定在 4% 甲醛(10% 福尔马林)或其他固定液中,此时已不宜再做一些特殊研究(如细菌培养、某些免疫组织化学染色、理想的电镜检查和遗传学检测),病理医师应在术前会诊,确定是否需留取新鲜组织供特殊研究,避免标本处理不当而再次活检。小块组织活检的目的常用于确定病变的良、恶性,如为恶性肿瘤,则可等待根治性切除标本后再做其他检查。

大体标本,尤其根治性标本应详细描述肿瘤的外形、大小、切面、颜色、质地、病变距切缘最近的距离,所有淋巴结都应分组,并注明部位。恶性肿瘤标本的切缘应涂布专用墨水,以便于在光镜下正确判断肿瘤是否累及切缘。所有病变及可疑处、切缘和淋巴结均应取材镜检。

（三）制片的类型

1. 常规石蜡切片(routine paraffin section)　是病理学中最常用的制片方法。各种病理标本固定后,经取材、脱水、浸蜡、包埋、切片、染色和封片后光镜下观察。全部制片过程一般 1 天左右可完成,3 天内就可发出病理诊断报告。石蜡切片的优点是取材广泛而全面,制片质量较稳定,组织结构清晰,便于阅片。适用于针芯穿刺、咬取、切取和切除等各种标本的组织学检查。有时还可根据诊断或研究工作的需要,做成大切片,把部分或整个病变的切面制成一张切片,长达 2~5cm 或更大,以观察病变的全貌。

2. 快速石蜡切片(rapid paraffin section)　将上述常规制片过程简化,在加温下进行,依次用甲醛溶液固定,丙酮脱水和软石蜡浸蜡后包埋,切片和染色。整个制片过程需 20 分钟左右,约 30 分钟即可作出病理诊断。此法优点是设备简单,制片快速,只要有石蜡切片机的基层医院均可进行。切片质量近似常规石蜡切片,可适用于各种标本的快速诊断,尤其适用于宫颈锥形切除和软组织肿瘤标本。本法的缺点是耗费人力和试剂较多,取材不宜过大,制片质量有时不易掌握,现多已被冷冻切片取代。

3. 冷冻切片(frozen section)　整个切片过程均在恒冷切片机的恒冷箱内进行,制片质量良好且稳定,接近于常规石蜡切片,出片速度快,从组织冷冻、切片到观察,仅需 15 分钟左右即可作出病理诊断。此法还可用于不适宜固定、脱水和浸蜡等方法处理的某些组织化学和免疫组织化学检查的制片。

4. 印片　将巨检所见可疑组织与玻片接触,制成印片染色后观察,作出快速诊断,此法虽属细胞学诊断,但常与冷冻切片切片同时应用,以提高术中诊断的确诊率,也可作为无法进行冷冻切片时的应急措施。

二、应用范围

（一）常规组织病理学检查

所有活组织标本均应送病理学检查,绝对不允许把标本随意丢弃,以免延误病情而影响诊治。如本院或本地无病理科时,应将标本及时送到邻近有条件的病理科(室)作病理学检查。在病理学检查中,约 80%~90% 病例采用常规石蜡切片,HE 染色后作病理学诊断。

（二）手术中快速组织病理学检查

这是临床医师在实施手术中,就与手术方案有关的疾病诊断问题请求病理医师进行紧急会

Notes

诊的一种快速组织病理学检查,病理医师要在很短的时间内(通常15~30分钟)向手术医师提供参考性病理学诊断意见。现大多采用快速冷冻切片技术,少数情况采用快速石蜡切片技术。

与常规石蜡切片的病理学诊断相比,快速冷冻切片会诊具有更多的局限性和误诊的可能性。因此,临床各科如需要做冷冻切片协助诊断,应事先向病理科提出申请,手术前一天向病理科递交快速活检申请单,填写患者的病史、重要的影像学、实验室检查等资料以及提请病理医师特别关注的问题,尽可能不要在手术进行过程中临时申请。负责冷冻切片诊断的主检病理医师应了解患者的相关临床情况,必要的术前检查结果和既往有关的病理学检查情况等。

1. 冷冻切片指征　由于冷冻切片有一定的局限性和延迟诊断率,术后仍需采用常规石蜡切片方能作出最后诊断,故冷冻切片主要用于手术中病理会诊,必须严格掌握应用指征。

(1)需要确定病变性质,如肿瘤或非肿瘤,若为肿瘤,需确定为良性、恶性或交界性,以决定手术方案。

(2)了解恶性肿瘤的播散情况,包括肿瘤是否侵犯邻近组织、有无区域淋巴结转移。

(3)确定手术切缘情况,有无肿瘤浸润,以判断手术范围是否合适。

(4)帮助识别手术中某些意想不到的发现以及确定可疑的微小组织,如甲状旁腺、输卵管、输精管或交感神经节等。

(5)取新鲜组织供特殊研究的需要,如组织化学和免疫组织化学检测、电镜取材、微生物培养、细胞或分子遗传学分析以及肿瘤药物敏感试验等。

2. 确诊率　冷冻切片诊断由于取材少而局限、时间紧迫、技术要求高,确诊率比常规石蜡切片低,有一定的误诊率和延迟诊断率。冷冻切片的确诊率一般为92%~97%,误诊率为1%~2%,延迟诊断率为2%~6%。冷冻切片诊断对手术治疗有重大帮助和指导意义,Ackerman(1959)指出"冷冻切片的唯一目的,在于作出治疗上的决策"。除在手术前外科医师需与病理医师沟通外,在手术中如遇到疑难问题,病理医师应及时与手术医师联系或亲临手术室了解术中情况和取材部位。当冷冻切片诊断与临床不符或手术医师对冷冻标本诊断有疑问时,应立即与病理医师联系,共同商讨处理办法。

三、诊断报告书

(一) 基本内容

1. 患者基本情况　包括病理号、姓名、性别、年龄、送检医院或科室、住院号、门诊号、送检和收验日期。

2. 巨检和镜检要点描述　包括标本类型、大体表现、肿瘤的组织学类型、亚型或变型、病理分级(分化程度)、浸润深度、脉管和神经浸润情况、淋巴结转移情况、切除标本的切缘有无肿瘤浸润以及有无继发性病变或伴发性病变等。对于罕见或特殊的肿瘤、交界性肿瘤或生物学行为不明确的肿瘤,应在备注栏内注明意见或参考文献,以供临床参考。

3. 与病理学诊断相关特殊检查　包括免疫组织化学、电镜、细胞和分子遗传学等特殊检查的结果和解释。

4. 恶性肿瘤的病理学报告　应尽可能提供预后指标(癌基因、抑癌基因和增殖活性等)以及进一步治疗选择的指标(如雌、孕激素受体,CD20、CD117和HER2表达情况)。

(二) 诊断表述基本类型

1. Ⅰ类　检材部位、疾病名称、病变性质明确和基本明确的病理学诊断。

2. Ⅱ类　不能完全肯定疾病名称、病变性质,或是对于拟诊的疾病名称、病变性质有所保留的病理学诊断意向,可在拟诊疾病/病变名称之前冠以诸如病变"符合为"、"考虑为"、"倾向为"、"提示为"、"可能为"、"疑为"、"不能排除(除外)"之类词语。

3. Ⅲ类　检材切片所显示的病变不足以诊断为某种疾病(即不能作出Ⅰ类或Ⅱ类病理学诊

断),只能进行病变的形态描述。

4. Ⅳ类　送检标本因过于细小、破碎、固定不当、自溶、严重受挤压变形、被烧灼、干涸等,无法作出病理诊断。

对于Ⅱ、Ⅲ类病理学诊断的病例,可酌情就病理学诊断及其相关问题附加建议、注释和讨论。Ⅳ类病理学诊断的病例,通常要求临床医师重取活组织检查。

四、病理会诊

病理会诊是病理科常规工作之一,其目的是征询第二种或更多种意见,以提高病理学诊断的质量。由于病理学诊断的组织学切片可以长久保存,同时能够让一个或多个病理医师在相同或不同时间进行评价,这对疑难或有争议的病例进行会诊提供了可能。

我国现有的大多数医院病理科几乎每天都要面对涉及全身各部位的不同疾病作出病理学诊断。病理医师由于自身经验、知识累积和工作条件所限,任何一位病理医师都不可能通晓所有疾病的诊断。临床医学的发展,各学科的分支越来越细,仅外科学就已分成神经外科、胸外科、普外科、泌尿科、矫形外科、小儿外科、肿瘤外科等十几个亚专科,对病理学诊断的要求也越来越高。综合性医院的病理科医师对专科疾病(如血液病理学、肾脏病理学、肝脏病理学、神经病理学和皮肤病理学等)的诊断标准较难掌握,而专科医院的病理科医师一般也不熟悉本专科以外疾病的病理诊断和鉴别诊断。所以,对病理医师而言,需要病理会诊(pathological consultation)来解决一些疑难病例和少见病例的病理学诊断。

病理会诊可在病理诊断报告书签发前或后。病理诊断报告书签发前的病理会诊常因病例疑难或少见,主检病理医师难以作出明确诊断,递交科内或院外会诊。病理诊断报告书签发后的病理会诊原因较复杂。第一种情况是原诊治医院受医疗技术限制,无法治疗或无法进一步治疗而需要转院,收治医院的临床医师为确保在准确诊断前提下进行治疗,提出病理会诊;第二种情况是原诊治医院的临床医师认为病理学诊断结果与临床不符,与病理医师沟通后仍不能达成一致意见,提出院外会诊;第三种情况是患者及其家属对原诊治医院病理学诊断的报告存有疑虑而要求院外会诊,此时往往由患者或其家属到一家或多家医院要求会诊;第四种情况是基层医院病理科条件所限,不能进行一些特殊检查如免疫组织化学、电镜等,要求上一级有条件医院会诊;第五种情况是原诊治医院与患者发生医疗纠纷,患者及其家属提出法律诉讼,法院要求上一级医院予以会诊。

病理会诊可由申请方(医院或患方)将病理切片直接带至会诊方会诊,这称为直接会诊。申请方如通过图像传送系统要求会诊方进行远程切片会诊,称为间接会诊。无论何种情况,会诊方如接受会诊,应提出会诊意见。病理会诊报告是会诊方组织有关病理专家个人或集体阅片后的咨询意见。会诊意见书上应写明:"病理医师个人会诊咨询意见,仅供原病理学诊断的病理医师参考。"原病理学诊断的病理医师应自行决定是否采纳病理会诊的咨询意见和采纳的程度。

第三节　肿瘤的细胞病理学诊断

一、常用方法

正确采集肿瘤细胞是细胞病理学诊断的先决条件,也是提高确诊率的关键。采集样本要尽可能从病变处直接取样方能代表主要病变。采集方法应安全、简便,患者不适感小,且要防止引起严重并发症或促使肿瘤播散。

(一)脱落细胞学检查(exfoliative cytological examination)

对体表、体腔或与体表相通的管腔内肿瘤,利用肿瘤细胞易于脱落的特点,取其自然脱落或

Notes

分泌排出物,或用特殊器具吸取、刮取、刷取表面细胞进行涂片检查,亦可在冲洗后取冲洗液或抽取胸、腹水离心沉淀物进行涂片检查。

(二)穿刺细胞学检查(aspiration cytology)

用直径 <1mm 的细针刺入实体瘤内吸取细胞进行涂片检查。对浅表肿瘤可用手固定肿块后直接穿刺,对深部肿瘤则需在 B 型超声波、X 线或 CT 引导下进行穿刺。

(三)涂片制作

取材后应立即涂片,操作应轻巧,避免损伤细胞,涂片须厚薄均匀。涂片后应在干燥前立即置于 95% 乙醇或乙醇乙醚(各半)混合液固定 15 分钟,以保持良好的细胞形态,避免自溶。常用的染色方法有苏木精伊红(HE)法、巴氏(Papanicoloau)法,吉姆萨(Giemsa)法和瑞氏(Wright)法等。传统的涂片用手推,近年来新的细胞学技术 - 液基细胞学(liquid based cytology)已被广泛应用。该技术利用细胞保存液,将各类标本及时固定,并转化为液态标本,然后采用密度梯度离心或滤膜过滤等不同的核心技术,去除标本中可能掩盖有诊断意义细胞的物质,如红细胞、炎症细胞、黏液或坏死碎屑等,进而利用自动机械装置涂片,使细胞均匀薄层分布于直径 1~2cm 的较小区域内进行阅片。该技术可获得背景清晰的高质量涂片,可大大减少阅片时间,提高阳性诊断率。此外,细胞保存液延长了标本保存期,便于标本转运,并可重复制片,还能保护细胞中的 RNA、DNA 和蛋白质免受降解,有利于分子生物学和遗传学等技术的开展。除此之外,薄层涂片技术使计算机自动细胞图像分析筛选成为可能。

二、应 用 范 围

(一)脱落细胞学检查

1. **阴道脱落细胞学**　吸取或刮取子宫颈或阴道穹隆的细胞制备涂片,通常用巴氏或 HE 染色。最常用于子宫颈鳞状细胞癌的诊断和普查,诊断正确率可达 90% 以上。此外,还可用来观察女性内分泌激素水平的变化。

2. **痰涂片和支气管刷片细胞学**　可用于肺癌的诊断和组织学分型,如鳞状细胞癌、小细胞癌或腺癌。

3. **胸、腹水脱落细胞学**　抽取胸、腹水,经离心后吸取沉淀物制备涂片,可用于肺癌、胃肠道癌、卵巢癌和恶性间皮瘤等诊断和鉴别诊断。

4. **尿液脱落细胞学**　收集尿液,经离心后吸取沉淀物制备涂片,常用于膀胱肿瘤的诊断。

5. **乳房乳头溢液细胞学**　可用于诊断乳腺炎症性疾病、导管上皮增生、非典型增生和乳腺癌。

6. **其他**　食管拉网涂片检查常用于食管鳞状细胞癌和其他病变的诊断;胃灌洗液涂片可用于胃腺癌的诊断;脑脊液和心包积液抽取后离心沉淀,制备涂片,分别用于神经系统炎症和肿瘤以及心包转移性肿瘤和恶性间皮瘤的诊断。

(二)穿刺细胞学检查

某些器官或组织既无自然脱落细胞,内镜又不能达到,需用穿刺细胞学检查。最常用于浅表可触及的肿块,如淋巴结、乳腺、涎腺、甲状腺、前列腺和体表软组织,也可在超声引导、X 线或 CT 定位下穿刺深部组织的肿块,如肝、肺、胰腺、肾脏、卵巢、腹膜后、软组织和骨等。

1. **淋巴结**　是穿刺细胞学最常见的部位,可用于诊断淋巴结转移性癌,也可用于区分恶性淋巴瘤和反应性增生,结合免疫组化技术还可对某些类型恶性淋巴瘤进行组织学分型。对疑为恶性淋巴瘤者,为确保正确分型,最好作组织病理学检查。

2. **涎腺**　主要用于大涎腺(腮腺、颌下腺和舌下腺)的穿刺细胞学检查,以确定肿块性质和肿瘤的良、恶性。由于涎腺肿瘤的上皮和间质成分变化多,而良性肿瘤大多有包膜,有些学者认为应谨慎应用。

Notes

3. 甲状腺　穿刺细胞学检查对甲状腺炎、结节性甲状腺肿、乳头状癌、髓样癌和间变性癌的诊断有帮助,但在滤泡性腺瘤和滤泡性癌的鉴别诊断中作用有限。

4. 胸、腹腔脏器　在超声、X线或CT引导下的细针穿刺细胞学检查可用于肝、肺、胰腺、肾脏和卵巢等实质脏器肿块的诊断,诊断正确率达80%~90%。

5. 其他　纵隔、腹膜后、软组织和骨等部位也可用细针穿刺做细胞学检查,但诊断较困难,常难以正确区分肿瘤的良恶性或作出明确的组织学分型。

三、诊断报告书

(一) 基本内容

填写患者基本情况同组织病理学诊断报告书,包括病理号、姓名、性别、年龄、送检医院或科室、住院号、门诊号、送检日期和收验日期。

(二) 诊断表述基本类型

1. 直接表述性诊断　适用于穿刺细胞学标本的诊断报告。根据形态学观察的实际情况,对于某种疾病或病变作出肯定性(Ⅰ类)、不同程度意向性(Ⅱ类)细胞学诊断,或是提供形态描述性(Ⅲ类)细胞学诊断,或是告知无法作出(Ⅳ类)细胞学诊断(参见第二节)。

2. 间接分级性诊断　用于查找恶性肿瘤细胞的细胞学诊断。

(1) 三级法:分阳性、可疑和阴性。阳性为找见肯定的恶性细胞,临床医师可依据细胞学诊断报告行手术切除、化学治疗或放射治疗;可疑为找见难以确诊的异型细胞,临床医师应重复细胞学检查或做活组织检查,如临床和影像学等检查强烈提示恶性,也可进行治疗;阴性为仅找见正常或炎症变性细胞。

(2) 四级法:分为阳性、可疑、非典型性和阴性。非典型性细胞属于狭义的癌前病变中见到的细胞,还可能包括异型显著的炎症变性细胞,甚或数量很少而形态不典型的癌细胞。非典型细胞的临床意义不明确,需进一步检查,不能单独依据此结果进行治疗。

(3) 五级法:Ⅰ级为无异型或正常细胞;Ⅱ级为细胞学有异型(核异质细胞),但无恶性证据;Ⅲ级为细胞学怀疑为恶性;Ⅳ级为细胞学高度怀疑为恶性;Ⅴ级为细胞学确定恶性。

(4) Bethesda系统分级法:用于宫颈和阴道涂片细胞学检查,采用巴氏染色法。为两级法,即低级别鳞状上皮内病变(LGSIL)和高级别鳞状上皮内病变(HGSIL)。

世界卫生组织(WHO)不推荐用数字式分级诊断,建议细胞学报告应采用诊断性名称,如有可能还应说明类型(鳞状细胞癌、腺癌、小细胞癌等)。

四、优点和局限性

(一) 优点

细胞学检查取材方便,所需设备较简单,操作、制片和检查过程快速,给患者造成的痛苦很小,易于推广和重复检查,是一种较理性的肿瘤诊断方法。细胞学检查还适用于宫颈癌和食管癌等肿瘤的普查。

(二) 局限性

细胞学检查有较高的假阴性率,一般为10%左右。因此,阴性结果并不能否定恶性肿瘤的存在;深部肿瘤如肝癌、肺癌、胰腺癌和肾癌等,常难以取得较理想的标本;早期食管癌、贲门癌和肺癌,尽管拉网或痰液细胞学检查为阳性,影像学检查往往不能显示出肿瘤的确切部位,难以精确定位而影响治疗,还需进一步做内镜检查来确定肿瘤的部位。细胞学检查结果如与临床不符或有争议的病例,应设法取活组织作组织病理学检查,明确诊断。

Notes

第四节　肿瘤病理学诊断的特殊技术

一、特殊染色

目前实验室常用的特殊染色主要有以下几种：

(一) PAS 染色(高碘酸 - 雪夫法)

可以显示糖原和中性黏液物质、基膜、大多数真菌和寄生虫，还可以显示腺泡状软组织肉瘤瘤细胞胞质内结晶，阳性反应呈红色。

(二) 网状纤维染色

显示网状纤维和基膜物质。网状纤维主要由Ⅲ型胶原纤维组成，基膜则主要由Ⅳ型胶原和层粘连蛋白(laminin)构成。网状纤维和基膜吸附银并呈 PAS 阳性染色是由于其表面被覆蛋白多糖或糖蛋白。常规工作中，以银为基础的网状纤维染色主要用于区分：①上皮性和非上皮性肿瘤；②各种间叶性肿瘤之间的鉴别；③原位癌和浸润性癌。

显示网状纤维染色的方法很多，常用方法有 Gomori 和 Gorden-Sweets 氢氧化银氨液浸染法，结果显示网状纤维呈黑色，胶原纤维呈黄棕色，胞核呈灰褐色或红色(核固红复染)。

(三) 三色染色

为结缔组织多色染色法，是用 3 种颜色显示多种结缔组织成分，如胶原、肌肉、淀粉样物质、黏液物质、纤维素、软骨、神经胶质和血细胞成分等，主要用于显示或区分各种纤维成分。由 3 种染料成分所显示的 3 种组织结构分别是细胞核、胞质和细胞外纤维。如 Masson 三色染色法结果为胶原纤维、黏液、软骨呈蓝色，胞质、肌肉、纤维素、神经胶质呈红色，胞核呈黑色。

(四) 淀粉样物染色

淀粉样物质是一种病理性细胞外蛋白质，因其与淀粉在碘液中呈相同染色反应而得名。常规 HE 染色、淀粉样物质为无细胞均一、淡嗜伊红色物质，其化学成分约 90% 为原纤维性蛋白。淀粉样原纤维性蛋白主要有两大类：一为淀粉样轻链(AL)蛋白，由浆细胞分泌，含免疫球蛋白轻链；另一为淀粉样相关(AA)蛋白，由肝细胞合成的非免疫球蛋白物质。淀粉样物沉着可见于肿瘤、慢性感染和某些遗传性疾病等多种疾病。在骨髓瘤、重链病、Waldenstrom 巨球蛋白血症、甲状腺髓样癌，胰岛细胞瘤、肺小细胞癌等肿瘤中存在淀粉样物质。

刚果红染色中淀粉样物质呈红色，胞核呈蓝色，在荧光显微镜下呈橘黄色或红色，在偏振光显微镜下呈苹果绿双折光性。甲基紫染色显示淀粉样物质呈紫红色或红色，胞核呈蓝色。

(五) 亲银和嗜银细胞染色

分布在全身各处的神经内分泌组织和细胞具有亲银或嗜银特性。亲银细胞具有将银溶液直接还原成不溶性黑色金属银的能力，而嗜银细胞则需加入还原剂后才能将银溶液还原成金属银。肾上腺嗜铬细胞瘤、少数类癌(起源于后肠)亲银细胞染色阳性，大多数类癌嗜银细胞染色阳性，甲状腺髓样癌、垂体腺瘤、胰岛细胞瘤、皮肤 Merkel 细胞癌等全身各处神经内分泌癌可呈亲银或嗜银细胞染色阳性。

常用的亲银细胞染色是 Masson-Fontana 银染色法，亲银细胞颗粒呈棕黑色，黑色素也呈黑色，胞核呈红色。常用的嗜银细胞染色是 Grimelius 硝酸银染色法，嗜银细胞颗粒呈棕黑色，背景呈黄色或浅棕色。

(六) 中性脂肪染色

脂质在组织化学上可以分为单纯脂质、复合脂质和衍生脂质 3 类。中性脂肪通常采用脂溶性色素染色法，脂溶性色素主要有苏丹Ⅲ、苏丹Ⅳ、油红 O 等，这些色素既能溶于有机溶剂又能溶于脂质内，故不能用于石蜡包埋的材料，只能在新鲜组织冷冻切片上进行染色。目前，肿瘤病理诊断上主要用于皮脂腺肿瘤和脂肪肉瘤的诊断,有时也可用于恶性纤维组织细胞瘤、黄色瘤和肾上腺皮质肿瘤的诊断和鉴别诊断。苏丹Ⅳ(猩红)和油红 O 染色法都能将脂质染成红色,但油红 O 染色反应最强,且能显示细小脂滴。

(七) 色素染色

许多色素在常规 HE 染色切片上很相似而不易区分,通常需要采用不同的特殊染色方法显示,来确定色素的性质。肿瘤病理学诊断工作中使用比较多的是含铁血黄素和黑色素染色。

显示含铁血黄素的常用方法是 Perls 染色法,含铁血黄素呈蓝色,其他组织呈红色。显示黑色素的常用方法是 Masson-Fontana 银染色法,黑色素呈黑色,其他组织呈复染的颜色,可用于恶性黑色素瘤的诊断,也可为一些含黑色素的病变如色素痣、蓝痣,含黑色素的肿瘤如色素性神经鞘瘤、透明细胞肉瘤等的诊断和鉴别诊断提供依据。

(八) 黏液染色

黏液可分为中性和酸性黏液两大类。中性黏液由氨基己糖和游离己糖组成,不含酸性反应基(游离酸根或硫酸酯)。酸性黏液较复杂,可分为硫酸化结缔组织黏液(包括涎酸的羧基化黏液)和透明质酸。

中性黏液对 PAS 染色呈阳性反应,不能被淀粉酶消化。酸性黏液因其成分不同,对奥辛蓝(AB)、甲苯胺蓝、胶体铁、高铁二胺(HID)以及硼氢化物/氢氧化钾/高碘酸雪夫(PB/KOH/PAS)染色呈不同染色反应。

胃型胃癌、黏液表皮样癌、某些黏液腺癌、脊索瘤和滑膜肉瘤含中性黏液,PAS 染色阳性。肠型胃癌和结直肠癌含酸性黏液,AB 染色呈蓝色,HID 染色则可将硫酸化酸性黏液染成棕黑色,而羧基化(涎酸)酸性黏液染成蓝色。

含黏液的间叶性肿瘤如黏液脂肪肉瘤和黏液纤维肉瘤中的黏液为透明质酸,在 AB 染色前先用透明质酸酶消化则可使染色反应消失,黏液软骨肉瘤 AB 染色阳性,但不能用此法取消 AB 的蓝色反应。

二、电子显微镜技术

电子显微镜(电镜)(electric microscopy)是病理形态诊断和研究中的一个重要工具。电镜分辨率高,最大分辨率可达 0.2nm,是光镜(0.2μm)的一千倍,能清楚显示细胞的微细结构(亚细胞结构),是肿瘤病理诊断和鉴别诊断的辅助检查手段之一,也可用于肿瘤的病因和发病机制的研究。电镜有数种类型,包括透射电镜、扫描电镜、超高压电镜和分析电镜等。肿瘤病理诊断中最常用的是透射电镜。

(一) 应用

1. **区别分化差的鳞癌和腺癌** 鳞癌有发育良好的细胞间桥粒和胞质中张力微丝;腺癌有微绒毛,连接复合体,胞质内黏液颗粒或酶原颗粒。

2. **区别分化差的癌和肉瘤** 癌有细胞连接和基膜;肉瘤通常无细胞连接,也无基膜,但可有外板。

3. **区别腺癌和恶性间皮瘤** 腺癌的微绒毛少、短而钝,中间微丝和糖原颗粒少,含黏液颗粒或酶原颗粒;恶性间皮瘤的微绒毛多、细长,中间微丝和糖原颗粒较丰富,不含黏液颗粒和酶原颗粒。

4. **无色素性黑色素瘤** 胞质内存在不同成熟阶段的前黑色素小体和黑色素小体。

5. **神经内分泌肿瘤** 胞质内含有神经分泌颗粒,依据颗粒的大小、形状、电子致密度和空晕的有无和宽度等特征还可进一步区分不同类型的神经内分泌肿瘤。

6. **小圆细胞恶性肿瘤** 小细胞癌的细胞器发育差,偶见桥粒、张力微丝和原始细胞连接,有时在胞质内含神经分泌颗粒;胚胎性横纹肌肉瘤有肌动蛋白和肌球蛋白微丝以及 Z 带物质;

Notes

Ewing 肉瘤的细胞器很少,但有丰富的糖原颗粒;神经母细胞瘤的胞质内含微管和致密核心颗粒,胞膜有许多细长的树突状突起。

7. 确定某些软组织肿瘤的起源或分化　平滑肌肉瘤有伴致密体的肌微丝,质膜下微饮空泡和外板;血管肉瘤的胞质内可找见特征性 Weibel-Palade 小体;腺泡状软组织肉瘤有类晶体和大量线粒体;透明细胞肉瘤有黑色素小体。

8. 其他　Langerhans 组织细胞增生症中能见到呈杆状的 Birbeck 颗粒;精原细胞瘤的胞核中可见显著的核仁丝。

(二) 注意事项

1. 电镜检查在肿瘤病理诊断中仍起着一定的作用,与其他辅助方法如特殊染色或免疫组织化学技术一样,电镜结果的解释必须结合临床资料、大体形态、常规光镜检查和其他辅助方法一起作出。

2. 组织离体后必须迅速取材和固定,超过 1 小时未固定的组织不宜做电镜检查。电镜观察范围很小,应结合光镜、先在 1mm 薄切片定位后再做超薄切片观察。

3. 检查者必须了解自溶和坏死等人工伪像的超微结构形态特点,必须熟悉各种肿瘤电镜表现的特点和变化范围。

4. 电镜确定肿瘤的细胞起源时,通常需证实假定细胞的一组超微结构特征。例如,要确定为平滑肌细胞,在电镜下应观察到有伴致密体的肌微丝、质膜下微饮空泡和外板。肌纤维母细胞也可以见到伴致密体的微丝束,但无其他平滑肌的超微结构特征,而有胞质内发育良好的粗面内质网和细胞间的纤维连接(fibronexus)。

5. 肿瘤电镜诊断时,超微结构特点一般无法用于区别肿瘤的良、恶性。在分化差的恶性肿瘤,不是每个肿瘤都有特征性超微结构特点。

6. 电镜诊断报告书应单独作出,并附于病理诊断报告书中。

三、免疫组织化学技术

(一) 概述

免疫组织化学(immunohistochemistry,IHC)技术是用已知抗体或抗原在组织切片上检测组织和细胞中相应未知抗原或抗体的一种特殊组织化学技术。IHC 方法特异性强,敏感性高,将形态、功能和物质代谢密切结合一起,已成为现代诊断病理学上最重要的、必不可少的常规技术。

用于病理学诊断的标志物被称为诊断性标志物(diagnostic markers),可协助进行病变的诊断、组织学分型、病因学诊断、转移性肿瘤的原发部位判断等。另有一些标志物可用于判断肿瘤的预后,例如乳腺癌的雌、孕激素受体阳性,可能预后较好;间变性大细胞性淋巴瘤中 ALK 阳性者预后较好,这类指标被称为预后标志物(prognostic markers)。有些指标可预测肿瘤的治疗反应,被称为治疗预测标志物(predictive markers),如乳腺癌雌激素受体阳性既是预后标志物,同时也是内分泌治疗疗效较好的治疗预测标志物。

当前 IHC 所用的抗体多达上千种,可分为多克隆抗体和单克隆抗体两大类。多克隆抗体的优点是制备方便,敏感性高,可用于石蜡切片,部分多克隆抗体有较好抗原特异性,缺点是非特异性交叉反应较多,效价不太稳定。单克隆抗体的优点是抗原特异性强,质量和效价稳定,可根据需要随时批量生产,非特异性交叉反应少,缺点是敏感性较低,有些单克隆抗体只能在冷冻切片上染色。最近研制的兔源性单克隆抗体的敏感性增高,且大多数常用的抗体都能在石蜡切片上标记。

IHC 检测方法很多,目前应用得最多的方法是过氧化物酶 - 抗过氧化物酶法(PAP 法)和亲和素 - 生物素复合物法(ABC 法),其他可选择的方法有生物素 - 链霉亲和法(B-SA 法),碱性磷

酸酶 - 抗碱性磷酸酶法（APAAP法）和多聚体标记二步法（如EnVision法）等。除了手工免疫组化检测外，近年来全自动免疫组织化学技术的运用越来越广泛。该技术具有独特的运行体系，通过电脑操作系统控制软件程序，其染色操作简便安全，可重复性好，容易达到标准化，对免疫组织化学标准化程度的提高和质量控制起到了推动作用。

（二）常用标记物

1. 上皮性标记物　最常用的是角蛋白和上皮膜抗原，其他标记物包括桥粒蛋白（desmoplakins）和包壳蛋白（involucrin）等。

（1）角蛋白（keratins，Ker）：又称细胞角蛋白（cytokeratins，CK），是一组分子量40~68kD的中间微丝（直径8~10nm）蛋白，为细胞骨架蛋白的一部分，存在于上皮细胞内和复层鳞状上皮的无细胞角质层内。在凝胶电泳上至少可以区分出20种不同类型角蛋白，按等电点不同分为碱性和酸性两大组，在上皮细胞内常成对表达。

抗角蛋白抗体种类很多，但没有一种抗体能识别所有亚型角蛋白。主要识别高分子量角蛋白的抗体有AE3和34βE12，主要识别低分子量角蛋白的抗体有AE1、35βH11和CAM5.2。将AE1和AE3混合或34βE12和35βH11混合，则可同时识别高分子量和低分子量角蛋白。角蛋白阳性的肿瘤有癌、恶性间皮瘤和部分生殖细胞肿瘤，阳性反应定位在细胞质中；角蛋白阴性的肿瘤则有大多数肉瘤、恶性淋巴瘤和恶性黑色素瘤。要进一步区分鳞癌和腺癌或特殊组织和器官来源的癌时，则可用针对不同分子量角蛋白抗体（如CK5、CK10、CK7、CK20等）和其他标记物。有些间叶来源的肿瘤可表达角蛋白，通常为CK8和CK18，而不表达CK7、CK19和其他角蛋白。

（2）上皮膜抗原（epithelial membrane antigen，EMA）：一种人乳脂肪小球膜上的跨膜糖蛋白，存在于正常乳腺组织肿瘤中，也存在于许多其他上皮性肿瘤中，EMA定位于正常乳腺上皮细胞膜的顶端，但在肿瘤细胞上定位于整个细胞膜上。EMA的敏感性不如角蛋白，肝细胞癌、基底细胞癌、胚胎性癌、垂体腺瘤、甲状腺髓样癌和肾上腺皮质腺癌不表达EMA。EMA的特异性也不如角蛋白，浆细胞瘤、间变性大细胞淋巴瘤、霍奇金淋巴瘤和某些间叶性肿瘤可表达EMA。EMA与角蛋白一起应用能作为上皮细胞的补充标记物。

2. 非上皮性标记物　与上皮性标记物相对，包括间叶组织标记物波形蛋白和肌组织、内皮、组织细胞和细胞外间质等各种标记物。

（1）波形蛋白（vimentin）：一种分子量57kD的中间微丝蛋白，存在于纤维母细胞、肌细胞、内皮细胞、淋巴细胞、施万细胞、室管膜细胞和黑色素细胞中，也可出现在各种间叶源性肿瘤中，阳性反应定位在细胞质中。

（2）肌动蛋白（actin）：一种具有收缩功能的细微丝蛋白（直径5~6nm），广泛存在于各种不同类型细胞。肌肉特异性肌动蛋白有两种：α- 平滑肌肌动蛋白（α-SMA）存在于平滑肌、肌纤维母细胞和肌上皮细胞及其相应肿瘤中，阳性反应定位在细胞质中；肌肉特异性肌动蛋白（MSA）存在于平滑肌和横纹肌及其相应肿瘤中，阳性反应也定位在细胞质中。

（3）结蛋白（desmin）：一种分子量53kD的中间微丝蛋白，存在于大多数肌细胞（骨骼肌、平滑肌和心肌）及其相应肿瘤中，阳性反应定位在细胞质中。

（4）肌源性转录因子D家族（myoD家族）：两种核内蛋白myoDl和成肌蛋白（myogenin）能特异性定位在向横纹肌分化肿瘤的细胞核内。

（5）钙调结合蛋白（caldesmon）和钙调宁蛋白（calponin）：存在于平滑肌、肌纤维母细胞和肌上皮细胞及其相应肿瘤的细胞质中。

（6）CD31、CD34和第8因子相关抗原（factor Ⅷ-related antigen，F8）存在于内皮细胞、血管瘤和血管肉瘤中，是血管内皮细胞标记物，其中CD31的特异性较高。

（7）D2-40：淋巴管内皮细胞和淋巴管肿瘤的标记物，阳性反应定位于细胞膜上，正常血管内皮不表达D2-40。D2-40还可在恶性间皮瘤、精原细胞瘤和滤泡树突细胞肉瘤等肿瘤中表达。

（8）CD68、CD163、溶质酶（lysozyme）：这些组织细胞或所谓纤维组织细胞标记物中，除CD163的特异性较强外，其他标记物可在许多其他肿瘤中表达，特异性差，阳性反应均定位在细胞质中。

（9）纤维连接蛋白（fibronectin，FN）、层粘连蛋白（laminin）和骨连接蛋白（osteonectin，ON）：这些细胞外间质标记物可出现在纤维母细胞、骨母细胞和基底膜中，可用于肿瘤诊断和肿瘤浸润的研究。

3. 淋巴造血组织标记物　淋巴造血组织，尤其淋巴细胞在其发育和分化过程中能形成许多分化性抗原，应用相应的抗体能区分出免疫表型不同的细胞系，同一细胞系的不同亚型和不同分化阶段的细胞群。这些标记物在现代淋巴瘤和白血病的诊断和分型中必不可少。

（1）白细胞共同抗原（leukocyte common antigen，LCA、CD45）：一种存在于所有造血细胞、分子量220kD的抗原，它不存在于非造血组织中。抗LCA抗体是区别造血组织与非造血组织的良好标记物，特异性高达100%，敏感性96%，至今未发现假阳性反应，故广泛应用于淋巴瘤的诊断和鉴别诊断。阳性反应定位在细胞膜上。

（2）免疫球蛋白（immunoglobulin，Ig）：免疫球蛋白重链有五类（μ、γ、α、δ、ε），而轻链仅两类（κ和λ）。Ig是B淋巴细胞和B细胞淋巴瘤可靠的标记物，几乎所有不同分化阶段的B细胞及其相应肿瘤都可在细胞表面和（或）胞质内表达Ig。病理诊断中最常用Igκ和Igλ是否克隆性表达来鉴别反应性滤泡增生还是滤泡性淋巴瘤，有时也可用IgH来区别某些类型的B细胞淋巴瘤。

（3）全B细胞标记物：最常用的是CD20和CD79α，其他标记物有CD19、CD22、Oct-2和Bob.1。约90%以上B细胞淋巴瘤和结节性淋巴细胞为主的霍奇金淋巴瘤表达上述抗体。除CD79α为胞质染色、Oct-2和Bob.1为胞核染色外，其余均为胞膜染色。

（4）全T细胞标记物：常用的有CD3、CD45RO，其他标记物有CD2、CD5和CD7。T淋巴细胞和T细胞淋巴瘤能表达上述抗体，阳性反应定位在细胞膜上。

（5）NK细胞相关标记物：CD56和CD57在NK细胞、NK细胞淋巴瘤和NK样T细胞淋巴瘤中表达，定位在细胞膜上。

（6）组织细胞、树突状细胞和髓细胞相关标记物：CD68和CD163用于标记组织细胞肉瘤，定位于胞质，呈颗粒性。S100蛋白、CD1a和Langerin用于标记Langerhans组织细胞增生症，S100蛋白定位于胞核，其余两种定位于胞质，如单独S100蛋白阳性，见于交指树突细胞肉瘤。CD21、CD35和clusterin用于标记滤泡树突细胞肉瘤，定位于胞质。MPO是粒细胞和髓细胞肿瘤相关标记物，定位于胞质，颗粒性。

（7）淋巴细胞不同分化阶段或亚群相关标记物：TdT是B、T或NK细胞系的淋巴母细胞肿瘤标记物，定位于胞核。CD10和bcl-6可用于确定滤泡中心细胞来源的肿瘤，而MUM-1则用于确定活化B细胞来源的肿瘤（包括浆细胞肿瘤），其中CD10定位于胞质，bcl-6和MUM-1定位于胞核。CD38和CD138用于标记浆细胞、浆母细胞和某些免疫母细胞肿瘤，阳性反应定位于细胞膜上。

（8）其他：CD15和CD30用于诊断霍奇金淋巴瘤，阳性反应定位在Golgi区和细胞膜。cyclin Dl用于诊断套细胞淋巴瘤，定位在胞核。CD30和ALK用于诊断间变性大细胞淋巴瘤，ALK定位在胞核或胞质。bcl-2可用于鉴别反应性滤泡增生和滤泡性淋巴瘤，前者阴性，后者阳性，定位在胞质。TIA-1、粒酶B和穿孔素用于NK细胞肿瘤或NK/T细胞淋巴瘤的辅助诊断，定位在胞质，颗粒性。Ki-67是反映肿瘤活性的标记物，定位在胞核。

4. 神经组织标记物

（1）胶质纤维酸性蛋白（glial fibrillary acidic protein，GFAP）：一种分子量51kD的中间微丝蛋白，它是星形胶质细胞的主要成分，也存在于室管膜细胞，胶质瘤和室管膜瘤中。髓母细胞瘤和

Notes

含胶质细胞或向胶质细胞分化肿瘤内可局灶性存在 GFAP 阳性细胞,阳性反应定位在胞质和胞质突起中。

(2) 神经微丝蛋白(neurofilament proteins,NF):一种由 68kD、150kD 和 220kD 不同分子量亚单位组成的三联体,是神经元特异性中间微丝。NF 存在于神经元、神经节细胞、肾上腺髓质嗜铬细胞、神经内分泌细胞以及相应的肿瘤中。阳性反应定位在胞质中。

(3) 神经元特异性烯醇化酶(neuron specific enolase,NSE):由两个 γ 亚单位组成的烯醇化酶,存在于神经元、神经内分泌细胞以及相应的肿瘤中。商用 NSE 多克隆抗体的特异性很低,需与其他抗体一起使用。阳性反应定位在胞质。

(4) 微管相关蛋白(microtubule-associated proteins):包括 MAP-2 和 MAP-Tau,为神经元骨架蛋白,表达于神经元、神经元肿瘤和混合性神经元 - 胶质瘤(如中枢神经细胞瘤、副神经瘤、神经节细胞瘤、节细胞胶质瘤和乳头状胶质神经元肿瘤等),阳性反应定位在胞质内。

(5) S100 蛋白:一种含 α 和 β 两条多肽链的可溶性酸性蛋白,分子量 20-55kD,因其能溶于 100% 硫酸铵而得名。在神经系统中,S100 蛋白存在于胶质细胞、神经元、施万细胞、脑膜上皮细胞以及这些细胞相应肿瘤中。阳性反应定位在胞核或同时在胞核和胞质中。

(6) 其他:髓磷脂碱性蛋白(MBP)是髓鞘结构蛋白的主要成分,是少突胶质细胞、施万细胞以及相应肿瘤的特异性标记物,定位于胞质。CD57(Leu7)也能在少突胶质细胞、施万细胞以及相应肿瘤中表达,定位在细胞膜上。同时应用 S100 蛋白、MBP 和 CD57 标记可提高少突胶质细胞瘤和恶性神经鞘膜瘤的阳性检出率。

5. 内分泌和神经内分泌系统标记物　机体内除垂体、甲状腺、甲状旁腺、松果体、肾上腺和性腺等内分泌器官和组织外,还有一些分散在许多器官中的细胞能表达神经元和典型内分泌细胞的生物合成功能,称为神经内分泌细胞。它们能表达一般性神经内分泌标记物外,还能表达产生激素及其相关产物的标记物。

(1) 神经内分泌细胞一般性标记物:包括 NSE、嗜铬颗粒蛋白 A(chromogranin A,CgA)、突触囊泡蛋白(synaptophysin,Syn)、CD56、蛋白基因产物 9.5(protein gene product 9.5,PGP9.5)和组胺酶等。这些标记物可用来确定被检测细胞的神经内分泌性质,也可用于神经内分泌肿瘤的诊断和鉴别诊断。除 NSE 定位于胞核外,其余标记物均定位于胞质。

(2) 激素及其相关产物标记物:包括垂体激素(ACTH、GH、LTH、TSH、FSH、LH)、胰岛细胞、胃肠道和呼吸道细胞激素(胰岛素、胰高血糖素、胰多肽、生长抑素、促胃液素、血管活性肠多肽、促胃液素释放肽、P 物质、5- 羟色胺)和其他激素(肾上腺素、去甲肾上腺素、甲状腺素、甲状旁腺激素、性激素和 hCG 等)。这些标记物均定位于胞质中,能用来确定被检测细胞和相应肿瘤的类型和功能。

6. 器官或组织特异型性抗原标记物　原发部位不明的转移性肿瘤中,约 80% 为上皮性恶性肿瘤,一些器官或组织特异性抗原有助于确定肿瘤的起源部位。

(1) 前列腺特异性抗原(prostate-specific antigen,PAS)、前列腺酸性磷酸酶(prostatic acid phosphatase,PAP)和前列腺特异性膜抗原(prostate-specific membrane antigen,PSMA):这几种标记物对转移性前列腺癌具有较高的特异性和敏感性,阳性反应定位在胞质中。

(2) 甲状腺球蛋白(thyroglobulin,TG):甲状腺滤泡上皮起源的肿瘤都能表达 TG,但其敏感性随肿瘤分化程度而异,可用于证实转移性甲状腺癌,阳性反应定位于胞质。

(3) 甲状腺转录因子 -1(thyroid transcription factor-1,TTF-1):一种细胞核的组织特异性蛋白转录因子,见于甲状腺滤泡上皮及其肿瘤,定位于胞核。TTF-1 比 TG 敏感,但特异性比 TG 低,TTF-1 还能在呼吸性和肺泡上皮细胞及其相应肿瘤,以及少数肺外肿瘤中表达。

(4) 表面活性脱辅基蛋白 A(surfactant apoprotein A,SP-A、PE-10):肺泡上皮细胞和 60%~70% 肺腺癌表达 SP-A,其敏感性不如 TTF-1,但特异性高,阳性反应定位在胞质。

Notes

（5）巨囊病液体蛋白 -15（gross cystic disease fluid protein-15，GCDFP-15）和乳珠蛋白 A（mammaglobin A）：这两种标记物对乳腺癌有较高特异性和敏感性，可用于证实转移性乳腺癌，阳性反应定位在胞质。GCDFP-15 还存在于顶泌汗腺肿瘤中。

（6）胰淀粉酶（pancreatic amylase）和 α1- 抗胰蛋白酶（AAT）：对外分泌胰腺以及相应肿瘤有一定特异性，但特异性很低，目前很少应用。

（7）CDX2：肠上皮细胞发育所必需的转录蛋白因子，该标记物在十二指肠至结直肠腺癌中均表达，阳性反应定位于胞核。CDX2 也可在胃、胰腺、胆管癌和卵巢黏液性癌中表达。

（8）Hep Parl：一种主要由肝细胞产生的功能未明蛋白，能在石蜡切片上标记的单克隆抗体，能用于肝细胞癌的诊断和鉴别诊断，有较高的特异性和敏感性。阳性反应定位在胞质，呈颗粒性。

（9）胎盘碱性磷酸酶（placental alkaline phosphatase，PLAP）和 OCT-4：PLAP 表达于各种生殖细胞肿瘤，包括精原细胞瘤、无性细胞瘤、胚胎性癌和卵黄囊瘤，阳性反应定位在细胞膜上。OCT-4 是生殖细胞的一个核转录因子，除卵黄囊瘤外，能表达于其他生殖细胞肿瘤中，特异性和敏感性均比 PLAP 高，也可作为检测原位生殖细胞肿瘤的极好标记物，阳性反应定位于胞核。

7. 肿瘤相关抗原标记物 这类标记物种类很多，但只有少数几种抗体在肿瘤诊断中有应用价值。

（1）癌胚抗原（carcinoembryonic antigen，CEA）：一种分子量 180kD 的糖蛋白。最初认为对结肠癌具有特异性，之后发现也存在于胎儿结肠黏膜和少量存在于成人结肠黏膜中，起源于内胚层的上皮性肿瘤（结肠、胃、胰腺、胆管和肺等）均可表达 CEA。此外，乳腺、汗腺、膀胱和宫颈癌等偶也可表达 CEA。阳性反应定位在胞质或胞膜上。

（2）α- 甲胎蛋白（α-fetoprotein，AFP）：肝细胞癌和卵黄囊瘤表达 AFP，胚胎性癌中可存在少数 AFP 阳性细胞，定位在胞质。

（3）CA-125：卵巢浆液性肿瘤和内膜腺癌表达 CA-125，但卵巢黏液性肿瘤不表达此抗原。阳性反应定位在胞质或胞膜上。CA-125 也可在部分胆管和胰腺癌中表达。

（4）CAl9-9：大多数胰腺癌和胃癌，部分膀胱癌、肺腺癌、乳腺癌和胆管癌中表达 CAl9-9，定位在胞质。

（5）HMB45、melanin A 和 NK1/C3：这几种黑色素瘤相关抗原的单克隆抗体对恶性黑色素瘤具有较高特异性，但也可以在其他黑色素细胞病变和少数其他肿瘤中表达，阳性反应定位在胞质。

8. 其他标记物

（1）病毒抗原：人乳头状瘤病毒、单纯疱疹病毒、EB 病毒和乙型肝炎病毒等的检测有助于某些肿瘤（如宫颈癌、鼻咽癌、恶性淋巴瘤和肝癌等）的病因学研究和诊断。

（2）细胞增殖活性标记物：最常用的是 Ki-67（MIB-1）和 PCNA，阳性反应定位于胞核。由于 Ki-67 标记更为可靠，故现已很少用 PCNA 来检测细胞增殖活性。

（3）癌基因和抗癌基因标记物：这些基因蛋白产物的抗体可用来检测某些肿瘤中有无异常表达，可间接了解这些基因功能状态和有无突变，为治疗选择和预后判断提供依据。较常用的有 p53、Rb、HER2、ras 和 bcl2 等。

（4）生长因子及其受体标记物：如 EGF、EGFR、FGF 和 FGFR 等。

（5）细胞因子标记物：如干扰素和白细胞介素等。

（6）多药耐药基因及其相关基因标记物：如 pl70、拓扑异构酶（topoisomerase）和谷胱甘肽 S-转移酶 π（GST-π）等。

9. 治疗相关标记物的检测

（1）雌激素和孕激素受体（ER、PR）：乳腺、子宫和性腺组织存在 ER 和 PR，大多数乳腺癌和子宫内膜样癌表达 ER 和 PR，定位在胞核。ER 和 PR 阳性乳腺癌对内分泌治疗有效，预后好，故检测 ER 和 PR 有助于乳腺癌等激素依赖性肿瘤的治疗选择。

(2) HER2：又称 HER2/neu 或 c-erbB2，15%~25% 的人类乳腺癌存在 HER2 蛋白的过度表达。HER2 可作为预后判断或预测治疗反应的标记物。HER2 阳性乳腺癌患者预后较差，且往往对激素治疗和其他化疗药物产生耐药。人源化抗 HER2 单克隆抗体 - 曲妥珠单抗于 1998 年通过美国 FDA 批准在临床使用。标准的免疫组化 HER2 检测将有助于发现适合曲妥珠单抗治疗的乳腺癌患者。

(3) CD117：胃肠道间质肿瘤表达 CD117，可应用伊马替尼治疗。该药物是酪氨酸激酶抑制剂，2003 年被批准用于治疗胃肠道间质肿瘤。

(4) CD20：B 细胞淋巴瘤表达 CD20，可应用利妥昔单抗治疗。该单抗是嵌合性的抗 CD20 单克隆抗体，该药物的使用极大改变了 CD20 阳性 B 细胞淋巴瘤的疗效和预后。

(三) 应用

1. 分化差恶性肿瘤的诊断和鉴别诊断　应用角蛋白、波形蛋白、白细胞共同抗原和 S-100 蛋白可大致将癌、肉瘤、恶性淋巴瘤和恶性黑色素瘤区分开来。

2. 确定转移性恶性肿瘤的原发部位　如淋巴结转移性癌表达 TG 和 TTF-1 提示肿瘤来自甲状腺，骨转移性癌表达 PSA 和 PAP 提示肿瘤来自前列腺。

3. 恶性淋巴瘤和白血病的诊断和分型　如瘤细胞表达 CD20 和 CD79α，提示为 B 细胞淋巴瘤，进一步标记如 cyclin Dl 阳性则提示为套细胞淋巴瘤。又如瘤细胞表达 CD3 和 CD45RO，提示为 T 细胞淋巴瘤，如还表达 CD30 和 ALK 则提示为间变性大细胞淋巴瘤。典型霍奇金淋巴瘤表达 CD15 和 CD30。

4. 激素及其相关蛋白检测　用以诊断和分类(神经)内分泌肿瘤或确定非内分泌系统肿瘤异常激素分泌功能。

5. 确定由两种或多种成分组成肿瘤内的各种成分　如 Triton 瘤("蝾螈"瘤)由施万细胞和横纹肌细胞两种成分组成，可分别用 S100 蛋白和结蛋白予以证实。

6. 研究组织起源不明肿瘤　如软组织颗粒细胞瘤曾被认为起自肌母细胞，免疫组织化学显示瘤细胞表达 S-100 蛋白，结合电镜显示神经膜细胞(施万细胞)分化证据，现已知为周围神经的良性肿瘤。

7. 研究某些病原体与肿瘤发生的关系　如某些类型乳头状瘤病毒(HPVl6 和 HPVl8)与宫颈癌发生关系密切;EB 病毒与鼻咽癌、Burkitt 淋巴瘤、霍奇金淋巴瘤和 NK/T 细胞淋巴瘤发生关系密切。

8. 研究和寻找癌前病变的标记物　如凝集素 PNA、SJA 和 UEA-1 在结直肠腺瘤、腺瘤癌变和腺瘤中呈逐渐递增的改变。

9. 确定肿瘤良恶性或估计恶性肿瘤生物学行为　如用免疫球蛋白轻链 κ 和 λ 来鉴别反应性滤泡增生(K+/λ+)还是滤泡性淋巴瘤(K+/ λ- 或 K-/λ+)。应用细胞增生活性标记物(如 Ki-67)或癌基因蛋白产物(HER2、p53)可估计恶性肿瘤生物学行为，提供肿瘤的预后指标。

10. 为临床提供治疗方案的选择　乳腺癌 ER 和(或)PR 阳性患者可应用内分泌治疗(如他莫昔芬、来曲唑等);B 细胞淋巴瘤表达 CD20，可应用利妥昔单抗治疗;胃肠道间质瘤表达 CD117，可应用伊马替尼治疗;乳腺癌强表达 HER2，则可应用曲妥珠单抗治疗。

四、流式细胞术

(一) 概述

流式细胞术(flow cytometry)是一种应用流式细胞仪(flow cytometer，FCM)对细胞及其他微粒进行定性和定量研究的技术。FCM 又称为荧光激活细胞分类仪(fluorescent activated cell sorter，FACS)。

Notes

流式细胞仪的功能包括分析(analyzing)和分选(sorting)。FCM 能以高达数百至数千个细胞 / 秒的速度分析细胞,精确性和灵敏性高,纯度达 90%~99%,且可同时测定 4 个以上的参数,现已研发出可测定多达 20 个参数的设备。分选型流式细胞仪则可在分析的基础上,按照细胞的参数特征,选择性分离出需要的细胞,包括活细胞在内,用于进一步的研究。由于 FCM 只能检测单个分散细胞,故必须使用细胞悬液。对实体瘤则必须先将组织剪碎,加蛋白酶消化使之分散为单个细胞后才能检测,最好使用新鲜未固定组织制备细胞悬液。

(二) 应用

1. 肿瘤细胞增殖周期分析、染色体倍体测定、S 期比率和染色体核型分析等,有助于估计肿瘤的生物学行为。

2. 单克隆抗体间接荧光染色法鉴定不易区分的正常和克隆性原始幼稚的血细胞,进行白血病和恶性淋巴瘤的分型诊断。

3. 肿瘤相关基因(如 p53)定量分析,为预后判断提供依据。

4. 多药耐药基因(mdr1)产物的定量,为化疗药物的选择提供依据。

5. 肿瘤疗效监测,残存肿瘤细胞检测以及肿瘤有无复发的判断等。

五、图像分析技术

(一) 概述

病理学和组织学研究主要依据形态学观察和描述,为解决在显微镜下客观地测量组织特征,图像分析仪(image autoanalyser, IAA)已用于病理学的诊断和研究。IAA 是应用数学方法将观察到的组织和细胞二维平面图像推导出三维立体定量资料,包括组织和细胞内各组分的体积、表面积、长度、平均厚度、大小、分布和数目等,称为图像分析技术,又称为形态计量术(morphometry)。近年来应用光学、电子学和计算机研制成的自动图像分析仪,能更精确计量和分析各种图像的参数。

(二) 应用

1. 观察和测量肿瘤细胞的面积、周长、最大长径和横径、核的形态、核浆比例、实质细胞和血管的多少等参数,为进一步研究肿瘤浸润和转移等生物学行为提供精确的定量数据。

2. Feulgen 染色法将细胞核内 DNA 染成紫红色后,可用图像分析技术精确测量肿瘤细胞中 DNA 含量和作染色体的倍体分析。

3. 其他　Von Kossa 染色未脱钙骨组织后,用于诊断代谢性骨病(如骨软化症、骨质疏松症),并能精确定量骨和骨样组织的含量,以估计疾病的严重程度。ATP 酶和 NADH 染色肌肉,测定 I 型和 II 型肌纤维的各种形状因子和比例,用于肌病的诊断和研究。此外,还可用于测定小肠绒毛的面积来估计吸收功能;测定内分泌细胞的形状因子以判断内分泌功能等。

六、分子病理技术

(一) 概述

随着现代分子生物技术的飞速发展,肿瘤的病理诊断已从组织学分型发展到基因分型,分子病理学(molecular pathology)已成为迅猛发展的病理亚学科之一。它是采用分子生物学技术,从分子或基因水平研究疾病的发生发展及病理变化规律的一门学科,是传统组织病理学的有益补充和发展。这使病理学科由单纯的病理形态学诊断发展到一门与疾病易感性、预防、预后判断、个体化治疗密切相关的学科,也使病理诊断冲出单纯形态学的局限,更好地为临床诊断、预后判断和治疗服务。

(二) 应用

1. **诊断与鉴别诊断**　许多肿瘤具有特征性的染色体易位及相应的融合基因,可以被用作诊

Notes

断和鉴别诊断的依据。例如在鉴别淋巴组织反应性增生和淋巴瘤时,可以采用免疫球蛋白或 T 细胞受体的基因重排检测。

2. 组织起源评估　对于复发性肿瘤和转移性肿瘤的来源判定,仅通过比较肿瘤组织结构和细胞形态上的差异有时较为困难,但检测分子标志物常可以比较准确地做出判断。

3. 生物学行为评估　染色体易位、癌基因和抑癌基因变异的类型、微卫星不稳定性等与肿瘤的侵袭、转移、复发及临床预后相关。如过度表达 HER2 的乳腺癌预后差。

4. 研究肿瘤的发生机制　分子病理技术的快速发展为肿瘤发生机制的研究提供了更丰富的研究手段,如目前已明确 Lynch 综合征相关的子宫内膜癌与微卫星不稳定相关、卵巢高级别浆液性癌与 p53 基因突变相关、宫颈癌的发生与 HPV(人乳头状瘤病毒)感染相关、鼻咽癌的发生与 EB(Epstein-Barr)病毒相关,等等。

5. 肿瘤遗传和易感倾向的评估　肿瘤易感基因检测对于肿瘤高危人群的筛查具有重要意义,已经明确的肿瘤易感基因及其相关肿瘤包括:BRCA(家族性乳腺癌、卵巢癌)、Rb1(视网膜母细胞瘤)、p53(Li-Fraumeni 综合征)、APC(家族性腺瘤性息肉病)、WT1(肾母细胞瘤)、HNPCC(遗传性非息肉病性结直肠癌)、VHL(Von-Hippel-Lindau 综合征)等。

6. 肿瘤的随访与监测　可通过分子生物学技术检测到肿瘤病人外周血中极少量的肿瘤细胞,对肿瘤的转移、复发起到监测作用,有助于及时采取适当的治疗措施。

7. 为肿瘤个体化治疗提供依据　肿瘤发生、发展的不同时期可能涉及不同基因的不同变化形式,而某些基因的变化与肿瘤临床治疗的敏感性密切相关,对肿瘤的个体化治疗具有一定的指导意义。如乳腺癌、胃癌 HER2 基因扩增与曲妥珠单抗治疗、肺癌中 EGFR 基因突变与酪氨酸激酶抑制剂(如吉非替尼、厄洛替尼等)治疗、EML4-ALK 基因融合、ROS1 基因重排、MET 基因扩增与克唑替尼治疗、K-ras 基因突变筛选适合 EGFR 抑制剂治疗的患者,c-kit、PDGFRA 基因检测预测伊马替尼治疗的反应。

(三) 常用的分子病理学技术

1. 染色体分析　染色体分析(chromosome analysis)又称为核型分析(karyotype analysis),是用形态学方法研究正常和变异性状遗传物质,即染色体的一种常规细胞遗传学分析方法。将新鲜组织经处理后使细胞分散,经培养后用秋水仙碱处理,使分裂细胞终止在分裂中期,然后用显带技术来显示染色体结构和数目异常。研究证实,几乎所有肿瘤细胞都有染色体异常,其结构变化和数目增减往往不是随机的,因此,这种细胞遗传学分析可作为肿瘤诊断的一种辅助方法。在许多实体瘤如恶性淋巴瘤、软组织和骨肿瘤中存在频发性、非随机性染色体异常。最常表现为染色体易位(translocation),其他异常包括缺失(deletion)、倒位(inversion)、重复(duplication)、等臂染色体(isochromosome)、环状染色体(ring chromosome)、三体(trisomy)和单体(monosomy)等。如 92% 慢性粒细胞性白血病存在 Ph 染色体,即 t(9;22)(q34;q11);70%~95% 滤泡性淋巴瘤存在 t(14;18)(q32;q21);70%~80% 间变性大细胞淋巴瘤存在 t(2;5)(p23;q35),这些频发性、非随机性染色体易位可用于诊断和鉴别诊断。又如 B 慢性淋巴细胞白血病 / 小淋巴细胞淋巴瘤常存在 del(13q14)、少数存在 del(11q22-23)、del(17p13),这些染色体异常并非完全特异,在肿瘤诊断中帮助不大,但对预后判断有价值。其中 –13q 是预后良好的指标;–11q 常见于淋巴结广泛转移,生存期短;–17p 见于晚期患者,预后不良。90% 以上滑膜肉瘤存在特征性染色体易位 t(x;18)(p11;q11);约 85%Ewing 肉瘤 t(11;22)(q24;q12),这在分化差的滑膜肉瘤和小圆细胞恶性肿瘤的诊断和鉴别诊断中非常有用。又如神经母细胞瘤患者中 30%~40% 存在 del(lp36)、30%~50% 存在 del(11q23),约 25% 存在双微染色体(double minute chromosome,DM)或均一染色区(homogeneously staining region,HSR)。DM 或 HSR 提示位于染色体 2p24 上的 MYCN 基因扩增,这些 MYCN 扩增的神经母细胞瘤分化差或未分化,临床上进展迅速,预后差。约 90% 透明细胞癌有 del(3p);乳头状肾细胞癌有 7、17 和 20 号染色体的三体,无 del(3p);嫌色细胞癌则有 1、2、4、

Notes

10、13、17 和 20 号染色体杂合子丢失的低二倍体。最近还发现一种与 Xp11.2 易位导致 TFE3 基因融合相关的肾癌,肿瘤好发于儿童和青少年,临床分期常为Ⅲ~Ⅳ期,但临床经过较缓慢。

2. **原位杂交**　目前常用的原位杂交技术包括荧光原位杂交(fluorescence in situ hybridization,FISH)和亮视野原位杂交。常用的亮视野原位杂交方法有显色原位杂交(chromogenic in situ hybridization,CISH)和银增强原位杂交(silver-enhanced in situ hybridization,SISH)。ISH 能有效地检测染色体结构和数目异常,尤其适用于染色体易位、缺失和扩增。乳腺癌中 17q11-q12 上的 HER2 基因扩增可用 ISH 法检测,是选择靶向药物曲妥珠单抗治疗乳腺癌的标准检测方法之一。

FISH 是应用荧光素标记的特定探针与组织切片上的肿瘤组织杂交,在荧光显微镜下能显示与其相应的染色体某个区段或整条染色体。FISH 不仅能用新鲜组织检测,还能在石蜡切片上进行分析。该法比标准的染色体分析技术省时、价格相对低廉,不需要新鲜组织,但需要荧光显微镜观察,且组织切片上荧光染色易淬灭,不能长期保存。

CISH 技术是利用核酸分子单链间碱基互补的原理,将地高辛或生物素标记的外源核酸探针与组织、细胞或染色体上待测 DNA 或 RNA 互补配对,结合成双链杂交分子,通过过氧化物酶或碱性磷酸酶的呈色反应将待测核酸在组织、细胞或染色体上的位置显示出来。

SISH 是近年发展起来的一种基因检测新技术,通过使用先进的银沉淀技术,能够得到非常精确的色素信号,也是目前唯一的一种全自动原位杂交分析方法。

3. **比较基因组杂交**　比较基因组杂交(comparative genomic hybridization,CGH)是在分别提取肿瘤细胞和正常淋巴细胞中 DNA 后,用不同荧光染料染色并进行杂交,然后确定肿瘤细胞所有染色体上整个基因组是否存在某些染色体区段或整条染色体的增加或减少的遗传学分析方法。与标准细胞遗传学分析不同的是,CGH 仅依赖于可得到的基因组肿瘤 DNA,不需要肿瘤分裂中期细胞或特异性 DNA 探针。CGH 可从新鲜组织、细胞或石蜡包埋组织中提取的 DNA 进行检测。

CGH 主要用于检测染色体的缺失和重复,即染色体丢失,获得以及基因扩增。例如,不同类型肾细胞癌有其特征性染色体的获得或丢失,CGH 能将所有染色体数目异常检测出来。故 CGH 是发现基因组失衡的一个有用的检测方法,但不能用于检测染色体易位、倒位、倍体改变和点突变。

4. **印迹杂交**　常用的印迹杂交技术包括 Southern 印迹杂交、Western 印迹杂交、Northern 印迹杂交。

Southern 印迹杂交是将肿瘤细胞中提取的 DNA 用限制性核酸内切酶消化,经琼脂糖凝胶电泳按分子量大小分离酶切 DNA 片段,再使其变性,形成单链 DNA 片段,然后吸印在硝酸纤维素滤膜上,再用已知标记的 DNA 探针杂交,检测是否存在被探针杂交的 DNA 片段。Southern 印迹杂交是检测因抗原受体重排产生克隆性淋巴细胞的最有用方法,可通过分析 IgH 有无重排用于诊断 B 细胞淋巴瘤或白血病,也可通过分析 TCRβ 或 TCRγ 基因有无重排来诊断 T 细胞淋巴瘤或白血病。Southern 印迹杂交还可用于染色体易位的检测,但检测的断裂点 DNA 区段需在 15~20kb 之间。本法最大优点是能检测抗原受体基因所有的重排,但操作复杂,费时,限制了在病理诊断中应用。

Western 印迹杂交是将蛋白样本通过聚丙烯酰胺电泳按分子量大小分离,再转移到杂交膜上,然后通过一抗/二抗复合物对靶蛋白进行特异性检测的方法。该技术被广泛应用于检测蛋白水平的表达。

Northern 印迹杂交是将 RNA 从琼脂糖凝胶中转印到硝酸纤维素膜,是一种通过检测 RNA 的表达水平来检测基因表达的方法。

5. **聚合酶链反应(polymerase chain reaction,PCR)**　是一种扩增特定 DNA 区段的高效

Notes

方法,该技术以单链 DNA 为模板,用寡核苷酸或长度 20~40bp 小片段 DNA 为引物,利用 DNA 聚合酶,在 DNA 自动合成仪中合成 DNA。细胞中提取的特定 DNA 区段可通过此法检测出来。如果提取细胞中 RNA,经反转录酶作用,合成 cDNA,再以此为模板进行聚合酶链反应,称为反转录 PCR(reverse transcription-PCR,RT-PCR)。

实时荧光定量 PCR(real-time fluorescent quantitative PCR)技术实现了 PCR 技术由定性到定量的飞跃。该技术在 PCR 反应体系中加入能特异性标记 PCR 产物的荧光基团,利用荧光信号的积累实时检测整个 PCR 过程,最后通过标准曲线对未知模板进行定量分析。

PCR 和 RT-PCR 技术常用于检测恶性淋巴瘤中 IgH 和 TCR 基因重排,该法比 Southern 印迹杂交技术操作简便、快速、敏感性高,故已作为常规分子生物学检测的方法。PCR 和 RT-PCR 还能用于检测染色体易位、缺失或插入,以及核苷酸序列的微卫星重复或短串联重复的改变。由于 PCR 技术的敏感性非常高,因此还能用于检测微小的残留肿瘤细胞,用于评估疗效,监测肿瘤。该技术还能用于检测感染性疾病以及肿瘤相关的病原体检测,如宫颈癌与 HPV 感染密切相关,通过 PCR 技术可检测是否存在 HPV 感染,并可进行分型,如 16、18、31、33 和 45 型为高危性,而 6、11、34、40、42、43 和 44 型为低危性。

6. DNA 测序(DNA sequencing)　DNA 测序能检测出 DNA 序列中各核苷酸是否发生点突变,缺失和重复。传统的测序技术是以 Sanger 测序法为基础,以末端终止法为原理建立起来的技术。目前部分恶性肿瘤的治疗策略与 DNA 测序技术突变检测密切相关。以肺腺癌为例,表皮生长因子受体(EGFR)、k-ras、EML4-ALK 等基因是否存在突变对治疗策略的选择有重要意义。胃肠道间质肿瘤(GIST)中存在 CD117 和 PDGFA 突变与是否适用伊马替尼靶向治疗相关。

近年来,高通量的第二代测序技术(Next-generation sequencing)开始应用于各项研究领域,该技术通过不同颜色的荧光标记四种不同的 dNTP,当 DNA 聚合酶合成互补链时,每添加一种 dNTP 就会释放出不同的荧光,根据捕捉的荧光信号并经过特定的计算机软件处理,从而获得待测 DNA 的序列信息。二代测序技术有助于以更低廉的价格,更全面、更深入地分析基因组、转录组及蛋白质之间交互作用的各项数据。最新的第三代单分子测序技术目前也已问世,该技术克服了第二代测序技术的不足之处,有着更快的数据读取速度,且成本进一步降低。

7. 微阵列(microarray)技术　又称为生物芯片(biochip)技术,用微量点样方法将大量核酸片段,多肽分子或细胞等生物样品有序列地固定于支持物(玻片、硅片、聚丙烯酰胺凝胶和尼龙膜等载体)的表面,然后与标记的待测样品中靶分子杂交,再通过特定的仪器对杂交信号的强度进行快速、高效地分析,从而判断样本中靶分子的数量改变。依据生物芯片上样品所储存的不同类型信息,可分为基因芯片、蛋白芯片、细胞芯片和组织芯片等。高通量的微阵列技术弥补了传统技术操作复杂、自动化程度低,且检测目标数量有限的不足。

生物体中细胞和组织的所有特点最终取决于基因表达的产物,因此,基因表达的详尽描述可为肿瘤的分类提供极为准确的方法,且可预测对治疗的反应和确认干预治疗的生物学途径。应用肿瘤基因表达谱(gene expression profile,GEP)可对形态学上难以进一步分型的肿瘤进行分子分型。例如,按 GEP 能将弥漫性大 B 细胞淋巴瘤至少分为生发中心 B 细胞样和活化 B 细胞样两大类,前者对 CHOP 方案治疗反应好,5 年生存率明显高于后者。又如乳腺癌的 GEP 分析可证实存在不同的临床亚型,即腔面 A 型,腔面 B 型,HER2 过表达型、基底样型,不同分子亚型的预后不同,治疗策略也不相同。

(朱雄增)

参考文献

1. 中华医学会.临床技术操作规范.病理学分册.北京:人民军医出版社,2004
2. 郑杰.重视疾病的分子病理诊断.北京大学学报(医学版),2003:35:1-3

Notes

3. 蒋国梁,朱雄增.临床肿瘤学概论.第 2 版.上海:复旦大学出版社,2013

4. Kumar V,Abbas AK,Fausto N,et al. Robbins and Cotran pathologic basis of disease. 9th ed. Philadelphia:Saunders,2014

5. Dabbs D.Diagnostic immunohistochemistry:theranostic and genomic applications. 4th ed.Saunders,2013

6. Longtine JA,Fletcher JA. Molecular genetic techniques in diagnosis and prognosis.In:Fletcher CDM. Diagnostic histopathology of tumors. 4th ed. Philadelphia:Churchill Livingstone,2013

第二章 肿瘤标志物分子诊断

　　肿瘤是机体在各种致癌因素作用下,局部组织细胞在基因水平上失去对其生长的正常调控,形成异常增生或分化的细胞群。早期发现的肿瘤,体积小,较少转移,如适时进行手术等治疗就能彻底清除病灶,可有效地控制肿瘤发展,收到事半功倍的效果。据世界卫生组织(world health organization,WHO)估计,早期肿瘤的治愈率可达83%,因此积极开展肿瘤的早期发现、早期诊断和早期治疗研究,对于癌症的预防和控制是非常重要的。目前影像学诊断(包括 CT、磁共振和 PET/CT)、生化诊断(包括癌反应、血清学和免疫学指标)以及细胞和组织学诊断是肿瘤诊断的三大支柱,后两者均以肿瘤标志物作为观察的主要指标。肿瘤标志物对于临床上诊断肿瘤、监测肿瘤的复发和转移、判断治疗效果和预后、群体随访观察等均有较大的实用价值。肿瘤标志物的研究,还为肿瘤早期发现、探讨肿瘤的发生发展机制,以及建立肿瘤的治疗和预后监测系统开辟了新前景。

第一节　肿瘤标志物概论

一、肿瘤标志物的基本概念

　　肿瘤标志物是 1978 年 Herberman 在美国国立癌症研究院(National Cancer Institute,NCI)召开的人类免疫及肿瘤免疫诊断会上提出的,次年在英国第七届肿瘤发生生物学和医学会议上被确认。随着生物技术的发展和肿瘤发病机制研究的深入,特别是近年来蛋白质组学技术和基因测序技术的革新,筛选发现了许多新的肿瘤标志物。人们对于肿瘤标志物概念的认识也日益趋向完整和深入。

(一)肿瘤标志物

　　肿瘤标志物(tumor markers)是指伴随肿瘤出现或在肿瘤中含量大大超过正常组织,可以提示体内肿瘤存在的物质。肿瘤标志物通常是增加的抗原、酶、受体、激素或代谢产物形式的蛋白质、癌基因和抑癌基因及其相关产物等成分,也可以是基因的、表观遗传学的或者糖组学成分。这些成分是由肿瘤细胞产生和分泌,或是被释放的肿瘤细胞结构的一部分,或是机体对肿瘤的特定反应,它们不仅仅存在于肿瘤组织内,还常可释放至血清或其他体液中,能在一定程度上反映体内肿瘤的存在。

　　从细胞水平分析,肿瘤标志物存在于细胞的细胞膜表面、胞浆或胞核中,所以细胞内、外各种成分均能作为肿瘤标志物,尤其是细胞膜上各种成分:包括膜上抗原、受体、酶与同工酶、糖蛋白、黏附因子等,及胞浆内所分泌的癌胚抗原(carcinoembryonic antigen,CEA)、肿瘤相关抗原(tumor-associated antigen,TAA)、肿瘤特异性抗原(tumor specific antigen,TSA)、酶及转运蛋白和细胞核内有关的基因等。这些物质可分泌到循环血液和其他体液或组织中,可通过免疫学、分子生物学及蛋白质组学等技术测定其表达的水平,从而应用于临床,作为肿瘤的辅助诊断、监测肿瘤治疗的疗效以及判断预后的指标。另外,随着分子生物学和癌基因组的进展,分子水平上的变化,包括表观遗传学的 CpG 岛甲基化表型(CpG island methylator phenotype,CIMP)和

178

microRNA（miRNA）等，也已被提出可作为肿瘤标志物用于临床实践，相信 DNA 和 RNA 水平的进一步深入研究会更加丰富肿瘤标志物的基础理论和临床应用。

（二）理想的肿瘤标志物

理想的肿瘤标志物应符合以下几个条件：①灵敏度高；②特异性强；③肿瘤标志物与肿瘤转移、恶性程度等有关，能协助肿瘤分期和预后判断；④肿瘤标志物浓度和肿瘤大小有关，标志物半衰期短，有效治疗后很快下降，较快反映疗效及体内肿瘤发展和变化的实际情况；⑤肿瘤标志物存在于体液中，特别是血液中，易于检测。遗憾的是，虽然至今已发现了一百余种肿瘤标志物，但很少能完全满足上述要求。

当前临床所应用的肿瘤标志物在肿瘤诊断的特异性（specificity，即健康人及良性疾病患者表达应为阴性）及灵敏度（sensitivity，即肿瘤患者表达均应为阳性）方面，还没有任何一个能达到很理想的程度。目前除甲胎蛋白（alpha fetal protein，AFP）和前列腺特异性抗原（prostate specific antigen，PSA）外，临床上还未确切发现器官特异性相对较强的肿瘤标志物。研究分子标志物通常采用的方法包括：横断面研究、病例 - 对照研究、前瞻性研究和干预研究。对于肿瘤标志物的临床试验评估涉及：①设立健康人群组、非肿瘤患者组、及不同类型及分期的患者组，每组病例应 >200 例；②试验应为结合临床治疗观察的前瞻性研究；③结论要用 Meta 分析，如做回顾性研究须用多因素分析；最后用受试者工作特征（receiver operating characteristic，ROC）曲线确定肿瘤标志物的判断值（Cut-Off）。

对于存在于组织和细胞中的肿瘤标志物，一般需要取得组织和细胞标本，然后用基因分析法和组织化学法测定其变化；血液中的肿瘤标志物多用生物化学法进行测定。美国临床肿瘤学会（American Society of Clinical Oncology，ASCO）发表的肿瘤标志物应用指南，特别强调测定血液中的肿瘤标志物。绝大部分体液中的肿瘤标志物既存在于肿瘤患者中，也存在于正常人和非肿瘤患者中，只是在肿瘤患者中的浓度高于非肿瘤患者和正常人。大多数肿瘤标志物在同一组织类型的多种肿瘤中呈阳性，但阳性率不一。学术界往往把阳性率较高的一种肿瘤或一类肿瘤看成这一标志物的主要应用对象。表 3-2-1 列举了部分肿瘤标志物的相对特异性表达的器官及其主要应用范围。

表 3-2-1　部分肿瘤标志物及其主要应用范围

肿瘤标志物	主要应用范围
甲胎蛋白（AFP）	肝癌和精原细胞瘤
癌抗原 125（CA125）	卵巢癌
癌抗原 19-9（CA19-9）	胰腺癌
癌抗原 15-3（CA15-3）	乳腺癌
癌抗原 724（CA724）	胃癌
降钙素（Calcitonin）	甲状腺髓样癌
人癌胚抗原（CEA）	直、结肠癌
绒毛膜促性腺激素（hCG）	非精原细胞瘤（胚胎癌、畸胎瘤、绒毛膜细胞癌和卵黄囊肿瘤等）、精原细胞瘤
雌激素受体（ER）	乳腺癌内分泌治疗的疗效评估和预后判断
孕激素受体（PR）	乳腺癌内分泌治疗的疗效评估和预后判断
前列腺特异性抗原（PSA）	前列腺癌
鳞状细胞癌抗原（SCCA）	鳞状细胞癌（食管癌、肺癌、膀胱癌、子宫颈癌等）
组织多肽性抗原（TPA）	多种肿瘤

二、肿瘤标志物的分类

国内学者根据肿瘤标志物的来源、分布、生物学特性及其与肿瘤的关系的基本原则,一般将肿瘤标志物分为 5 类:

(一)原位性肿瘤相关物质

此类物质在同类的正常细胞中含量甚微,但当细胞癌变时迅速增加,如 Bence-Jones 蛋白。随着测定方法灵敏度的提高,此类物质对肿瘤诊断的意义和作用更加明显。

(二)异位性肿瘤相关物质

此类物质,如异位性激素,是由恶变的肿瘤细胞产生,不是同类正常细胞的组分。例如,在肺癌时,血液中促肾上腺皮质激素(adrenocorticotropic hormone,ACTH)可以明显升高,这是由于肺癌细胞分泌 ACTH 所致。这类物质表达的特异性一般较强。

(三)胎盘和胎儿性肿瘤相关物质

一些胚胎性物质会在胎儿成长后消失,当成人组织细胞癌变时,这类胚胎性物质又再次产生或表达。此类物质可分为 3 类:①癌胚性物质,如 CEA、AFP、碱性胎儿蛋白(basic fetoprotein,BFP)和组织多肽抗原(tissue polypeptide antigen,TPA);②癌胎盘性物质,如妊娠蛋白(pregnancy protein,SP);③激素(如人绒毛膜促性腺激素 hCG)和酶及同工酶。

(四)病毒性肿瘤相关物质

凡能引起人或动物肿瘤生成或细胞恶性转化的病毒,统称为肿瘤病毒。与肿瘤有关的病毒有 HTL-1 病毒(成人 T 细胞白血病)、EB 病毒(Burkitt 淋巴瘤)、HPV 病毒(宫颈癌与皮肤癌)、乙型和丙型肝炎病毒(肝癌)和人巨细胞病毒等。

(五)癌基因、抑癌基因及其产物

癌是基因病,相关基因的突变和调控异常可促使细胞癌变。在癌变中首先是各种致癌因素诱发癌基因激活和抑癌基因失活及其产物表达异常,而这些变化是肿瘤发生和发展的重要标志。前四类是肿瘤基因表型标志物,而癌基因、抑癌基因以及肿瘤相关基因的改变、单核苷酸多态性(single nucleotide polymorphism,SNP)和 miRNA 是肿瘤的基因型标志物,这里仍归到肿瘤标志物。值得一提的是,随着组学技术的发展,ASCO 已在其 2007 年肿瘤标志物指南中认可了多变量基因组预后测试的潜在临床价值,现在这种测试的预后意义已被广泛接受,多家公司提供了相关产品,如 Oncotype Dx 等,可用于 ER 阳性乳腺癌的预后分层分析。

肿瘤标志物也可根据本身的性质分为 5 类,即酶类、激素类、胚胎抗原类、糖蛋白类和受体类肿瘤标志物,详见本章第二节。

三、肿瘤标志物的生物学意义

细胞遗传特征分析表明,所有体细胞均由基因相同的亲本细胞继代衍生而来。细胞癌变,癌的特征也可由亲代癌细胞传给子代癌细胞,而这些变化的生物学基础就是肿瘤相关基因的异常改变。这些基因通常是决定细胞增殖、生长、分化的关键基因。

无论是致癌剂引起的体细胞基因突变和(或)遗传因素导致生殖细胞突变,或是正常基因丢失以及正常细胞分化过程中基因调控异常,均可使基因发生突变或表达调控紊乱,出现异常表型,影响细胞形态和生物活性,导致癌变发生。

在细胞癌变过程中,癌细胞主要表现为无限制地增殖、分化不良、浸润周围组织和向邻近组织转移、扩散,这些均是致癌因素引起靶细胞基因表达和生长调控异常的结果,最终导致蛋白质合成紊乱,产生异常的酶和同工酶、胚胎性抗原的产生等。这些物质均可作为临床辅助诊断、判断疗效、观察复发、鉴别诊断的基础。但目前由于缺少特异性高的肿瘤标志物,很难反映出癌前病变,以此进行肿瘤的早期诊断尚有困难。上述标志物在肿瘤诊断和预后判断中的特异性、灵敏度和可行性是不同的(表 3-2-2),如联合应用则可较全面地评价肿瘤发生、发展情况和提高诊断效率。

表 3-2-2　肿瘤基因和表型标志物在临床应用中的评价

肿瘤标志物	特异性	灵敏度	可行性
肿瘤基因标志物	+++	+++	+
与细胞转化有关的标志物	+	++	+++
肿瘤基因表型标志物	+	+	+++

四、肿瘤标志物研究内容及相关技术

肿瘤标志物的研究内容包括生物化学、免疫组织学和肿瘤免疫显像等几个方面。分子生物学、蛋白质组学等相关技术的发展,大大拓展了肿瘤标志物的研究思路。

(一)生物化学和组织学鉴定技术

用生化分析法无损伤性地分析肿瘤细胞或与之相关的机体反应所产生并分泌到体液中的物质,同时进行定量测定。它对于肿瘤患者的诊疗是很有意义的。而组织化学技术则可从形态学上详细阐明细胞分化、增殖和功能变化的情况,有助于确定肿瘤组织类型,进行肿瘤定位、分期、预后和临床特征的分析。

(二)分子生物学技术

随着人类基因组计划研究的完成,应用新的生物学技术,通过分析基因结构和功能的改变,进行肿瘤发病机制研究,特别是癌基因、抑癌基因、转移抑制基因、耐药基因与肿瘤相关基因及其产物的研究也是肿瘤标志物的重要研究内容。基因诊断技术具有其特有的高灵敏度和高特异性,可以直接查明基因水平的变化。该部分目前包括很多新的技术,如基因芯片、组织芯片、蛋白质芯片等。

1. **基因芯片技术**　基因芯片或 DNA 微阵列(DNA Chip Microarray)是指将大量靶基因或寡核苷酸片段有序地高密度固定(包被)在固相载体(玻璃、硅等)上,与探针杂交,经激光共聚焦显微镜扫描,然后采集荧光信号作出比较和检测。可以高通量分析数千种基因表达情况,从而可以观察肿瘤发生过程中不同基因的变化,为肿瘤病理基因分类、肿瘤早期发现,尤其是肿瘤相关基因的发现,提供了非常大的可能。

2. **组织芯片技术**　组织芯片或组织微阵列技术(tissue microarray)是在 DNA 微阵列基础上发明的,该技术先根据染色结果确定肿瘤类型、分期,再确定取样组织的位置,以研究基因或其表达产物在不同肿瘤组织中异常表达的情况。因此,组织芯片应用范围很广,可用于检测基因表达、寻找未知基因表达突变体与多态性、筛选药物以及发现不同肿瘤基因表达谱,从而观察不同肿瘤不同的基因异常表达。

3. **蛋白质芯片技术**　蛋白质芯片技术是高通量、微型化与自动化的蛋白质分析技术。蛋白质芯片主要有两种:一种类似 DNA 芯片,即在固相支撑物表面高密度排列的探针点阵,可特异地捕获产品中的靶蛋白,然后通过检测器对靶蛋白进行分析;另一种是微型化的凝胶电泳板,在电场作用下,样品中蛋白质通过芯片上的泳道分离开来,经喷雾直接进入质谱仪中进行检测,以确定样品中蛋白质的量及种类。

(三)组学及跨组学技术

由于基因组学和蛋白质组学及测序技术、生物信息学等的发展,形成了新的"组学技术"以及"跨组学技术"。它包括:基因组学——研究人类基因变异所需测定的基因组组成及其序列,如 SNP、基因结构变异等;转录组学(基因表达的策略)——从基因的转录水平即 RNA 水平研究所有基因表达,如 mRNA、非编码 RNA 等;蛋白质组学——用质谱法等方法研究人体蛋白质

Notes

的表达;代谢组学——用磁共振(nuclear magnetic resonance,NMR)和图像识别技术研究体液代谢物。组学技术是新的标志物的"发现工具",目前已用于寻找和筛选新的肿瘤标志物。跨组学技术则需从多种专业知识领域全面解读基因、蛋白质及生命密码的奥秘。目前,在基因组学中常用的如基因靶向重测序,可进行全基因组和外显子组测序,分析肿瘤基因组 DNA 的变化;再如基因质谱技术,可筛选具有预后意义的 SNPs。在蛋白质组学中常用的是飞行时间质谱技术(SELDI-TOF-MS),也称蛋白质指纹图谱技术。该技术原理是用激光照射蛋白样品,使蛋白解离后的带电分子在电场中加速并记录其在电场中飞行时间的长短,质量越轻,相对所带的电荷越多(质荷比 M/Z 越小),飞行时间越短。信号由高速的模拟 - 数字转化器转化并记录,被测定的蛋白质以一系列峰的形式呈现,这些特异的峰可看成此类蛋白的指纹图谱。利用该技术可以从样本中分离出大量感兴趣的蛋白或标志物。

此外,肿瘤免疫显像技术与分子影像学也是肿瘤标志物研究的重要工具。具体来说就是主要利用放射性标记的肿瘤标志物的特异性抗体,进一步确定肿瘤细胞在组织和器官的定位,不仅利于对肿瘤的定位和诊断,同时帮助进一步施行外科手术等相应治疗。

五、肿瘤标志物的发展史及展望

(一) 肿瘤标志物的发展史

肿瘤标志物的发展大致经历了 5 个不同阶段(表 3-2-3),第一阶段是 Bence Jones 蛋白的发现开创了肿瘤标志物研究阶段;之后是酶与同工酶在肿瘤检测中的应用;具有跨时代意义的是特异性单克隆抗体阶段即第三阶段,使得糖链抗原成为肿瘤标志物重要研究内容;第四个阶段则是随后的肿瘤基因标志物成为当今研究的热点;目前已经发展至第五个阶段,即系统肿瘤标志物研究阶段。

表 3-2-3　肿瘤标志物的发展简史

年份	作者	标志物
1848	H. Bence-Jones	本周蛋白(Bence-Jones Protein)
1928	W. H. Brown	异位激素综合征(ectopic hormone syndrome)
1930	B. Zondek	人绒毛膜促性腺激素(hCG)
1932	H. Cushing	促肾上腺皮质激素(ACTH)
1949	K. Oh-Uti	血型抗原的消失(delection of blood group antigen)
1959	C. Markert	同工酶(isoenzymes)
1963	G. I. Abelev	胎甲球甲胎蛋白(AFP)
1965	P. Gold,S.O. Freedman	癌胚抗原(CEA)
1969	R. Heubner,G. Todaro	癌基因(oncogene)
1975	H. Kohler,G. Milstein	单克隆抗体(Monoclonal Antibodies)
1980	G. Cooper,R. Weinberg,M. Bishop	原癌基因探针(Oncogene Probes)

早在 1848 年,Henry Bence Jones 在多发性骨髓瘤患者的尿中发现了一种特殊蛋白,后称为本周蛋白(Bence Jones 蛋白),与骨髓瘤发生有关,该蛋白可作为诊断多发性骨髓瘤的指标。这是第一个肿瘤标志物,也是肿瘤标志物发展的开创阶段,即第一阶段。随后到 1927 年 Ascheim S 和 Zondek B 在妇女尿中发现绒毛膜促性腺激素(human chorionic gonadotropin,hCG)与妇女妊娠有关,也与妇科肿瘤有关。1928 年 Brown WH 和 Cushing H 在具有库欣(Cushing)综合征和小细胞肺癌(small cell lung cancer,SCLC)患者中观察到 ACTH。此后,Gutaan AB 等发现酸性磷酸酶可作为前列腺癌的标志物。1954 年发现乳酸脱氢酶(lactate dehydrogenase,LDH)与肿瘤有关,

Notes

在许多恶性肿瘤中均能检测到其活性升高。1959 年,Markert 等认为同工酶可以作为肿瘤标志物。1968 年 Fishman WH 等在人类肿瘤细胞中发现碱性磷酸酶。由此,Markert C 等认为在恶性肿瘤中细胞受到损伤,酶与同工酶会释放到外周血中,因此,酶与同工酶也可作为肿瘤标志物,但其特异性不强。这是肿瘤标志物发展的第二阶段。

20 世纪 60 年代以后,前苏联 Abelev 发现 AFP 与肝癌有关,Gold P 等从结肠癌组织中发现了 CEA,为寻找肿瘤相关抗原奠定了基础。Rosen 等发现胚胎蛋白可作为肿瘤标志物,同时建立了免疫学测定法检测血中的肿瘤标志物,从而开始在临床上较普遍地应用血清中肿瘤标志物。1975 年 Kohler H 和 Milstein G 创建了单克隆抗体技术,并因此获得了 1984 年诺贝尔生理学和医学奖。由于酶联免疫技术和单克隆抗体技术的发展,以及蛋白质纯化技术的应用,寻找肿瘤相关抗原的研究有了进一步发展,发现了一大批糖脂、糖蛋白和黏蛋白(mucins)等肿瘤相关抗原。这一类抗原的化学组成是以碳水化合物为主,而且与肿瘤相关,因此又统称为肿瘤抗原(cancer antigen,CA)。1978 年美国 Koprowski H 在其实验室用黑色素瘤制备单克隆抗体,接着用结肠癌细胞制备出单克隆抗体,能识别糖类抗原(CA19-9),自此用各种癌细胞和与癌有关的可溶性抗原制备单克隆抗体,发现了一系列特异性较强的肿瘤标志物,为肿瘤标志物的应用开辟了广阔的前景。这是肿瘤标志物发展的第三阶段。

1976 年 Rose 发现鸡正常细胞中有 V-src 同源基因,称之为细胞基因或原癌基因,这些癌基因与肿瘤发生有关,即肿瘤的基因标志物。Bishop M 等由于在癌基因研究中的卓越贡献,获得了 1989 年诺贝尔生理学和医学奖。Bishop M 等的工作将肿瘤标志物研究从蛋白水平提高到基因水平,为将肿瘤基因应用于肿瘤的诊断和治疗奠定了基础。由于分子生物学技术的发展与应用,特别是随着人类基因组计划(human genome project,HGP)的顺利实施以及人类基因组序列草图的完成,生命科学的研究进入了后基因组时代,又使肿瘤标志物的研究与应用进入一个崭新的阶段——肿瘤基因标志物阶段,即肿瘤标志物发展的第四阶段。

目前,基因组学研究的重点也从结构基因组学转向功能基因组学,进入蛋白质组学(proteomics)时代,而蛋白质组学是功能基因组学研究的核心内容。目前,蛋白质组学及其技术已广泛应用于生命科学领域,特别是飞行质谱技术,不仅成为寻找肿瘤标志物,也成为寻找其他疾病分子标志物和药物靶标最有效的方法之一,并使肿瘤标志物的概念延伸到生物标志物(Bio-Markers),促使肿瘤标志物发展成为一个系统的学科——肿瘤标志物学,即肿瘤标志物发展的第五阶段。

(二) 我国肿瘤标志物研究发展的概况

我国肿瘤标志物的发展起步较晚,20 世纪 80 年代末,国内由北京的李春海、田竞生、袁振铎,上海的沈霞,广州的葛日萍和汪慧民等积极开展组建和筹备中国肿瘤标志专业委员会的工作。于 1992 年 1 月 14 日,经中国抗癌协会二届四次常务理事会议决定批准成立"中国抗癌协会肿瘤标志专业委员会"。

肿瘤标志专业委员会成立以后,为进一步推动国内外肿瘤标志物研究的学术交流,多次召开了肿瘤标志学术会议。如 2004 年于陕西省西安市召开第二届亚太地区国际肿瘤生物学和医学学术会议暨第六届全国肿瘤标志学术会和第二十一届国际肿瘤标志学大会。此次会议邀请到诺贝尔奖获得者、美国著名肿瘤学家 Leland H. Hartwell 教授,重点讨论了基础研究与肿瘤标志物临床应用结合的问题。随后 2006 年、2008 年和 2009 年分别于广东省广州市、江苏省南京市和陕西省西安市召开了亚太地区肿瘤生物学和医学学术会议暨中国中青年肿瘤专家论坛。2012 年在山西省太原市召开了全国肿瘤分子标志学术大会,并举行了国际肿瘤转化医学论坛暨第七届中国中青年肿瘤专家论坛。通过全国性和国际肿瘤标志学术会议,并举办全国性肿瘤标志学习班,不仅促进了此领域的学术交流,而且对推动国内肿瘤标志物的研究和应用的发展具有重要意义。目前,我国已经有一大批中青年科学家正在该领域做着不懈的努力,以期为肿瘤标志物的发现和发展作出一定的贡献。

(三)展望

目前人们应用生物化学、免疫学、分子生物学、基因组学和蛋白质组学等理论和技术研究肿瘤标志物与癌变的关系,以期寻找和发现新的肿瘤标志物和癌前病变标志物。但是现有方法中,较实用的还是单克隆抗体技术,目前应用此技术发现了许多肿瘤标志物(如 CA 系列肿瘤标志物),也是今后筛选肿瘤标志物主要应用的方法之一。应用单抗可以确定各种糖链抗原(包括糖蛋白和糖脂类抗原),它能特异性识别一定的表位,所以特异性高,对肿瘤标志物临床应用和癌前病变研究具有重要意义。此外,糖链抗原与细胞识别信号系统及细胞信息传导系统有关,在癌发生、发展过程中起着重要作用,有些糖链抗原中糖链是一些黏附分子的配基,与肿瘤转移密切相关,可作为肿瘤转移的标志物。

由于肿瘤一般被学术界认为是基因病,癌基因与抑癌基因的突变及调控失常均可促使细胞癌变。癌基因激活和抑癌基因失活及其产物表达异常参与癌变的全过程,因此癌基因和抑癌基因与癌变的关系已成为肿瘤标志物研究的热点之一。目前国内对癌基因、抑癌基因及其产物,如 ras 基因及其产物,p53 基因与 P53 蛋白在结直肠癌、肺癌、乳腺癌中的表达进行了研究,显示它们在临床诊断和癌变研究中有一定的意义。

近年芯片技术、质谱技术、测序技术、基因质谱等高通量筛选技术呈爆炸式发展,使肿瘤标志物的发现和筛选得以从基因组学、转录组学、蛋白质组学及代谢组学水平展开,尤其是近年基于多专业领域知识及生物信息学兴起的跨组学研究,将为新型肿瘤标志物的研发揭开新的篇章。

第二节 肿瘤标志物的基本特性

目前,人类发现的肿瘤标志物已有百余种,但临床常用的仅 20 多种,适用于大规模人群普查的肿瘤标志物更少。下面对常见的肿瘤标志物就其基本特性进行介绍。

一、酶类肿瘤标志物

酶是最早研究和使用的肿瘤标志物之一,早在发现 CEA 和单克隆抗体技术出现之前,酶类就已经应用于肿瘤诊断,这也是肿瘤标志物发展的第二个阶段。肿瘤发生、发展过程中,酶的活性或表达会出现异常改变,如出现胚胎形式的酶(同工酶)、或是酶的异位表达。随着肿瘤组织的坏死或者肿瘤细胞膜通透性发生改变,酶释放入外周循环。而酶在细胞内的定位可以决定酶的释放速率。由于大多数酶并不是某个特定器官所特有的,且酶活性增高也可见于其他疾病,如胰腺管或胆管阻塞和肾功能不全,因此,酶类是一种非特异性肿瘤标志物。酶水平升高提示可能有肿瘤的发生。同工酶和不同形式的酶测定可以增加肿瘤诊断的灵敏度和特异性。表 3-2-4 简要列举了一些酶的改变(活性或酶量改变)与不同恶性肿瘤之间的联系。

(一)碱性磷酸酶

在碱性条件下,碱性磷酸酶(alkaline phosphatase,ALP 或 AKP)能水解磷酸酯键释放出无机磷,在磷酸基的转移中起重要作用。目前已发现 6 种同工酶(AKP1-6)。ALP 广泛分布于人体各脏器中,以肝脏最多,其次为肾脏、骨骼和胎盘等。正常成人血清中 ALP 主要来自肝脏和骨骼,生长期儿童血清内 ALP 多来自骨骼,少量来自肝。在肿瘤患者中,同时检测 ALP 及其同工酶,可提高诊断的敏感性和特异性。ALP 升高最常见于原发性和继发性肝癌,特别是用其肝型同工酶判断肝癌转移常优于其他生化指标;为了确定 ALP 的肝源性,还可检测其他肝脏酶类标志物,如 5'- 核苷酸酶和 γ- 谷氨酰胺转移酶。由于 ALP 的急剧升高常意味着成骨细胞的破坏,而其缓慢升高意味着溶骨性损伤,ALP 骨同工酶(bone alkaline phosphatase,BALP)是判断癌症骨转移的

表 3-2-4　酶类肿瘤标志物

酶名称	检测方法	肿瘤组织类型
乙醇脱氢酶	活性	肝脏
醛缩酶	活性	肝脏
碱性磷酸酶	活性	骨骼、肝脏、白血病、肉瘤
碱性磷酸酶-胎盘	活性	卵巢、肺、滋养层、胃肠、精原细胞瘤、霍奇金淋巴瘤
淀粉酶		膀胱
芳基硫酸酯酶 B	活性	结肠、乳腺
肌酸激酶	活性	前列腺、肺（小细胞癌）、乳腺、结肠、卵巢
酯酶	活性	乳腺
半乳糖苷转移酶	活性	结肠、膀胱、胃肠等
γ-谷氨酰胺转移酶	活性	肝脏
己糖激酶	活性	肝脏
乳酸脱氢酶	活性	肝脏、淋巴瘤、白血病等
亮氨酸氨肽酶	活性	胰、肝
神经元特异性烯醇化酶	RIA	肺（小细胞）、成神经细胞瘤、良性肿瘤、黑素瘤、嗜铬细胞瘤、胰
5′-核苷酸酶	活性	肝脏
前列腺酸性磷酸酶	活性/免疫	前列腺
PSA	活性	前列腺
丙酮酸激酶	活性	肝脏
核糖核酸酶	活性	多种肿瘤（卵巢、肺、大肠）
唾液酸转移酶	活性	乳腺、结肠、肺
末端脱氧核苷酸转移酶	活性	白血病

注：RIA，radioimmunoassay，放射免疫测定

很好的标志物，如乳腺癌骨转移。另外，动态观察 ALP 及其同工酶的变化有助于判断预后，ALP 正常者预后较好。ALP 还可用于阻塞性黄疸、胆汁淤积性肝炎等的临床检查。

（二）肌酸激酶

肌酸激酶（creatine kinase，CK）消耗 ATP 催化肌酸的磷酸化，由两个亚基构成：M（肌肉）和 B（脑）；有三种同工酶 CK1（BB）、CK2（MB）、CK3（MM）。CK1 在多种器官表达，如脑、前列腺、胃肠道、肺、膀胱、子宫和胎盘；CK2 在心肌中含量最高（约 20%）；CK3 在骨骼肌和心肌中表达。CK1 的升高已被用于辅助诊断前列腺癌和小细胞肺癌，在其他组织器官发生恶性肿瘤时也升高，如乳腺、结肠、卵巢和胃等。

（三）乳酸脱氢酶

乳酸脱氢酶（LDH）是糖酵解中的主要酶，催化丙酮酸生成乳酸，广泛分布于各种细胞中。有 6 种同工酶，即 LDH-1（H4）、LDH-2（H3M）、LDH-3（H2M2）、LDH-4（HM3）、LDH-5（M4）及 LDH-C4，其分布有明显的组织特异性，可以协助诊断疾病。细胞受到肿瘤侵袭等破坏时，就释放出 LDH，血中 LDH 水平随之增高。LDH 作为肿瘤标志物有以下特点：①特异性较差，LDH 在多种疾病如肾炎、肝炎、心肌损伤，及多种肿瘤，如肝癌、非霍奇金淋巴瘤等，均可表达升高；其同工酶测定仅能提供有限特定器官浸润的信息，特异性不高。②敏感性较高，由于各组织中 LDH 的含

Notes

量较血清中高上千倍,微量损伤也足以引起血清 LDH 的升高,分析无明显原因升高的 LDH 及其同工酶,可以为早期发现无症状肿瘤患者提供线索。③血清 LDH 水平在实体肿瘤中与肿瘤大小相关,可以用于监测病程、提示预后,但用于判断治疗效果方面的价值尚不确定。④可以用于评估癌症患者有无转移和向何处转移,如 LDH5 的升高和肝转移相关,当肝癌患者脑脊液 LDH5 升高,预示肿瘤向中枢神经系统转移。

(四)神经元特异性烯醇化酶

神经元特异性烯醇化酶(neuron specific enolase,NSE)又称磷酸烯醇转化酶,是一种糖酵解酶,催化 2- 磷酸甘油酸裂解生成水及烯醇式磷酸丙酮酸。NSE 存在于神经组织、神经内分泌系统以及胺前体摄取和脱羧(amine precursor uptake decarboxylase,APUD)组织,在神经内分泌器官相关性肿瘤中升高,如成神经母细胞瘤、嗜铬细胞瘤、甲状腺髓样癌等。NSE 活性水平可用于监测神经母细胞瘤的病情改变,评价治疗效果和预测复发;还可用于评估小细胞肺癌(SCLC)患者预后情况和治疗效果。

(五)前列腺酸性磷酸酶

酸性磷酸酶(acidic phosphatase,AP)是指在酸性条件下水解磷酸酯类的酶,其最适 pH 值均低于 7。它们在分泌性上皮细胞的溶酶体中表达。尽管酸性磷酸酶主要由前列腺产生,但在红细胞、血小板、白细胞、骨髓、骨、肝、脾、肾和小肠中均有存在。前列腺酸性磷酸酶(prostatic acid phosphatase,PAP)曾被用作前列腺癌的筛查工具,也曾用于划分前列腺癌病程、判断预后及监测疗效。目前临床上 PAP 已被 PSA 取代,在筛查和诊断早期肿瘤方面 PAP 不如 PSA 灵敏。前列腺肥大、前列腺炎等也可见血清 PAP 水平升高。

(六)前列腺特异性抗原

前列腺特异性抗原(prostate specific antigen,PSA)是一种存在于精液中的蛋白酶,几乎全部由前列腺分泌,是为数不多的器官特异性肿瘤标志物之一,对诊断前列腺癌意义重大。前列腺癌是老年男性发病率最高的癌症。如能早期发现,通过根治性前列腺切除术有治愈的可能,因而早期诊断极为重要。PSA 测定对包膜内癌的敏感性为 70%,转移癌为 100%。在总 PSA(t-PSA)增高的前提下,血清中游离 PSA(f-PSA)与 t-PSA 比值为 0.15 可作为前列腺良性增生和前列腺癌的鉴别临界点,比值小于 0.15 时癌的可能性较大。

(七)尿激酶纤溶酶原激活物系统

尿激酶纤溶酶原激活物(urokinase plasminogen activator,uPA)系统有三个组成部分:uPA、uPA 受体(uPAR)以及 uPA 抑制剂 PAI-1 和 PAI-2。uPA 激活后能催化纤溶酶原活化为纤溶酶,后者可以分解细胞外基质(extracellular matrix,ECM),并活化基质金属蛋白酶(matrix metalloproteinases,MMPs),活化、释放生长因子,参与促血管发生、细胞黏着和迁移及抑制细胞凋亡等。例如卵巢癌病人血清 uPA、uPAR 和 CA125 联合检测的阳性率和敏感度显著高于血清 CA125 单一检测。uPA 目前也用于乳腺癌、消化道肿瘤、卵巢癌等预后判断。

(八)基质金属蛋白酶

基质金属蛋白酶(matrix metalloproteinases,MMPs)是一类活性依赖于锌离子和钙离子的蛋白水解酶,目前发现至少 23 种,大多以酶原形式分泌,被去除氨基末端而激活。可降解 ECM 组分。依据降解 ECM 特异性不同,可分为四个亚群:胶原酶、明胶酶、基质降解酶和膜型 MMPs,在胚胎形成、骨再生、创伤愈合等多种生理过程中发挥作用。其在肿瘤中的作用包括:

(1)MMPs 表达增高与肿瘤生长和浸润相关,如:MMP-2 和 MMP-9 水平升高与口腔癌、肺腺癌、膀胱癌、甲状腺乳头状癌等癌症的进展相关;血清与尿液中 MMP-9 的检测可用于卵巢癌的辅助诊断;MMP-3 和 MMP-9 水平在恶性程度较高的子宫内膜肉瘤中高于恶性程度较低者;MMP-7 水平在食管癌中与肿瘤侵袭性相关。

(2)MMPs 可用于评估复发风险,如血清 MMP-2 或 MMP-3 水平可预测晚期膀胱癌复发;

Notes

MMP-2 水平可预测卵巢癌复发。

（3）特定 MMPs 的表达可用于判断转移风险，如在胃癌中，MMP-1 水平升高与腹膜和颈部淋巴结转移相关。

（4）MMPs 抑制剂治疗也许是一种新的肿瘤治疗策略。

（九）端粒末端转移酶

端粒是真核生物染色体末端的特殊结构，在哺乳动物由 TTAGGG 重复序列和与之相结合的蛋白组成，位于染色体 3' 末端，对维持染色体稳定性意义重大。端粒末端转移酶（简称端粒酶，telomerase）是一种核糖体核蛋白，具有反转录酶活性，可利用一段自身 RNA 作为模板延长端粒末端。端粒酶在大多数成体细胞中处于未激活状态，因此端粒会随着细胞分裂次数的增多而缩短，使细胞分裂潜能逐渐受限。但在癌细胞中，端粒酶活性常上调，导致细胞无限分裂，因此端粒酶活性测定对判断肿瘤恶性程度和预后很有意义。如：端粒酶的免疫染色可用于前列腺癌的诊断和治疗；尿液中端粒酶活性检测可有效诊断膀胱癌；术前乳腺肿瘤穿刺组织中端粒酶活性检测有利于早期诊断及鉴别诊断。

二、激素类肿瘤标志物

激素被看做肿瘤标志物已有半个世纪了。在肿瘤发生时，内分泌组织反应性地增加或减少激素分泌；或者正常时不分泌激素的组织部位患肿瘤后开始分泌激素（常称为异位激素），如 SCLC 分泌 ACTH，对这些激素的监测可作为肿瘤诊疗的标志物。由于检测特定激素的 RIA 方法与天然激素很少有交叉反应，该方法可用于监测肿瘤患者的治疗。作为肿瘤标志物的激素见表 3-2-5。

表 3-2-5　激素类肿瘤标志物

激素	肿瘤类型
促肾上腺皮质激素	库欣综合征、肺（小细胞）癌
抗利尿激素	肺（小细胞）癌、肾上腺皮质肿瘤、胰腺肿瘤、十二指肠癌
铃蟾素	肺（小细胞）癌
降钙素	甲状腺髓样癌
促胃液素	胰高血糖素瘤
生长激素	垂体腺瘤、肾癌、肺癌
人绒毛膜促性腺激素	胚胎性癌、绒毛膜癌、睾丸癌（非精原细胞瘤）
人类胎盘催乳素	滋养层细胞癌、生殖腺癌、肺癌、乳癌
后叶激素运载蛋白	肺（小细胞）癌
甲状旁腺激素	肝癌、肾癌、乳癌、肺癌
泌乳素	垂体腺瘤、肾癌、肺癌

（一）降钙素

降钙素（calcitonin，CT）是由甲状腺 C 型细胞分泌的一种由 32 个氨基酸组成的单链多肽，分子量约为 3.5kDa，半衰期 4~12 分钟，又称甲状腺降钙素。它在血清钙升高时分泌，抑制钙自骨中释放，降低血钙和血磷，正常参考值上限为 100ng/L。近年发现，CT 在一些恶性肿瘤中有所增加，是甲状腺髓样癌（MTC）较敏感且特异的肿瘤标志物，在 MTC 中几乎都呈阳性表达且水平升高，而且表达程度与 MTC 分化程度和侵袭生长能力有关。对甲状腺结节患者进行血清 CT 筛查有利于早期诊断 MTC。放射免疫测定为常用检测方法。此外，类癌、肺癌、肾癌和肝癌患者也常见 CT 升高，乳腺癌、消化道癌患者偶见 CT 升高。CT 增高也可见于其他非恶性情况，如肺部疾

Notes

病、胰腺炎、甲状旁腺功能亢进、恶性贫血和妊娠。

（二）人绒毛膜促性腺激素

人绒毛膜促性腺激素（hCG）是在妊娠期由胎盘滋养细胞分泌的糖蛋白，含 28~30 个氨基酸，分子量 45kDa，半衰期 12~20 小时，由 α 和 β 两个亚基组成。α 亚基也是其他激素如促卵泡生成素（follice stimulating hormone，FSH）、黄体生成素（luteinizing hormone，LH）和促甲状腺素（thyroid stimulating hormone，TSH）的组成成分，β 亚基仅存在于 hCG。β-hCG 正常参考值上限为 5.0U/L。妊娠早期 β-hCG 升高，分娩后下降。肿瘤组织分泌的 hCG 多为 β 亚基，可作为滋养细胞瘤、胚胎性肿瘤等的生物学标志物。滋养细胞瘤和绒毛膜上皮细胞癌 β-hCG 异常升高，可达 100 万U/L。β-hCG 的中度升高见于精原细胞性睾丸癌，70% 非精原细胞性睾丸癌 β-hCG 滴度升高（往往和 AFP 同时升高）。目前发现肺癌、乳腺癌、子宫颈癌、卵巢癌、膀胱癌等均可产生异位 hCG，且与肿瘤的发生发展、浸润转移、分化程度等相关。检测 hCG 的方法有血凝抑制试验、RIA、酶联免疫吸附试验（enzyme-linked immunosorbent assay，ELISA）和胶体金试验等。

三、胚胎抗原类肿瘤标志物

20 世纪 60 年代发现的 AFP 和 CEA 至今仍是常用的肿瘤标志物。两者都属于胚胎抗原类物质，是胎儿期才有的蛋白，成年后逐渐下降、消失。在癌症患者体内这些胚胎抗原重新出现。胚胎抗原类肿瘤标志物不多，但都是临床常用的重要标志，见表 3-2-6。

表 3-2-6 常见的胚胎抗原

抗原名称	肿瘤类型
甲胎蛋白	肝癌，生殖细胞癌（非精原细胞瘤）
β- 癌胚抗原	结肠癌
癌胚铁蛋白	肝癌
癌胚抗原	结、直肠癌，胃肠道癌，胰腺癌，肺癌，乳癌
胰腺癌胚抗原	胰腺癌
鳞状细胞抗原	肺癌，皮肤癌，头颈部癌
组织多肽抗原	乳腺癌，结、直肠癌，卵巢癌，膀胱癌等

（一）甲胎蛋白

甲胎蛋白（AFP）是人类认识较早的比较有价值的肝癌和生殖细胞瘤肿瘤标志物，至今已应用了 30 多年。AFP 是一种单链糖蛋白，分子量为 70kDa，半衰期 5 天。AFP 在胎儿期分别由卵黄囊和胎肝合成，可分为卵黄囊型和肝型。AFP 是胎儿循环中的主要蛋白之一，最大量约为白蛋白的 10%。在胎儿出生后 18 个月，白蛋白合成逐渐增加，AFP 浓度随之下降，健康成人血清中 AFP 低于 10μg/L，妇女妊娠 6 个月后 AFP 可达 500μg/L。

良性肝脏疾病如肝炎、肝硬化患者血清中 AFP 也升高，但 95% 小于 200μg/L，持续时间小于8 周，如 AFP 超过 500μg/L，谷丙转氨酶基本正常，提示肝癌可能性大。约 80% 原发性肝癌 AFP升高，约一半的肝癌可测到高浓度的 AFP。目前在中国、日本、非洲和阿拉斯加都用 AFP 普查肝癌，建议参考值上限定在 20μg/L。灵敏的 AFP 检测方法结合超声常常能发现早期肝癌（直径<5cm）。AFP 还用于治疗监测和预后判断，AFP 和胆红素水平较高的患者存活期很短；患者 AFP急剧增长意味肝癌转移；手术后 AFP 仍较高，表明肝癌组织未完全切除或有转移。此外，在生殖细胞肿瘤 AFP 阳性率为 50%，在其他胃肠道肿瘤，如胰腺癌或肺癌，AFP 亦可出现不同程度的升高。AFP 常用检测法是 RIA、ELISA 等。

Notes

（二）癌胚抗原

癌胚抗原（CEA）是1965年在大肠癌的提取物中发现的。此提取物的抗原也出现在胚胎细胞上，故称为癌胚抗原。CEA是一种糖蛋白，含45%~55%的糖，分子量150~300kDa，是一条由641个氨基酸残基组成的单一多肽链。胎儿在妊娠两个月后由消化道分泌CEA，出生后消失。正常分泌CEA的组织有：支气管、唾液腺、小肠、胆管、胰管、尿道、前列腺。成人CEA主要是由结肠黏膜细胞分泌到粪便中，一天约70μg，少量重吸收至血液。大部分健康人CEA血清浓度小于2.5μg/L，抽烟者会升高，一般低于健康参考上限5μg/L。少数肺和支气管疾病、肠道炎症和慢性肝炎患者血清CEA>5μg/L。

CEA广泛存在于内胚层起源的消化系统癌，是一个广谱性肿瘤标志物。目前认为CEA有较高假阳性和假阴性，不适合肿瘤普查。若肺癌、乳腺癌、膀胱癌和卵巢癌患者血清CEA量明显升高，多考虑肿瘤浸润，其中约70%为转移性癌。如在早期和局部的乳腺癌，CEA常在正常范围，一旦升高，往往意味着出现转移。一般说来，手术切除后6周，CEA水平恢复正常，否则提示有残存肿瘤，若CEA浓度持续不断升高，或其数值超过正常上限5-6倍均提示预后不良。连续随访血清CEA含量，对肿瘤病情判断更具有意义。如在整个直肠癌治疗期间，CEA可作为预测复发的理想指标，其灵敏度高于X线和直肠镜。此外，CEA还常用于监测胰腺癌、胃癌、肺癌、乳腺癌的治疗。

四、糖蛋白类肿瘤标志物

糖蛋白类肿瘤标志物，又称糖蛋白抗原。一般细胞膜表面都有丰富的糖蛋白，当正常细胞转化为恶性细胞时，细胞表面的糖蛋白发生变异，形成一种和正常细胞不同的特殊抗原。这类抗原可以采用单克隆技术鉴定，是和酶、激素不同的新一代肿瘤标志物，较两者在特定肿瘤的诊断方面具有更高的灵敏度和特异性。糖蛋白类肿瘤标志物是存在于肿瘤细胞表面或由肿瘤细胞分泌的糖蛋白，其所结合的糖是一类含氮的多糖（黏多糖），比较常见的是唾液酸和岩藻糖。糖蛋白类肿瘤标志物的研究促进了肿瘤标志学的发展和临床应用。

糖蛋白类抗原可粗分为两类：

（1）高分子黏蛋白类（表3-2-7）：如CA125、CA15-3、CA549、CA27-29等（CA表示癌症，后面的数字往往代表制造该抗原的肿瘤细胞系编号），主要由哺乳动物上皮细胞分泌，称之为上皮黏蛋白（episialin），其中CA15-3、CA549、CA27-29是异构体，其抗原决定簇仅有微小差别，是乳腺癌的重要生物学指标。在乳腺癌等肿瘤中，黏蛋白发生以下变化：①表达增高，且其表达与肿瘤的恶性程度正相关；②细胞表面的极性分布丧失，整个细胞表面及胞浆都能表达黏蛋白；③结构发生改变，出现新的肽链及糖链表位。这种质和量的变化使黏蛋白成为一个观察肿瘤复发和转移的标志物。

表3-2-7 黏蛋白肿瘤标志物

名称	抗原和来源	抗体	肿瘤类型
CA125	糖蛋白，>200kDa，OVCA433	OC125	卵巢癌、子宫内膜癌
CA15-3	糖蛋白，400kDa，膜富集BRCA	DF3和115D8	乳腺癌、卵巢癌
CA549	高相对分子量糖蛋白	BC4E549，BC4N154	乳腺癌、卵巢癌
CA27-29	高相对分子量糖蛋白	B27-29	乳腺癌
MCA	350kDa糖蛋白	b-12	乳腺癌、卵巢癌

（2）血型抗原肿瘤标志物：如CA19-9、CA195、CA50、CA724，是唾液酸岩藻糖的衍生物，常为消化道肿瘤、胰腺癌的标志物。目前这些重要的糖蛋白抗原均可用相应的抗体进行检测，同时可对特定的肿瘤进行辅助诊断，具体见表3-2-8。

Notes

表 3-2-8　糖蛋白抗原特性

名称	抗体	癌症的辅助诊断
CA125	OC125	卵巢癌、子宫内膜癌
CA15-3	DF3,115D8	乳腺癌、卵巢癌
CA549	BC4E549,BC4N154	乳腺癌、卵巢癌
CA27-29	B27-29	乳腺癌
MCA	b-12	乳腺癌、卵巢癌
DU-PAN-2	DU-PAN-2	胰腺癌、卵巢癌、胃肠道癌、肺癌
CA19-9	19-9	胰腺癌、肝癌、胃肠道癌
CA195	19-5	胰腺癌、卵巢癌、胃肠道癌
CA50	C50	胰腺癌、直肠癌、胃肠道癌
CA724	B27.3,cc49	胃肠道癌、胰腺癌、卵巢癌
CA242	C242	胃肠道癌、胰腺癌

五、受体类肿瘤标志物

(一)雄激素受体

雄激素受体(androgen receptor,AR)是雄激素激活转录因子,也是核受体超家族成员。人类AR 由 918 个氨基酸组成,分子量为 110kDa。血清中的睾酮(testosterone,T)主要由睾丸产生,通常在 5α 还原酶作用下转变为二氢睾酮(DHT)。雄激素,即 T 和 DHT,均能与 AR 结合并使之激活。激活的 AR 可通过核孔从胞浆进入胞核,与 AR 反应元件结合,在多种转录因子参与下激活并调控其靶基因,参与前列腺的生长和维护。

临床上 AR 最常作为前列腺癌的肿瘤标志物。雄激素剥夺疗法(androgen deprivation therapy,ADT)早期可成功抑制肿瘤的生长,但最终导致肿瘤复发并进入激素抵抗阶段。目前已在 AR 上发现了多种突变,可使雌激素、黄体酮、糖皮质激素和雄激素不适当地激活 AR,提示这些突变在癌的发展和药物抗性产生方面发挥作用。此外,雄激素介导的 AR 信号通路参与了膀胱癌的发生、发展,去势治疗为膀胱癌的内分泌治疗提供了新途径。最近研究显示,AR 高表达的乳腺癌可能侵袭性低且预后较好。

(二)雌激素受体

雌激素受体(estrogen receptor,ER)主要包括两类:一类是经典核受体,含 ERα 和 ERβ,位于细胞核中,被雌激素激活后,调节基因转录;另一类是膜受体,主要含经典核受体膜性成分和归属在 G 蛋白相应偶联受体家族的 GPER1(GPR30)、Gaq-ER 及 ER-X,介导快速的非基因型效应。

乳腺癌患者孕激素和雌激素水平并无变化,但部分患者孕激素受体(progestin receptor,PR)和 ER 表达增加。目前测定此两种受体以免疫化学法为主。由于 PR 的合成依赖雌激素,PR 检测是 ER 测定的补充。乳腺癌转移患者如果两种受体均阳性,内分泌治疗有效率 75%;ER 阳性、PR 阴性者,有效率 40%;ER 阴性、PR 阳性者,有效率为 25%。临床根据两种受体表达情况制订相应的治疗方案,内分泌治疗有效者生存期较长,预后较好。此外,ER 参与了卵巢癌、甲状腺癌、消化系统癌症、前列腺癌等多种实体肿瘤的发生发展过程。

(三)肝细胞生长因子受体

肝细胞生长因子受体(hepatocyte growth factor receptor,HGFR)也称为 c-Met,是重要的癌基因酪氨酸激酶受体,主要表达于上皮细胞。HGFR 与其配体 HGF 结合而激活,刺激上皮细胞生长等多种生物学行为。在生理条件下,HGFR 活性受到严格调控,属于旁分泌机制。而在恶性肿瘤发生中,HGFR 高表达,HGF 与其结合持续激活下游信号通路,形成不受调控的异常自分泌环,

Notes

促进肿瘤发生。同时,此异常信号通路通过促进上皮细胞及内皮细胞的增生和运动刺激新生血管生成,进一步促进肿瘤进展。

目前发现 HGFR 在前列腺癌、结直肠癌、乳腺癌、恶性黑色素瘤、肝细胞癌、胃癌、胰腺癌、SCLC 和子宫颈癌中的过度表达与肿瘤分期、转移潜能和预后不良有相关性。在结直肠癌中 HGFR 的 mRNA 拷贝数增加与癌的侵袭深度相关。在乳腺癌中的表达增加与生存时间短相关,而且相对于 HER-2、EGFR 和激素受体状态是独立的预后指标。此外,HGFR 在喉鳞状细胞癌组织中高表达与患者的临床分期相关。

(四) 表皮生长因子受体

表皮生长因子受体(epithelial growth factor receptor,EGFR)属于酪氨酸激酶受体,其天然配体是 EGF 和转化生长因子 TGF-α。EGFR 位于细胞表面,通过与配体结合激活下游信号通路参与肿瘤细胞的增殖、血管生成、侵袭转移及抵抗凋亡。EGFR 在多种实体肿瘤中高表达或异常表达,并与肿瘤的侵袭、转移、化疗及内分泌治疗耐药、预后差和晚期病变等密切相关,在头、颈、卵巢、子宫颈、膀胱和食管等肿瘤中是有效的预后判断指标。目前已证实 EGFR 靶向药物西妥昔单抗联合化疗或放疗在治疗转移性结直肠癌、胰腺癌和胃癌中疗效确切;该单抗不仅可提高化疗的疗效,还可恢复耐药病人对化疗的敏感性,延长转移性结直肠癌病人的生存期。EGFR 小分子抑制剂吉非替尼、厄洛替尼对于 EGFR 激活突变的非小细胞肺癌(NSCLC)患者有效率可达 70%。

第三节　肿瘤标志物的临床应用

肿瘤标志物的变化是反映肿瘤细胞生物学行为改变的生物信号。多种肿瘤标志物的联合检测甚至能早于常规检查(X 线、CT、NMR、B 超、细胞病理)发现和诊断肿瘤,为临床治疗赢得宝贵时间。肿瘤标志物不仅可用于健康人群或肿瘤高危人群的筛查,还可在临床中作为早期诊断、鉴别诊断、治疗监测、疗效评价、复发转移、预后判断、寻找治疗靶位的可靠依据。有时甚至能在无症状情况下早期发现肿瘤。下面对常见的恶性肿瘤标志物及其临床应用给予详细介绍。

一、肺癌肿瘤标志物

在我国城市居民中,男性肺癌发生率和死亡率居首位。肺癌主要分为两种细胞类型:小细胞肺癌(small cell lung cancer,SCLC)和非小细胞肺癌(non small cell lung cancer,NSCLC)。SCLC 侵袭性强,约占肺癌总数的 20%,化疗、放疗效果好,联合化疗的总缓解率可达 80%;NSCLC 包括鳞癌、腺癌和大细胞癌,约占肺癌总数的 75%,根治性切除是 NSCLC 患者目前获得治愈的唯一机会。肺癌的肿瘤标志物是一种很有价值的工具,这些标志物应用于临床将对肺癌的诊断和治疗带来帮助(表 3-2-9)。

表 3-2-9　肺癌血清标志物

标志物	正常值	灵敏度	特异度	预后价值		诊断价值		疾病监测	
				SCLC	NSCLC	SCLC	NSCLC	SCLC	NSCLC
NSE	10~25ng/ml	55%~90%	85%~97%	++	+	++	−	++	/
CYFRA21-1	2.1~3.6ng/ml	19%~68%	89%~96%	++	++	+	++	+	++
CEA	0~5ng/ml	18%~55%	54%	+	+	−	+	−	+
LDH	120~240U/L			+	+	+	+	+	+
proGRP	>100pg/ml			+	+	+	+	/	/
TPA	>100U/L			+	+	+	+	+	+
SCC-Ag	1.5ng/ml			−	+	−	+	−	+

(一) 神经元特异性烯醇酶 (NSE)

NSE 是糖酵解的关键酶,生理情况下特异地分布于神经组织和神经内分泌组织中。在与神经内分泌组织起源有关的肿瘤中,特别是 SCLC 中,有过量表达,是一种应用于 SCLC 诊断和病情监测的有用指标。对 SCLC 和 NSCLC 的研究提示:高浓度的血清 NSE 是 SCLC 的重要特征。它在 SCLC 中的灵敏度是 55%~99%,特异性达 80%~90%,而在 NSCLC 中灵敏度仅为 5%~21%。在目前已知的肿瘤标志物中对 SCLC 灵敏度最高的就是血清 NSE,其次是血清 LDH 水平。除了 SCLC 外,溶血、小肠和肺部类癌、嗜铬细胞瘤、甲状腺髓样癌、转移性精原细胞癌、胰腺内分泌瘤和黑色素瘤等也可出现 NSE 升高,在神经母细胞瘤中阳性率可达 96%~100%,血清水平与病期及预后相关。在 NSCLC 中出现 NSE 升高提示预后极差,可能是由于出现肿瘤细胞异质化或伴有神经内分泌亚型特征。血清 NSE 在区别 SCLC 和 NSCLC 时的灵敏度和特异度都不够高,不能用于替代组织病理学分型。NSE 在初次治疗后一个半衰期(约 24 小时)后下降是治疗有效、预后好的第一个信号。治疗前 NSE 的低水平和初次治疗后 NSE 的显著下降与临床症状取得完全缓解一样,是决定缓解期长短的重要因素。

(二) 角蛋白 19 (CK19) 片段和 CYFRA21-1

CK19 是上皮细胞中间丝的特征性蛋白组分,是一种酸性多肽,在多种正常上皮细胞胞浆中存在。CK19 可溶性片段可释放入血液循环,称为 CYFRA21-1,在正常志愿者中血清浓度为 1.8ng/ml。CYFRA21-1 对 NSCLC 的诊断具有重要价值,如果肺部存在不清晰的环形阴影,同时血清 CYFRA21-1 浓度 >30ng/ml,原发性支气管肺癌的可能性非常高。CYFRA21-1 在各类 NSCLC 阳性检出率为 70%~85%。对各型肺癌诊断的敏感性依次为:鳞癌 > 腺癌 > 大细胞癌 >SCLC。血清 CYFRA21-1 值与肿瘤的进展程度、组织学分型、临床分期及分化程度相关。在其他肿瘤,如侵袭性膀胱癌、头颈部、乳腺、宫颈及消化道肿瘤,CYFRA21-1 均有一定的阳性率。

(三) CEA

CEA 的正常参考值是 <5ng/ml。血清 CEA 水平可在包括腺癌、大细胞癌和鳞癌在内的 NSCLC 患者中升高。当高于正常值 3 倍以上时,预示可能有全身转移。对于肺癌手术患者,术后 CEA 可短期升高,一般在 2 个月左右下降恢复,如长期不下降或继续升高,应考虑有转移可能。另一方面,13.6% 的重度吸烟患者 CEA 升高,而不吸烟者仅 1.8% CEA 升高。慢性阻塞性肺病和肺部感染患者包括肺结核也经常出现 CEA 升高,但它们与恶性肿瘤相比,无论是 CEA 升高的幅度还是出现的频率均远不及后者。

(四) 乳酸脱氢酶

SCLC 细胞可表达乳酸脱氢酶(lactate dehydrogenase,LDH),但传统上认为它的高表达提示肝脏受累,有近 25% 的 SCLC 患者会发生肝转移。LDH 正常的患者较不正常者有明显的生存优势,LDH 升高的患者对治疗的敏感性较差,完全缓解的概率很低。对 LDH 连续不间断的检测可以动态观察临床疗效。有骨转移的患者血 LDH 水平几乎均明显升高,故建议血 LDH 正常的患者可以不必行创伤性骨髓分期检查。

(五) 前胃液素释放肽

前胃液素释放肽(progastrin-releasing peptide,ProGRP)是 GRP 的前体,存在于人的胃肠道细胞、支气管肺泡细胞和神经元中。ProGRP 是 SCLC 的一种特异性肿瘤标志物,对比研究发现,单一标志物中 ProGRP 对 SCLC 诊断的敏感性最高,可达 76.7%。SCC、ProGRP、NSE 三者联合检测诊断的敏感性为 79.5%,特异性为 99.6%。作为复发监测敏感性最高(74%)的肿瘤标志物,在 SCLC 治疗过程中,ProGRP 下降与疗效呈正相关、与生存预后相关。在 NSCLC 患者中 ProGRP 升高者很少(<3%)。如果 NSCLC 患者的 ProGRP 血清浓度 >100pg/ml,那么临床上就应怀疑是否混合小细胞成分、神经内分泌亚型或肾功能不良。

Notes

（六）组织多肽抗原

组织多肽抗原（tissue polypeptide antigen，TPA）是一种单链多肽，正常组织中含量甚微。在恶性肿瘤患者血清中检出率可达 70% 以上，但与肿瘤发生部位和组织类型无关，而在疗效观察上有较高的敏感性。肿瘤患者术前 TPA 增高非常显著者，常预后不良；经治疗病情好转后，TPA 再次增高，提示肿瘤复发。肺癌患者血清 TPA 水平明显增高，与临床分期及淋巴结转移正相关，术后显著下降，复发早期即有明显上升，对肺癌的病情监测及复发的早期诊断具有一定的临床意义。NSCLC 患者的血清 TPA>100U/L 提示生存期较短。

血清 TPA 增高还可见于胃癌、乳腺癌、前列腺癌、膀胱癌、卵巢癌及胆管癌等恶性肿瘤，如配合其他肿瘤标志物检查。可早期发现上述肿瘤的复发。在某些非肿瘤性疾病如肺气肿、支气管炎、良性肝病、消化性溃疡、胰腺炎以及妊娠时，血清 TPA 亦可增高，但其增高幅度不如恶性肿瘤。

（七）鳞状细胞癌抗原

鳞状细胞癌抗原（squamous cell carcinoma antigen，SCCA）是一种特异性很好且最早用于诊断鳞癌的肿瘤标志物，有助于所有鳞状上皮细胞起源癌的诊断和监测，例如：NSCLC、子宫颈癌、头颈部癌、食管癌以及外阴部鳞状细胞癌等。血清中 SCCA 水平升高，可见于 25%~75% 的肺鳞状细胞癌、83% 的宫颈癌、30% 的 I 期食道癌、89% 的 III 期食道癌，临床上常用于监测上述肿瘤的疗效、复发、转移或评价预后。在非鳞癌患者中仅有 17% 升高。在 95% 的健康对照组中，其正常值低于 1.5ng/ml。吸烟不影响其血清浓度。

上述为目前临床最常用的肺癌标志物，但单一的标志物不适于无症状或肺癌高危人群的筛查。在患者治疗前可依据病理检查结果进行 CYFRA21-1、CEA、NSE 和（或）ProGRP 的检测。近年来，新发现许多具有潜在应用价值的肺癌标志物，如 Dickkopf-1、血浆激肽释放酶、EGFR、循环 DNA 和 miRNA 等。

二、乳腺癌肿瘤标志物

乳腺癌是女性最常见的恶性肿瘤之一，全世界每年新增病例约为 138 万，死亡约 50 万人。在欧美等发达国家，乳腺癌发病率占女性恶性肿瘤首位。近年来我国乳腺癌的发病率也逐年增加，严重威胁妇女的身心健康。因此，乳腺癌的早期诊治和预防一直是国内外研究学者们关注的热点。

（一）CEA 和 CA15-3 的联合应用

CEA 对乳腺癌的诊断并无特异性，但可在大多数乳腺癌转移患者的血清中检测到，因此可作为晚期乳腺癌患者的预后标志。CA15-3 是监测乳腺癌患者术后复发的良好指标。对于乳腺癌患者，单项检测 CEA 或 CA15-3 的灵敏度仅为 10%，且在乳腺良性肿瘤及正常人中均可检测到阳性结果，因此两者对于乳腺癌的早期诊断无实际意义。但联合应用 CEA 和 CA15-3，可增加对转移性乳腺癌检测的灵敏度，对乳腺癌预后判断具有较好的临床价值。

（二）HER-2/neu

HER-2/neu 是近年来乳腺癌研究较深入的癌基因之一，是乳腺癌的预后因子，对乳腺癌的发生发展、转移复发、疗效观察及预后具有重要作用。HER-2/neu 是人 EGFR 家族成员，具有内源性酪氨酸激酶活性。过表达的 Her-2 蛋白在细胞表面聚合而发生自活化，通过 MAPK、PI3K-Akt、cAMP 等信号途径最终导致细胞恶性转化。乳腺癌细胞表面常存在过表达的 HER-2 蛋白，而正常细胞表面 HER-2 蛋白表达很低。在乳腺癌患者中，HER-2/neu 基因扩增和过表达率在原发性浸润性乳腺癌为 20%~30%，粉刺型导管原位癌几乎为 100%。HER-2/neu 在健康人血液中低表达，25%~30% 乳腺癌患者呈过表达，在转移性乳腺癌患者血液中呈高表达。HER-2/neu 基因扩增或蛋白在血清中的过表达预示预后较差。因此，正确判断 HER-2 状态不仅有助于评估患

Notes

者预后,而且是选择治疗方案的重要参考指标。其检测方法包括免疫组织化学、荧光原位杂交和显色原位杂交、ELISA 和化学发光法等。美国临床肿瘤学会(ASCO)和美国病理学家学会(CAP)指南推荐 HER-2/neu 检测作为乳腺浸润性导管癌初诊的常规检测。

(三)组织多肽特异性抗原

组织多肽特异性抗原(tissue polypeptide specific antigen,TPS)是一种癌胚蛋白,无器官特异性。TPS<80U/L 时患者死亡率为 3%,与同龄妇女相比无明显差异,而 TPS 在 80~400U/L 或 >400U/L 时患者死亡率分别升高 19% 和 72%。因此,TPS 可作为判定乳腺癌的预后标志。此外,TPS 和 CA15-3 联合应用,可在评价预后和治疗方面获得最佳结果。

(四)BRCA1 与 BRCA2

乳腺癌中有 20% 的患者有家族史,这与两种乳腺癌易感基因 *BRCA*(breast cancer susceptibility gene)*1* 和 *BRCA2* 突变有关。两者都是肿瘤抑制基因,表达的都是受细胞周期调节的核蛋白,在成人睾丸、胸腺、乳腺和卵巢中高表达,都可参与 DNA 损伤修复,对肿瘤生长起到抑制作用。但突变使其抑癌作用减弱,导致乳腺癌、卵巢癌等的发生。因此对 *BRCA1* 的检测,可反映乳腺癌的发生发展,也可筛检出乳腺癌、卵巢癌及其他相关恶性肿瘤的高危人群,利于该类疾病的早期诊治。*BRCA1* 或 *BRCA2* 的遗传性突变携带者一生中具有 90% 的乳腺癌患病风险。但 *BRCA1* 和 *BRCA2* 在乳腺癌发生发展中的作用是独立的,不具有相关性。多数学者认为,*BRCA1* 与遗传性乳腺癌关系密切,在散发性乳腺癌中的作用尚无定论。*BRCA2* 主要与散发性乳腺癌及男性乳腺癌有关。现在认为约 70% 非 *BRCA1* 突变所致的遗传性乳腺癌是由 *BRCA2* 基因突变引起的。

三、胃癌肿瘤标志物

胃癌的发病率及死亡率在我国仍居高位。同肝癌、前列腺癌等肿瘤相比,迄今为止,尚未发现某一肿瘤标志物能独立应用于胃癌的诊断或预后判断,但将不同肿瘤标志物进行合理组合并结合临床的其他相关检查,对提高胃癌早期诊断的阳性率及预后判断的准确性,依然具有重要意义。

(一)CEA

CEA 一般被认为是消化道肿瘤的标志物,但在原发性胃癌中,其阳性率仅约 25%,但在胃癌发生转移,特别是发生肝转移时,血清 CEA 的水平明显升高,且与转移程度有关。对血清 CEA 水平进行动态观察,是临床判断疗效及有无复发的重要指标。

(二)CA19-9

血清 CA19-9 含量在消化系统肿瘤中会有明显升高,故又将其称为消化道肿瘤相关抗原。在消化道良性病变中 CA19-9 也能升高,但幅度较小。在胰腺癌的血清中,CA19-9 的升高最为明显,是胰腺癌的第一标志物。CA19-9 在胃癌中的阳性率约 35%,在胃癌中单独检测 CA19-9 的临床意义较为有限,但若联合 CEA,可有助于对胃癌的诊断及患者生存期的判断。

(三)CA72-4

CA72-4 在各种消化道肿瘤及卵巢癌中均可升高,是胃癌的首选标志物。血清 CA72-4 正常值 <6U/mL。胃癌阳性率 36%~94%,特异性也较高,可达 100%。CA72-4 水平与胃癌患者浆膜受累、肝转移、腹膜受累和术后生存期缩短等相关。不同类型的胃癌 CA72-4 阳性率不同,分化差的胃癌中含量明显高于分化好的肿瘤。在胃癌中,常对 CA72-4 与 CEA 进行联合检测,可明显提高对胃癌诊断的敏感性。单纯检测 CA72-4 不能作为胃癌复发的指标。

(四)AFP

AFP 是肝癌诊断的重要指标,在胃癌患者中阳性率约为 5%-15%,是一组具有特殊病理特征的高度恶性肿瘤,更易发生肝转移和淋巴转移,具有明显的侵袭性和恶性生物学行为,多发于老年人,存活期少于 1 年,被认为是一种独立的预后因素。AFP 越高肝转移的可能越早,因此早期

Notes

发现对于选择手术方式和判断预后有指导意义。胃癌产生的 AFP 具有胃肠道特异性,其与凝集素反应的特征是 AFP-C1 等增多。如果化疗后 AFP 持续升高,提示该胃癌对化疗不敏感。

（五）CA125

CA125 是卵巢癌的首选标志物,但在其他肿瘤,尤其在消化道肿瘤中也有较高敏感性。胃癌发生远处转移,尤其当发生腹腔转移时,常伴有血清 CA125 的升高。在临床上,CA125 结合腹腔镜检查是判断胃癌腹腔转移的良好指标。CA125 高表达也和术后肿瘤复发相关。

其他胃癌肿瘤标志物包括 MG7Ag、CA24-2、铁蛋白和 CA50 等。

四、肝癌肿瘤标志物

肝癌肿瘤标志物在临床应用中的价值在于:①原发性肝癌的诊断;②肝癌高危人群的普查;③肝癌复发和转移的监测;④肝癌的鉴别诊断;⑤肝癌的疗效观察和预后判断;⑥肝癌病情发展程度判断;⑦肝癌的治疗等。肝癌肿瘤标志物要具备上述临床价值,应具备特异性强,灵敏度高,表达量或血清浓度与肿瘤组织的大小、病程具相关性等特点。

（一）AFP

我国有 60%~70% 原发性肝癌 AFP 高于正常值,AFP 作为第一个肝癌标志物已经 30 余年验证,其诊断肝细胞癌准确率仅次于病理检查。单项 AFP 指标诊断肝细胞癌的标准是:AFP≥500μg/L 持续 1 个月或 AFP≥200μg/L 持续 2 个月以上,并能排除妊娠、活动性肝病与生殖腺胚胎性肿瘤者即可作出诊断。诊断准确率达 98%。同时,在临床肝癌诊治过程中应重视血清 AFP 的动态变化,并结合影像定位检查。这将有助于肝癌的早期诊断、鉴别诊断以减少漏诊,并对观察肝癌疗效、病情变化及术后的复发转移有重要应用价值。AFP 联合超声显像已成为目前临床常用的、方便、经济且有效的肝癌术后监测手段。

AFP 是目前公认最好的早期肝癌诊断标志物。在肝癌出现症状之前 8 个月即可升高,此时肿瘤大多较小,患者经手术治疗后,预后可得到明显改善,故肝硬化、慢性肝炎病人、家族中有肝癌患者的人应每半年检测一次。

AFP 作为肝癌标志物也存在一些问题。首先是假阳性,在生理情况下,AFP 主要存在于胚胎血清中,出生后迅即消失。AFP 重现于成人血清除考虑原发性肝癌外,尚可见于卵黄囊、胚胎源性肿瘤,故 AFP 也是睾丸、卵巢等生殖腺癌及畸胎瘤的良好标志物。AFP 增高也常见于胃癌、胰腺癌和胆管癌。另外,胎儿先天性畸形和产科疾患也可有 AFP 明显增高。其次是假阴性,我国有 30%~40% 肝细胞癌患者血清 AFP 小于 20μg/L,即所谓假阴性。其原因可能与产生 AFP 肝癌细胞的数量比例、肝癌细胞所处生长周期、肝癌的大小、肝癌细胞分化程度有关。此外,癌组织变性坏死程度严重或纤维结缔组织成分多的肝癌 AFP 浓度可下降或不升高。对于 AFP 假阴性肝癌的定性诊断,可借助其他肝癌标志物。

（二）酶与同工酶

1. 异常凝血酶原（abnormal prothrombin,APT） 肝癌细胞对凝血酶原前体的合成发生异常,生成大量的 APT,因此,APT 是反映肝细胞癌的一种标志物。肝癌患者 APT 阳性率约 55%~75%。良性肝病造成的假阳性率较低,如慢性肝炎、肝硬化的阳性率在 10% 左右,故在鉴别良性肝病时 APT 优于 AFP。在 AFP 低于 400μg/L 的肝癌中,APT 阳性率约 60%。因此,同时检测 AFP 和 APT 能将低 AFP 型肝癌的诊断率由 48% 提高到 68%。APT 测定对小肝癌的诊断价值意见尚不一致。通常,对肿瘤直径小于 2cm 的微小肝癌无诊断价值,而对 2~5cm 小肝癌具有 50%~60% 的阳性率。APT 作为肝癌标志物,其血浆含量变化具有以下特点:①随肝癌的生长和发展逐渐增高;②外科治疗后 APT 血浆含量逐渐下降,乃至正常;③肝癌复发后又见回升。因此,APT 测定能较好地反映肝癌的生长过程,有助于评价肝癌疗效和监测复发。

2. 铁蛋白（ferritin） 铁蛋白是人体内重要的储铁蛋白质,大部分存在于肝、脾、胰、骨髓及血细胞中。血清铁蛋白水平是反映铁缺失或铁负荷过重的有效指标,正常人为 10~150μg/L,一般不超过 200μg/L。50%~70% 的肝癌铁蛋白明显升高,其原因可能是:肝癌细胞坏死导致铁蛋白释放入血、铁蛋白的清除减少或铁蛋白合成释放增多。但在大多数良性肝病中,血清铁蛋白也异常增高,因此血清铁蛋白诊断肝癌的价值因特异性低而相当有限。近年发现肝癌细胞内还含有一种酸性的异铁蛋白,称为癌胚异铁蛋白,可能有助于早期诊断。肝癌患者治疗有效者血清铁蛋白下降,而恶化和复发者升高,持续增高则预后不佳,故可作为疗效监测手段之一,特别是对 AFP 阴性的患者尤有意义。

3. 转铁蛋白(transferrin,TF) 转铁蛋白是血液中重要的运铁蛋白,肝癌血液 TF 较健康对照组略有下降,且肿瘤越大,合并肝硬化越严重者,TF 值也就越低。提示 TF 不是一种肝癌早期诊断标志物。

(三)血清酶类

γ- 谷氨酰胺转肽酶同工酶Ⅱ(γ-GTP-Ⅱ)与 AFP 无关,两者可同步或先后异常,也可各自单独阳性。可见 γ-GTP-Ⅱ 是肝癌的良好标志物之一。碱性磷酸酶同工酶Ⅰ(ALP-Ⅰ)的血清检测几乎仅见于肝细胞癌和极少数转移性肝癌患者。ALP-Ⅰ敏感性虽低,但特异性高(96.7%),与 AFP 和 γ-GTP-Ⅱ无关,故不失为诊断肝癌的补充手段。α-L- 岩藻糖苷酶(α-L-fucosidase,AFU)在肝癌组织活性比宿主正常肝脏高 7 倍,可作为原发性肝癌的标志物并用于原发性和继发性肝癌的鉴别。此外 MMP-9 也有可能成为肝癌标志物,反映其侵袭力和转移能力。

(四)肝癌标志物的联合检测应用

临床应用于肝癌诊断的标志物都有其局限性,存在单项检测时阳性率不高或特异性不强的问题。因此,多种标志物的联合检测,尤其与 AFP 联合检测可互补,提高阳性率,这是解决肝癌诊断中 AFP 假阴性和假阳性问题的有效途径。国内文献报道,联合检测 γ-GTP-Ⅱ、AFU 及 APT 对肝癌的诊断阳性率达 91.7%;AFP 联合 APT、低氧诱导因子(HIF-1)和 AFU 的阳性率分别为 84.2%、93.2% 和 93.9%;联合检测 AFP、铁蛋白及 CEA 的阳性率高达 97.3%;同步检测 AFP、γ-GTP-Ⅱ、ALP-Ⅰ、APT 诊断肝癌的阳性率高达 98%。可见联合检测明显提高了上述标志物对肝癌诊断的阳性率。目前推荐联合检测 AFP 与 γ-GTP-Ⅱ 对肝癌诊断阳性率达 94.4%,较为简便、实用。

五、结、直肠癌肿瘤标志物

结肠癌和直肠癌是常见的恶性肿瘤,发病率和死亡率在消化系统恶性肿瘤中仅次于胃癌、食管癌。由于早期大肠癌无转移,通过手术切除往往可获得良好的治疗效果。因此大肠癌的早期发现和诊断尤为重要。但到目前为止,尚未发现具有结、直肠癌特异性的肿瘤标志物,在与结、直肠癌相关的肿瘤标志物中,CEA 敏感性相对较高。

CEA 是临床上大肠癌辅助诊断的主要的参考指标之一,但目前还不能作为大肠癌早期检测指标。如结合病理学或功能性影像学检查(PET/CT),可使大肠癌的早期诊断率提高。目前临床上多对 CEA 进行动态观察,如 CEA 维持在高水平或不断升高,则提示恶性肿瘤的可能性增加,这对肠癌、肝癌、胰腺癌等具有一定的辅助诊断价值。

联合检测 CEA 与 CA 系列肿瘤标志物可提高大肠癌诊断的阳性率和灵敏度。表 3-2-10 列出 CEA、CA19-9 和 CA242 三种标志物在大肠癌患者的检测结果,可见尽管多种肿瘤标志物联合检测的特异性下降,但阳性检出率得以提高,其灵敏度均高于 CEA 单独检测,这在临床上具有重要意义。

另外,CEA 与 CA 系列肿瘤标志物(如 CA19-9 和 CA242)与大肠癌分期密切相关,其表达量均随着大肠癌病情进展而升高(表 3-2-11)。

Notes

表 3-2-10 各项标志物检测大肠癌的阳性率及特异性比较

标志物	阳性率(%)	特异性(%)	标志物	阳性率(%)	特异性(%)
CEA	55.2	96.5	CEA+CA19-9	59.7	91.5
CA19-9	34.3	93.5	CA242+CA19-9	68.2	88.5
CA242	57.5	89.0	CEA+CA19-9+CA242	73.1	68.5
CEA+CA242	73.1	86.5			

表 3-2-11 大肠癌分期与血清 CEA、CA19-9、CA242 水平(pg/L)

期别	例数	CEA	CA19-9	CA242
A	10	2.89±2.61	14.81±9.99	5.76±4.34
B	63	9.13±11.65	21.32±34.08	17.72±25.93
C	44	12.25±17.58	69±62.23	30.86±35.06

六、食管癌肿瘤标志物

食管癌早期发生比较隐匿,临床上所见的食管癌患者大多已达中晚期,往往预后不良,5 年总生存率低于 10%,而早期食管癌综合治疗的 5 年生存率可高达 90%~100%。因此,早期发现、早期诊断是提高食管癌患者生存率的关键,肿瘤标志物在食管癌的诊治中更具重要意义。

(一) CYFRA21-1

CYFRA21-1,又称 CK-19 片段,界值为 1.4ng/ml 时,诊断食管癌的敏感性为 45%~46%,特异性为 89.3%~97.3%。与其他肿瘤标志物,如 HO-1,进行联合检测可以提高阳性率。血清 CYFRA21-1 水平与食管癌临床分期和总生存期相关。连续检测食管癌不同时间段血清 CYFRA21-1 的变化,不仅具有诊断意义,而且对疗效及预后判断具有辅助意义。

(二) 鳞状上皮细胞癌抗原(SCCA)

SCCA 是一种特异性好且最早用于诊断鳞癌的肿瘤标志物。血清 SCCA 水平升高可见于 30% 的 I 期食管癌、89% 的 III 期食管癌。SCCA 与 CYFRA21-1 联合检测能提高食管癌的诊断敏感性。SCCA 水平与肿瘤负荷及肿瘤细胞的活跃程度相关,连续动态测定有助于监测疗效,尤其是手术的疗效。SCCA 在血液中的生物半衰期仅数分钟,一旦根治性切除肿瘤后,术前异常升高的 SCCA 可在 72 小时内迅速降至正常;而在姑息性切除后,SCCA 水平可暂时下降,但多数仍高于正常。SCCA 可作为治疗后随访的重要参考指标。

(三) CEA

CEA 在食管癌患者中的阳性率较低,可能因约 90% 的食管癌病理分型为鳞癌,腺癌较少,而 CEA 主要用于腺癌的辅助诊断。食管癌患者血清 CEA 含量与癌细胞远处转移及放化疗疗效具有明显相关性。对血清 CEA 动态变化的检测可作为手术疗效的指标。因此,CEA 用于食管癌的术后监测可能有一定价值。

七、胆囊癌、胰腺癌的肿瘤标志物

在胆囊癌、胰腺癌早期诊断中,肿瘤标志物检测已在临床广泛应用,一般用分子生物学或免疫学方法检测在肿瘤中合成和分泌的蛋白质抗原、酶、激素、多肽等物质,以及肿瘤发生过程中基因的异常改变。

(一) CEA

CEA 不是胰腺癌的特异标志物,对胰腺癌诊断的灵敏度为 30%~68%。随肿瘤增大、分期增高,血清 CEA 含量呈上升趋势。若与 CA125、CA19-9、CA242 联合检测,灵敏度和特异性都高

Notes

于 CEA 单项检测,因此可作为辅助诊断工具。CEA 在胆囊癌有一定的阳性率,与 pNevin 分期、pTNM 分期、组织分化程度及淋巴结和远端转移有关。其最大用途是监测肿瘤的病情变化、疗效评估及预后监测。对肿瘤的早期诊断无价值,但可作为中晚期肿瘤诊断的参考指标。

(二)胰腺癌胚胎抗原(POA)和胰腺癌相关抗原(PCAA)

POA 是从胚胎期胰腺中提取的一种糖蛋白,可以作为胰腺癌比较特异的标志物。正常 <7U/ml。胰腺癌阳性率 95%,血清含量 >20U/ml。部分肝癌、胃癌、胆管癌和肺癌患者血清中 POA 亦可升高,与胰腺癌鉴别有一定困难。但良性胰腺疾病 POA 浓度大多偏低。POA 可用于观察胰腺癌手术疗效,作为复发监测指标。常用 RIA 法检测。

PCAA 是由胰腺癌腹水中分离出来的一种糖蛋白,正常血清含量 <16.2μg/L。胰腺癌、肺癌、乳腺癌都有一定阳性率,组织化学研究表明,在正常人胃、十二指肠、大肠、肝胆上皮组织内均有 PCAA 存在。上述各组织中发生的癌症,尤其是含有黏液的癌细胞内含量明显增多。胰腺高分化腺癌内 PCAA 的阳性率高于低分化腺癌。PCAA 随病情发展而增高,可作为进一步研究胰腺癌病因、组织病理分级和早期癌转移的标志。

(三)碳水化合物抗原类及酶

CA19-9 是目前对胰腺癌敏感性最高、临床应用最多和最有价值的肿瘤标志物。采用 RIA 法测定血清中的参考值为 <37U/ml,以 >37U/ml 为标准诊断胰腺癌,灵敏度和特异性分别为 70%~93% 和 60%~90%。血清 CA19-9 水平与胰腺癌 TNM 分期呈明显正相关,而与患者生存期呈负相关。肿瘤复发时可再升高,且常发生在影像学能做出诊断之前,故可作为监测肿瘤复发的重要指标。在胆囊癌、胆管壶腹癌中血清 CA19-9 水平也明显升高;急性胰腺炎、胆囊炎、胆汁淤积性胆管炎、肝硬化、肝炎等疾病 CA19-9 有不同程度升高。目前 CA19-9 对胰腺癌有一定的诊断价值,但仍不能单独作为胰腺癌与良性疾病鉴别的指标。结合 CA125、CA50 及 DU-PAN-2 检测可把灵敏度提到 90% 以上。

酶类胰腺癌肿瘤标志物包括半乳糖苷转移同工酶Ⅱ(Gal T Ⅱ)、弹性蛋白酶Ⅰ、核糖核酸酶等。Gal T Ⅱ对胰腺癌的敏感性为 67.2%~83.3%,但特异性不强,其他肿瘤中也可呈阳性。并且 Gal T Ⅱ阳性的胰腺癌病例多半临床症状已很明显,无早期诊断价值。

八、前列腺癌肿瘤标志物

目前对前列腺癌的初步诊断主要应用前列腺特异性抗原 PSA 测定和直肠指诊,而确定诊断必须用前列腺穿刺活检。用前列腺癌标志物 PSA 进行筛查是大多数西方国家推荐的方法。有关前列腺癌的标志物比较多,如总 PSA(t-PSA),游离 PSA(f-PSA),复合 PSA(c-PSA),fPSA/tPSA 比值,前 PSA(proPSA),良性 PSA(b-PSA),前列腺特异性膜抗原(prostate specific membrane antigen,PSMA),人腺体激肽释放酶 2(hK2)等。

(一)PSA

PSA 是由前列腺腺泡和导管上皮细胞分泌的一种具有丝氨酸蛋白酶活性的单链糖蛋白,参与精液的液化过程。正常男性血清内含量极微(0~4ng/ml)。前列腺发生癌变时,前列腺和淋巴系统间组织屏障被破坏,前列腺腺泡内容物进入血液循环,使血清 PSA 升高,每克前列腺癌组织可使血清 PSA 升高约 3.5μg/L。但前列腺增生、前列腺炎、急性尿潴留、膀胱镜检查、直肠指检或按摩时也能引起血清 PSA 轻度升高。因此,它虽然具有前列腺组织特异性,但并不具有肿瘤特异性。尤其是前列腺癌与良性前列腺增生的血清 PSA 结果存在相当程度的重叠,但将血清 PSA 检测与临床相结合时,能显著提高前列腺癌的诊断,因此它仍是目前前列腺癌筛查、辅助诊断和监测疗效的最好指标。

1. 在血清中 PSA 以两种生化形式存在,5%~40% 以分子量 33kDa 的 f-PSA 形式存在;60%~90% 是以 f-PSA 和 α1- 抗糜蛋白酶、α2- 巨球蛋白等结合的形式存在,称 c-PSA。临床上测定的 t-PSA,包括血清中 f-PSA 和 c-PSA。PSA 半衰期为 2~3 天。

2. 国内通常把 t-PSA>4ug/L 作为筛选前列腺癌的临界值,把 4~10ug/L 之间称为灰色区域,前列腺癌与前列腺增生均有可能,而当 t-PSA>10ug/L 时,前列腺癌可能性极大。约 25% 已明确诊断为前列腺癌的患者,其 PSA 水平正常;而约 50% 的良性前列腺疾病患者 PSA 水平增高。

3. 当血清 t-PSA 在灰色区域时,f-PSA/t-PSA 显得非常重要,当 f-PSA/t-PSA 大于临界值时,前列腺癌可能性小,当 f-PSA/t-PSA 值小于临界值时,前列腺癌可能性较大。f-PSA/t-PSA 有助于发现早期前列腺癌,还可能有助于判断预后,较低的比值可能预示前列腺癌的恶性度较高。与 t-PSA 相比,c-PSA 可增强前列腺癌诊断的特异性,但还需要更多的临床资料来证实。

(二) proPSA 和 b-PSA

proPSA 是 f-PSA 组成成分之一,测定血清 proPSA 可明显增加前列腺癌诊断的特异性,在 PSA 浓度为 4~10μg/L 的诊断灰区时,proPSA 的测定在鉴别前列腺癌和前列腺肥大方面价值更大。

b-PSA 是 f-PSA 的内部剪切或降解形式,最初是从前列腺移行带结节性组织标本中发现的,后来从精液和患良性前列腺疾病的男性血清中也发现了 b-PSA。但血清中的量比在前列腺组织中和精液中的量少得多。在前列腺癌患者血清中 b-PSA 占 f-PSA 的比例并无显著变化,但在良性前列腺增生 (benign prostatic hyperplasia,BPH) 患者血清中显著升高。

(三) PSMA

PSMA 是表达在前列腺上皮细胞表面的一种跨膜糖蛋白,由 750 个氨基酸组成,分子量 100kDa。PSMA 较特异的表达于前列腺上皮细胞,肠、肝、肾等细胞膜几乎不表达 PSMA。PSMA 在前列腺癌组织中表达上调,比 BPH 显著得多,且与肿瘤分级、病理分期和复发有关;在前列腺癌早期就可发现 PSMA mRNA 高表达;在转移时也可见 PSMA 蛋白过度表达。因此认为,PSMA 是一种很好的肿瘤标志物和肿瘤治疗的靶点。

九、睾丸恶性肿瘤肿瘤标志物

发生于睾丸的恶性肿瘤大约有 95% 为生殖细胞肿瘤,另外 5% 多为淋巴瘤、睾丸间质细胞肿瘤和间皮瘤。生殖细胞肿瘤有 2 种主要类型:精原细胞瘤 (seminomas) 和睾丸的非精原细胞性生殖细胞瘤 (nonseminamatous germ cell cancers of the testis,NSGCT)。睾丸肿瘤患者在治疗过程中其血清肿瘤标志物的检测极其重要,可用于肿瘤诊断、疗效评价、疾病监测等。肿瘤复发在起始阶段可能仅表现为肿瘤标志物浓度的增加。睾丸肿瘤最常用的血清标志物是 AFP 和 hCG,大多数 NSGCT 患者至少有其中一项血清标志物水平升高,而且 hCG 和其 β-hCG 对诊断精原细胞瘤有重要参考价值。另外乳酸脱氢酶 (LDH) 和胎盘碱性磷酸酶 (placental alkaline phosphatase,PLAP) 也可以用于精原细胞瘤和非精原细胞性生殖细胞瘤的鉴别诊断。

(一) hCG 和 β-hCG

hCG 是一种异二聚体糖蛋白激素,包含 α 和 β 两个亚基。α 亚基在 hCG、黄体生成素(LH)、卵泡刺激素(FSH)、甲状腺刺激素(TSH)中是相同的,而 β 亚基是 hCG 特有的。单一亚基没有 hCG 的活性,但是 β-hCG 对培养的肿瘤细胞有促进细胞增殖和抵抗细胞凋亡作用。夹心 ELISA 有助于检测男性和非妊娠女性血浆中低浓度的 hCG 和 β-hCG。5U/L 是公认的诊断睾丸肿瘤的临界值。另外,化疗可导致性腺功能的抑制,从而使 hCG 水平升高。因此,在化疗期间 hCG 水平由 <2U/L 上升至 5~8U/L 并不预示肿瘤的复发。

(二) AFP

AFP 对睾丸的卵黄囊肿瘤是十分敏感的标志物,对成人含有卵黄囊成分的肿瘤也是可靠的标志物。纯胚胎瘤、畸胎瘤、卵黄囊肿瘤中 AFP 含量较正常组织分别增高约 70%,62%,75%。此外,血清 AFP 升高通常由肝肿瘤造成,一些胃肠道肿瘤有时也会升高。但源自肝脏和卵黄囊的 AFP 其碳水化合物的成分不同,用外源凝集素结合实验可加以区分。此外,AFP 对鉴别睾丸精原细胞瘤和非精原细胞瘤有一定价值,主要考虑肿瘤中是否混杂有胚胎成分。

(三) PLAP

PLAP 是碱性磷酸酶的同工酶,对精原细胞瘤的诊断非常有用,在 60%~70% 的精原细胞瘤患者中均有升高,特异性约 57%~90%,其含量升高也常见于吸烟者。PLAP 的免疫组织化学染色有助于诊断管内型精原细胞瘤,可作为睾丸癌的早期诊断指标。

由于睾丸肿瘤的发生部位和类型的多样性,其血清肿瘤标志物的分布也有相应特点,结合以上三种肿瘤标志物有助于肿瘤分型的诊断、预后和治疗评价(表 3-2-12)。

表 3-2-12　不同组织学类型的肿瘤中多种标志物的免疫组化表达

组织学类型	AFP	hCG	PLAP
精原细胞瘤	阴性	30%~50%	>95%
卵黄囊肿瘤	90%~95%	阴性	40%
胚胎细胞癌	10%	阴性	95%
合胞体滋养层肿瘤	阴性	90%~95%	40%~50%
畸胎瘤	20%	阴性	<5%

十、鼻咽癌肿瘤标志物

鼻咽癌尚无严格意义上的特异性肿瘤标志物,目前开展有 EB 病毒抗体 VCA-IgA、EA-IgA 及 EB 病毒特异性 DNA 酶(EBV-specific DNase)抗体等检测;其他如 SCCA、TPA、TPS 和 CEA 等,也常常升高。

(一) VCA-IgA 和 EA-IgA

EB 病毒感染细胞后,在潜伏期主要表达 LMP 和 EB 病毒核抗原(EBNA),在裂解复制期主要表达早期膜抗原(early membrane antigen,EMA)、早期细胞内抗原(early intracellular antigen,EIA)、病毒衣壳抗原(EB virus capsid antigen,VCA)和晚期相关抗原。在鼻咽癌患者的血清中可检出上述抗原的相关抗体,其中 VCA-IgA 和 EA-IgA 水平的升高非常常见,VCA-IgA 检出率可高达 96.5%,而在对照非鼻咽癌患者血清中检出率只有 4%。在鼻咽癌诊断中,VCA-IgA 的灵敏度高于 EA-IgA,但后者的特异性高于前者。两者联合检测可提高特异性和灵敏度。VCA-IgA 水平可作为筛选高危人群和观察治疗预后的指标。

(二) 抗 EB 病毒特异性胸腺嘧啶脱氧核苷激酶(TK)抗体

TK 是一种能催化胸腺嘧啶脱氧核苷转化为单磷酸脱氧胸腺嘧啶的酶,在 DNA 合成中起关键作用。Connolly 等用 ELISA 法检测血清中针对 EB 病毒编码 TK 的 IgA 抗体,认为此抗体比 VCA-IgA 和 EA-IgA 具有更高的灵敏度和相似或更高的特异性。但近年相关报道少见,能否将 TK 抗体应用于临床尚需进一步验证。

(三) LMP-1

实验证明 EB 病毒潜伏膜蛋白 1(LMP-1)基因是癌基因,采用 PCR 法能从鼻咽癌的脱落细胞里检测到 LMP-1 基因,特异性和灵敏度分别达 100.0% 和 94.7%;监测复发的灵敏度和特异度可至 91.7% 和 98.6%。对放疗后复发者,尽管肿瘤体积很小,但仍可检测到 Lmp-1 基因,而对于放射性骨坏死(ORN)却是阴性,因此 Lmp-1 基因可作为区别鼻咽癌复发和 ORN 的标志。

(四) 抗 EB 病毒特异性 DNA 酶抗体

DNA 酶是一种核酸内切酶,临床上常用其判断系统性红斑狼疮的病情变化。抗 EB 病毒特异性的 DNA 酶抗体可作为鼻咽癌早期发现的分子标志,高水平抗体提示鼻咽癌发病的高风险性。

Notes

十一、妇科生殖系统肿瘤标志物

(一)卵巢癌肿瘤标志物

卵巢癌的早期诊断一直是卵巢癌研究中最具挑战性的课题,研究早期卵巢癌检测的肿瘤标志物有深远的意义。由于多数卵巢恶性肿瘤是上皮性肿瘤(卵巢癌),肿瘤标志物的研究主要集中在与卵巢癌相关的血清肿瘤标志物。

1. CA125　卵巢癌患者最好的肿瘤标志物。在 1%~2% 正常妇女(如经期妇女),5% 良性疾病(如子宫内膜异位症)和 28% 的非妇科肿瘤(如肺癌、子宫颈癌)中其值可升高,但在卵巢非黏液性癌的升高程度明显高于上述情况。血浆 CA125 水平大于 65U/ml 时,提示卵巢上皮性肿瘤的存在,故测定血浆 CA125 水平对筛查卵巢癌患者及其早期诊断具有重要意义。

2. 叶酸受体　正常组织叶酸受体的表达水平极低,但很多肿瘤细胞叶酸受体为高表达,如皮肤癌、乳腺癌和卵巢癌。90% 以上的卵巢癌为叶酸受体阳性,正常卵巢上皮组织则为叶酸受体表达阴性。因此,叶酸受体的表达可作为卵巢癌的良好生物标记。

3. 雌、孕激素受体　雌激素受体(ER)和孕激素受体(PR)主要分布于子宫、宫颈、阴道及乳腺等靶器官。长期、大量的激素作用与妇科肿瘤的发生密切相关,可表现为肿瘤组织上的受体增加、减少或受体功能丧失。ER、PR 的表达还与组织学类型有关,卵巢黏液性癌的受体阳性率低于浆液性癌及子宫内膜癌,说明不同组织类型的肿瘤,其 ER、PR 的表达率不同,可能受激素的作用程度不同或对激素的反应性不同。

(二)子宫颈癌及子宫内膜癌肿瘤标志物

1. CA125 和 CA19-9　CA125 是鉴别宫颈腺癌及宫颈鳞癌的首选方法。CA19-9 水平对宫颈癌的诊断也具有一定的意义。由于 CA19-9 局限在癌组织中,而不存在于正常组织中,故也是宫颈癌复发和进展的标志。

2. CA15-3　在卵巢肿瘤的阳性率高于妇科其他肿瘤。妇科肿瘤患者血浆 CA15-3 水平的高低可反映其病情进展。

3. CEA　检测水平可用于判断宫颈腺癌的浸润情况。宫颈腺癌浸润癌 CEA 阳性率高于原位癌。CEA 的阳性着色部位,在原位宫颈腺癌分布于鳞状上皮表层,浸润癌则出现于基底层。CEA 在子宫颈癌及子宫内膜癌中与 CA125 和 CA199 联合测定阳性率可达近 50%。

4. SCCA　与宫颈鳞癌的发生发展有密切关系,但因少数患者可为阴性,而全身鳞状上皮组织若有病变均可使血清 SCCA 检测阳性,因此,血清 SCCA 可作为一项辅助诊断标准。还可作为宫颈鳞癌化疗反应指标,化疗后若 SCCA 持续不降,说明对化疗不敏感,应立即停止;若 SCCA 维持高水平,则病情可能复发。

5. 性激素及激素受体　子宫内膜癌的发病与雌激素的长期刺激有关,多数子宫内膜癌有 ER、PR 表达。宫颈癌的 ER、PR 检测结果也显示,分化越好的肿瘤,ER、PR 的阳性率越高,且受体阳性患者生存时间长。

十二、神经系统肿瘤标志物

我们对中枢神经系统的肿瘤分子机制仍知之甚少。由于血 - 脑屏障的存在,血浆肿瘤标志物很少被用在原发或转移性脑肿瘤。

(一)透明质酸粘合蛋白

透明质酸粘合蛋白(brain enriched hyaluronan binding,BEHAB/brevican)是脑组织中特有的一种重要的神经蛋白聚糖,有助于神经回路可塑性和韧性间的平衡,是迄今为止特异性最高的脑胶质瘤标志物。BEHAB/brevican 在侵袭性胶质瘤中表达增高,并与胶质瘤细胞黏附、运动和增长相关。目前在少突胶质瘤、星形细胞瘤和胶质母细胞瘤的手术样本中均检出其 mRNA,而

Notes

在正常大脑皮质对照标本、颅内转移性乳腺癌、颅内原发性非胶质性肿瘤均未检出。

（二）中间丝蛋白

包括神经巢蛋白（nestin）和胶质纤维酸性蛋白（glial fibrillary acidic protein，GFAP）。

1. nestin　是神经干细胞标志，与神经系统发育及自我更新相关。包括胶质瘤在内的各种神经系统肿瘤均可表达 nestin。从恶性度最高的多形性胶质母细胞瘤到恶性度最低的纤维性星形细胞瘤，nestin 表达呈现明显地降低趋势，因此 nestin 在判断肿瘤恶性程度上具有特别意义。近期发现 Nestin 可作为渐变性星形胶质瘤及少突星形胶质瘤的预后指标。

2. GFAP　存在于胶质细胞，尤其是星形细胞和星形细胞瘤中，其含量在正常星形细胞高于星形细胞瘤，恶性度低的星形细胞瘤高于恶性度高的星形细胞瘤。体内胶质瘤中通常 GFAP 表达水平下降，可提示肿瘤进展。

（三）神经元特异性烯醇化酶（NSE）

NSE 分布于全身各个系统，但 90% 集中于神经系统中，以大脑最多，脊髓、外周神经系统次之。正常血清中小于 12.5U/mL，发生神经外胚层来源恶性肿瘤，如 NSCLC、神经母细胞瘤及肠道类肿瘤时，血清水平增高。目前是 NSCLC 的首选标志物。在胶质瘤 NSE 浓度与手术切除程度有关，肿瘤经手术全切后，NSE 浓度迅速下降至正常，而次全切者，术后 NSE 浓度居高不下，说明恶性胶质瘤是血清及脑脊液中 NSE 的直接来源。

十三、血液系统肿瘤标志物

在血液系统中，肿瘤相关基因被激活的最常见原因是染色体易位，尤其是平衡易位，结果或是造成某一基因表达量的变化，或是使之结构发生改变，形成新的融合基因。这些基因往往是调节造血细胞分化、生长、凋亡的重要基因。它们质或量的变化可导致肿瘤发生。其中部分与某一特定的肿瘤类型相关，如 *PML-RAR α* 与急性早幼粒细胞白血病（acute promyelocytic leukemia，APL），*BCR-ABL* 与慢性粒细胞白血病（chronic granulocytic leukemia，CML）等。

（一）*PML-RARα*

APL 具有特征性的染色体异常 t(15；17)(q22；q11-22)，使 15 号染色体上 *PML* 基因与 17 号染色体的 *RAR α* 发生重排。PML 是一种磷酸蛋白，仅在髓系表达，抑制细胞生长和转化，其过量表达可诱导凋亡。RAR α 属于类固醇 / 甲状腺受体超家族成员，是一种细胞内受体，有促进分化、抑制增殖的作用。两种基因融合后，PML-RAR α 可以与 PML 形成异源二聚体，抑制野生型 PML、RAR α 的功能，并致细胞表观遗传学变化，从而诱发 APL。*PML/RARα* 存在于 95% 以上的 APL，因此被作为 APL 的分子标志。临床检测可以用常规核型分析、FISH 及巢式 RT-PCR 等。

（二）*BCR-ABL*

BCR-ABL 融合基因是 CML 的标志物，对白血病患者的诊断、分型及疗效评估有重要意义。是 *ABL* 基因从 9 号染色体易位到 22 号染色体上，与 *BCR* 基因头尾融合而成，即 t(9；22)(q34；q11)，形成特征性 Ph 染色体。有 95% 的 CML 患者携带这种染色体，在 10%~30% 成人急性淋巴细胞白血病（ALL）、大约 5% 儿童 ALL 以及约 2% 急性粒细胞白血病（AML）、淋巴瘤及骨髓瘤等也发现了这种融合基因。以 *BCR-ABL* 为靶点的 CML 治疗，能够将患者 5 年生存率提高到 90% 以上。检测手段有 FISH、PCR 等。

十四、临床肿瘤标志物应用的展望

肿瘤标志物的发现和应用在临床上具有重要价值，见表 3-2-13。不仅有助于一些肿瘤的诊断，为临床辅助诊断提供依据，而且还具有预测或监视肿瘤复发或转移的作用，有助于评估治疗效果并预测患者预后。遗憾的是，迄今为止，还未发现理想的具有 100% 灵敏度和特异性的肿瘤标志物。以上所述的各种肿瘤标志物仅是一项临床辅助诊断，不能以点代面。目前早期诊断更

表 3-2-13 不同肿瘤标志物在临床中的应用

编号	标志物	提示	其他因素和注意事项
*1	CA242	在结直肠、胃、卵巢、子宫及肺癌,头颈部肿瘤等较特异和敏感。对胰腺癌和胆道肿瘤的诊断比 CA19-9 更特异	良性肝胆疾病也升高,但低于界值。良性消化道疾病中假阳性率低。与 CEA 结合诊断直肠癌敏感性提高 35%
*2	CA19-9	胰腺癌、胆管癌敏感标志物,联合 AFP、CEA 利于诊断胃肠道肿瘤。卵巢癌、淋巴瘤、胃癌、肺癌、食道癌和乳腺癌有一定阳性率	胆结石、胆管炎、胆囊炎、卵巢囊肿、慢性肝炎、慢性胰腺炎、糖尿病、子宫内膜异位。AFP 阴性肝癌。个别消化道出血患者轻度升高
*3	CA153	乳腺癌、肺癌、卵巢癌、胰腺癌、结直肠癌均可升高。与 CEA 联合判断可提高诊断符合率	乳腺癌肝/骨转移、子宫内膜异位、卵巢囊肿、转移性卵巢/结肠/肝/胆管/胰腺/支气管癌等
*4	CA125	以浆液性卵巢癌为主。胰腺癌、乳腺癌、肝癌、肺癌、胃肠道恶性肿瘤、子宫癌均可增高	卵巢上皮/输卵管/子宫内膜/间皮细胞/宫颈癌。子宫内膜异位/胰腺炎/胆囊炎/行经期/肝炎/卵巢囊肿轻微升高
5	CA72-4	乳腺、胃肠道和卵巢癌的标志物	黏液性卵巢癌升高明显
6	MG7-Ag	55% 胃癌升高,假阳性 5%	轻度升高时应动态观测,并结合临床
*7	NSE	小细胞肺癌(SCLC)、神经母细胞瘤、APUD 系统肿瘤均可升高。神经内分泌肿瘤	血清在离心前放置 60~90 分钟。中枢神经系统损伤也会升高
8	Cyfra21-1	非小细胞肺癌/肺鳞癌/膀胱癌	常用于疗效检测。结肠/胃癌轻度增高。非肿瘤疾病一般不升高。联合 CEA 诊断非小细胞肺癌符合率可达 78%
9	TPA	反映肿瘤增殖状态,用于膀胱、乳腺、肺、结直肠、宫颈、卵巢及肝胆癌的辅助诊断	轻度升高时应动态观测,并结合临床
10	TPS	反映肿瘤细胞分裂和增殖活性。与肿瘤容量指标 CA153、CA125、CA19-9、CEA、PSA 等联用,可反映肿瘤增殖活性及负荷	>160 时应注意与容积指标相参照并动态观测,>250 时应特别注意肿瘤与肝病等的鉴别诊断
*11	PSA	前列腺疾病最佳指标。大于 10ug/ml 时前列腺癌敏感性达 99%、特异性 47%。早期前列腺癌有增高早于临床症状出现 6 个月以上	男性前列腺炎、前列腺肥大。48 小时内灌肠和前列腺按摩。前列腺癌骨转移 PSA 值会更高
*12	f-PSA	f-PSA/PSA 比值与癌可能性有反比关系。比值 <0.1 提示前列腺癌、>0.25 提示增生	前列腺癌患者 f-PSA/PSA 比值明显小于前列腺增生患者
13	UBC	膀胱癌、肾盂和输尿管肿瘤常可升高	升高时应检查泌尿系统
*14	CEA	结直肠癌 CEA 升高与分期相关,术前血清水平与术后复发时间及生存期相关。乳腺、肺、胰腺、前列腺癌也可升高、脑膜瘤者脑脊液中 100% 升高	宫颈癌、小细胞及非小细胞肺癌、甲状腺/ENT 肿瘤、吸烟者。肺/乳腺/膀胱/卵巢癌 CEA 明显升高显示肿瘤浸润转移。恶性肿瘤胸腔积液
*15	AFP	肝细胞癌和生殖细胞肿瘤标志物,与 hCG 和 TPS 联用便于鉴别诊断	良性肝脏疾病瞬时升高。35% 患者特别是小肝癌患者呈阴性或低浓度
*16	Ferritin	肺/乳腺癌。血液病/AFP 阴性或低值的肝癌明显升高	血红蛋白沉着,肝炎等炎症。胃/肠/食道/鼻咽等癌若无转移少升高,转移胃/髓/肝/淋巴/脾后升高

Notes

续表

编号	标志物	提示	其他因素和注意事项
*17	β-hCG	敏感性:滋养层恶性肿瘤 100%、非精原性睾丸癌 70%、精原细胞瘤 10%。乳腺癌、睾丸癌、卵巢癌	绒毛膜上皮癌 hCG 阳性、AFP 阴性;内胚窦瘤则 hCG 阴性、AFP 阳性。子宫内膜异位、卵巢囊肿等
18	β₂-MG	与浆细胞瘤数量呈正比,与骨髓瘤分期相关。慢粒、淋巴瘤等血液肿瘤,胆管、肝、胃、结直肠、肺、食管、膀胱癌、宫颈等实体瘤	肾脏病、肝炎、肝硬化、肾移植急性排斥、风湿性关节炎等可升高。脑膜白血病的脑脊液中升高
19	S100	恶性黑色素瘤晚期升高明显,反映疗效和转归及预告复发和转移。脑胶质瘤	急性脑血管病 / 多发性硬化 / 神经系统损伤和炎症升高
20	SCC	用于宫颈鳞癌、肺和头颈部鳞癌诊断、疗效和复发监测。食管、膀胱肿瘤	扁平上皮部位良性疾病
21	EBV-IgA	反映 EB 病毒感染和致癌性,辅助诊断鼻咽癌、Burkitt 淋巴瘤	阳性时应注意检查鼻咽部等
22	EBV-IgM	反映近期 EB 病毒感染和致癌性,辅助诊断鼻咽癌、Burkitt 淋巴瘤	阳性时应注意检查鼻咽部等
*23	HGH	垂体腺瘤 / 肺小细胞瘤 / 嗜铬细胞瘤 / 甲状腺髓质瘤 / 胰腺内分泌肿瘤等	肢端肥大症、巨人症

　　* 即 C12 项目。

　　多的还需要结合病史、症状、体征、影像学检查(B 超、CT、MRI、PET/CT)、内镜检查等手段来综合分析,明确诊断还需要进一步的病理学检查。另外,肿瘤标志物呈阴性或弱阳性也不能完全排除相关肿瘤。如 AFP 单项指标阳性,但低于原发性肝癌诊断标准时,应结合至少两种影像学检查(B 超、CT 或 MRI)以及患者既往乙肝病史和乙肝两对半结果,综合作出判断。

　　此外,许多良性疾病都可以有肿瘤标志物的异常,如前列腺肥大、前列腺炎可以有 PSA 的轻、中度升高,子宫内膜异位症可以有 CA125 的轻、中度升高,急、慢性肝病时可以有 CA125、CA19-9、CA50、铁蛋白不同程度的升高。再次,肿瘤标志物的联合应用确实能在一定程度上提高阳性检出率,部分肿瘤标志物之间的相关性极高,如 CA19-9 和 CA50 之间的相关性可达到 95%~98%,即 95%~98% 的被检者如 CA19-9 正常,则 CA50 也正常,CA19-9 异常,则 CA50 也异常,但并不能简单地认为检测标志物越多就越肯定。临床上,对于肿瘤标志物的应用应该根据不同情况、不同目的选择或联合使用之,同时结合其他检查综合分析判断。WHO 肿瘤疗效评价标准中对肿瘤标志物作如下规范描述:如开始时肿瘤标志物高于正常水平的上限,"肿瘤标志物不能单独用来进行诊断。然而,当所有的肿瘤病灶完全消失,临床评价为完全缓解时它们必须恢复到正常水平"。这一规定表明了肿瘤标志物的临床意义并肯定了其临床应用价值。

　　相信随着近年组学以及跨组学技术的发展,肿瘤标志物研究方法的日益完善,将会有更加敏感、特异且重复性好的新型肿瘤分子标志物出现,从而为肿瘤预警和早期诊断、个体化治疗提供新的途径和策略。

(陈志南)

参考文献

1. 陈志南 . 基于抗体癌标志物研究 . 国际免疫学杂志,2007,30(6):359-363
2. 李春海 . 肿瘤标志学基础与临床 . 北京:军事医学科学出版社,2008
3. 桑勇先 . CA125 的研究进展 . 中国医药指南,2013,11(12):451-453

Notes

4. Siegel R, Naishadham D, Jemal A. Cancer statistics, 2012. CA Cancer J Clin, 2012, 62(1): 10-29

5. Jemal A, Bray F, Center MM, et al. Global cancer statistics. CA Cancer J Clin, 2011, 61: 69-90

6. Juo YY, Johnston FM, Zhang DY, et al. Prognostic value of CpG island methylator phenotype among colorectal cancer patients: a systematic review and meta-analysis. Ann Oncol. 2014, (12)2314-2327

7. Abu-Khalf M, Pusztai L. Influence of genomics on adjuvant treatments for pre-invasive and invasive breast cancer. Breast. 2013, Suppl 2: S83-87

8. Hayes DF. Clinical utility of tumor markers: study design and evaluation. AACR Education Book, 2009(1): 273-277

9. Sturgeon CM, Duffy MJ, Stenman UH, et al. National academy of clinical biochemistry laboratory medicine practice guidelines for use of tumor markers in testicular, prostate, colorectal, breast, and ovarian cancers. Clin Chem, 2008, 54(12): 11-79

10. He CZ, Zhang KH. Serum protein and genetic tumor markers of gastric carcinoma. Asian Pac J Cancer Prev. 2013, 14(6): 3437-3442

11. Labianca R, Garassino M, Torri V. Predicting response of molecular targeted therapies: a still possible challenge? Ann Oncol, 2008, 19(5): 829-830

12. Hayes DF, Bast RC, Desch CE, et al. Tumor marker utility grading system: a framework to evaluate clinical utility of tumor markers. Natl Cancer Inst, 1996, 88(20): 1456-1466

13. Ansems M, Hontelez S, Looman MW, et al. DC-SCRIPT: nuclear receptor modulation and prognostic significance in primary breast cancer. J Natl Cancer Inst, 2010, 102(1): 54-68

14. McShane LM, Altman DG, Sauerbrei W, et al. Reporting recommendations for tumor marker prognostic studies. J Clin Oncol, 2005, 36(23): 9067-9072

15. Zhou J, Richardson M, Reddy V, et al. Structural and functional association of androgen receptor with telomeres in prostate cancer cells. Aging, 2013, 5(1): 3-17

16. Schrohl AS, Holten-Andersen M, Sweep F, et al. Tumor markers: from laboratory to clinical utility. Mol Cell Proteomics, 2003, 6(2): 378-387

17. Yoshida T, Zhang G, Haura EB. Targeting epidermal growth factor receptor: central signaling kinase in lung cancer. Biochem pharmacol, 2010, 80: 613-623

18. Eccles SA, Aboagye EO, Ali S, et al. Critical research gaps and translational priorities for the successful prevention and treatment of breast cancer. Breast Cancer Res. 2013, 15(5): R92

19. Zhao YJ, Q Ju, Li GC. Tumor markers for hepatocellular carcinoma. Mol Clin Oncol, 2013. 1(4): 593-598

20. Woreta TA, Alqahtani SA. Evaluation of abnormal liver tests. Med Clin North Am, 2014. 98(1): 1-16

21. Winter WE, Bazydlo LA, Harris NS. The molecular biology of human iron metabolism. Lab Med, 2014. 45(2): 92-102

22. Attard G, Richards J, de Bono JS. New strategies in metastatic prostate cancer: targeting the androgen receptor signaling pathway. Clin Cancer Res. 2011, 17(7): 1649-1657

23. Rhodes T, Jacobson DJ, McGree ME, et al. Benign Prostate-Specific Antigen Distributions and Associatins with Urologic Outcomes in Community-Dwelling Black and White Men. J Urol. 2012, 187(1): 87-91

24. Heidegger I, Klocker H, Steiner E, et al. proPSA is an early marker for prostate cancer aggressiveness. Prostate Cancer Prostatic Dis 2014, 17: 70-74

25. Scattoni V, Lazzeri M, Lughezzani G, et al. Head-to-head comparison of Prostate Health Index and urinary PCA3 for predicting cancer at initial or repeat niopsy. J Urol 2013: 190: 496-501

26. Yu J, Yu J, Mani RS, et al. An integrated network of androgen receptor, polycomb, and TMPRSS2-ERG gene fusions in prostate cancer progression. Cancer Cell, 2010, 17(5): 443-454

Notes

第三章　影像诊断

第一节　影像学概论

医学影像学是指通过某种方法形成人体组织、器官的影像,根据这些影像了解组织和器官的解剖与生理状态以及病理变化,从而作出诊断。时至今日,医学影像学已成为一门包括X线、计算机体层成像(CT)、磁共振成像(MRI)、核医学、超声医学和介入放射学的涉及诊断和治疗等多方面内容的学科。医学影像学在肿瘤的早期发现、诊断和治疗监测中起着非常重要的作用。本章将概述医学影像学的基础知识及新进展,并重点介绍肿瘤的影像诊断。

一、CT

(一) CT 图像特点

CT图像是由一定数目由黑到白不同灰度的像素按矩阵排列所构成。这些像素反映的是相应体素的X线吸收程度。因此与X线图像相似,CT图像也是以不同的灰度来表示,反映器官和组织对X线的吸收程度。X线图像可反映正常与病变组织的密度,如高密度和低密度,但没有量的概念。CT图像不仅以不同灰度显示其密度的高低,还可用组织对X线的吸收系数说明其密度高低的程度,具有一个量的概念。实际工作中,不用吸收系数,而是换算成CT值,用CT值说明密度,单位为Hu(Hounsfield unit)。水的CT值定为0Hu,人体中密度最高的骨皮质吸收系数最高,CT值定为 +1000Hu,而空气密度最低,定为 −1000Hu。人体中密度不同和各种组织的CT值则居于 −1000Hu 到 +1000Hu 的 2000 个分度之间。

CT图像是层面图像,常用的是横断面。为了显示整个器官,需要多个连续的层面图像。通过CT设备上图像的重建程序的使用,还可重建冠状面和矢状面的层面图像,可以多角度查看器官和病变的关系。

(二) CT 检查技术

分平扫(plain scan)、对比增强扫描(contrast enhancement,CE)和造影扫描。

平扫是指不用对比剂的普通扫描。一般都是先作平扫。

对比增强扫描指血管内注射对比剂后再行扫描的方法。目的是提高病变组织同正常组织的密度差以显示平扫上未被显示或显示不清的病变,通过病变有无强化及强化类型,有助于病变的定性。根据注射对比剂后扫描方法的不同,可分为常规增强扫描、动态增强扫描、延迟增强扫描、双期或多期增强扫描等方式。

造影扫描是先作器官或结构的造影,然后再行扫描的方法。它能更好地显示结构和发现病变。分为血管造影CT和非血管造影CT两种。

(三) CT 诊断肿瘤的价值

CT在肿瘤的诊断中占有极其重要的地位。主要应用在肿瘤的诊断、分期、判断预后、治疗后随访以及协助肿瘤放疗计划的制订。在肿瘤的诊断方面,由于CT对组织的密度分辨率高,且为断层扫描,可以直接观察到实质脏器内部的肿瘤,组织密度差异较小时还可进行增强检查,根据肿瘤的强化方式与强化程度的不同从而提高了肿瘤的发现率和确诊率。在肿瘤的分期方面,主要根据肿瘤大小、范围、侵犯周围组织及动、静脉血管的情况，以及淋巴结和其他转移情况来确定。通过上述情况的分析可帮助判断预后和制订治疗方案。治疗前后多次检查可帮助了解治疗效果。但由于人体各部位肿瘤的本身形态、密度和周围组织结构不同，CT 对它们的应用价值和限制亦各不相同。多排 CT 的广泛临床应用也使得 CT 同时能获取肿瘤的功能与血流动力学信息，比如 CT 血管成像可同时评价肿瘤对周围血管侵蚀情况；CT 灌注成像同时可获取肿瘤的血流动力学信息，从而有利于肿瘤的早期诊断及 TNM 分期。

二、磁共振成像

(一)磁共振成像图像特点

磁共振成像(magnetic resonance imaging，MRI)是通过对静磁场中的人体施加某种特定频率的射频脉冲，使人体组织中的氢质子受到激励而发生磁共振现象，当终止射频脉冲后，质子在弛豫过程中感应出磁共振信号，经过对磁共振信号的接收、空间编码和图像重建等处理过程，即产生磁共振图像。自旋回波(spin echo，SE)脉冲序列是临床最常用的脉冲序列之一。在 SE 序列中，主要由 T1 信号所获取的对比图像称为 T1 加权像(T1 weighted image，T1WI)，有利于显示组织与器官的解剖结构；主要由 T2 信号所获取的对比图像称为 T2 加权像(T2 weighted image，T2WI)，有利于观察病变的信号变化。与 CT 不同，MRI 具有如下一些特点：

1. **多参数图像**　其成像参数主要包括 T1、T2 和质子密度等，可分别获得同一解剖部位或层面的 T1WI、T2WI 和质子密度等多种图像，而包括 CT 在内的 X 线成像，只有密度一个参数，仅能获得密度对比一种图像。

2. **多方位成像**　MRI 可获得人体轴位、冠状位、矢状位及任意倾斜层面的图像，有利于解剖结构和病变的三维显示和定位。

3. **流动效应**　体内流动的液体中的质子与周围处于相对静止状态的质子相比，在 MRI 上表现出不同的信号特征，称为流动效应。血管内快速流动的血液，在磁共振成像过程中呈现为无信号黑影，这一现象称为流空现象。血液的流空现象使血管腔不使用对比剂即可显影。流动血液的信号还与流动方向、流动速度以及层流和湍流有关。在某些状态下还可表现为明显的高信号。

4. **质子弛豫增强效应与对比增强**　一些顺磁性和超顺磁性物质使局部产生磁场，可缩短周围质子弛豫时间，此效应称为质子弛豫增强效应，是 MRI 行对比剂增强检查的基础。

(二)MRI 检查技术

1. **多种脉冲序列的联合应用**　MR 成像中常用的脉冲序列有自旋回波(SE)序列、梯度回波(GRE)序列、反转恢复(IR)序列等，每种序列中又包括多种类型，临床上应根据不同检查部位和目的选择应用。

2. **脂肪抑制技术**　短 T1 高信号可来源于脂肪、亚急性期血肿、富含蛋白质的液体及其他顺磁性物质，采用如反转恢复等特殊的脉冲序列可将图像上由脂肪成分形成的高信号抑制下去，使其信号强度降低，即脂肪抑制，而非脂肪成分的高信号不被抑制，保持不变，从而可鉴别出是否为脂肪组织。

3. **磁共振血管成像(magnetic resonance angiography，MRA)技术**　MRA 是使血管成像的 MRI 技术，一般无需注射对比剂即可使血管显影，安全无创，可多角度观察，但目前 MRA 对显示小血管和小病变仍不够满意，还不能完全代替数字减影血管造影(digital subtraction angiography，DSA)。常用的 MRA 技术有时间飞跃法和相位对比法。

4. **磁共振水成像技术**　采用长 TR、很长 TE 获得重度 T2WI，从而使体内静态或缓慢流动的液体呈现高信号，而实质性器官和快速流动的液体呈低信号的技术。通过最大强度投影重建，可得到类似对含水器官进行直接造影的图像。目前常用的磁共振水成像技术主要包括：磁共振胆胰管成像(MR cholangiopancreatography,MRCP)、磁共振尿路造影(MR urography,MRU)、磁共振脊髓造影(MR myelography,MRM)等。磁共振水成像具有无需对比剂、安全无创、适应证广、成功率高、可多方位观察等优点。

5. 磁共振功能成像(functional magnetic resonance imaging,fMRI)　磁共振功能成像是利用磁共振现象来检测血流动力学、代谢等功能变化,有利于疾病的功能评价。如基于水分子弥散特性的弥散加权成像(diffusion weighted imaging,DWI),可有利于疾病的早期诊断;基于血流动力学特性的灌注成像(perfusion weighted imaging,PWI)可有利于获取组织中微观血流动力学信息;MR 波谱(magnetic resonance spectroscopy,MRS)是目前唯一能对活体人体组织代谢及化合物进行定量分析的无创伤性方法;基于血氧依赖水平(blood oxygen level dependent,BOLD)的脑功能成像可实时捕捉到神经元的活动等。

(三) MRI 诊断肿瘤的价值

由于 MRI 具有较强的软组织分辨力,对人体安全无创,在神经、脊髓及软组织肿瘤的早期诊断、术前评价及术后复发等方面已成为首选的检查方法,在腹盆腔肿瘤的良恶性判定及肿瘤的 TNM 分期中有其独特的优势。解剖结构和病变形态显示清楚,可以多方位、多参数成像,便于显示体内解剖结构和病变的空间位置和相互关系;除可显示形态变化外,还能进行功能成像和生化代谢分析,能在分子水平上反映病理情况,有利于肿瘤的客观评价。

三、超　声

(一) 超声图像特点

超声是以 20kHz 以上的频率通过递质传播的声波,临床上常用的超声频率通常在 2.2MHz 到 10MHz 之间,它具有方向性好、穿透性强、易于获得等优点。超声射入人体后,由于人体超声阻抗分布不均匀,由表面到深部将经过不同声特性阻抗和不同衰减特性的器官和组织,从而产生不同的反射与衰减。这种不同的反射与衰减是构成超声图像的基础。超声仪将接收到的回波根据其强弱用明暗不同的光点依次显示在屏幕上,就显出人体的断面超声图像,亦称为声像图(sonogram)。超声检查是根据声像图特征对疾病作出诊断。人体不同组织和液体的回声强度通常分为四级,即高回声(如血管壁、脏器包膜、瓣膜、肌腱、组织纤维化等)、等回声(如肝、脾、胰腺实质等)、低回声(如脂肪组织)、无回声(如尿液、胆汁、囊肿液和胸腹腔漏出液等)。对后方伴有声影的高回声,也称为强回声(如骨骼、钙化、结石和含气的肺)。

(二) 超声检查技术

超声诊断仪根据功能分为两大类即解剖超声与血流超声。解剖超声以 B 超为代表,因采用多声束连续扫描,故可显示脏器的二维图像,为目前使用最为广泛的超声诊断法。三维、四维超声是可将立体图像以投影图或透视图表现在平面上的显示方式,可从各个角度来观察该立体目标。血流超声以多普勒超声为代表,分为二维彩色多普勒及三维立体彩色多普勒。可采用连续波多普勒和脉冲波多普勒不同的成像方法来探测血流、测量血流速度。同时,在多普勒二维显像的基础上,以实时彩色编码显示血流的方法可以不同的彩色显示不同的血流方向与流速。

(三) 超声诊断肿瘤的价值

超声检查因具有无放射性损伤、能取得多种方位的肿瘤断面图像,并能根据声像图特点对病变作出定位、定量及定性诊断;实时动态显示,可观察器官的功能状态和血流动力学情况;设备轻便、易操作,并可反复多次重复观察等特点,已经成为头颈部、软组织、胸腹部及盆腔肿瘤筛查的重要手段。近年来随着超声仪器的改善,超声图像的二维分辨力不断提高,并可同时具有彩色多普勒血流显像和多普勒频谱测定的功能,丰富了诊断信息,使得超声检查成为腹、盆腔疾病诊断的首选方法。超声在肿瘤诊断领域的价值主要包括:发现肿瘤、鉴别肿瘤的性质、引导穿刺活检、肿瘤的术前评估分期及肿瘤患者的手术或放疗、化疗后随访等。

Notes

四、核 医 学

放射性核素显像技术是临床核医学中的主要组成部分,与 X 线、CT、MRI 和超声检查等同属影像医学技术范畴,在临床诊断和研究中具有重要作用。医学中把应用计算机辅助断层技术进行显像的设备统称为发射计算机断层显像(emission computed tomography,ECT)。主要包括两种,即单光子发射计算机断层扫描术(single photon emission computed tomography,SPECT)和正电子发射计算机断层扫描术(positron emission tomography,PET),可局部和全身显像。

(一) SPECT、PET 图像特点

SPECT 是利用放射性同位素作为示踪剂,将这种示踪剂注入人体内,使该示踪剂浓聚在被测脏器上,从而使该脏器成为 γ 射线源,在体外用绕人体旋转的探测器记录脏器组织中放射性分布可得到数据,根据这些数据可以建立一系列断层平面图像,从而获得核素或核素标记物在脏器和组织中的分布代谢规律,达到诊断疾病的目的。SPECT 是以脏器内、外放射性差别以及脏器内部局部放射性差别为基础的,而脏器和病变内放射性的高低直接与显像剂的聚集量有关,聚集量的多少又取决于血流量、细胞功能、细胞数量、代谢率和排泄引流等因素。因此,放射性显像不仅能够显示脏器和病变的位置、形态和大小,更重要的是同时提供有关血流、功能、代谢和受体等方面的信息。

PET 是利用回旋加速器加速带电粒子轰击靶核,通过核反应产生带正电子的放射性核素,并合成显像剂,引入体内定位于靶器官,它们在衰变过程中发射带正电荷的电子,这种正电子在组织中运行很短距离后,即与周围物质中的电子相互作用,发生湮没辐射,发射出方向相反、能量相等的两光子。PET 成像是采用一系列成对的互成 180 度排列的探头在体外探测示踪剂所产生之湮没辐射的光子,采集的信息通过计算机处理,显示出靶器官的断层图象并给出定量生理参数。通过 ^{11}C、^{13}N、^{15}O、^{18}F 将等核素标记在人体所需营养物质(如葡萄糖、氨基酸、水、氧等)或药物上,PET 可以从体外无创、定量、动态地观察这些物质进入人体后的生理、生化变化,从分子水平洞察代谢物或药物在正常人或患者体内的分布和活动。

(二) SPECT、PET 检查技术

SPECT 可反映脏器代谢和功能状态,获取其血流、功能和代谢信息,有助于疾病的早期诊断。放射性核素显像具有多种动态显像方式,使脏器和病变的血流和功能情况得以动态而定量地显示,与静态显像相配合能对疾病的诊断更加准确。一些放射性核素显像因脏器或病变能够特异性地聚集某种显像剂而显影,因此影像具有较高的特异性。

PET 图像反映的是用发射正电子的核素标记的药物在体内的生理和生化分布,以及随时间的变化。通过使用不同的药物,可以测量组织的葡萄糖代谢活性、蛋白质合成速率以及受体的密度和分布等。因此,PET 也被称为"活体生化显像"。

与 SPECT 比较,PET 是高级的核医学显像技术。PET 与 SPECT 之间有相同之处,也有差异。相同之处在于两者都是利用放射性核素的示踪原理进行显像,皆属于功能显像的范畴,显像结果也都表现为阴性显像或阳性显像。但两者也存在明显的差异,这主要表现在所用的显像剂和扫描仪方面。在显像剂方面,PET 所用显像剂较 SPECT 更具生理性,PET 药物是人体内源性代谢物或类似物,可以用碳、氮和氧等人体组成元素标记,符合生理学特性;在扫描仪方面,PET 的探测灵敏度和分辨率明显高于 SPECT,因此 PET 图像质量要明显高于 SPECT;PET 可行准确的衰减校正,还可以进行准确的绝对定量,SPECT 在衰减校正及定量准确方面均不如 PET,此外,在扫描范围上来看 PET 多为全身检查,而 SPECT 多只能检查局部器官。

(三) SPECT、PET 诊断肿瘤的价值

主要优势在于能够从分子学层面提供肿瘤更准确、更全面的代谢性诊断信息,有利于肿瘤良恶性的鉴别,有利于显现一些常规影像学检查方法不易显示的病灶,能发现早期微小肿瘤、确

定肿瘤分期,可为手术与精细放疗提供精确的向导,为放化疗提供了准确的疗效监测及评价治疗效果等。SPECT对于原发骨肿瘤或骨转移瘤的特异性较高,但是对于其他体内组织肿瘤的检出率不及PET。PET对于包括骨骼在内的大部分肿瘤有着较为精确的鉴别能力。

第二节　各　　论

一、鼻咽癌的影像学诊断

(一) 概述

鼻咽癌(nasopharyngeal carcinoma)最常发生于中年人,男性较多见。早期鼻咽癌的临床表现不明显,中、晚期鼻咽癌因肿物的侵犯范围不同而表现各异。颈部淋巴结肿大常为首发症状,可出现回吸性血涕、鼻出血等鼻部症状,晚期可有鼻塞、耳鸣、单侧听力减退或丧失等耳部症状。晚期肿瘤侵犯迷走神经可引起声嘶、吞咽困难等咽喉部症状。还可出现头痛、面麻、舌偏斜、眼睑下垂、复视等颅神经受损症状。

(二) 影像学检查方法及选择

1. **传统X线摄片**　包括鼻咽侧位、颏顶位、颅底位体层摄片等,因密度分辨率差,已基本为CT及MRI等影像学检查所取代。影像学检查用于确定鼻咽癌的范围、与周围重要结构尤其是与颅底及颅内结构的关系。

2. **CT及MRI**　CT扫描可详细显示鼻咽及其周围结构的解剖,目前为鼻咽癌的基本检查方法。MRI可多轴扫描,软组织对比度好,能明确显示肿瘤的范围及侵犯深度,为鼻咽癌极有价值的检查方法。观察颅底及周围结构骨质破坏情况,应首选CT,但MRI能发现CT所不能发现的早期、轻微颅底骨质破坏。观察软组织侵犯及肿瘤沿肌肉、神经蔓延首选MRI。

(三) 影像学表现

约80%的鼻咽癌起自鼻咽侧壁,早期咽隐窝变浅、闭塞,咽侧壁增厚,失去正常对称的外观。中晚期有明显肿物,CT表现为较均匀的软组织密度肿物突入鼻咽腔,致鼻咽腔不对称、狭窄或闭塞,肿物与周围组织分界不清。增强扫描,肿物可呈轻或中度强化。MRI表现为在T1WI上呈中低信号,在T2WI上呈较高信号(图3-3-1)。

鼻咽癌易侵犯周围结构:肿瘤向前播散到鼻腔、鼻窦,可引起鼻窦炎症。侵犯翼腭窝表现为局部正常的脂肪间隙消失,翼腭窝扩大或周围骨质破坏。从翼腭窝经圆孔进入颅前窝及海绵窦区,经翼管进入颅中窝颅内,自眶尖再经眶上裂进入颅内,亦可经蝶腭孔进入鼻腔,经翼下颌裂进入颞下窝。向外方侵犯咽旁间隙,再侵犯咀嚼肌间隙,可以沿下颌神经周围浸润,进而侵犯颅内。向后侵犯咽后间隙及椎前间隙,偶可见椎体破坏。尤其需注意肿瘤是否侵犯颈动脉鞘、颈静脉孔及邻近的舌下神经管。向下可侵犯口咽及软腭。向上直接侵犯颅底,颅内侵犯常累及海绵窦、颞叶、桥小脑角等。

另外,鼻咽癌常合并有单侧或双侧淋巴结肿大。咽后组淋巴结外组是鼻咽癌的首站转移淋巴结,其他常见转移部位为颈静脉链周围及颈后三角区。约70%的颈部转移淋巴结边缘规则,内部大多密度均匀,呈轻、中度强化。边缘不规则强化、内部低密度坏死是典型鳞癌转移淋巴结的征象。放疗后可出现颏下、枕后等罕见部位淋巴结转移,有时转移淋巴结大小与原发肿瘤不成比例。

(四) 诊断与鉴别诊断

鼻咽癌需与鼻咽部的其他良性或恶性肿物相鉴别:

1. **需与鼻咽部恶性淋巴瘤相鉴别**　单从肿物形态很难区别两者,但淋巴瘤侵犯范围广泛,常侵犯鼻腔及口咽,多表现为软组织弥漫性增厚,颅骨破坏少见。颈部淋巴结受侵区域同鼻咽癌相仿,但受侵淋巴结多边缘规则,内部密度均匀,增强CT扫描多无明显强化。

Notes

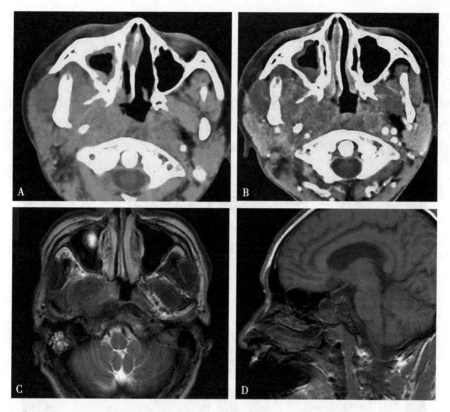

图 3-3-1 鼻咽癌

A. CT 平扫示右侧咽隐窝为中心软组织肿块,边界不清,咽腔变形,深部侵犯咽旁间隙及颞窝;B. CT 增强扫描示肿块强化不明显,左侧咽后组淋巴结肿大,环行强化,右耳前、颞窝淋巴结肿大,略呈环形线状强化;C. 轴位 T2WI:肿块呈不均匀稍长 T2 信号,咀嚼肌及咽后壁肌群受侵肿胀、信号增高。右侧乳突蜂房内见长 T2 高信号;D. 矢状位 T1WI:(右)鼻咽顶后壁软组织影增厚

2. **需与腺样囊性癌相鉴别**　鼻咽部腺样囊性癌密度多不均匀,可有囊性低密度区,且有沿神经蔓延的倾向,但有时仅靠影像表现难与鼻咽癌鉴别。

3. **青少年鼻咽纤维血管瘤也是需要鉴别的肿瘤**　青少年鼻咽纤维血管瘤几乎均见于男性青少年。肿瘤多位于蝶骨体、枕骨斜坡及鼻后孔,呈类圆形。增强 CT 扫描,肿块呈明显强化,CT 值可超过 100HU。MRI 的 T1WI 呈中等信号,信号可不均匀,T2WI 呈明显高信号,内部可掺杂低信号的血管基质信号,可呈胡椒盐样改变。

二、喉癌的影像学诊断

(一) 概述

喉癌(laryngocarcinoma)占耳鼻喉部恶性肿瘤的 12%~22% 左右,仅次于鼻腔、鼻咽部的恶性肿瘤居第三位。好发于 50~60 岁,30 岁以下少见。喉癌常见于嗜烟酒者,声带过度疲劳、慢性喉炎、暴露于粉尘、石棉或电离辐射也与喉癌的发病有关。按解剖部位,可分为声门上型癌、声门型癌、声门下型癌和混合型癌。声门上型癌早期仅有喉部异物感、咽部不适,中晚期可有咽喉痛、痰中带血、声嘶。声门型癌主要症状为声嘶,肿瘤较大时可有血痰、喘鸣、呼吸困难。声门下型癌早期可无明显症状,中晚期可有血痰、呼吸困难。

(二) 影像学检查方法及选择

喉癌的影像学检查的价值在于确定肿瘤的范围、与周围重要结构的关系及评价有无颈部淋巴结转移。CT 扫描尤其是多层螺旋 CT 扫描及其后处理技术(多平面重组、容积再现、CT 仿真内镜成像)可明确显示喉腔及其周围结构的解剖,对肿瘤局部浸润及肿瘤与周围结构的关系评价更为准确,目前为喉癌的基本检查方法。MRI能明确显示肿瘤的范围及侵犯深度,为CT检查的重要补充。

(三)影像学表现

会厌、会厌皱襞、真假声带等结构出现软组织增厚或肿物。肿瘤侵犯周围结构肿物较大时常侵犯会厌前间隙、喉旁间隙、喉软骨、颈动脉及静脉等。喉软骨受侵常表现为软骨侵蚀、溶解,亦可有软骨硬化表现。颈部淋巴结转移可有单侧或双侧淋巴结肿大,呈边缘强化,内部常可见坏死(图3-3-2)。

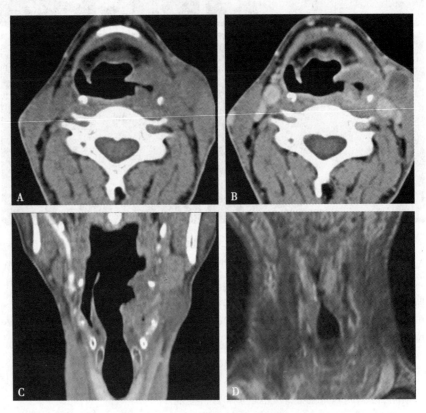

图3-3-2　喉癌(声门上型)

A. CT平扫示左侧杓会厌皱襞不规则增厚,表面凸凹不平,左侧喉旁脂肪间隙消失,左颈胸锁乳突肌内前方见肿大淋巴结,边缘模糊;B. CT增强扫描示左杓会厌皱襞病变中等度强化,左颈部淋巴结呈环形强化,内见无强化液化坏死区;C. 冠状位CT重建示病变主要位于喉室以上,左侧喉室闭塞,左侧杓会厌皱襞占位表面凸凹不平,局部缺损形成大溃疡;D. 冠状MRI增强扫描:左侧室带增厚、轻度强化

(四)诊断与鉴别诊断

喉癌需要与喉部的其他良性或恶性病变鉴别:喉水肿黏膜弥漫性增厚,边缘光滑,两侧对称,增强扫描无异常强化;声带息肉多见于一侧声带前中1/3交界处,呈小结节状,但基底较窄,可以带蒂,喉内其他结构正常。应当注意的是,除声门型癌喉癌之外,声带可以发生多种病变,如声带小结、乳头状瘤和血管瘤等,早期声门型喉癌影像上不易与上述病变区分,因此,影像学诊断要密切结合喉镜所见。

三、甲状腺癌的影像学诊断

(一)概述

甲状腺癌(thyroid carcinoma)是人体内分泌系统最常见的恶性肿瘤。病理类型主要有乳头

Notes

状癌、滤泡癌、未分化癌及髓样癌,其中乳头状癌最常见。可以单发或多灶性分布在甲状腺两叶。患者可无症状,仅表现为质硬、固定的颈部肿块。部分患者表现为颈部迅速增大的肿块,可合并邻近组织结构受累的症状(咽下困难、呼吸困难等)。

(二)影像学检查方法及选择

超声可良好地显示甲状腺内部结构,鉴别囊实性,超声引导下穿刺活检有助于获得组织学诊断,目前为甲状腺肿物的首选影像检查方法。CT 增强扫描显示解剖关系清晰,对观察甲状腺大肿物有无侵犯周围结构有重要意义,也可以显示肿物内部的钙化、出血、坏死、囊性变和颈部淋巴结的改变,但对于显示小的甲状腺病变不如超声。对于禁忌注射碘对比剂的患者、甲状腺癌术后随诊鉴别纤维化和复发可采用 MRI 检查,但 MRI 显示钙化不如 CT。此外,核素显像和 PET 对诊断及鉴别诊断亦有帮助。

(三)影像学表现

CT 上肿块形态多不规则,边界模糊不清,常侵犯周围组织结构(气管、食管、颈动脉等)。肿块密度不均匀,肿块内不规则高密度区内混杂不规则低密度灶为其特征性改变。增强扫描,肿块实性部分呈不均匀强化,强化程度低于正常甲状腺。肿块内出现囊性变伴有明显强化的乳头状结节为甲状腺乳头状癌的特征性表现(图 3-3-3)。肿块内可有颗粒状、斑片状、斑点状钙化,其中颗粒状钙化较为特异。可伴有颈部或纵隔淋巴结转移,甲状腺癌淋巴结转移部位多为颈静脉链周围淋巴结,其中又以颈下深组(包括锁骨上窝)最多,颈上中深组次之,其他依次为气管食管沟,甲状腺周围,颈后三角区、上纵隔。与上呼吸道及上消化道恶性肿瘤相比较,甲状腺癌颈部转移淋巴结相对较小,尤其以气管食管沟区更为突出。但甲状腺癌转移淋巴结血供丰富,且有甲状腺组织的吸碘特性,增强可明显强化。

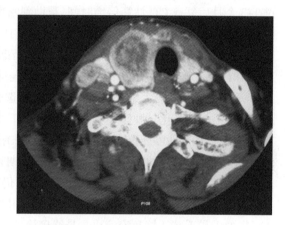

图 3-3-3　甲状腺癌
CT 增强扫描可见甲状腺右叶病变轻中度不均匀强化,内有囊变,边界不清

MRI 上肿瘤与正常甲状腺相比,在 T1WI 上多呈低或中等信号,如有出血可呈高信号,在 T2WI 上常呈不均匀高信号,偶可有不完整的包膜。

超声检查多表现为甲状腺增大,形态失常。甲状腺内不均质的低、中回声肿块,肿块后方呈衰减暗区。肿块边缘常呈蟹足状,多无包膜。彩色多普勒超声示肿块内部血流丰富。

(四)诊断与鉴别诊断

需要与甲状腺腺瘤、结节性甲状腺肿等良性肿瘤相鉴别。仔细观察肿块的形态、边界、密度,分析其内钙化特点及肿瘤强化特征,评估是否有颈部淋巴结转移等一般可以鉴别开来。缺乏特征性影像表现的肿瘤需辅以核素显像和 PET。

四、肺癌的影像学诊断

(一)概述

原发性支气管肺癌(primary bronchogenic carcinoma)简称肺癌,是世界上常见的恶性肿瘤之一。大体病理类型分为中央型、周围型和弥漫型。中央型肺癌发生于肺叶或肺段以上的支气管;周围型肺癌指发生于肺段以下的支气管;弥漫型肺癌的癌组织沿肺泡管、肺泡弥漫性生长。临床症状、体征与肺癌的发生部位、病理组织类型、分期密切相关。

早期肺癌无症状,往往在 X 线胸像体检时偶然被发现。中央型肺癌出现临床症状稍早于周围型肺癌。呛咳、无痰或偶有少量白色黏液痰是最常见的症状。间断性出现的痰中带有少量血丝为早期肺癌的常见表现。副肿瘤综合征见于少数肺癌患者。内分泌紊乱症状、神经系统副肿瘤综合征多由肺小细胞癌引起；肺性骨关节病等多见于肺鳞癌。肿瘤累及周围组织、器官出现多种症状和体征，如肿瘤累及胸膜、胸壁、肋骨、肋间神经等，可引起憋气、呼吸困难和胸痛；累及心包，可引起心悸、胸闷；累及上腔静脉，可引起上腔静脉阻塞综合征等。肿瘤出现远处转移时，可出现相应的症状和定位体征。

（二）影像学检查方法及选择

由于胸部 X 线平片的广泛普及性、简便易行及费用低廉，目前仍被临床医生作为疑诊肺癌时首选影像筛检方法，但胸片对肺癌检出的敏感性及准确性均低于 CT 扫描。CT 目前已成为肺癌早期检出、诊断与鉴别、分期、疗效评价及终生随访最主要和最常用的方法。应用低剂量螺旋 CT 对高危人群进行肺癌筛查能提高肺癌早期检出率和手术根治率。各种肺小结节计算机辅助检出与诊断分析软件（CAD）也趋于成熟，逐步投入临床应用，例如，对难以定性的肺结节，可通过 1~3 个月后复查 CT，计算倍增时间，帮助判断良恶性。对周围型肺结节和肺弥漫性病变（如怀疑淋巴管转移）应注意行高分辨 CT 扫描；对中心型肺癌应行增强扫描，并尽量应用多平面重建等后处理技术判断肿瘤与周围结构的关系，帮助判断手术可切除性及制定治疗方案。

MRI 是 CT 扫描的补充手段，对肺上沟瘤、与胸壁、膈肌关系紧密的肺癌、碘造影剂过敏但要显示病变与肺门、纵隔大血管关系的患者，可首选 MRI；对一些肺肿块的鉴别诊断（如矽结节）、放疗 1 年以上的纤维化与肿瘤复发，MRI 可能优于 CT。怀疑或排除中枢神经系统转移时，MRI 为首选方法；对局灶性可疑骨转移，X 线、CT 及骨扫描不能定性时，MRI 可能有助于诊断。

PET 对肺癌诊断的特异性和准确性高，分期较为全面准确，对于肺癌疗效观察和早期检出治疗后残留及复发肿瘤亦有重要价值；但 PET 仍有一定的假阳性和假阴性，小病灶（小于 1cm）易被漏诊，对中枢神经系统转移不够敏感，所提供的解剖细节不如 CT 扫描等。

影像引导下肺活检及治疗也是最终确诊的一种较为可靠的手段。可根据病变的大小和部位选择透视、CT 或 B 超引导下的穿刺肺活检及物理治疗（微波、冷冻等）。

（三）影像学表现

1. 中心型肺癌　中心型肺癌的影像表现包括原发肿瘤直接和间接征象。直接征象为段或段支气管以上支气管腔内结节、局限性管壁增厚或腔内外生长肿块。支气管管腔内肿块、管壁增厚、壁外肿块、管腔狭窄或闭塞等胸部 CT 显示清晰（图 3-3-4），而 X 线平片、胸部 MRI 显示不佳。继发征象主要指肿瘤远端阻塞性肺改变，最初可表现为阻塞性肺气肿，但持续时间较短；继而发生梗阻远端支气管黏液或脓汁潴留或扩张，叶段或全肺阻塞性肺不张或肺炎。

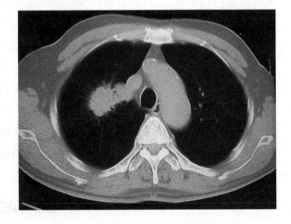

图 3-3-4　中心型肺癌
CT 平扫可见右肺门不规则肿块影，右肺上叶支气管截断

肿瘤向管壁外生长，与转移的肺门淋巴结可在肺门区形成肿块。X 线胸片、胸部 CT 及 MRI 均能够显示。X 线胸片上，右肺门肿块与右上叶不张相连构成反 S 征，见于右上叶支气管肺癌。

纵隔淋巴结大于 15mm 常提示转移；纵隔结构浸润的胸部 CT 显示为肿瘤与纵隔间脂肪间隙消失、肿瘤与纵隔结构分界不清；胸部 MRI 显示为纵隔结构周围薄层高信号带消失；PET 显示为纵隔内脱氧葡萄糖摄取异常浓聚影。

2. **周围型肺癌** 周围型肺癌多表现为肺内结节或肿块,部分结节呈磨玻璃样不透光区,少数表现为浸润阴影或条索状阴影。常合并肺门、纵隔淋巴结肿大。肺内结节、肿块可部分具有以下征象,在诊断肺癌中具有一定的特征性:

1) 形态多呈分叶状。

2) 边缘常可见浓密的细短毛刺。

3) 结节周围可环以磨玻璃样影,称之为"月晕征",病理为出血性肺梗死、肿瘤细胞浸润。

4) 可伴有细支气管充气征;可伴有偏心性空洞。

5) 周围血管积聚。

6) 胸膜凹陷征,以腺癌和细支气管肺泡癌多见。

7) 增强扫描肺结节多呈轻、中度均匀或不均匀强化,部分结节呈内缘不规则的环状强化(图 3-3-5)。PET 在肺部孤立性结节或原发性肿块的良恶性鉴别及分期有重要的应用价值。

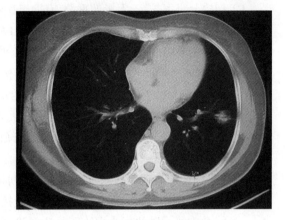

图 3-3-5 周围型肺癌
CT 平扫左肺舌叶分叶状肿块影,周围环以磨玻璃样影,可见细支气管充气征

3. **细支气管肺泡癌** 根据肿瘤结节的数量,可分为孤立结节型、多结节型及弥漫型。孤立结节型变现为轮廓清晰的网状或星芒状肺结节,密度不均匀,多呈实性 - 磨玻璃混合密度改变,常可见毛刺征、支气管充气征及胸膜凹陷征等;多结节型密度较低或呈磨玻璃样的肺叶、段实变,内可见不规则的、似枯树枝样的支气管充气征。增强后,在实变内可见血管分支影;弥漫型表现多样,可表现为网状结节影、蜂窝状、多发混合密度结节、多发斑片或实变影等。

(四) 诊断与鉴别诊断

中央型肺癌需要与支气管结核相鉴别。两者均可引起支气管受累,导致管腔狭窄或闭塞。但后者病变累及范围大,无管腔外肿块,无肺门、纵隔淋巴结肿大。必要时可行经支气管镜组织活检以确诊。

周围型肺癌与结核球、炎性假瘤、肺错构瘤等影像表现具有一定的相似性,需要注意鉴别。良性病变形态多呈类圆形,边缘光滑。结核球有长毛刺,结节周围可见卫星灶,无强化;炎性假瘤密度均匀,缓慢均匀强化;肺错构瘤有脂肪样低密度,斑点状、爆米花状钙化等。PET 能直接反映肿瘤的代谢状况,对大于 1cm 的肺结节的良恶性鉴别诊断准确性非常高,但仍有一定的假阳性(如炎性病变)及假阴性腺癌结节(如肺泡癌、类癌等)。对于小于 1cm 的肺结节,可 1~3 个月后复查 CT 扫描,使用容积测量及分析软件计算结节的倍增时间,恶性肿瘤的倍增时间大多在 30~490 天之间,良性肿瘤倍增时间多大于 490 天。但当肿瘤合并出血、感染或坏死时,体积也可能急剧增大,倍增时间可低于 30 天。因此,对不能定性的肺结节要根据病人的情况及时活检或定期密切追随。

五、乳腺癌的影像学诊断

(一) 概述

乳腺癌(breast cancer)是女性最常见的恶性肿瘤之一。乳腺癌的发生与家族史、生育与哺乳史、月经情况、饮食习惯及嗜好、乳腺手术和外伤史等因素相关。

早期多无明显的临床症状。乳腺肿块常为首发症状,触诊可扪及肿块不规则,不活动,无明确边界,中心突起、表面不平、坚硬。晚期可引起乳腺外形改变:乳头内陷、局部皮肤出现红斑、橘皮症等特异性体征。淋巴结转移时同侧腋窝淋巴结肿大。

Notes

（二）影像学检查方法及选择

乳腺X线摄影是诊断乳腺肿瘤最重要、最有效的方法。数字化乳腺摄影提高了空间及对比分辨率，同时可进行图像后处理，根据具体情况调节亮度、对比度、局灶兴趣区放大观察等，必要时可行局部点压或放大摄影，以更好的观察乳腺内局部病变的细微结构，如边缘、微小钙化等；同时可清晰地显示腋窝肿大的淋巴结。超声检查属于无损伤性检查手段，可自由扫查乳腺的任何部位，同时可清晰地观察乳腺内局部病变的细微结构并提供血流信息。乳腺X线摄影辅助超声扫描，是目前国际上公认并广泛应用的乳腺疾病影像学检查方法的最佳组合。

CT扫描分辨率较高，无影像重叠，有助于显示乳腺内肿块，但其诊断价值尚有限，且辐射剂量较大，目前不作为常规的乳腺检查方法。MRI检查因具有无辐射、分辨率高、多参数、功能成像等的优点，对于乳腺X线摄影及超声不能明确诊断的病例可作为辅助检查手段。另外，对于合并乳头溢液的患者可辅助乳腺导管造影检查。影像导引下介入性检查也是较为重要的一种检查手段。影像学方法有助于乳腺病变介入性操作的定位，作细针穿刺细胞学或粗针组织学活体组织检查，也可以对囊肿作囊液抽吸检查及治疗。目前最常用的影像学导引方法为超声扫描及X线立体定位，由于MRI导引需用特制的穿刺针、开放型MR机等，且价格昂贵，其应用有一定限制。

（三）影像学表现

乳腺癌的影像表现包括原发肿瘤直接和间接征象。直接征象包括肿块、微小钙化、局限致密浸润、局部结构扭曲等。肿块是乳腺癌的直接征象，也是乳腺癌的主要诊断依据。肿块大小不一，X线片中显示肿块大小多小于临床触诊，此为恶性征象之一。肿块密度在多数情况下比较致密，与邻近的乳腺实质相仿或略高。形态多呈类圆形、结节状、分叶状或不规则形。大多数肿块的边缘不光整，境界模糊，可见轻微和明显的毛刺或浸润。

微小钙化在乳腺癌诊断中占据特别重要的地位，以导管内癌、浸润性导管癌为多见。典型的恶性钙化成簇分布，大小、数目、形态不一。常常呈细砂粒状、细线状、条状、分叉状、不规则多角形或分支状等多种形态同时存在。钙化可以聚积在肿块之内，或在其周围，也可呈节段性或弥漫分布。作为乳腺癌的一个主要征象，它不仅可以帮助对乳腺癌的确诊，而且在相当一部分病例中，钙化是诊断乳腺癌的唯一阳性依据（图3-3-6）。X线片中在$1cm^2$的范围内见到5个以上直径小于0.5mm的微小钙化时应提高警惕。

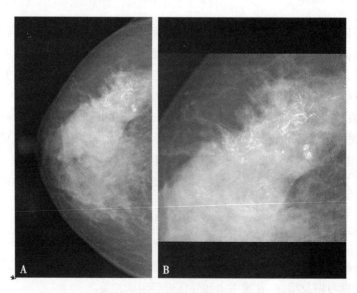

图3-3-6　乳腺癌

图A为右乳轴位像，混合型乳腺，可见片状高密度腺体影。右乳外侧象限腺体
内可见不规则钙化密度影；图B局部经放大可见颗粒状、杆状、线状及分支状
钙化，大小不等，浓淡不均，呈节段性分布，后经病理证实为导管癌

Notes

当乳腺某一区域的密度异常增高,或两侧乳腺比较发现不对称的致密区,即为局限致密浸润;局部结构扭曲在X线片上表现为乳腺实质正常轮廓改变及间质成分产生的成角、星状及毛刺样改变,也为乳腺癌直接征象之一。

间接征象常出现以下一些征象:皮肤局限增厚、局部凹陷(酒窝征);乳头内陷、漏斗征,多见于中晚期乳腺癌;局部血供增加,多见于中晚期乳腺癌;病灶周围水肿呈不规则的透亮环;出现彗星尾征,指病灶后或上方,逐渐变细的狭长三角形致密影,是肿瘤侵犯和(或)牵拉乳腺实质所致;乳腺后间隙消失,深位乳腺癌在早期即可出现;腋窝淋巴结肿大等。

(四)诊断与鉴别诊断

需要注意乳腺良、恶性肿瘤的鉴别。良性肿瘤形态规则,边缘光滑,密度均匀,多为轻度延迟强化,周围组织受压但有光滑透亮线;恶性肿瘤形态不规则,边缘分叶、毛刺,密度不均匀,早期明显强化,周围组织受侵、结构扭曲、皮肤及乳头回缩等。良恶性肿瘤均可以出现钙化,良性肿瘤的钙化如纤维腺瘤的钙化常较粗大,数目少,位于肿瘤内部,囊肿、脂肪坏死常为蛋壳样钙化;典型的恶性钙化多成簇分布,大小、数目、形态不一。

六、食管癌的影像学诊断

(一)概述

食管癌(carcinoma of esophagus)是消化道最常见的恶性肿瘤之一,患者男多于女,比率约3~8:1,发病年龄多在40岁以上,尤以60岁以上者居多。发病一般认为与饮食及习惯、遗传和食管炎有关。早期食管癌的症状不明显,偶有进食阻挡感、胸骨后疼痛。进展期食管癌主要表现为进行性持续性吞咽困难,胸闷或胸背痛,声嘶,呼吸困难或进食呛咳。晚期出现贫血、消瘦及恶病质。食管癌起源于食管黏膜,多生长于食管中段,下段次之,上段少见。

(二)影像学检查方法及选择

食管癌的影像学检查较多,如钡餐造影检查、CT检查、MR检查及腔内超声检查等。每种检查方法有其优越性和局限性,如食管钡餐造影检查只能观察和了解食管腔内情况,而无法了解肿瘤有无外侵和转移;CT及MR检查有利于观察肿瘤有无外侵或转移,而不能很好地显示食管腔内病变的全貌等。食管钡餐造影检查是诊断食管肿瘤的一种简便、经济、实用而有效的方法。气钡双重造影能更好地显示病变的形态、轮廓、范围、黏膜及舒张度,对疑为早期癌的患者更是必不可少的步骤;CT增强扫描有助于显示肿瘤与周围结构的关系,特别是观察邻近心脏大血管有无受侵;MRI可以明确显示肿瘤与周围组织的关系,有助于观察纵隔淋巴结;食管腔内超声检查可以显示食管壁各层及区域淋巴结。

除了明确诊断外,影像学检查还应特别注意为食管癌患者提供肿瘤分期的资料,以便设计合理的治疗方案及评估预后。

(三)影像学表现

1. **食管X线钡餐造影** 早期食管癌范围常较局限,病变区黏膜皱襞增粗紊乱、中断及扭曲;可表现为微小的凹陷性或隆起性病灶,直径均小于0.5cm;病变部位食管壁轻度僵硬,扩张度稍受限。

进展型食管癌不同类型具有不同的影像表现:浸润性食管癌常见征象为局限性环形狭窄,轮廓毛糙,钡剂通道缓慢,严重者可形成完全性梗阻,狭窄近端食管扩张;增生性食管癌管腔内充盈缺损似菜花或蕈伞样,一般范围较广,依病变范围而出现不同程度的梗阻,癌肿常偏于食管一侧;溃疡型癌可表现为肿瘤区轮廓不规则的龛影,一般均较大,龛影可出现周围低密度环堤;混合型癌病变发展不一致,患处既有浸润病变,亦可有增生及溃疡病变,范围广泛,食管僵硬,有的可穿孔形成瘘管。

2. **CT、MRI** CT与MRI能观察肿瘤造成的食管壁不规则增厚,肿块可向腔内或腔外生长、

Notes

可全周或偏心生长,食管腔受压变小不规则,偏于一侧或完全闭塞。增强扫描瘤体轻度强化。较大瘤体强化不均匀,常合并坏死;较小瘤体强化均匀(图3-3-7)。

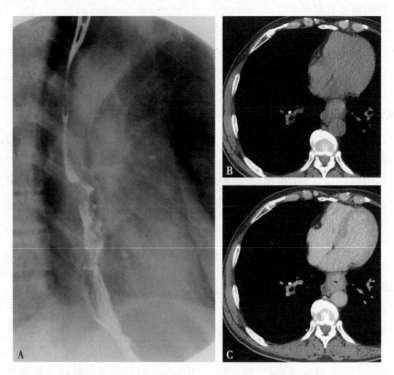

图 3-3-7　食管癌

图 A. 食管 X 线钡餐造影可见食管下段长约 6cm 不规则狭窄段,黏膜破坏消失,可见纵行溃疡;图 B. CT 平扫:食管中下段局限性管壁增厚,其右后方见一肿大淋巴结影;图 C. CT 增强扫描:食管中下段局限性管壁增厚处明显不均匀强化,淋巴结环形强化。病理:食管鳞状细胞癌(高分化)

　　肿瘤与周围纵隔内组织、器官的脂肪间隙是否清晰则可提示肿瘤有无外侵:气管或支气管明显受压造成形态改变或后壁不规则,提示气管或支气管受侵,常形成食管 - 气管瘘;肿瘤与主动脉相邻处脂肪间隙消失,接触面 >90°、主动脉管腔局部变扁者,可以提示主动脉有受侵可能;相邻处脂肪间隙存在,接触面 <45° 者提示主动脉可能未受侵;肿瘤与心脏相邻部位正常脂肪间隙消失,心腔凹陷变形者提示心包受侵。食管癌可出现转移征像,以纵隔、肺门及颈部淋巴结转移多见。少数逆行性转移至上腹部淋巴结,肺部转移少见。

　　3. 食管腔内超声检查　可以观察食管壁的正常五层结构是否被肿瘤破坏、肿瘤的外侵情况以及区域性淋巴结转移。

　　(四) 诊断与鉴别诊断

　　食管其他恶性肿瘤很罕见,与原发性食管癌影像表现相似,鉴别诊断较为困难:食管平滑肌肉瘤发生于肌层,多为较大的软组织肿物向腔外生长,常伴有中央溃疡;食管癌肉瘤多为带蒂的肿物突入食管腔内形成不规则的充盈缺损,影像表现与腔内型食管癌十分相似;由血行播散至食管的转移瘤罕见,其食管造影所见也与腔内型食管癌相仿。

　　食管良性肿瘤多有光整的包膜,可以单发圆型、卵圆型或多结节状,主要为壁在性病变,也可向腔外生长。食管钡餐造影呈圆型、卵圆型的壁在性肿物,管腔偏心性狭窄,边缘光滑锐利,邻近黏膜被推移但无破坏,CT 或 MRI 检查有助于与恶性肿瘤的鉴别诊断。

Notes

七、胃癌的影像学诊断

(一)概述

胃癌(carcinoma of stomach)是我国主要的恶性肿瘤之一,其死亡率较高。胃癌患者早期可毫无症状,因而被忽略。以后可出现胃痛症状,表现为上腹不适、膨胀感,隐痛感等而被误认为胃炎、溃疡病等。胃癌患者疼痛多无节律,进食不能缓解,常伴有食欲减退、消瘦、乏力。频繁呕吐多因胃窦部肿瘤致幽门梗阻而发生。胃癌患者很早可出现血便,胃癌早期或出血量少,大便潜血阳性,出血量大时可出现呕血或黑便。当肿瘤进一步发展,可在上腹部扪及肿块,触及区域肿大淋巴结,如锁骨上淋巴结。由于胃癌早期发病隐匿,故临床就诊时,Ⅰ、Ⅱ期胃癌仅占 10% 左右,Ⅲ、Ⅳ期者高达 90%。

(二)影像学检查方法及选择

目前,X 线钡餐造影检查仍为胃肿瘤的首选检查方法。特别是胃气钡双重对比造影在胃肠道疾病检查中已得到广泛应用,将胃气钡双重对比造影与胃镜配合检查大大提高了对早期胃癌的检出率和诊断准确率。X 线钡餐造影检查对观察胃腔内病变部位、大小、形态及定性等方面效果较好,而对于肿瘤在胃壁内、腔外生长情况以及肿瘤与周围脏器的关系,或有无局部、远隔转移则需超声、CT 和 MRI 等检查手段。超声检查的主要目的在于判断肿瘤侵犯深度,有无淋巴结转移和远处转移等,体表超声和内窥镜超声在临床分期中各有优劣。随着 CT 机器性能的改善、技术的提高,包括口服对比剂及增强扫描,能获得较好的胃壁图像,提高了病变的检出率,对胃癌分期的准确性亦有较大提高。特别是螺旋 CT 多平面重建技术和仿真内窥镜技术的出现,更有利于检出微小病变,并对判断肿瘤与邻近脏器的关系能提供更多信息。MRI 检查由于 MR 仪器扫描速度慢,胃的蠕动、呼吸伪影和胃扩张度不一等原因而影响了 MRI 的图像质量,随着 MR 快速扫描技术的应用,MRI 用于胃癌的诊断研究也将会进一步发展。核素检查和 PET 检查在胃恶性肿瘤的诊治中也有应用,在肿瘤远处转移的诊断中具有一定的价值。

(三)影像学表现

1. 胃 X 线钡餐造影

(1)早期胃癌:Ⅰ型表现为小圆形充盈缺损,表面毛糙不平。在气体衬托下可见微小的丘状或颗粒状类圆形致密影;Ⅱ型可出现低凹积钡影,形态不规则,界限清楚,切线位片呈小的尖刺状突出影,深度约 5mm 左右;Ⅱ型中的Ⅱb 型在造影片上很难发现甚至不能发现;Ⅱa 与Ⅱc 型发现率也不高,在良好的双对比造影片上表现为胃小区消失或黏膜面失去正常均匀结构。少数情况下可见多发肿瘤,不同分型,即使同一病变,也可以有不同分型混合存在。

(2)进展型胃癌:增生型胃癌表现为胃腔内充盈缺损,直径 3~4cm 以上,轮廓不规则,高低不平,有时有分叶,黏膜皱襞破坏、中断,可触及包块,有时可见很大的坏死性龛影,边缘不规则;溃疡型胃癌的龛影浅而大,位于胃轮廓之内,形态不规则,位于胃小弯者多呈半月形,外缘平直,龛影周围有宽窄不一的透亮带即所谓环堤,环堤内常可见到结节状或指压迹状充盈缺损,尖角指向胃腔,周围纠集的黏膜纹邻近龛影处截断,可见截断状、杵状、融合状、不规则削尖状等改变(图 3-3-8);浸润型胃癌表现为病变区胃壁僵硬、轮廓平坦、蠕动消失、形态固定、皱襞僵直和胃腔狭窄;混合型胃癌则表现为既有溃疡形成又有胃

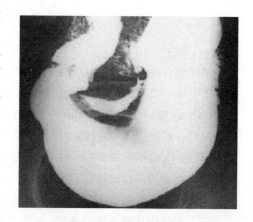

图 3-3-8 胃癌

胃 X 线钡餐造影可见胃小弯处半月形龛影,浅而大,位于胃轮廓之内,外缘平直,龛影周围有宽窄不一的环堤围绕,尖角指向胃腔

Notes

壁僵硬,或既有不规则的充盈缺损又有不规则龛影,黏膜粗大而僵硬。

贲门癌解剖位置特殊,当胃泡充气或双对比造影时,于胃底贲门区可见不规则软组织块影,多呈分叶状或半球形,发生溃疡时龛影不规则,可表现为杂乱粗大的皱襞中残留的一簇不规则钡影,形态固定;贲门癌常侵犯食管下端,致管腔变窄、变硬,黏膜破坏、中断,钡剂通过不畅,入胃时钡剂绕过块影出现分流。

2. CT　早期胃癌 CT 扫描主要表现为胃壁局限性增厚,表面可不光滑,增强扫描可有强化。蕈伞型可见突向胃腔内的息肉状的软组织密度肿块影;浸润型为胃壁增厚,其范围依局限型与弥漫型而定;溃疡型表现为肿块表面有不规则的凹陷。可出现不规则增厚的胃壁,增强扫描有不同程度的强化。当肿瘤侵透浆膜层时表现为浆膜面不光整,周围脂肪间隙内有点、条状影;当病变与邻近脏器间脂肪层消失,提示有脏器受侵的可能;当强化的肿瘤明显伸入邻近脏器则为诊断受侵的可靠依据。淋巴结转移是胃癌扩散的主要方式。目前,CT 仍以淋巴结大小作为判断淋巴结有无转移的标准。多数学者以淋巴结直径≥8mm 为诊断转移标准。CT 对腹膜后淋巴结显示较为可靠。螺旋 CT 由于采用容积扫描技术,并能够实现对肿瘤的多时期扫描及其多项图像重建功能有利于提高肿瘤分期的准确率。但无论怎样,螺旋 CT 对判断肿瘤的浸润深度仍存在高估或低估问题。

3. 超声　早期胃癌表现为不规则低回声病变,使黏膜层或黏膜下层(前三层)增厚、中断或缺损。进展期胃癌主要表现为胃壁增厚或不规则肿块,呈低回声,低回声病变与正常胃壁分界清楚或不清楚,肿物如伴溃疡则于溃疡处可见气体声影或充填的液体回声,肿瘤向胃腔内突出或向腔外生长,胃壁蠕动减弱或消失。经腹超声可多方位扫查,对判断胃癌有无侵犯周围其他脏器如胰、肝和周围重要血管有很大帮助。同时高分辨力超声对腹腔、腹膜后肿大淋巴结和肝转移等检出、诊断的准确性较高。特别是术中超声对检出肝内微小转移灶的优势已被广泛接受和应用,明显提高了临床分期的准确性。

(四) 诊断与鉴别诊断

胃癌需要与良性病变及其他良恶性肿瘤相鉴别。胃炎多表现为黏膜增粗、纤曲,但没有黏膜中断、破坏等改变,鉴别较为容易;胃黏膜巨大肥厚症可表现为胃黏膜皱襞明显粗大呈指状、结节状,走行紊乱,呈脑回状,另外,粗大的黏膜皱襞形态可变,皱襞间隙较规则,且病变区胃壁仍具有一定的柔软度和蠕动,这些特点均可与胃癌相鉴别;胃淋巴瘤 X 线钡餐造影多表现为黏膜粗大,息肉样或鹅卵石样充盈缺损,病变范围广,胃壁可保持一定的扩张度。CT、MRI 和超声多呈全周性胃壁增厚,常伴有腹腔、腹膜后淋巴肿大,特别是肾门以下淋巴结肿大。

八、结、直肠癌的影像学诊断

(一) 概述

结肠癌(colonic carcinoma)是常见的消化道恶性肿瘤之一,多见于 50 岁以上的老年人,男性多于女性。发病部位,直肠约占 50% 以上,乙状结肠占 25%,以下依次为升结肠(5%~9%)、盲肠(3%~5%)、横结肠、降结肠和阑尾。最常见的症状为排便习惯及粪便性状的改变,一般右侧结肠癌以全身症状、贫血和腹部肿块为主要表现;左侧结肠癌以肠梗阻、便秘、腹泻、便血等症状为主。直肠癌(carcinoma of rectum)主要引起便频、便不尽感等直肠刺激症状及便血、慢性肠梗阻等。晚期癌肿侵犯周围组织器官引起相应症状。组织学上结肠癌以腺癌为主,其次为黏液癌、胶样癌、乳头状腺癌、类癌、腺鳞癌等。大体病理分型包括息肉型、溃疡型、浸润型。

(二) 影像学检查方法及选择

结肠气钡双对比造影法安全、可靠、简便,能清晰显示结肠微小病变,大大提高了结肠病变检出率及诊断水平,是诊断结、直肠病变的首选方法。CT 检查能提供病变侵犯肠壁的情况,向壁外蔓延的范围,局部淋巴结有否肿大,以及有否远处转移等有价值的信息,并能发现其合并

Notes

症,从而有助于作出结、直肠癌术前分期的诊断,为选择合适的治疗方案提供依据;CT扫描对手术后病例的随诊也有重要作用。MR扫描具有较好的软组织分辨力,对结、直肠癌的检查及分期有较大帮助。MRI在显示肿瘤侵犯肌肉、神经、骨骼等方面优于CT。但在发现肿大淋巴结方面,特别是对于直径小于1cm的淋巴结,CT由于空间分辨力高,优于MRI。超声扫描可显示胃肠病变的范围、壁厚的程度、肿物的大小,同时还有可能协助临床发现恶性肿瘤向外浸润和转移。内窥镜胃肠超声可清楚显示肠壁各层,有助于肿瘤的分期。

(三)影像学表现

1. X线钡餐造影

(1)早期结肠癌:早期结肠癌是指直径小于2cm,深度限于黏膜和黏膜下层以内。此期病灶多表现为一小圆形或椭圆形较光滑突入肠腔的充盈缺损,有时其基底部肠壁可见浅切迹。由于早期不侵犯肌层,其环壁肌层正常,肠壁不出现深而不规则的切迹。

(2)进展期结肠癌:进展期结肠癌已侵入深层组织,国际上通用Borrmann分型,即Borrmann 1型(蕈伞型),是癌肿向腔内形成大的隆起,表面不伴有大的溃疡;Borrmann 2型(局限溃疡型),是癌肿形成明显的溃疡并伴有境界清楚的环堤;Borrmann 3型(浸润溃疡型),是癌肿周围的环堤破溃,环堤境界不清;Borrmann 4型(浸润型),是癌肿不形成明显的溃疡和环堤,沿黏膜下层及其深层广泛浸润。

(3)息肉型(蕈伞型)表现为腔内不规则的充盈缺损,体积较大,表面有裂隙及浅的糜烂或溃疡。息肉状肿块可侵犯结肠壁致使肠壁外形发生改变;溃疡型(局限或浸润溃疡型)表现为肠腔内充盈缺损,表面出现狭窄的、星芒状的或锯齿状的不规则龛影,系癌瘤中心坏死所致;浸润型(硬化或狭窄型)表现为结肠肠腔限局性狭窄,外形不规则,肠壁僵硬,黏膜呈不规则结节状,系结肠癌弥漫浸润所致,类似浸润型胃癌的表现。若癌瘤侵犯整个结肠壁一周,表现为不规则的环形狭窄,称"果核征",此时常伴有不同程度梗阻征象。

2. CT、MRI

多表现为肠壁增厚,正常肠壁厚度为1.0~3.0mm,结肠癌肠壁增厚可达0.9~2.5cm。增厚的肠壁黏膜面多明显凹凸不平;可出现腔内肿块,癌肿形成的腔内肿块多为偏心性,呈分叶状或不规则形。肿块与周围肠壁分界较清楚,肿块表面可有大小不等的溃疡,较大瘤体内见低密度坏死区。当癌肿所致肠壁增厚超过肠壁的3/4或环周生长时可引起肠腔不规则狭窄,肠壁非对称性增厚,失去正常结肠袋形。结肠癌引起的肠壁增厚和肿块在增强扫描时多表现为较明显强化,癌肿较大时强化可不均匀(图3-3-9)。进展期结肠癌形成溃疡者约占80%左右,癌肿形成溃疡表现为火山口状,当溃疡沿管壁浸润时可致管腔环周狭窄。

MRI显示肠壁呈环形、半环形增厚或软组织信号肿块,边界清楚或模糊,肿块较大时中心可出现更长T2信号的囊变或坏死区。增强扫描能很好地显示肿瘤的大小、肠壁及肠周受累范围

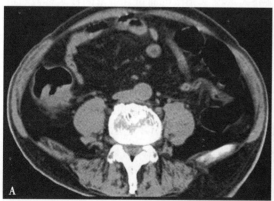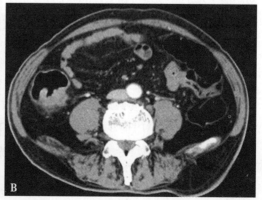

图 3-3-9 结肠癌

A. CT平扫:升结肠突向腔内肿块,表面凹陷,浆膜层毛糙受侵;B. CT增强扫描:肿块明显强化

Notes

和淋巴结转移。

3. 超声　经腹超声仅能发现较大的结肠肿瘤。声像图特征是内含强回声核心的低回声肿块，低回声区代表肿物所在，强回声核心代表肠腔。当环形生长的肿瘤，其切面与肠道长轴垂直时，声像图上显示为强回声核心的低回声区，称为"靶环征"；切面偏斜时，肿块与核心变为长圆形，酷似肾的声像图，称为"假肾征"。超声扫描可观察肿瘤是否直接浸润邻近组织和器官，有无肝转移、淋巴结转移等。肿大淋巴结呈低回声，可单发，也可多发，并可融合成大分叶状。

（四）诊断与鉴别诊断

原发的结肠恶性淋巴瘤罕见，常好发于盲肠，其次为直肠、横结肠及乙状结肠。影像学表现与结、直肠癌难以鉴别。结肠外肿瘤压迫侵犯结、直肠时可使肠管形成局限性狭窄，与浸润型癌相似，但此处狭窄常呈偏心性，以一侧肠管为主，边缘较光滑，黏膜侵犯常局限于一侧，肠管狭窄形态、管径可有一定变化，多为盆腔肿瘤压迫侵犯所致，种植性转移瘤多位于直肠陷窝内，也可随腹膜种植于其他部位结肠。腺瘤和息肉是最常见的结肠良性肿瘤及瘤样病变。影像学多表现为边缘光滑锐利的圆形或椭圆形肿块影，突入肠腔内。若有蒂则可上下移动，结肠轮廓可无改变，与结、直肠癌的鉴别相对较为容易。

九、肝癌的影像学诊断

（一）概述

原发性肝癌（primary hepatic carcinoma，PHC）在我国是常见的恶性肿瘤。据统计，1991—2000年，肝癌死亡率位居我国各种肿瘤死亡率的第2位，并且近10余年来其死亡率一直呈上升趋势。90%为肝细胞癌。好发于中年及青年，男性肝癌的发病率明显多于女性。患者可有肝区疼痛、腹胀、食欲减退、乏力、消瘦、发热等症状；肝脾肿大、腹水、黄疸、上消化道出血为晚期症状；也可出现低血糖、红细胞增多症、高钙血症、类白血病等表现。早期发现是治疗成功的关键，除甲胎蛋白等实验室检查以外，影像学检查是重要的手段。

（二）影像学检查方法及选择

肝癌的影像学检查方法有超声、CT、MRI、血管造影、核素扫描、PET等。超声检查是临床上应用最广泛最经济的检查方法。其检查对人体无损伤，一般不需要用造影剂或做特殊的检查前准备，对鉴别囊实性病变及肝内、外病变的敏感性较高，易于发现病变，多用于肿瘤的筛查。CT扫描随着设备的改进、对比剂的应用，其诊断准确性不断提高。CT平扫可以显示密度较高的转移瘤，如类癌、肾癌、乳腺癌等的肝转移。采用动脉期、门脉期及实质期三期增强扫描可以了解肝脏肿瘤的位置、大小、血供特点、邻近肝门血管和胆管受侵、腹膜后淋巴结转移情况，可以对肝脏肿瘤进行定性诊断，并有利于肿瘤的分期。CT导向下经皮肝穿刺活检可用于肝癌的定性诊断，对不能手术的肝癌还可作CT导向下经皮肝穿刺介入治疗。MRI可通过其丰富的技术参数对肝脏肿瘤的诊断与鉴别诊断提供非常准确和很有价值的影像资料。增强扫描则可进一步提高诊断的准确性。数字减影血管造影可对肝癌供血血管做出判定，但主要用于栓塞治疗和灌注化疗。

（三）影像学表现

1. CT　平扫肿瘤大多呈不均匀低密度影，癌灶内合并坏死、囊变、陈旧出血则密度更低，新鲜出血密度增高。大多数肿瘤边界不清，少数有边缘清楚的包膜。肿瘤可造成局部膨隆，肝叶增大，肝内管道和肝门推移。侵犯、压迫胆管系统造成阻塞性黄疸，CT上示为肝内条状及小圆形低密度影。可伴有淋巴结肿大，部分融合成团。多数患者可同时合并肝硬化、脾大和腹水，少数有门脉高压和侧支循环形成。

增强扫描由于典型的肝癌主要由肝动脉供血，肿瘤强化呈"快进快出"表现，坏死和囊变区始终为低密度（图3-3-10）。肝癌侵犯门脉时，可见血管内充盈缺损；出现动静脉瘘时，动脉期静脉早显影。

Notes

2. MRI 平扫病灶在 T1WI 上多呈边界不清楚低信号,少数可呈等信号或高信号。如瘤灶内有脂肪变性、出血、坏死囊变等,可呈不均匀混合信号,通过化学位移成像技术的同相位和反相位成像可有助于鉴别;在 T2WI 上信号多高于正常肝组织,随回波时间延长,信号减低,边界变得模糊。动态增强扫描其强化特征同 CT 相似。肿瘤压迫浸润血管形成慢流增强效应,在 T1WI 上呈高信号;累及门静脉和肝静脉则在管腔内出现低信号充盈缺损区。

3. 超声 肝内出现单个、多个或弥漫性肿块,外周常有声晕存在。肿块内部回声有多种类型,可以是高回声型,多数是不均匀高回声型,也有低回声型、混合回声型和等回声型。瘤周围可出现卫星结节,边界多清楚,有声晕,低回声为

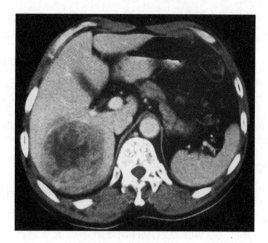

图 3-3-10 肝癌

CT 增强扫描可见肝右叶囊实混合性肿块影,实性部分明显不均匀强化,坏死和囊变区始终为低密度

主。可见门静脉、肝静脉、下腔静脉癌栓,肝轮廓异常,肝内胆管阻塞扩张等。常合并肝硬化声像图。彩超上肿瘤内部和边缘可见丰富血流信号,频谱为高阻力、高速度动脉型,肝动脉增粗,血流增加。

(四) 诊断与鉴别诊断

三期动态增强扫描对肝癌的诊断与鉴别诊断极为关键。肝癌动态增强扫描上的典型表现为"快进快出"征象可以与其他肿瘤相鉴别。肝内胆管细胞癌也是原发性肝癌的少见病理类型,患者多无肝病背景。增强扫描可见肝脏占位的血供不如肝细胞癌丰富,且纤维成分较多,有延迟强化现象,呈"快进慢出"特点,周边有时可见肝内胆管不规则扩张等。肝转移瘤常为多发病变,其典型影像可见"牛眼征",即肿瘤周边有晕环,中央缺乏血供而呈低回声或低密度改变,增强扫描可见肿瘤周边环形强化,强化程度不如肝细胞癌,可加以鉴别;良性肿瘤如肝血管瘤增强扫描可见自肿瘤周边开始强化充填,呈"快进慢出"特点,与肝细胞癌的"快进快出"明显不同;肝腺瘤也为女性较为多见的良性肿瘤,常与口服避孕药史有关,增强扫描早期明显强化并可持续强化,呈"快进慢出"特点,对鉴别更有意义的检查是核素扫描,肝腺瘤能摄取核素,且延迟相表现为强阳性显像,与肝细胞癌明显不同。

十、胰腺癌的影像学诊断

(一) 概述

胰腺癌(pancreatic carcinoma)是消化系统较常见的恶性肿瘤,其发病率在全球呈上升趋势。好发于 40~70 岁的中老年人,男性多见。胰腺癌病因不明,可能与吸烟、饮食中的亚硝胺、酗酒、糖尿病、慢性胰腺炎及家族遗传等因素有关。早期症状常不明显,随病情进展,可出现腹痛、黄疸、体重明显下降三大特征,尚可出现其他消化道症状,如畏食、恶心、呕吐及腹泻等。临床表现和肿瘤的生长部位、大小及邻近组织有无受累等情况有关。发生在胰头部位者出现黄疸,胰体尾部癌常有腹痛。恶性程度高、不易早期发现、切除率低、预后差是本病的特点。

(二) 影像学检查方法及选择

胰腺癌的影像学检查方法很多,对各种影像诊断技术应用价值的了解是提高胰腺癌早期诊断和预后的前提。

超声是胰腺癌诊断的首选方法,尤其是经腹超声。可早期显示胰腺内肿物及其伴发的胰、胆管扩张,胆囊扩大;CT 扫描目前仍是胰腺疾病最重要、最可靠和最佳的检查方法。当超声疑

为胰腺疾病时,应行动态 CT 增强扫描;MRI 及磁共振胰胆管造影(MRCP)在显示肿瘤、判断血管受侵、准确的临床分期等方面均成为 CT 检查方法的重要补充;内窥镜逆行性胰胆管造影(ERCP)为创伤性检查方法,因此只在超声和 CT 不能确诊,临床可疑胰腺癌时才行 ERCP 检查,利用 ERCP 获得细胞学的诊断,同时可行内镜下治疗;经皮经肝胆道造影(PTC)目前已失去了其临床诊断方面的应用价值,但对梗阻性黄疸的病人术前行 PTC 可有助于术后肝功能的恢复,降低术后并发症和死亡率;血管造影为创伤性检查,在目前胰腺癌检查方法众多的情况下,血管造影不作为常规的诊断方法应用。

（三）影像学表现

1. CT　肿瘤较小时,CT 平扫胰腺轮廓可正常;肿瘤较大时,胰腺呈局限性隆起或不规则肿大,局部可出现低密度影,少数为等或高密度灶。少数肿瘤内可有坏死、液化及囊变表现。"双管征"为胰腺癌较为特征性的影像表现,即胰管与胆总管及肝内胆管均不同程度扩张,扩大的胆总管、胰管于胰头肿块处骤然截断,这是胰头癌的主要间接征象。胰周脂肪层消失,多提示肿瘤已侵及胰腺附近的脂肪组织。增强扫描动脉期肿瘤强化不及正常胰腺组织,表现为相对低密度影;门静脉期肿瘤仍为低密度灶,但与正常胰腺的密度差较动脉期缩小(图 3-3-11)。癌肿可直接侵犯或包埋邻近血管:如门静脉、腔静脉和肠系膜上动脉、脾动脉等增粗,边界模糊,甚至被肿块包埋,门静脉或腔静脉系统内癌栓呈低密度。胰腺癌的诊断也应注意有无淋巴结转移。胰头部癌最易经淋巴途径转移至胃幽门下或肠系膜上动脉附近淋巴结,再至主动脉旁淋巴结;胰体尾部癌易转移至脾门或腹腔动脉处淋巴结,也可发生肝脏、肾上腺、肺、骨等远处转移。

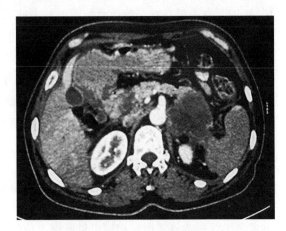

图 3-3-11　胰腺癌
CT 增强扫描可见胰尾部不规则低密度肿块影,增强扫描动脉期肿瘤强化不及正常胰腺组织,表现为相对低密度影

2. MRI　直接征象即为轮廓不规则的肿块影,与正常胰腺分界不清。肿块在 T1WI 脂肪抑制序列上为低信号,而正常胰腺组织为高信号;T2WI 上可表现为不均匀高信号。由于胰腺癌为少血管肿瘤,动态增强早期癌肿强化不明显,而正常胰腺组织强化。间接征象包括胰头癌所引起的胆管和胰管扩张构成的"双管征"、继发囊肿、癌肿侵犯周围血管以及淋巴结和肝脏转移等。磁共振胰胆管造影可显示胰头段胆总管成角、狭窄、中断,同时伴有病变段以上胆系扩张和胰管扩张。

3. 超声　胰腺多呈局限性肿大,形态不规则,肿块边界不清,向周围组织呈蟹足样浸润。肿块内部多呈低回声,不均匀,后方呈实性衰减。少数肿块呈粗大不规则的光斑、光团回声。胆管、胰管可出现梗阻和扩张,为胰腺癌挤压胆管、胰管所致;胰头癌向后挤压下腔静脉,使其变窄,远端扩张;胰颈癌可使门静脉、肠系膜上静脉受压移位;胰体尾部癌可使门静脉、肠系膜上静脉,脾静脉和肠系膜上动脉受压移位。胰腺癌晚期可在肝内发现转移灶,周围淋巴结转移和腹水。

（四）诊断及鉴别诊断

胰腺癌需要与假肿瘤性慢性胰腺炎相鉴别,前者病变范围较局限,钙化少见;阻塞胰管的远段扩张,形态较规则;扩张的胆总管于肿瘤处突然截断或变形,边缘不规则。后者病变范围相对广泛,钙化常见;胰管不均匀扩张,可以合并轻度胆系扩张,但胆总管呈锥形逐渐变细,边缘较光滑。胰腺癌少血供肿瘤、动态增强早期强化不明显的特点也可以与其他胰腺实性肿瘤如胰腺实性假乳头状瘤、胰岛细胞瘤等相鉴别。

Notes

十一、肾癌的影像学诊断

(一)概述

肾细胞癌(renal cell carcinoma)是肾脏最常见的恶性肿瘤。肾细胞癌多发生于 40 岁以上，男性较多见。早期小肾癌多无症状，多在体检时偶然发现。无痛性肉眼血尿、患侧肾绞痛、腰痛、侧腹部包块是常见症状。上述 3 种症状同时出现的患者仅约 10%。肿瘤晚期可有下肢水肿、腹水等下腔静脉梗阻的症状，以及远处转移的相应表现。

(二)影像学检查方法及选择

常用的方法有超声、静脉肾盂造影、CT 及 MRI 检查。

超声检查最为方便、快速、经济，为首选检查方法，能清晰显示病变及与周围器官关系，在肿瘤定位及鉴别囊实性方面具有一定的价值。超声检查的普及对早期小的无症状肾肿瘤检出起了重要作用，彩超有利于提供肿瘤的血供情况，提高肿瘤定位及定性诊断。但由于超声显示视野小、多重反射易引起假阳性结果及操作者的细心熟练程度等均可影响病变诊断的准确性。

腹部 X 平片可用于排除有无泌尿系阳性结石及钙化；静脉肾盂造影(IVP)对比剂通过肾脏分泌进入尿路，可显示全尿路充盈情况，观察肾实质肿瘤对肾盂、肾盏侵蚀、破坏程度显影情况，粗略地判断肾脏功能。碘过敏及肾衰竭患者禁忌此项检查。

CT 扫描的密度及空间分辨率高，是肾脏肿瘤最主要的检查方法，尤其在肾脏小肿瘤的检出、诊断、鉴别诊断起重要的作用。多层螺旋 CT 扫描可清晰显示肿瘤部位及其与周围器官、组织结构的关系，有利于肿瘤的定位诊断，协助外科制定术前治疗计划。肾血管造影可观察肾血管是否狭窄、扩张及其分布，显示肿瘤的血供及分布，以利治疗计划的制定。MRI 在一定程度上可反映病变组织学特点，对泌尿系肿瘤定位、定性、诊断与分期起重要作用。多参数及功能成像序列也可同时对肾脏功能进行一定程度的评价。

(三)影像学表现

1. CT　肾实质内类圆形肿块，边界清楚。肾轮廓局限增大，表面凹凸不平。肿块呈不均匀的略低、等或略高密度。肿瘤内出现坏死、液化，则肿块密度不均；瘤内如合并出血则肿块内可见斑片状高密度。邻近肾窦受压、变形、中断、移位，侵犯周围可导致肾周脂肪间隙模糊、消失，肾筋膜增厚。增强扫描动脉期富血管的肿块多不均匀明显强化，强化程度与相邻肾皮质相近。延迟期肿块密度比正常肾实质略低。肿瘤内低密度的坏死、液化区无强化(图 3-3-12)。肾静脉、下腔静脉易受累，瘤栓表现为静脉增宽，增强后血管腔内可见无强化的软组织密度肿块影，下腔静脉内瘤栓可向上延伸至右心房。下腔静脉完全梗阻，可见肝脏增大、腹腔积液及腰静脉曲张等侧支循环形成。肾癌的淋巴结转移首先达肾周、肾门及腹膜后主动脉和下腔静脉周围，出现软组织孤立结节或融合成团。

2. MRI　多数小肾癌 T1WI 表现为等信号，T2WI 高信号类圆形病灶，周围窄的低信号环，代表肿瘤的假包膜。肿瘤内的坏死、液化区在 T1WI 上呈低信号，T2WI 上呈不均匀高信号；出血灶在 T1WI、T2WI 上均呈斑片状高信号。肾静脉、下腔静脉受累表现为肾静脉及下腔静脉内的流空信号消失，代以软组织信号。

3. 超声　肿块呈高回声、中等回声或混杂回声，周围有较低回声的"晕"，部分可凸于肾外。肿瘤内出现坏死、液化及出血，肿块内呈不均匀回声，部分呈高回声，后方常有回声衰减。彩色多普勒显示肿块有丰富的动脉血供，动静脉瘘偶见。彩色多普勒显像显示肿块周边、内部可见彩色血流。肾静脉、下腔静脉受累表现为静脉增宽，无回声的血管腔内出现不规则的点状或团状低回声。

(四)诊断及鉴别诊断

肾癌诊断主要依赖于影像学检查，尤其是手术治疗前，需进行影像学检查，以确定肿瘤大

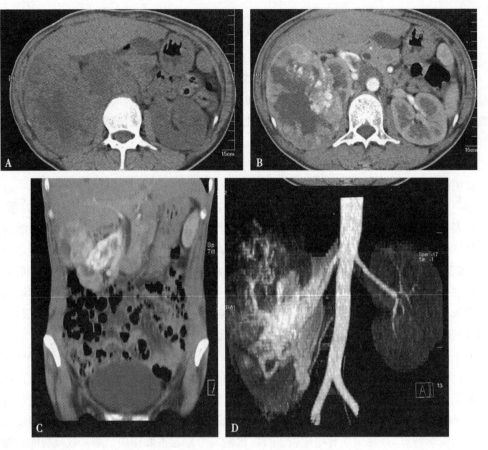

图 3-3-12 肾癌

A. CT 平扫:右肾上极巨大肿块,内部密度不均,多发点状高密度钙化影及片状低密度影,肾实质受压;B. CT 增强扫描:右肾肿块强化不均匀,实性部分动脉期明显强化,坏死部分未见强化;

C. CT 增强冠状位重建可见肿块内、周围多发迂曲扩张的血管影,右肾静脉内见圆形充盈缺损;

D. CT 血管造影三维重建:右肾病灶内、右肾门见多发迂曲扩张的静脉血管影

小、范围(侵犯肾静脉、下腔静脉或邻近器官)、有无转移(区域性淋巴结、肝、肺、骨骼等)、双肾功能及对侧肾脏的形态等。直径小于 3cm 的肾癌、囊性肾癌等与肾囊肿合并出血、感染等及肾脏腺瘤有时鉴别困难,短期随访观察有助其鉴别,必要时需穿刺活检。肾癌侵犯肾盂与肾盂癌侵犯肾实质之间的鉴别也较为困难,往往需要行穿刺活检甚至手术才能最终鉴别。

十二、膀胱癌的影像学诊断

(一)概述

膀胱癌(bladder carcinoma)是泌尿系统最常见的肿瘤之一。男性多于女性。主要临床表现为间歇性或持续性无痛性全程肉眼血尿,占 80%~90%。当有血块或肿瘤阻塞尿道口时,可发生排尿困难或尿潴留。有 70% 的患者出现膀胱刺激征,即尿频、尿急和尿痛。晚期肿瘤腹部可触及肿块,并且出现食欲减退、发热、贫血、消瘦、腹痛等表现。

(二)影像学检查方法及选择

膀胱肿瘤的影像检查方法有传统 X 线(静脉肾盂造影、膀胱逆行造影)、超声、CT、MRI 及血管造影等。

传统 X 线尤其静脉肾盂造影为常用的检查方法,可检出及诊断膀胱肿瘤,并可观察全尿路,但容易遗漏小病变。超声作为对膀胱癌筛选和诊断的首选影像学检查方法,可用于检出、诊断膀胱肿瘤,但判断分期欠佳。CT 能够检出、诊断膀胱肿瘤,并可进行肿瘤分期。螺旋 CT 多平面

Notes

重建技术可进一步增加对小肿瘤的显示能力。CT 对 <T3 的肿瘤分期、鉴别纤维化与复发有困难。MRI 以优良软组织对比及直接多轴位的扫描方式为膀胱肿瘤的最佳检查方法,但检查费用高,普及应用困难。磁共振成像能够检出、诊断肿瘤,能够进行肿瘤分期,对 <T3a 的肿瘤分期准确率优于 CT,对淋巴结的显示与 CT 相仿。

(三)影像学表现

1. CT、MRI 肿瘤局限于黏膜及黏膜下层时,膀胱壁局限增厚或有菜花样结节向腔内突出(图 3-3-13)。晚期肿瘤可充满整个膀胱,膀胱轮廓可变形;肿瘤位于输尿管口,可导致输尿管梗阻;累及膀胱周围组织时,膀胱周围脂肪层分界模糊,膀胱壁局部增厚,在周围脂肪中出现软组织密度(信号)影。盆腔淋巴结直径大于 15mm 时,提示有淋巴结转移。

2. 超声 膀胱壁局限性增厚,或有向膀胱内突出的菜花状肿块,内部回声可均匀或不均匀,肿块后方无声影。彩色多普勒成像可见彩色血流。部分可见肿瘤的蒂,多粗而短,或呈宽基底的浸润状。

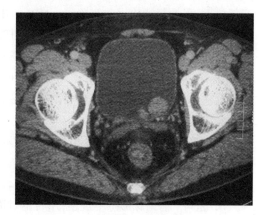

图 3-3-13 膀胱癌
CT 增强扫描可见膀胱后菜花样结节向腔内突出,增强扫描明显强化

(四)诊断及鉴别诊断

膀胱癌需与以下疾病鉴别:腺性膀胱炎、前列腺肥大、膀胱结石或血块等。腺性膀胱炎以膀胱三角区及膀胱颈部最常见;前列腺肥大多从膀胱尿道交界处突向膀胱,形成光滑的压迹。根据病变密度(信号)及其可移动性,膀胱结石或血块一般不难与膀胱癌鉴别。此外,膀胱癌与少见的非上皮性肿瘤,如淋巴瘤、平滑肌瘤等,也不易鉴别,此时行膀胱镜检查并结合活检可明确诊断。

十三、前列腺癌的影像学诊断

(一)概述

前列腺癌(prostatic carcinoma)常见于老年男性,病因不清。早期前列腺癌症状和体征多不明显。晚期可出现膀胱、输尿管梗阻症状:尿频、排尿困难、尿流变细、尿程延长、尿痛及尿潴留且进行性加重。有时仅表现为骨转移的症状。前列腺癌源于前列腺腺泡或导管上皮,好发于前列腺周围带,后叶、前叶、侧叶分别占 75%、15% 和 10%,多发病灶占 85%。

(二)影像学检查方法及选择

常规 X 线检查包括骨骼 X 线片及静脉尿路造影或膀胱造影。骨骼是前列腺癌好发转移的部位,因此骨骼 X 线检查是前列腺癌的常规检查。静脉尿路造影或膀胱尿道造影间接反映前列腺增大,不能定性诊断。超声检查是检出早期前列腺癌的首选方法,必要时可在超声引导下穿刺活检定性。CT 扫描是前列腺疾病常用的检查方法,主要用于观察肿瘤范围及转移情况。CT 扫描能够清晰显示前列腺及其周围解剖,不能显示前列腺内的分区解剖,因此不能显示前列腺内的小肿瘤(B2 期以下),仅能发现前列腺的形态不对称,如有局部结节状隆起,提示有癌瘤的可能。MRI 扫描是检查前列腺疾病重要的方法。尤其使用腔内线圈,对早期前列腺癌的检出更敏感,区分 B、C 期肿瘤尤为敏感。磁共振波谱技术是目前发现、诊断前列腺癌较敏感的技术,尚未广泛应用。

(三)影像学表现

1. CT 对仅局限于包膜内的癌结节(Ⅰ、Ⅱ期)的显示有一定的限度,有时 CT 可能显示前列腺内密度稍低的癌结节,或前列腺轮廓出现轻度隆起,当前列腺癌累及整个腺体后突破包膜,侵犯邻近结构时,前列腺明显增大,密度不均匀,轮廓不规则,最常侵犯精囊,精囊三角变钝或消失,两侧明显不对称。肿块可通过尿道黏膜累及膀胱,也有部分病例直肠可受到直接侵犯。前列腺癌淋巴结转移一般首先累及附近的膀胱组、髂组及闭孔组等淋巴结,继而转移到髂内、髂外、腹主动脉旁和纵隔组淋巴结,少数可转移到颈部和腋部淋巴结。骨转移以骨盆、腰椎、股骨和肋骨多见,可表现成骨型、溶骨型和混合型。

2. MRI 可分辨前列腺腺体的三个带,位于周围带的结节以癌的可能性为大。MRI确定癌变部位后,可进行活检进一步确诊。MRI检出和显示前列腺癌主要靠T2WI。在正常高信号的周围带内出现不规则的低信号缺损区,即可诊断为前列腺癌。病变侧低信号的包膜影模糊或中断、不连续,可诊断前列腺癌外侵。两侧前列腺周围静脉丛不对称,与肿瘤相邻信号减低可诊断为前列腺癌侵犯前列腺周围静脉丛。T1WI上前列腺周围的高信号脂肪内出现低信号区,可提示前列腺癌周围脂肪受侵。前列腺邻近部位的精囊信号减低,可提示前列腺癌侵犯精囊(图3-3-14)。

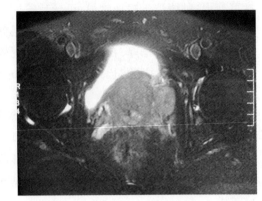

图 3-3-14 前列腺癌

MRI T2WI 脂肪抑制序列可见前列腺体积明显增大,且信号不均,前列腺周围带可见不规则稍低T2信号肿块影,略突出于轮廓之外,侵及精囊腺

3. 超声 前列腺形态不规整,左右不对称性增大;前列腺内部回声不均,周围带出现结节呈低或混杂回声;包膜粗糙,包膜形成的亮线连续性中断。肿瘤浸润精囊、膀胱、直肠,出现相应的异常回声。彩色多普勒可显示结节内部、周围有丰富的彩色血流。

(四)诊断与鉴别诊断

前列腺癌的诊断中常要与前列腺增生及前列腺肉瘤鉴别。前列腺增生多发生在移行带,表现为前列腺增大,压迫、推压膀胱底壁,边缘光整。增生明显时前列腺可有分叶,明显凸入膀胱腔内,可类似膀胱肿瘤。前列腺增生与癌不同的是增生病变密度相对均匀很少有坏死,然而癌常常密度不均匀,有坏死,肿瘤较大时常伴有转移灶。前列腺肉瘤影像表现无特征性,不能与前列腺癌区别,需结合患者年龄、临床查体情况诊断。

十四、子宫颈癌的影像学诊断

(一)概述

子宫颈癌(cervical cancer)是女性生殖器官中最常见的恶性肿瘤,也是女性恶性肿瘤中最多见的一种。以35~55岁多见,20岁以前极少发病。子宫颈癌病理上分两种组织学类型,即鳞状上皮癌和腺癌。组织学上可分为原位癌、早期浸润癌和浸润癌。接触性出血是早期宫颈癌的主要症状,癌肿侵犯神经或大血管可引起剧烈疼痛,侵犯膀胱后出现血尿和脓尿,侵犯直肠出现便血,压迫肠道可发生大便困难甚至肠梗阻。妇科检查可见宫颈糜烂,呈菜花、结节或溃疡状新生物。

(二)影像学检查方法及选择

子宫颈癌确诊主要依靠宫颈刮片细胞学检查。经阴道超声检查是宫颈癌术前分期的首选检查方法。平扫CT诊断价值不大,CT增强扫描难以诊断早期宫颈癌,即判断宫颈周围组织是否有浸润,但能够准确诊断进展性宫颈癌(Ⅲ、Ⅳ)、进行术前分期及治疗后随诊。平扫和增强MRI检查对各期宫颈癌(尤其是早期宫颈癌)的诊断、术前分期、治疗后随诊都优于超声和CT检查,是目前宫颈癌的影像学检查方法中最准确的。

（三）影像学表现

1. CT 外生性子宫颈癌显示宫颈增大,直径超过 3.5cm,呈团块结节状或不规则分叶状,边缘清晰,密度不均,肿瘤浸润推移宫体。内生性宫颈癌向宫颈管深层浸润,宫颈增大,宫颈管腔狭窄,并破坏宫颈。增强后肿块呈不规则强化。放疗后增强 CT 扫描表现为肿瘤缩小,宫颈周围组织及膀胱、直肠壁增厚。

2. MRI 子宫颈癌的典型表现为在 T1WI 上呈等信号,肿瘤有坏死时为低信号。在 T2WI 上呈中、高信号。原位癌病变局限于黏膜内,MRI 不能诊断。Ib 期宫颈癌表现为低信号的基质环绕高信号的黏膜下组织,如同靶环环绕靶心。MRI 诊断精确度可达 95% 以上。宫旁或盆腔浸润表现与 CT 相似。增强扫描肿瘤呈轻或中等强化(图 3-3-15),但周围正常组织也同时表现为不同程度强化,易造成分期过度,不利于临床诊断。肿瘤复发呈不均匀高信号,增强后呈不同程度强化。

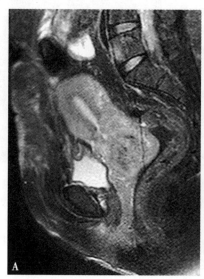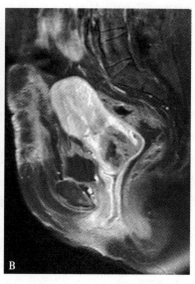

图 3-3-15 子宫颈癌

A. MRIT2WI 可见宫颈体积不规则增大,内见类圆形团块影,信号不均,以稍长 T2 信号为主,边界欠清;B. MRI 增强扫描,肿瘤强化不均匀,强化程度较子宫壁低,其周围另见多个小圆形弱强化灶。病理:宫颈鳞状细胞癌(高分化)

（四）诊断与鉴别诊断

当子宫颈癌发生子宫体部浸润时,常需与子宫内膜癌的颈管浸润相鉴别,子宫内膜癌的颈管浸润,病变主要导致内膜和子宫颈上皮的肥厚,肌层浸润则很少波及与其相连的子宫颈间质。子宫颈癌的体部浸润,病变主要是从子宫颈间质向子宫体部肌层进展,内膜几乎没有改变。

十五、卵巢癌的影像学诊断

（一）概述

卵巢癌(ovarian cancer)的发病率在女性生殖器官恶性肿瘤中,仅次于宫颈癌,与子宫体癌相近,但却占女性生殖器官恶性肿瘤死因的首位。多数患者早期无症状或症状轻微,就诊时往往已有盆腔广泛转移。其中以浆液性囊腺癌与黏液性囊腺瘤最为常见。卵巢癌播散主要通过表面种植和淋巴转移,血行播散少见。

（二）影像学检查方法及选择

超声检查因无创性、无辐射、方便、检查费用较低而广泛应用于临床,为卵巢肿瘤的首选检查方法。但超声检查易受肠道气体影响卵巢的观察,显示范围较小,不利于易观察全貌。盆腔

CT 检查有助于肠管与盆腔生殖器相区别,对于有宫内节育器的患者及病变钙化的观察优于其他检查。CT 盆腔增强检查对卵巢病变范围的观察及髂血管区淋巴结的鉴别更有意义。MRI 检查具有多参数多方位成像、无辐射等优点,有利于判定肿瘤内组织成分,有利于肿瘤的术前分期及治疗后随诊。

(三)影像学表现

肿瘤呈囊性或以囊性为主时,显示肿瘤为无回声、低密度、T_1WI 呈低信号、T_2WI 呈高信号区,囊壁及分隔厚且不规则,有时可见软组织结节或肿块(图 3-3-16),软组织成分内可见肿瘤血管或增强后明显强化。肿瘤边缘清楚。压迫周围肠管或器官移位。肿瘤呈囊实性时,肿瘤形态多不规则,边缘不清晰,压迫周围肠管或器官移位,二者界限常不清楚。肿瘤内囊实性部分的形态亦不规则,界限可不清晰,软组织实性部分增强后有强化或可见肿瘤血管。肿瘤呈实性时,形态不规则,边缘模糊与周围肠管或器官粘连或侵蚀,致肠管狭窄,肠壁增厚不规则,致周围膀胱或子宫形态不规则,边缘模糊,膀胱腔内可有软组织影或子宫密度不均匀。卵巢肿瘤内回声、密度、信号因肿瘤坏死可显示不均匀,增强后肿瘤有强化或有肿瘤血管。卵巢癌常常有钙化,CT 对钙化显示及检出敏感性高。大网膜转移的典型表现为大网膜扁平如饼状软组织肿块。肿块密度不均,边界不规则,与周围组织界限不清;淋巴结转移主要见于主动脉旁淋巴结,其次为髂内和髂外淋巴结,增强扫描显示更为明确。

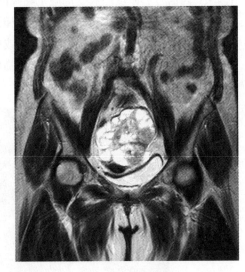

图 3-3-16　卵巢癌

MRI T2WI 可见盆腔较大囊实混合性团块,T2WI 不均匀高信号,表面凹凸不平,内见分隔,囊壁及分隔厚且不规则,肿物基底部与左侧卵巢相连

(四)诊断与鉴别诊断

卵巢癌主要需与其他良性病变如子宫内膜异位囊肿、盆腔炎性肿块等相鉴别。子宫内膜异位囊肿可由于异位的子宫内膜反复出血粘连及纤维化等改变,有时在影像上与卵巢癌不易鉴别;盆腔炎性肿块由于盆腔或附件的慢性炎症导致粘连和包裹积液,有时被误认为卵巢癌。炎性包块多形态不规则,与周边组织明显粘连或牵拉,界限不清,并有相关的病史。

第三节　结语与展望

随着现代医学的进步,肿瘤已经从不治之症,变为可防可治。肿瘤的治疗方法很多,但目前公认的方法主要有化疗、手术治疗、放射治疗、介入治疗、生物治疗等。无论何种治疗,都将会面临一些共同的问题,如治疗前的肿瘤分期、组织学证据、肿瘤标志物水平、疗效预测与治疗方案的选择等。尤其是治疗后的疗效评估,临床上将会重点关注术后肿瘤的转归,包括完全缓解、部分缓解、无效,还是进展及其自然转归如何等。以上这些问题,几乎都可以用现代医学影像学的方法来探索、解决。因此有必要对各种肿瘤影像学检查方法的合理使用及优选原则有着清晰的了解与把握。

总体上来讲,超声影像是很好的筛查工具,常规 CT、MRI 和核素扫描也是较为实用的影像学方法,对肿瘤的定位、定性和定量诊断都有较好的价值。随着多层螺旋 CT、新型 MRI 设备及 PET/CT 的普及应用,多模态影像学检查在临床上发挥的作用将越来越大。三维 CT 可用于显示肿瘤供血及其与血管的关系、血供的解剖学变异、肿瘤体积测量、肿瘤的可切除性判断及其多方位显示肿瘤与周围器官的关系等临床关注的信息；CT、MRI 灌注成像可用于肿瘤血流灌注及其恶性度的评价以及对肿瘤血管内皮生长因子水平的监测和转移风险的评估等；三维 MRI 动态增强及其各种成熟的三维技术基本上可以达到血管造影的效果，可用于了解肿瘤供血及其与血管的关系、肿瘤的可切除性判断及其与周围器官的关系；磁共振全身弥散成像是近年来研究的热点，属分子成像，可用于局部肿瘤治疗前后的疗效评估，尤其对化疗和放疗的疗效评估很有价值，全身弥散成像是一种局部弥散成像影像的三维重组的拼接技术，其影像类似于 PET，故有"类 PET"之称，与核素扫描相比，是非特异性的肿瘤全身评估，尤其对实性脏器与淋巴结转移有一定优势；磁共振波谱技术可活体显示组织与器官的生化代谢信息，对于肿瘤的组织学鉴别、肿瘤残留与复发的鉴别等均具有重要的补充价值；PET 肿瘤核素显像如肿瘤受体显像、PET 肿瘤代谢显像、基因表达显像、放射免疫显像以及放射性核素全身骨显像等均具有特异性强、敏感度高、无创性等特点，对肿瘤的分期、治疗方案的制定、疗效监测、肿瘤残留与复发的鉴别均具有较高的价值。

随着以"中心法则"为核心的分子生物学理论的成熟与相关生物技术的迅速发展，需要在活体中追踪分子，在分子水平上进行诊断与治疗，了解体内特异性基因表达的部位、水平、分布等，并运用核医学、光学、磁共振成像技术进行评价，由此形成了分子影像学、基因影像学。各种分子探针的研发与检测已正广泛地应用于动物实验研究中；与此同时，功能影像也正方兴未艾，肿瘤的分子影像学与基因影像学诊断、肿瘤诊断的形态与功能并重的新模式也是未来发展的方向。

（范国光）

参考文献

1. 任卫东,常才.超声诊断学.第 3 版.北京:人民卫生出版社,2013
2. 白人驹,徐克.医学影像学.第 7 版.北京:人民卫生出版社,2013
3. 范国光,王书轩.影像读片从入门到精通系列.第 2 版.北京:化学工业出版社,2014
4. 范国光.MRI 鉴别诊断一目了然.化学工业出版社,2011
5. 范国光.CT 鉴别诊断一目了然.化学工业出版社,2011

第四篇　肿　瘤　治　疗

第一章　肿瘤的外科治疗

肿瘤的外科治疗,即采用外科的方法治疗良性及恶性肿瘤。无论是在祖国医学还是在西方医学,肿瘤的外科外科治疗都具有相当长的历史,并已成为肿瘤治疗的重要方法之一。目前,约有 60% 的肿瘤以外科治疗为主;同时,外科方法在肿瘤的预防、诊断、分期、重建与康复中也具有无可替代的重要作用。

第一节　肿瘤外科的历史

早在公元前 1600 年,关于肿瘤外科治疗的论述已经出现在埃及的 Edwin Smith 的草纸文稿中。而现代肿瘤外科学则可以追溯至 19 世纪。1809 年 12 月,美国的 Ephaim Mcdowell 为 Jane Crawford 夫人切除了一个 22.5 磅重的卵巢肿瘤。在当时看来,手术既原始又野蛮,然而却是有效的,术后患者生存了 30 年。这次手术也成为第一个有记录的选择性肿瘤外科手术。此外,肿瘤外科治疗相关的理论体系也随着医学科学基础研究的深入而蓬勃发展起来。1543 年,比利时的 Andreas Vesalius 发现了淋巴系统并建立了癌症的淋巴学说,首次提出恶性肿瘤是涉及淋巴系统的疾病。18 世纪中叶,法国的 Henri Francois Le Dran 描述了乳癌自原发部位转移至区域淋巴结,但其后又发生更广泛的播散而成为全身疾病。19 世纪中叶,德国的 Johannes Muller(1838 年)及 Rudolf Virchow(1858 年)建立了较完整的细胞病理学。诸如此类的研究成果与理论学说进一步丰富和完善了肿瘤外科治疗的理论体系。

19 世纪中后叶,欧洲的两位外科医师——奥地利的 Theodor Billroth 及其学生瑞士的 Theodor Kocher 成为开创肿瘤外科的先驱。Theodor Billroth 在 1872 年他成功地施行了食管胃切除术;次年又实施了喉切除术、小肠广泛切除术及重建术,1881 年首次报道了对远端胃癌成功地施行胃部分切除术及胃十二指肠吻合术;因而 Theodor Billroth 被誉为现代胃肠外科之父。Theodor Billroth 对于肿瘤外科的另一项重要贡献就是在报告手术结果时采取实事求是的科学态度,客观地总结手术的并发症和死亡率,从正反两方面对手术效果进行评价,这种优良的作风至今仍是培养外科医师及维持外科高水准必不可少的条件。如果说老师 Theodor Billroth 是一位大刀阔斧的、快速的手术者,那么学生 Theodor Kocher 则以其精巧、细腻的解剖技术而为人称道。

继两位先驱者之后,19 世纪后叶,各种肿瘤切除手术相继开展,有些术式甚至沿用至今。如 1879 年,第一例胃癌根治性切除顺利完成,1887 年,经骶部入路的直肠癌切除被首次描述,至此,肿瘤外科凭借各种相关基础学科及外科手术技术的进步,逐渐成为外科的一个重要分支。

1890 年,William Halsted 根据肿瘤解剖及生理学特点制订了将原发肿瘤与转移淋巴结区域做广泛整块切除的原则,即所谓的“en bloc”(整块)切除肿瘤。Halsted 认为,由于乳癌有首先转移至腋部的倾向,因而实施乳癌根治术时,须将乳腺连同覆盖其上的皮肤、乳头、胸肌以及腋窝组织一并整块切除。Halsted 还提出:乳癌早期仅是一局部区域性疾病,顺序地从局部病变向第一、第二站淋巴结发展,只有晚期才向全身扩散,因而其认为当锁骨上淋巴结受累时,应同时施行锁骨上淋巴结清除术。这一整块切除肿瘤的外科原则被广泛接受,且应用于其他绝大多数的实体瘤,成为广大肿瘤外科医师遵循的准则。1906 年美国的 George Crile 医师介绍了颈淋巴整块切除术,该术式至 20 世纪 50 年代仍作为治疗颈部原发肿瘤的经典颈部淋巴结清扫术,但头颈部鳞癌常因诊断时病变已进入晚期,而失去手术机会,以致在 20 世纪初期,许多肿瘤医师均主张选用镭治疗。至 20 世纪 40 及 50 年代,头颈外科迅速发展,在美国的 Hayes Martin 医师的领导下率先建立了针吸细胞学诊断技术。从而,一些过去头颈部肿瘤的手术禁区也逐步被突破,比如鼻窦癌等均可施行肿瘤扩大切除并辅以镭治疗。近年来放射治疗技术的发展,极大地提高了头颈部肿瘤的治愈率,且能够减少手术带来的功能损伤,已经在头颈部肿瘤的局部治疗占据重要地位。

肿瘤外科不但经历着从无到有的发展,更经历着从简单粗犷到精细精良的优化。早在 18 世纪末结肠癌切除术已经开展,但在当时并未见有关彻底的淋巴结清除的描述,到 20 世纪初典型的结肠癌区域淋巴结清除及一期吻合术已被建立。1908 年英国的 William Miles 创立了直肠癌经腹、会阴联合切除技术,该术式被视作经典的直肠癌根治术而沿用至今,1926 年美国的 Rankin 医师报道了 387 例腹会阴联合的直肠癌切除,手术死亡率仅为 8%。此外,美国的 Alexander Brunschwig 于 1948 年创建了盆腔多个脏器一并整块切除治疗晚期盆腔肿瘤的技术,对于个别仍局限于盆腔,但局部难以切除的直肠癌甚至考虑行半体切除术(hemicorporectomy)。结直肠癌手术方式及切除范围的改变不仅大大改善了结直肠肿瘤的手术切除率,也有效地延长了该类肿瘤患者的生存时间,并改善了患者的术后生存质量。

在 20 世纪初期,不仅胃肠道等体腔内肿瘤的外科治疗得到不断的发展与完善,而且体表肿瘤如皮肤癌的外科治疗方法也有了巨大的发展。1907 年,Handley 观察到黑色素瘤细胞可通过皮下淋巴管转移,因此其建议对此类肿瘤的皮肤切缘至少距病灶 1 英寸,皮下切缘应更广,达 2 英寸,直到深筋膜一并切除。其后,他又建议对肢端的恶性黑色素瘤做截肢及区域淋巴结清扫,而此观点被沿用多年。

从历史的整体观点来看,单纯以解剖学为基础、主张广泛切除肿瘤的观念的建立,无疑是肿瘤外科由传统向现代迈进的一大步,也为现代肿瘤外科学奠定了坚实的基础。但是,随着对肿瘤各种生物学行为研究的不断深入,以及放疗、化疗、内分泌治疗学等交叉学科的发展,人们逐渐认识到肿瘤外科治疗的不仅仅是局部的肿瘤,而是患有癌症的患者。因此,人们开始反思扩大根治术后可能发生的并发症及其对患者生活质量、精神、心理及功能方面带来的影响。综合客观地评价根治术的社会效果,要求肿瘤外科不仅能够延长患者的生存时间,而且要最大限度地改善患者的术后生活质量。因而,在这种思想的指导下,关于肿瘤外科治疗方式的认识也有了巨大的转变。

20 世纪中期,美国的 Bernard Fishes 医师修正了 Halsted 的观点,指出乳癌在早期就已经是一种全身性疾病,目前此观点已被广泛接受。另外,关于头颈部肿瘤单纯广泛根治性切除术也有了更新的认识。即对于头颈部肿瘤即便单纯施行更为广泛的根治性切除手术,也常因淋巴结外的播散而导致手术失败;而多学科的综合治疗效果往往比单纯手术或放疗效果更佳,从而出现了各种保留功能的颈淋巴结清扫术。现已证实在甲状腺癌或某些病情较轻的颈部肿瘤施行保留副神经、胸锁乳突肌及颈内静脉的预防性颈淋巴结清扫,其结果与经典的颈淋巴结清扫同样有效,甚至考虑到对外观及功能的影响,主张对某些头颈部肿瘤不必进行颈淋巴结清扫。

1939 年美国的外科医师 Dixon 注意到在 Hartmann 手术后遗留的直肠远端很少见肿瘤局部复发,因而报道了直肠癌的低位前切除术。其后,他又观察到直肠癌主要向近侧发生淋巴结转移,且其沿肠壁浸润很少超过 2cm,从而使多数直肠癌患者可安全地保留肛门,并减少膀胱及性功能障碍。随后,自动吻合器的发明又克服了因保留肛门手术而受限于盆腔过狭等制约因素。到 80 年代初期,对于肛管癌的治疗已经明确氟尿嘧啶、丝裂霉素及放射治疗的疗效优于经腹会阴联合切除术的疗效。目前,除了癌肿已经侵及肛周皮肤及肛缘时首选手术治疗外,放化疗联合治疗已成为肛管癌的第一线治疗方案。

Notes

综上,肿瘤外科的发展虽然已经历了将近三个世纪的发展,对于多种实体瘤的单纯手术治疗已经发展成为如今的多学科综合治疗;但是有一点是不容置疑的,即在未来肿瘤外科医师依然是为肿瘤患者提供治疗的主要执行者,因此追寻更新合理的治疗观念,不断完善改进治疗方法应该是每一个肿瘤外科医师责无旁贷的工作核心。

(郝希山　郝继辉)

第二节　肿瘤外科的概念

一个多世纪以来,肿瘤外科在历经了单纯肿瘤切除阶段及广泛切除阶段后迈向了功能保全型肿瘤外科阶段。尤其在近年来,随着对肿瘤本质及生物学特性认识的不断深入,以及肿瘤治疗技术和设备的不断创新与完善,肿瘤外科的基本概念,也随之发生了巨大的变化。目前,建立在以解剖学、病理生物学和免疫学基础上的现代肿瘤外科学,已经替代了以解剖学为基础的传统肿瘤外科学概念。

1. 掌握肿瘤外科解剖学概念,是科学实施肿瘤手术治疗的基础　由于实体肿瘤是以局部病变表现为主的全身性疾病,因此,目前在实体肿瘤的治疗上外科手术仍然为首选治疗方法,在大多数情况下只有外科手术才能比较彻底地根除局部的病灶,从而为减少全身转移、最终达到治愈提供可能。而放疗和化疗在理论上尚达不到这一个水平,这是外科最具特色之处,也是其总的治愈率最高的原因所在,因而外科手术仍然是治疗肿瘤的重要手段。那么,作为一名肿瘤外科医师,首先应明确肿瘤的外科治疗是一种局部治疗,是使用手术刀在尽可能完整切除肿瘤组织的同时,尽量保护正常组织不受到损伤;同时,还应明确肿瘤和正常组织共存于同一机体中,它们之间的关系不是简单的机械组合,而是通过血管、淋巴、神经密切结合,各自按照其本身的生物学规律生长、增殖,同时又在同一机体中互相依存、互相斗争。因此,肿瘤外科医师不仅要将正常人体解剖学知识烂熟于心,还必须对癌浸润后引起的解剖学变异及淋巴结转移的特点及规律有深刻的了解。譬如,在胃癌手术时要掌握胃动、静脉血管的正常位置与异常走行,胃周围淋巴结的分组分站及其准确的范围界限,胃周围脏器受癌浸润后的位置变异等。又如,在直肠癌手术时要了解淋巴结转移的三条途径及各组淋巴结与血管的关系;直肠与膀胱、子宫、输尿管之间的位置关系及受癌浸润时的异常变化。只有这样才能将肿瘤的根治性手术建立在合理的解剖学基础上,达到整块切除肿瘤并减少手术并发症的目的。

2. 明确肿瘤外科的病理生物学概念、掌握肿瘤的生物学特性和扩散规律,是改善肿瘤预后和治疗效果的必要条件　虽然外科手术是治疗肿瘤的重要手段,但是外科手术仅可用于肿瘤发展过程中的某些阶段,如在癌前期(诱发期)及时行癌前期病变切除术,可防止肿瘤的发生;又如在原位癌时期,若处理及时肿瘤也将得到治愈。然而事实上,在临床治疗中肿瘤在确诊时,大多数已进入浸润期和播散期,此时癌细胞可以蔓延到区域淋巴结,也可以有血源性转移。因此,手术治疗肿瘤的自然病程中可能出现 2 种结局:①治疗后可获得长期生存,最终患者死于非肿瘤性疾病;②在一个明显缓解期后出现新的病灶,即出现复发或转移。因此,随着对肿瘤生物学特性研究的深入,越来越多的肿瘤医师认识到:肿瘤外科作为一种治疗方法既有它解剖上的局限性,又有肿瘤发展上的时限性。因而作为肿瘤外科医师,应明确肿瘤外科的生物学概念、掌握肿瘤生物学特性和扩散规律,才确保肿瘤治疗效果及改善预后。

恶性肿瘤本身的病理生物学表现,包括肿瘤的大体类型、组织学类型、分化程度、浸润深度、生长方式、转移规律等。这是决定肿瘤发生、发展规律和临床病理特点的重要依据。生长在不同器官上的肿瘤,有不同的生物学特征,例如:胃癌与直肠癌虽然同属消化道肿瘤,但胃癌以浸润型、低分化及未分化型为主,恶性程度高;而直肠癌以局限型、高分化型为主,恶性程度低。所以,直肠癌的预后较胃癌好。生长在同一器官的肿瘤,其恶性程度也不尽相同,例如:甲状腺癌

Notes

分为乳头状腺癌、滤泡状腺癌、髓样癌及未分化癌四种,其中未分化癌恶性程度极高,很早发生血行转移,预后极差。而乳头状腺癌恶性程度低,即使出现了颈部淋巴结的明显转移,手术效果也是很满意的。绝大多数的癌肿都是以淋巴结为主要转移途径的,但转移的淋巴结大小与预后好坏并不是呈平行关系,即不是转移淋巴结越大,预后越差,在临床实际工作中可见,大结节融合型转移的淋巴结,多为局限型,手术后的效果较好。

而小结节孤立型转移的淋巴结,多为广泛型,预后较差。外科医师决不能因转移淋巴结较大而放弃根治手术的机会。因此,掌握肿瘤的病理生物学特征是决定治疗方针的一个重要依据。

另外,肿瘤的发生是一个多阶段发展过程,大致可分为四个阶段:诱发期,原位癌,侵袭期和播散期。在诱发期和原位癌期,单纯外科手术治疗不仅可以预防肿瘤的发生,还有可能达到治愈肿瘤的可能。但是随着肿瘤进入侵袭期,其淋巴结和血道转移增多,并进一步进展至失去手术根治可能的播散期。一般在手术时发现肿瘤侵袭组织周围,即意味着术后有很大可能发生远处转移。此时,若只是一味地扩大手术范围,不仅不能够获得满意的治疗效果,甚至可能使患者的预后更为恶化,加速患者的死亡。这就是为什么肿瘤的外科治疗要遵循多学科综合治疗这一理念,在手术尽可能完整切除肿瘤的基础上,配合化疗、放疗、生物治疗等多种手段,控制肿瘤的局部复发和远处转移。

3. **注重肿瘤外科的免疫学概念,使肿瘤的外科治疗具有更强的目的性和准确性**　免疫力是人体对外来刺激的抵抗能力。在肿瘤的发生发展过程中,机体的免疫系统具有重要的作用,正常的免疫组织被破坏,可能是肿瘤发生的重要因素。机体的免疫功能一方面能抵御病原的侵袭,另一方面可防止体细胞由于基因突变向恶性转化。在肿瘤的发生、发展过程中,机体的免疫反应也经历了非常复杂的变化。机体免疫功能正常时,即使存在致癌因子,也未必发生恶性肿瘤;即便已经发生了肿瘤,免疫系统也能够限制其生长,不至于短期内发生侵袭和转移。而当机体免疫功能有缺陷或减弱时,肿瘤的生长和转移则难以受到有效抑制,肿瘤迅速变大并扩散,进一步打击机体的免疫系统。因此,肿瘤的逐步发展可以使机体的免疫功能降低,而手术切除肿瘤和有效的放疗、化疗可使病情得到缓解,免疫功能则获得不同程度的改善和恢复。Fisher 等认为手术切除肿瘤的目的是为了提高机体的免疫功能,这与我国金元时期张从正"祛邪即是扶正"的观点吻合。

外科手术对淋巴结广泛的切除,虽然能够防止肿瘤的淋巴结转移,但对免疫系统造成的损伤使肿瘤很容易复发和转移,并不能取得很好的远期手术效果。同时,外科手术也不可能完全清除体内所有癌细胞,少量的癌细胞最终还是靠机体的免疫功能来杀伤。在切除肿瘤后,改变了机体与肿瘤的比势,只有在免疫功能恢复的情况下,才能将残留的癌细胞杀灭。因此,手术时必须权衡肿瘤的进展程度、手术侵袭范围及机体免疫状态三者间的关系,以达到最大限度地切除肿瘤的同时保护机体免疫状态的目的。

综上,肿瘤外科治疗已从单纯解剖学模式,逐步转变为与生物学、免疫学相结合的观念。合理的手术设计不但可以切除肿瘤,同时还是提高机体免疫力的一种手段;在决定手术治疗时,不仅要依据肿瘤的期别和不同肿瘤的生物学特性,还要符合根治性、安全性、功能性的三条基本原则,注重综合治疗,保护机体的免疫功能,以达到防止肿瘤发生、转移、复发的目的,最终才能取得理想的效果。

(郝希山　郝继辉)

第三节　肿瘤外科的治疗原则

良性肿瘤与恶性肿瘤在生长方式、生物学特性及预后等多个方面存在区别,因此在治疗原则上也存在很大差别。

Notes

一、良性肿瘤的外科治疗原则

良性肿瘤主要呈膨胀性生长，一般边界较为清楚，多数有完整的包膜，没有明显侵袭，除生长巨大对周围器官产生压迫外，一般很少出现症状，不会发生淋巴和血行转移，治疗上主要以外科切除为主。外科治疗的原则是完整切除肿瘤，包括切除肿瘤包膜或肿瘤周围少量正常组织。除非肿瘤巨大无法完整切除，一般情况禁忌作肿瘤部分切除术。例如软组织纤维瘤应完整切除带有包膜的瘤体；卵巢囊肿则作单侧卵巢切除，并避免术中囊肿破裂；有些生长在特殊部位的良性肿瘤如神经鞘瘤、垂体瘤等，不允许大范围切除，只能剥离肿瘤或行肿瘤大部分切除。肿瘤切除后必须送病理检查，有条件应做术中冰冻病理检查，当病理明确肿瘤为良性后方可结束手术。一旦经病理证实所切除的"良性肿瘤"实则为恶性肿瘤，则应立即按恶性肿瘤原则处理。对某些良性但有可能发生恶性变或交界性肿瘤，例如成人声带乳头状瘤、膀胱乳头状瘤、胃肠腺瘤、卵巢皮样囊肿等，其切除范围应相应扩大。

二、恶性肿瘤的外科治疗原则

恶性肿瘤生长较迅速，浸润破坏器官的结构和功能，并可通过淋巴道与血管发生远处转移，因而对机体的影响严重。恶性肿瘤的治疗除遵循外科的基本原则外，还应遵循以下原则。

(一) 术前取得明确诊断的原则

术前通过各种手段对肿瘤进行准确诊断，在明确诊断（包括分期）的基础上制定外科治疗方案。

病理诊断（包括病理分期）是肿瘤确诊的金标准，不同的病理组织学类型的肿瘤治疗原则往往不同。如小细胞肺癌容易血行播散，因而多以全身化疗为主；而非小细胞肺癌远处转移出现较晚，病变相对局限，因而多以外科手术为主。由于恶性肿瘤的外科治疗通常创伤大、致残率高，因而术前获得明确的病理诊断，根据病理诊断制定手术切除方式、切除范围极为关键。否则会因误诊误治而给患者带来不良后果。如喉癌行全喉切除术后发音障碍且终生气管造口、直肠癌 Mile's 手术后失去肛门需终生肠造瘘、肢体的骨肉瘤手术后终生肢体残疾。术前有时难以取得明确病理诊断时，可在术中活检通过冰冻病理检查明确肿瘤性质后作进一步处理。有些肿瘤术前怀疑远处转移，可通过穿刺获得病理诊断与病理分期。如肺癌锁骨上淋巴结肿大，通过穿刺可确定是否转移，若为转移，则病理分期较晚，不能手术。目前最为常用的病理分期标准是国际抗癌联盟制订的 TNM 国际分期法。现代肿瘤外科越来越重视准确的术前分期并根据分期制订合理的治疗方案。而术后病理分期更加准确，是术后辅助治疗及预后评估的依据。

有时由于肿瘤位置特殊，术前难以获得病理诊断，此时可根据临床表现及检查结果作出临床诊断（包括临床分期）。例如临床拟诊肺癌的患者，若通过 CT、MR、PET-CT、骨扫描或 B 超等检查发现远处转移（如脑、骨、肝等转移），临床诊断为Ⅳ期，则禁忌手术。

(二) 正确认识外科的作用，注重综合治疗的原则

肿瘤的治疗提倡多学科综合治疗，外科治疗只是综合治疗的一部分。肿瘤综合治疗方案的确立直接影响到患者的治疗效果及预后。肿瘤外科曾经有过度依赖外科治疗，或为提高外科疗效而盲目扩大手术切除范围，但最终并未达到预期效果的教训。外科在肿瘤综合治疗中的一般原则是：针对较早期病变，通过手术切除以达根治目的；对于术后病理证实有淋巴结转移或是局部有癌残留的病例则需辅助治疗；局部较晚的病变，通常行术前放疗、化疗或联合化放疗，即新辅助治疗，待肿瘤降期或缩小后再考虑手术切除。常见包含外科治疗的综合治疗模式有：

1. **手术与放疗的结合**　某些肿瘤病变局部外侵严重，无法行根治性切除，且对放疗敏感者，可考虑先行放疗，控制好局部病变后再行根治性切除，例如食管癌、直肠癌等；有些病变在手术切除之后发现局部有残存或存在广泛淋巴结转移，可考虑术后在肿瘤残存局部或区域淋巴结转

移处行术后放疗,以减少局部复发。

2. 手术与化疗的结合　有些肿瘤行术前辅助化疗可以达到缩小瘤体、降低分期,杀灭微小转移灶的作用,有利于手术达到根治性切除;有些肿瘤通过术后辅助化疗,可减少术后复发和远处转移,提高远期生存。

3. 手术与放化疗的结合　包括术前化放疗与术后化放疗。如中心型肺鳞癌术前考虑淋巴结转移,通过同步化放疗降期后,可使根治性切除几率提高。又如局部晚期食管癌,术前同步放化疗可以提高手术切除率,已被多数学者认可并列入 NCCN 指南。

4. 手术与其他治疗的结合　近年来,分子靶向治疗、生物治疗进展迅速,手术与这些治疗手段的结合也是当前研究的热点之一。目前已有研究指出在晚期肝细胞癌(HCC)的治疗中,外科手术结合分子靶向治疗可以有效延长患者的总生存时间和疾病进展时间。

（三）全面考虑,合理选择术式的原则

对可手术患者制订手术方案时还应考虑到以下情况:患者的全身情况、所患肿瘤的生物学特性和病理特征、肿瘤的部位与分级、肿瘤治愈和缓解的可能性等。如何选择手术术式需遵循以下原则:

1. 依据肿瘤的病理及生物学特性选择术式　不同组织来源的肿瘤其生物学特性不同。上皮来源的癌常发生淋巴道转移,手术时常需清扫相应区域的淋巴结;间质来源的肉瘤,肿瘤切除后容易复发,却较少出现淋巴转移,所以手术需行扩大切除术兼行淋巴结清扫;肉瘤或软组织肉瘤侵犯肌肉时,肿瘤易沿肌间隙扩散,应将肌肉连同筋膜从起点到止点全部切除;有些肿瘤常出现多中心的病灶,如食管、胃肠道肿瘤等,手术切除范围应保证切缘干净;皮肤基底细胞癌以局部浸润为主,很少出现淋巴道转移,所以手术以局部切除为主;皮肤恶性黑色素瘤需要做局部较广泛切除,同时需根据肿瘤浸润深度决定是否做淋巴结清扫。

2. 依据患者年龄、全身情况和伴随疾病选择术式　肿瘤患者以中老年人群居多,其全身各个器官功能状态及储备能力相对较差,手术风险明显增大,因此不宜施行创伤过大手术而尽可能选择微创手术。但高龄并非手术禁忌,关键要看患者的综合评分情况。对合并有其他器官功能障碍的患者,术前需积极控制合并症,待情况好转后再手术,术中和术后加强监护和抢救措施。原则上年龄过大、身体状况过差的患者不适合较大手术,恶病质的患者则是手术禁忌。临床常见肿瘤患者合并高血压、冠心病、糖尿病等情况,术前通过治疗,多数不影响手术治疗。临床也有患者虽然全身情况较差(如肺癌患者合并全肺不张、食管癌患者不能进食、肠道肿瘤患者合并大出血等),但经手术治疗后病情反而好转,这类患者手术适应证可以适当放宽。此外,选择手术术式时还应考虑到术者自身的经验技巧、麻醉以及手术室配置等情况综合考虑,不具备相应条件时决不勉强施行手术。

3. 最大限度切除肿瘤、最大限度保留正常组织　Halsted 指出在手术切除恶性肿瘤时,要广泛整块切除肿瘤,连同周围软组织、筋膜及肌肉,同时清扫区域性淋巴结。由他所创立的乳腺癌根治术就是一个典型的肿瘤根治术。但是肿瘤的切除范围并非越大越好,肿瘤切除范围遵循"两个最大",即最大限度地切除肿瘤和最大限度地保留正常组织。例如非小细胞肺癌,肺叶切除与全肺切除均能达到根治要求时,首选能够保存更多正常肺组织和更多肺功能的肺叶切除术。临床对肿瘤局限于原发灶及区域淋巴结、未发现其他部位远处转移且患者自身情况能耐受者,均适合行肿瘤根治术。值得注意的是,许多肿瘤外科的手术需根据术中探查的情况来决定具体的手术方式。比如肿瘤侵犯的范围、是否存在转移、术中快速冰冻病理切片结果等。

（四）防止肿瘤医源性播散的无瘤原则

医源性播散是指医护人员在为肿瘤患者诊治的过程中,由于检查或操作不当而造成的肿瘤细胞的播散。无瘤技术是指在肿瘤治疗过程中,为减少或防止癌细胞脱落、种植和播散而采取的一系列措施,对于防止医源性播散至关重要。无瘤操作直接影响手术的疗效,对于改善患者的预后,延长生存时间意义重大。肿瘤外科除了要遵循一般外科所要求的无菌原则、最大限度减少损伤和保留的正常组织功能等原则外,还必须遵循无瘤操作的原则。另外,肿瘤的播散转移还与肿瘤自身的生物学特性、患者的机体免疫功能状况等均有关系。因此,在肿瘤诊治的操作过程中,既要防止肿瘤细胞的直接播散,还要注意维护患者机体本身的免疫功能。无瘤原则的操作技术包括:

1. 术前检查要轻柔,防止粗暴的检查,减少检查次数,如肢体肿瘤就需要尽量减少肢体的活动。

2. 穿刺活检与切取活检均有导致肿瘤播散的可能,因此肿瘤活检术与根治术间隔时间越短越好,在有条件的单位能一次性完成活检与治疗则更为理想。切除活检由于不切入肿瘤,造成肿瘤播散的几率相对较小。切下肿瘤后送快速冰冻病理检查,由于能在短时间内获得病理诊断,因此非常适合乳腺、甲状腺等可切除肿瘤,一次性完成诊断与治疗。

3. 尽量减少局部麻醉,因为局麻后可造成局部组织水肿,影响到解剖层次。另外,局麻可使局部组织压力增高,增加肿瘤细胞播散的风险。除此以外,除抗癌药物外不应向肿瘤内注射其他药物。

4. 术中探查的顺序应由远及近,注意动作的轻柔。例如,腹腔内肿瘤的探查需要从远隔器官开始,按照由远及近的顺序,最后探查肿瘤及转移灶。手套接触肿瘤或转移灶后应及时更换,防止成为传播癌细胞的媒介。

5. "不暴露、不接触"的隔离技术。1954 年 Cole 在结肠癌手术治疗中首先提出,是最初的无瘤技术。这一技术要求:手术创面及切缘应用纱布垫保护,对于伴有溃疡已破溃的以及侵透胃肠道浆膜者,术中应用纱布或无菌薄膜覆盖,肠道肿瘤离断后的远、近两端肠管应用橡胶套或是手套予以包裹,以期减少术中肿瘤细胞的脱落、种植。

6. 手术时应多采用锐性分离,少用钝性分离。锐性分离解剖较为清楚,特别是用电刀可使小的淋巴管或血管封闭,减少癌细胞进入脉管的机会,同时具有杀灭癌细胞的功能。而钝性分离挤压肿瘤进可能增加播散的机会。

7. 处理血管时应尽量先结扎静脉,再结扎动脉,这样可以减少术中瘤细胞进入血液循环的几率,减少肿瘤血行转移的机会。

8. 手术操作也应从肿瘤周围的正常组织向中央区解剖,切忌切入肿瘤内部。淋巴结的清扫也应由远及近,这样可以减少因术中挤压而导致肿瘤细胞沿淋巴管向更远的淋巴结转移,并且尽量做到肿瘤和淋巴结整块切除。

9. 切除范围要充分,可适当切除病变周围一定范围的正常组织。

10. 肿瘤切除取出后,应更换手套、器械,创面或体腔内用大量无菌生理盐水冲洗。对胸腔或腹腔转移者可直接注入抗癌药物,以杀伤局部癌细胞。

11. 肿瘤手术后,创面或体腔内搁置引流管引流也能减少肿瘤细胞种植或复发的机会。

(五) 记录及术后随访的原则

手术后术者必须针对原发肿瘤的部位、形状、大小、质地、侵犯范围以及区域淋巴结清扫情况,如淋巴结数目、部位、大小、颜色、质地等,做好详细的记录。这些内容将会对患者以后的疗效评估及后续治疗提供重要的依据。

此外,恶性肿瘤的治疗不能以患者手术后顺利恢复而告终,应对患者进行定期的随访调查,其主要目的一是为了督促身体情况允许的患者术后进行必要的综合治疗,二是及时发现肿瘤的复发或转移,采取积极的治疗对策,三是通过了解患者的生存情况评定各种治疗的疗效,为进一步改进治疗方法提供依据。术后随访在最初的两年内应每 3 个月进行一次,之后两年可以每 6 个月一次,再之后每 1 年一次,肿瘤患者的随访应持续终生。

Notes

(赫捷　邵康)

第四节　肿瘤外科的手术分类及应用

肿瘤外科手术可用于肿瘤的预防、诊断与治疗,有时用于根治性切除为目的,有时仅用于诊断或缓解症状、解除生命威胁等。例如,对于呼吸、消化、泌尿等系统的早期肿瘤一般手术切除肿瘤以达根治目的;对于淋巴瘤等全身性疾病,外科手术一般是以诊断为目的。临床应根据患者病情选择最适合的手术类别。以下分别予以介绍。

（一）预防性手术

预防性手术(preventive surgery)是指通过切除异常组织或器官达到预防肿瘤发生的手术。一些先天性或遗传性疾病,发展到一定程度时,可能会恶变,如能提早手术,就可以防止向恶性发展。例如,隐睾症是睾丸癌相关的危险因素,在幼年行睾丸复位术可使睾丸癌发生的可能性减小;家族性结肠息肉病的患者,到40岁时约有一半将发展成结肠癌,而70岁以后几乎100%发展成结肠癌,行预防性结肠切除,可有效地防止结肠癌的发生;多发性内分泌增生症常伴有发生甲状腺髓样癌的风险,对这些患者定期检测血清降钙素水平,如降钙素水平增高,应作预防性甲状腺切除,以防甲状腺髓样癌的发生;易受摩擦部位的黑痣,如位于指甲下、足底、外阴等部位的黑痣,尤其是交界痣,有发展成为恶性黑色素瘤的危险,应行手术切除;此外,为包茎者及早做包皮环切术也是预防阴茎癌的有效措施。临床较常见的预防性手术还有:溃疡性结肠炎的患者做结肠切除术;口腔、外阴白斑者行白斑切除术;重度乳腺囊性增生且有多项乳腺癌高危因素者做乳房切除术。此外,成年人的声带乳头状瘤、膀胱乳头状瘤、卵巢皮样囊肿、结直肠腺瘤等均有潜在的恶性趋势或已属低度恶性肿瘤,都需做预防性切除。

（二）诊断性手术

为获得病理诊断需要的组织样品而进行的手术称为诊断性手术(diagnostic surgery)。诊断性手术能为病理诊断(包括分期)提供可靠依据,进而制定合理的治疗方案。诊断性手术的主要目的在于诊断,所以应尽量选择创伤和风险较小的术式。近年来腔镜技术较多用于肿瘤诊断。例如:电视胸腔镜下胸膜病变活检术、纵隔镜下纵隔淋巴结活检术等。但是,无论选择何种术式,如需第二次手术,则两次手术时间的间隔越短越好。常用的诊断性手术方法有细针吸取、针穿活检、咬取活检、切取活检及切除活检等。

1. **细针针吸活检术（fine-needle biopsy）**　对于体表一些肿块,通过用细针头对可疑肿块进行穿刺吸取来做细胞学检查。此种方法简单易行,但由于取材有限,故存在一定的假阳性或假阴性。

2. **针穿活检术（needle biopsy）**　局麻下应用较粗针头或特殊的穿刺针头(如Ture-Cut、Core-Cut),对可疑肿块穿刺并获得少许组织作病理切片检查。针穿活检可以取出细条状组织,活检的准确性较高。但由于粗针穿刺可引起创伤出血,甚至引起癌细胞播散、针道转移等,因此务必严格掌握适应证。除体表肿瘤可直接穿刺外,对于较深的肿瘤组织或淋巴结,临床常在B超或是CT定位引导下进行穿刺活检。

3. **咬取活检（bite biopsy）**　用活检钳通过内镜或其他器械来咬取或钳取病变组织作组织病理学诊断,如鼻咽、食管、支气管、胃、宫颈等处的活体组织检查。

4. **切取活检（incisional biopsy）**　指在病变部位切取一小块组织作病理组织学检查以明确诊断。切取活检可用于体表肿瘤,也可用于内脏肿瘤。对体表肿瘤如骨肿瘤行活检时应注意在止血带的远端进行。而在一些内脏肿瘤的手术中,因肿瘤较大或切除困难时可通常先切取部分肿瘤组织以明确诊断,然后根据术中快速冰冻病理决定下一步手术方案。切取时应注意保护周围组织和脏器,以避免发生肿瘤的转移和播散。同时应注意活检部位最好能选在肿瘤的实质部位以提高诊断准确性。做切取活检时必须注意手术的切口和进入途径,要考虑到活检切口即进入的间隙必须在以后手术时能一并切除,不要造成肿瘤的播散。

Notes

5. **切除活检**（excisional biopsy）　指将肿瘤完整切除进行病理组织学检查。通过切除活检不仅能够明确肿瘤性质，同时，对良性肿瘤可以达到治疗目的，而对恶性肿瘤也不至于引起太多播散，是肿瘤活检的首选方式。切除活检对患者创伤稍大，因此术前要对麻醉、手术切口、手术入路选择及必要时的扩大切除作好全盘考虑。

（三）探查性手术

探查性手术（exploratory operation）目的一是明确诊断；二是了解肿瘤范围并争取切除肿瘤；三是早期发现复发以便及时二次手术。探查性手术不同于上述的诊断性手术。探查性手术往往需要作好进一步手术的准备，一旦探查明确诊断而又能彻底切除时，应即时作肿瘤的治愈性手术，所以术前准备要充分，术中必须备有冰冻切片病理检查。随着诊断技术的进步，探查性手术比例越来越少。

（四）治愈性手术

治愈性手术（curative surgery）是以彻底切除肿瘤为目的，是实体肿瘤的主要治疗方式。其最低要求是切缘在肉眼和显微镜下均未见肿瘤。治愈性手术对上皮来源恶性肿瘤而言是为根治术（radical resection），对间叶来源恶性肿瘤而言称为广泛切除术（extensive resection）。临床对肿瘤局限于原发部位及区域淋巴结，或虽已侵犯邻近脏器但尚能与原发灶整块切除者，在患者全身状况允许的情况下，均可施行治愈性手术。

原发灶的切除主要是切除原发病灶及可能受累的周围组织，并且保证足够的切除范围。例如胃癌侵及肝左叶时需联合切除部分肝左叶、胸腺癌侵及肺需行部分肺叶切除、腹膜后肿瘤侵及结肠需联合切除部分结肠等。当然，手术切除的范围还需要考虑到肿瘤的生物学特性及病理组织学类型等因素。例如，皮肤基底细胞癌主要表现为局部浸润，很少发生淋巴道转移及血行转移，局部切除即可；而皮肤恶性黑色素瘤则必需考虑到淋巴结清扫。又如肢体横纹肌肉瘤，应将受累的肌肉起止点及深层筋膜一并切除，有时甚至须将一组肌肉全部切除，以免肿瘤沿肌间隙扩散。

区域淋巴结清扫在恶性肿瘤治疗过程中的目的主要是：①清除转移的淋巴结，避免残留，以提高治疗的效果；②清扫下来的淋巴结术后做病理可帮助明确分期，为下一步治疗提供依据。淋巴结的清扫范围一般依据肿瘤类型、病变部位和淋巴引流情况而定。由于淋巴结转移与预后密切相关，因此肿瘤外科对区域淋巴结的清扫极为重视。近年来有人主张通过"前哨淋巴结活检"（sentinel lymph node biopsy）从而缩小清扫范围，在乳腺癌中已具有实际应用价值。但由于许多肿瘤存在跳跃性淋巴结转移，前哨淋巴结活检尚未作为判断淋巴结转移的常规检查手段。

自20世纪50年代，随着外科手术技术和器械的发展以及肿瘤综合治疗的水平的提高，某些肿瘤的手术范围有所缩小，在不影响肿瘤根治原则的基础上，保存了器官功能，提高了生活质量，这类手术称之为功能保全性肿瘤根治术。如乳腺癌以往根治手术将全乳腺、胸大肌、胸小肌切除，加上腋下淋巴结清扫术，现在已常规行乳腺癌改良根治术，不用再切除胸大肌及胸小肌，对整个胸部外形和功能的保留都有了很大的提高。针对单一病灶的早期乳腺癌（肿瘤直径≤3cm，术前临床检查腋窝淋巴结无转移），可行局部区域性切除，然后再加上放疗和化疗，既保留了乳房又达到了根治的目的，并且与经典根治术的预后基本相同。肝癌的不规则切除替代了以往的肝规则切除；喉癌的喉部分切除替代全喉切除术；低位直肠癌的保留肛门手术随着低位吻合技术的提高也逐渐替代了一些腹壁人工肛门的术式；四肢肉瘤的局部切除结合放化疗，既保全了肢体又提高了疗效。

（五）姑息性手术

姑息性手术（palliative surgery）是指已失去治愈性手术机会，临床为缓解患者无法耐受的症状、防止可能发生的严重并发症，或为其他非手术治疗手段（如放化疗等）创造条件，通过造瘘、改道、转流或对原发灶进行全部或部分切除的手术。姑息性手术后患者体内虽然仍有肿瘤残留，

Notes

但患者生活质量明显提高,部分患者生存期得以延长。例如消化道恶性肿瘤引起消化道或胆道梗阻时,常采用食管胃吻合、胃空肠吻合或胆肠吻合术来缓解患者症状。因此此类手术也称之为减状术。有些恶性肿瘤体积巨大、外侵严重,可以采用对原发灶或其转移灶做部分或大部分切除,以减少肿瘤负荷,为进一步放疗及化疗创造条件,这类手术也称为减瘤手术(debulking operation)。见于巨大的卵巢癌、软组织肉瘤、高度恶性脑胶质瘤等无法完整切除时。减瘤性手术有时也见于肺癌、食管癌、上颌窦癌等,术后必需辅以放化疗。

(六) 复发或转移病变的外科治疗

转移性肿瘤病期较晚,难以手术治愈,但转移性肿瘤并非手术治疗的绝对禁忌证,转移瘤是否行手术治疗需要根据原发性肿瘤的生物学特征以及原发肿瘤经手术或其他治疗后的效果来决定。一般来说,转移性肿瘤的手术适应证包括:①原发灶控制良好;②肿瘤转移灶为单发;③无其他转移灶;④除手术外无其他有效的治疗方法;⑤患者一般状况良好,能耐受手术。临床上常见的孤立性肺、肝、脑、骨转移,施行切除术后可获得良好效果。肺的孤立性转移病灶应用手术切除效果较为肯定,且肺转移出现越晚效果越好,此外肿瘤生长越缓慢、倍增时间越长手术效果越好;肝脏的转移瘤对生命威胁较大,其中以消化道肿瘤来源最多,原发灶最常见的是结肠或直肠癌。若肝转移与原发灶同时发现,可在切除原发灶的同时局部切除肝转移灶,若在原发灶切除后发现肝转移,只要转移灶为单发或局限在一叶内也可考虑手术切除;脑转移的风险最大,严重威胁生命,单发转移是手术指征,最常见的原发灶来源于肺。在原发灶控制较好的情况下,肺转移癌术后 5 年生存率 15%~44%,肝转移癌术后 5 年生存率 20%~30%,肺癌脑转移术后 5 年生存率 13%。有时转移灶多达两到三处,如果局限在同一器官功能区如同一肺叶或是同一肝叶上也可考虑手术切除。

复发性肿瘤的治疗效果较差,手术切除配合其他治疗也能达到一定的治疗效果。例如,食管癌术后吻合口复发可根据病变的位置行空肠或结肠代食管术;胸壁的纤维肉瘤术后常反复复发,可反复手术切除;直肠癌保肛手术后局部复发可考虑行 Miles 手术。

总之,转移性和复发性肿瘤均属晚期肿瘤,预后较差,手术效果欠佳,需配合其他治疗进行。

(七) 重建与康复性手术

重建与康复性手术的目的是最大限度的恢复患者的器官形态和功能,并能满足根治性手术对肿瘤及周围组织大范围切除的需要,提高手术治疗效果。近年来,显微外科和整形外科技术不断进步,重建和修复性手术对于肿瘤根治术所造成的局部解剖缺陷的修复能力越来越强。例如口腔部肿瘤侵犯下颌骨后,使用游离腓骨肌皮瓣修补;舌癌切除术后,应用带状肌肌皮瓣行舌再造术;部分放疗或外科手术导致的肌肉损伤通过肌肉挛缩松解术来恢复肌肉功能等。

(八) 激素依赖性肿瘤内分泌器官切除术

某些肿瘤的发生、发展与体内激素水平明显相关,称之为激素依赖性肿瘤。最为常见的激素依赖性恶性肿瘤为乳腺癌及前列腺癌。可以通过切除内分泌器官,减少激素的分泌,达到抑制肿瘤生长,起到治疗作用。临床上可采用卵巢切除术治疗绝经前的晚期乳腺癌,该法也可作为术后辅助治疗。前列腺癌可采用双侧睾丸切除术进行治疗。近年来随着激素拮抗药物的发展和应用,此类手术较前减少。

(九) 肿瘤急症外科治疗

肿瘤本身或其转移灶可引起出血、空腔脏器穿孔、梗阻、严重感染等急症,因其可导致病情急剧恶化,甚至危及患者生命,需要外科手术紧急处理,以缓解危及情况。例如肺癌合并大咯血,胃肠道肿瘤合并穿孔、出血,气管肿瘤堵塞导致呼吸困难等均需要行急诊手术治疗。还有一些颅内肿瘤或脑转移瘤引起颅内压增高威胁生命时,可考虑急诊行颅骨开窗减压术以解除紧急状况。

(赫捷　邵康)

第五节　肿瘤外科的展望

近半个世纪以来,随着肿瘤相关生物学、免疫学、分子生物学等学科的发展,人类对肿瘤的认识已经从过去的细胞水平深入到分子水平。分子诊断、基因治疗已初具规模,一些新的检测手段、预测模型不断应用于肿瘤外科,分子分型、分子分期等概念相继出现,且已具有临床实用意义。例如通过分子检测,对病理类型、病理分期完全相同的患者,可根据分子检测结果进一步区分术后哪些患者为高危个体,并进而指导相应治疗。今后,分子生物学等学科将更多用于肿瘤患者的疗效预测及预后评估,肿瘤外科将更加向个体化外科治疗方向发展。现代肿瘤外科的进展主要体现在以下方面。

(一)更加注重功能保全

肿瘤外科的发展经历了肿瘤单纯切除、肿瘤扩大切除、肿瘤适度切除(功能保全)三个阶段。传统的肿瘤外科治疗理念是:如果手术切除不彻底,将会导致肿瘤残存、复发、转移,进而影响生存。因此,手术范围宁大勿小,这种不断扩大手术范围的手术方式,严重影响了患者的术后生理功能、生活质量和心理健康。随着医学的进步以及肿瘤治疗理念的更新,以人为本的治疗理念深入人心,单纯通过外科广泛切除提高疗效的观念已经改变,而在保证治疗效果不变基础上,更加追求功能保全、提高生活质量的治疗理念得到认可。

(二)更加注重综合治疗

两个多世纪以来,大多数实体肿瘤的治疗模式已由单纯外科手术发展成为以外科手术为主的多学科综合治疗。根据肿瘤的生物学特征、临床病理特点、患者的身心状况等制订的以循证医学证据为基础的综合治疗方案,效果显著,而靶向治疗的加入,将使综合治疗得到更大发展。

(三)微创肿瘤外科的兴起

微创治疗是近些年来发展起来的技术,目的在于确保手术安全和保障疗效的前提下,最大限度减小创伤。内腔镜技术已从单纯的肿瘤诊断扩展到筛查、早期干预、分期以及手术治疗等诸多领域。通过内镜可以完成消化道、泌尿道等早期病变的切除,也可在晚期恶性肿瘤的姑息治疗中起到一定作用,许多常规的肿瘤外科手术也可以通过腔镜技术完成,其安全性和有效性已得到证实。腔镜设备及技术的应用,使微创外科逐渐成熟。

(四)组织修复、器官移植外科的应用

随着新型手术材料的出现、显微外科手术技术的成熟和分子免疫学理论的发展,近年来组织修复、器官移植外科取得了突破性进展,在肿瘤外科中也发挥了重要作用。胸部肿瘤切除术后采用人工材料修复胸壁缺损、重建大血管,头颈部肿瘤切除术后采用自体肌皮瓣、自体骨骼修复缺损,都取得了良好的效果。肝脏、肾脏等器官的移植在肿瘤外科中也取得了初步的成效。

(五)更加注重个体化外科治疗

肿瘤内科经历了经验医学、循证医学、个体化医学三个时代,肿瘤外科其实也在经历相似的发展历程。由于外科手术在切除肿瘤病变的同时,也对机体组织和免疫系统造成创伤,因此,根据术前机体情况和肿瘤生物学行为进行综合评估以确定手术方案,成为肿瘤外科个体化治疗的"萌芽阶段"。而随着分子技术的发展,"分子分期"、"分子病理"、"分子预后"等概念不断介入,将使肿瘤外科的个体化治疗进入崭新阶段。

(六)机器人手术

计算机辅助的手术系统(computer-assisted surgery systems)俗称机器人手术(robotic surgery),也是一种腔镜手术,外科医师离开了传统意义上的手术台,使用专门的操作控制台或远程控制系统对腔内手术器械发出指令以完成手术操作。这种新颖的手术系统可能会引起肿瘤外科的

Notes

进一步转变,但因设备和维修费用昂贵,其普及还需一段时间。

（赫 捷 邵 康）

参考文献

1. Harvey JC,Beattie EJ. Cancer surgery. Philadelphia：W. B. Saunders Company,1996

2. Halsted WS. Operations for carcinoma of the breast. In：HollebAI,Rander-Pehrson MB. Classics in oncology. New York：Amer Cancer Society,Inc. ,1987

3. De Vita VT Jr,Hellman S,Rosenberg SA. Cancer principle & practice of oncology,9th ed. Philadelphia：Lippincott Williams & Wilkins,a Wolters Kluwer business,2011

4. Silberman AW. Surgical debulking of tumor. Surg Gynecol Obstet,1982,155（4）:577-585

5. Cady B. Basic principles in surgical oncology. Arch Surg,1997,132（4）:338-346

6. Beechey-Newman N. Sentinel node biopsy：a revolution in the surgical management of breast cancer？Cancer Treat Rev,1998,24（3）:185-203

7. Ohmori K,Nagashima K,Nakae A. Clinical studies on surgical treatment for hepatic metastasis. J Transplant Med,1989,43:31

8. Das Gupta TK. Current status of surgical treatment of melanoma. Semin Oncol,1988,15（6）:566-568

9. Macdonaid JS and Astrow AB. Adjuvant therapy of colon cancer . Seminars in Oncology,2001,28（1）:30-40

10. Herr HW,Toner GC,Geller NL,et al. Patients selection for retroperitoneal lymph node dissection after chemotherapy for nonseminomatous germ cell tumor. Eur Urol,1991,19（1）:1-5

11. Venok AP. Update on hepatic intra-arterial chemotherapy. Oncology,1997,11（7）:947-957

12. 汤钊猷 . 现代肿瘤学 . 第 3 版 . 上海:复旦大学出版社有限公司,2011

13. 董志伟 . 临床肿瘤学 . 北京:人民卫生出版社,2002

14. 郝希山 . 简明肿瘤学 . 北京:人民卫生出版社,2001

15. 张天泽,徐光炜 . 肿瘤学 . 第 2 版 . 天津:天津科学技术出版社,2005

16. 封国生 . 肿瘤外科学 . 北京:人民卫生出版社,2007

第二章 肿瘤的内科治疗

第一节 概　　述

一、前　　言

内科肿瘤学(medical oncology)是应用药物和生物技术等手段预防和治疗恶性肿瘤的学科。内科治疗、外科治疗和放射治疗是肿瘤综合治疗的三个主要手段,是临床肿瘤学的核心要素。内科肿瘤学涉及的领域广泛,包括使用细胞毒药物、内分泌药物、分子靶向药物、生物和免疫制剂进行抗肿瘤治疗、基因治疗、抗肿瘤药物毒副作用处理、姑息治疗和肿瘤的内科预防等。与外科肿瘤学和放射肿瘤学相比,内科肿瘤学是一门年轻的学科。现代内科肿瘤学的历史虽然只有70余年,却是临床肿瘤学中发展最迅速的学科,尤其是近30年来,随着肿瘤分子生物学和遗传学研究的不断深入、肿瘤转化性研究的兴起和临床研究的进步,有效的抗肿瘤新药和新的治疗理念不断进入临床,显著提高了抗肿瘤治疗的效果,也提升了内科治疗在肿瘤综合治疗中的地位。目前临床上应用的抗肿瘤药物、防治抗肿瘤药物毒副反应的药物以及止痛和改善生活质量的药物已经超过100种,大量的药物正在进行临床研究,每年都有新药被批准用于临床,造福癌症患者。内科肿瘤学已经成为肿瘤基础研究向临床研究转化的桥梁,是临床肿瘤学中最活跃的研究领域,引领着临床肿瘤学的发展方向。

二、肿瘤内科治疗的历史回顾

虽然药物治疗癌症的历史可以追溯到几个世纪以前,但是以细胞毒类药物为代表的现代肿瘤内科治疗却到20世纪40年代才真正开始。1942年Gilmen和Philips在美国耶鲁大学进行了全世界第一个用氮芥(nitrogen mustard,NH2)治疗淋巴瘤的临床试验,并取得了惊人的疗效,该研究结果发表在1946年的《Science》杂志上,使人类相信化学药物可以有效地治疗癌症,标志着近代肿瘤化学药物治疗的开始。1948年Farber等开发了叶酸类似物甲氨蝶呤(methotrexate,MTX),并成功用于儿童急性淋巴细胞白血病的治疗,这是药物治愈癌症的第一个范例。1952年Elion和Hitchings发现了6-巯嘌呤(6-mercaptopurine,6-MP)的抗癌作用,并因此获得了1988年度的诺贝尔医学奖。1957年Arnold和Duschinsky分别合成了环磷酰胺(cyclophosphamide,CTX)和氟尿嘧啶(fluorouracil,5-Fu),这两种药物具有广谱的抗肿瘤作用,至今仍然是治疗很多肿瘤的基本和核心药物。20世纪70年代初,顺铂(cisplatin,c-DDP)和阿霉素(adriamycin,ADM)的问世使得一部分血液系统和实体肿瘤药物治疗的效果有了提高。睾丸生殖细胞肿瘤、滋养叶细胞肿瘤和儿童白血病等恶性肿瘤治愈率的大幅度提高,改变了传统上人们对药物治疗肿瘤的看法,认识到化学药物已经可以根治肿瘤,而不仅仅是一种姑息治疗的手段。20世纪80年代到90年代,肿瘤的内科治疗进入了快速发展期。由于长春瑞滨、吉西他滨、紫杉醇、多西他赛、拓扑替康、伊立替康、奥沙利铂、卡培他滨、替吉奥和培美曲塞等抗肿瘤新药进入临床,改善了晚期非小细胞肺癌和晚期结直肠癌药物治疗的效果,也为晚期乳腺癌、胃癌等患者提供了更多的治疗选择。与此同时,五羟色胺3(serotonin,5-HT3)受体拮抗剂和重组人粒细胞集落刺激因子（recombinant human granulocyte colony-stimulating factor，rhG-CSF）等药物的问世，使恶心、呕吐和粒细胞减少等化疗的毒副反应得到了有效的控制，大幅度提高了化疗的耐受性和依从性。高剂量化放疗联合造血干细胞移植技术是这个阶段集化疗、放疗、支持治疗、细胞生物及免疫学等理论与技术于一身的最先进的治疗方法之一，提高了某些敏感肿瘤的治愈率。世界卫生组织（WHO）癌症三阶梯止痛治疗原则的建立和实施，使晚期癌症患者的生活质量得到了显著改善。20 世纪 90 年代以来分子肿瘤学理论与技术的进步已开始转化成为应用型成果，如基因芯片、基因测序、实时定量 PCR、FISH、IHC 等基因及分子检测方法为肿瘤的分子分型和个体化治疗奠定了基础。而大量不同作用机制的分子靶向药物也开始了临床研究与应用，部分药物已取得了惊人的疗效，如抗 CD20 的利妥昔单抗和抗 Her-2 的曲妥珠单抗明显提高了 B 细胞淋巴瘤和 Her-2 阳性乳腺癌的治愈率；吉非替尼、厄洛替尼以及我国独立开发的埃克替尼使得 EGFR 基因敏感突变晚期非小细胞肺癌患者的生存期显著延长，已有不少患者的生存期超过了 5 年，这在以前是不可想象的。新的治疗理念和临床研究方法正在为肿瘤内科治疗学带来广泛而重大的变革，同时也提出了更多新的挑战。

三、肿瘤内科治疗的原则和地位

1. **在综合治疗中的合理应用** 根据肿瘤的综合治疗原则，肿瘤的内科治疗应遵循全面的综合治疗计划，有计划地、合理地在特定的阶段进行。内科治疗是全身性治疗手段，而手术和放疗则为局部治疗手段。根据肿瘤的病理类型、遗传和细胞分子生物学特征、临床分期、病变范围、发展趋势和患者机体状况等因素的特点，在综合治疗的合适时机采取内科治疗，以达到最好的治疗效果。内科治疗在综合治疗中的作用和应用阶段包括：根治性治疗、术前新辅助治疗、术后辅助治疗、与放疗联合治疗和晚期患者的姑息性治疗和维持治疗等。

2. **肿瘤内科的治疗水平** 肿瘤内科治疗已经不是单纯的姑息性治疗手段，配合综合治疗的其他手段，可以提高近 20 种肿瘤的治愈率，在这些肿瘤的综合治疗中占有相当重要的地位。肿瘤内科治疗水平可分为 4 类：①可根治的肿瘤（治愈率 >30%）：主要有滋养叶细胞肿瘤、睾丸生殖细胞肿瘤、霍奇金淋巴瘤、部分非霍奇金淋巴瘤、儿童急性淋巴细胞白血病、儿童成神经细胞瘤和 Wilms 瘤等，表 4-2-1 显示了不同肿瘤的内科治疗治愈率；②少数患者可能根治的肿瘤（治愈率 <30%）：包括急性粒细胞白血病、成人急性淋巴细胞白血病、多发性骨髓瘤、骨肉瘤、小细胞肺癌和卵巢癌等；③有姑息疗效的肿瘤：肾癌、肝癌、黑色素瘤、子宫内膜癌、前列腺癌、慢性白血病、晚期头颈部癌和胃肠道肿瘤等；④配合手术或放疗可以提高治愈率的肿瘤：乳腺癌、早期头颈部癌和胃肠道肿瘤、骨肉瘤、软组织肉瘤、非小细胞肺癌、视网膜母细胞瘤和成神经细胞瘤等。

表 4-2-1 内科治疗可能治愈的肿瘤类型

肿瘤类型	主要治疗手段	治愈率（%）
儿童急性淋巴细胞白血病	化疗	75~90
成人急性淋巴细胞白血病	化疗	30~50
急性早幼粒细胞白血病	化疗	70~80
急性粒细胞白血病	化疗	20~40
睾丸生殖细胞肿瘤	化疗 + 手术 ± 放疗	70~80
霍奇金淋巴瘤	化疗 ± 放疗	70~90
弥漫大 B 细胞淋巴瘤	免疫化疗 ± 放疗	50~60
肾母细胞瘤	化疗 + 手术 ± 放疗	70~90
儿童成神经细胞瘤	化疗 + 手术 ± 放疗	50~80
尤文氏肉瘤	化疗 + 手术 + 放疗	50~80

3. 肿瘤内科的治疗领域

(1) 根治性治疗:血液、淋巴和生殖细胞系统肿瘤属于化疗药物高度敏感性肿瘤,部分可以通过药物获得根治,内科治疗在这类肿瘤的综合治疗中占据主要位置。

(2) 姑息性治疗:姑息性治疗是指对于药物治疗无法根治的部分晚期上皮或结缔组织来源的肿瘤,如晚期的乳腺癌、肺癌、大肠癌、胰腺癌、肾癌、恶性黑色素瘤和胃肠间质肿瘤等,内科治疗可以改善生活质量或延长生存期。某些分子靶向药物的姑息治疗效果有显著提高,如 EGFR 酪氨酸激酶抑制剂吉非替尼等可以明显延长 EGFR 基因敏感突变晚期非小细胞肺癌的生存期。

(3) 辅助治疗:辅助治疗是指根治手术或放疗后的化疗、内分泌治疗等全身治疗。术后化疗的优势在于,手术可以有效降低体内肿瘤负荷,从而可能降低耐药细胞的发生率,提高化疗敏感性,并达到提高治愈率的目的。已证实的通过术后辅助化疗可以提高治愈率的肿瘤有乳腺癌、结直肠癌、非小细胞肺癌、卵巢癌和骨肉瘤等。

(4) 新辅助治疗:新辅助治疗是指手术前的化疗、靶向治疗等全身治疗。新辅助治疗的作用主要包括:①降低临床分期,将一部分不可切除或潜在可切除的肿瘤转化成为可切除的肿瘤,提高手术切除率及减少手术损伤;②减少手术过程中的肿瘤细胞播散机会;③体内药物敏感性评估,为进一步的药物治疗提供重要指导。新辅助治疗策略已广泛地应用于局部晚期的乳腺癌、骨肉瘤、头颈鳞癌、结直肠癌和胃癌等。除了可提高局部晚期肿瘤的切除率,新辅助治疗还可以在不影响治愈率的前提下,提高乳腺癌、骨肉瘤和头颈鳞癌患者的器官保全率和生活质量。

(5) 同步放化疗:同步放化疗是指同时进行化疗和放疗,一方面可以通过化疗药物的增敏作用,提高放疗对肿瘤的局部控制效果,另一方面可以发挥化疗的全身治疗作用,减少远处转移的发生率。同步放化疗可以提高疗效的肿瘤主要有小细胞肺癌和头颈部鳞癌等。

(6) 支持治疗:肿瘤内科的支持治疗主要包括治疗相关毒副作用的预防和处理、肿瘤相关并发症的预防和治疗、止痛治疗、营养支持和心理治疗等。其中药物治疗取得了明显效果的领域主要包括:恶心呕吐的预防性治疗、化疗相关骨髓抑制的造血生长因子治疗、骨转移患者的双磷酸盐治疗以及癌痛患者的三阶梯止痛治疗等。

(7) 控制癌症发生的预防性治疗:控制癌症发生的预防性治疗是指针对病因明确的某些恶性肿瘤采取针对病因的干预措施,以阻断癌症的发生。如人乳头状瘤病毒(HPV)疫苗和乙型肝炎病毒(HBV)疫苗等预防病毒的感染,从而阻断子宫颈癌或肝癌的发生,还有胃幽门螺杆菌(HP)的清除治疗,可以预防胃癌、胃黏膜相关淋巴组织淋巴瘤的发生。

(石远凯)

第二节　肿瘤化疗药物的药理学基础

一、抗肿瘤药物发展的回顾

用于肿瘤治疗的药物主要有细胞毒类抗肿瘤药物即传统的肿瘤化学治疗药物(简称肿瘤化疗药物)、内分泌治疗药物和近十几年发展起来的针对肿瘤发生的分子机理进行特异性干扰、阻断的分子靶向抗肿瘤药物。

1865 年 Lissauer 应用亚砷酸溶液治疗慢性白血病,可能是西方试用化学品治疗恶性疾患的最早记载。然而,肿瘤化疗药物的系统发展是从 20 世纪 40 年开始的。半个多世纪以来,抗肿瘤药物的发展可粗略地分为 4 个阶段:第一阶段是从 20 世纪 40 年代到 50 年代。1942 年氮芥试用于淋巴肿瘤取得明显效果,揭示了化学药物用于治疗恶性肿瘤的可能性。在这一发展阶段,建立了临床评价抗肿瘤药物疗效和毒性的方法,进行了氮芥等单一药物治疗恶性淋巴瘤、白血病的研究,取得有效的结果,但是对实体瘤的效果很差。第二阶段是从 20 世纪 50 年代到 70 年

Notes

代。随着医药工业和肿瘤实验治疗学的发展,利用肿瘤的动物模型和细胞模型,对获得的种类丰富的化学实体进行抗肿瘤活性的筛选,为抗肿瘤药物的发展奠定了良好的基础。环磷酰胺、5-氟尿嘧啶进入临床,对某些实体瘤的治疗也取得进展。将细胞动力学与药物代谢动力学的研究成果应用于临床化疗,并完善了化疗药物的临床随机对照的评价体系,在白血病、恶性淋巴瘤治疗方面取得了更好的效果。第三阶段是从 20 世纪 70 年代到 90 年代。在药物发展方面,顺铂与多柔比星进入临床,适应证更广,疗效进一步提高。肿瘤化疗在睾丸癌、滋养叶细胞肿瘤和儿童白血病方面取得根治性疗效。20 世纪 90 年代紫杉烷类、拓扑异构酶抑制剂等作用机制新颖的抗肿瘤药物进入临床。第四阶段是从世纪之交到现在。在药物方面发展了分子靶向抗肿瘤药物,推动肿瘤化疗逐步从经验医学向循证医学转变,使肿瘤化疗的选择与实施建立在科学、客观的临床试验数据的基础上。分子靶向抗肿瘤药物的应用以及遗传药理学的进展,推动了抗肿瘤药物个体化治疗的发展。

在肿瘤的治疗方法中,相对于手术、放疗,化学治疗是发展历史相对较晚的手段。早期的化学治疗主要应用于局部治疗失败的转移性肿瘤的姑息治疗。但是,经过半个世纪的发展,药物在肿瘤综合治疗中所起作用正在扩大。抗肿瘤药物作为肿瘤全身治疗的重要武器,与手术、放射治疗等局部治疗合理配合,对提高疗效、延长患者的生存期、改善患者的生活质量起到越来越重要的作用。目前肿瘤的化学治疗正从姑息向根治过渡,如果使用得当,有近 20 种肿瘤的治愈率可望得到提高。

随着肿瘤生物学及相关学科的发展,人们认识到细胞癌变是由于细胞增殖、分化、运动、死亡的信号通路失调导致细胞过度活跃的增殖,随之而来的是抗肿瘤药物研发理念的重大转变,针对肿瘤发生发展的重要环节进行干预的分子靶向药物,成为抗肿瘤药物发展的重要方向。分子靶向药物针对正常细胞和肿瘤细胞之间的差异进行干预,可望达到高选择性、低毒性的治疗效果,从而克服传统细胞毒药物的选择性差、毒副作用强等缺点。目前发现的药物靶点主要包括蛋白激酶、细胞周期和凋亡调节因子等。从上市的药物品种看,蛋白激酶类抑制剂比较多,开发相对比较成熟。而其他类分子靶向抗肿瘤药物的开发相对较少,许多品种还处于研究阶段。

由于肿瘤在发生、发展过程中涉及多靶点的相互作用,同一肿瘤可出现不同靶点的异常,而同一个靶点可在多种肿瘤组织或细胞中表达。因此目前肿瘤诊断已不再满足于单纯的组织学诊断,而应尽可能检测有关的靶点,实施分子病理学诊断,为进行精准的个体化治疗提供依据。只有这样,才能在临床治疗中实施个体化"辨靶施治",做到同病异治,异病同治,进而更好地发挥分子靶向抗肿瘤药物的优势。

二、抗肿瘤药物的分类

根据药物的作用方式,可将抗肿瘤药物分为:

(一) 细胞毒类药物

1. 通过阻碍脱氧核苷酸合成,干扰 DNA 的合成　大部分抗代谢类药物如甲氨蝶呤(methotrexate,MTX)、6- 巯基嘌呤(6-Mercaptopurine,6-MP)、6- 硫代鸟嘌呤(6-Thioguanine,6-TG)、氟尿嘧啶(5-Fluorouracil,5-FU)、羟基脲(hydroxycarbamide,HU)、阿糖胞苷(cytosine arabinoside,Ara-C)等属此类。这类药物由于抑制了 DNA 合成,主要杀伤处于 S 期的肿瘤细胞,属于细胞周期时相特异性抗肿瘤药。

2. 通过烷化作用与 DNA 交叉联结,破坏 DNA 的结构与功能　各种烷化剂如氮芥(chlormethine,HN2)、环磷酰胺(cyclophosphamide,CTX)、噻替派(thiophosphoramide,TSPA)、苯丁酸氮芥(chlorambucil,CLB)、白消安(busulfan,BUS)等属此类。甲基苄肼使 DNA 链解聚,博来霉素可使 DNA 链断裂,亦系直接损伤 DNA。丝裂霉素(mitomycin C,MMC)、顺铂(cisplatin,DDP)、亚硝脲类亦可有类似烷化作用。这类药物由于直接损伤 DNA,故对细胞周期各时相的细胞均有

Notes

杀伤作用,其中 HN2、MMC 甚至对处于非增殖状态的 G0 期细胞也有杀伤作用,属于细胞周期非特异性抗肿瘤药。

3. 干扰核酸合成中的转录过程,阻碍 RNA 的合成　此类药物包括放线菌素 D(actinomycin D,Act-D)、阿霉素(adriamycin,ADM)、柔红霉素(daunorubicin,DNR)等。由于与 RNA、蛋白质合成有关的事件在细胞周期各时相均有发生,故这类药物对细胞周期各时相的细胞均有杀伤作用,属于细胞周期时相非特异性抗肿瘤药。

4. 抑制拓扑异构酶,影响 DNA 合成,引起 DNA 断链　抑制拓扑异构酶Ⅰ的有喜树碱类喜树碱(camptothecin,CPT)、羟喜树碱(hydroxycamptothecin,HCPT)、伊立替康(irinotecan,CPT-11)等,抑制拓扑异构酶Ⅱ的有鬼臼毒素类依托泊苷(Etoposide,VP16)、替尼泊苷(teniposide,VM-26)等。这类药物既可抑制 DNA 合成又可损伤 DNA,因此对细胞周期各时相的细胞均有杀伤作用,属于细胞周期时相非特异性抗肿瘤药。

5. 损伤纺锤体,使有丝分裂停滞　如长春碱(vinblastin,VLB)、长春新碱(vincristin,VCR)、秋水仙碱(colchicine)等,主要抑制微管蛋白的聚合而影响纺锤体微管的形成,使有丝分裂停止于中期。紫杉醇(paclitaxel),通过促进微管蛋白聚合抑制解聚,保持微管蛋白稳定,抑制细胞有丝分裂。这类药物由于抑制了细胞有丝分裂,主要杀伤处于 M 期的肿瘤细胞,属于细胞周期时相特异性抗肿瘤药。

（二）影响激素水平的药物（肿瘤内分泌治疗药物）

人们早已注意到乳腺癌、前列腺癌、甲状腺癌、宫颈癌、卵巢癌及睾丸癌等肿瘤均与相应的激素失调有关,这些肿瘤对内分泌激素有依赖性,因此应用某些激素或其拮抗药,改变失调状态,使肿瘤生长所依赖的条件发生变化,从而抑制肿瘤的生长,发挥治疗肿瘤的作用。有关这部分药物的应用,详见本章第八节。

（三）分子靶向药物

分子靶向类药物针对肿瘤发生发展过程中特异性的靶点进行作用,相对于细胞毒性药物减少了毒性反应的程度,增加了治疗的特异性。临床上以蛋白激酶抑制剂类的品种为主,包括小分子的激酶抑制剂和大分子的抗体类药物。有关这部分药物的应用,详见本章第六节。

三、肿瘤化疗药物的药效学特点

对肿瘤患者实施化学治疗的意义在于:在患者可耐受的情况下,用药物杀灭尽可能多的肿瘤细胞,或在其他治疗手段的配合下,最大限度地降低患者体内的肿瘤负荷,达到减轻症状、改善生活质量、延长生命的目的,甚至在有些患者最终可完全清除肿瘤细胞或在机体免疫系统的协助下完全清除残存的肿瘤细胞,达到治愈的目的。受药物的局限性、肿瘤的特征以及患者的条件等综合因素的影响,对多数患者,试图依赖药物完全杀灭肿瘤细胞,实际上是有困难的。了解肿瘤化疗药物对于肿瘤细胞杀伤的药效学特点,有助于合理用药。

（一）化疗药物对癌细胞的杀伤遵循一级动力学规律

在理论上,化疗药物对肿瘤细胞的作用遵循一级动力学原理,即一个剂量药物不是杀伤固定数量的细胞,而是杀伤固定比例的细胞。可以用药物对细胞集落形成率的影响来评价药物对细胞增殖的抑制作用,用剂量-存活率曲线来描述药物对细胞的杀伤动力学特点。设药物剂量为零时细胞的集落形成率为 100% 即细胞的存活率为 100%,给予不同剂量药物后,可以通过集落形成率来计算各剂量组的细胞存活率。如图 4-2-1 的简单指数型剂量-存活率曲线所示,药物剂量与细胞存活率的对数值成反比。即药物增加一个算术级数的剂量,可使细胞存活率下降一个对数级数,例如药物增加一个算术级数的剂量(从 0μg/ml 增到 1μg/ml)可使细胞存活率由原来的 100% 下降到 10%,其对数值由 lg100=2 降到 lg10=1,产生 1 个对数的杀伤,如果药物再提高一个相同的算术级数的剂量(从 1μg/ml 增到 2μg/ml),细胞存活率则可降到 1%,产生 2 个

Notes

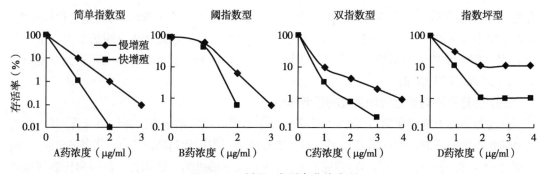

图 4-2-1　剂量 - 存活率曲线类型

对数的杀伤。

（二）化疗药物常见的剂量 - 存活率曲线类型

由于肿瘤组织所含的细胞并不是一个单一的群体,其增殖状态、细胞周期进程、累积和修复损伤的能力等都存在差异,即表现为异质性,导致组织中存在对药物敏感性不同的各种细胞群体。这些因素都可能影响细胞的剂量 - 存活曲线的形状,使其偏离这种简单的直线关系。加上药物作用机制的不同,对不同细胞群体的敏感性也不一样,因此不同的药物作用细胞后形成的剂量 - 存活曲线也有所不同,可归纳为 4 种典型的类型(图 4-2-1):简单指数型、阈值指数型、双相指数型、指数坪型,不同的曲线类型可提示药物不同的药效学特点与作用机制和临床意义。

1. **简单指数型**　曲线的特点是随着药物浓度的增加,存活率呈指数下降。细胞周期非特异性药物可能产生此类型剂量 - 存活率曲线。

2. **阈值指数型**　曲线由肩段和直线部分组成。低于一定阈值的剂量,药物只能使细胞产生可逆性亚致死性损伤,而使曲线出现肩段。阈值的大小反映细胞累积和修复这种损伤的能力。当剂量超过阈值,细胞损伤的程度累积到一定限度,才产生致死性损伤,存活率曲线转而直线下降。

3. **双相指数型**　曲线为双相直线,第一段斜率较大而第二段斜率较小。表明存在对药物敏感性不同的两个细胞群体,药物在低浓度时抑制或杀灭较敏感的细胞群体,在较高浓度时抑制或杀灭较不敏感的细胞群体,但对敏感性不同的两部分细胞,均呈指数杀灭。

4. **指数坪型**　药物在一定剂量范围内使存活率呈指数下降,加大剂量,存活率不变,曲线转为平坦。表明药物只能抑制或杀伤某一敏感的细胞群体,这群细胞被杀灭后,剩余的细胞群体对该药物均不敏感,此型见于细胞周期时相特异性药物。

（三）化疗药物对细胞增殖速率的选择性与时相特异性

大多数药物对快增殖细胞的作用强于慢增殖细胞。细胞增殖速率是药物发挥作用的一个重要因素,也是药物对肿瘤组织与正常组织具有相对选择性的重要基础之一。药物对不同增殖率细胞的选择性,可用药物对不同增殖率细胞达到相同的杀灭水平的剂量之比来表示。氮芥等对处于非增殖状态的细胞也有杀伤作用的烷化剂,这一比值较低,一般为 2.0 左右。氟尿嘧啶、阿霉素等对处于增殖周期中的细胞具有选择性的药物,这个比值高于氮芥。可见,肿瘤细胞的增殖速率是决定药物敏感性的主要因素。

处于细胞周期中不同时相的细胞,对药物的敏感性也有不同程度的差异。剂量 - 存活曲线为指数坪型的药物被认为是优先杀灭细胞周期中某一时相细胞的药物,包括大多数的抗代谢类药,如甲氨蝶呤、阿糖胞苷、6- 硫鸟嘌呤、6- 巯基嘌呤以及长春新碱、长春碱等,在低剂量药物作用下,剂量 - 存活率曲线呈指数下降,但药物浓度高于一定的浓度(如图 4-2-1 中 D 药的浓度为 2μg/ml),则不再随药物浓度的提高继续杀灭细胞,曲线出现坪段。时相特异性药物对快增殖细胞作用的坪段水平总是低于慢增殖细胞,如图 4-2-1 中 D 药 2~4μg/ml 处于曲线的坪段,对慢增殖细胞的坪段存活率为 10%,而对快增殖细胞的坪段存活率则更低,仅为 1%。许多药物的作用有相对的时相特异性,治疗后存活的细胞处于部分同步化状态。有人提出,可利用这种同步化,在大量细胞处于某种药物的敏感时相时,给予适当治疗,可对癌细胞产生更强的杀灭作用。实际上,体内肿瘤细胞的周期长短差异很大,同步化很快消失,再加癌细胞群体及药物分布上的异质性,使之难以用于临床。

(四) 化疗药物对细胞周期进程的阻滞作用

抗癌药物的细胞周期动力学作用,除了对处于不同时相的细胞有选择性杀灭作用外,还包括对细胞周期进程的延迟或阻滞作用。周期特异性杀灭作用和周期阻滞作用是两个截然不同的概念,不可混淆。两种作用的部位完全不同,各具独立的机制。已知长春新碱和长春碱破坏纺锤体,使细胞阻抑在 M 期,可是同步化细胞实验表明,这类药物的致死作用还可发生在 S 期。博莱霉素阻滞细胞于 G2 期,此期也是该药对细胞杀灭作用最敏感的时相之一;羟基脲选择性杀灭 S 期细胞的同时,阻抑 G1 期细胞进入 S 期,这种“自我限制”作用削弱了该药的杀肿瘤作用。

(五) 化疗药物对细胞杀伤的强度与效能

抗肿瘤药物在体外对肿瘤细胞杀伤的强度,可用产生一定细胞增殖抑制率所需要的浓度来表示,通常用使细胞增殖抑制率达到 50% 所需要的药物浓度即半数抑制浓度(IC50)来表示。药物 IC50 值越低,则对肿瘤细胞杀伤的强度越高,药物对该细胞越敏感,可使剂量 - 存活率曲线向左下方移动。例如图 4-2-1 中 A、B、C、D 药物对快增殖细胞的杀伤强度均高于慢增殖细胞,图中可见对快增殖细胞的剂量 - 存活率曲线均位于慢增殖细胞的左下方。

药物对细胞杀伤的效能是指药物杀伤细胞的最大能力,这个能力越大,则效能越高。如图 4-2-1 中,A 药对快增殖细胞在浓度为 $2\mu g/ml$ 时可以使细胞的存活率降到 0.01%,即杀伤 99.99% 的细胞,达到 4 个对数级的杀伤,而 D 药对快增殖细胞在同样浓度下只能使细胞存活率降到 1%,即杀伤 99% 的细胞,达到 2 个对数级的杀伤,即使 D 药的浓度再提高,对细胞的杀伤能力也不会随之提高。表明 A 药的杀伤能力明显高于 D 药。

由于抗癌药物的作用遵循一级动力学原理,除了时相特异性药物呈指数坪型剂量 - 存活率曲线外,其他药物的剂量 - 存活率曲线均呈指数型,因此在体外实验条件下,除了时相特异性药物有较明显的最大杀伤能力外,其他类型的药物在理论上没有明显的最大杀伤能力,因为在体外实验中,时相非特异性药物随着浓度的提高,细胞存活率总是呈指数下降。但是在整体动物实验或临床用药中,由于受药物毒性和机体耐受性的限制,药物的剂量不可能无限提高,因此在机体可耐受的最大剂量下的杀伤能力就相当于该药的实际效能。这个值各药有所不同,高效能的药物在机体可耐受的剂量下,对肿瘤细胞能够产生更高对数级的杀伤,因此可能更快达到临床缓解。而低效能的药物即使机体能耐受很高的剂量,但其剂量能够产生的杀伤能力还是有限的。一般而言,高效能的抗肿瘤药物对机体的毒性往往较大,适合间歇给药,对肿瘤细胞产生多次打击,在间歇期,给机体恢复的机会。而效能较低的时相特异性药物,往往对机体的毒性相对较低,可以在一定的时间内持续给药,使肿瘤组织维持一定的有效浓度,在一定的时间段内不断杀灭进入敏感时相的肿瘤细胞。离开药物的毒性与效能,片面强调药物的强度,实际上没有临床意义。因此在评价抗肿瘤药物时,要综合考虑药物的强度、剂量 - 存活率曲线类型、毒性与效能。

(六) 化疗药物治愈肿瘤的基本过程

对于一个临床可诊断的肿瘤病灶,往往是由一个恶变细胞,一般经过约 30 次分裂增殖,达到 10^9 个的细胞数,形成直径约 1cm 的肿块。如不经治疗,再经过约 10 次倍增,肿瘤细胞负荷可达到 10^{12},相当于约 1 公斤重量的肿瘤组织,这时往往可致患者死亡。假如在早期经过有效的根治性治疗,将所有恶性细胞清除,则肿瘤可治愈。但是对于多数肿瘤即使在早期实施化疗也未必就能达到根治的目的。假设患者在 10^9 细胞数的肿瘤负荷阶段,经过有效的化疗,肿瘤细胞被杀灭 99.99%,即达到 4 个对数杀灭,体内仍残留 10^5 的肿瘤细胞。此时临床上可能查不出任

Notes

何肿瘤病灶,称为"完全缓解"或"临床治愈"。但停止治疗后,残留的肿瘤细胞又开始增殖,经若干时间后终将超出 10^9,肿瘤临床复发。因此有效的根治性化疗往往需要通过以下几个阶段才能实现:①诱导缓解化疗,使肿瘤细胞数降至 10^9 以下,以达到临床完全缓解;②缓解后的巩固与强化治疗,使肿瘤细胞继续受到杀伤,直至全部消灭,方能达到真正的治愈。当然,所谓的"全部消灭"也应包含机体免疫机能的作用。当化学药物将恶性细胞大量杀灭后,最后残存的少量恶性细胞(不超过 $10^4 \sim 10^5$)很可能通过机体本身的免疫机制清除而达到治愈。因此,在化疗过程中尽可能保护患者的免疫功能,对于肿瘤的治疗意义重大,在完全缓解并经巩固强化治疗后,再加用增强免疫的药物,可能有助于提高治愈率。

四、肿瘤化疗药物的药代动力学

一个有效的抗肿瘤药除了必须具备良好的抗肿瘤活性外,还必须具备良好的药代动力学特性,才能够被吸收进入体内,分布到肿瘤组织,达到有效浓度并维持一定的时间,在产生疗效的同时被代谢、排泄清除出体外。药物的药代动力学特点与药物的安全性、有效性关系密切,尽管临床上常用抗癌药物的吸收、分布和代谢、排泄过程没有明显的规律可循,但是了解抗肿瘤药物的药代动力学特征及其影响因素,有助于合理用药。

（一）吸收

口服与注射给药是抗肿瘤药物常用的给药方式。口服药物的吸收受药物的稳定性、药物代谢酶与药物转运蛋白的影响。在消化道中稳定、口服生物利用度高的药物,如环磷酰胺、白消安、甲基苄肼、甲氧芳芥、氮甲、消瘤芥、氯乙亚硝脲、甲氨蝶呤、6-巯基嘌呤等口服易吸收,可口服给药。在消化道中不稳定、易被破坏的药物,如阿糖胞苷及 L-门冬酰胺酶(L-asparaginase,L-ASP)、放线菌素 D、柔红霉素、阿霉素等口服无效。5-氟尿嘧啶口服时受肝脏首过效应影响,吸收不规则,长春碱、长春新碱等吸收不良,故这些药物多采用注射途径给药。药物的首过效应除了受肝脏细胞色素 P450(CYP)同工酶(如 CYP3A4 和 CYP3A5 等)影响外,还受肠上皮细胞的药物转运蛋白的影响。有些化疗药是 ATP 结合盒(ATP Binding Cassette,ABC)的膜转运蛋白的底物,这些蛋白包括 P-糖蛋白(P-gp)、多药耐药相关蛋白(MRP)、乳腺癌耐药相关蛋白(BCRP)等。影响这些转运蛋白活性的药物,可能影响一些口服抗癌药的吸收。例如紫杉醇是转运蛋白 P-gp 的底物,环孢素是 P-gp 的抑制剂,环孢素与口服紫杉醇联合应用,可提高紫杉醇的生物利用度。

（二）分布

多数抗肿瘤药在体内广泛分布,在血流量大的组织以及肝、肾等代谢排泄器官分布的含量较高,在肿瘤组织中的含量也较高;而有的药物虽然维持时间较长,能产生持续的作用,但分布的选择性都不够高。有少数的药物如亚硝脲氮芥能透过血-脑屏障,多数则不能透过,故治疗脑瘤时,一些药物需直接注入脑脊液中。

尽管肿瘤化疗药物的药效与分布的选择性均较差,但是可以通过使用特殊的给药途径或改变剂型的方法,使药物在肿瘤组织有较高的选择性分布,以便对肿瘤产生更强的杀伤作用,而对正常组织的毒副作用将明显减小。例如通过动脉插管,直接将药物注射到肿瘤部位,可以提高肿瘤局部的浓度,以增强疗效,近年来已发展成介入疗法,对肝癌、胃癌等实体瘤取得了较好的疗效。在制剂方面,发展了抗肿瘤靶向制剂,它能将药物最大限度地输送至靶组织,而对非靶组织的影响很小,可达到高效低毒的治疗效果。根据靶向制剂按靶向原动力的不同,可分为被动靶向制剂、主动靶向制剂、物理化学靶向制剂以及双重和多重靶向制剂。被动靶向制剂是利用载体的组成、粒径、电荷等特征,通过生物体内各组织细胞的内吞、融合、吸附和物质交换、毛细血管截留或利用病变组织毛细血管的高通透性等方式将药物传递至靶组织的制剂,又称自然靶向制剂。正常组织中的微血管内皮间隙致密、结构完整,大分子和脂质颗粒不易透过血管壁,而实体瘤组织中血管丰富、血管壁间隙较宽、结构完整性差、淋巴回流缺失,造成大分子类物质和

Notes

脂质颗粒具有选择性高通透性和滞留性,这种现象被称作实体瘤组织的高通透性和滞留效应,简称EPR效应(enhanced permeability and retention effect)。实体瘤组织的病理结构特点,使得大分子抗癌药对实体瘤具有被动的靶向性或者选择性的特征,全身给药后在肿瘤组织中有较多的分布,又称为实体瘤的被动靶向性。主动靶向制剂是利用经过修饰的药物载体,通过特殊的生物识别(如抗体识别、配体识别等)设计,将药物导向特异性靶区,从而实现药物分子的靶向传递与分布。物理化学靶向制剂是指利用温度、pH、磁场等外力将药物微粒导向特定部位,传递药物分子的一种靶向制剂,根据作用原理可分为磁性靶向制剂、栓塞靶向制剂、pH或热敏感靶向制剂等。这些新剂型多数还处于研发阶段。

(三) 代谢、排泄

肝脏是药物代谢的主要器官,大部分药物经过代谢失活,少数药物经过代谢活化如环磷酰胺。肾脏和胆道是药物排泄的主要途径,甲氨蝶呤、6-巯基嘌呤、氟尿嘧啶经肾脏从尿中的排泄很快。放线菌素D、长春碱、长春新碱、羟基喜树碱经胆道排泄,在胆汁中含量很高,大部分通过粪便排出。

许多抗癌药静脉注射后,通过代谢、排泄消除很快,于几分钟内血中药物浓度即降至痕量。放线菌素D、丝裂霉素、博来霉素、长春碱、长春新碱、氟尿嘧啶在血中水平下降很迅速,30~60 min在血中就难以测出;有些抗癌药在体内消除较慢,如环磷酰胺、甲氨蝶呤、6-巯基嘌呤、羟喜树碱、三尖杉酯碱等在血中维持时间较长,其半衰期一般都在几小时以内。

现已发现多种编码药物代谢酶、转运蛋白以及作用靶点蛋白(如受体)的基因存在着多态性,其中药物代谢酶基因多态性可能影响到药物吸收、分布、代谢和排泄的药动学过程,导致患者出现严重毒性反应或治疗无效。药物代谢酶基因多态性与化疗药物疗效和安全性相关,基因检测的方法已应用于6-巯基嘌呤和伊立替康的个体化治疗中。抗肿瘤药物可能受多种代谢途径的影响,单纯考虑某种代谢酶的基因多态性可能并不能准确预测化疗药物的反应,新的基因检测方法如基因芯片、变性高效液相色谱等技术,使快速、联合分析多种代谢酶基多态性成为可能,将更好地用于抗肿瘤药物个体化治疗中。

(许建华)

第三节 肿瘤化疗药物应用的基本原则和策略

化疗要取得良好的疗效,必须要有合理的治疗方案,包括用药的时机、药物的选择与配伍、剂量、疗程、间隔等。如何合理使用抗癌药物,牵涉到药物的药效、药代动力学与肿瘤的生物学特征,包括肿瘤在体内分布的情况以及肿瘤细胞增殖动力学,如增殖周期时间的长短,增殖比率(GF)的大小等。抗肿瘤药物的化疗方案,是从大量病例的临床实践中通过科学的方法总结出来的。

一、明确肿瘤化学治疗的基本目标

对于积极治疗有治愈可能的肿瘤患者,如急性白血病尤其是小儿急淋白血病、绒癌及恶性葡萄胎、霍奇金淋巴瘤、Burkitt淋巴瘤、睾丸癌等,应该尽早给予正规、有效、足量的化疗,进行根治性化疗。强烈的化疗常常伴有严重的不良反应,应向患者充分说明,取得患者的积极配合,在这种情况下,为了争取患者的治愈机会,在医患双方做好充分准备的前提下,即使冒严重不良反应的风险也是值得的。与上述情况不同,有不少肿瘤,目前的化疗并不能达到治愈的目的,只能产生减轻症状,延长存活期的姑息性疗效。因此,对于姑息性化疗应认真权衡化疗可能带来的好处与其毒副作用可能给患者带来的痛苦与风险,决定治疗方案。例如,非小细胞肺癌现有化疗方案的有效率并不高,化疗后的中位生存期只能延长3~4个月,一般主张不宜超过4~6个周

Notes

期的化疗。不恰当的过分积极的姑息化疗,有可能缩短患者的生存期、降低其生活质量。不少实体瘤,临床上似乎还是局部性的,有可能用外科手术作根治切除,但事实上已有亚临床的微转移灶存在,因此单用手术或局部放疗并不能治愈,远处的转移灶终将表现出来。例如进展期乳腺癌做"根治性"切除后,在 10 年内出现远处转移灶者可高达 50%~80%。骨肉瘤在截肢治疗后,在一年内约有 85% 患者出现肺转移。在这些病例,微转移灶实际上早已存在,对于这些患者,在手术后配合化疗的目的在于清除亚临床的微转移灶,称之为辅助化疗。在进展期乳腺癌、骨肉瘤、软组织瘤以及小儿 Wilm's 瘤等,辅助化疗均已取得改善疗效的肯定结果,对胃癌术后的辅助化疗也有一定效果。但并非所有肿瘤均已证明术后加辅助化疗能改善预后。例如,迄今为止,Ⅰ、Ⅱ期非小细胞肺癌尚未被证实术后化疗是否有肯定的价值。因此,肿瘤手术后是否需要辅助化疗应视具体情况而定,对效果尚不肯定者,还有待随机对照的临床试验加以验证。

二、选用敏感的化疗药物,使用可耐受的足够剂量

抗肿瘤药物化疗的标准治疗方案,是从大样本的临床试验中总结出来的。但肿瘤患者对化疗效果的个体差异很大。同一化疗方案对同一种病理类型的肿瘤,有些患者可获得明显疗效,另外一些患者则可能完全无效。

能否像治疗感染性疾病那样,通过药敏试验结果来选用敏感的药物呢?研究人员试图利用患者手术切除的肿瘤标本,从中分离出肿瘤细胞进行抗肿瘤药物的体外或动物体内药敏试验,筛选出对该患者有效的药物,以提高化疗的疗效。多年来各国学者设计了许多体外、体内抗肿瘤药物敏感性试验方法。例如将分离自患者新鲜肿瘤标本的肿瘤细胞接种在软琼脂平皿中培养,其中的每个肿瘤干细胞将不断增殖形成集落。如果患者的肿瘤细胞对加入培养皿中的药物敏感,则集落形成将受到抑制,以此可评价药物对该患者肿瘤细胞的敏感性。或者将取自患者的新鲜肿瘤组织接种于无胸腺的裸鼠皮下,可在裸鼠体内成瘤,再选择可能有效的药物进行人肿瘤裸鼠移植瘤的体内药敏试验,筛选敏感的药物。这些方法尽管可在一定程度上反映药物的敏感性,但是由于取材困难,加上采集的肿瘤标本中所含的肿瘤干细胞数量往往较少,因此成功率很低,限制了临床应用。如何更科学地选用敏感的药物,避免盲目性,仍然是有待进一步研究的课题。目前对于分子靶向抗肿瘤药物,为了达到个体化治疗的目的,在选择治疗方案前,对患者的肿瘤相关靶点进行检测,以便针对靶点的表达情况,选用针对性的分子靶向抗肿瘤药物进行特异性的个体化治疗,以提高疗效。

由于细胞毒类抗肿瘤药对癌细胞的杀伤强度与药物的剂量相关,20 世纪 80 年代提出了剂量强度的概念。不论给药途径与用药方案如何,疗程中单位时间内所给的药物剂量,通常以 $mg/m^2/$ 周来表示,即为剂量强度。相对剂量强度则是指实际给药剂量强度与人为的标准剂量强度之比。如系联合化疗,则可计算出几种药物的剂量强度及平均相对剂量强度。由于剂量强度系整个疗程中平均每周所接受的剂量,故在临床化疗中,不论是减少每次给药剂量还是延长给药间隔时间,均可降低剂量强度。临床上化疗剂量强度与治疗效果的相关性已在卵巢癌、乳腺癌、大肠癌及淋巴瘤的治疗经验中得到证实。因此对有治愈可能的患者,应尽可能使用可耐受的最大剂量强度的药物进行化疗以保证疗效。近年来,粒细胞集落刺激因子(G-CSF)、自体骨髓移植或外周血液造血干细胞移植的应用,为使用高剂量强度的化疗提供了有力的支持,明显提高了化疗的效果。

三、了解化疗药物联合应用的基本原则

在肿瘤组织中,细胞分别处于不同的周期时相,对药物的敏感性各有差异,单用一种药物很难达到完全杀灭。如将作用于不同时相的药物联合使用,则可望一次杀灭处于不同时相的癌细胞,这样又可促使 G0 期细胞进入增殖周期,有助于提高化疗敏感性从而增强疗效。大量的临床

Notes

资料证明,联合化疗能明显提高疗效。

在肿瘤的临床化疗中,除按照药物临床研究管理规范(good clinical practice,GCP)的要求进行临床试验的病例外,应选用标准治疗方案,因其安全性与有效性往往经过了较大样本的多中心临床试验的验证,并为国内外肿瘤化疗界的同行所公认,因此最有希望取得尽可能好的疗效。不应该无依据地随意选择几种化疗药物拼凑成自拟的联合化疗方案给病人进行治疗。当然,我们可能设想某些药物的组合可能具有优越性,但对这种设想必须通过大量的基础研究证明其合理性、安全性与有效性,在此基础上,按照 GCP 的要求,周密设计随机对照的临床研究,并认真组织实施,客观评价其结果,才能说明新拟的方案是否优于原有的标准化疗方案。

联合化疗方案的组成,应考虑以下几项原则:

(1) 构成联合化疗方案的各药,单独使用时应该对该种肿瘤有效。

(2) 应尽量选择几种作用机制不同、细胞周期时相选择性不同的药物组成联合化疗方案,以便更好地发挥协同作用。

(3) 应尽量选择毒性类型不同的药物联合,以免各药的毒性相加使患者难以耐受。

(4) 所设计的联合化疗方案应经严密的临床试验证明其临床价值。

四、妥善处理化疗药物的毒副作用

在有效的肿瘤化疗中,毒副反应几乎是不可避免的。毒性反应与疗效一样,通常是剂量依赖性的,增加剂量强度,可能提高疗效,但毒性也随之增加。化疗的成功与否,在很大程度上决定于如何解决好疗效与毒性之间的关系。在通过调整剂量、疗程与疗程间隔,使患者在取得最大疗效的同时,对药物的毒性尽可能限制在可恢复与可耐受的程度。但是,由于不同的个体,其药物的吸收、分布、代谢、排泄可有差异,故在治疗过程中还要密切观察和监测疗效与毒性的出现,必要时还需监测血药浓度,并据此调整药物剂量,以便获得最佳的效益与风险比。关于药物的常见毒性及其防治基本原则,将在本章第四节介绍。

五、减少肿瘤细胞对化疗药物产生耐药性

肿瘤细胞对抗癌药物适应性的固有差异或受环境诱导而发生变化,使之对药物产生了耐药性,是化疗失败的重要原因之一。耐药性可以是固有的,也可以是在化疗过程中获得的。例如大肠癌细胞对药物可能存在固有的耐药性,在治疗一开始就表现对药物的高度耐药性。另一些肿瘤如乳腺癌、小细胞肺癌,在化疗开始时可能有效,久用则出现获得性耐药性。在肿瘤组织中不同的细胞群体,对药物的固有敏感性可有明显的差异,那些耐药的细胞群,起初比例可能很小,但经过药物治疗的选择,敏感的细胞群被杀灭,不敏感的细胞很快可发展成优势群体,从而获得耐药性,成为临床治愈的障碍。许多抗癌药物本身就是致突变剂,用药后可能使细胞发生点突变、基因激活、基因扩增等,从而获得耐药性。抗肿瘤药物治疗效果不佳,还可能是由于细胞增殖状态不同或由于药物进入组织的能力差异而造成的。

一般而言,对一种抗肿瘤药物产生耐药性,对同一类型的其他药物可能产生交叉耐药性,而对非同类药物则仍然敏感。然而,研究发现中国仓鼠卵巢细胞(CHO)对秋水仙碱产生耐药性,同时对许多不同类型的抗肿瘤药包括蒽环类药物如阿霉素、长春碱类如长春碱及鬼臼毒素等亦产生交叉耐药性。肿瘤细胞对这些多数来自天然产物、化学结构完全不同、作用机理各异的不同类型药物产生交叉耐药的现象称之为多药耐药性(mutiple drug resistance,MDR)。多药耐药细胞一般对抗代谢或除了苯丙氨酸氮芥以外的多数烷化剂不产生交叉耐药,对某些药物如环磷酰胺还能增强疗效。但是近年发现,肿瘤细胞某些抗代谢药物如甲氨蝶呤和某些烷化剂也可产生 MDR,引起人们的重视。

肿瘤细胞产生耐药性的机理主要有细胞药效学与细胞药动学两方面。细胞药效学的耐药

Notes

机理涉及细胞内药物靶点相关的效应机制的改变,使药物在细胞内不能产生原有的杀伤效应。例如药物受体或靶酶的含量增高或与药物的亲和力改变、凋亡途径受阻、DNA 修复增强、替代信号通路的建立等。细胞药动学的耐药机理涉及细胞内不能达到有效的药物浓度,因而不能产生原有的杀伤效应。例如细胞对抗癌药物的摄取减少或外排增加、药物活化酶的含量或活性减低、药物解毒酶含量或活性增加等。

最近研究发现,肿瘤干细胞(Tumor stem cell,TSC)具有耐药、耐辐射的特性。TSC 多处于静止期,具有较强的 DNA 损伤修复功能、高表达多药耐药相关蛋白(multidrugresistanceassociated protein,MRP)、P- 糖蛋白(P-glycoprotein,P-gp)及 ABCG2 等 ABC 转运蛋白超家族,对药物具有固有的耐药性。化疗后部分 TSC 存活下来,然后增殖导致肿瘤复发,或者由于 TSC 长期暴露于化疗药物,通过点突变、基因激活、基因扩增等而出现新的耐药性。抗肿瘤药物一般作用于处在细胞周期中的肿瘤细胞,TSC 多处于静止期,常常不受药物影响,是疾病复发的根源,加上 TSC 具有耐药特性,更难彻底将它清除。TSC 表达 ABC 转运蛋白对化疗药物产生耐药,这一特性为抗肿瘤药物的研究提供了新的靶点。从耐药的角度探寻杀伤 TSC 的策略,可能为肿瘤的根除带来新的希望。

克服肿瘤耐药性的主要策略有:

(1) 在肿瘤负荷低时,短期内尽快使用多种有效足量的抗癌药,及时充分杀灭对药物敏感性不同的各类癌细胞,防止耐药癌细胞增殖形成优势群体。

(2) 合并应用一切手段(包括手术、放疗等)减少肿瘤负荷。因为肿瘤负荷愈大增殖比率愈低,G_0 细胞所占比率就愈高,通过综合治疗,减少肿瘤负荷,就减少了 G_0 细胞所占比率,另外,肿瘤体积减小,药物也更容易进入肿瘤组织,均可提高药物的敏感性。

(3) 设计合理的化疗方案,从多个靶点或信号通路打击肿瘤细胞。

(4) 开发肿瘤细胞耐药逆转剂。这方面的突破有望解决肿瘤的耐药问题,但是目前还没有高效的耐药逆转剂用于临床。

(5) 开发作用于新靶点的抗肿瘤药。

(许建华)

第四节 肿瘤化疗药物的毒副作用与防治原则

抗肿瘤药物的毒副作用以发生的时间快慢可分为立即反应(局部刺激、恶心、呕吐、发热、过敏)、近期反应(骨髓抑制、脱发、口腔炎、腹泻、脏器功能损伤等)、远期反应(诱发肿瘤、免疫功能抑制、不孕症)等。立即反应与近期反应出现的较早,除局部刺激性外,大多发生于增殖迅速的组织,如骨髓、胃肠道、毛囊等。远期反应主要见于长期生存的患者。

(一)骨髓抑制

大多数抗癌药物可抑制骨髓及淋巴组织的细胞分裂。药物对迅速增殖的较幼稚的造血干细胞作用强,对较成熟的非增殖细胞和缓慢增殖的多能干细胞作用弱。当较成熟的细胞继续分化时,外周血细胞数仍可保持在正常范围内,以后由于那些较幼稚细胞已被药物杀伤,外周血细胞数即迅速下降。成熟细胞的减少,常见于白细胞尤其是粒细胞,因其寿命只有 1~2 天;血小板减少较少出现(寿命为几天);红细胞减少罕见(平均寿命 120 天)。

外周粒细胞减少,可通过反馈机制刺激干细胞增殖,使血象恢复。一些药物,如环磷酰胺和阿霉素,治疗后 3~4 周血象可恢复正常,进一步治疗则对骨髓的损伤相对较小。苯丙氨酸氮芥和亚硝脲类所致粒细胞和血小板的减少恢复较慢,一般需要 6 周,对下次治疗的耐受较差。产生延迟性骨髓抑制的药物如白消安和卡莫司汀对造血干细胞呈持续性损伤,影响了干细胞库的重建,在干细胞数量减少的情况下,血象难以恢复。博莱霉素和长春新碱对骨髓毒性很小,在血

Notes

象已经低下的情况,可采用这类药物。

粒细胞减少的主要后果为严重感染的危险性增加。如果白细胞数在 1×10^9/L 以下持续 7~10 天,尤其是粒细胞绝对数低于 5×10^5/L 持续 5 天以上,发生严重细菌感染的机会将明显增加。此时病人如果有寒战和体温高于 38.5℃,应做血培养和可疑感染部位的培养,并尽快用有效的广谱抗菌药物治疗。粒细胞-单核细胞集落刺激因子(GM-CSF)或粒细胞集落刺激因子(G-CSF)能促进骨髓干细胞的分化和粒细胞的增殖,减轻化疗引起的粒细胞降低程度及缩短粒细胞减少持续的时间。

对于化疗引起的短期血小板显著降低,可用低剂量皮质激素治疗(泼尼松 5~10mg 每天用 2 次)。严重血小板减少的病人出现出血症状或血小板数低于 15×10^9/L 时,通常需要输血小板。

(二)胃肠道反应

恶心和呕吐是化疗药物引起的最常见的早期毒性反应,严重的呕吐可导致脱水、电解质失调、衰弱和体重减轻,可能使患者拒绝有效的化疗。除了化疗药物直接刺激胃肠道引起呕吐外,血液中的化疗药可引起肠壁嗜铬细胞释放 5-羟色胺(5-HT),后者作用于小肠的 5-HT$_3$ 受体,被激活后通过迷走神经传至位于第四脑室后区的化学感受区(CTZ),5-HT 也可直接激活 CTZ 的 5-HT 受体,CTZ 激活位于延脑的呕吐中枢,从而引起呕吐。因此在常用的止吐药中 5-HT$_3$ 受体拮抗剂止吐疗效最好,不良反应最轻,目前以昂丹司琼和格拉司琼应用较为广泛。

化疗药物会影响增殖活跃的黏膜组织,对消化道黏膜的损害表现为口腔炎、咽喉炎、口腔溃疡和食管炎,导致疼痛和进食减少;胃肠黏膜水肿及炎症可导致腹泻、甚至血便,严重者有生命危险。最常引起黏膜炎的药物包括 MTX、抗癌抗生素(尤其是 Act-D)、丙脒腙和 5-FU 等。静脉应用大剂量 5-FU 所引起的黏膜炎可并发血性腹泻,危及生命。5-FU 每周给药 1 次对黏膜的毒性比连续 5 天给药的毒性轻。最常引起腹泻的化疗药包括 Ara-C、Act-D、氮杂胞苷、5-FU、HU、MTX、丙脒腙和亚硝脲类药。长春碱类药尤其是长春新碱可影响肠道的运动功能而产生便秘和麻痹性肠梗阻,老年人和长春新碱用量高的病人较易发生。

黏膜炎的治疗以对症为主,口腔炎或口腔溃疡疼痛可用局麻药止痛。如果合并念珠菌感染,可用制霉菌素悬液含漱及口服。持续腹泻需要治疗,以减少脱水、电解质失调、衰弱、热量摄取不足和体重减轻等并发症的发生。应避免刺激性饮食,进食少渣,含蛋白质、钾和热量高的食物,补充水分。根据病情使用止泻药。

(三)肺毒性

博来霉素的肺毒性是博来霉素最严重的副作用,发作隐匿和迟缓,可于停药后 1 个月以上发生。临床表现为干咳和呼吸急促,X 线片表现为肺弥漫性间质性病变及肺部片状浸润。肺活检可发现肺泡非典型的细胞、纤维性渗出和透明膜等急性期病变,这些改变可发展成为广泛的间质纤维化和肺泡纤维化。博来霉素引起的肺改变属于非特异性。早期诊断比较困难,要与肺部机会性感染或肿瘤发展鉴别。肺毒性的发生率与博来霉素的剂量和病人的年龄有关,70 岁以上病人较容易发生,以往接受过胸部放疗的病人也容易发生。治疗措施包括停用博来霉素,给予皮质类固醇药物。约一半轻度或中度肺病变的病人在治疗结束后 9 个月内肺部改变恢复正常。

白消安是第一个被发现可引起肺毒性的化疗药物,肺毒性的临床病理特征与其他化疗药的肺毒性相似,但潜伏期可较长,可在治疗开始 8 个月至 10 年后才发生,平均时间为 4 年。白消安肺毒性的发生率约 4%。毒性产生与药物剂量无直接关系。治疗措施包括停用白消安,给予皮质类固醇治疗,但是预后较差。

氯乙亚硝脲(BCNU)的肺毒性与累积剂量有关,肺毒性发生的时间可在用药后 5 天至 5 年。肺毒性的临床病理特征与其他化疗药的肺毒性相似。皮质类固醇与 BCNU 同时应用不能预防肺毒性产生,用皮质类固醇治疗也无效,因此,要早期发现肺毒性,及时停药。其他亚硝脲类药

Notes

由于蓄积量较低,很少引起肺毒性。

丝裂霉素肺毒性的发生率差别较大,从 3%~36% 不等,毒性发生与剂量无关,环磷酰胺、放疗和氧治疗等可增加丝裂霉素的肺毒性。丝裂霉素肺毒性的病理特征和临床特征与博来霉素等其他化疗药相似,它通常发生于治疗后的 6~12 个月,但是也可于停药后短期内发生。丝裂霉素可引起胸腔积液和毛细血管渗漏肺水肿综合征,后者可合并发生其他全身性临床表现,例如溶血性尿毒症综合征。一旦发现有可疑的肺毒性.应及早停用丝裂霉素,尽快应用皮质类固醇,后者可产生显著疗效。

(四) 心脏毒性

抗肿瘤药物诱发的心脏毒性包括可导致充血性心力衰竭的心肌病心电图改变、严重心律失常、心包炎、心肌缺血和心肌梗死。抗肿瘤药物除了本身可引起心脏病变外,在临床上对患者原有心脏病变的加重要引起高度重视,既要防止过早终止有效的抗肿瘤治疗,也要避免出现与治疗有关的严重并发症。

蒽环类药物是最常引起心脏毒性的化疗药物之一,心脏毒性是这类药物的剂量限制毒性。有约 11% 接受阿霉素治疗的患者会发生短暂性的心电图改变,包括室性心动过速、ST 段低下、T 波变平和偶发性室性期前收缩,这些急性异常与阿霉素总剂量无关,在静脉给药期间或刚给药时发生,停药后心电图改变通常恢复正常,无远期后遗症。充血性心力衰竭是一种与剂量有关的心脏毒性,经常于用药结束后 1~6 个月后发生,也可发生于停药 2 周后,其发作与双侧心室心力衰竭的典型症状和体征相似,心脏组织学和超微结构研究显示,存在局灶性心肌损伤和变性。心衰的发生与阿毒素的总剂量有关,虽然剂量达到 $550mg/m^2$ 时心力衰竭的发生率增加,但是阿霉素诱发的充血性心力衰竭可发生于所有剂量水平。为了预防出现严重的心脏毒性,目前推荐阿霉素的累积总剂量不超过 $500mg/m^2$。心脏毒性增加的危险因素包括老年人,15 岁以下儿童,有心脏病病史的患者。纵隔放疗或左侧乳腺放疗可增加蒽环类药的心脏毒性,如果这些部位过去接受过放疗,阿霉素的总剂量不应超过 $350mg/m^2$。虽然心力衰竭有时候是不可逆的,但是用洋地黄和利尿剂治疗通常有效。早期发现和治疗可减轻病情,降低死亡率。可用心电图、左心室射血分数和内膜活检等监测心脏毒性,其中经皮心腔内心肌活检监测心脏毒性最为敏感和准确。

(五) 肝脏毒性

肝细胞功能障碍通常由药物或其代谢物引起,是一个急性过程,常见血清转氨酶升高,随着病情发展可产生脂肪浸润和胆汁淤积。容易引起转氨酶异常的药物有门冬酰胺酶(L-ASP)、大剂量氯乙亚硝脲、Ara-C、VP-l6、硫唑嘌呤(Azathioprine, AZ)、6-MP、大剂量 MTX、更生霉素、链脲霉素和 VCR。所有这些药物都可引起血清谷丙转氨酶和谷草转氨酶升高以及血清胆红素升高,其中 AZ 和 6-MP 常引起胆汁淤积性黄疸,L-ASP 肝毒性的发生率最高,可引起较广泛的肝功能异常,包括酶改变和蛋白质合成障碍,导致血浆白蛋白和脂蛋白及凝血因子降低,凝血酶和凝血酶原时间延长,肝脂肪变性也较常见。肝毒性一般在停药后可恢复。对肝功能较差的患者应注意观察肝功能的变化,对已存在严重肝功能异常的患者禁用化疗;对轻微肝功能异常,如病毒性肝炎血清标志物阳性、脂肪肝或轻度肝硬化等,如确需要化疗,必须同时用保肝药物;对化疗过程中出现的轻度单项谷丙转氨酶升高者,也应同时用保肝药物:对严重肝损害,尤其是发生药物性黄疸者应停用化疗药,积极进行保肝排毒治疗。

(六) 肾脏毒性与膀胱炎

抗肿瘤药物引起的泌尿系统反应主要有泌尿道刺激反应和肾实质的损害。引起氮质血症的药物有 MTX、DDP、亚硝脲类、MMC 等。引起肾小管损伤的药物有 DDP 和 CTX 等。CTX 的活性代谢物从尿中排出,刺激性大,可引起化学性膀胱炎。对于肾脏毒性主要是以预防为主。应用 MTX 可配合大量输液和尿液碱化;应用 DDP 可配合利尿剂加水化,增加尿量,降低肾小管中

Notes

DDP 的浓度,减轻肾损伤;应用 CTX 需大量摄取水分;应用亚硝脲类应注意药物剂量,一旦出现肾毒性应停药。发现尿素氮轻度增高时,可用尿素氮吸附剂包醛氧淀粉,每次 5~10g,一日 2~3次。重度尿毒症则需作血液透析。肾功能异常者应及时减量或停药。一旦出现膀胱炎,应立即停药,通常停药几天后膀胱炎消失。水化和利尿可稀释尿中的药物代谢产物,降低毒性。应用大剂量 CTX 时,还需给予泌尿道保护剂,常用巯乙磺酸钠,后者与药物代谢产物形成对泌尿道无毒性的复合物,从而发挥保护作用。

(七) 神经毒性

化疗药物在杀伤肿瘤细胞的同时,所引起的不同程度的神经毒性是临床常见的药物剂量限制性不良反应。长春新碱具有严重的神经毒性,慢性神经毒性是长春新碱的剂量限制毒副作用,主要表现为较轻的可逆性损伤,以外周神经损伤为主,最常见的症状为跟腱反射受抑制,由于不易通过血脑屏障,脑神经障碍较少见,但可见复视、角膜反射消失、眼睑下垂等。铂类药物的神经毒性主要表现在外周神经系统和背根神经节,而对大脑的损伤较小。对外周神经系统的影响,主要表现为感觉神经传导速度下降,而运动神经传导速度不受影响,甚至出现运动神经的高度兴奋。紫杉醇的神经毒性是外周性的,最常见的是累及感觉神经纤维的周围神经病变,主要表现为双手和足麻木疼痛、腱反射消失;感觉神经病变与紫杉醇的剂量成正比,运动神经病变主要影响近端肌肉;其临床特征是肢端呈手套 - 袜子状的麻木、灼热感,振动感下降,深腱反射消失,进一步发展则可产生运动神经受损。L 门冬酰胺酶可致大脑功能失常,可见抑郁、昏睡、精神错乱、谵妄、痴呆等。治疗抗神经毒性药物主要是神经营养药物,如维生素类、核苷酸类、钙剂、镁剂、还原型谷胱甘肽等。三磷酸胞苷二钠对草酸铂的神经毒性有明显的预防和治疗作用;葡萄糖酸钙和硫酸镁为草酸盐螯合剂,可避免或减轻草酸铂对神经膜通道的影响;硫酸镁能抑制中枢神经系统的突触传递,并能抑制神经纤维的应激性,还能使镁依赖的 ATP 酶恢复功能有利于钠泵的运转;化疗药物诱发的急性神经病变与钠离子通道改变有关,多项临床研究认为钠离子通道阻滞剂可以减轻神经毒性,卡马西平具有阻断钠离子通道的作用。但总体来讲,目前尚缺乏非常有效地减少或治疗神经毒性的药物。

(八) 毛发脱落

毛发脱落系药物对毛囊中增殖细胞的毒性所致。用药后两周开始出现症状,停药后可以完全恢复,表明毛囊中存在对药物较耐受的慢增殖细胞。有的病人再次使用曾经引起毛发脱落的同一药物时,毛发仍可再生。通过头皮止血带或冰帽局部降温减少药物循环到毛囊,对脱发可能起预防作用。

(九) 抑制生育

男性精子生成和女性卵泡形成均可受 CTX、苯丁酸氮芥、氮芥等抗癌药物的抑制,生殖毒性可以是暂时性的,但也可以造成永久性不育。累积剂量大,用药持续时间长,往往影响更大。选用适当的药物和适当的联合治疗方案是目前主要的防治措施,预存精子备用也是一种办法。如果女性病人停止化疗后月经开始恢复正常,一般仍可怀孕,不过,对于乳腺癌患者,生育有可能不利于病情控制和稳定,应当避免。

(十) 致癌作用

许多抗癌药物与致癌物相似可引起细胞染色体损伤和突变,因此,对于化疗后长期生存的患者,常见于对化疗较敏感的肿瘤,如淋巴瘤、骨髓瘤和卵巢癌等,发生二次肿瘤的风险增加。二次肿瘤多为急性白血病,常发生在化疗后 2~4 年。烷化剂和甲基苄肼引发二次肿瘤的报道较多,与放疗合用时,发生率则更高。很难鉴别二次发生的肿瘤是新发的原发肿瘤还是继发于化疗。药物引起的二次肿瘤可能与药物对 DNA 的损伤和免疫抑制有关。但是,对有可能治愈的肿瘤患者,如霍奇金病等,即使存在引发二次肿瘤的风险,争取化学治疗依然是值得的。

Notes

(许建华)

第五节 造血干细胞移植

多数有效的抗肿瘤化疗药物对正常的骨髓造血细胞都有破坏作用,骨髓抑制是化疗药物的主要剂量限制性毒性之一。造血干细胞移植,是在给予骨髓毁损性的高剂量化疗/放疗剂量后,通过移植自体或异基因的造血干细胞,重新挽救和恢复患者骨髓造血功能的治疗方法。细胞冻存技术和人类白细胞抗原(human leukocyte antigen,HLA)的发现,为造血干细胞移植的实现提供了重要的技术支持。

造血干细胞移植可以分为自体移植和异基因移植两大类。异基因移植的造血干细胞可来源于 HLA 完全相合的孪生兄弟姐妹、HLA 部分相合的家庭成员、HLA 部分相合的非血缘相关供者以及血缘相关或非相关的脐带血供者等。自体移植是指造血干细胞来源于患者自身。造血干细胞可以通过在全麻下从骨盆骨中多次抽吸骨髓的方法获得(骨髓移植),也可以通过白细胞分离法从外周血中获得(外周血干细胞移植)。

造血干细胞移植的过程可以分为干细胞采集、高剂量化/放疗和造血干细胞回输/骨髓功能重建三个主要阶段。高剂量化/放疗方案,又称为预处理方案,可以是单纯化疗、化疗/全身放疗联合或化疗/全淋巴结放疗联合,因含放疗的预处理方案毒副作用大,疗效并未证实有显著优势,现多采用单纯化疗的预处理方案,药物剂量可以是常规剂量的数倍至十数倍不等。高剂量治疗的主要作用包括:①杀伤残存的肿瘤细胞;②使机体处于严重免疫抑制状态,以利于移植造血干细胞的存活;③为移植的造血干细胞提供骨髓内的栖息空间。仅有少数药物符合预处理方案的组成标准,这些药物的相似点是,在高剂量水平下药物的骨髓毒性远远大于其他毒性,如卡莫司汀、环磷酰胺、足叶乙甙、阿糖胞苷、马法兰。相反,如蒽环类药物,因有明确的心脏累积毒性,不宜作为高剂量治疗的药物。

自体造血干细胞移植是应用患者自身的造血干细胞,在高剂量治疗后重建造血功能的治疗方法。与异基因移植相比,主要的优势包括:①解决了供者问题,使更多患者适合接受移植;②不存在移植物抗宿主效应,因而更加安全。不利之处包括:①患者自身的造血干细胞可能受到肿瘤细胞的污染;②因不存在移植物抗肿瘤效应,复发率高于异基因移植。自体外周血干细胞移植是 1990 年代发展起来的新技术,采用从患者自身的外周血中富集造血干细胞的方法。通常情况下,外周血中的造血干细胞数量很少,但化疗药物和粒细胞/粒细胞-单核细胞集落刺激因子、干细胞因子等,可以促使骨髓中的造血干细胞释放并进入外周血液循环,这一过程称为外周血干细胞动员。成功的动员造血干细胞进入外周血后,就可以通过血细胞分离机,对外周血中造血干细胞进行富集和采集。与传统的自体骨髓移植相比,外周血干细胞移植的主要优势包括:采集干细胞的方式更加简单、采集的创伤小,可获得更多数量的造血干细胞和移植后造血功能恢复快等优点,所以外周血干细胞移植在临床上得到了广泛的应用。

自体或异基因造血干细胞移植的选择,主要取决于肿瘤的病理类型和患者自身的特点。目前自体造血干细胞移植主要应用于非霍奇金淋巴瘤、霍奇金淋巴瘤和多发性骨髓瘤,异基因移植主要适用于急性、慢性髓细胞白血病,急性、慢性淋巴细胞白血病等血液系统肿瘤。

(石远凯)

第六节 分子靶向治疗

几十年来,随着分子生物学技术和细胞遗传学等领域的发展,对肿瘤发生发展的分子机制,包括染色体异常、癌基因扩增、生长因子及其受体的过表达、肿瘤相关信号转导通路的激活等的认识不断深入,越来越多的针对不同靶点的分子靶向药物用于肿瘤治疗,迅速扩展着肿瘤药物治疗的领域,推进着肿瘤治疗观念和理论的发展。进入 21 世纪的这十余年,是分子靶向药物在临床上获得重大突破、开始取得丰硕成果的时期。分子靶向治疗的研究目前已成为临床肿瘤学中最重要的热点领域。

一、分子靶向治疗的定义和特点

分子靶向治疗,是指"针对参与肿瘤发生发展过程的细胞信号转导和其他生物学途径的治疗手段"。广义的分子靶点包括了参与肿瘤细胞分化、增殖、周期调控、凋亡、迁移、侵袭、全身转移等多个过程的,从 DNA 到蛋白 / 酶水平的任何亚细胞分子。细胞毒类药物虽然能有效的杀灭肿瘤细胞,但由于针对性不强,会同时损伤机体正常新陈代谢的细胞,由此产生一系列毒性反应。而分子靶向治疗可以相对选择性的作用于与肿瘤细胞相关的分子,相应减少了毒性反应的程度,提高了疗效。而且由于作用机制不同,对一些传统化疗效果不佳的肿瘤,也有可能获得明显疗效。

二、分子靶向药物的作用机制

靶向药物可以通过多种机制干扰肿瘤细胞的增殖和播散,主要有:①干扰或阻断与细胞分裂、迁移和细胞外信号转导等参与细胞基本功能调控的信号转导分子,抑制细胞增殖或诱导凋亡;②直接作用于与凋亡相关的分子,诱导肿瘤细胞的凋亡;③通过刺激或激活免疫系统,直接识别和杀伤肿瘤细胞或通过携带毒性物质杀伤肿瘤细胞;④抑制肿瘤血管新生,破坏肿瘤生长微环境。

乳腺癌的内分泌治疗应该是最早的靶向治疗,作用的分子靶点就是雌激素受体(estrogen receptor,ER)。正常的乳腺上皮细胞表达 ER,雌激素与 ER 结合后,可以促进乳腺上皮细胞的增殖和生长。对于 ER 阳性的乳腺癌细胞,雌激素与 ER 的结合可以促进肿瘤细胞的增殖,阻止这一信号通路的激活,可以抑制肿瘤的生长。目前已有多种不同作用机制的乳腺癌内分泌治疗药物,包括与 ER 竞争性结合的 ER 拮抗剂、抑制雌激素合成的芳香化酶抑制剂和破坏细胞内 ER 的 ER 降解剂等。如今内分泌治疗已经成为乳腺癌术后辅助治疗和晚期姑息治疗的主要治疗选择。

近年来,随着对肿瘤相关分子靶点认识的逐步深入,分子靶向药物有了迅猛的发展,新型分子靶向药物的主要作用靶点有:

1. 与信号转导相关的酶抑制剂,如针对 Bcr-Abl 融合蛋白和 c-Kit 激酶的抑制剂伊马替尼、达沙替尼;EGFR 酪氨酸激酶的抑制剂吉非替尼、厄洛替尼、埃克替尼;Her-2 酪氨酸激酶的抑制剂拉帕替尼、RAF-MERK-ERK 信号转导通路抑制剂索拉非尼;间变性淋巴瘤激酶(ALK)抑制剂克唑替尼;对 c-kit、VEGFR、PDGFR 等双靶点或多靶点起作用的药物舒尼替尼、索拉非尼;mTOR 抑制剂依维莫司等。

2. 抗新生血管生成的药物如抗血管内皮生长因子(vascular endothelial growth factor,VEGF)抗体贝伐单抗、VEGF 受体(vascular endothelial growth factor receptor,VEGFR)酪氨酸激酶抑制剂和血管内皮抑素(endostatin)等。

3. 作用于细胞表面抗原或受体的单克隆抗体,如针对 B 淋巴细胞表面 CD20 抗原的利妥昔单抗、上皮肿瘤细胞表面 Her-2 抗原的曲妥珠单抗和表皮生长因子受体(epithelial growth factor receptor,EGFR)的西妥昔单抗等。还有针对免疫耐受机制起作用的细胞毒 T 细胞抗原 -4(CTLA4)单抗,阻断活化 T 细胞表面的程序性死亡受体(PD-1)或其配体(PD-L1)的单抗等。

4. 泛素 - 蛋白酶体抑制剂如硼替佐米。

5. 作用于细胞周期的药物如周期素依赖性激酶(cycling kinase CDK)抑制剂和有丝分裂中 Aurora 激酶的抑制剂等。

Notes

6. 其他,如蛋白激酶 C 抑制剂、组蛋白去乙酰化酶抑制剂、法尼基转移酶抑制剂和金属蛋白酶抑制剂等。

上述分子靶点的分类只是暂时的,随着新靶点的不断发现,必将有更多种类的靶向治疗药物出现。一些靶向药物不仅是单一的作用靶点,而是多靶点同时阻断。如一些多靶点的酪氨酸激酶抑制剂如舒尼替尼、索拉非尼,能够同时抑制血小板衍生生长因子受体(platelet derived growth factor,PDGFR)、VEGFR、c-KIT 和 FLT3 等,既能抑制肿瘤细胞的增生,又能对抗新生血管形成,很难将其简单的归为哪一类靶向药物。

图 4-2-2 以 EGFR/VEGFR 以及下游的 PI3K/AKT 和 Ras/RAF/MERK/ERK 通路为例显示分子靶向药物的不同作用机制。

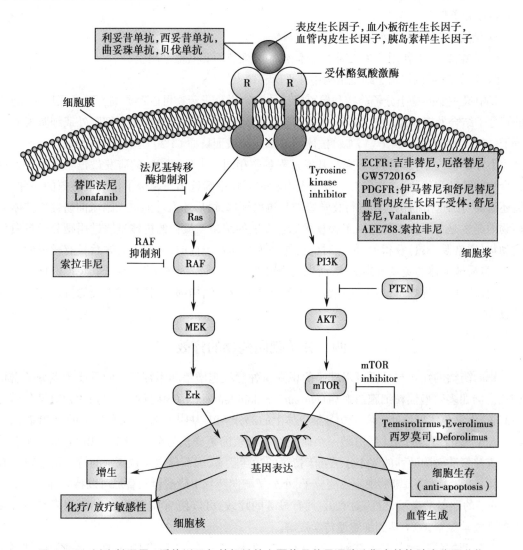

图 4-2-2　以生长因子 / 受体以及与其相关的主要信号传导通路为靶点的抗肿瘤分子药物

三、分子靶向药物的分类

1. **按照分子靶向药物靶点的空间定位分类：**

1)作用于细胞膜的药物:此类药物主要是针对跨膜生长因子受体,例如作用于表皮生长因子受体(EGFR)的小分子酪氨酸激酶抑制剂吉非替尼、厄洛替尼和埃克替尼,作用于 EGFR 的单克隆抗体西妥昔单抗,作用于 Her-2 受体的单克隆抗体曲妥珠单抗等。

2)作用于细胞质的药物:此类药物靶向于细胞内信号转导过程,如 PI3K 抑制剂 BGT226 和

BEZ235、mTOR 抑制剂替西罗莫司和依维莫司等。

3）作用于细胞核的药物：此类药物靶向于 DNA 或 RNA，例如：针对细胞周期依赖性激酶的 seliciclib；组蛋白去乙酰化酶抑制剂 vorinostat 和西达本胺等。

4）作用于癌细胞外环境的药物：靶向于肿瘤相关血管的药物，如血管内皮生长因子单克隆抗体贝伐单抗、重组人内皮抑制素等。

2. **按照分子靶向药物的结构分类**

1）小干扰 RNA（small interfering RNA）：此类药物作用于 RNA。

2）反义寡核苷酸：此类药物作用于 RNA、DNA 和蛋白。

3）经修饰的肽：可作用于生长因子受体、细胞表面抗原、细胞外和细胞内蛋白（例如酶类和信号转导分子）

4）核酶：作用于肿瘤细胞的 RNA 和 DNA。

5）单克隆抗体：作用于生长因子受体、细胞表面抗原和其他细胞蛋白。

6）小分子：可以作用于细胞结构中几乎所有靶点。

其中最主要的是小分子药物和单克隆抗体类。小分子药物可以穿透细胞膜，通过与细胞内的靶分子结合发挥作用。单克隆抗体类药物不能穿透细胞膜，而是作用于细胞外或细胞表面的分子，如血管内皮生长因子（VEGF）抗体和 B 细胞膜表面抗原 CD20 的单克隆抗体等。

小分子和抗体类药物的研究与开发过程各不相同。小分子药物的研发过程主要是对大量化合物的筛选和优化，首先需要在成千上万种化合物中筛选出与靶分子作用最有效的一种，之后还需要对筛选出的化合物进行化学修饰和再次筛选，最后才有可能进入临床前研究。抗体类药物的诞生是免疫技术和基因工程技术综合发展的结果。最初的抗体是通过用靶分子蛋白免疫动物（通常是小鼠）获得的，但这时的抗体因为是动物源性的，应用于人体后具有较强的免疫原性，容易被人体的免疫机制清除，所以还需要对抗体进行"人源化"以降低其免疫原性。人源化是通过基因工程技术，尽可能地将非人类抗体的分子结构部分，替换成人类的抗体分子结构的过程。

四、分子靶向药物的疗效

靶向药物的疗效与是否可以准确的识别与肿瘤细胞增殖和生存相关的重要靶点分子密切相关。例如多数慢性粒细胞白血病（chronic myeloid leukemia，CML）的发生与 t(9;22)染色体异位有关，该染色体异位使得位于 9 号染色体上的部分 ABL 基因与 22 号染色体上的 BCR 基因融合。ABL 基因编码的 Abl 蛋白是一个调控细胞增殖的重要信号分子，BCR-ABL 的基因融合使得具有酪氨酸激酶活性的 Abl 分子处于持续的激活状态，因而导致了粒细胞的持续增殖和 CML 的发生。Bcr-Abl 是关键的细胞癌变分子，小分子靶向药物甲磺酸伊马替尼可以特异性抑制 Bcr-Abl 分子的酪氨酸激酶活性，对 CML 具有显著的疗效，可以使 90% 以上的 CML 患者获得临床上的血液学缓解，60% 达到细胞遗传学缓解。

靶向药物的疗效与肿瘤细胞是否具有适应的靶点有关。例如 EGFR 的酪氨酸激酶抑制剂吉非替尼，目前已经成为晚期非小细胞肺癌的主要治疗选择之一。但吉非替尼在存在 EGFR 突变患者中的有效率可达近 80%，而在无突变患者中则几乎无效。抗血管生成类药物，在血供丰富的肾透明细胞癌、肝细胞癌中的疗效更好。

靶向药物是针对靶点的治疗，即使是不同病理类型的肿瘤，只要存在相应的靶点，均可能有效。比如抗 EGFR 的单克隆抗体，已证实在部分头颈鳞癌、结直肠癌和非小细胞肺癌中均有效，因为 EGFR 在多数上皮来源的肿瘤中均有强弱不同的表达。再例如 Bcr-Abl 酪氨酸激酶抑制剂伊马替尼，因同时具有特异性的抑制 c-Kit 激酶活性的作用，对于 c-Kit 基因突变所致的 c-Kit 激酶异常激活的胃肠间质瘤，治疗有效率可达 80% 以上，而传统的细胞毒类药物对于这类肿瘤基

Notes

本无效。由此可见,靶向治疗已经使得祖国传统医学所说的"异病同治、同病异治、辨证施治"的理论在现代肿瘤治疗学中成为可能,针对特异性靶点的个体化治疗成为未来肿瘤内科治疗的发展方向。

由于目前在临床应用的小分子靶向药物很多,处于临床研究阶段的更多,不能一一介绍,这里仅举出几种作为范例。

1. 伊马替尼治疗费城染色体阳性的慢性髓系白血病　费城染色体(bcr-abl基因异位)存在于约95%的慢性髓系白血病。伊马替尼是一种小分子酪氨酸激酶抑制剂,可以抑制bcr-abl基因。此药治疗bcr-abl阳性的慢性髓系白血病患者,血液学缓解率接近90%,而细胞遗传学缓解率约50%。伊马替尼的成功之处是能够作用于特定病种中足够常见并且非常重要的靶点。

2. 吉非替尼和厄洛替尼治疗EGFR敏感突变阳性的非小细胞肺癌　与伊马替尼不同,吉非替尼和厄洛替尼的最佳适用范围是在临床应用后才发现的。早期的临床试验中已经发现此类药物对部分患者有效,此类患者多为腺癌、非吸烟者、女性、亚裔。此后学者们发现EGFR基因突变才是此类药物的疗效预测指标。采用EGFR突变作为筛选标准的多个前瞻性对照研究一致表明在EGFR基因突变的患者中,EGFR-TKI的疗效优于化疗,不良反应较化疗轻。而吉非替尼曾经的一项关键性试验未按临床特征富集患者,也未按EGFR突变筛选患者,直接导致了此试验的失败,并造成此药在欧美国家的退市。吉非替尼坎坷的研发经历生动而雄辩地说明了分子靶点的发现、确证、检测和适应证把握在分子靶向治疗中的重要性。

3. 索拉非尼治疗肝癌　索拉非尼是多靶点的小分子酪氨酸激酶抑制剂,可以延长晚期肝癌和肾癌患者的生存期。而此前肝癌一直缺少有效的内科治疗药物。索拉非尼的成功说明多靶点分子靶向药物也是可行的,并且分子靶向药物有能力在传统化疗难治的肿瘤领域取得突破。

五、分子靶向治疗面临的挑战

靶向治疗作为一种新的治疗手段,使肿瘤的内科治疗有了更多的选择,越来越多的患者从中获益,更使人类对肿瘤的认识上升到了一个新的高度。但是靶向治疗进入临床的时间还较短暂,有很多问题尚待解决。

大多数肿瘤的发生机制复杂,其调控系统是一个复合的、多因素交叉的复杂网络,仅仅应用针对一两个靶点的药物很难达到根治肿瘤的目的。另外,肿瘤在发生、发展的初期可能源于单一基因突变,随着肿瘤细胞的不断增殖,可能发生新的基因突变并出现耐药。如在伊马替尼治疗胃肠间质瘤2年后,大多数患者都会发生耐药,耐药机制可能与c-KIT或PDGFRa基因的继发性突变有关。

分子靶向药物的研究和开发也存在巨大风险。除去临床前筛选的大量失败,10个进入临床试验的药物中大约只有1个能最终获得成功。大量的新药终止于I/II期,甚至III期临床研究。这就要求进行更充分的临床前和转化性研究,寻找出更有效的生物标记物来预测可能获益的特定人群,减少研发的风险。由于分子靶向药物在很多方面与传统化疗药物不同,相应的临床研究设计思路,疗效及毒性评价都需要建立新的标准和规范。上市后的分子靶向药物还需要在临床实践中不断积累应用经验,发现新的问题,提供进一步的研究线索,例如新适应证的探索、不良反应的处理、与传统治疗方法的配合、分子靶向药物之间的配合等等。非常重要的是,分子靶向治疗也要遵循循证医学的原则,需要大量的临床研究数据来形成新的诊疗规范和指导原则,以保障分子靶向药物能够得到正确合理的应用,切实造福患者。

靶向治疗推动了肿瘤的个体化治疗,也向人们提出了新的问题,相当部分患者对靶向治疗不敏感,如何选择合适的患者群是目前研究的热点。例如EGFR基因突变,尤其是19和21

外显子突变,与吉非替尼的疗效密切相关。而抗 EGFR 的单克隆抗体对于无 ras 基因突变的晚期结肠癌才有效等,充分显示出个体化治疗在分子靶向治疗中的重要性并不亚于靶向治疗药物的研发。这就要求人们在寻找有效的生物标记物、揭示药物确切作用机制的同时,迅速地把这些已经发现的研究成果应用到临床实践之中,让那些真正能够获益的患者接受治疗,不合适的患者接受其他治疗,提高整体治疗水平、合理使用医疗资源。为达到这一目标,建立与之相配套的转化性研究和临床分子生物学研究实验室是必需的支撑和保障。在开始治疗前通过各种高敏感性的分子检测技术确定分子靶点状态,是实现对于肿瘤患者的个体化靶向治疗的桥梁。所幸的是,分子靶点的检测技术也在不断取得进步。例如直接测序法是检测 EGFR 基因突变的“金标准”,但操作繁琐,灵敏度低,需要较多的组织标本,而新兴的 ARMS 法灵敏性高,能检测到 1% 的突变,正在得到更多应用。肿瘤基因扩增靶点的检测方法目前主要有免疫组织化学(IHC)、荧光原位杂交(FISH)、比色原位杂交(CISH)等,肿瘤基因融合靶点(如非小细胞肺癌的 ALK 融合基因)的检测方法主要有反转录 - 聚合酶链反应(RT-PCR)、FISH 和 IHC。这些方法各有优势和缺点,合理利用各种检测方法也是需要认真研究与实践的重要领域。

　　与传统的细胞毒药物相同,分子靶向药物同样存在耐药,需要不断研究克服继发耐药的策略。多靶点药物的使用、靶向治疗药的联合、靶向药物与化疗药物的联合等都有助于克服耐药。靶向药物与化疗药物联合的例子很多,尤其是在单克隆抗体中,而靶向药物自身联合的研究近年来也逐渐增加。如在肾细胞癌中联合应用贝伐单抗和厄洛替尼的有效率达到 25%,中位至疾病进展时间(time to progression,TTP)超过 12 个月,是一个比较成功的联合方案。在乳腺癌中曲妥珠单抗联合拉帕替尼也被证实有不错的疗效。

　　与传统细胞毒药物相比,分子靶向药物的毒性明显减少,表现的方式也不尽相同,但是仍然需要给予高度重视。EGFR 酪氨酸激酶抑制剂、mTOR 抑制剂等都有出现间质性肺炎的报道。其他的不良反应也不容忽视,如高血压、静脉血栓、心脑血管病变、心脏电生理改变和电解质紊乱等。因为靶向治疗的历史不长,对其他尚未发现的潜在和长期毒性的了解甚少,但随着疗效的改善,患者生存的时间的延长,对长期毒性的研究也势在必行。

(石远凯)

第七节　肿瘤的抗体治疗

　　肿瘤的抗体治疗广义上是指利用单克隆抗体进行的治疗,主要是指以肿瘤细胞及其生长微环境中某特定抗原为靶点,利用医药生物技术合成的单抗药物进行的靶向治疗。与传统的抗肿瘤治疗相比,肿瘤的抗体治疗具有特异性强,其安全性和患者的耐受性较好等特点。随着对肿瘤关键靶点认识的深入及抗体制备技术的飞速发展,肿瘤的抗体治疗已经成为肿瘤治疗的重要组成部分,抗体药物正在发挥越来越重要的作用。

一、肿瘤抗体治疗的发展

　　1891 年德国科学家 Paul Ehrlich 提出了“神奇子弹”——抗体的概念。1895 年,Hericourt 和 Richet 用人肿瘤细胞免疫后的动物血清进行肿瘤治疗,开辟了肿瘤抗体治疗的先河。1975 年杂交瘤技术问世,使基因工程生产单克隆抗体成为可能,之后嵌合型、人源化、全人化抗体相继出现,极大地促进了抗体药物在临床上的应用。1997 年,美国 FDA 批准第一个治疗 CD20 阳性 B 细胞淋巴瘤的单抗药物利妥昔单抗(Rituximab)上市。1998 年第一个治疗 HER2 阳性乳腺癌的单抗药物曲妥珠单抗(Trastuzumab)被 FDA 批准应用于临床。自此,肿瘤治疗性抗体药物的研发进入了一个快速阶段。目前已有多个肿瘤治疗性抗体药物在临床上应用,成为肿瘤治疗领

Notes

域最值得期待、最受关注的治疗药物。

二、肿瘤抗体药物的分类

用于肿瘤治疗的抗体药物根据抗体结构可分三类:①单克隆抗体;②抗体偶联物(由抗体与"弹头"构成,弹头主要包括细胞毒药物、放射性核素和毒素);③抗体融合蛋白(由抗体片段和活性蛋白构成)。其中单克隆抗体根据其来源又可分为鼠源性、嵌合型、人源化及全人化抗体。鼠源性抗体因可产生严重免疫反应,限制了其临床应用;人源化和全人源化抗体是目前市场上抗体药物的主流;在人源化抗体的基础上进行改造产生的新一代抗体,其免疫原性更低而亲和性更强,目前大多处于研究阶段。

肿瘤抗体药物根据其作用靶点可分为两大类:一是针对肿瘤细胞本身的抗体,包括针对细胞膜上生长因子受体(如 EGFR、HER-2)和细胞膜分化抗原(如 CD20、CD52);二是针对肿瘤生长微环境,目前临床上研究最多的是抗肿瘤血管和新生血管。

三、肿瘤抗体治疗的作用机制

肿瘤抗体药物的抗肿瘤机制主要如下:

1. 免疫应答　是抗体药物杀伤肿瘤细胞的最主要方式,包括 ADCC 和 CDC 作用。
2. 靶点封闭　作为拮抗剂封闭抗原的功能表位,阻断其功能效应。
3. 抗体中和　抗体与靶抗原结合阻断其功能效应的发挥。
4. 信号转导　抗体作用于靶抗原,阻断其下游信号转导,从而影响靶细胞的生存。
5. 免疫调节　抗体作用于免疫细胞,起到免疫调节作用。
6. 靶向载体　利用抗体的高度特异性,以抗体为载体携带抑制肿瘤的效应因子。

肿瘤抗体治疗的作用机制如图 4-2-3 所示:

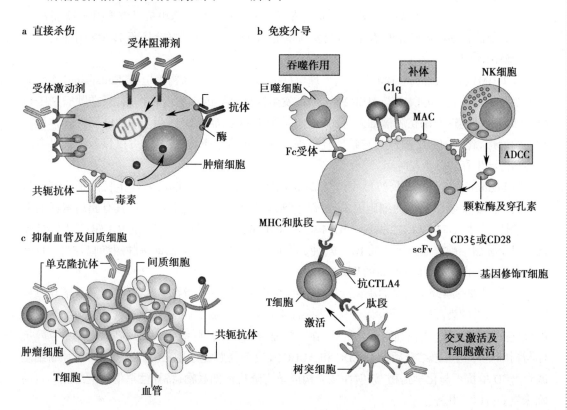

图 4-2-3　肿瘤抗体治疗的作用机制

Notes

四、抗体靶向药物的临床应用

1. **作用于细胞生长因子受体的单克隆抗体**　生长因子是一类针对细胞生长有高效调节作用的多肽物质,通过与细胞膜上特异性受体结合而产生生物效应。生长因子及其受体发生基因突变将导致细胞生长增殖失控,引起肿瘤。单克隆抗体与相应生长因子受体结合,阻断细胞增殖信号传导,抑制肿瘤细胞生长,同时也能通过诱导免疫应答杀伤肿瘤细胞。目前针对细胞因子及其受体的单克隆抗体主要有 EGFR 单克隆抗体、HER-2 单克隆抗体、VEGFR 单克隆抗体、IGFR 单克隆抗体等。目前临床应用的主要有:

1) 西妥昔单抗(cetuximab):是 EGFR(HER-1)人鼠嵌合型单克隆抗体,2004 年被美国 FDA 批准与伊立替康联合用药治疗 k-RAS 基因野生型、复发或转移性结直肠癌;或单药用于不能耐受化疗的晚期结直肠癌。西妥昔单抗与化疗联合还可用于晚期非小细胞肺癌的一线治疗。西妥昔单抗同时还具有放疗增敏作用,可联合放疗一线治疗局部晚期头颈部肿瘤。

2) 尼妥珠单抗(nimotuzumab):是我国研发的第一个人源化单克隆抗体,作用于 EGFR(HER-1),用于治疗鼻咽癌、头颈部鳞癌和胰腺癌。

3) 帕尼单抗(panitumumab):是全人源 EGFR(HER-1)单克隆抗体,美国 FDA 批准应用于 RAS 基因为野生型的转移性结直肠癌的治疗。

4) 曲妥珠单抗(trastuzumab):是 IgG1 的人源化 HER-2 单克隆抗体。曲妥珠单抗可与化疗联合或单药治疗 HER-2 过度表达的转移性乳腺癌;曲妥珠单抗与化疗联合用于 HER-2 过度表达乳腺癌的术后辅助治疗和术前新辅助治疗。另外,曲妥珠单抗还可与顺铂或卡培他滨 / 氟尿嘧啶联合治疗 HER-2 过度表达的晚期胃癌或胃食管结合部腺癌。

5) 帕妥珠单抗(Pertuzumab):被称作"HER 二聚化抑制剂",是罗氏公司开发的另一种重组人源化单克隆抗体。除 ADCC、CDC 作用外,帕妥珠单抗可通过阻滞 HER2 与其他 HER 受体(HER1、HER3、HER4)形成杂二聚体,进而抑制肿瘤的生长。帕妥珠单抗已被美国 FDA 批准用于 HER2 阳性转移性乳腺癌的治疗,与曲妥珠单抗和紫杉类化疗药联合用于 HER2 阳性乳腺癌术后的辅助治疗。

6) T-DM1(Trastuzumab-DM1):由曲妥珠单抗与 DM1(细胞毒药物美坦辛,Emtansine)连接而成的全新靶向药物。T-DM1 与 HER2 结合后,发生受体介导的细胞内吞作用,只在肿瘤细胞内释放细胞毒药物进而杀伤肿瘤细胞。2013 年,美国 FDA 批准 T-DM1 用于 HER2 阳性转移性乳腺癌的治疗,作为 HER2 阳性的转移性乳腺癌患者二线治疗药物,T-DM1 可以显著延长患者的无疾病进展生存和总生存时间。

7) Figitumumab(CP-751,871):是全人源 IGF1R 单克隆抗体。胰岛素样生长因子(IGFs)是一类具有广泛生物学功能的细胞因子,可促进细胞增殖、分化,抑制凋亡,还具有胰岛素样的生物学活性,分为 IGF1 和 IGF2 两种。IGF1 受体(IGF1R)具有促肿瘤活性,抗 IGF1R 单克隆抗体能够封闭肿瘤细胞表面过表达的 IGF1R,使其不能与 IGF1 结合,从而促进肿瘤细胞凋亡。目前正在进行尤文肉瘤、肾上腺肿瘤的 II 期临床试验。

2. **针对细胞膜分化抗原的单克隆抗体**　细胞膜分化抗原是指在细胞分化、成熟及活化过程中出现或消失的表面标记,通常以分化抗原簇(cluster of differentiation、CD)来代表。血细胞表面的分化抗原通常称之为白细胞分化抗原,在一些血液系统恶性肿瘤中会出现高表达。单克隆抗体与白细胞分化抗原结合后通过 CDC 和 ADCC 效应杀伤肿瘤细胞,还可以直接诱导肿瘤细胞凋亡。CD 单抗可与化学药物、放射性核素构成单克隆抗体偶联物,特异性杀伤肿瘤细胞。目前临床主要有以下几种:

1) 利妥昔单抗(rituximab):是以 CD20 为靶点的人鼠嵌合型单克隆抗体,95% 以上的 B 细胞非霍奇金淋巴瘤细胞表达 CD20,利妥昔单抗与 B 淋巴细胞上的 CD20 结合,通过 CDC 和 ADCC

Notes

作用启动介导 B 细胞溶解的免疫反应。用于治疗 CD20 表达阳性的 B 细胞淋巴瘤、慢性淋巴细胞白血病等。在化疗的基础上联合利妥昔单抗治疗弥漫大 B 细胞及滤泡性非霍奇金淋巴瘤,可显著提高了治疗效果。

2) GA101(Obinutuzumab):是新一代的全人源化的 CD20 单克隆抗体,较之前的利妥昔单抗抗肿瘤活性更强,主要用于弥漫大 B 细胞淋巴瘤、滤泡性淋巴瘤和慢性淋巴细胞白血病 / 小淋巴细胞淋巴瘤(CLL/SLL)的治疗。

3) 替伊莫单抗(ibritumomab tiuxetan):由放射性核素钇与鼠抗 CD20 单抗构成。托西莫单抗(tositumomab)由放射性碘与鼠抗 CD20 单抗构成,两者均可用于标准化疗及利妥昔单抗治疗无效的 B 细胞非霍奇金淋巴瘤患者。

4) 阿仑单抗(Alemtuzumab):重组人源化抗 CD52 单抗,CD52 表达于正常及恶性 B 淋巴细胞、T 淋巴细胞、NK 细胞、单核细胞及巨噬细胞表面,但在造血干细胞及成熟浆细胞均无表达,用于治疗进展期慢性淋巴细胞白血病和 T 细胞淋巴瘤。

5) Brentuximab vedotin:是抗 CD30 单抗与抗肿瘤药 Monomethyl auristatin E(MMAE)的偶联药物,于 2011 年被美国 FDA 批准用于复发耐药的霍奇金淋巴瘤及间变大细胞淋巴瘤的治疗。

6) 达利珠单抗(Daclizumab,Zenapax):是一种靶向 CD25 的嵌合型单克隆抗体,主要用于治疗皮肤 T 细胞淋巴瘤。

3. 抗肿瘤血管和新生血管生成的靶向药物 肿瘤的生长、浸润和转移与血管的生成密切相关,通过抑制血管内皮细胞的增殖和活性从而抑制肿瘤的血管生成,可以抑制肿瘤的生长和转移而不影响其他宿主细胞。VEGF 是作用最强的血管生成因子,VEGF 和 VEGFR 在肿瘤细胞及肿瘤血管内皮中均呈高表达,是抗肿瘤血管生成最理想的靶点。目前主要药物有:

1) 贝伐单抗(bevacizumab):是人源化的抗 VEGF 单克隆抗体,目前指南批准贝伐单抗用于联合以氟尿嘧啶为基础的化疗治疗转移性结直肠癌及联合化疗(紫杉醇 + 卡铂)一线治疗局部进展、复发或转移的非鳞型非小细胞肺癌。

2) 阿柏西普(aflibercept,EYLEA):是一种含抗体片段的重组融合蛋白,由 VEGFR1 和 VEGFR2 的胞外区与 IgG1 的可结晶片段融合而成,同样与血管内皮细胞竞争性结合 VEGF,作用机制及疗效与贝伐珠单抗类似。2012 年 8 月,美国 FDA 批准阿柏西普用于治疗转移性结直肠癌。

4. 其他单抗

1) 尼诺单抗(nivolumab):是一种抗 PD-1 全人化抗体,T 细胞表面的程序性死亡分子 1(PD-1)与肿瘤细胞表面的 PD-1 配体(PD-L1)结合,导致 T 细胞杀伤肿瘤细胞的活性受抑制。抗 PD-1 单克隆抗体竞争性结合 PD-1,从而解除肿瘤细胞对 T 细胞的抑制,使 T 细胞重新获得抗肿瘤活性。尼诺单抗在日本已被获准用于治疗不能手术切除的黑色素瘤。

2) 地诺单抗(denosumab):是第一个靶向 RANKL(receptor activator of nuclear factor-kappa B ligand)的全人源化单克隆抗体,通过结合 RANKL 抑制破骨细胞成熟,预防骨溶解。2010 年一项随机临床试验显示地诺单抗在预防乳腺癌骨转移患者骨相关事件方面优于唑来膦酸。

五、展　望

肿瘤抗体治疗以其靶向性高、疗效可靠、毒副作用小等独特的优势,成为肿瘤治疗领域最有发展前途的治疗手段,但是,由于肿瘤的发生机制复杂,针对某一靶点的药物很难达到理想的疗效,因此常常需要联合用药或联合其他治疗手段,靶向相同或不同靶点,肿瘤抗体治疗与抗肿瘤药物的合理结合,开发靶向肿瘤关键靶点的抗体药物,研究设计更安全有效的抗体药物,寻找生物标记指导治疗,是未来抗体治疗的发展趋势。表 4-2-2 总结了目前 FDA 批准的常用肿瘤治疗性抗体。

表 4-2-2　常用抗肿瘤抗体药物分类列表

通用名	商品名	中文名	厂家	作用靶点	适应证
鼠源性单抗（murine monoclonal antibody）-momab					
ibritumomab	Zevalin	替伊莫单抗	Spectrum Pharms	CD20	非霍奇金淋巴瘤
tositumomab	Bexxar	托西莫单抗	SmithKline-Beecham	CD20	非霍奇金淋巴瘤
嵌合型单抗（chimeric monoclonal antibody）-ximab					
rituximab	Rituxan	利妥昔单抗	Genentech	CD20	非霍奇金淋巴瘤
Cetuximab	Erbitux	西妥昔单抗	ImClone	EGFR	结直肠癌
人源化单抗（humanized monoclonal antibody）-zumab					
trastuzumab	Herceptin	曲妥珠单抗	Genentech	HER-2	HER2 阳性乳腺癌
bevacizumab	Avastin	贝伐单抗	Genentech	VEGF	结直肠癌 / 非小细胞肺癌
pertuzumab	Perjeta	帕妥珠单抗	Genentech	HER-2	HER2 阳性乳腺癌
alemtuzumab	Campath	阿伦珠单抗	Genentech	CD52	慢性淋巴细胞白血病
全人源单抗（human monoclonal antibody）-mumab/numab					
panitumumab	Vectibix	帕尼单抗	Amgen	EGFR	结直肠癌
ofatumumab	Arzerra	奥法木单抗	Glaxo Grp Ltd	CD20	慢性淋巴细胞白血病
ipilimumab	Yervoy	易普利单抗	Bristol-Myers Squibb	CTLA4	黑色素瘤
Denosumab	Prolia/Xgeva	地诺单抗	Amgen	RANKL	骨质疏松 / 预防骨折
抗体偶联药物（antibody-drug conjugate）					
Gemtuzumab ozogamicin	Mylotarg	吉妥珠单抗奥加米星	Wyeth Pharms Inc	CD33	急性髓细胞白血病
brentuximab vedotin	Adcetris		Seattle Genetics	CD30	系统性间变性大细胞淋巴瘤
ado-trastuzumab emtansine	Kadcyla		Genentech	HER-2	HER2 阳性乳腺癌

（张清媛）

第八节　肿瘤内分泌治疗

　　肿瘤内分泌治疗（endocrine therapy）又称肿瘤激素治疗（hormonal therapy），是指通过调节和改变机体内分泌环境及激素水平，治疗肿瘤的方法。肿瘤内分泌治疗始于乳腺癌。1896 年，苏格兰格拉斯哥肿瘤医院外科医生 George Thomas Beatson 报道了双侧卵巢切除治疗局部复发和晚期乳腺癌，取得了良好的效果，拉开了肿瘤内分泌治疗的序幕。此后，Loeser 等人于 1939 年描述了雄激素对转移性乳腺癌的治疗作用；Huggins 等人于 1941 年发现睾丸切除术和口服乙烯雌酚对晚期前列腺癌具有显著的治疗效果。这些研究是肿瘤内分泌治疗的良好开端，使人们逐渐认识到一些肿瘤的发生发展与激素失调有关，治疗中可应用一些激素或抗激素类物质使肿瘤生长环境条件发生变化，从而有效控制肿瘤。

Notes

随着研究的不断深入,内分泌治疗机理日臻清晰,新的内分泌治疗药物不断涌现,使得治疗效果大大提高,由于内分泌治疗的毒性低,患者的耐受性好,常常作为某些病人的治疗首选。目前,内分泌治疗已经成为肿瘤治疗的重要手段,尤其对激素依赖性肿瘤,如乳腺癌、前列腺癌等,内分泌治疗的疗效甚至超过化疗,在肿瘤的综合治疗中起到不可或缺的作用。

一、肿瘤内分泌治疗作用机制

肿瘤内分泌治疗属于全身治疗,是肿瘤综合治疗的重要组成部分,它通过改变机体内分泌环境达到治疗肿瘤的目的。一些肿瘤细胞可表达激素受体,其生长和分裂受激素水平的影响,称为激素依赖性肿瘤,给予相应的激素或抗激素治疗,可产生抗肿瘤作用。激素依赖性肿瘤主要来源于激素靶器官,如乳腺癌、子宫内膜癌、卵巢癌、宫颈癌、前列腺癌等;还可来源于非激素靶器官,如部分胃癌、肝癌、大肠癌、黑色素瘤等肿瘤组织中可检测到激素受体,内分泌治疗对这些肿瘤也有一定效果。肿瘤内分泌治疗机制主要包括两个重要的环节:降低激素水平和阻断激素与受体的结合。

(一)降低激素水平

体内激素产生及调节机制:下丘脑、垂体、靶腺体分别合成和分泌不同功能的激素,彼此间互相调节,形成下丘脑 - 垂体 - 靶腺体轴,确保人体生理功能的正常发挥。因此,降低激素水平可以通过两个途径实现,一是中枢水平抑制下丘脑调节肽的产生,致使下游激素合成和分泌减少;二是在外周水平抑制激素产生。

1. 中枢水平抑制激素产生

(1)通过促性腺激素释放激素类似物和拮抗剂减少激素的产生:促性腺激素释放激素类似物(GnRHa)和 GnRH 拮抗剂可与 GnRH 竞争性结合垂体 GnRH 受体,减少垂体黄体生成素(luteinizing hormone,LH)和促卵泡激素(folliculе-stimulating hormone,FSH)的分泌,从而降低雌激素、孕激素和雄激素的水平,这种方法也称为药物去势。GnRHa 是乳腺癌和前列腺癌内分泌治疗中最常用的一类去势药物,具有可逆、不良反应小的优点。GnRH 拮抗剂目前仅用于晚期前列腺癌的治疗。

(2)通过负反馈调节机制减少激素的产生:在下丘脑 - 垂体 - 靶腺体轴中,下游激素水平增加,可以负反馈抑制上游激素水平,从而降低下游激素水平。①雌激素和雄激素:雌激素是前列腺癌内分泌治疗的常用药物,可通过负反馈抑制 GnRH 的分泌,减少雄激素的产生,而达到治疗肿瘤的目的;雄激素可通过负反馈减少雌激素的产生,对乳腺癌有一定的治疗作用,然而由于其不良反应较大,目前在乳腺癌治疗中的应用越来越少。②甲状腺素:在甲状腺癌的治疗中,补充甲状腺素不仅可以维持机体内甲状腺素水平,而且可以通过负反馈抑制下丘脑 - 垂体 - 甲状腺轴,降低促甲状腺激素(Thyroid stimulating hormone,TSH)的水平,抑制 TSH 引起的甲状腺组织的生长,从而治疗甲状腺癌。

2. 外周水平抑制激素的产生

(1)手术去势:通过手术切除腺体达到抑制腺体的功能,如双侧卵巢切除术和双侧睾丸切除术,分别是乳腺癌和前列腺癌治疗中常用的方法,特点是能够迅速、有效地降低激素水平。

(2)放射去势:通过射线破坏腺体的功能,如乳腺癌可采用卵巢放射去势,但由于可造成毗邻器官的放射损伤及可能卵巢功能阻断不完全而较少应用。

(3)抑制雄激素向雌激素转化:绝经后女性卵巢功能已经衰退,雌激素主要来源是肾上腺产生的雄激素经芳香化酶作用转化而成,很多外周组织如脂肪、肌肉、肝脏及乳腺组织中存在芳香化酶。芳香化酶抑制剂(aromatase inhibitors,AI)能抑制芳香化酶的活性,从而阻止雄激素向雌激素转化。AI 可分为:①类固醇类芳香化酶灭活剂,代表药物为依西美坦,与雄激素竞争性占领芳香化酶的活性位点,并以共价键形式与酶不可逆结合,引起永久性酶灭活,;②非类固醇芳香化酶抑制剂,代表药物为阿那曲唑和来曲唑,与雄激素竞争芳香化酶活性位点,并以离子键与酶可逆性结合。

(二)阻断激素与受体结合

雌激素、孕激素和雄激素均属于类固醇类激素,脂溶性,易穿过细胞膜进入细胞内,与受体结合,形成活性复合物,进入细胞核,激活 DNA 转录,刺激细胞增殖。因此,通过阻断这些激素与其受体的结合,可以抑制肿瘤细胞的生长。常用的受体拮抗药物包括:①选择性雌激素受体调节剂(selective estrogen receptor modulator,SERM):通过与雌激素竞争性结合 ER,阻断雌激素的促增殖作用,主要用于乳腺癌的治疗,是目前应用最为广泛的乳腺癌内分泌治疗药物;②雄激素受体拮抗剂:与 AR 竞争性结合,抑制雄激素进入细胞核,阻断雄激素对前列腺癌的作用。由于单用此药,可加速 LH 和 FSH 的生成,使血浆中睾酮和雌二醇水平增加,常常需与 GnRHa 联用治疗前列腺癌。

二、肿瘤内分泌治疗药物分类

药物治疗是肿瘤内分泌治疗的主要手段。根据作用机制不同,将内分泌药物分为以下三类:①减少激素产生药物;②阻断激素与受体结合药物;③其他(表 4-2-3)。

表 4-2-3　肿瘤内分泌治疗药物分类

药物分类		代表药物	药理作用
减少激素产生	中枢水平抑制激素产生 GnRHa 和 GnRH 拮抗剂	戈舍瑞林 亮丙瑞林 地加瑞克	竞争性与 GnRH 受体结合,拮抗 GnRH 受体,减少 LH 和 FSH 的分泌,进而减少雌激素和雄激素的产生
	外周水平抑制激素产生	阿那曲唑 来曲唑 依西美坦	与芳香化酶可逆性或不可逆结合,抑制酶活性,阻断雄激素转化为雌激素
阻断激素与受体结合	SERM	他莫昔芬 托瑞米芬 氟维司群	与雌激素竞争性与 ER 结合,抑制雌激素作用;氟维司群还可以降解 ER 受体
	雄激素受体拮抗剂	氟他胺 比卡鲁胺	竞争性结合雄激素受体,抑制雄激素作用
其他	激素类	乙烯雌酚 甲地孕酮 丙酸睾酮	与相应受体结合拮抗其他性激素,反馈抑制 GnRH 的产生,进而减少外周性激素合成与分泌
		甲状腺素	抑制 TSH 分泌
	生长抑素类似物	奥曲肽	抑制生长激素、胰岛素、胰高血糖素、胃泌素等激素分泌

三、内分泌治疗在肿瘤治疗中的应用

内分泌治疗是激素依赖性肿瘤重要的全身治疗手段,在肿瘤的治疗中发挥着重要作用。下面重点介绍几种常见肿瘤的内分泌治疗。

(一)乳腺癌的内分泌治疗

乳腺癌的内分泌治疗,不仅能够降低术后患者的复发风险,提高无病生存率和总生存率,而且能够延长复发转移患者的无进展生存期,改善患者生活质量和延长总生存时间。

1. 乳腺癌内分泌治疗的生物学基础　乳腺是一个激素反应器官,正常乳腺上皮细胞含有多

Notes

种激素受体,如 ER 和 PR,其生长发育有赖于多种激素的协调作用。乳腺发生癌变后,部分癌细胞可以保留全部或部分激素受体,生长发育仍受激素环境影响,即为激素依赖性肿瘤,约占乳腺癌的 50%~60%,而有些细胞在癌变过程中,受体保留很少或完全丧失,生长不再受激素的调控,则属非激素依赖性肿瘤。雌激素主要通过 ER 介导的基因转录促使乳腺癌细胞增殖,此外尚可促进癌细胞自分泌和旁分泌多种生长因子如胰岛素样生长因子(IGF)、表皮生长因子(EGF)等,进一步促进乳腺癌细胞(包括非激素依赖性癌细胞)增殖,并对乳腺癌恶性表型的维持起重要作用。

2. 乳腺癌内分泌治疗的指征和影响因素 激素依赖性乳腺癌是内分泌治疗的适应证。对于辅助治疗的患者,只要 ER 或 PR 阳性(免疫组化方法显示阳性细胞比例≥1% 为阳性界值),不论其年龄、月经状况、肿瘤大小和区域淋巴结是否转移,术后都应该接受辅助性内分泌治疗。对于晚期乳腺癌患者,ER 或 PR 阳性是内分泌治疗的指征;而少数 ER 和 PR 阴性者也有因内分泌治疗获益的机会。若患者符合以下条件:年龄 >35 岁,辅助内分泌治疗后无复发生存(DFS)>2年,病情进展缓慢,骨和软组织转移及无症状的内脏转移,均可尝试给以内分泌治疗。

乳腺癌内分泌治疗的疗效受肿瘤细胞 ER 或 PR 表达强度和百分比影响,ER 或 PR 表达强度越强,百分比越高,从内分泌治疗获益的可能性越高。此外还受以下因素影响:①乳腺癌的分子分型;②患者年龄(是否绝经);③肿瘤转移部位;④其他生物学指标(如 EGFR、cerbB-2)等。

3. 乳腺癌内分泌治疗的方法

(1) 手术及放射去势:由于具有创伤性和不可逆性,常常被药物去势所取代。

(2) 药物治疗:内分泌药物治疗具有毒副反应小,治疗期间患者生存质量较高等特点,是乳腺癌的主要的方法。根据药物不同的作用机制,大致可以分为以下几类。

第一类为雌激素竞争性抑制剂,代表药物为他莫昔芬,此外还有雷洛昔芬、托瑞米芬等,适用于任何年龄。

第二类为 AI,目前临床中常用第三代 AI,代表药物为来曲唑、阿那曲唑、依西美坦。对于卵巢仍有功能的尚未绝经的乳腺癌患者,AI 不仅无法有效降低体内高水平的雌激素,而且还会诱发异常排卵,并导致严重内分泌失调。因此绝经前患者禁用 AI 类药物,除非双侧卵巢切除或同时采用药物性卵巢去势。

第三类为药物性卵巢去势,代表药物戈舍瑞林及亮丙瑞林。其最大优势是停药后月经有可能恢复。

第四类为 ER 拮抗剂(又称 ER 下调剂),代表药物是氟维司群。由于氟维司群问世不久,对它的研究还有待深入。

第五类为孕激素类,代表药物是甲地孕酮和甲孕酮。由于孕激素具有增强食欲的作用,因此还被用于晚期伴恶病质患者的支持治疗。

4. 乳腺癌内分泌治疗的应用 新辅助内分泌治疗:是指术前进行的内分泌治疗,其目的是使乳腺癌原发病灶和区域淋巴结降期,从而提高乳腺癌的局部控制率,并为可能需要行乳房切除术的患者提供保留乳房的机会。

辅助内分泌治疗:对于 ER 和(或)PR 阳性的乳腺癌患者,术后都应该接受辅助内分泌治疗,尤其适用于不能耐受化疗的老年患者和一般情况较差且伴有较多合并症的患者。辅助内分泌治疗不仅可以降低局部和远处复发风险,还可以提高总生存率。未绝经或围绝经期的患者可以选择的内分泌治疗方法包括:①他莫昔芬;②单用卵巢去势(手术或药物);③卵巢去势 + 他莫昔芬。建议在完成辅助化疗后开始。绝经后的内分泌治疗方法包括:①第三代 AI;②他莫昔芬;③或他莫昔芬与 AI 交替应用。辅助内分泌治疗的时限推荐为 5~10 年。

解救内分泌治疗:晚期转移性乳腺癌治疗的主要目的是缓解症状、提高生活质量和延长生存期。由于内分泌药使用方便、疗效确切且毒性小,故特别适合于晚期乳腺癌的治疗。晚期乳

Notes

腺癌内分泌治疗的决策更需要个体化,总体原则是:①对于激素依赖型乳腺癌,除非有明显症状的内脏转移急需化疗救治,否则应首选内分泌治疗;②每一种内分泌治疗措施都应尽可能长期应用,而不应过分苛求肿瘤的退缩,只要没有明确的证据显示肿瘤进展,切忌随意停药或换药。

(二)前列腺癌的内分泌治疗

内分泌治疗是晚期前列腺癌的主要治疗方式,对大多数患者都有一定疗效。在 70%~80% 的患者中内分泌治疗可以阻止和延缓肿瘤的生长。而对于淋巴结阳性前列腺癌患者行根治性前列腺切除和盆腔淋巴结清扫术后给予内分泌治疗,可改善生存,降低局部复发风险。

1. 前列腺癌内分泌治疗的生物学基础 前列腺是雄激素依赖性器官,大多数前列腺癌生长依赖于雄激素(睾酮),减少或拮抗体内雄激素可使癌变的前列腺上皮细胞凋亡,抑制癌细胞生长。90%~95% 的雄激素在睾丸内产生,通过下丘脑 - 垂体 - 睾丸轴的反馈机制进行调控;不足 5% 的雄激素则由肾上腺皮质分泌,对前列腺最多可提供 40% 的活性雄激素。内分泌治疗是指消除雄激素的活性作用,可通过以下途径:①抑制垂体的促性腺激素释放,抑制睾酮的产生;②双侧睾丸切除术,去除睾酮的产生来源;③直接抑制类固醇的产生;④抑制靶组织中雄激素的作用。

2. 前列腺癌内分泌治疗方法

(1)手术治疗:主要指双侧睾丸切除术,是去势治疗的金标准,但由于手术对患者的生活质量和心理状态会造成严重影响,使患者很难接受。

(2)药物治疗:是前列腺癌内分泌治疗的主要手段,包括:促性腺激素释放激素类似物、雄激素受体拮抗剂、雌激素类药物、孕激素类药物、抗肾上腺药物等。

从治疗方式上可分为四类,即单纯去势治疗、单纯抗雄激素治疗、最大限度雄激素阻断治疗以及间歇性内分泌治疗。

(1)单纯去势治疗:药物去势和手术去势疗效相当。GnRHa 是目前使用最广泛的去势药物,常用的有亮丙瑞林、戈舍瑞林,适用于各期前列腺癌,但约 10% 患者注射 GnRHa 后睾酮无法达到去势水平,这部分患者仍需行手术去势。

(2)单纯抗雄激素治疗:抗雄激素药物分为类固醇类和非类固醇类。类固醇类药物不良反应显著,目前临床应用以非类固醇类药物为主。非类固醇类代表性药物是氟他胺、比卡鲁胺,该类药物在竞争性结合 AR 的同时,抑制雄激素对下丘脑的负反馈,促使垂体 LH 及 GnRH 分泌增多,刺激睾丸睾酮分泌,所以能够保持患者的性欲和性功能但疗效也会降低。单纯抗雄激素治疗较药物或手术去势疗效差,只推荐用于治疗后复发的患者。

(3)最大限度雄激素阻断:最大限度雄激素阻断(maximal androgenic blockade,MAB)是指应用手术或药物同时去除或阻断睾丸和肾上腺来源的雄激素,常用的方法为去势与抗雄激素药物联合应用。但目前尚无证据显示多种方法的联合应用较单纯去势更有效。MAB 多用于单纯去势治疗(手术或药物)血清睾酮浓度≥50ng/dl 的患者。值得注意的是减少循环雄激素很可能导致 AR 上调,从而使前列腺癌复发并进展为雄激素非依赖性前列腺癌,给治疗带来困难。

(4)间歇性内分泌治疗:间歇性内分泌治疗(intermittent hormonal therapy,IHT)是指患者接受内分泌治疗直到睾酮下降至去势水平、PSA 降到正常水平以下,此时停止治疗;而后根据肿瘤发展情况(如 PSA 升高等)再次开始内分泌治疗,如此循环反复,一般推荐每循环治疗时间为 8~9 个月。

前列腺癌内分泌治疗多采用 MAB 方法,也可单用药物去势。IHT 可延长雄激素非依赖性前列腺癌出现时间,保留患者性功能,提高生活质量,降低治疗费用。但 IHT 不可应用于症状明显、病变发展迅速的患者。IHT 能否延长患者的生存期尚未得出结论,能否代替长时期的雄激素阻断治疗还需进一步的临床研究。

3. 前列腺癌内分泌治疗应用

(1)新辅助内分泌治疗:部分前列腺癌患者的临床分期可能被低估,前列腺癌新辅助内分泌

Notes

治疗可以减少肿瘤体积,降低临床分期,减少淋巴结浸润。目前,新辅助内分泌治疗不推荐用于将要进行根治性前列腺切除术的患者,而在放疗前应用可延长患者的生存期。

(2)辅助内分泌治疗:辅助内分泌治疗即根治性前列腺切除术或放疗后给予的预防复发转移的内分泌治疗,适用于术后病理示淋巴结阳性及伴有高复发风险的放疗后前列腺癌患者。对于淋巴结阳性的患者,推荐术后立即持续应用辅助内分泌治疗。目前,前列腺癌辅助内分泌治疗疗程尚有争议,根据复发风险分级及其他联合治疗方案的不同,可以进行4~6个月或2~3年的辅助内分泌治疗。

(3)解救内分泌治疗:解救内分泌治疗能够有效缓解症状、提高生活质量和延长生存期,已被推荐为晚期前列腺癌的一线治疗方法。虽然内分泌治疗对大多数前列腺癌有明显的疗效,但几乎所有患者最终将转变为去势抵抗性前列腺癌。去势抵抗性前列腺癌的发生机制可能与性腺外雄激素产生增多、AR变异或表达增加,导致癌细胞对雄激素更为敏感有关。此时雄激素受体信号通路仍然是重要治疗靶点,二线内分泌治疗对某些去势抵抗性前列腺癌患者仍有效。

(三)其他肿瘤的内分泌治疗

1)子宫内膜癌:子宫内膜癌分为激素依赖型肿瘤和非激素依赖型肿瘤两型。激素依赖型肿瘤占子宫内膜癌80%以上,多见于绝经前妇女,组织类型多为高分化腺癌,对孕激素等内分泌治疗敏感。孕激素通过与PR结合,进入细胞核,影响细胞内DNA的转录反应,延缓DNA和RNA的复制,抑制肿瘤细胞的生长。他莫西芬单药治疗子宫内膜癌有效率低,不推荐单独使用,与孕激素联用,可增加孕激素的作用。

2)甲状腺癌:甲状腺癌细胞表面存在TSH受体,TSH通过与癌细胞表面的受体结合促进肿瘤细胞的增殖。通过补充甲状腺素,可以抑制垂体前叶TSH的分泌,从而抑制TSH对甲状腺组织的刺激,达到治疗肿瘤的目的。口服甲状腺素对生长缓慢、分化良好型甲状腺癌疗效较好,可用于治疗体质差不能手术切除或术后复发转移的晚期患者,也可以用于预防术后复发。

3)胰腺内分泌肿瘤:又称胰腺APUD肿瘤,能分泌大量多肽激素,进入血液循环,与靶细胞膜上的特异受体结合,通过酶系统激活相应靶细胞的生理活性,产生相应症状。生长抑素能够抑制多种激素的作用,奥曲肽是一种人工合成的含有8个氨基酸的生长抑素类似物,它保留了生长抑素中发挥生物学活性的四肽序列,能够抑制生长激素、胰岛素、胰高血糖素、胃泌素等激素分泌,适用于姑息肿瘤的患者。

4)卵巢颗粒细胞瘤:卵巢颗粒细胞瘤可分泌雌激素且颗粒细胞瘤中存在孕激素受体,这些都是激素治疗颗粒细胞瘤的依据。对于一线化疗失败的颗粒细胞瘤,甲孕酮可诱导肿瘤缓解,甲孕酮的疗效与使用剂量有一定的关系,近年来发现促性腺激素释放激素激动剂也有一定的疗效。

5)消化道类癌内分泌治疗是转移性不能手术的消化道类癌的治疗首选,最有效的内分泌治疗药物(生长抑素类似物)是长效的兰瑞肽和短效的奥曲肽。兰瑞肽和奥曲肽具有抑制生长激素、胰岛素、胰高血糖素、胃泌素及胃酸分泌的作用,因此除治疗作用外,还可以用于缓解多种消化道内分泌肿瘤患者的神经内分泌症状,如胃泌素瘤、血管活性肠肽(VIP)瘤、类癌综合征、胰岛素瘤、生长激素释放激素瘤、胰高血糖素瘤和胰源性异位Cushing's综合征等。

(四)结语与展望

内分泌治疗是肿瘤综合治疗的重要手段,其价值越来越受到重视。内分泌治疗虽然给患者带来了较高的临床获益率,但仍有许多问题亟待解决,比如副作用的避免和有效缓解,用药时间的合理确定,与分子靶向治疗联合的疗效等。目前内分泌治疗抵抗已成为临床常见问题,以乳腺癌为例约有30%受体阳性患者存在内分泌治疗原发耐药,并且几乎绝大部分初治有效的患者在应用内分泌药物一段时间后会出现继发耐药,内分泌治疗耐药机制及应对措施有待进一步研究。随着对肿瘤认识的深入及新的内分泌药物的出现,内分泌治疗的模式将不断完善,疗效也

Notes

将会进一步提高。医生在综合考虑患者肿瘤的特点，患者的身体状况，评估肿瘤对治疗的反应性、治疗可能的获益情况等因素后制定个体化的治疗方案将是肿瘤内分泌治疗的发展方向。未来将不再局限于对器官或细胞水平上的激素生理、药理作用、激素释放调节的研究，而是深入到分子水平对激素的基因调控机制、激素与受体的相互作用机制及受体的信息转化和传递等一系列问题进行深入细致的研究。从而推动新药的研发，提高个体化治疗水平、降低药物不良反应、克服激素耐药等。

（张清媛）

第九节　肿瘤的耐药

肿瘤细胞群体具有内在的、高度有序发展的抗药能力，无论是细胞毒类药物还是靶向药物，均未能克服耐药问题。肿瘤的耐药性是影响疗效和肿瘤根治的主要原因，至今仅有少数组织来源的晚期肿瘤，可以通过药物治愈，而即使是这些肿瘤，也可能复发并发生耐药。

关于肿瘤耐药的产生有多种理论和假说。耐药应是多种机制综合作用的结果，与肿瘤细胞的生物学特点和自然界中普遍存在的生物对生存环境的适应性有关，如同细菌对抗生素的耐药，肿瘤细胞的耐药也是环境选择和适应的结果。

一、耐药的定义

耐药可以从不同的方面进行定义和分类。耐药和敏感是一对相对的概念。体外实验中，耐药和敏感可以理解为在同一浓度下，与规定的参照系相比，药物对不同细胞系生长抑制率的差别，抑制率低于参照系的定义为耐药，反之则为敏感。耐药和敏感可以随着药物浓度、培养条件等变化，低浓度下耐药的细胞，可以在高浓度时恢复敏感性。体内肿瘤的耐药，通常指在常规的化疗疗程后，肿瘤体积没有缩小或持续增大。这并不意味着化疗未能杀伤肿瘤细胞，而是被杀伤细胞的数量低于增殖的数量，导致肿瘤细胞数量的净增加。耐药还可以分为天然性耐药和接触药物后逐渐产生的获得性耐药，以及永久性耐药和暂时性耐药等。

二、体外耐药模型的建立

耐药细胞模型在体外细胞培养体系中相对容易建立。通常的做法是将肿瘤细胞系培养在不断提高的亚致死性浓度的药物中。首次暴露于细胞毒性药物时，细胞的生长会受到明显抑制，随着作用时间的延长，可以逐渐恢复生长并最终达到用药前的倍增速度。如提高培养液中的药物浓度，将重复出现上述现象。根据对不同肿瘤细胞系、药物种类和耐药程度的要求，建立一个耐药细胞表型需要数周至数月不等的时间，此时细胞可以在最初有明显毒性的药物浓度下完全不受影响的生长。如果将药物从培养环境中去除，多数情况下细胞将在没有持续药物暴露的情况下维持耐药性。

三、耐药的发生机制

（一）肿瘤细胞的自发突变

肿瘤细胞可因其固有的遗传不稳定性，发生自发突变而获得耐药性。与细菌对抗生素的耐药机制相似，这种因自发突变产生的耐药，可以是在接触药物之前就存在于肿瘤细胞群中的天然耐药基因变异型，也可以是在接触药物后诱发基因突变而产生的获得性耐药基因变异型。肿瘤细胞群中耐药细胞出现的时间早晚，与耐药细胞的数量、化疗疗效和肿瘤是否有潜在的治愈可能有关。也就是说，耐药细胞出现的越早，意味着治疗后耐药细胞的相对数量越多、出现肿瘤进展的时间越早，疗效越差。理论上只有在没有耐药细胞存在的情况下，肿瘤才

Notes

有可能被药物治愈。

(二)细胞凋亡与耐药

生理状态下,细胞的凋亡机制可以使发生基因突变或异常改变的细胞进入凋亡程序而被清除。凋亡调控通路的异常,不仅是细胞发生恶性转化的原因之一,也是肿瘤耐药的重要机制。如具有高致癌性的人类乳头瘤病毒,其病毒基因可以编码使视网膜母细胞瘤(retinoblastoma,Rb)基因和 p53 基因失活的蛋白,而 Rb 和 p53 是两个重要的促凋亡蛋白。抗凋亡能力不仅可以使发生了异常改变的细胞存活下来,也使细胞对基因损伤等的打击更加耐受。因为大多数的细胞毒类药物是通过对细胞 DNA 的损伤,最终激活凋亡通路而杀伤肿瘤细胞的,所以凋亡通路的失活将导致耐药的发生。凋亡调控系统中任何组成部分的去功能化或功能缺失,都可能通过不同的途径导致细胞程序性死亡功能的缺陷,使肿瘤细胞更容易发生天然、广谱或早发的耐药。

为什么血液和胚胎组织来源的肿瘤对细胞毒类药物普遍敏感,而大多数上皮来源的肿瘤却相对耐药? 从凋亡的角度分析,目前认为主要与肿瘤细胞是否具有固有的凋亡倾向有关。由于生理功能的需要,正常情况下血液和胚胎组织细胞本身就具有很强的凋亡倾向,而上皮细胞没有这一特点,相反在发生损伤时,更倾向于启动抗凋亡机制,延长细胞周期和使细胞进入休息状态,允许强大的修复系统对损伤进行修复。

(三)肿瘤细胞增殖动力学与耐药

处于增殖周期中不同时相的肿瘤细胞对化疗药物的敏感性存在差异,通常静止期(G0 期)的细胞对药物最不敏感。而作用于某一特定周期时相的药物,例如抑制 DNA 合成的药物,对于没有进入 DNA 合成期(S 期)的细胞则完全无效(图 4-2-4)。

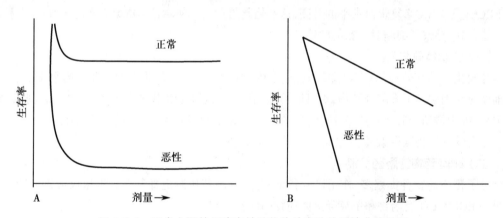

图 4-2-4　两类主要的细胞毒性药物体外实验的量效曲线模型

A. 显示了细胞周期特异性药物,如甲氨蝶呤、长春新碱和阿糖胞苷等的量效曲线。在相对短的药物作用时间内,细胞周期特异性药物主要杀伤处于增殖周期中某一特殊时相的细胞,而对其他增殖时相内的细胞无效。因肿瘤细胞群中处于增殖周期内的细胞比例高,被杀伤细胞的比例也相对高;B. 显示了典型的对数-直线型(log-linear)的药物量效曲线,包括烷化剂和 DNA 加合物等。这类药物的特点是提高药物剂量,可以导致对细胞对数水平的杀伤,同样因为肿瘤组织中处于增殖周期内的细胞比例多,肿瘤细胞的被杀伤细胞比例高于正常组织

因细胞周期动力学变化导致的耐药,与基因水平改变所产生的耐药不同,前者是可以恢复的暂时性耐药,理论上如果有效药物的浓度可以维持足够长的时间,所有的细胞,包括 G0 期细胞均可以进入对药物敏感的细胞周期时相中。而因基因改变产生的耐药,即使细胞从 G0 期进入了增殖周期,依然不会恢复对药物的敏感性。

(四)肿瘤耐药的生物化学机制

如果可以获得药物与细胞作用后的分子水平信息,就有可能发现药物细胞毒性减弱的原因。在耐药细胞中,发现了数量庞大的生物化学改变,并且这些发现随着新药的出现和研究水

平的进步还在与日俱增。大多数药物发挥作用的过程包括：首先通过细胞膜进入胞内，部分药物还需要在细胞内被激活，而后活性药物与细胞内的靶分子结合，发挥作用。以上作用环节中任意一环的改变，都可能导致耐药的出现，高度耐药细胞通常是多种耐药机制的综合体。

耐药细胞的生化改变可以简单地分为单一性耐药和多药耐药。单一性耐药是指仅针对一种药物所产生的耐药，如叶酸类似物甲氨蝶呤诱导二氢叶酸还原酶水平升高导致的耐药。多药耐药（Multidrug resistance，MDR）是指肿瘤细胞对某种药物抗药后，对其他结构不同，作用机制也不同的药物也具有抗药性的现象。目前已知和 MDR 有关的药物主要包括抗肿瘤抗生素如多柔比星、柔红霉素、博来霉素和丝裂霉素；植物药如长春新碱、鬼臼碱和紫杉类等；其他如顺铂和美法仑等。MDR 发生的分子机制包括有以下几方面：①跨膜药泵基因的扩增或过表达。通常细胞内药物分子的数量达到 10 000~100 000 时才有可能杀死细胞，跨膜转运蛋白的高表达，将促进药物排出细胞，降低细胞内的药物浓度。先后发现了 P- 糖蛋白（P-glycoprotein，P-gp）、多药耐药蛋白（multidrug resistance protein，MRP）、肺耐药相关蛋白（the lung resistance-related protein，LRP）和乳腺癌耐药蛋白（breast cancer resistance protein，BCRP）等具有药泵功能的跨膜转运蛋白。②药物的代谢、转化和解毒功能的改变。例如铂类分子进入细胞后，除了和 DNA 结合外，还可以与包括金属硫蛋白和谷胱甘肽等在内的其他大分子结合，这些大分子具有隔离铂类分子并将其排出细胞外的作用。一个金属硫蛋白可以结合 10 个顺铂分子，而铂类分子的存在又促进了金属硫蛋白等解毒大分子的合成。③药物作用靶点改变，如 DNA 拓扑异构酶Ⅱ的数量减少或性质改变，导致以拓扑异构酶Ⅱ为靶点的药物耐药。④其他机制还包括细胞对损伤的修复增强等。如肿瘤细胞对顺铂耐药的部分机制是对其所致的 DNA 损伤的修复能力增强，表现为包括 ERCC1 等 DNA 修复蛋白水平的升高，这些修复蛋白具有使顺铂 -DNA 加合物从 DNA 上移除的功能，因而导致了细胞对顺铂的敏感性下降。

（五）肿瘤负荷与耐药

肿瘤化疗的疗效与治疗开始时的肿瘤细胞数量明显相关，负荷大的晚期肿瘤很难治愈，术后辅助化疗因切除了大部分肿瘤，更可能治愈。耐药细胞的发生率与肿瘤大小（或肿瘤细胞数量）有关系，因为增殖的肿瘤细胞群中始终存在一定比例的自发性突变，所以肿瘤细胞数越多，发生自发性突变的细胞数量就越多，也就越容易出现耐药。

（六）靶向药物的耐药机制

分子靶向药物种类繁多，作用机制各不相同，其耐药机制更加复杂。这里仅分别介绍应用较早的 EGFR-TKI 类药物和单克隆抗体药物的耐药机制。

在 EGFR 基因敏感突变的非小细胞肺癌的治疗过程中，无论初始疗效如何，EGFR-TKI 类药物最终均会出现耐药。其中 50% 以上与 EGFR 基因 20 号外显子 790 位上的密码子错义突变有关，称为 T790M 突变，可以导致 TKI 药物与 EGFR 胞膜内结构亲和力降低而失效。研究表明在肿瘤组织中约 80% 在治疗前就存在着少量 T790M 突变细胞，经过 TKI 药物治疗选择后逐渐成为残存或进展肿瘤主要的细胞成分。但也不排除治疗后继发 T790M 突变的可能性。另一个主要的获得性耐药机制是 MET 扩增，约占 5%~30%。部分非小细胞肺癌患者复发后再活检还出现了病理类型的转化，如小细胞癌，这也是耐药的原因之一。

单抗类药物耐药同样很复杂，其耐药机制还不十分清楚。主要包括胞膜外受体结构或数量改变和信号传导途径下游分子基因的突变。如针对 Her-2 阳性乳腺癌的曲妥珠单抗，其耐药机制包括 Cyclin E 基因扩增导致 CDK2 活化，进入细胞增殖周期；EGFR 家族 4 个成员之间可以相互聚合形成二聚体，Her-2 与 Her-3 聚合形成的异二聚体也能够激活 PI3K/AKT 信号通路；Her-2 基因突变，胞膜外 Her-2 空间结构改变导致曲妥珠单抗与 Her-2 结合受阻；其他如 KRAS 基因突变或扩增，MET 受体表达，IGF-1R 基因过表达，HSP27 高表达等也与曲妥珠单抗耐药有关。

四、耐药与放疗之间的关系

研究发现,电离辐射可以诱发多种耐药细胞表型,相反化疗却很少导致放疗抵抗。临床上常可以观察到对放疗抗拒的肿瘤,会同时表现为化疗耐药,而放射治疗野内复发的肿瘤,往往会更加耐药。这种现象应与电离辐射可以造成大量基因损伤的生物学效应有关。有研究估计,照射 60Gy 的剂量,可以在 100g 的肿瘤组织中平均诱发 10^{15} 的 DNA 损伤,平均每个细胞发生 10^7 的 DNA 损伤事件,而同时肿瘤细胞对 DNA 损伤的修复缺乏准确性,因而会在受照后存活的肿瘤细胞中造成大量的基因突变,以致耐药细胞的出现。这一理论提示应在放射治疗之前先进行化疗。

五、肿瘤耐药的克服

多种治疗策略对克服耐药有一定的效果,包括多药联合治疗、在肿瘤负荷低的时候开始治疗或者是应用新药对抗耐药等,这些策略已在前面的章节中阐述。

其他克服耐药的策略还包括提高给药剂量。实验证实,如果细胞对某一剂量水平耐药,进一步提高剂量则可能恢复敏感。这可能与剂量提升后,细胞内的药物浓度随之升高并使药物的作用靶点饱和有关。虽然这种理论还存在争议,但是高剂量化疗联合造血干细胞移植无疑可以治愈部分常规剂量化疗无法治愈的肿瘤。高剂量化疗对于如白血病、淋巴瘤和生殖细胞肿瘤等化疗敏感性肿瘤更加有效,同样肿瘤负荷越小疗效越好。这可以用 Log-kill 数学模型解释,log 细胞存活率 =-b(常数)× 剂量,其中常数 b 可以看作是量效曲线的斜率,与药物对不同肿瘤的敏感性有关,斜率是负数表明细胞的存活率与剂量成反比。

假设给药剂量提高至初始剂量的 2 倍,则符合以下等式:2D × -b=2logPs 或 2D × -b=logPs2

也就是说,药物剂量加倍,细胞的存活率则被乘方,因为细胞的存活率应小于1,药物剂量的线性升高,将导致细胞存活率以初始剂量存活率乘方的比例减少。例如,如果 1 倍剂量可以使 10% 的细胞存活,那么剂量提高至 2 倍时,细胞的存活应为 10% × 10%=1%,如果提高至原来 3 倍,则有 10% × 10% × 10%=0.1% 的细胞生存,可见对于敏感肿瘤,剂量提高可以有效降低肿瘤细胞的存活率。相反,如果细胞相对耐药,比如 1 倍给药剂量的细胞存活率为 50%,提高至 2 倍剂量时仅为 25%,3 倍时则是 0.5 × 0.5 × 0.5=12.5%,这说明对于化疗不敏感的肿瘤,即使提高剂量也并不能对抗肿瘤细胞的耐药。

靶向药物耐药后应根据其产生的机制制定克服耐药的策略。鉴于发生小分子靶向药物耐药后肿瘤组织中可能存在着不同敏感程度的肿瘤细胞,而耐药后可供选择的药物非常有限,为了充分利用靶向药物的作用,临床上形成了一些共识:应争取重新活检以明确耐药的分子机制;对缓慢进展的肿瘤耐药,可以继续使用原有药物;孤立进展的肿瘤耐药,考虑在继续使用原有药物的基础上联合应用局部治疗;对靶向治疗曾获益,耐药后接受化疗有效的患者,下一步可考虑再使用原有靶向药物。当然,针对耐药机制研发新的药物,以及联合使用多种靶向药物仍是解决耐药问题的主要策略。如 T790M 突变导致吉非替尼或厄洛替尼耐药后,使用 EGFR 和 Her-2 的不可逆抑制剂阿法替尼,或与西妥昔单抗联合,以及采用 T790M 特异性 TKI 药物 AZD9291、CO-1686,联合使用 EGFR-TKI 和 MET 抑制剂等方法,均获得了较好的缓解率。类似的,曲妥珠单抗在抗 Her-2 治疗失败后,可选用对 Her-2 及 EGFR 均有抑制作用的 TKI 药物拉帕替尼,阻止 Her-2 和 Her-3 形成异二聚体的帕妥珠单抗,或者曲妥珠单抗分别与拉帕替尼、帕妥珠单抗联合使用。

(石远凯)

第十节　结语与展望

由于抗肿瘤药物的增多,肿瘤内科治疗的理论和经验不断丰富,例如肿瘤细胞增殖动力学、肿瘤的负荷和异质性、肿瘤的根治、肿瘤耐药、剂量强度和剂量密度等理论和概念的建立和发展,为肿瘤的内科治疗提供了越来越多的理论基础。新的细胞毒性药物和靶向药物的出现,不仅延长了晚期实体瘤患者的生存期,也改变着根治性治疗的格局。常见肿瘤的辅助治疗、新辅助治疗、同步放化疗的地位日益明确,高剂量化疗、剂量密集化疗、持续静脉滴注疗法的疗效提高已经得到证实。治疗技术的进展取决于对肿瘤病因和发病机制等相关研究的突破,靶向治疗拓展了肿瘤内科的治疗领域,并且缓解了提高疗效与减少毒性之间的矛盾。可以看出,新药的研发过程提高了肿瘤内科的治疗水平,拓展了肿瘤内科的治疗领域,更开辟了肿瘤内科治疗研究的新思路。肿瘤耐药基因的研究、疗效预测指标和预后指标的研究为肿瘤内科的个体化治疗提供了依据。多中心大规模的随机临床试验和 Meta 分析,为内科肿瘤学家们提供了循证医学的理论依据,指导和规范了肿瘤的内科治疗。长期的经验积累已使我们找到了一些预防药物毒副反应的方法,辅助用药提高了患者的耐受性,有利于发挥更好的疗效。

但是,肿瘤内科的发展依然面临着很多困难。回顾内科肿瘤学的发展历程,在内科可治愈的肿瘤中,大部分在数十年前地位就已确立,尽管如今新的抗肿瘤药物层出不穷,不少肿瘤的治愈率得到了提高,生存期获得了延长,但单纯能够通过内科治疗而治愈的肿瘤种类并没有增加。靶向药物是近年的研究热点,它们在淋巴瘤、非小细胞肺癌、结直肠癌、乳腺癌、肾透明细胞癌、慢性粒细胞白血病和胃肠间质瘤等多种肿瘤中都取得了非常好的治疗效果,但是目前单纯依靠靶向治疗并不能彻底治愈肿瘤,同时也存在着其他问题,如耐药、最佳用法、如何评估疗效、治疗费用过高等。而在常见肿瘤的根治性治疗中,抗肿瘤内科治疗虽取得了一定进展,但仍处于从属地位。在毒性方面,以化疗为代表的内科治疗可能引起短期的不适或功能障碍,也可能造成远期不良后果,如第二肿瘤发生、生殖毒性等,毒性严重时可能导致患者死亡,这是化疗疗效进一步提高的主要限制,仍然是肿瘤内科治疗必须解决的主要问题之一。

鉴于肿瘤内科目前的发展水平,为了克服上述困难,临床实践中我们应该遵循肿瘤内科治疗的几个基本原则:

1) 首先应该符合综合治疗的原则,充分利用各种治疗手段的优势,争取达到最佳疗效和最小代价的平衡。例如化疗虽然可以使晚期非小细胞肺癌达到部分缓解甚至完全缓解,但却无法根治;配合靶向治疗可能进一步减少肿瘤负荷,改善患者体质,但仍无法根治;如果再加入免疫治疗、细胞治疗等,积极调动患者自身的抗肿瘤免疫机制,消灭最后的少量残存肿瘤则是有可能的。

2) 善于继承和发展,强调基于循证医学的规范化治疗。治疗原则和治疗指南是既往知识和经验的总结,其基础是目前已有的循证医学证据,只有按照已知的最好证据进行规范化治疗,才能期望得到最佳的治疗效果。抗肿瘤内科治疗在多数情况下,适应证的选择、治疗时机的把握、疗程安排、化疗药物及其剂量等,都有一定的原则。剂量过大或无休止的治疗非但不能提高疗效,还会带来不必要的毒副反应。

3) 肿瘤内科医生最重要的价值体现,是基于循证医学的个体化治疗。应该结合每位患者的具体情况,寻找最切合该患者病情的相关依据,从而选择最适于该患者的治疗方案。例如,只有部分患者能够从辅助治疗中受益,如果我们能预先选择出更可能受益的患者进行治疗,那么在这部分患者中的疗效可以相对提高,同时也可以避免治疗给其他患者带来的不良反应。靶向治疗药物更是将个体化的要求精确到分子水平,用药前的基因检测和蛋白分析成为基本要求,错误的选择靶向药物,不仅导致时间、经济上的损失,更有可能丧失了最佳治疗时机。因此,个体

Notes

化疗实际上是对肿瘤内科医师提出了更高的要求,需要对疾病、患者、治疗三方面有更精准的把握与预测。

4)重视理论研究、新药研发和临床研究。任何医学的进步都离不开基础理论的支持,靶向治疗的突破最能体现这一点,是典型的基本理论和技术转化为临床应用的例子。当然,新药新技术的价值必须经过循证医学的检验,临床研究则是实现这种转化的最好的桥梁。对于已经没有治疗标准和规范可循的患者,参加的规范的、设计良好的临床研究是最佳选择。

我们相信,随着多学科协作研究的发展,特别是肿瘤转化性研究的不断深入,肿瘤内科的治疗水平进一步提高,将会有越来越多的肿瘤患者改善症状、提高生活质量、延长生命,甚至达到治愈。

(石远凯)

参考文献

1. 孙燕,石远凯.临床肿瘤内科手册.第5版.北京:人民卫生出版社,2007
2. 孙燕.内科肿瘤学.北京:人民卫生出版社,2001
3. 孙燕.肿瘤药物治疗百年回顾与展望.中华肿瘤杂志,2004,26:701-703
4. Perry MC. The chemotherapy source book. 5th ed. Philadelphia:Lippincott Williams & Wilkins,2012
5. Waun Ki Hong,Robert C. Bast Jr. Cancer Medicine. 8th ed. Hamilton:BC Decker,2010
6. DeVita VT,Hellman S,Rosenberg SA. Cancer:Pricinple and Practice of Oncology. 8th ed. Philadelphia:Lippincott Williams & Wilkins,2008
7. EdwardChu,Alan C. Sartorelli. Cancer Chemotherapy//Bertram G. Katzung,Susan B. Masters,Anthony J. Trevor. Basic & Clinical Pharmacology. 12th ed. The McGraw-Hill Companies,2012
8. 甄永苏.抗肿瘤药物研究与开发.北京:化学工业出版社,2004,3-25
9. 甄永苏.抗肿瘤药物研究与开发.北京:化学工业出版社,2004,6-43
10. 潘启超,胥彬.肿瘤药理学与化学治疗学.第2版.郑州:河南医科大学出版社,2000,1-9
11. 张天泽,徐光伟.肿瘤学上册.第2版.天津:天津科学技术出版社,2005,693-656
12. 张友会.现代肿瘤学.北京:北京医科大学中国协和医科大学联合出版社,1993,236-245
13. Armitage JO. Bone marrow transplantation. N Engl J Med,1994,12:827-838
14. J. Apperley,E. Carreras,E. Gluckman,et al. The EBMT Handbook. 6th Edition// Haematopoietic stem cell transplantation. 2012 revised edition. Genoa:Forum service edition
15. Körbling M1,Freireich EJ. Twenty-five years of peripheral blood stem cell transplantation. Blood,2011,117(24):6411-6416
16. 孙燕.抗肿瘤药物手册.北京:北京大学医学出版社,2007
17. Melosky B. Review of EGFR TKIs in Metastatic NSCLC,Including Ongoing Trials. Front Oncol. 2014,4:244
18. Funakoshi T,Latif A,Galsky MD. Safety and efficacy of addition of VEGFR and EGFR-family oral small-molecule tyrosine kinase inhibitors to cytotoxic chemotherapy in solid cancers:a systematic review and meta-analysis of randomized controlled trials. Cancer Treat Rev,2014,40(5):636-647
19. Serrano C,George S. Recent advances in the treatment of gastrointestinal stromal tumors. Ther Adv Med Oncol,2014,6(3):115-127
20. Branford S,Rudzki Z,Harper A,et al. Imatinib produces significantly superior molecular responses compared to interferon alfa plus cytarabine in patients with newly diagnosed chronic myeloid leukemia in chronic phase. Leukemia,2003,17(12):2401-2409
21. Llovet JM,Ricci S,Mazzaferro V,et al. Sorafenib in advanced hepatocellular carcinoma. N Engl J Med,2008,359(4):378-390
22. Scott AM1,Allison JP,Wolchok JD. Monoclonal antibodies in cancer therapy. Cancer Immun. 2012,12:14
23. Scott AM,Wolchok JD,Old LJ. Antibody therapy of cancer. Nat Rev Cancer,2012,12(4):278-287
24. Bang YJ1,Van Cutsem E,Feyereislova A,et al. ToGA Trial Investigators. Trastuzumab in combination with chemotherapy versus chemotherapy alone for treatment of HER2-positive advanced gastric or gastro-

Notes

oesophageal junction cancer(ToGA):a phase 3,open-label,randomised controlled trial. Lancet,2010,376 (9742):687-697

25. Jakobovits A,Amado RG,Yang X,et al. From XenoMouse technology to panitumumab,the first fully human antibody product from transgenic mice. Nat Biotechnol,2007,25(10):1134-1143

26. Leal M,Sapra P,Hurvitz SA,et al. Antibody-drug conjugates:an emerging modality for the treatment of cancer. Ann N Y Acad Sci,2014,1321:41-54

27. Cummings SR1,San Martin J,McClung MR,et al. FREEDOM Trial. Denosumab for prevention of fractures in postmenopausal women with osteoporosis. N Engl J Med,2009,361(8):756-765

28. 曹雪涛.免疫学前沿进展.第2版.北京:人民卫生出版社,2011

29. Laird AK. Dynamics of growth in tumors and normal organisms. Natl Cancer Inst Monogr,1969,30:15-28

30. Norton L,Simon R. Tumor size,sensitivity to therapy,and the design of treatment schedules. Cancer Treat Res,1977,61:1307-1317

31. Goldie JH,Coldman AJ. A mathematical model for relating the drug sensitivity of tumors to their spontaneous mutation rate. Cancer Treat Rep,1979,63:1727-1733

32. Lowe SW,Ruley HE,Jacks T,et al. p53 Dependent apoptosis modulates the cytotoxicity of anticancer agents. Cell,1993,74:957-967

33. Kuiper JL,Smit EF. Challenges in the management of EGFR-mutated non-small cell lung cancer patients with acquired resistance to tyrosine kinase inhibitors. Oncology,2014,87(2):83-94

34. Waun Ki Hong & Robert C. Bast Jr. Cancer Medicine. 8th ed. Hamilton:BC Decker,2010

Notes

第三章 放 射 治 疗

放射治疗作为肿瘤重要的治疗手段之一,其历史可追溯到 19 世纪末。自 1895 年伦琴发现
X 线,玛丽·居里和皮埃尔·居里发现镭以来,放射线开始逐渐应用于恶性肿瘤临床治疗,主要治
疗体表和位于自然体腔的恶性肿瘤。20 世纪后叶,随着技术进步,^{60}Co 治疗机和加速器问世,其
所产生的射线穿透力强,能够治疗深部肿瘤,使放射治疗的应用范围更加广泛。近 20 年,随着
放疗设备的改进和计算机发展,已形成集影像、计算机、加速器为一体的现代放疗技术,如三维
适形放射治疗、调强放射治疗、影像引导放射治疗。这些技术的发展能完成复杂和不规则靶区
的照射,不仅能获得精确的照射剂量,而且在提高肿瘤治愈率的同时也改善了患者的生活质量。
Tubiana 等在 1999 年报道,45% 的恶性肿瘤可治愈。其中手术提供的贡献占 22%,放射治疗占
18%,化学药物治疗占 5%。1973 年统计了北京、上海、广州及杭州四家肿瘤医院治疗的病人,其
中 65%~75% 的患者在病程中接受过放射治疗。近年来,随着理论和技术的进步,现代放射治疗
的临床应用更加广泛,已经成为目前肿瘤综合治疗的重要手段。为了更好地理解放射治疗的原
理和临床实践,我们应该了解有关放射物理学、放射生物学和临床放疗学的基本知识。

第一节　放射物理学

肿瘤放射物理学是放射治疗的重要组成部分,是物理学的概念和原理在肿瘤放射治疗中的
应用,放射肿瘤学的发展和取得的成就与放射物理学的发展密不可分。放射物理研究的内容包
括放疗设备的特性、治疗射线的性质和特点、各种射线的剂量学、放射治疗实施过程以及质量控
制和保证等。

一、射线与物质的相互作用

电离辐射是一切能引起物质电离的辐射总称。根据是否带电荷可将辐射源分为带电粒子
和非带电粒子。带电粒子包括 α 粒子、β 粒子和质子等,具有足够动能的带电粒子与原子中的
电子碰撞引起物质电离称为直接电离。非带电粒子包括 X 线、γ 线和中子,它们本身不能使物
质电离,但能与原子的壳层电子或原子核作用产生次级粒子,如电子、反冲核等,次级粒子再与
物质中的原子作用,引起原子电离,称为间接电离。

(一) 带电粒子与物质的相互作用

具有一定能量的带电粒子入射到靶物质中,与物质原子的核外电子或原子核发生碰撞作用。

1. 电离和激发　带电粒子从靶物质原子旁经过时,入射粒子与壳层电子之间发生静电库仑
力作用,壳层电子获得能量。如果壳层电子获得的能量足够大,能够克服原子核的束缚而脱离
出来成为自由电子。这时,物质的原子便被分离成一个自由电子和一个正离子,它们合称离子
对。这个过程就称为电离。脱离出来的自由电子通常具有较高的能量,它又可以引起其他原子
或分子电离,称为次级电离。如果入射带电粒子给予靶物质原子的壳层电子能量较小,还不足
以使它脱离原子的束缚而成为自由电子,但可由能量较低的轨道跃迁到较高的轨道上去,这个
现象称为原子的激发。处于激发态的原子是不稳定的,它可以自发地回到原来的基态,其中多

余的能量以可见光或紫外光的形式释放出来。

2. 韧致辐射　带电粒子从靶物质原子旁经过时，在原子核库仑场的作用下运动方向和速度发生变化，带电粒子的一部分动能转化成具有连续能谱的 X 射线辐射出来，这种辐射称为韧致辐射。

3. 散射　带电粒子与靶物质原子核相互作用，带电粒子只改变运动方向，不改变能量，称为散射。散射一般发生在能量低、速度慢、质量轻的带电粒子，方向改变的大小与带电粒子的质量有关。

4. 核反应　具有足够高能量的重带电粒子与原子核发生碰撞，被击中的核子在内部级联反应过程中离开原子核，失去核子的原子核处于高能量的激发态，将通过一些较低能量的核子和 γ 射线退激。

(二) X(γ)射线与物质的相互作用

与带电粒子相比，X(γ)射线与物质的相互作用表现出不同的特点：①X(γ)射线不能直接引起物质原子电离或激发，而是首先将能量传递给带电粒子。②X(γ)射线与物质的一次相互作用可以损失其能量的全部或很大一部分，而带电粒子则是通过多次相互作用逐渐损失能量。③X(γ)射线入射到物体时，其强度随穿透物质厚度近似呈指数衰减，而带电粒子有确定的射程，射程之外观察不到带电粒子。

X(γ)射线与物质相互作用时可发生三种主要的效应：

1. 光电效应(photoelectric effect)　X(γ)光子与介质的原子相互作用时，光子能量全部传递给原子中的一个电子，获得能量的电子离开原子成为自由电子(光电子)。原子的电子轨道出现一个空位而处于激发态，它将通过发射特征 X 线或俄歇电子的形式回到基态，这个过程称为光电效应。光电效应是低能(10~30keV)X(γ)射线与物质相互作用的主要方式。

2. 康普顿效应(compton effect)　X(γ)光子与介质的原子相互作用时，光子将部分能量传递给原子中的一个电子，电子获得能量脱离原子，光子本身运动方向发生改变。这个过程称为康普顿效应。临床常用的高能 X(γ)线与物质相互作用方式主要是康普顿效应。

3. 电子对效应(electron pair effect)　X(γ)光子从原子核旁经过时，在原子核库仑场的作用下形成一对正负电子，此过程称为电子对效应。发生电子对效应的光子能量至少大于 1.02MeV，一般来讲能量大于 25MeV 的光子与物质相互作用时以电子对效应为主。

二、放射治疗的实施方式

按射线源与人体的位置关系可将放射治疗分为两种基本照射方式：①外照射(external beam radiotherapy)，放射源位于体外一定距离对人体进行照射，又称之为远距离照射，这是临床最常用、最主要的放疗方式；②内照射，即近距离治疗(brachytherapy)，将放射源直接置于被照射的组织内或放入人体天然的腔内，如乳腺癌、舌癌及前列腺癌插植治疗，鼻咽癌、宫颈癌腔内治疗。

外照射是临床最常用的治疗方式，其放射源可以是放射性核素，如 ^{60}Co 治疗机，也可以是产生不同能量 X 线的 X 射线治疗机和加速器，还可以是产生电子束、质子束、中子束及其他重粒子束的各类加速器。与下述近距离治疗不同，外照射大部分射线被均整器、准直器、限束器等屏蔽，治疗只是利用其少部分射线。

近距离治疗的放射源是放射性核素，常用的放射源有 ^{60}Co、^{137}Cs、^{192}Ir、^{125}I，其放射源活度一般较小，治疗距离短，约在 5mm 到 5cm 之间，放射源周围组织剂量高，靶区剂量分布不均匀，而远隔组织由于距离平方反比定律的影响，剂量较低。利用近距离治疗物理学特性可以给予肿瘤局部高剂量而周围正常组织较低的剂量。现代后装近距离技术不仅可以优化剂量分布，布源更加精确合理，而且应用遥控技术大大减少了工作人员所受辐射剂量。

三、放射治疗设备

1950 年前放射治疗机器仅能产生千伏级 X 线，如接触 X 线(40~50kV)、浅表 X 线(50~150kV)

Notes

和深部 X 线（150~500kV）。千伏级 X 线穿透力低，仅适合浅表肿瘤治疗。1951 年加拿大生产出第一台钴 -60 治疗机后，千伏级 X 线治疗机逐渐退出历史舞台，目前仅在少数单位用于治疗皮肤肿瘤。临床上现主要使用的外照射设备有直线加速器、钴 -60 治疗机及部分重粒子装置。

（一）钴 -60 治疗机

钴 -60 治疗机是第一种兆伏级外照射治疗设备，它是将放射性核素 ^{60}Co 所产生的 γ 射线经准直系统准直后来照射肿瘤。^{60}Co 是一种人工放射性核素，核中能量主要以 γ 射线形式释放，最终衰变成镍。^{60}Co 衰变释放的 γ 射线包括两种能量：1.33MeV 和 1.17MeV，平均能量 1.25MeV。^{60}Co 半衰期为 5.27 年，即每月衰减约 1.1%，因此每 4~5 年需要更换一次放射源。与千伏级 X 线治疗机相比，钴 -60 治疗机释放的 γ 射线能量较高，穿透能力强，可以用于治疗深部肿瘤，同时旁向散射小，周围剂量跌落快，有利于保护周围正常组织。千伏级 X 线最大剂量点在皮肤表面，而 ^{60}Co 最大剂量点在皮下 5mm，因此皮肤反应较轻。千伏级 X 线以光电效应为主，骨吸收能量较软组织大得多，而在 ^{60}Coγ 射线中康普顿效应占优势，骨和软组织吸收剂量相近，因此，这两种射线在临床应用中对皮肤的反应和骨质的影响均有其不同的特征。

钴 -60 治疗机虽然提高了能量，但其百分深度量仍不能满足胸、腹等深部肿瘤治疗需要，而且存在放射源污染问题，随着高能医用加速器的问世，钴 -60 治疗机在临床应用逐年减少。

（二）直线加速器

第一台医用直线加速器（linear accelerator）于 1953 年在英国开始使用并逐渐成为放疗的主流设备。直线加速器是高频电磁波通过微波加速装置使普通电子（约 50keV）加速到高能电子，高能电子直接引出照射肿瘤即电子束治疗，或高能电子打靶（钨、铂金）产生 X 线照射肿瘤即 X 线治疗。目前大多数直线加速器既能进行 X 线治疗也可以实行电子束治疗，按 X 线能量一般分为低能 X 线（4~6MV）和高能 X 线（15~18MV），仅具有低能 X 线加速器称为低能单光子直线加速器，同时具有低能和高能的 X 线加速器称为双光子直线加速器。

现代直线加速器具有很多优点，其放射源可以沿着机臂中心轴旋转，在人体位置不改变的情况下完成各个不同方向的照射，即等中心治疗。现代直线加速器还装配有多叶准直器（multileaf collimator，MLC），MLC 是用来产生适形照射野的机械运动装置件，俗称多叶光栅，它可以替代射野挡块形成不规则照射野，避免熔铅和挡块加工过程中铅对工作人员健康的影响。MLC 一般由 20~120 对紧密排列的叶片组成，每一叶片通过计算机控制的微型电机独立驱动。叶片的宽度决定了多叶准直器所组成的不规则野与计划靶体积形状的几何适形度，叶片越窄，适形度越好，但加工较困难，造价高。叶片的厚度必须能使穿过的射线强度低于原射线的 5% 以下，即至少需 4~5 个半价层厚度。由于需保持叶片间低阻力的相对动态移动，叶片间常有一些漏射线，会降低叶片对原射线的屏蔽效果，叶片厚度需适当增加，一般需要 5cm 厚的钨合金。如果将漏射线剂量降到 2% 以下，通常需钨合金的厚度达 7.5cm。

除了宽度和厚度，叶片外形设计也非常重要，为了减少相邻叶片间的漏射，叶片的侧面多采用凹凸槽相互镶嵌的结构或台阶式结构。为了使叶片的底面和顶面在与运动方向垂直的平面内会聚到 X 射线靶的位置，叶片的横截面应是梯形结构，即底面的宽度应大于顶面的宽度，使得任何一个叶片都与从源（靶）辐射出且通过此面的射线平行，以减少穿射半影。

多叶准直器提供了一种实用的适形治疗方法，它是在常规治疗准直器上的一种改进，使得射野形状能随靶区形状改变，多叶准直器的问世使适形调强放射治疗变得简单可行。

（三）重粒子治疗设备

重粒子指质量较大的粒子如快中子、质子、负介子以及氮、碳、氧、氖离子等，而电子质量小，称为轻粒子。重粒子一般在回旋加速器中产生。目前临床开始使用的重粒子治疗机有中子治疗机、质子治疗机和重离子治疗机等。重粒子治疗近几年受到广泛关注，主要是因为：①物理学优势：重粒子在体内形成 Bragg 峰，从物理学上优化了剂量分布；②生物学优势：高 LET 射线增加肿瘤对放疗的生物学效应。

带电粒子在介质中有一定的射程,当粒子束射入介质时,在介质表面能量损失较慢,随着深度的增加,粒子运动速度减慢,粒子能量损失率突然增加,形成电离吸收峰,即Bragg峰(图4-3-1)。Bragg峰处组织吸收剂量很高,而之前和之后的正常组织受量很低。

线性能量传递(linear energy transfer,LET)指单位粒子径迹上的能量损失,其值大小与离子线密度成正比。光子、电子都是稀疏电离,属于低LET射线。中子、重离子和负π介子是密集电离,属于高LET射线。不同射线对肿瘤的杀伤效应与肿瘤细胞含氧量有关,氧增强比(oxygen enhancement ratio,OER)定义为细胞乏氧和细胞富氧时产生相同生物效应时所需物理剂量之比,低LET射线杀伤乏氧肿瘤细胞的作用较弱,即杀死乏氧细胞需要更高的剂量。乏氧对高LET射线杀死肿瘤细胞的影响较小,因此高LET射线可以通过降低对氧的依赖提高生物效应。

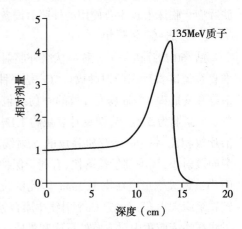

图 4-3-1   135MeV 质子形成 Bragg 峰

对于低LET射线,不同分裂周期的细胞其放射敏感性不同,M期和G2期的细胞较敏感,S期细胞最抗拒。细胞周期对高LET射线影响较小,因此高LET射线可以通过克服细胞周期的影响而提高肿瘤放射敏感性。

不同重粒子物理学和生物学特性不同,中子属高LET射线,具有高LET射线生物学特性,但中子不带电荷,不能产生Bragg峰,无物理学优势。质子带电荷,能产生Bragg峰,但LET仅比光子略高,无高LET射线的生物学特性。重离子(如碳离子)质量大,不易被散射,能够产生比质子更优的剂量分布,且具有高LET的生物学优势,因此近年来备受关注。

(四)放疗辅助设备

随着放射治疗技术的不断发展,放射治疗相关设备除上述主要治疗机器以外,还有传统X线模拟定位机、CT模拟定位机、治疗计划系统、图像数据传输网络及质量控制和质量保证的相关仪器。

四、外照射 X(γ)射线剂量学

X线和γ射线本质都是光子,只是产生方式不同,X线是高速电子流打靶(钨、铂金)产生,γ射线是放射性核素核能级间的跃迁而产生。为阐明X(γ)射线在模体内剂量分布,通常用百分深度剂量、等剂量线来描述。

(一)X(γ)射线百分深度剂量

吸收剂量是单位质量物质吸收电离辐射的平均能量,是研究辐射效应最基本、最重要的物理学要素,其单位是戈瑞(Gy)1Gy=1J/kg=100cGy。百分深度剂量指射线中心轴某一深度的吸收剂量与最大吸收剂量比值,它反映了射线的穿透力。X(γ)射线进入模体或人体,与物质相互作用产生次级电子,次级电子在运动轨迹上损失能量被物质吸收,吸收剂量随深度增加而增加直至最大,从体表至最大吸收剂量点称为剂量建成区。随着深度的继续增加,吸收剂量逐渐减少。高能X(γ)射线穿透力强,皮肤剂量低而深部剂量高,适合治疗深部肿瘤。

X(γ)射线穿透能力随能量增加而增加,即能量越高,模体表面剂量减低,最大剂量点深度增加(图4-3-2)。百分深度剂量受照射野大小影响,体内某点的吸收剂量是原射线和散射线共同作用的结果,对某一特定能量的X(γ)射线,在一定范围内,照射野越大,照射野周围向射野中心轴提供的散射剂量越多,百分深度剂量越高。

源皮距(source skin distance,SSD)对X(γ)射线百分深度剂量也有影响。源皮距指放射源至人体表面的距离。由于平方反比定律,体内某点的绝对剂量随源皮距的增加而降低,但近源处百分深度剂量下降比远源处快得多,因此,百分深度剂量随源皮距的增加而增加。

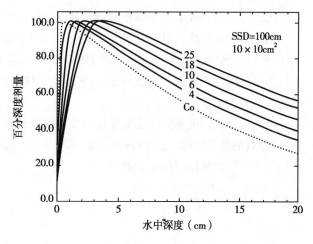

图 4-3-2　不同剂量 X(γ)射线的百分深度剂量

(二) X(γ)射线等剂量曲线

百分深度剂量仅反映了射野中心轴上的剂量分布,为描述射线束在模体中剂量的分布,通常用等剂量曲线。等剂量曲线指模体内剂量相同点的连线,它不仅可以反映不同深度处剂量的分布,还可以显示垂直于中心轴平面剂量分布的特点。等剂量曲线受射线束能量影响,随能量的增加,射线穿透力增强,某一特定等剂量曲线的深度随之增加。低能射线旁向散射较多,等剂量曲线较为弯曲,且低值等剂量曲线向外膨胀,而高能射线的散射线方向趋于向前,因此等剂量曲线逐渐平直(图 4-3-3)。

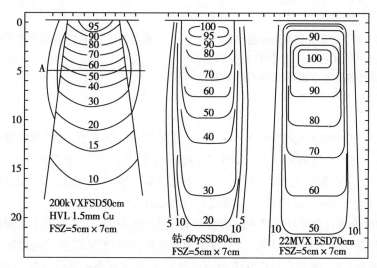

图 4-3-3　不同剂量 X(γ)射线等剂量曲线分布的比较

为使等剂量曲线满足临床治疗需要,经常会使用楔形滤过板改造等剂量线,临床应用时还需要考虑人体曲面、人体内组织不均匀性等因素对等剂量线的影响。

除浅表病变如颈部淋巴结用单野外,临床上应用高能 X(γ)射线时多采用多野照射技术,如两野对穿照射、两野夹角照射、三野照射、四野盒形照射、多野适形照射等,以使符合国际辐射剂量委员会规定的参考等剂量线(90%~95%)与治疗靶区高度吻合,同时降低周围正常组织受量。

五、电子线剂量学

与 X(γ)射线不同,电子线穿透能力弱,与机体接触后能量迅速损失被机体吸收,因此皮肤剂量高,射程有限,达最大剂量点深度后剂量迅速跌落。高能电子线的特性决定它适合治疗表浅肿瘤如转移淋巴结、皮肤癌等。

(一) 电子线百分深度剂量

高能电子线的百分深度剂量分布可分为四个部分:剂量建成区、高剂量坪区、剂量跌落区和

X线污染区(图4-3-4)。电子线皮肤剂量高,一般在75%以上,因此,剂量建成效应不明显,百分深度剂量很快达到最大点。由于电子线在其运动径迹上很容易被散射,在单位截面上电子注量增加,形成高剂量坪区,随之剂量迅速跌落。医用加速器产生的电子束都会有一定数量的X线,表现为百分深度剂量后一长长的拖尾,它是电子线与散射箔、准直器、电子线限光筒相互作用产生的X线污染。

电子线百分深度剂量随能量变化而变化的特点为:随射线能量增加,表面剂量增加,高剂量坪区增宽,剂量梯度减小,X线污染增加(图4-3-5)。过高能量的电子线剂量学优势消失,因此临床应用电子线能量范围在4~25MeV。

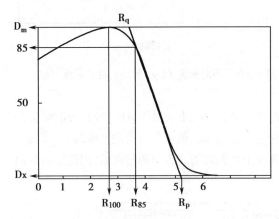

图4-3-4　电子线百分深度剂量曲线

Dm:最大剂量点剂量;Dx:电子束中的X线剂量;
R_{90}:有效治疗深度;Rp:电子束的射程;Rq:过剂量
跌落点的切线与Dm水平交点的深度

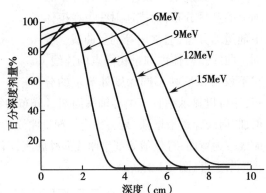

图4-3-5　不同能量电子线百分深度剂量

电子线百分深度剂量受照射野大小的影响,并随射线能量增加,这种影响越发明显。电子线旁向散射多,小野时,射野周围向射野中心轴提供散射电子较少,中心轴百分深度剂量低,随着照射野的扩大,照射野周围向射野中心轴提供散射电子增多,中心轴百分深度剂量增加。一旦射野直径大于电子束射程的1/2,百分深度剂量随照射野变化极微。

源皮距对电子线百分深度剂量也有影响。电子线照射时,医用加速器上常用限光筒装置限制电子线散射,避免电子与空气中的分子发生相互作用,同时要求限光筒与皮肤表面间距小于5cm。当源皮距增加时,限光筒与皮肤表面距离增加,皮肤表面剂量降低,剂量梯度变陡,X线污染增加,因此临床上要求电子线治疗时保持源皮距不变。

(二) 电子线的等剂量分布

高能电子线等剂量分布的特点为:随深度增加,低值等剂量线向外扩张,高值等剂量线向内收缩(图4-3-6),这种特点在能量大于7MeV的高能电子线尤为突出,这主要是电子线易散射造成的,因此临床治疗时照射野大小应按靶区最大横径扩大,至少等于或大于靶区横径的1.18倍,并根据靶区最深部分的宽度再放0.5~1.0cm。

剂量迅速跌落是临床应用高能电子线的重要原因,这种特性有利于保护肿瘤后方的正

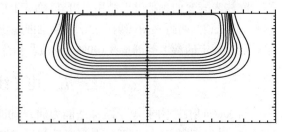

图4-3-6　10MeV电子线等剂量曲线

常组织,因此电子线治疗时常用单野照射治疗浅表或偏侧的肿瘤。射线能量的选择主要根据靶区深度,电子线的有效治疗深度(cm)约为电子线能量(MeV)的1/4~1/3。

Notes

六、放射治疗计划与实施

现代放射治疗的计划和实施是一个多环节、多步骤的复杂完整过程(图4-3-7 放射治疗计划与实施流程),每一个环节和步骤如串联电路一样连接,任一差错都会导致质量保证和质量控制的失败。

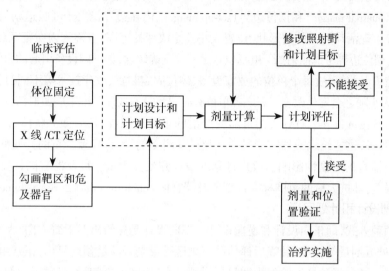

图4-3-7 放射治疗计划与实施流程

(一) 临床评估

在实施放射治疗前应详细了解患者的病史、体检、影像学资料、一般状况、并发症,评估患者对放射治疗的耐受性,确定放射治疗的目的,即根治性放疗或姑息性放疗。

(二) 体位固定

为保证放射治疗准确实施,患者应尽量采取舒适、重复性好且能满足治疗需要的体位,尽可能使用一些体位固定装置如温塑面罩、真空垫、体架等。体位可重复性是放射治疗非常关键的环节。

(三) X线/CT定位

在模拟定位X线机透视下大致确定照射野的中心,标记激光线,在同一体位下行CT扫描。或直接在CT模拟定位机下扫描,标记激光线,再根据重建的影像确定照射野中心,治疗前重新标记激光线。

(四) 勾画靶区和危及器官

这是放射治疗最复杂、最关键的步骤。医师在定位CT上逐层勾画患者轮廓、治疗靶区和正常组织。治疗靶区包括大体肿瘤靶区、临床靶区、计划靶区(图4-3-8)。

大体肿瘤靶区(gross target volume,GTV):通过体检、影像学检查可发现的肿瘤病变的范围,包括原发灶、转移淋巴结和其他转移病变,如果已作根治性手术,则认为没有大体肿瘤靶区。GTV内肿瘤细胞密度高,是放射治疗后最容易复发的部位,应给予足够高的剂量。

临床靶区(clinical target volume,CTV):临床靶区指肿瘤可能侵犯的范围,它包括大体肿瘤靶区周围亚

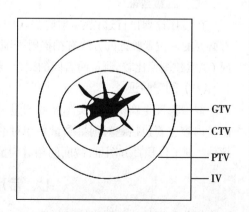

图4-3-8 靶区定义示意图

GTV:大体肿瘤靶区;CTV:临床肿瘤靶区;PTV:计划靶区;IV:照射靶区

Notes

临床灶以及可能转移的局部淋巴结。临床靶区的确定主要依据外科病理学标本和临床观察到放疗或术后容易复发的部位。如病理学标本显示肺腺癌周围浸润范围8mm,肺鳞癌周围浸润范围6mm,鼻咽癌容易发生颈淋巴结转移,这些区域都属于临床靶区。

计划靶区(planning target volume,PTV):指考虑系统误差、日常摆位误差、器官运动引起肿瘤位置的移动等因素需要扩大的范围,以确保GTV和CTV得到规定的剂量。计划靶区包括两个部分:内在边界(internal margin)和摆位边界(set-up margin),内在边界指由于呼吸运动、膀胱充盈度、胃肠道蠕动等生理活动引起肿瘤形状、位置大小发生改变的范围,也称为内在靶区(internal target volume,ITV)。摆位边界考虑照射野-患者位置之间的不确定性,如不同设备引起的系统误差、每日摆位产生的随机误差等,故每个单位的放疗设备、体位固定装置、放疗技术等不同,其放疗精度会不一样,PTV大小随之会发生改变。因之各单位有必要测量本放疗系统不同照射部位的计划靶区。

危及器官(organ at risk,OAR):指可能受照射的重要组织或器官,如晶状体、视神经、脑干、脊髓、肝、肾、肺等,这些组织或器官受量一旦超过其耐受剂量,将导致严重的并发症甚至危及生命,因此,危及器官的耐受性影响了放疗计划的设计和处方剂量。危及器官同样要考虑本身的运动和摆位误差,其扩大后的范围称为计划危及器官区(planning organ at risk volume,PORV)。

（五）计划设计和计划目标

通常有两种方式,即正向设计和逆向设计。正向设计是先给出照射野方向、大小和形状、各照射野权重、处方剂量等,剂量计算后评估肿瘤靶区受量是否满足预期目标,正常组织受量是否超过耐受剂量。逆向设计是先给出预期目标,如肿瘤各靶区处方剂量、正常组织剂量限制,然后在计算机辅助下计算出每个射野的最佳射束强度分布,使得实际在体内形成的剂量分布与医师的剂量处方接近。逆向运算是调强放射治疗计划系统的计算方式。

（六）计划评估

计划评估是为了了解肿瘤受照剂量是否满足临床要求,正常组织受量是否超过耐受剂量,主要有三种方法:

1. 等剂量线　在横断位CT上逐层评估等剂量线(通常是95%)与PTV的吻合度和危及器官,有时剂量分布统计或剂量体积直方图均满足放疗计划,但可能在横断位CT上显示部分肿瘤在高剂量照射区外。还可以在CT重建三维图像的冠状位和矢状位上评估等剂量线与靶区的适形度。

2. 剂量分布统计　包括靶区和正常组织最大剂量、最小剂量、平均剂量,95%的肿瘤靶区受照剂量和95%的处方剂量所照靶区的体积。

3. 剂量体积直方图(dose volume histogram,DVH)　常用计划评估的工具,它以剂量为横坐标,体积为纵坐标,显示剂量的三维分布(图4-3-9)。

（七）位置验证

在治疗计划执行过程中,射野挡块的位置和患者的摆位都会存在误差,因此位置验证是非常必要的。位置验证的方法有拍摄射野证实片、EPID影像、CT影像等,然后与X线模拟定位片或CT重建图像比较,测量两者间的误差,对较大误差应找出原因并及时纠正。

（八）剂量验证

剂量验证是确认患者实际受照剂量是否与计划给予剂量相同,通常用模体代替人体测量,测量内容主要包括绝对剂量测量和相对剂量测量,如点的绝对剂量测量图4-3-9 放射治疗计划评估-剂量体积直方图量,截面的相对剂量测量,然后与计划进行比较。

七、常用的放射治疗技术

目前常用的放射治疗技术包括:三维适形放疗和调强放疗技术、立体定向治疗、图像引导的放射治疗技术、呼吸门控技术、全身放射治疗技术等。理想的放射治疗技术应该使高剂量分布在三维方向上与肿瘤靶区形状一致。为达到剂量分布的三维适形,必须满足两个条件:①每个

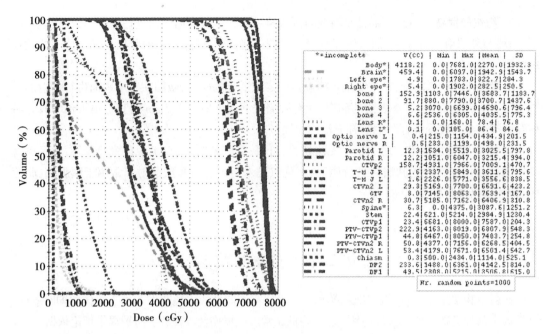

图 4-3-9 放射治疗计划评估 - 剂量体积直方图

照射野形状与肿瘤靶区形状一致;②照射野内的剂量强度按一定要求进行调节,即根据肿瘤靶区形状和靶区周围重要器官对束流强度进行调节,以达到最佳剂量分布。满足条件 1 者称之为三维适形放射治疗(three dimensional conformal radiation therapy,3DCRT),同时满足以上两个条件者称之为调强放射治疗(intensity modulated radiation therapy,IMRT)。三维适形放射治疗通常采用正向计划设计,而调强放射治疗通常采用逆向计划设计。其中调强放疗技术已经发展成放射治疗技术的主流平台,因其能提高肿瘤受照剂量、增加肿瘤局部控制率、降低正常组织的并发症、改善患者生活质量,而广泛应用于头颈部、消化道等恶性肿瘤的治疗。

八、近距离治疗

近距离治疗是相对于远距离治疗而言,它是指将放射源直接置于患者肿瘤内或肿瘤周围进行治疗,其基本特征是放射源贴近肿瘤组织,肿瘤组织可以得到有效的杀伤剂量,而邻近的正常组织由于辐射剂量随距离增加而迅速跌落,受量较低。从居里夫妇发现镭后不久就开始了近距离治疗的研究,早期放射源强度低,治疗时间长,不利于防护。20 世纪 50~60 年代开始了后装治疗,后装指先将插植针、导管或腔内施源器置于患者体内的肿瘤部位,制订治疗计划,选择最佳方案,然后用遥控装置将放射源送入患者体内治疗。后装治疗技术很好地保护了医护工作人员。80 年代末期,高强度、小体积 ¹⁹²Ir 的出现和计算机技术的发展,使后装治疗进入了一个崭新阶段。

近距离放疗根据放射源治疗时剂量率可分为低剂量率(0.4~2Gy/h)、中剂量率(2~12Gy/h)和高剂量率(大于 12Gy/h)放疗。目前后装治疗多采用高剂量率放射源。按放射源在人体内放置时间长短可分为暂时驻留和永久性植入,前者指治疗后将放射源回收(如瘤床插植),永久性植入则是将放射源永久保留在人体内,如前列腺癌粒子植入、胰腺癌粒子植入等。

近距离治疗剂量学最基本的特点是平方反比定律,即放射源周围的剂量与到放射源之间距离的平方成反比。因此,照射范围内剂量分布不均匀,近源处剂量非常高,到达一定距离后剂量急剧下降。近距离治疗常用的方式:

1. **腔内照射** 腔内照射应用最广泛的是妇科肿瘤,如宫颈癌、宫体癌和阴道癌,也常用于鼻咽癌、口腔癌、食管癌、直肠癌、肛管癌等。腔内照射往往需要和外照射联合,才能取得好的疗效。

Notes

2. 组织间插植　组织间插植是将放射源直接植入人体肿瘤组织内进行照射,其应用范围广泛,一般与外照射联合应用,如头颈部肿瘤、直肠肛门肿瘤、乳腺癌、前列腺癌及部分体表的软组织肿瘤等。

3. 敷贴治疗　敷贴治疗主要是将施源器固定在适当的模上,敷贴在肿瘤表面进行放射的一种方法,主要用于治疗非常表浅的病变,一般肿瘤浸润深度应小于 5mm 为宜。也可作为放疗后残存肿瘤或术后腔内残存肿瘤的补充治疗手段。

4. 术中置管放疗术　对于手术无法切除且比较局限的肿瘤,在术中预置治疗管,术后再将放射源通过治疗管送入肿瘤内进行照射,其优点是术后可进行多次照射。常用于胰腺癌、胆管癌、脑肿瘤以及膀胱癌、肝癌等。

（钟亚华　周云峰）

第二节　放射生物学

放射生物学是从器官、组织细胞及分子水平研究不同性质电离辐射作用于机体的即时效应、远期效应及其机制,为提高放射治疗效果、降低正常组织损伤及改善放射防护提供理论依据。

放射生物学包括以下内容:射线对生物体的物理作用及生物作用,放射敏感性及其机制与应用,生物效应在分子、细胞、组织、器官水平的表现、修饰及其机制。通过放射生物学研究,提高对射线与机体相互作用的认识,优化放射治疗的剂量给予方式,合理使用修饰剂,达到既根治肿瘤又无严重并发症的放射治疗目的。

一、射线在组织中的能量沉积

(一) 射线与物质相互作用的生物效应

射线与介质原子相互作用发生能量转移,但其效应并非单纯的物理能量转移所致,而是由于射线作用于介质产生的激发和电离,继而作用于生物大分子的继发效应。

1. 电离辐射的直接作用　粒子或光子的能量被 DNA 或具有生物功能的其他分子直接吸收,使生物分子发生化学变化,并导致机体损伤的作用过程,称为直接效应(图 4-3-10)。电离辐射的这种作用称为直接作用。电离辐射对核酸大分子的直接作用,主要引起碱基的破坏或脱落、单链或双链断裂、氢键破坏、螺旋结构中出现交联,或核酸之间、核酸与蛋白质之间出现交联。电离辐射对蛋白质的直接作用可引起蛋白质侧链发生变化,氢键、二硫键断裂,导致高度卷曲的肽链出现不同程度的伸展,空间结构改变。某些酶也可受辐射作用而降低或丧失其活性,辐射亦可直接破坏生物膜的分子结构,如线粒体膜、溶酶体膜、内质网膜、核膜和细胞膜,从而干扰细胞的正常功能。

关于直接作用的实验都是在干燥状态或含水量很少的大分子或细胞上进行的,并不是辐射后细胞内生物效应的全部,只有当物质含水量极低时辐射

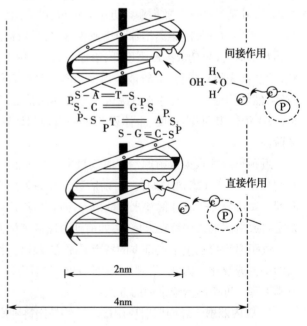

图 4-3-10　电离辐射的直接作用和间接作用

效应的发生才是直接作用,如引起烟草斑纹病毒的辐射效应,在干燥状态下所需剂量要比含水时高 100~1000 倍。而在细胞正常生活状况下,生物大分子存在于大量水分子的环境中,因此,必须认识到直接作用不能解释活细胞内发生的全部生物效应。

2. **电离辐射的间接作用** 辐射的能量向生物分子传递时,通过扩散的离子及自由基起作用而产生的生物学效应称为间接效应或间接作用。在辐射与生物系统作用时,通过激发态分子分解、激发态分子与其他分子反应、离子及自由基与中性分子的反应等多种途径,形成大量具有高反应性的自由基。由于生物系统是一个含水系统,80% 以上是水,生物分子的辐射损伤在很大程度上是由水电离产生的自由基作用的结果。产生的自由基如氢原子、羟基自由基、水合电子等活性粒子,与生物分子如蛋白质、核酸、酶等作用,致使生物体的功能、代谢与结构发生变化。因此,在辐射产生的总效应中,通常主要是间接作用。

(二)射线的生物效应时间标尺

射线对生物体的效应按发生时间分为以下阶段:

1. **物理阶段** 是指射线向介质传递能量并发生电离的过程,持续时间一般在 10^{-15} 秒内。电离事件包括直接电离和射线与介质作用后产生能量足够的次级电子引起的次级电离。一个直径约 10 微米的细胞每吸收 1Gy 的光子照射剂量将产生约 10^5 次电离。电离的生物效应将取决于后续的化学阶段和生物阶段。

2. **化学阶段** 这一阶段指电离和激发导致化学键断裂和自由基形成,参与一系列化学反应,包括损伤反应和清除反应。自由基反应一般在照射后 1 毫秒内完成。

3. **生物阶段** 它包括所有的继发效应过程。开始是与残存化学损伤作用的酶反应,大量的损伤,如 DNA 损伤都会被修复,极小部分损伤不能修复,而造成遗传物质改变或细胞死亡;膜脂质过氧化损伤会引起炎症反应;随后几周出现由于干细胞大量死亡引起的皮肤黏膜和造血系统损伤;由基因表达异常引起的纤维化等晚期反应可持续数年甚至更长时间;基因突变和染色体畸变发生于体细胞可能引起细胞变异,使细胞增殖失去控制,导致异常增殖和癌变;发生在生殖细胞可传递至下一代,引起遗传性疾病。

二、线性能量传递及相对生物学效应

不同的射线在穿射介质的路径上产生不同的电离密度,如 α-粒子和中子比电子和光子产生更多的电离,传递更多的能量给介质,射线这种特征按单位径迹传递的能量来刻度,称为传能线密度,又称线性能量传递。所谓高 LET 射线即指 LET 大于 100keV/μm 的射线,如快中子、负 π 介子和重粒子。

LET 是反映能量在微观空间分布的物理量,以 LΔ 表示。国际单位是"焦耳每米"(J/m),也可使用 keV/μm。重带电粒子具有较高的 LΔ 值(表 4-3-1)。不同 LET 辐射的生物效应存在差别。

表 4-3-1 不同类型和不同能量电离辐射的传能线密度

射线	LET keV/μm	射线	LET keV/μm
钴 60γ 射线	0.2	2.5MeV α 粒子	166
250kVX 射线	2.0	84 MeV ^{12}C 粒子	230
10MeV 质子	4.7	140MeV ^{56}Fe 粒子	4300
14MeV 中子	100	200MeV ^{127}I 粒子	10 000

相对生物效应(relative biological effectiveness,RBE):是衡量某种射线生物效应大小的指标,其定义是:在影响生物效应的其他因素都相同的情况下,用 180~250kV X 射线(通常取 250kV 为标准)进行放射时(ICRU Report 1986),产生一定生物效应所需 X 射线剂量与产生同样效应的另

Notes

一种射线剂量之比称 RBE。对于给定的生物效应终点和参考辐射,研究辐射的 RBE 越大,该辐射的生物效能越高。250kV X 射线的 RBE 定为 1,则 60Co-γ 射线为 0.85~0.9,质子束 1.15~1.6。重粒子束的 RBE 与快中子束相似,为 3.0 左右。因此,高 LET 辐射比低 LET 辐射(如 X、γ 射线)的生物效应大。

电离辐射诱发的生物效应,不仅取决于某一特定时间内吸收的总剂量,而且还受能量分布的制约,沿离子径迹的空间能量分布决定某一剂量所产生的生物效应的程度。X、γ 射线和电子等稀疏电离辐射,具有较低密度的能量沉积,而高 LET 是致密电离辐射,其产生的局部电离密度大,损伤重,RBE 高(图 4-3-11),但 LET 继续增大,RBE 反而下降,这是由于一定损伤效应所需的电离达到饱和,增多的电离能量浪费,形成所谓"超杀效应"。RBE 随所应用的生物效应(如克隆形成、DNA 双链断裂、染色体畸变、成纤维细胞转化等)及剂量率、分次照射方式而不同。RBE 与 DNA 损伤修复能力有关,修复缺陷的细胞对高 LET 和低 LET 射线均敏感,其RBE 差别缩小。

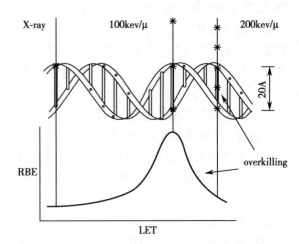

图 4-3-11　LET 对相对生物学效应的影响

三、射线对细胞的损伤

(一) DNA 损伤及其修复

一般认为,射线对细胞产生致死性损伤的主要靶点是 DNA。DNA 损伤有碱基损伤、DNA 链断裂(单链断裂和双链断裂)、DNA 链交联,其中双链断裂(double-strand breaks,DSB)是主要致死事件。双链断裂可以是一次击中双链同时断裂或两次分别击中一条链并且相距不超过 10~20 个碱基对。正如前述,DNA 损伤主要是射线间接作用的结果。应用原子力显微镜研究证实,即使是高 LET 射线在含水状态下产生的 DNA 链断裂也数倍于干燥状态的 DNA。

1Gy 的 X 射线吸收剂量可产生约 10^3 个单链断裂(single strand breaks,SSB),约 40 个 DSB(表 4-3-2)。LET 值影响着链断裂的产生。一般说来,γ 射线对 DNA 链断裂的效应强于紫外线,中子的效应又强于 γ 射线。中子引起的 DSB 多于 γ 射线,而引起的 SSB 却少于 γ 射线。随着射线的 LET 升高,其引起的 SSB 减少,DSB 增多。辐射后 DNA 的链断裂重接实验的结果还表明,中子所致的链断裂重接较 γ 射线慢,且重接率要低。

表 4-3-2　1Gy 吸收剂量的 DNA 损伤

种类	发生数目	种类	发生数目
单链断裂	1000	双链断裂	40
8-氢氧化腺嘌呤	700	DNA-蛋白质交互联结	50
T(胸腺嘧啶损伤)	250		

通常 SSB 大多数被迅速修复,而 DSB 的修复与细胞的修复能力关系密切。参与射线诱导 DNA 损伤修复的机制主要有:非同源性末端连接(nonhomologous end joining,NHEJ)、同源重组(homologous recombination,HR)(图 4-3-12)。

(二) 辐射对细胞的其他损伤

1. 辐射可使细胞蛋白质氧化、脱氢,造成蛋白质的失活、结构改变、化学链的断裂,或使蛋白

Notes

质交联和聚合,从而影响蛋白质的正常功能。

2. 辐射可使糖链断裂和失活,膜表面糖链是信号转导系统的重要组分,糖链改变将影响信号转导。

3. 辐射可引起膜结构的破坏,改变膜结合酶、受体和离子通道,细胞膜不能维持正常功能。线粒体膜破坏将影响能量代谢;溶酶体膜破坏、溶酶体膜的稳定性下降,激活和释放其内的磷脂酶,同时产生大量溶血磷脂和游离脂肪酸,形成所谓"膜损伤的脂质三联体",加重膜损伤,形成恶性循环。脂质过氧化主要由辐射的间接作用所致,可急剧加重细胞损伤,最终导致细胞死亡。

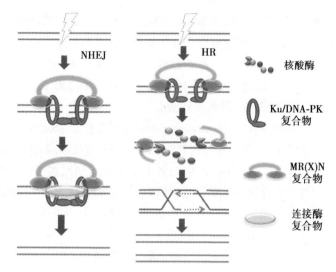

图4-3-12 射线诱导DNA损伤修复机制:非同源性末端连接、同源重组

4. 辐射可使膜脂质过氧化,并诱导脂氧化酶和环氧化酶活性增加,使花生四烯酸产生包括前列腺素、血栓烷素、白三烯等炎症介质,它们作用于内皮细胞和白细胞,诱导炎症反应。同时还诱导基因表达,放大炎症反应。

四、细胞对辐射的反应

(一) 诱导基因表达

细胞受照射后诱导大量基因表达,参与诱导细胞周期停滞、DNA损伤修复反应、诱导凋亡、抗凋亡、终末分化及炎症反应。辐射可诱导的基因包括Egr-1、c-Jun、C-fos、protein kinase C、GADD45、β-actin、interleukin-1、碱性成纤维细胞生长因子。其中Egr-1是主要的有转录因子作用的上游基因,抑制Egr-1蛋白能抑制辐射诱导的细胞保护反应,干扰细胞周期停滞、降低细胞存活。由于Egr-1的辐射可诱导性,利用其启动子的基因放射治疗是正在研究的重要靶向基因治疗策略。

(二) 细胞周期停滞

细胞受辐射作用后,损伤会启动复杂的信号传递级联反应,导致应激基因表达、细胞周期停滞、DNA损伤修复、凋亡。其中关键的损伤监视和信号传递分子是ATM和ATR。这两种蛋白能识别辐射引起的DNA损伤,并磷酸化信号通路下游分子活化或诱导基因表达,其中主要的关键分子是P53蛋白,p53磷酸化启动细胞周期停滞,有利于损伤的修复(如G2期停滞更有利于同源重组修复),或启动细胞凋亡通路。

(三) 诱导产生神经酰胺

射线对细胞的损伤反应除了DNA损伤诱导的级联反应外,还可活化膜鞘磷脂酶水解膜鞘磷脂产生神经酰胺,神经酰胺作为凋亡诱导信号分子进一步诱导细胞凋亡。鞘磷脂酶缺陷的细胞,对辐射抗拒。鞘磷脂酶也可在DNA损伤诱导下合成增加。经神经酰胺诱导凋亡是辐射致细胞死亡的另一重要途径。

(四) 激活信号转导通路

辐射可激活一些生长因子信号转导通路,促使细胞存活。这些信号转导通路均起始于细胞膜上的生长因子受体,包括丝裂原活化的蛋白激酶、磷脂酰肌醇(-3)激酶、K-/H-Ras、JAK/STAT和c-Jun N端激酶通路。例如,辐射诱导表皮生长因子受体(EGFR)通路活化,应用EGFR单克隆抗体可抑制 EGFR 对细胞的存活作用,因而该抗体可用于增加肿瘤的放射敏感性,已得到临床试验证实。研究发现 EGFR 通路促进受照射细胞的生存作用与 DNA 损伤的重组修复有关。

辐射还可激活一些细胞因子信号转导通路,拮抗辐射诱导的凋亡,包括肿瘤坏死因子 α、白细胞介素、转化生长因子 β、尿激酶型纤维蛋白酶原激活剂等。

(五)辐射的旁观者效应

旁观者效应(bystander effects)是指受照射细胞邻近的未受照射细胞也表现出辐射损伤诱导的应激反应,如诱导基因表达、基因突变、微核形成、诱导分化、凋亡、恶性转化等。经典的"旁观者效应"证据来自两个实验:低剂量 α 粒子照射和照射后培养液转移。用极低剂量(0.3~2.5cGy)照射中国仓鼠卵巢细胞,只照射 1% 的细胞,在 30% 的细胞中观察到姊妹染色体交换;将照射过的细胞的培养基转移到另一未照射的培养瓶中继续培养,未照射细胞的克隆形成率降低。旁观者效应的产生需要"作用细胞"和"反应细胞"参与,"作用细胞"受照射后产生信号分子通过细胞间连接结构传递或释放到细胞外微环境中,"反应细胞"接收这些信号产生效应。

五、细胞对射线的剂量效应

(一)细胞存活曲线

辐射诱导的致死性 DNA 损伤如果不能修复将导致细胞死亡。经过照射以后,细胞或许仍然保持完好状态,能够生成蛋白质,合成新的 DNA,甚至能进行一两次细胞分裂,但如果它丧失了无限增殖的能力,细胞就被认为已经死亡,称为增殖性死亡,失去了无限增殖能力的细胞在体外培养时不能形成克隆(clone,由单个细胞分裂形成超过 50 个细胞的群落),故增殖性死亡也称为克隆源性死亡。有些细胞照射后没有经过细胞周期就发生死亡,称为间期死亡,包括坏死和凋亡。还有些干细胞受照射后发生终末分化,也丧失无限增殖能力。

将照射剂量与细胞生存率的对数作图,就是细胞存活曲线。体外培养细胞的存活曲线通过将细胞照射不同的剂量后培养一定时间,计数克隆获得存活分数(surviving fraction,SF),与剂量拟合数学模型得到。其方法如下:细胞培养至指数生长状态,消化成单细胞悬液计数,按不同剂量分组,分别接种不同的细胞数,按一定的剂量梯度照射后,培养1~2 周,计数各剂量组的克隆数,计算得出相应的存活分数(图 4-3-13)。其公式如下:

SF= 克隆数 /(接种细胞数 × 集落形成率)其中集落形成率(plating efficiency,PE)是对照组(未照射组)的克隆数与接种细胞数的百分比值:PE= 克隆数 / 接种细胞数 ×100%。

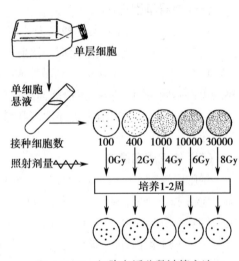

图 4-3-13　细胞存活分数计算方法

(二)细胞存活曲线的数学模型

1. 单靶单击模型　由于辐射击中是随机的,照射后的细胞存活和死亡也是随机的。根据泊松分布,给予每个细胞平均 X 次打击情况下,发生 n 次击中事件细胞的概率由下式给出:

$$P(n)=e^{-x}\cdot x^n/n!$$

这里:x= 事件平均数,n= 某种特定事件数。

如果假设每次击中导致一个细胞失活,当给予使全部细胞平均被击中一次的剂量时,实际有些细胞被击中一次,有些细胞被击中一次以上(n≥1,均导致细胞死亡),也有些细胞未被击中(n=0,细胞存活),那么细胞未被击中的概率就是生存概率 P(0)。即当 x=1,n=0 时,按照泊松分布,细胞在平均一次击中剂量照射后的存活率为:

$$P(0)=(e^{-1}\cdot1^0)/0!\ =e^{-1}=37\%$$

此剂量称为 D_0，即为平均致死剂量。D_0 剂量下细胞的存活率为 e^{-1}，再给 D_0 剂量，存活率为 e^{-2}，以此类推，D 剂量的存活率为：

$$S=e^{-D/D0}，或 S=e^{-\lambda D}，\lambda=1/D_0。$$

哺乳动物细胞的细胞存活曲线有几种数学模型，上述一次击中导致被击中的细胞失活，其细胞存活曲线即为单靶单击存活模型。高 LET 射线照射后细胞生存曲线符合这种线性模型。所谓单靶单击存活模型是辐射效应的"靶理论"的一种模型。"靶理论"的基本原理是：

（1）辐射效应是"击中事件"的结果。击中事件是随机的，其时间和空间分布与辐射种类及强度有关。

（2）出现辐射效应的必要条件是击中事件发生在称之为"靶"的敏感体积内。

（3）在较复杂的系统内，最终的生物效应可能取决于"靶"内几个击中事件的相互加强或联合作用。在此情况下，效应的出现概率依赖于几个击中事件相互作用的时间和空间特性。

2. **多靶单击模型**　单靶单击模型假设效应单元内是包含一个靶，存活曲线呈指数形式。但对于大多数暴露在低 LET 辐射下的哺乳动物细胞的生存曲线表现出了一些曲度，在初期的低剂量区比高剂量区单位剂量产生较少的失活区被称为肩部，高剂量区通常趋向于直线，这就是多靶模型。假定失活事件的必要条件是多次击中同一靶体积，最终的失活状态对应着 n 次击中，并且产生生物效应的必要条件是多个靶中达到一定的数量靶失活。其数学表达式是

$$S=e^{-D/D1}\left[1-(1-e^{-D/D0})^N\right]$$

这是修正的多靶单击模型，去掉低剂量修正项 e 即为简单的多靶单击模型，(1-e) 为任意一个含 N 个靶（外推数）细胞的死亡概率。其参数的意义：①D1，曲线的初始斜率倒数，反映低剂量区的放射敏感性；②D0，曲线的指数部分斜率的倒数，即为平均致死剂量；③Dq，准予剂量，定义是将曲线的直线部分反向延长与 100% 存活率水平的剂量轴相交的交点值，其值的大小反映肩区的大小，Dq 值小代表亚致死性损伤修复能力小，很小剂量即可使细胞进入指数杀灭；④N 值，定义是将曲线的直线部分反向延长与存活率轴相交的交点值，早期称为细胞内的敏感区域数——"靶数"，低等生物实验发现 N 值刚好等于其染色质微粒，但对于大多数细胞，生物效应是复杂的，难以确定明确的靶数，故称其为外推数。N 值、Dq、D0 的关系可用下式表示：lgN=Dq/D0。任意两个参数可在一定程度上反映细胞的放射敏感性（图 4-3-14）。

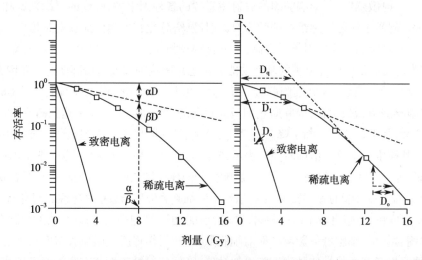

图 4-3-14　多靶单击模型细胞存活曲线

3. **线性 - 二次模型**　线性 - 二次模型假设细胞失活由不可修复的 DNA 双链断裂引起。一个细胞通过两种方式被杀死：某一带电粒子径迹中产生的致死性损伤（线性部分）或不同粒子径

迹间的亚致死性损伤相互作用为致死性损伤(平方部分)。

$$S=\exp(-\alpha D-\beta D^2),或\ln S=-(\alpha D+\beta D^2)$$

当两种杀灭细胞成分相等时,$\alpha D=\beta D^2$,$\alpha/\beta=D$,该剂量即为细胞线性 - 二次模型的 α/β 值,α/β 值越小,曲线越弯曲,高剂量的效应越大。实际上,中低剂量区域,大多数哺乳动物细胞存活曲线符合线性 - 二次模型,高剂量区域更符合指数存活模型。

(三)细胞的放射敏感性

细胞的放射敏感性(radiosensitivity)是指细胞受照射后的存活能力,是细胞内在的固有特性。不同的细胞具有不同的细胞生物学行为和遗传性状,其放射敏感性也有所不同,也称细胞内在放射敏感性或固有放射敏感性。

1. 影响细胞放射敏感性的因素

(1) DNA 损伤修复能力:正常组织有较强的修复能力,肿瘤细胞因为基因突变或基因组不稳定性及遗传物质分裂不对称性,参与损伤修复的组分功能不完整,因而修复能力下降。

(2) 细胞周期:细胞周期不同时相敏感性不同,按细胞死亡为标准,不同时相敏感性从高到低依次为 M、G_2、$G_{0/1}$、S 期,M 期最敏感,S 期最抗拒。S 期有大量参与 DNA 复制的酶也是 DNA 损伤修复的组分,修复能力强。

(3) 细胞分化程度:细胞的放射敏感性,与细胞分化程度成反比。如人体正常组织中生殖细胞、骨髓造血细胞、上皮组织细胞、新生血管内皮细胞对放射线较敏感,而已终末分化的组织细胞,如骨组织细胞、肌细胞、脂肪细胞对放射不敏感。

(4) 氧化应激能力:辐射产生大量活性氧簇,是辐射损伤细胞的主要机制,但细胞内有大量自由基清除系统,如果细胞缺乏某种参与自由基清除的酶,则放射敏感性增加。

(5) 细胞信号转导通路:膜受体与配体结合激活酪氨酸蛋白激酶信号转导通路,启动细胞内应激反应,参与DNA损伤修复、减轻活性氧簇的损伤。异常活化信号转导通路将降低放射敏感性。

(6) 其他因素:线粒体数量、功能,端粒长度及端粒复合体的功能均与放射敏感性相关。

2. 肿瘤细胞的放射敏感性　不同的个体、不同来源的肿瘤其放射敏感性不同,表现为在一定的剂量、时间和照射野内,各种肿瘤接受放射线的照射而产生程度不同的反应,如肿瘤缩小的程度和速度,并影响肿瘤的局部控制概率。此过程受许多因素的影响,包括肿瘤的内在因素(内在放射敏感性)、周围环境及宿主因素等。

(1) 内在放射敏感性:在影响肿瘤的放射敏感性的各种因素中,肿瘤的组织来源和分化程度是主要因素。起源于放射敏感组织的肿瘤对放射敏感,分化程度越差对放射越敏感。如来源于淋巴系统、生殖系统的肿瘤放射敏感性高,未分化癌较相应的分化程度高的肿瘤放射敏感性高。此外,与细胞内在放射敏感性相关的基因功能异常也是影响肿瘤放射敏感性的重要因素。

(2) 肿瘤增殖动力学:肿瘤细胞群按一定的增殖动力学变化,根据肿瘤生长的 Gompertz 模型,肿瘤细胞早期呈指数生长,当肿瘤达到最大负荷的 37% 时,生长比例达到高峰,以后随着肿瘤体积的增大,其生长比例不断下降。所谓生长比例是指肿瘤中处于细胞周期进程中的细胞所占的比例。肿瘤生长率可用倍增时间来表示,它既受肿瘤外界环境影响,也受细胞内在因素(细胞周期时间、生长比例和细胞丢失率等)的影响。肿瘤体积增大时丢失率增加,生长比例降低,倍增时间延长。对人体肿瘤的观察发现,细胞增殖率和细胞丢失率与放射敏感性之间有明显的关系,凡平均生长速度快、细胞更新率高的肿瘤,更多的细胞处于细胞周期进程中,放射敏感性更高。

(3) 肿瘤含氧量:细胞低氧影响辐射对细胞 DNA 的损伤程度。微血管密度与肿瘤含氧量密切相关。肿瘤患者贫血将导致肿瘤细胞更加缺氧,降低放射敏感性。在宫颈癌已证实贫血患者放射敏感性差,放疗后与同期别不贫血患者相比生存率低。

评价肿瘤细胞放射敏感性的指标以 D_0 为标准,通常认为,$D_0 \leq 1.8Gy$ 为放射敏感,$D_0 \geq 3.0Gy$ 为放射抗拒,D_0 在 1.8~3.0Gy 之间为中度放射敏感。也有应用 SF2,即根据细胞存活曲线计算

2Gy的细胞存活率,SF2≤0.3为放射敏感,SF2≥0.5为放射抗拒。临床放射治疗中常使用1.8~2Gy的单次剂量,因此SF2更切合临床实际情况,特别是临床应用的是低LET射线,在低剂量部分为非指数性存活,SF2能比较准确估算相应的肿瘤控制概率。

六、氧效应及其意义

研究发现细胞在低氧状态下,细胞存活曲线指数部分斜率降低,即低氧状态达到相同细胞存活率水平所需的剂量高于正常氧含量环境,辐射的这种生物效应修饰称为氧效应。其评价指标是氧增强比(oxygen enhancement ratio,OER),定义为乏氧条件下达到某一效应所需的剂量与氧存在时达到同样的效应所需的剂量之比。乏氧条件是指细胞生长环境氧含量低于2%。如前所述,低LET射线对细胞的影响主要依赖间接效应-自由基的作用,由于氧和电子有很强的亲和力,可以俘获靶分子电离的电子而抑制回复过程,"固定"辐射对生物分子的损伤。氧在组织中的弥散距离150~180μm,肿瘤组织由于生长迅速而肿瘤新生血管发育不良,血供不足,瘤体超过一定体积时肿瘤细胞即逐渐处于乏氧状态。对于低LET射线,肿瘤细胞的OER在2.5~3.0,即要杀灭数量相同但乏氧的肿瘤细胞,需增加2~3倍的剂量。因此,乏氧导致肿瘤细胞放射抗拒是临床放疗失败的重要原因之一。

致密电离粒子在通过水的径迹中可有辐射化学作用而形成氧,LET值越高,则靶内能量沉积部位附近产生的氧浓度越高,同时高LET射线主要是直接作用,因此,氧增强比值低,应用高LET射线对乏氧细胞治疗更有效。

除了高LET射线,还可以应用吸入高压氧或常压高浓度氧或应用乏氧细胞增敏剂,提高肿瘤内乏氧细胞的放射敏感性。

七、射线的其他修饰效应

细胞受辐射后的存活取决于损伤和修复的综合效应,临床放射治疗的目的是尽可能多地杀灭肿瘤细胞而较少损伤正常组织。为了达到这一目的,除了应用高LET射线外,还可以应用其他策略,包括放射增敏剂和放射防护剂。放射增敏剂是与放射治疗同时应用时能提高射线生物效应的化学物质或药物,其作用是通过修饰影响放射敏感性的内在因素而改变细胞的放射敏感性。放射增敏的机制有:增加损伤、抑制修复、抑制自由基清除及调节信号转导通路活化。有些增敏剂通过单一途径作用,有些兼有上述几种机制而增敏,如有些化疗药物同时增加辐射损伤和抑制修复,加热治疗抑制修复蛋白活性同时减少乏氧、增加损伤。放射增敏的途径同时也是放射防护的途径:增敏剂对正常细胞有一定影响,防护剂对肿瘤也有一定保护作用。选择性作用是对肿瘤增敏而对正常组织防护的关键。例如乏氧修饰、肿瘤特异性标记策略(端粒酶、肿瘤抗原)具有肿瘤选择性增敏作用。

通常用剂量修饰因子(dose modifying factor,DMF)和治疗增益(therapeutic gain factor,TGF)来评价辐射修饰剂的修饰效应。其定义如下:

DMF:单纯照射时产生某一效应所需的照射剂量与照射联合修饰剂后产生相同效应所需剂量之比。增敏修饰因子称为增敏比(sensitization enhancement ratio,SER),防护修饰因子称为防护系数(protection factory,PF)。

SER=单纯照射的剂量/联合照射所需的剂量(同样效应)。

PF=联合防护剂所需的照射剂量(同样效应)/单纯照射的剂量。

TGF:某一辐射修饰剂对肿瘤的修饰效应与正常组织的修饰效应之比,用来评价辐射修饰剂的临床应用意义。

TGF=SER$_{肿瘤}$/SER$_{正常组织}$,或=PF$_{正常组织}$/PF$_{肿瘤}$。只有TGF>1时,才能说某种辐射修饰剂用于肿瘤治疗有意义。

Notes

八、组织对射线的反应

放射治疗不可避免地要照射正常组织,因此必须了解正常组织对射线的反应。参与正常组织放射反应的因素包括正常组织的细胞成分及其周围的体液环境。可以从以下三方面描述:

（一）细胞病理学

正常组织细胞由实质细胞、间质细胞和细胞外基质组成。实质细胞根据其增殖能力分为:①干细胞:具有无限分裂能力,能不断分裂产生功能分化细胞,同时保持自身干细胞特征和数量稳定;②未成熟分化细胞:为干细胞和分化的功能细胞之间的过渡阶段,有一定的分裂能力,但最终形成终末分化细胞;③功能细胞或分化细胞:是执行组织器官的功能单元细胞,正常功能状态下由干细胞不断分裂补充,维持功能细胞数量的稳态。

在放射生物学中,根据组织中细胞的状态,将组织分为更新组织、灵活组织和不更新组织。更新组织具有上述三个细胞层次,灵活组织功能细胞同时具有分化细胞的功能和干细胞的增殖能力,刺激后可增殖补充功能细胞,如肝脏。不更新组织的实质细胞基本是终末分化的功能细胞,无增殖能力也无更新能力,如神经、横纹肌、心肌组织等。

在微血管丰富的正常组织中,辐射也可诱导微血管内皮凋亡,提示内皮细胞是辐射损伤的靶细胞之一。在对神经组织的放射损伤研究中发现,血管内皮细胞和胶质细胞比神经细胞敏感。正常组织间质细胞中,血管平滑肌细胞和间质成纤维细胞亦是正常组织辐射损伤反应的重要靶细胞。受照射后,这些细胞部分死亡,而存活细胞则增殖阻塞微血管,并有持续的基因应激表达,参与下述体液病理学过程。

（二）体液病理学

细胞外体液物质对处于该微环境中细胞的直接或间接作用也是放射损伤的重要机制之一。这些体液物质包括花生酸衍生物和生长因子、细胞因子。花生四烯酸衍生物有前列腺素、血栓素和白三烯,它们作用于内皮细胞和白细胞,产生炎症反应。细胞因子和生长因子主要有TNF-α、IL-1、IFN、CSF、TGF-β、bFGF等,对炎症反应、内皮细胞损伤和异常增生以及纤维化的形成有重要作用。

（三）早反应组织和晚反应组织

根据正常组织的组织结构、放射反应的特点和发生时间,将其区分为早反应组织和晚反应组织。早反应组织特点是组织更新快,因而损伤很快就表现出来,如皮肤更新时间7~21天,皮肤黏膜组织受照射后短期内功能细胞群耗竭,发生剥脱,残存的干细胞通过加速增殖和分化,修复组织损伤,恢复其上皮组织的功能。这种组织受损伤后通过自身干细胞增殖分化恢复组织的结构和功能状态的过程称为再群体化(repopulation)。晚反应组织更新时间极其缓慢甚至终生没有更新,组织损伤很长时间才表现出来,如神经损伤、肾衰竭、小肠穿孔和纤维化。晚反应与照射的分次剂量、总剂量有关,在一定总剂量范围内,小分次剂量照射很少引起晚反应发生。

早反应和晚反应的发生在时间上是连续的,既有细胞因素也有体液因素参与,它们在不同的阶段分别发挥主导作用。

九、分次放射治疗的生物学基础

早期临床实践发现如果将一次照射的剂量分次给予,那么不良反应会减轻。随着放射生物学及相关学科研究的发展,形成目前临床上常规放疗的规程:每次照射2Gy,每天1次,每周5次。奠定分次放疗的生物学基础被概括为"4R",分述如下。

1. 亚致死性损伤的修复(repairation of sublethal damage)　细胞生存曲线在低剂量部分的肩区表明细胞具有修复一部分损伤的能力。1960年Elkind发现将剂量分两次,间隔一定时间照射比一次照射的存活率高,证实这种修复存在,称为亚致死性损伤的修复。完全修复需要6

小时,由于正常组织有比肿瘤组织更强的修复能力,常规2Gy照射存活曲线有较小的差异,但经过几十次照射,差异被指数放大,为无并发症肿瘤控制提供了可能。但对于高LET射线,因其细胞存活曲线没有肩区,必须有合适的分次剂量才可以减轻正常组织的反应。

2. 细胞周期时相再分布(redistribution within cell cycle) 肿瘤细胞分裂增殖旺盛,特别是倍增时间短的肿瘤生长比例高。不同肿瘤的生长比例不同,同一肿瘤不同体积生长比例也不同。根据肿瘤生长的Gompertz模型,肿瘤细胞早期呈指数生长,当肿瘤达到最大负荷的37%时,生长比例达到高峰,以后随着肿瘤体积的增大,其生长比例不断下降。

M期和G2期细胞对射线高度敏感,生长比例越高对放射敏感的细胞群越多,照射后细胞丢失越多,肿瘤体积随之缩小。一方面由于细胞周期进程,照射后不敏感的细胞周期时相逐渐进入敏感时相,另一方面,随着肿瘤体积缩小,生长比例增大,更多的放射不敏感G0期细胞进入细胞周期进程中,提高了肿瘤对下一次剂量的敏感性。对更新快的早反应正常组织而言,这一效应同样存在,这是放疗后急性反应产生的原因之一。而晚反应组织则得以幸免。

3. 肿瘤细胞再氧合(reoxygenation of tumors) 如前所述,氧在组织中的弥散距离150~180μm,肿瘤组织由于生长迅速而肿瘤新生血管发育不良,血供不足,瘤体超过一定体积时,肿瘤细胞即逐渐处于乏氧状态。乏氧细胞对放射抗拒,在较小的放射剂量下不被杀灭,但随着多次照射后靠近微血管氧合好的敏感细胞被杀灭而丢失,氧到乏氧细胞的弥散距离缩短,血管与肿瘤细胞的相对比例增加,同时肿瘤内压力减小,肿瘤微血管血流量增加,原来乏氧的细胞变成氧合好的细胞,放射敏感性增加。正常组织氧合好,不存在再氧合增敏效应,因而分次放疗的再氧合进一步扩大了肿瘤组织和正常组织辐射效应的差别。

4. 组织再群体化(repopulation of cells in tissue) 组织辐射损伤后,应激激活基因表达增加并产生大量细胞因子、炎症介质,动员照射野外、甚至远处的干细胞向损伤部位募集,并促进照射野内残存细胞增殖和功能分化,直至修复组织损伤,此时在自稳态调节下,再群体化终止。肿瘤组织不但由体液因子参与诱导再群体化,还由于随肿瘤体积缩小,生长比例增加,出现再群体化加速。

分次放疗期间诱导再群体化有利于正常组织修复损伤,但对于肿瘤组织由于再群体化加速,对肿瘤控制不利,临床放疗中应予考虑,避免不必要的疗程延长。必要时在平衡正常组织耐受量的前提下增加肿瘤剂量,弥补肿瘤控制概率的下降。

对于低LET射线,分次放疗"4R"扩大了正常组织与肿瘤组织对射线的效应差别并逐次放大(图4-3-15),从而达到无并发症肿瘤控制。为了进一步利用分次放疗产生的正常组织与肿瘤组织的效应差别,其他分次放疗方案也被应用到临床。在头颈部肿瘤中证实,与常规放疗相比,超分割放疗可以提高总生存率。由于射线品质的差异,分次放疗的相关特性和优势对于高LET射线则不适用。

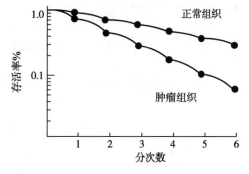

图4-3-15 分次放疗时正常组织与肿瘤组织存活率

十、剂量体积效应及放射治疗计划的生物学优化

(一)正常组织器官放射耐受性

受照射的一定体积的重要组织器官,如果接受超过一定剂量的照射后,可能发生严重的放射并发症。放射耐受性因受照射正常组织发生特定并发症的概率、个体差异而具有一定的不确定性。放射治疗学家可以根据实践经验总结分析,对放射治疗中各组织器官的可能耐受阈值做出估计。在临床放射治疗中,需对受照的重要组织器官剂量作出限定,防止超过耐受阈值而发

Notes

生严重的放射损伤。5 年内产生 5%、50% 相应组织器官损伤的概率所需要的剂量,定义为正常组织的 $TD_{5/5}$ 和 $TD_{50/5}$。

(二)正常组织器官的体积效应

正常组织器官根据其次级功能亚单位(functional subunits,FSU)的排列方式可以被大致划分为"平行"组织结构器官和"串联"组织结构器官。前者以肺、肾脏和肝脏等为代表,其特点是少量功能性亚单位失活不会导致整个器官功能的丧失;后者以脊髓、肠道等为代表,其特点是一个亚单位的失活便可导致整个器官生理功能的丧失。平行组织结构器官有强大的功能储备,故即使局部小范围大剂量照射的情况下也可以正常执行生理功能。串联组织结构器官中一个亚单位受到超过其耐受阈值的高剂量照射,就会使整个器官出现不同程度的功能损害。然而,并非所有的器官都可以归入这两类,如脑组织,属于非平行、非串联的中间型器官。

(三)组织反应模型

在治疗计划的制定过程中,需要综合考虑肿瘤控制概率(tumor control probability,TCP)及正常组织并发症概率(normal-tissue complication probability,NTCP)两个方面,通过最大限度提高 TCP、降低 NTCP 来实现无并发症的肿瘤控制。体内外实验数据和临床研究都表明,肿瘤和正常组织接受均匀剂量照射时,其 TCP 和 NTCP 剂量效应曲线为"S"形(图 4-3-16)。TCP 不仅是关于照射剂量的函数,而且也会随肿瘤体积的不同而变化。肿瘤体积的增加会改变 TCP 随剂量变化的斜率,而使肿瘤控制的剂量增高(图 4-3-17)。达到 95% 的肿瘤控制概率所需要的照射剂量,定义为肿瘤致死剂量 TCD_{95}。

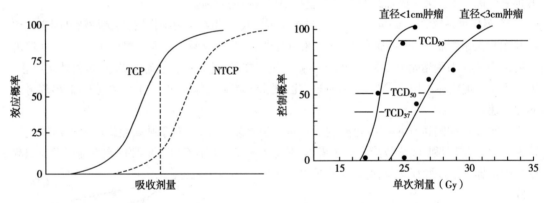

图 4-3-16   TCP 与 NTCP:剂量效应曲线   图 4-3-17   不同体积肿瘤的 TCP 曲线比较

正常组织并发症概率 NTCP 由 Lyman 公式表示:

$$NTCP=\frac{1}{\sqrt{2\pi}}\int_{-\infty}^{t}\exp(-x^2/2)\,dx$$
$$t=[D-D_{50}(v)]/[mD50(v)]$$
$$D_{50}(v)=D_{50}(v=1)v^{-n}$$

等式中,D_{50} 为引起某种损伤的 50% 并发症概率所需要的剂量;$D_{50}(v=1)$、$D_{50}(v)$ 分别为整个体积、部分体积受照射时引起某种损伤的 50% 并发症概率所需要的剂量,n 为体积效应因子。"平行"组织器官的 n 值较大,其 NTCP 更多依赖整个体积内受照射时的平均剂量;而"串联"型组织器官的 n 较小,因此其 NTCP 对受照体积内的最大剂量更加敏感。

(四)放射治疗计划的生物学优化

在现代肿瘤放射治疗中,放射治疗计划评估的做法通常是根据治疗计划系统(treatment planning system,TPS)观察轴位、冠状位及矢状位等二维模式下等剂量线的分布情况,并查看靶体积和危及器官的剂量体积直方图(dose volume histograms,DVHs)。DVH 由靶区和危及正常器官组织中的 3D 剂量分布以 2D 形式表达体积与剂量的关系,是治疗计划评估的有效工具(部分

Notes

组织器官常用体积剂量限制参数见表 4-3-3)。但随着调强放疗（intensity modulated radiotherapy，IMRT）等技术的发展，肿瘤和正常组织的剂量分布更加复杂，不均匀程度也相应提高，特别是对于正常组织来说，剂量的不均匀性分布更加明显。为了更好地描述非均匀剂量分布对 TCP 和 NTCP 的影响，有学者提出了肿瘤和正常组织的等效均一剂量（equivalent uniform dose，EUD）概念，它是指肿瘤和正常组织受均匀照射时产生与实际剂量分布相同放射生物效应（杀灭同样数目的细胞）的剂量。其基本的假设是，如果两种剂量分布方式所造成的肿瘤克隆源性细胞存活数目相同，那么它们在生物学上是等效的。目前，大部分商售放射治疗计划系统使用的评估和优化手段是基于物理剂量或剂量体积，但也有部分系统尝试使用基于 TCP、NTCP、EUD 等模型的生物学优化方法。生物优化直接与放射治疗的生物效应相关，有助于更加准确的预测治疗效果及副反应，但其数学模型的优化以及生物学基础和临床应用方面尚需进一步研究。

表 4-3-3 部分组织器官常用体积剂量限制参数

器官	剂量限制	器官	剂量限制
脑干	Dmax<54Gy	肝脏	Dmean≤30-32Gy
	1% 或 1cc<60Gy		V30≤50%
脊髓	Dmax<54Gy	小肠	V15<120cc（小肠）
	Dmean<45Gy		V45<195cc（全腹腔）
腮腺	Dmean<25Gy		V54<2cc
声门喉头	Dmean<45Gy	膀胱	Dmax<65Gy
肺	Dmean<20Gy		V65≤50%
	V20<37%（CRT≤30%）		V70≤35%
	V5<60%		V75≤25%
食管	Dmean<34Gy		V80≤15%
	V35<50%	直肠	V50<50%
	V50<40%		V60<35%
	V70<20%		V65<25%
肾脏	Dmean<18Gy		V70<20%
	V20<32%		V75<15%
	V23<30%		
	V28<20%		

（五）有关立体定向放射治疗的生物学问题

任何放射治疗新技术的发展，都应充分考虑其涉及的放射生物学问题。立体定向放射治疗技术采用单次或多次大剂量（8-30Gy）的照射方式，与传统放射治疗有着相当大的差别。其在恶性肿瘤治疗中取得显著临床获益的同时，我们也需关注与其有关的一些生物学问题：LQ 模型是可从生物学角度在较低分割剂量下推导放射线对细胞杀伤效应的生物模型，有研究者认为其在大分割的立体定向放疗中不再适用。但已有的研究表明，LQ 模型在单次剂量达到 15-20Gy 的剂量范围时仍然可用，且目前各种对 LQ 模型的修正也并未取得更好的效果。再氧合是分次放疗的生物学基础 4 "R" 之一，传统的分次放射治疗过程中，肿瘤在治疗间歇可发生再氧合，这有利于产生更好的治疗效果，但立体定向放射治疗的分割次数较少，因此肿瘤缺氧对其影响更大，是制约其治疗效果的重要因素之一。另外，高剂量照射造成的内皮细胞损伤、血管损伤以及肿瘤免疫，是否会对肿瘤杀伤有协同作用，迄今尚无定论。

总而言之，随着放射物理学的发展和放疗设备、技术的革新，临床医师在治疗恶性肿瘤的过程中有了更多的选择，但与此同时，我们还应该更加深入地研究和探讨各种新的治疗方式所涉及的基础生物学问题。

（周福祥 周云峰）

第三节　临床放射治疗学

一、肿瘤放射治疗的临床基础

(一)肿瘤放射治疗的基本原理

经过一个世纪肿瘤放疗的临床实践,发现下述放疗的分割方法疗效最好:即每日照1次,每周照5天,周六和周日休息。每次照射肿瘤的剂量在1.5~2.0Gy,根据不同的肿瘤共照射4~7周。放射生物学的研究表明:恶性肿瘤细胞与其同源的正常细胞的放射敏感性基本一致,然而放射线为什么还能用于治疗恶性肿瘤呢? 具体来说可以从放射生物学和放射物理学两方面来解释。

在放射生物学方面,恶性肿瘤和其周围的正常组织和细胞受照射后都发生了放射性损伤。低线性能量转换(LET)射线产生的放射损伤大部分是亚致死性损伤,正常细胞和肿瘤细胞都有能力修复这种损伤,然而正常细胞修复放射损伤的能力强于肿瘤,同时正常组织会发生增殖以补偿正常细胞的死亡,虽然肿瘤也会发生增殖,与正常组织相比,它的增殖能力相对较差。临床肿瘤放射治疗中使用的分割照射正是利用了肿瘤和正常组织在修复放射损伤和增殖能力上的差异来治疗肿瘤。第一次照射后肿瘤和正常细胞都受到放射性损伤,当正常细胞修复了损伤,或修复了部分损伤,而肿瘤还未完全修复时,再进行第二次照射。如此反复多次照射后,肿瘤受到比正常组织明显多的损伤。同时在放疗的4~7周内,正常组织的增殖明显快于肿瘤。因此,在放疗疗程结束时,肿瘤受到明显损伤,甚至被消灭,正常组织也受到一定损害,产生相应的毒性和副作用,但程度明显要轻。

在放射物理学方面,由于计算机技术在放疗中的应用,出现了三维适形放疗和调强放疗,这些放疗新技术使放疗的剂量更加集中在肿瘤,即肿瘤受到很高的剂量,而肿瘤周围的正常组织受到的剂量较低。越高的放射剂量产生的放射损伤也越大,因而对肿瘤的杀灭效应明显高于对正常组织和细胞的损伤。

(二)肿瘤的放射敏感性和正常组织的放射耐受性

肿瘤和正常组织对放射的敏感性与下述因素有关:细胞固有的放射敏感性,包括细胞的来源和分化程度,分化越差的细胞对放射越敏感;细胞修复放射损伤的能力,修复能力强,放射抵抗性越强;细胞增殖的能力,细胞增殖越快放射敏感性越高。低LET射线,如直线加速器产生的高能X线,在常规分割照射治疗中,肿瘤和正常组织的放射敏感性可分为以下3种:①高度敏感:用50Gy左右的剂量即可杀灭它们;②中度敏感:用60~70Gy的剂量才能杀灭它们;③低度敏感:用>70Gy的剂量才能严重损伤它们。

肿瘤按放射敏感度分为:①高度敏感:如精原细胞瘤、恶性淋巴瘤等;②中度敏感:上皮来源的癌,如皮肤基底细胞癌,皮肤鳞状细胞癌,上呼吸道(鼻咽、鼻腔、口咽、口腔)鳞癌,气管、支气管的鳞癌和腺癌,食管鳞状细胞癌,其他消化道的腺癌等;③低度敏感:中枢神经系统肿瘤(大部分脑部肿瘤),软组织和骨恶性肿瘤及黑色素瘤。除上述肿瘤类型外,还有一些特殊类型的恶性肿瘤,如小细胞肺癌、肾母细胞瘤等,它们的放射敏感性比较高。

正常组织和器官的放射耐受性除与其固有的放射敏感性有关外,还与下述因素有关:①受照射的体积:受照射的体积越大,放射耐受性越差;受照射体积越小,耐受性越好。②每次照射的分割剂量:每次分割剂量越小,耐受剂量越大,特别对那些有较强放射损伤修复能力的细胞和组织,如中枢神经组织;每次剂量越大,耐受量越低。③放射的同时是否使用化疗药物:同时使用细胞毒类化疗药物的放射耐受剂量比单纯放疗更低。④原有脏器伴发的疾病:如肝硬化患者的肝脏,老慢支患者的肺,这些脏器的放射耐受性明显差于没有基础疾病的患者。

Notes

二、临床放射治疗学

放疗的原则是在最大限度消灭肿瘤的同时最大限度保护正常组织和器官,使患者的肿瘤得以控制,而且没有严重的放射并发症。按照放疗的目的可以分为根治性和姑息性放疗。根治性放疗是指经过适当剂量的放疗后,患者的局部肿瘤获得控制,治疗目的是要根治肿瘤。姑息性放疗常用于晚期患者,包括局部肿瘤晚期或已发生了远处转移的患者,放疗仅为缓解患者临床症状和改善患者的生活质量,并不在于能否延长生存期。

(一)根治性放疗(radical radiotherapy)

1. **放疗为首选的根治治疗手段**　肿瘤生长在重要器官或邻近重要器官,手术切除将严重影响重要器官的功能或无法彻底切除,同时肿瘤对放射线敏感,或中度敏感,同时其周围的正常组织能耐受比较大的放射剂量。在这种情况下放疗就能有效控制或消灭肿瘤。

(1)头面部皮肤癌:皮肤癌可用手术切除治疗,但是常遗留瘢痕,影响美容。而用放疗可达到和手术切除相仿的疗效,只要放疗剂量恰当,不会明显影响患者的美容,如局限的皮肤基底细胞癌和鳞癌,放疗后5年生存率可以达到80%~90%。

(2)鼻咽癌:鼻咽部上邻颅底和大脑,下接口咽,后有脊髓,两侧有颈部动脉,且脑神经穿行其间,手术治疗难以根治。因此目前公认鼻咽癌的首选治疗手段为放疗。放疗后5年总生存率在50%~70%左右,其中Ⅰ期在90%以上,Ⅱ期在70%~80%,Ⅲ期在50%左右,Ⅳ期在30%左右。近些年来,随着调强放疗(IMRT)在临床治疗中的应用,疗效进一步提高,更重要的是患者放疗的后期放射并发症(如口干等)明显减少,生活质量显著改善。

(3)头颈部恶性肿瘤:包括扁桃体癌,口腔癌,口咽癌等,由于解剖部位的限制,彻底的手术切除有困难,而且手术创伤严重降低了患者的生活质量,因此首推放疗。

2. **放疗为主要的治疗手段之一**　外科手术是大多数肿瘤的首选治疗手段。目前外科发展的趋势是对早期肿瘤尽量缩小手术范围,其目的是保留患者器官的功能,改善患者的生活质量。于是放疗作为一种辅助治疗可以在手术前或手术后使用,这样可以提高肿瘤的局部控制率。此外,原本在技术上无法切除的肿瘤,使用放疗可使肿瘤缩小,重新获得手术机会。

(1)头颈部肿瘤

1)口腔癌:早期的舌活动部癌可以接受外放疗加间质插植近距离放疗,既能获得较好的疗效,还能保留舌的功能。放疗后对同侧的颈部淋巴结行颈部淋巴结清除术,5年生存率可以达到90%以上。舌根部肿瘤则以放疗为主,疗效相对差。颊黏膜癌,如果未累及臼后三角或齿龈则可以单纯放疗,否则和手术综合治疗,进行术前或术后放疗。

2)喉癌:对早期声门癌,放疗的效果与手术相仿,5年生存率可以在90%以上。放疗的主要优点在于能保留喉的功能。对局部晚期的Ⅲ期声门区肿瘤,仍可以先行放疗,若失败,再行手术治疗。早期声门上癌放疗疗效比较好,但声门下肿瘤,尤其是累及咽后壁或梨状窝者,放疗的效果均较差。

(2)精原细胞瘤:首先必须做手术切除睾丸肿瘤加高位精索结扎术,术后需作盆腔和腹部淋巴引流区的放疗,照射范围为腹主动脉旁和髂血管旁淋巴引流区。治疗后Ⅰ期病例5年生存率达90%以上。

(3)乳腺癌:对早期原位癌,Ⅰ~Ⅱ期患者先做保留乳房手术,然后作术后放疗,放射范围包括患侧全乳房与区域淋巴结,美容效果满意率可达75%以上,10年生存率和根治性手术相仿。对Ⅲ期浸润性乳腺癌,在根治手术后,应对以下的患者作胸壁和淋巴引流区的预防性照射:原发肿瘤直径>5cm;皮肤或胸壁肿瘤浸润;多灶性肿瘤;手术标本中肿瘤距切缘<2cm;腋淋巴结转移数≥4个。术后放疗能减少淋巴结转移的发生率,能提高长期生存率。

(4)霍奇金淋巴瘤和非霍奇金淋巴瘤:这类淋巴瘤对放疗很敏感,对放疗的反应较好,但是都必须和化疗联合应用,才能达到较好的疗效。霍奇金淋巴瘤的治疗依据病期而定,对预后良好的病理分期Ⅰ~Ⅱ期,仅作放疗。对Ⅲ期以上者,建议化疗加适当的区域淋巴结照射。早期患者在化放疗后生存情况较好,Ⅰ~Ⅱ期的5年生存率可以达到80%以上。非霍奇金淋巴瘤患者的标准治疗手段为化疗为主,辅以局部病灶的放疗,也能获得比较满意的疗效。

(5)宫颈癌:Ⅰ~Ⅱ期患者手术和放疗都能得到满意的效果,而相对晚期的只能作放疗联合全身治疗。常采用外放射和近距离放疗相结合的治疗。经放疗后的5年生存率,在Ⅰ期为90%~100%,Ⅱ期为70%~80%,Ⅲ期为50%~60%,Ⅳ期还能达到10%左右。

(6)食管癌:对手术不能切除的食管癌,特别是颈段和上胸段病变,放疗已成为主要的治疗手段。5年生存率在颈和上胸段食管癌为30%,中下段为10%~20%,如果能采用放化疗同步进行治疗,5年生存率可提高到30%。

(7)肺癌:小细胞肺癌(small cell lung cancer,SCLC)的主要治疗方法是全身化疗,并辅以胸腔肿瘤放疗,经过化疗和放疗联合治疗后,5年生存率可达20%以上。非小细胞肺癌(non-small cell lung carcinoma,NSCLC)在Ⅰ~Ⅱ期,主要采用手术治疗,或辅以化疗。对能够手术的Ⅲ期,在手术后用放疗能提高肿瘤局控率。对手术中有肿瘤残留和切缘阳性的患者,术后放疗也能够改善肿瘤局部控制。对局部晚期的Ⅲ期,化疗和放疗同步进行是目前的标准治疗方法,经过化疗和放疗后的5年生存率在10%~20%左右。近年来,对早期能手术的Ⅰ期患者,若拒绝手术或有手术禁忌证,使用立体定向放疗,5年生存率可达到60%左右。

(8)肛管鳞癌:肛管鳞癌占肛管癌的90%以上,多位于齿状线以下。最初肛管鳞癌的治疗为经典的根治手术,手术后肛门功能丧失。但是放疗加同期5氟尿嘧啶(5-FU)和丝裂霉素化疗后手术治疗,比单纯手术有更高的局控率和生存率:局部复发率降低12.3%,无复发生存率提高12.5%,无结肠造口生存率提高9.5%,而且,即使病灶残留或复发,仍可行挽救性手术治疗。

(二)姑息性放疗(palliative radiotherapy)

姑息性放疗常用于局部晚期癌症患者,或用于已经发生了远处转移的肿瘤患者。当上述患者没有明显的临床症状时,一般不必进行局部治疗。然而,当局部肿瘤的存在已经或即将引起严重症状时则可考虑使用放疗,治疗的目的在于缓解肿瘤引起的临床症状。骨转移是较常见的姑息放疗指征,有较好的止痛作用,对肢体长骨转移病灶的放疗还能降低病理性骨折的发生。另外对于脊椎骨转移的局部放疗可预防截瘫的发生,已经发生截瘫的,部分患者的截瘫症状能好转。

颅内转移性病变经常引起颅内压增高、中枢神经系统等症状。多发性的脑转移瘤,常给予全脑照射,然后根据病灶消退情况局部加量放疗;对孤立性的脑转移肿瘤,也可以全脑照射后加X刀或γ刀照射或直接单独应用X刀或γ刀照射。

三、放射治疗的副作用和损伤

(一)全身的副作用

主要是由正常组织和器官受到照射引起。放疗过程中,虽然放射集中在肿瘤部位及邻近的正常组织,然而全身还是受到低剂量照射,因为在放疗机房里放射线的本底要大于自然界,由此产生了全身的副作用。全身副作用发生在放疗期间,主要表现为乏力、疲倦、食欲减退、恶心、呕吐和骨髓的抑制等。

(二)局部的放射损伤

局部放射损伤主要由于肿瘤周围的正常组织和器官在接受肿瘤照射的同时也受到了较高剂量的照射引起,产生相应的毒性和副作用以及相关并发症。局部的放射损伤分为两类:急性放射损伤和晚期放射损伤。在放疗开始3个月内发生的为急性损伤,而3个月后发生的为晚期损伤。

急性放射性损伤主要发生在那些增殖较快的正常组织,后期放射损伤主要是由于损伤血管和间质组织引起。以皮肤的放射损伤为例,急性放射损伤主要是射线损伤了皮肤基底生发层的细胞,当受到放射线的致死性损伤后,由于它们在旺盛的进行分裂,因此这些细胞都死于分裂死亡。临床表现为皮肤红斑,干性脱皮以及较严重的湿性脱皮。在急性损伤后,皮肤的基底生发层细胞通过加速再增殖,来修补放射损伤。而后期的皮肤放射损伤发生在放疗结束后一年或更长的时间里,表现为皮肤变薄、毛细血管扩张、萎缩、纤维化。后期皮肤放射损伤的靶细胞主要是血管内皮细胞,由于内皮细胞增殖缓慢,因此它们的死亡发生在放射后较长的时间里。血管内皮细胞死亡,继而内皮增殖修复,造成血管腔的狭窄、血管壁的纤维化,导致组织血供的减少,使皮肤出现退行性改变。同时,放射还损伤了皮下其他间质和支持细胞,这些细胞都处于缓慢增殖或不增殖的状态,因此,这些细胞的放射损伤后的表现发生在放疗结束后较长的一段时间里。多数正常器官都有急性和后期放射损伤两种表现。

急性放射损伤后,细胞和组织通过修复和增殖机制一般都能恢复,只要进行对症治疗。但是后期放射损伤一般都不可逆,且一旦发生尚无有效的治疗手段。因此,预防发生晚期损伤至关重要。在放疗计划设计时,不仅要考虑肿瘤控制率,还要考虑患者的放射性损伤。后期放射性损伤发生率随着时间的推延而逐步增加,患者生存得越长,出现的概率越高。因此,在放疗后患者长期随访中,不仅要观察肿瘤控制情况,还要观察后期放射损伤和带来的并发症。

(三)放射诱导的恶性肿瘤

在1950年左右,放疗曾经被用于良性疾病的治疗,如皮肤疾病,然而在部分患者的放疗区域里发生了皮肤癌。此外,在少数长期生存肿瘤患者中,在放射体积内会发生恶性肿瘤,如头颈部鳞癌放疗后出现的软组织肉瘤。还有,原子弹爆炸后的幸存者中有比自然人群更高的恶性肿瘤发生率。进一步的研究证明,这些都归因于放射导致的DNA损伤所引起的细胞畸变和突变,诱导了恶性肿瘤的发生。然而,放射诱导恶性肿瘤的潜伏期比较长,通常在接受照射后20年以上。

四、放疗和其他治疗结合的综合治疗手段

放疗是一种局部治疗武器,由于受到肿瘤周围正常器官放射耐受剂量的限制,不可能给予肿瘤很高的照射剂量。因此放疗的肿瘤局部控制还不够好,同时放疗也不能控制肿瘤的远处转移。目前国际上普遍认为,对多数常见肿瘤,必须在同一个肿瘤病人身上使用多学科和多种治疗方法去医治。它的目标是既控制原发肿瘤、又控制它的淋巴系统转移和远处转移,使病人被治愈,或生命得到延长,并有较好的生命质量。在多学科综合治疗中,放疗是最主要的治疗方法之一,应该把它和其他肿瘤治疗手段有机结合起来。

(一)放疗和手术的综合治疗

1. 术后放疗(post-operative radiotherapy) 术后放疗在恶性肿瘤的综合治疗中开展得相当普遍,术后放疗的指征有:

(1)手术后残留的肿瘤:由于肿瘤侵犯了重要的脏器或血管,不能完全切除,有肿瘤的肉眼或(和)镜下残留。术后的辅助放疗可消灭这些残留病灶,增加手术的彻底性,从而提高肿瘤局部控制率。如在NSCLC,对肿瘤切缘阳性,或肿瘤残留,以及纵隔淋巴结转移(N2)的患者,在手术后化疗的基础上进行术后放疗能提高肿瘤的局部控制率和生存率。

(2)手术野内高度复发的危险部位:如对早期乳腺癌进行保留乳腺的局部肿瘤切除术后,剩余乳房有很高的肿瘤复发危险。因此在手术后全乳房放疗,能有效减少肿瘤复发,达到和根治手术相同的治疗效果。在直肠癌手术后进行术后放疗可以降低直肠癌尤其是低位直肠癌的局部复发风险,这已在国内外成为共识。

(3)预防性术后放疗:对有较高的区域淋巴结转移发生率的肿瘤,由于手术不可能清扫很大

Notes

范围的淋巴引流区,因此在手术后进行淋巴引流区术后预防性照射有可能以减少手术野外肿瘤复发。如乳腺癌伴腋下淋巴结转移数≥4个的病人,在根治手术后进行胸壁和同侧锁骨上淋巴结区域的预防性照射,能减少这些淋巴引流区的复发,改善生存率。

2. 术前放疗(pre-operative radiotherapy)或术前放化疗(chemo-radiation therapy)　术前放疗主要用于局部晚期的肿瘤,这些肿瘤侵及了周围重要正常结构和脏器,不能彻底切除。通过术前放疗,肿瘤得以退缩,使不能手术切除的肿瘤变成可以切除。术前的放疗也常和化疗同步进行,它增强了对局部肿瘤的杀灭效应,使肿瘤退缩更明显,增加了手术切除的可能性。典型的病案是肺尖癌,它往往是局部晚期的,侵犯了胸壁和肋骨,手术彻底切除困难,因此在手术前使用放疗加化疗成为一个常用治疗方法。在直肠癌,德国CAO/ARO/AIO 94研究和英国多中心随机临床试验证实了,对Ⅱ/Ⅲ期直肠癌(T3以上或淋巴结阳性)进行术前的放化疗,治疗后肿瘤降期,淋巴结转移率降低,肛门括约肌保留比例增加。

3. 术中放疗(intra-operative irradiation)　术中放疗是在手术中使用放疗,当肿瘤侵犯了重要脏器而无法切除,或手术切除后肿瘤残留,或有高复发危险的肿瘤床和淋巴引流区。照射在关闭手术腔前进行,由于在直视下,能把正常的器官和组织保护起来,进行直接外照射。术中放疗目前常与外照射结合使用,目前常用于胃癌,对于Ⅱ~Ⅲ期胃癌,或有肿瘤侵犯浆膜和周围脏器,或有周围淋巴结转移的病人,术中放疗可使这部分病人的5年生存率提高至15%~20%。

（二）放疗和化疗的综合治疗

化放疗综合治疗是最常用的综合治疗模式,是集放疗的局部作用和化疗的全身作用于一体的治疗模式。化放疗综合治疗的目的是提高肿瘤局控、降低远处转移或两者兼之。

化放疗综合治疗的目的。①空间联合作用。放疗和化疗分别作用在同一疾病的不同病变部位,两种治疗方法间无相互作用;②提高肿瘤治疗的效应。化疗作为放射增敏剂,增加放疗的局部肿瘤杀灭效应;③减少正常组织的副作用和毒性。放疗前应用诱导化疗,在瘤体缩小后进行放疗,可减少正常组织的放射。或者先行化疗后肿瘤缩小,肿瘤细胞数减少,由此可降低肿瘤放射剂量,从而也减少对正常组织的放射剂量;④阻止耐药肿瘤细胞亚群出现。尽管化疗和放疗间有一定交叉耐受,但仍有相当多肿瘤细胞表现出对某一治疗方式耐受,而对另一治疗仍保持一定敏感的特性。化疗和放疗杀灭肿瘤的效应互相增强,或化疗起到了放射增敏和增效作用。因此,放化疗同步进行使肿瘤的杀灭效应加强,肿瘤的局部控制会改善。当然放化疗同步进行时对正常组织的毒性和副作用也相应增加。

（三）放疗与分子靶向药物的联合应用

在过去的10年中,分子靶向药物治疗在肿瘤治疗中的地位日益提高,出现了许多联合靶向治疗和放疗的临床前期和临床试验,显示了靶向药物和放疗合用的可行性和疗效,是一个值得研究的方向。

1. 吉非替尼和厄洛替尼　这是表皮生长因子受体(EGFR)酪氨酸蛋白激酶抑制剂(TKI),已被尝试联合用于放疗。体外和体内研究显示,这两药都有增强肿瘤放疗疗效的效果。

2. 西妥昔单抗　这是抗EGFR的单克隆抗体,它联合放疗的研究已经较多,体外或体内实验研究均显示西妥昔单抗联合放疗可以增加放疗的疗效。一项关于西妥昔单抗联合放疗局部晚期头颈部肿瘤的随机对照Ⅲ期临床研究已展示了令人鼓舞的结果,显示联合放疗和西妥昔单抗治疗改善了头颈部肿瘤的局部控制及提高患者生存率。

3. 索拉非尼　这是多靶点的TKI,抑制B-Raf、血管内皮生长因子受体-2(VEGFR2)和血小板衍生生长因子受体-b(PDGFRb)等靶点。Yu W等对索拉非尼和放射联合应用进行了实验研究,使用了MMC-7721和SK-HEP-1两株肝癌细胞。体外和体内实验发现了索拉非尼有不同程度的放射增敏效应。其增敏机理为:索拉非尼能有效地抑制由放射诱导的VEGFR2磷酸化及其下游信号传导通路中ERK的激活;抑制双链断裂的HR和NHEJ修复途径的关键蛋白BRCA1和

Notes

Ku70 的磷酸化的表达;抑制放射所诱发的 NF-κB 磷酸化激活;显著增加了放射后早期凋亡细胞比例和 caspase-3 酶活性。在体内实验中,更大的放射增敏效应还与索拉非尼拮抗肿瘤血管及抑制新生血管形成有关。

五、临床放疗新技术

近十余年来放射肿瘤学在放疗技术方面有了许多新的进展。

(一) 大分割放疗

常规分割放疗方案是:每天一次,每次 1.8~2.0Gy,每周照射 5 次,对上皮源性癌照射 6~7 周。随着放射生物学研究的发展,发现缩短放疗总疗程能减少肿瘤细胞在放疗疗程中的再增殖,因此能提高肿瘤控制率。由此出现了新的分割放疗方案,即缩短放疗疗程,仍然给予肿瘤比较高的放射总剂量。常用的是每次给大剂量的大分割照射,使用立体定向放疗新技术,如对早期非小细胞肺癌的立体定向放疗,采用 12.5Gy/ 次,照射 4 次,隔天照射 1 次,在 8 天疗程中照射 50Gy。临床实践证明,疗效达到和外科手术相当。

(二) 三维适形放疗和束流调强放疗

近 10~20 年来,随着计算机技术和影像学的迅速发展,以及放射物理剂量计算方法的改进,出现了三维适形放疗(three dimentional conformal radiotherapy,3DCRT),其基本原理是以肿瘤为中心,用多个方向的放射线,用聚焦式照射,使肿瘤受到比较高的剂量照射,而周围正常组织和器官的剂量降低。3DCRT 照射技术能使放射的高剂量立体形态和肿瘤的形态基本保持一致,故称为三维适形放疗。由于肿瘤的立体形态比较复杂,并和周围的正常结构相互交错。3DCRT 有时不能达到很好保护正常器官的目的,继之又发展了束流调强放疗(intensity modulated radiation therapy,IMRT),适合于形态不规则,特别是与周围正常器官紧密相连的肿瘤。近年来,在 IMRT 的基础上又发展了动态容积调强放疗(volumetric arc therapy,VMAT),典型的设备是 Tomotherapy,基本的原理是以肿瘤为中心,围绕患者的长轴进行旋转放疗,在加速器机架旋转的过程中,动态改变放射野的形状、放射的剂量率、机架的转动速度达到调强放疗的目的。另一种新的放疗设备是赛博刀(Cyberknife),其基本的原理是把小型的直线加速器安装的机械手上,以肿瘤为中心,使用计算机技术,使放射线能从任何一个角度射入肿瘤,这种技术能给予肿瘤更大的剂量,更低的正常组织和器官的剂量,但是该设备更适合体积比较小的肿瘤。

从 1990 年代开始,全球进行了大量的临床试验,证实了 3DCRT 和 IMRT 等先进放疗技术明显提高了肿瘤的局部控制率和生存率,并且急性和后期毒副作用和并发症明显减少。

Spratt 等报道了 1002 例前列腺癌 IMRT 的长期结果。放疗剂量 86.4Gy。7 年 2 级和 3 级胃肠道晚期毒性反应的发生率仅为 4.4% 和 0.7%;7 年 2 级和 3 级泌尿系统晚期毒性的发生率为 21.1% 和 2.2%;低危、中危、高危三组患者的 7 年无生化复发率分别为 98.8%、85.6%、67.9%,是各种光子放疗技术中疗效最好的。

鼻咽癌使用 IMRT 放疗后的疗效有所提高,根据 Lai SZ 等报告,用 IMRT 放疗鼻咽癌 512 例的 5 年局部无复发生存率、区域无复发生存率、无远处转移生存率和无病生存率分别为 92.7%、97.0%、84.0% 和 75.9%,而同期用二维常规放疗的 764 例鼻咽癌的上述率分别是 86.8%、95.5%、82.6% 和 71.4%,IMRT 组的疗效优于二维常规技术放疗组,在早期的患者尤为明显。更重要的是放射的毒副作用减少,特别是放疗后的口干。

原发性肝癌往往伴发乙型肝炎后的肝硬化,不能耐受高剂量放射。使用 3DCRT 或 IMRT 放疗技术后,能有效地保护肝脏,放疗或放疗合并肝动脉介入治疗后不适合手术的局部晚期的患者,3 年生存率达到 28%~41%。

(三) 立体定向放疗技术

立体定向放疗技术包括两种:立体定向外科(stereotactic radio-surgery,SRS)和立体定向体部放

Notes

疗(stereotactic body radiation therapy,SBRT)。SRS 使用单次大剂量照射,采用是头部伽马刀或 X 刀放疗技术。主要用于颅内血管疾病和肿瘤:①颅内小的动静脉畸形;②颅内 <3cm 良性肿瘤(听神经瘤、垂体瘤、脑膜瘤等),病灶必需远离视神经、脑干等重要结构;③手术后残留的肿瘤,包括良性和恶性肿瘤;④单发直径 <3cm 的脑转移瘤;⑤颅内多发的转移瘤,在全脑照射后,用 SRS 加量照射。SBRT 常采用大分割剂量,数次照射。放疗设备包括体部伽马刀,或有图像引导的 3DCRT 和 IMRT技术。SBRT 的适应证包括:①头颈部肿瘤放疗后局部复发或放疗后肿瘤残留,用于局部加量;②早期肺癌的根治性放疗,或者常规技术放疗后肿瘤残留的局部追加剂量;③原发性肝癌门静脉癌栓、<3 个的转移性肝癌;④无手术指征的胰腺癌,作为姑息治疗;⑤腹腔和盆腔的孤立性转移肿瘤。

(四) 图像引导的放疗和自适应放疗

图像引导的放疗(image guided radiation therapy,IGRT)是近几年来发展起来更精确的肿瘤放疗技术。由于放疗每天照射 1 次,要经过 30-35 次照射。在每次照射时,肿瘤是否受到准确的照射、正常器官是否得到了保护成为放疗成功与否的关键。自适应放疗(adaptive radiation therapy,ART)技术就是要保证照射的精确性。IGRT 技术在直线加速器上装有影像诊断设备,如CT,在实施照射前,获取病人的图像,包括将要照射的肿瘤及其周围的正常组织和器官,在确认照射位置的准确性后再实施真正照射。这个技术大大提高了放疗的精确性。

由于常规分割放疗历经 6~8 周时间的放疗疗程,肿瘤在放疗中逐步缩小,它和正常组织的相对解剖位置不断发生变化,特别放疗疗程中肿瘤体积缩小,肿瘤和正常组织以及器官相对解剖位置的改变,不同于放疗前设计放疗计划时的图像。因此基于放疗前肿瘤和其周围正常器官解剖位置设计的放疗计划就不适合当前的实际情况,放疗的结果可能给予肿瘤的剂量不足,而正常器官受到了过量的照射。由此产生了 ART 技术。ART 是一个正在发展中的技术,利用计算机技术,不断修正肿瘤靶区和正常器官的解剖位置,动态进行剂量计算和修改放疗计划,使得放疗计划适应新的情况。然而 ART 还处于研究和初步的临床实践阶段。

(五) 粒子放疗

肿瘤粒子放疗(particle therapy)的历史已经有半个世纪。由于粒子放疗设备昂贵,到目前全球仅有 30 多家单位用粒子放疗治疗恶性肿瘤。虽然用质子放疗的病例数已经 10 万余例,用重离子治疗 1 万余例,但是这还是一个在发展和逐步成熟的放疗技术。然而,国内外多数学者认为粒子放疗是最先进的放疗技术。

1. 粒子射线的放射物理学 质子是原子核的基本组成部分,带 1 个正电荷。在重离子放疗中主要使用是碳离子,带有 6 个正电荷。质子或碳离子被注入同步加速器或回旋加速器,加速到 70% 的光速时再引出来治疗肿瘤。

(1) 质子:质子是低 LET 放射线,产生稀疏电离辐射。质子射线和高能 X 线的主要区别是它进入体内的剂量分布。而质子射线在进入体内后剂量释放不多,而在到达它的射程终末时,能量全部释放,形成所谓的布拉格峰(Bragg peak),而在其深部的剂量近于零。这种物理剂量分布的特点,非常有利于肿瘤治疗(图 4-3-18)。

(2) 重离子:它的物理学特征如下:高 LET 射线;进入人体后的深部剂量分布和质子类似;Bragg 峰后的剂量虽然迅速降低,但是比质子要多。

2. 粒子射线的放射生物学

(1) 质子:是低 LET 射线,进入人体后其物理、生物物理和生物化学改变和其他低 LET 射线相似,放

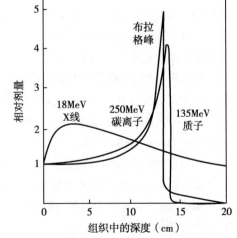

图 4-3-18 18MeV X 线,135MeV 质子,250MeV 碳离子射线的深度剂量分布

射损伤主要是产生细胞 DNA 的单链断裂。它的生物效应仅略高于 ^{60}Co 伽马射线。若以 ^{60}Co 伽马射线的生物效应为 1.00,则质子的相对生物效应(relative biological effect,RBE)为 1.05~1.13。质子杀伤细胞也需要依赖氧的存在,其氧增强比(oxygen enhancement ratio,OER)为 2.5~3.0,所以对乏氧肿瘤也不能有效杀灭。

(2) 碳离子:是高 LET 射线,在剂量的布拉格峰区域,产生的放射损伤 70% 以上是 DNA 的双链断裂,放射损伤不易修复,而且放射损伤的产生不依赖氧的存在。布拉格峰峰区的放射有以下的放射生物学特点:杀伤细胞的能力强(相对生物效应 RBE 大),是光子放射线的 2~3 倍;杀伤乏氧细胞的能力强(OER 小);杀伤抗光子放射细胞的能力强,包括 S 期和 G0 期细胞、固有抗拒光子射线的肿瘤、放射或化放疗诱导的抗治疗的肿瘤、肿瘤干细胞;抑制肿瘤细胞局部浸润和远处转移的潜能。然而,在碳离子射线布拉格峰前的剂量"坪区",其 RBE 略高于光子,对氧的依赖也大。

3. 粒子射线的临床应用

(1) 质子:临床质子放疗的经验证实,其临床适应证包括:不适合手术的 I-III 期肺癌;颅底脊索瘤和软骨肉瘤;原发性肝癌;眼部葡萄膜和脉络膜黑色素瘤、眼眶肿瘤;脑星形胶质细胞瘤、孤立的脑转移灶、垂体瘤、脑膜瘤;头颈部肿瘤:鼻咽癌、局部晚期的口咽癌;前列腺癌。

LLUMC 共治疗因医学原因不能手术或拒绝手术 I 期 NSCLC(T1-2)111 例,没有≥2 级的放射性肺炎或后期食管、心脏并发症,总剂量 51GyE(相当于 ^{60} 钴 Gy 的剂量)、60GyE 和 70GyE 的 4 年总生存率分别是 18%、32% 和 74%。4 年局部控制率:T1 60GyE 为 91%,70GyE 为 86%;T2 60GyE 为 45%,70GyE 为 74%。T1 周围型病灶的 4 年总生存率 60%,4 年局部控制率 96%,4 年远处控制率 81%。

LLUMC 共用质子或光子加质子放疗治疗局限的前列腺癌 1255 例(T2a/b-T3),总剂量 74GyE/37 次,7.4 周。急性消化道和泌尿道急性反应 <1%,5 年和 10 年后泌尿道和消化道毒性发生率均为 1%。全组放射后 5、8、10 年的前列腺特异蛋白(PSA)阴性生存率分别是 75%、73% 和 73%。

日本筑波大学用质子共治疗 266 例原发性肝癌,均为不适合手术治疗的病例,质子放疗 66GyE/10 次、72.6GyE/22 次或 77GyE/35 次。5 年总生存率 48%,局部肿瘤控制率 81%。治疗的毒副作用不明显。

美国麻省总院(MGH)共用质子治疗颅底和脊柱肉瘤 215 例,总剂量 60~75CGE/6~8 周。软骨肉瘤的 5 年局控率 91%,脊索瘤为 65%。

(2) 碳离子:日本国立放射医学研究所从 1994 年开始用对碳离子放疗进行临床试验,共用碳粒子治疗了 7849 例肿瘤病人,取得了令人鼓舞的疗效。

颅底肿瘤 46 例(脊索瘤、软骨肉瘤、脑膜瘤、嗅神经母细胞瘤),5 年局控率 91%(60.8GyE 组)和 60%(48~57.6GyE 组)。5 年总生存率:脊索瘤 88%,软骨肉瘤 54%,脑膜瘤 83%。

头颈肿瘤 295 例(黑色素瘤、乳头状癌、腺样囊腺癌、腺癌)。5 年局部肿瘤控制率:恶性黑色素瘤 75%,乳头状癌 81%,腺癌 81%,腺样囊腺癌 79%。

I 期周围型 NSCLC322 例。5 年局控率:Ia 期 98.6%;Ib 期 89.7%。5 年总生存率 Ia 期 63.1%,Ib 期 50.0%。治疗后这些病人肺功能没有明显减退。

原发性肝癌 392 例,他们的 3 年局控率 94%,5 年生存率 34%。肿瘤较小病人(3~5cm 直径)的 3 年生存率 75%,5 年生存率 70%。碳离子放疗后肝功能损伤并不严重。

前列腺癌 903 例,5 年总生存率和 PSA 阴性生存率分别为 94.9% 和 90.9%。对高危人群(GS 8~10,T3),5 年总生存率 87%。前列腺癌碳离子治疗的毒性和副作用并不严重。

骨和软组织肉瘤 307 例。碳离子治疗后 5 年肿瘤局控率和生存率分别是 80% 和 56%。皮肤和软组织的损伤发生率 3%。

Notes

4. 争论和挑战　在肿瘤放疗界,对粒子放疗存在以下两个争论焦点。第一,质子治疗的价值。支持者认为:质子射线有良好的物理剂量分布,能提高肿瘤局部控制率,明显减少放射毒性和副作用。而反对意见认为,光子 IMRT 能完成质子放疗对肿瘤照射的大部分任务,而质子放疗的设备昂贵,从经济的效价比考虑是不值得的。第二,使用质子还是重粒子放疗。以美国为主的学者认为:重粒子在放射生物学的优点还没有被临床完全证实,且累积病例数仅 1 万余例,还不足以说服肿瘤放疗界推广。然而以日本和德国为主的学者认为,日本和德国临床研究结果已经证实了碳离子放疗的优越性,已经可以应用于临床。

第四节　结语和展望·

虽然放射治疗是一种局部肿瘤治疗手段,但目前仍是治疗肿瘤最主要的方法之一,但是放疗后肿瘤控制率还不尽如人意,同时伴有放射的近期和长期并发症。因此肿瘤的放疗存在进一步发展的空间,目前的研究和发展主要包括以下几个方面。

1. 现有光子放疗技术的进一步发展　随着直线加速器技术的进步,同时借助放射影像技术、放射治疗计划系统和计算机网络的发展,产生了先进的放射技术,包括 3DCRT,IMRT,SBRT,VMAT,以及 IGRT 和 ART。这些放疗技术使得肿瘤照射的精确性明显提高,正常组织和器官的保护显著改善。虽然光子放疗技术在物理特性上已经发展到了极致,但是仍然存在进一步改进的空间。

2. 放射生物学的深入研究　在过去的 20 多年中,光子的放射物理学和放射治疗技术有了长足的发展,然而,有关肿瘤放疗中的放射生物学的研究相对滞后,包括肿瘤和正常组织及细胞的放射敏感性,放射损伤以及损伤后的修复和增殖,特别是在基因和蛋白水平的调控。从放射生物学角度提高放疗疗效方法的研究,包括大分割照射时的肿瘤和正常组织放射生物学效应还有待深入研究。

3. 临床放疗的研究　临床应用先进的放疗技术,进行个体化的临床放疗是一个研究重点,即针对个体化的病例,包括患者、肿瘤及其正常组织的个体特征,设计放疗计划,以适应个体肿瘤控制的要求,包括应用物理学、生物物理学、肿瘤微环境的研究、基因检测等技术,使得放疗的临床应用更加有针对性。在临床放疗方面另一个研究方向是研究大分割放疗,初步的临床实践证明了大分割照射具有较大的潜力,能提高肿瘤杀灭,又保持与常规分割相似的放疗毒性和副作用。然而,对于不同的肿瘤,什么是最佳的大分割照射方案,在大分割照射时,正常组织和器官的放射耐受剂量是什么,这一系列问题还没有被很好地解决。

4. 新的放射线的研究　现代的光子放疗即使融合了先进的放疗新技术,也不能显著地提高肿瘤的放射剂量,也不可避免正常组织的照射。这是由光子射线固有的物理特性限制的。由此寻找新的放射源成为研究的一个方向。初步的放射物理学、生物学和临床研究显示:粒子放疗(particle radiotherapy)存在巨大的发展潜力,因此逐渐成为研究和开发的重要方向。质子的物理学特性明显优于光子射线,但它的放射生物学效应和光子基本相同。在众多其他粒子射线中,碳离子被发现具有更大的发展前景。由于粒子加速器建造非常昂贵。寻找更适合肿瘤的放射粒子、降低粒子加速器的制造和运营成本、研究质子和碳离子最佳的临床肿瘤放疗的分割剂量和总剂量,以及累积大量的病例以证实质子和碳离子放疗的临床优势是目前和今后一段时间的研究方向。

5. 放疗和其他治疗的联合应用研究　①提高局部肿瘤放射控制率:由于单纯放疗控制局部肿瘤的疗效还不够好。进一步提高杀灭放射抗拒肿瘤的研究成为研究的一个方向,包括:和手术治疗的结合,特别是微创手术日益增加的情况;和新化疗药物的联合;和生物靶向药物合用;和其他局部治疗手段结合,如肿瘤加热治疗。②减少肿瘤远处转移:对于恶性程度比较高的肿瘤,或者已经发生了区域淋巴结转移的患者,抑制和消灭潜在的远处转移成为必需。对此类患者必需联合全身治疗和局部肿瘤的放疗。然而,在联合治疗后,使放射对局部肿瘤杀灭效应增加,但是对正常组织和器官的放射损伤也会增加,放射耐受剂量降低,这种联合治疗产生上述两方面的影响还没有完全知晓,有待深入研究。

(蒋国梁 周云峰)

参考文献

1. Bonner JA,Harari PM,Cohen RB,et al. Radiatherapy plus cetaximab for locaregionally advanced head andneck cancer. 5-year survival data form a phase 3 randomised trial,and relation between cetuximab-induced rash and survival. Lancet Oncol 2010,11(1):21-28

2. Yu W,Gu K,Yu Z,Y,et al. Sorafenib Potentiates Irradiation Effect in Hepatocellular Carcinoma Cell Lines. Cancer Lett 2013,329(1):109-117

3. Senthi S,Haasbeek CJ,Slotman BJ,et al. Outcomes of stereotactic ablative radiotherapy for central lung tumors: a systematic review. Radiother Oncol 2013,106(3):276-282

4. Spratt DE,Pei X,Yamada J,et al. Long-term survival and toxicity in patients treated with high-dose intensity modulated radiation therapy for localized prostate cancer. Int J Radiat Oncol Biol Phys 2013,85(3):686-692

5. Lai SZ,Li WF,Chen L,et al. How does intensity-modulated radiotherapy versus conventional two-dimensional radiotherapy influence the treatment results in nasopharyngeal carcinoma patients? Int J Radiat Oncol Biol Phys 2011,80(3):661-668

6. Liang SX,Zhu XD,Xu ZY,et al. Radiation-induced liver disease in three-dimensional conformal radiation therapy for primary liver carcinoma:the risk factors and hepatic radiation tolerance. Int J Radiat Oncol Biol Phys 2006,65(2):426-434

7. Ren ZG,Zhao JD,Gu K,et al. Three-dimensional conformal radiation therapy and intensity-modulated radiation therapy combined with transcatheter arterial chemoembolization for locally advanced hepatocellular carcinoma: an irradiation dose escalation study. Int J Radiat Oncol Biol Phys 2011,79(2):496-502

8. Jiang GL. Particle Therapy for Cancers:a new weapon in radiation therapy. Frontier of Medicine 2012,6(2): 165-172

9. Bush DA,Cheek G,Zaheer S,et al. High-Dose Hypofractionated Proton Beam Radiation Therapy Is Safe and Effective for Central and Peripheral Early-Stage Non-Small Cell Lung Cancer:Results of a 12-Year Experience at Loma Linda University Medical Center. Int J Radiat Oncol Biol Phys 2013,86(5):964-968

10. Mizumoto M,Okumura T,Hashimoto T,et al. Proton beam therapy for hepatocellular carcinoma:a comparison of three treatment protocols Int J Radiat Oncol Biol Phys 2011,81(4):1039-1045

11. Tsujii H,Kamada T. A review of update clinical results of carbon ion radiotherapy. Japanese Journal of Clinical Oncology 2012,42(8):670-685

第四章 生物治疗

第一节 肿瘤生物概述

肿瘤生物治疗最早主要是指免疫治疗（immunotherapy），也称为生物反应调节剂治疗（biological response modifier therapy），是指通过增强机体免疫或打破免疫耐受，达到激发或恢复机体免疫反应来对抗、抑制或杀灭肿瘤细胞的目的。

免疫治疗的临床记录最早可追溯到 1891 年，William B. Coley 医生报道了 1 例肉瘤患者在多次复发并反复手术后感染了化脓性链球菌，经历了反复发热后肿瘤消退。之后 Coley 尝试通过向肿瘤内部注射链球菌，来治疗恶性肉瘤，但导致了部分患者死于链球菌感染。后 Coley 将其改良为含有灭活的脓性链球菌和粘质沙雷氏菌混合物（被称为 Coley 疗法或 Coley 液），并在临床观察到了部分疗效，该方法曾在 20 世纪初用于多种恶性肿瘤的治疗，其作用机制被认为与激活免疫、高热及直接肿瘤杀伤有关。遗憾的是，在 20 世纪开展的临床研究中并未支持这一疗法的有效性。尽管如此，肿瘤免疫治疗在 Coley 疗法的研究和应用中受到了极大推动，并一直成为肿瘤治疗基础和临床研究的重要领域。

20 世纪初，科学家就从传染疫苗的成功中得到灵感，开始致力于肿瘤治疗性疫苗的研究，期望通过诱导主动特异性抗肿瘤免疫，发挥持久抗肿瘤作用。肿瘤疫苗经历了 100 多年的发展，但截至目前，仅有 Melacine、Provenge 等几个肿瘤疫苗获批用于临床，且临床疗效相对有限，尚未超越现有的标准治疗。另一方面，20 世纪 50 年代干扰素（IFN）和 60 年代集落刺激因子（CSF）的研究取得较大进展，随后越来越多的细胞因子基因被克隆和表达，其抗肿瘤作用和机制被逐渐阐明，IFN-γ、IL-2 开始用于肿瘤治疗，CSF 则广泛用于肿瘤治疗和放化疗诱导的骨髓抑制的治疗。在细胞因子功能被认识的同时，NK、DC 等免疫细胞亚群的功能被逐渐被解析，促进了免疫细胞在肿瘤治疗中的探索和应用。20 世纪 70~80 年代，科学家发现肿瘤浸润淋巴细胞（tumor-infiltrating lymphocytes，TIL）和细胞因子诱导的杀伤细胞（cytokine-induced killer cells，CIK）在体外具有肿瘤细胞杀伤活性，临床研究报道 TIL 在恶性黑色素瘤患者的细胞治疗中获得了高达 70% 的客观缓解率，但 CIK 在体内的抗肿瘤疗效一直缺乏大规模的临床研究。近年来，采用具有特异杀伤活性的 CTL 的 TCR 基因，或采用肿瘤抗原的识别抗体的 SCFV 基因与 T 细胞激活信号的胞内片段基因构建嵌合抗原受体（chimeric antigen receptor，CAR）基因，通过基因工程技术修饰的 T 细胞可获得特异的肿瘤细胞杀伤活性。特别是 CAR 修饰的 T 细胞（CAR-T），可以不受 MHC 限制，在慢性难治性淋巴细胞白血病显示出治愈潜能，有望成为肿瘤免疫治疗高效个体化治疗手段。

20 世纪中后期，随着生命科学和生物技术的快速发展，肿瘤发病机制及其生物学行为的关键信号被不断发现，通过生物技术药物阻断这些关键分子来治疗肿瘤成为生物治疗的新的方向，也极大地拓展了生物治疗的领域，肿瘤免疫治疗的概念也逐渐衍生为生物治疗（biotherapy 或 biological therapy）。近年来，采用生物技术药物或手段干预与肿瘤生长和发展的关键分子的一些靶向治疗（targeted therapy），也被纳入到生物治疗的范畴，使生物治疗成为一个更广泛的概念。近年来逐渐发展为继手术、放疗和化疗之后的第四大治疗手段。

杂交瘤技术在制备抗体的技术上的突破,极大的催生了采用抗体阻断这些关键信号来治疗恶性肿瘤的新领域。1995 年第一个鼠源性单克隆抗体 Edrecolomab(抗 EpCAM)在德国上市用于结肠癌治疗。后来赫赛汀(Herceptin),美罗华(Rituximab)等陆续进入临床,抗体治疗这种过继性的免疫治疗发展迅速,特别是针对免疫抑制信号 CTLA-4、PD-1/PD-L1 的抗体治疗显示巨大应用前景。1971 年 Folkman 教授提出并证实"肿瘤生长依赖于血管生成",开辟了肿瘤抗血管生成治疗新领域。2004 年 FDA 批准了全球第一个抗血管生成药物,靶向 VEGF 的贝伐单抗(Avastin)用于结肠癌的治疗,目前抗血管生成治疗已成为肿瘤治疗的重要手段,并由抗体治疗发展到小分子靶向药物治疗。

基因工程技术的发展则促进了肿瘤的基因治疗。基因治疗早期的探索还是集中在肿瘤免疫治疗,在肿瘤细胞中导入 MHC-I、IL-2 或者 GM-CSF 等免疫诱导关键分子或细胞因子的基因,局部的表达可以打破免疫耐受,但这些方法目前仍停留在临床研究阶段。另一方面,目前已经认识到恶性肿瘤是一种基因疾病,但恶性肿瘤是一种多基因疾病,因而使肿瘤的基因治疗异常复杂,导入肿瘤抑制基因或自杀基因是基因治疗的有效策略,如我国上市"今又生"(导入 p53),法国获批的"Cerepro"(导入 HSV-TK 基因)。尽管直接针对肿瘤的基因治疗目前进展缓慢,但基于基因治疗技术在 CAR-T 细胞治疗领域显示巨大应用前景。

抗体治疗和靶向治疗在内科治疗章节已有阐述,本章将主要介绍肿瘤免疫治疗和基因治疗。

(王永生　魏于全)

第二节　肿瘤生物治疗的基础

一、肿瘤抗原

肿瘤细胞与正常细胞存在差异是免疫系统识别肿瘤细胞的基础,也是肿瘤生物治疗的前提。肿瘤在正常细胞的恶性转化过程中,新出现或过度表达的抗原物质的总称,即肿瘤抗原。肿瘤抗原是决定免疫治疗有效的关键因素。肿瘤抗原产生的机制有:①细胞转化及癌变过程中出现的新蛋白;②蛋白质的异常降解产物;③正常蛋白质的突变;④自身隐蔽抗原的暴露;⑤膜蛋白质的异常聚集;⑥癌胚抗原或分化抗原的异常表达;⑦某些蛋白质的翻译后修饰障碍;⑧"沉默基因(正常细胞不表达)"的表达等。肿瘤抗原能够诱导机体产生特异性的免疫应答,是免疫系统识别肿瘤的分子基础。

肿瘤抗原根据特异性分为肿瘤特异性抗原(tumor specific antigen,TSA)和肿瘤相关抗原(tumor associated antigen,TAA)。

1. **肿瘤特异性抗原**　是指仅存在于肿瘤细胞表面而不存在于正常细胞的新抗原,如病毒源性转化蛋白、突变的自身抗原以及放射性物质或化学致癌物诱发肿瘤细胞表达的某些抗原等。这类抗原最初是通过在近交系小鼠间进行肿瘤移植的方法证明的。研究发现将化学致癌剂甲基胆蒽(methylcholanthrene,MCA)诱发的小鼠皮肤肉瘤移植给正常同系小鼠,肿瘤可在其体内生长,而移植给预先免疫过的同系小鼠或植回经手术切除肿瘤后的小鼠,则不发生肿瘤。该研究证实肿瘤存在特异性抗原,能够诱导机体产生特异性免疫应答。进一步研究发现,免疫小鼠的抗肿瘤能力能够通过细胞毒性 T 淋巴细胞(cytotoxic lymphocyte,CTL)过继给同系小鼠,提示 TSA 诱导的特异性免疫应答主要由 CTL 介导。

目前,应用肿瘤特异性 CTL 并结合分子生物学技术已经鉴定出多个 TSA,如黑色素瘤特异性抗原(MAGE-1),它以 9 个氨基酸的短肽或与 HLA-A1 分子共同表达于某些黑色素瘤细胞表面,是第一个证实并清楚其结构的人肿瘤特异性抗原。TSA 是肿瘤生物治疗的理想靶点,但其存在个体特异性,给临床应用带来很多困难。而且,TSA 具有 MHC 限制性,甚至同一抗原的不同表位被不同的 MHC 分子递呈,如 NY-ESO-1 的表位 SLLMWITQC(157-165aa) 和 SLLMWITQCFLPVF(157-170aa)分别由 HLA-A2 和 HLA-DP 递呈,这也限制了其临床研究。

2. **肿瘤相关抗原** 是指一些肿瘤细胞表面的糖蛋白或糖脂成分,在正常细胞上有微量表达,但在肿瘤细胞上的表达明显增高。这类抗原通常在多种不同类型组织学起源的肿瘤中均有表达,因此也称共同肿瘤抗原(shared tumor antigen)。胚胎抗原(fetal antigen)、组织特异性分化抗原等均属此类抗原。既往认为 TAA 抗原性较弱,难以诱发机体产生特异性免疫应答。但近年来发现,多数 TAA 来自于机体,其大部分抗原尚未被有效递呈(免疫忽视),故机体对其并无免疫耐受产生,因此可采用组织特异性免疫反应来治疗肿瘤。对于一些起源于前列腺、乳腺、卵巢以及皮肤等"非必需组织"的常见肿瘤,诱导组织特异性的免疫应答可能是未来肿瘤治疗的一个重要选择。

此外,肿瘤抗原根据肿瘤的发生方式又可分为:化学或物理因素诱发的肿瘤抗原、病毒诱发的肿瘤抗原、自发肿瘤抗原和胚胎抗原,根据分布和表达特性还可分为:肿瘤睾丸抗原(cancer-testis antigens,CTA)、组织特异性分化抗原、基因突变所致的抗原、过量表达的抗原和病毒抗原。CTA 表达于多种肿瘤组织,而在正常组织中,除睾丸精原细胞外均不表达,如 MAGE 家族、NY-ESO-1 等;组织特异性分化抗原在特定肿瘤组织中高表达,而在相应的正常组织中低表达,在其他正常组织和肿瘤组织中不表达,如黑色素细胞分化抗原 MART-1/MelanA、gp100 等;基因突变所致的抗原是由于正常基因发生变异而导致在肿瘤细胞中产生新的抗原肽,从理论上讲,此类抗原的免疫原性最强,不易产生免疫耐受;过量表达的抗原在肿瘤组织中高表达,在正常组织中低表达,如霍奇金病中发现的 galectin、HSP105 等;病毒抗原是指病毒感染导致细胞发生恶变的肿瘤细胞中,因病毒的产物具有一定的免疫原性而形成的抗原,如宫颈癌中的 HPV16 E7。

二、机体的抗肿瘤免疫应答

免疫系统能够排斥肿瘤是肿瘤生物治疗的另一个前提。

已有许多研究证实抗肿瘤免疫应答的存在。研究发现,905 例器官移植的患者由于抗排斥治疗,肿瘤发生率是普通人群的 7.1 倍。另一项研究发现,外周血淋巴细胞杀伤活性较高的人群其肿瘤发生率低于淋巴细胞杀伤活性较低的人群。另外,许多肿瘤组织内存在肿瘤浸润淋巴细胞(TIL),提示预后较好。并且,在自发缓解患者的肿瘤组织内常伴有大量淋巴细胞浸润。免疫监视(tumor immunosurveillance)学说认为,机体免疫系统能够识别肿瘤抗原并特异性杀伤突变细胞,使突变细胞在未形成肿瘤之前即被清除。当肿瘤发生后,机体可产生针对肿瘤抗原的适应性免疫应答,包括细胞免疫和体液免疫。一般认为,细胞免疫是抗肿瘤免疫的主力,体液免疫仅在某些情况下起协同作用。

目前认为免疫系统在减少肿瘤的发生中有三个作用:①控制病毒感染,减少病毒诱发的肿瘤;②清除病原,加快炎症恢复,消除促进肿瘤发生的炎症微环境;③识别肿瘤细胞表达的 TSA,清除肿瘤。

肿瘤能够在机体免疫系统正常的情况下发生,提示免疫监视学说还需要进一步完善。近年来提出的肿瘤免疫编辑学说,能够比较系统地阐释肿瘤和免疫系统之间的关系。该学说将肿瘤免疫编辑分为免疫清除(elimination)、免疫平衡(equilibrium)和免疫逃逸(escape)三个阶段。

清除期与免疫监视相同,指免疫系统识别并清除肿瘤。清除期又分为四期:①天然免疫细胞识别肿瘤细胞。肿瘤生长达 2~3mm^3 时,需血管新生和基质重构。期间,促炎信号募集 NK、NKT、γδT、巨噬细胞和树突状细胞(DC)等天然免疫细胞。天然免疫细胞到达肿瘤部位后,产生 IFN-γ 来发挥抗肿瘤效应。②DC 的成熟及抗原递呈。IFN-γ 通过抗增殖、诱导凋亡、抗血管生成等抗肿瘤作用,以及肿瘤挤压和非肿瘤组织释放的某些化学因子引起部分肿瘤细胞死亡。DC

Notes

吞噬这些坏死的肿瘤细胞后,逐渐成熟并迁移至肿瘤周围的淋巴结。③肿瘤抗原特异性 T 淋巴细胞的产生。随着肿瘤部位 NK 和巨噬细胞的增加,这些细胞释放 IL-12、IFN-γ、穿孔素、肿瘤坏死因子相关的凋亡诱导配体(TRAIL)、活性氧等可杀伤更多的肿瘤细胞,促进更多的 DC 成熟。在淋巴结中,DC 将肿瘤抗原递呈给初始 T 细胞,促使初始 T 细胞向肿瘤特异性的效应 T 细胞分化。④肿瘤特异性 T 细胞定植于肿瘤部位并清除肿瘤。肿瘤特异性 T 淋巴细胞迁移至肿瘤部位,在 IFN-γ 的作用下进行特异地杀伤,而免疫原性较低的肿瘤细胞则得以存活。此期如肿瘤完全清除,清除期结束,如部分清除,进入平衡期。

平衡期,肿瘤细胞保持休眠状态,或进一步产生新的变异。这些突变可赋予它们更强的抵抗免疫攻击的能力。免疫平衡期可能是肿瘤免疫编辑过程中时间最长的阶段,有时甚至长达数年。如 2 例肾衰竭患者在接受 1 例黑色素瘤患者(术后 16 年,无疾病复发迹象)的肾脏移植后,都发生了转移性黑色素瘤。如果某些变异的肿瘤细胞能够耐受机体的抗肿瘤免疫应答,则进入逃逸期。

逃逸期,肿瘤生长不仅不受免疫系统监控,甚至还利用免疫系统来促进自身的生长和转移。肿瘤细胞可通过局部和全身两种机制逃避机体的抗肿瘤免疫应答。其局部机制与肿瘤微环境密切相关,包括:①降低免疫原性。肿瘤细胞通过 MHC 基因丢失、甲基化、转录因子的丧失以及 IFN-γ 反应元件基因的缺失等多种机制减少 MHC 分子的表达,而 MHC 的缺失或减少造成肿瘤抗原不能被有效递呈。②募集抗炎白细胞,杀伤肿瘤浸润性淋巴细胞。肿瘤细胞利用各种趋化因子促进抗炎细胞迁移至肿瘤部位,如通过趋化因子 CXCL9 招募不成熟髓系来源细胞,CCL2、CCL3、CCL5 等趋化巨噬细胞,进而抑制抗肿瘤免疫应答。此外,肿瘤细胞还表达 Fas 配体(FasL)、TRAIL 等,诱发肿瘤浸润部位的淋巴细胞凋亡。③肿瘤杀伤信号的不敏感。肿瘤通过减少 BID、PUMA 以及 caspase 家族成员等促凋亡蛋白的表达以及过表达 BCL-2、BCL-XL 等抗凋亡蛋白,逃脱免疫以及非免疫介导的肿瘤细胞杀伤。④改变 T 细胞的信号。许多肿瘤表达 B7-H1,能够结合肿瘤特异性 CTL 表达的 PD-1,引起 CTL 凋亡。另外,肿瘤募集的巨噬细胞能够通过 B7-H4 抑制 T 细胞的功能。⑤色氨酸的代谢异常。肿瘤细胞常过表达吲哚胺 -2,3- 双加氧酶(IDO),造成肿瘤局部的色氨酸减少以及色氨酸的代谢产物增加,促进抑制性 T 细胞的活化、诱导 T 细胞的凋亡和无能。⑥蛋白聚糖。糖基化除参与肿瘤的转移和血管新生外,有些(如半乳糖凝集素)还能阻断 T 细胞受体(TCR)的信号,促进 CD95 介导的 T 细胞凋亡。除肿瘤微环境外,肿瘤还通过抑制全身的免疫反应来逃脱抗肿瘤免疫应答,包括:① DC 功能的改变。肿瘤细胞能够在多个环节调节 DC 的功能,如肿瘤细胞通过产生基质细胞衍生因子 1(SDF-1),募集未成熟 DC 和调节性DC。这些抑制性 DC 低表达辅助刺激分子,过表达 IDO,通过 IL-10 和一氧化氮等促进 T 调节细胞扩增、抑制效应 T 细胞的活性。②抑制性 T 细胞。部分 CD4+T 细胞能够抑制免疫应答,也称抑制性 T 细胞,又可分为表达 CD25 和 FoxP3 的 T 调节细胞(Treg)以及分泌 IL-10 的 I 型调节性T 细胞(Tr1)。许多肿瘤分泌 IL-10 和转化生长因子 β(TGF-β),促进 T 调节细胞和 I 型调节性 T 细胞产生。这些抑制性 T 细胞不仅抑制 Th 和 CTL 细胞的功能,还能降低 DC 的抗原递呈能力。③髓系来源的抑制细胞。肿瘤能够诱导髓系来源的抑制细胞(MDSC)的分化,而 MDSC 过表达精氨酸酶,通过释放活性氧而抑制 CTL 的活性。④细胞因子。肿瘤患者的许多细胞因子水平远高于生理浓度,引起机体的免疫功能紊乱,如过量的 IL-10 能够抑制 Th 细胞的功能。⑤促血管生长因子。多数肿瘤表达血管内皮生长因子(VEGF)等促血管生成因子,而 VEGF 除参与血管新生外,还能抑制 NF-κB 的活性、阻断 DC 的分化和成熟。

根据肿瘤免疫编辑学说,临床诊断的肿瘤多处于免疫逃逸期。因此,生物治疗在强化抗肿瘤免疫应答的同时,需要打破肿瘤的免疫耐受(图 4-4-1)。

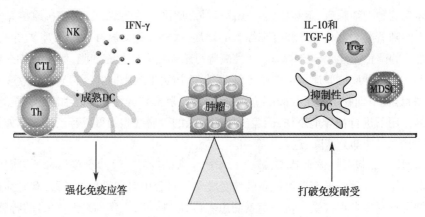

图 4-4-1　生物治疗原理

第三节　肿瘤细胞免疫治疗

肿瘤细胞免疫治疗,主要包括:肿瘤疫苗治疗和过继性细胞免疫治疗。本节主要介绍过继性细胞免疫治疗。过继性细胞免疫治疗是通过分离自体或异体免疫效应细胞,经体外刺激培养并回输患者体内,直接杀伤肿瘤细胞或激发机体产生抗肿瘤免疫反应。20 世纪 80 年代初,美国国立卫生研究院(NIH)癌症研究所 Rosenberg 等观察到患免疫系统肿瘤的动物给予重组 IL-2 治疗后,动物的淋巴细胞能够调控肿瘤的消退和 / 或转移。随后,过继性细胞免疫治疗在临床上的应用迅速扩展开来。

过继性免疫治疗与肿瘤疫苗不同,并不需要机体产生初始免疫应答,因此适用于已经没有时间或能力产生初始免疫应答的晚期肿瘤患者。

一、淋巴因子激活的杀伤细胞(LAK)

1. 特点　LAK 是外周血单个核细胞在体外经 IL-2 刺激培养后诱生的一群具有非特异性细胞毒作用的杀伤细胞,如 NK 和 T 细胞等。LAK 细胞通过直接接触或释放炎症细胞因子间接杀伤肿瘤细胞,抗瘤谱广,且抗瘤作用不依赖抗原致敏。

2. 临床应用　1985 年,Rosenberg 采用 LAK 联合 IL-2 治疗 25 例难治性肾癌、黑色素瘤、肺癌、结肠癌等肿瘤,11 例有效,提示 LAK 有高效、广谱的抗癌活性。但随后进行的一项随机对照临床研究中,181 例难治性晚期肿瘤患者(以肾癌和黑色素瘤为主)被分为大剂量 IL-2 联合 LAK 组或单纯大剂量 IL-2 组,两组的中位生存(median survival,MS)无显著性差异,表明 LAK 细胞并不能提高大剂量 IL-2 的疗效。进一步分析发现,该研究中黑色素瘤患者(54 例)的 2 年生存率分别为 32% 和 15%,4 年生存率分别为 18% 和 4%(P=0.064)。平均随访 63.2 个月时 LAK 组(28例)中 5 例存活(其中 3 例持续缓解),而单纯 IL-2 组中的 26 例全部死亡,提示 LAK 有提高 IL-2 在黑色素瘤患者中疗效的可能。另外,一项Ⅲ期临床研究发现,LAK 作为 NSCLC 的辅助治疗,可显著改善患者的 5 年生存率。

LAK 杀伤力不强,临床应用需要大量输注;另一方面,其扩增能力有限,需要在输注细胞的同时大剂量应用 IL-2。大剂量 IL-2 应用过程中可出现明显的毒副反应,其中最为严重的是毛细血管渗漏综合征(capillary leak syndrome,CLS),主要表现为全身性水肿和充血性心力衰竭。因此,LAK 已逐渐淡出临床应用。

二、肿瘤浸润性淋巴细胞(TIL)

1. 特点　TIL 是从肿瘤部位分离出的一群淋巴细胞,经 IL-2 等细胞因子扩增后产生。其表

Notes

型以 CD4+T 细胞和 CD8+T 细胞为主,具有一定的肿瘤特异性和 MHC 限制性,但取材不便,且制备过程相对复杂。Rosenberg 研究组进行的一项研究表明,TIL 对肿瘤细胞的杀伤力是 LAK 的 50~100 倍。

2. **临床应用** 最初报道 TIL 联合 IL-2 在 IL-2 无效黑色素瘤患者中的 ORR 为 32%,在初治患者中为 35%,提示 TIL 具有抗黑色素瘤活性,且不完全依赖 IL-2。一项 II/III 期临床研究中,88 例 III 期黑色素瘤术后患者随机分为 TIL 联合 IL-2 组和单纯 IL-2 组,两组的无复发生存(recurrence-free survival,RFS)和 MS 无显著性差异。其中仅单个淋巴结转移的患者经 TIL 联合 IL-2 治疗后,复发风险显著减低,MS 明显延长,表明 TIL 的疗效可能受肿瘤负荷的影响。还有研究发现,经放疗或化疗预先抑制体内的淋巴细胞后进行 TIL 治疗,转移性黑色素瘤患者的 ORR 可达 50% 以上。一项随机对照临床研究中,131 例肺癌术后患者(包括 II 期、IIIA 期和 IIIB 期)进行 TIL 培养,获得成功的 113 例患者随机分为 TIL 组和对照组,对照组中 II 期患者定期观察,IIIA 期行放疗,IIIB 期行放化疗,而 TIL 组在对照组治疗的基础上给予 TIL($4\sim70\times10^9$ 细胞,d1)治疗,辅以 IL-2 皮下注射($2\sim16\times10^6$IU,d1-90)。结果显示,TIL 组和对照组的 MS 分别为 22.4 个月和 14.1 个月($P<0.05$),其中 II 期分别为 22.3 个月和 31.0 个月($P=0.56$),IIIA 期分别为 22.0 个月和 9.9 个月($P=0.06$),IIIB 期分别为 23.9 个月和 7.3 个月($P<0.01$),表明 TIL 能够提高 III 期患者术后的疗效,而对于 II 期患者无明显作用。TIL/IL-2 治疗的不良反应主要有畏寒、发热、恶心和乏力,无 IV 度毒性发生。TIL 应用于临床试验,主要治疗黑色素瘤、肾癌、肺癌、肝癌、卵巢癌等,但由于其取材不便和制作过程的相对复杂在一定程度上限制了其临床应用。

三、细胞因子诱导的杀伤细胞(CIK)

1. **特点** CIK 是外周血单个核细胞经抗 CD3 单克隆抗体、IL-2、IFN-γ、肿瘤坏死因子(TNF)-α 等细胞因子体外诱导分化获得的 NK 样 T 细胞,是继 LAK 治疗后又一个在临床上广泛开展的过继性细胞免疫治疗方法。CIK 呈 CD3+CD56+ 表型,既具有 NK 细胞的非 MHC 限制特点,同时具有 T 淋巴细胞的抗肿瘤活性,与 LAK 相比具有更强的增殖活性和抗瘤活性,但由于其在未经处理的外周血单个核细胞中比例很小,因此常通过体外刺激培养以扩增数量。

2. **临床应用** 一项研究利用人 IL-2 cDNA 转染的 CIK 治疗 10 例转移性实体瘤患者(包括 7 例结肠癌、2 例淋巴瘤和 1 例肾癌),结果显示在治疗过程中患者血清中 IFN-γ、GM-CSF 和 TGF-β 水平升高,外周血 CD3+T 细胞比例升高,同时外周血淋巴细胞杀伤能力也有所升高,经 CIK 治疗后 1 例 CR,3 例 SD。一项 II 期临床研究中,59 例进展期 NSCLC 患者随机分为化疗(紫杉醇、顺铂)组和化疗联合 CIK 组,结果显示化疗组和化疗联合 CIK 组的疾病控制率(DCR)分别为 65.5% 和 89.7%($P=0.030$),疾病进展时间(time to progress,TTP)分别为 4.67 个月和 6.65 个月($P=0.042$),MS 分别为 11 个月和 15 个月($P=0.029$)。上述研究表明,CIK 联合化疗能够提高进展期肺癌的疗效。

CIK 具有增殖速度快,杀伤活性高,肿瘤杀伤谱广等优点,目前对转移性肾癌、结肠癌、非小细胞肺癌和淋巴瘤的治疗已经进入临床试验阶段。

四、自然杀伤细胞(NK)

1. **特点** NK 被认为是机体抗感染、抗肿瘤的第一道天然防线,可识别 MHC-1 表达下调或缺失的肿瘤细胞,无需抗原预先致敏即可直接通过多种机制杀伤肿瘤细胞:①通过分泌穿孔素、颗粒酶杀伤靶细胞;②通过死亡配体介导靶细胞凋亡;③通过分泌炎症因子间接杀伤靶细胞;④通过 ADCC 效应杀伤靶细胞。

2. **临床应用** NK 约占外周血淋巴细胞的 10%~15%,免疫表型特点为 CD3-CD56+CD16+,目前仍处于 I/II 期临床试验阶段。随着纯化、扩增技术的不断改进,NK 细胞可能成为过继性免

Notes

疫治疗的重要组成部分。

五、γδT 细胞

1. **特点**　γδT 细胞是一类 TCR 由 γ 和 δ 肽链组成的 T 细胞,多为 CD4-CD8- 双阴表型。其杀伤肿瘤细胞的机制主要涉及穿孔蛋白途径和 Fas/FasL 介导的细胞凋亡途径,也可以通过 NK 样受体,像 NK 细胞一样直接识别蛋白质或肽类抗原,以非 MHC 限制性方式杀伤肿瘤细胞。

2. **临床应用**　以 γδT 细胞为基础的过继性细胞治疗在肺癌、肾癌、恶性黑色素瘤等 I 期临床研究中已显示出良好的疗效,提示其可能成为肿瘤治疗的新途径。

六、供者淋巴细胞输注(DLI)

1. **特点**　大量研究发现,肿瘤复发率在异基因干细胞移植后明显低于同基因移植,而前者的肿瘤复发率与移植物抗宿主病(GVHD)的程度呈负相关。减少淋巴细胞输注的数量或去除 CD8+T 淋巴细胞可以降低 GVHD 的发生,但伴随复发率的增加,表明供者的淋巴细胞具有抗瘤作用。

2. **临床应用**　目前,供者淋巴细胞输注已成为慢性粒细胞白血病异基因骨髓移植后复发和 EBV 相关淋巴瘤的主要治疗方式。慢性粒细胞白血病异基因移植后复发的患者在 DLI 治疗后,60% 以上可以获得分子生物学水平上的完全缓解,疗效通常出现在治疗后几周到几个月,符合 T 细胞介导的获得性免疫应答。

七、基因修饰 T 淋巴细胞

1. **特点**　提高淋巴细胞的肿瘤特异性是过继性细胞免疫治疗研究的一个热点。基因修饰 T 淋巴细胞是利用基因转移技术对 T 淋巴细胞进行基因修饰,增强 T 细胞的特异性免疫能力且保持其持久活性,同时能够克服肿瘤自身的免疫逃逸机制,提高抗肿瘤效应。基因修饰 T 淋巴细胞技术主要包括:对 T 细胞受体(T cell receptor,TCR)进行基因修饰的 T 细胞治疗技术,和嵌合抗原受体(chimeric antigen receptor,CAR)修饰的 T 细胞治疗技术。对 TCR 进行基因修饰的 T 细胞治疗技术,即通过分离抗原特异性 TCR 基因并将其转导至初始 T 细胞中,使初始 T 细胞表达外源 TCR 并获得特异性识别抗原的能力,在短期内获得大量抗原特异性 T 细胞。CAR 修饰的 T 细胞治疗技术是利用基因工程技术,将肿瘤相关抗原的单链抗体可变区片段(scFv)、共刺激分子和激活 T 细胞的信号转导肽链连接起来,由此重组而成的嵌合受体经反转录病毒或慢病毒包装后将 CARs 导入淋巴细胞,特异性地与肿瘤细胞表达的相应抗原结合,然后经由信号肽激活相应的效应细胞,通过非 MHC 限制的方式对肿瘤细胞产生杀伤效应。

2. **临床应用**　TCR 技术最早用于恶性黑色素瘤的治疗,靶向 MART-1 的临床研究中,客观反应率达到 30%。一项 I 期临床研究中,利用反转录病毒载体将 MART-1 特异性 TCR 基因转导进 17 例转移性黑色素瘤患者自体 T 细胞中进行治疗,其中 2 例患者病情得到完全控制,TTP 时间超过 8 个月。另一项临床研究应用针对 NY-ESO-1 抗原的特异性 TCRs 治疗 6 例转移性滑膜肉瘤和 11 例黑色素瘤患者,分别在 4 例滑膜肉瘤和 5 例黑色素瘤患者中观察到临床客观反应,其中有 2 例黑色素瘤患者完全缓解期长达 1 年。CARs 则在血液系统恶性肿瘤中的应用研究最为深入。CD19 在正常的 B 淋巴细胞和大多数 B 细胞来源的白血病和淋巴瘤中表达,是应用最多的 CAR 靶位。研究者应用 CD19-CAR 治疗两例复发的急性淋巴细胞白血病患儿,均达到完全缓解,其中一例在 CARs 治疗后 11 个月仍保持完全缓解,另一例在接受治疗后 2 个月复发,但复发患儿体内的白血病细胞不再表达 CD19。

总之,过继性细胞免疫治疗作为肿瘤生物治疗的一种重要方法,已经与手术、放疗、化疗以及其他生物治疗广泛联合,在多种肿瘤治疗中展示出良好的临床应用前景。通过有计划、合理

Notes

地联合细胞免疫治疗和其他治疗手段,有望提高肿瘤患者的治疗效果,延长生存时间,改善生活状态,提高生活质量,最终达到彻底治愈肿瘤或长期带瘤生存的目标。

(任秀宝)

第四节　肿瘤疫苗治疗

一、肿瘤疫苗的概念

疫苗主要是指通过激活机体免疫反应,对细菌、病毒等病原微生物这些"外来入侵者"产生特异性免疫,起到预防感染性疾病作用的药物。20世纪初,疫苗在传染性疾病的预防和治疗中取得重大成功,挽救了无数人的生命。科学家从传染性疾病疫苗的成功中得到启发,提出恶性肿瘤可能通过疫苗来进行预防和治疗,从而有了肿瘤疫苗的概念。

肿瘤疫苗的定义,从广义上讲,凡是可以激发机体产生针对肿瘤发生的致病因素或肿瘤自身的主动特异性免疫,以达到预防肿瘤发生和治疗肿瘤的各种形式的疫苗,都可被定义为肿瘤疫苗。因此,肿瘤疫苗既包括对预防高危人群发生恶性肿瘤的预防性疫苗,还包括对已经罹患恶性肿瘤的患者的治疗性疫苗。肿瘤预防性疫苗主要是针对与恶性肿瘤发生直接相关的致瘤性病原微生物,如HPV、HBV等,通过预防致瘤性病原微生物的感染而起到预防肿瘤发生的作用,这类疫苗与传统疫苗相似。通常情况下,肿瘤疫苗主要指的是治疗性肿瘤疫苗,与传统疫苗不同,治疗性肿瘤疫苗诱导的免疫应答主要针对来自肿瘤的"自身抗原",通过打破免疫耐受来治疗肿瘤。

肿瘤疫苗通过诱导主动特异性免疫,可以产生持久的免疫记忆和长期的抗肿瘤反应,是理想的抗肿瘤药物。疫苗诱导的免疫应答包括细胞免疫和体液免疫,多数观点认为细胞免疫在抗肿瘤免疫反应中发挥更为关键作用,事实上,研究发现,体液免疫同样可以产生显著的抗肿瘤作用,此外,预防性肿瘤疫苗也主要通过诱导中和抗体发挥作用,关键在于选择了何种抗原。另一方面,肿瘤抗原免疫原性差,并处于"自身抗原"的免疫耐受状态,肿瘤疫苗必须打破免疫耐受才能发挥作用。但是,肿瘤细胞缺乏抗原特异性,并存在多种免疫逃逸机制,尽管肿瘤疫苗的研究已有100多年历史,但进展缓慢,直到20世纪90年代,Threrry Boon的实验室发现了第一个人类肿瘤特异性抗原MAGE-1(melanoma-associated antigen 1)之后,这一里程碑式的发现才极大地促进了肿瘤治疗性疫苗的研发。另一方面,科学家已经证实了HPV、HBV、EBV以及HP等多种致瘤微生物与人类恶性肿瘤发生的直接关系,进而促进了肿瘤预防性疫苗的研发。截止目前,已有多种肿瘤疫苗在临床应用,既包括治疗性疫苗,如Provenge,又包括预防性疫苗,如Gardasil;此外,从临床试验网(www.clinicaltrials.gov)可以检索到1500多项肿瘤疫苗的临床试验(图4-4-2),其中进入Ⅲ期临床试验的达到了160多项,预期将会有更多的肿瘤疫苗会在近几年进入临床应用。

二、肿瘤疫苗的类型

肿瘤疫苗根据设计思路不同分为全细胞疫苗、DC疫苗、蛋白/多肽抗原疫苗、抗独特型疫苗以及核酸疫苗。

1. 全细胞疫苗　采用患者自身来源、同种异体的其他患者来源或肿瘤细胞系的全肿瘤细胞,通过灭活或全细胞裂解产物来制备疫苗来诱导主动特异性免疫,由于肿瘤细胞本身的弱免疫原性,全细胞疫苗常常联合免疫佐剂或采用基因修饰的方法来增强免疫反应。全肿瘤细胞疫苗是研究最早的肿瘤疫苗,其优势在于拥有丰富的肿瘤抗原谱,可诱导针对多种肿瘤抗原的特异性免疫应答。目前已有Melacine、OncoVAX、M-VAX等多种全肿瘤细胞疫苗在不同国家批准

Notes

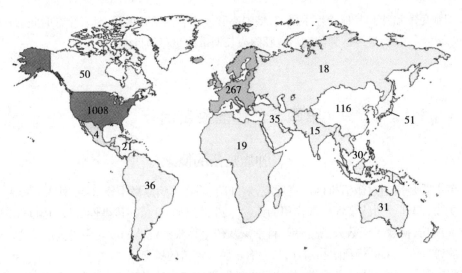

图 4-4-2　全球肿瘤疫苗临床试验分布

上市用于临床。

同种异体细胞系疫苗具有通用性，可规模化生产。Melacine 是世界上第一个被批准上市的肿瘤疫苗，该疫苗为 Corixa 公司研发，由黑色素瘤细胞系的裂解物与专利佐剂 Detox 混合组成，于 1999 年在加拿大获批上市用于Ⅳ期恶性黑色素瘤的治疗。该疫苗最早获批并非因为较传统治疗疗效增加，而是因为与当时四药联用的 CBDT 化疗方案相比，在疗效相当的情况下可提高晚期转移性黑色素瘤患者的生活质量。但在随后的黑色素瘤术后辅助治疗的Ⅲ期临床研究中发现，在 HLA-A2/ Cw3 患者中，疫苗治疗患者 5 年和 10 年的无复发生存（RFS）和总生存率（OS）均显著高于对照组，表明 Melacine 具有特定的适宜人群。

自体全肿瘤细胞疫苗以 OncoVAX、M-VAX 为代表，均为个体化疫苗，制备和使用相对繁琐。OncoVAX 为辐照灭活自体肿瘤细胞，辅以 BCG 佐剂，2008 年在瑞士和荷兰获批上市。临床研究证实 OncoVAX 能够显著降低Ⅱ期结肠癌患者术后的复发风险。M-Vax 是经半抗原二硝基氟苯（DNP）修饰的自体黑色素瘤细胞疫苗，通过增强抗原递呈诱导主动免疫。该疫苗能够延长黑色素瘤术后患者和晚期转移性黑色素瘤患者的生存期，分别于 2000 年在澳大利亚、2005 年在瑞士和法国上市用于黑色素瘤治疗。

2. DC 疫苗　DC 是机体内的专职抗原递呈细胞，具有强大抗原递呈能力，采用 DC 接受肿瘤抗原或肿瘤细胞裂解物刺激，能够诱导主动特异性的抗肿瘤免疫。目前上市的 DC 细胞疫苗以 Provenge（Sipuleucel-T）为代表，Provenge 是美国 FDA 批准的第一个用于晚期前列腺癌的治疗性疫苗，成分为前列腺酸性磷酸酶（PAP）和 GM-CSF 的融合蛋白（PAP-GM-CSF），其利用 PAP-GM-CSF 在体外刺激自体来源的 DC 细胞，通过回输激活 T 细胞，诱导特异 CTL 以杀灭表达 PAP 抗原的前列腺癌细胞。Provenge 可降低晚期前列腺癌患者的死亡风险，平均延长生存期 4.1 个月。此外，目前上市的 DC 疫苗还包括 2005 年巴西批准用于黑色素瘤和肾癌的 HybriCell 和 2007 韩国批准用于肾癌的 CreaVax-RCC。DC 疫苗不足之处在于，只能采用个体来源 DC，需要肿瘤抗原刺激，因此需要个体化制备，程序复杂，费用相对昂贵。

3. 蛋白或多肽疫苗　直接将肿瘤抗原以蛋白或富含抗原表位的多肽形式，常常联合免疫佐剂，直接刺激诱导针对该抗原的特异免疫，可以直接理解为抗原疫苗。蛋白或多肽疫苗具有通用性，易于规模生产和临床使用，是目前肿瘤疫苗研究的重点领域，已有多个疫苗进入Ⅲ期临床试验。

肿瘤蛋白疫苗目前上市的只有 2008 年古巴批准上市用于非小细胞肺癌的 CIMAVax EGF，该疫苗由 EGF 蛋白联合免疫佐剂制备，通过诱导产生 EGF 抗体降低患者体内的 EGF 浓度，在Ⅱ

Notes

期临床试验中证实能够延长患者的 OS,但目前这一疫苗的大样本随机对照研究数据较少。

近年来,随着生物技术的发展,在蛋白疫苗的基础上,解析肿瘤抗原表位,可以构建多肽疫苗。与全蛋白比较,来源于肿瘤相关抗原的抗原肽具有特异性高、安全性好、可控性强、能大规模合成纯度高、重复性好的多肽等优势,更有利于获得更特异的抗肿瘤免疫,但多肽疫苗免疫原性抗原谱单一,稳定性差,易引起免疫耐受,常需要免疫佐剂修饰才能更好激发免疫应答,或采用与免疫活性分子构建融合蛋白疫苗。目前上市的多肽疫苗只有 2008 年俄罗斯批准上市用于肾癌辅助治疗的 Oncophage,是从患者肿瘤细胞中提取纯化的热休克蛋白 gp96 和多肽的复合疫苗。Oncophage 在肾癌术后患者的辅助治疗中,可以显著降低肾癌的复发风险。热休克蛋白家族多个蛋白具有免疫活性,参与抗原递呈,并可帮助增强多肽稳定性和蛋白空间结构,广泛用于抗原疫苗的研发。

目前,进入Ⅲ期临床试验 Tecemotide(L-BLP25)也是一种针对肿瘤抗原 Mucin-1 的多肽疫苗,采用单磷酸脂 A(monophosphoryl lipid A)作为免疫佐剂。该疫苗在前期的Ⅲ期临床研究中发现,接受同步放化疗的Ⅲ期非小细胞肺癌患者接受 Tecemotide 治疗,中位生存期治疗组为 30.8 月显著优于对照组为 20.6 月(p=0.016),后续的Ⅲ期临床试验 INSPIRE 研究目前正在验证这一结果。

4. 抗独特型肿瘤疫苗 免疫细胞抗原受体及免疫球蛋白都有各自独特的抗原决定簇,即独特型(idiotype),免疫网络学说认为,独特型和抗 - 独特型(Anti-idiotype)的相互作用调节宿主的免疫应答,针对肿瘤抗原而形成的抗体(antibody)可以在体内诱导抗抗体(anti-antibody),抗抗体的高变区则成为肿瘤抗原的内影像(internal image),具有和肿瘤抗原相似的结构,可以替相应的肿瘤抗原,采用抗抗体 + 佐剂作为疫苗,能够诱导机体产生特异的针对抗独特型的免疫应答。抗独特型疫苗可用于未知肿瘤抗原或难以分离纯化的肿瘤抗原的疫苗研发。

目前已有 BiovaxID、MyVax、BEC2、Mitumprotimut-T 及 GM2-KLH 等多个抗独特型肿瘤疫苗已经进入Ⅲ期临床试验,但令人遗憾的是,只有 BiovestID 显示出非常好的研究结果,有望获批进入临床。BiovaxID 由取自患者肿瘤活检组织的独特型蛋白,分别以钥孔血蓝蛋白(KLH,keyhole limpet hemocyanin)作为载体、GM-CSF 为免疫佐剂制作的个体化疫苗,被开发用于治疗滤泡型非霍奇金淋巴瘤。患者在接受化疗达到完全缓解(CR)后接受 BiovaxID 治疗,在Ⅱ期临床试验中经过 BiovaxID 治疗的患者 9.2 年后的总生存高达 95%,Ⅲ期临床试验证实治疗组的无疾病生存时间(DFS)延长了 44%,达到了 13.6 个月,治疗组没有发现严重不良事件,因早期证实了 BiovaxID 的有效性,该研究提前终止,有望获 FDA 批准上市。

5. 核酸疫苗 也称基因疫苗,包括 DNA 疫苗和 RNA 疫苗,是利用基因重组技术,将肿瘤抗原编码基因连接到载体,通过机体的转录表达系统表达蛋白抗原,激发机体产生细胞免疫应答和体液免疫应答,从而达到预防和治疗的目的。核酸疫苗的优势在于生产便利,使用安全,体内表达持久,可诱发体液免疫、细胞免疫双重抗肿瘤免疫应答。缺点是肿瘤抗原需要在体内再表达,而体内表达个体差异大,低水平表达难以诱导有效抗肿瘤免疫。

目前研究最多的是直连质粒载体的 DNA 疫苗,当携带有目的基因的质粒进入机体后,会通过细胞内吞摄取,细胞表达肿瘤抗原,载体质粒自身还具有佐剂作用,促进产生针对特异抗原的保护和治疗性免疫反应。DNA 疫苗 Allovectin-7 表达异源性Ⅰ类 MHC 基因 HLA-B7 的质粒 DNA 和 β2 微球蛋白以及脂质体组成的复合物,在晚期黑色素瘤的Ⅱ临床研究中证实能够诱导特异免疫反应,部分肿瘤患者肿瘤消退,能够延长肿瘤患者生存至 18.8 月,而这类患者采用常规治疗,中位生存期多不足 12 月。

RNA 疫苗主要是采用肿瘤抗原的编码基因或含有部分抗原表位的片段基因,通过基因工程技术获得 RNA,或直接从肿瘤细胞中提取 RNA 制备疫苗。RNA 疫苗本身的稳定性差,很少单独作为疫苗,而是通过转染 DC 来协同制备 DC 疫苗。核酸疫苗研究较多,动物实验等临床前研究疗效显著,但目前临床试验主要停留在Ⅰ/Ⅱ期临床试验,重点研究安全性和免疫活性,很少进入Ⅲ期临床,临床疗效尚待证实。

截至目前,全球已有 10 多个肿瘤疫苗获批用于临床(表 4-4-1),多数疫苗仅在少数国家销售。我国目前尚无肿瘤疫苗批准用于临床。

表 4-4-1　目前批准用于临床的肿瘤疫苗

序号	名称	成分	上市时间 / 国家	适应证
1	Melacine	黑色素瘤细胞系裂解物 + 佐剂	1999 年 10 月 / 加拿大	黑色素瘤
2	M-Vax	半抗原修饰的自体黑色素瘤细胞疫苗	2000 年 7 月 / 澳大利亚	黑色素瘤
3	Gardasil	4 价 HPV 疫苗(6、11、16、18 型)	2006 年 6 月 / 美国	宫颈癌预防
		9 价 HPV 疫苗(6、11、16、18、31、33、45、52 及 58 型)	2014 年 12 月 / 美国	宫颈癌预防
4	Oncophage(Vitespen,HSPPC-96)	自体热休克蛋白 - 肽复合物	2008 年 5 月 / 俄罗斯	中等复发风险的肾癌
5	CreaVax RCC	自体 DC 疫苗	2007 年 5 月 / 韩国	肾细胞癌
6	DC-Vax	自体 DC 疫苗	2007 年 7 月 / 瑞士	脑瘤
7	Onco Vax	自体肿瘤细胞疫苗 +BCG	2008 年 7 月 / 瑞士	结肠癌
8	Cima Vax EGF	重组 EGF 蛋白疫苗	2008 年 4 月 / 古巴	非小细胞肺癌
9	Cervarix	2 价 HPV 疫苗(16、18 型)	2009 年 10 月 / 美国	宫颈癌预防
10	Provenge(Sipuleucel-T)	GM-CSF 与 PAP 融合蛋白疫苗、自体 DC 疫苗	2011 年 4 月 / 美国	激素难治性前列腺癌、激素依赖性前列腺癌

三、肿瘤疫苗的挑战与发展

肿瘤疫苗治疗经历了 100 多年艰辛发展,近几年才开始用于临床,肿瘤疫苗治疗相对传统治疗具有一定特殊性,面临许多新的挑战,新的研究思路和技术的发展有望积极推进肿瘤疫苗在临床的应用。

1. **肿瘤疫苗的抗原基础与非肿瘤抗原疫苗研究**　传统观点认为肿瘤抗原是肿瘤疫苗的设计基础。实际上,与肿瘤发生发展密切相关的因子,只要能通过诱导免疫应答抑制肿瘤的发生和发展,且不导致严重的自身免疫等不良事件,都可以成为肿瘤疫苗的设计新思路。近年来,针对肿瘤间质,如肿瘤血管、肿瘤相关成纤维细胞等也成为了肿瘤疫苗研究的重要领域。如针对肿瘤血管生成密切相关的 VEGF/VEGFR 信号通路中的受体设计的多肽疫苗 VEGFR2-169 在胰腺癌中的研究,期望通过抑制肿瘤血管生成达到抑制肿瘤生长的作用;此外,以肿瘤间质中的成纤维细胞作为靶点,临床前研究发现,以成纤维细胞激活蛋白 FAP(fibroblast activation protein)作为疫苗靶点能够诱导特异抗肿瘤免疫。

2. **肿瘤的免疫逃逸与联合治疗策略**　肿瘤疫苗研究经历了 100 多年的发展,科学家主要致力于打破免疫耐受,激活抗肿瘤主动特异免疫。事实上,大量基础研究和早期临床研究都证实,肿瘤疫苗的确能够诱导特异的主动免疫,但是,多数肿瘤疫苗最后在经历临床试验后都以失败告终,一个重要的原因是,免疫系统存在强有力抑制信号,特别是 CTLA-4 和 PD-1 信号。单纯阻断 CTLA-4 或 PD-1 信号已经证实其抗肿瘤效果并已用于临床治疗,肿瘤疫苗治疗同时联合抑制免疫抑制信号可能获得更好的疗效,部分之前宣布失败的疫苗也可能通过联合策略重新评估其疗效。

Notes

3. 肿瘤疫苗的临床研究设计与评价　与化疗及分子靶向治疗直接针对靶细胞发挥治疗效应不同,肿瘤疫苗需要经历免疫激活和免疫效应两个阶段,免疫效应阶段多遵循零级动力学规律,即一定数目的免疫活性细胞杀灭一定数量的肿瘤细胞,很难在肿瘤负荷过大的时候达到肿瘤缩小的目的。因此,临床研究应关注几个问题:

(1) 避免只关注免疫效应,而忽略免疫激活,在临床试验应该分析免疫激活的肿瘤患者的治疗效果。

(2) 可优先选择经过常规治疗后获得稳定、缓解或治愈的患者作为研究对象,避免过大的肿瘤负荷下削弱疗效。

(3) 疗效评价应积极引入免疫相关反应评价标准(immune-related response criteria,IrRC)等新评价体系,确保疗效评价更为客观。

(王永生)

第五节　肿瘤基因治疗

基因治疗是指将一段基因序列转移进入靶细胞,通过转基因高水平的表达并最终获得治疗效应。换言之,这是一种通过基因转移技术改变人的遗传信息,达到预防或治疗疾病的生物医学治疗手段。随着众多疾病的病因在基因水平上的认识和阐明,以及基因分子克隆和转移技术的提高与成熟,基因治疗作为一种治疗手段日益被临床接受并进行了大量的临床新药研究。

恶性肿瘤本质上是一种基因病,是由于基因突变导致正常细胞恶性转化为具有表达恶性表型细胞的发生、发展的疾病过程。理论上通过转基因技术纠正缺陷基因或靶基因可以达到临床治疗目的。但肿瘤的演进过程中涉及多基因突变或多阶段基因突变,这对基因治疗策略的实施和疗效带来了巨大的挑战。尽管如此,面对肿瘤的高发病率和高死亡率的现实,研发新型、低毒和有效的基因治疗方法或基因制剂,是肿瘤基因治疗研究的未来目标。

一、肿瘤基因治疗基础

1. 基本概念　基因治疗包括两个基本要素,一是载体(Vector)系统,二是通过转基因技术导入载体中的治疗性基因(目的基因)或转基因(Transgene)。基因治疗的靶细胞包括生殖细胞和体细胞两类,由于生物安全性和转移技术的问题,目前仅限于体细胞。肿瘤基因治疗是在两个基本要素的基础上作用于肿瘤细胞。

(1) 载体系统:依据载体的生物学特性,分为病毒性载体和非病毒性载体两类。常用重组病毒载体系统包括:腺病毒(Adenovirus)、反转录病毒(Retrovirus)、单纯疱疹病毒(Herpes Simplex Virus)、腺相关病毒(Adeno-associated Virus)、慢病毒(Lentivirus)等。非病毒性载体主要包括质粒 DNA(裸 DNA)、DNA/蛋白脂质体复合物、RNA 转导系统,以及寡核苷酸(Oligonucleotides),后者包括小干扰 RNA(Small Interfering RNA,siRNA)、反义技术(antisense),核酸酶(ribozymes)等。

(2) 目的基因:肿瘤基因治疗的外源目的基因主要是抑癌基因、自杀基因、肿瘤抗原编码基因、细胞因子编码基因、细胞黏附分子编码基因,癌基因调节因子基因等。其中,功能基因通过表达蛋白质或多肽发挥治疗作用;寡核苷酸片段通过反义技术,特异性封闭靶基因的表达或选择性降解基因的 mRNA,或是产生 RNA 核酶,降解靶基因的转录产物。目的基因分为四类:

1) 靶向肿瘤细胞的基因包括具有杀伤细胞或促进凋亡的基因,以及改变其恶性生物学特征的基因。如抑癌基因 p53、p16、RB、BRCA1 等,细胞杀伤基因胸苷酶基因(TK),以及 Fas 或 Fas 配体基因。

2) 靶向免疫系统的基因主要是细胞因子如 IL-15 基因、IL-24 基因,共刺激分子如 B7 基因,以及激发对外源性抗原免疫应答的 MHC-I 编码基因。

Notes

3）靶向肿瘤血管的基因血管内皮抑素基因、IL-12 基因。

4）靶向正常细胞的基因如保护正常细胞免受化疗毒性作用的耐药基因 MDR1。

（3）基因转移技术：将目的基因导入载体并转移进入肿瘤患者体内涉及基因转移技术。常用的基因转移技术分为体外（exvivo）转移和自体（in vivo）转移两种。体外转移指在体外培养条件下，应用载体将外源基因或目的基因转移进入受体细胞如淋巴细胞，再将重组的受体细胞回输患者体内，通过表达某种基因表型的受体细胞介导激活肿瘤免疫反应或直接攻击肿瘤细胞。自体转移是指将已重组入载体的外源基因直接注射至患者肿瘤体内，使目的基因在肿瘤细胞内转录、表达而发挥治疗效应。两种转移技术各有利弊，体外转移通常应用病毒性载体，效果容易控制，安全性较高，缺点是回输的受体细胞不能长期存活，技术步骤多，操作难度较大，临床不易推广；自体转移载体可以是病毒，也可以是非病毒载体如质粒 DNA 或 DNA/ 蛋白脂质体复合物一起注射，其操作简单、经济、容易推广，缺点是疗效短，存在免疫排斥和安全性等问题。

（4）受体细胞：肿瘤基因治疗的受体细胞（recipient cell）主要是免疫细胞、肿瘤细胞和干细胞。

1）淋巴细胞：主要是自体外周血 T 淋巴细胞、肿瘤浸润性淋巴细胞（TIL）和巨噬细胞。外周血 T 淋巴细胞在临床试验中应用较为广泛。

2）肿瘤细胞：通过基因工程技术改造后的原代肿瘤细胞，经辐射后失去致癌性而制备成疫苗，临床应用不多。

3）干细胞：主要是造血干细胞，通过基因修饰的干细胞可在体内持久表达外源基因。但因获取困难，以及在基因修饰实施过程中的技术障碍，临床应用有限。

2. **治疗策略**　肿瘤基因治疗策略的选择与插入载体中的目的基因有关。常用策略大致分为五类：免疫基因治疗、恢复抑癌基因功能、抑制癌基因的异常活化、杀伤肿瘤细胞和抑制肿瘤血管生成。

（1）免疫基因治疗：肿瘤细胞通过各种方式隐藏肿瘤抗原或降低肿瘤抗原的表达，从而逃逸机体的免疫监视和攻击，称为肿瘤免疫逃逸。肿瘤的发生、进展与肿瘤免疫逃逸机理有关。免疫基因治疗是通过基因重组技术，将免疫调节基因或者抗原基因导入到免疫效应细胞或者肿瘤细胞，之后将其输入患者体内，增强机体对肿瘤细胞的识别及杀伤能力，达到治疗肿瘤的目的。主要包括以下几个方面：

1）增强肿瘤抗原的暴露：肿瘤细胞本身的免疫原性不强（如 MHC-I 表达不足），抗原递呈细胞不能提供足够的共刺激信号（如 B7 分子缺乏），以及机体免疫因子分泌不足等原因，致使肿瘤细胞可以逃避免疫系统的监控和攻击。目前，针对上述基因的多项治疗方案已进入临床试验，但由于肿瘤细胞和机体的异质性，其临床效应不尽如人意。

2）提高抗原呈递细胞（APC）的抗原呈递作用：树突状细胞（DC）将肿瘤特异性抗原呈递给免疫效应细胞，再通过 B 淋巴细胞分泌抗体发挥抗肿瘤效应，或激活 T 淋巴细胞直接杀伤癌细胞。研究发现体外扩增 DC 细胞，或将细胞因子或者肿瘤抗原基因导入 DC 细胞，制成疫苗，回输入患者体内可以增强机体的 CTL 免疫应答。目前，该研究领域研究活跃。

3）提高淋巴细胞的免疫杀伤能力：经过免疫的特定淋巴细胞能够直接而特异性杀伤肿瘤细胞。该研究领域可以分为三大类：非特异性免疫调节治疗、主动免疫治疗（也即肿瘤疫苗）、过继细胞治疗（Adoptive cell therapy，ACT）。其中，ACT 研究最为活跃，临床应用也较为广泛。

（2）恢复抑癌基因的功能：抑癌基因是指正常细胞内存在的能抑制细胞转化和肿瘤发生的一类基因群。约半数的人类肿瘤存在抑癌基因的缺失或失活。将正常的抑癌基因导入肿瘤细胞中，以补偿和代替突变或缺失的抑癌基因，可达到抑制肿瘤细胞生长、诱导细胞凋亡的目的。这些基因包括 p53,p16,RB,BRCA1,E1A,PTEN 等。目前研究最多的是 P53 基因。超过 50% 的肿瘤中存在 P53 的失活突变。研究报道用携带 P53 基因的腺病毒（SCH58500）治疗复发的卵巢

Notes

癌患者,并在之后给予铂类为主的化疗,随访显示给予多次病毒治疗组患者中位生存 12~13 个月,而给予单次病毒治疗组中位生存仅有 5 个月。SCH58500 联合化疗治疗Ⅲ期卵巢癌及腹膜转移癌的Ⅱ/Ⅲ期临床试验已经完成。用携带 P53 基因的腺病毒(Advexin)治疗化放疗抵抗的食管癌患者,局部肿瘤有 9 例达到 SD,综合全身评价 6 例 SD。我国学者报道联合今又生与放疗治疗鼻咽癌患者,CR 到达 66.7%,而单独放疗组只有 24.4%,并且联合治疗组明显延长了五年的 OS 及 DFS。目前应用 P53 进行肿瘤基因治疗的临床试验多达 55 个。

(3) 抑制原癌基因的异常活化:正常细胞中,原癌基因的蛋白质产物参与正常细胞的生长、分化和增殖。肿瘤的发生与原癌基因的异常活化表达有密切的关系。因此可以通过反义核酸,核酶,siRNA 等技术来沉默目的原癌基因表达或者通过单克隆抗体抑制其信号传递。目前研究比较多的基因有 c-fos,c-myc,K-ras,Bcl-2,IGF-Ⅰ受体,IGF-Ⅱ受体等。

(4) 杀伤肿瘤细胞:这种治疗策略最常用的利用自杀基因(suicide gene)。自杀基因是指将某些病毒或细菌的基因转导入肿瘤细胞,此基因编码的特异性酶能将对细胞无毒或毒性极低的药物前体在肿瘤细胞内代谢成细胞的毒性产物,以达到杀死肿瘤细胞的目的。此外,自杀基因还可以通过旁观者效应杀伤邻近未导入基因的肿瘤细胞,扩大杀伤效应。其机制可能与有毒代谢物通过缝隙连接或凋亡小体从转导细胞移动到邻近细胞有关。

(5) 抑制肿瘤血管生成:肿瘤细胞往往通过分泌各种生长因子促使新的血管生成,以获取足够的血供。抗血管生成的目的在于干扰肿瘤的血供进而干扰肿瘤获得更多的营养物质及氧气。目前的主要的策略有:

1) 抑制血管生长因子,如通过反义核酸、核酶、siRNA 下调 VEGF,HIF-1α,bFGF,PDGF 等基因的表达或者通过中和性抗体、受体酪氨酸激酶抑制剂阻断其信号传递。

2) 上调血管生长抑制因子,如导入血管抑素或内皮抑素基因。

3) 抑制细胞外基质的降解进而起到抑制内皮细胞迁移的作用,或者通过抑制内皮祖细胞的动员从而减少肿瘤血管生成。

二、肿瘤基因治疗现状和存在的问题

肿瘤基因治疗目前仍处于临床探索性阶段,适应对象常常属于常规治疗失败后的晚期肿瘤患者。截至 2014 年 8 月,全球共有 2076 项基因治疗的临床试验获得批准,其中恶性肿瘤占了基因治疗疾病总数的近三分之二(1331 项,64.1%),其中处于Ⅰ、Ⅰ/Ⅱ、Ⅱ、Ⅱ/Ⅲ、Ⅲ、Ⅳ期临床研究分别为 803 项、234 项、227 项、12 项、51 项、2 项。绝大多数试验(95.9%)还在早中期阶段,评价其生物安全性或有效性,真正进入Ⅲ期临床试验的仅占 3.8%。欧洲药品管理局于 2012 年首次批准 Glybera 药物用于治疗脂蛋白脂酶缺乏。在恶性肿瘤方面,仅有 Ad-p53 基因制剂(Gendicine,今又生)于 2004 年在我国批准上市。

尽管基因治疗的研究较过去的 10 年更加理性和严谨,并取得了较大的进展,但是,阻碍肿瘤基因治疗快速发展并实现临床有效治疗的几个瓶颈因素依然存在:

1. 载体系统未能实现有效和充分的体内基因传递与表达。这在非病毒载体中表现突出。给予全身用药,其游离载体系统的不稳定性和低复制能力常常导致目的基因表达持久性的下降。

2. 载体系统缺乏基因传递的靶向性与病毒载体的免疫原性问题。这是病毒性载体主要缺点,为此,常常采用基因制剂直接注射方式,但恶性肿瘤是一种全身性疾病,即使局部的高效控制并不意味着肿瘤患者的生存获益。

3. 单一目的基因的表达和预期效应能否为多基因突变或多阶段基因突变的肿瘤带来实质性临床疗效的问题。这是以纠正或改变突变基因为治疗目标的基因治疗主要障碍。

4. 生物安全性问题,这是肿瘤基因治疗毒理学研究的重要内容,包括:①病毒性载体潜在的致瘤性;②生殖系统转导的可能性与风险;③目的基因在体内表达的毒性,以及在非靶组织中的异位表达的潜在后果;④机体免疫系统对载体和目的基因蛋白的免疫反应及其造成的结果。

(卢　铀)

第六节　肿瘤生物治疗与传统治疗间的关系

本世纪初,Hanahan 等提出肿瘤具有:维持增殖信号、失去生长抑制、抵抗细胞死亡、无限复制潜能、诱导血管形成、侵袭和转移等 6 大特征,揭示肿瘤发生需要克服内在屏障,即细胞自治(cell-autonomous)。此后,肿瘤免疫编辑学说被提出,认为肿瘤存在第 7 个特征:降低免疫原性以逃避免疫摧毁,这说明肿瘤发展还需要克服外在屏障,即免疫监视。近年,Hanahan 提出肿瘤具备 10 大特征。在既往 6 大特征的基础上,新增:基因组不稳定和突变、促肿瘤的炎症反应、能量代谢异常、逃避免疫摧毁 4 大特征。

如前所述,"肿瘤免疫编辑"学说将肿瘤在体内的发生发展分为:消除、平衡、逃逸三期。生物治疗的关键在于强化免疫应答、打破免疫耐受。对于晚期或者肿瘤负荷过大的患者,打破免疫耐受更显得尤为重要。生物治疗的疗效除与治疗本身相关外,尚受肿瘤负荷、肿瘤微环境、机体的免疫状态等影响。简单地说,生物治疗的抗肿瘤效应取决于机体能否产生足够数量的效应细胞,效应细胞能否到达肿瘤部位、穿过肿瘤基质、识别并攻击肿瘤细胞,以及肿瘤细胞是否对效应细胞敏感。

手术和放疗是肿瘤最有效的局部治疗,但对于远处转移性患者多为姑息性治疗。化疗作为一种全身性治疗,对多种肿瘤有效,然而常由于原发或继发性耐药以及治疗相关的毒副作用限制了其疗效和临床应用。生物治疗的特异性强,但抗肿瘤能力有限,且受治疗本身、肿瘤负荷、肿瘤微环境以及机体的免疫状态等多种因素影响。研究发现放疗和化疗能够诱导免疫原性的细胞死亡、消除免疫抑制细胞、活化免疫效应细胞、提高肿瘤免疫原性以及增加肿瘤细胞对免疫效应细胞的敏感性,强化抗肿瘤免疫应答,同时免疫应答也参与了放疗、化疗的抗肿瘤作用。目前,越来越多的证据表明生物治疗与传统治疗间具有相互增效的潜能。

一、化学治疗与生物治疗联合的可能

化疗的抗瘤活性强,但特异性不强,而免疫治疗有特异的抗肿瘤作用,但活性有限。因而,两者具有很大的互补性。传统上认为化疗存在骨髓毒性,易造成"免疫抑制",不利于免疫治疗。但近来发现,许多化疗药物除具有直接的细胞毒作用外,尚有调节免疫应答的作用,也称"免疫原性的抗肿瘤化疗"(图 4-4-3)。同样,免疫治疗也有增加化疗敏感性的潜能。因此,化疗联合生物治疗具有一定的协同作用。

1. 化疗对肿瘤免疫应答的影响　化疗对肿瘤免疫应答的影响非常复杂,不仅取决于药物的种类和剂量、肿瘤的类型,还受机体免疫状况的影响。如低剂量环磷酰胺(CTX)能够选择性减少 T 调节细胞的数量,抑制 T 调节细胞的功能,增强效应 T 细胞、NK 细胞以及抗原递呈细胞的功能,而大剂量 CTX 对整个免疫系统甚至造血系统有抑制作用。有研究发现,10 例晚期肿瘤患者经间断低剂量 CTX 治疗后,外周血中 T 调节细胞减少,效应 T 细胞和 NK 细胞的杀伤活性增强。另一项研究中,1 例难治性卵巢癌患者经低剂量 CTX"节拍"治疗(50mg 口服,每天 1 次)后,TTP 达 65 个月。还有一项研究中,35 例化疗失败的转移性黑色素瘤患者在 CTX 联合氟达拉滨预处理后,进行 TIL 治疗,3 例 CR,15 例 PR,输注的 TIL 在部分肿瘤消退的患者体内长期存活。研究者认为,CTX 联合氟达拉滨通过去除抑制性 T 淋巴细胞,减少内源性淋巴细胞对稳态调节细胞因子(homeostatic regulatory cytokines)IL-7 和 IL-15 的消耗,促进过继性淋巴细胞的长期存活,提高了抗肿瘤活性。

Notes

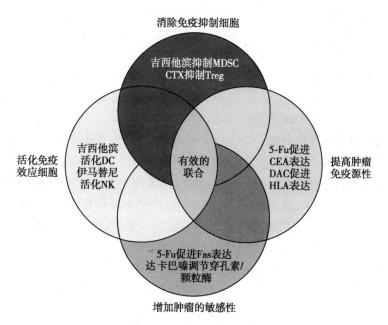

图 4-4-3 化疗对免疫应答的影响

髓系来源的抑制性细胞(MDSC)是一群不成熟的髓系细胞,如粒细胞、巨噬细胞和 DC 的前体细胞,通过精氨酸酶、活性氧、氮化物、抑制性表面分子抑制抗原特异性和非特异性的免疫应答。吉西他滨能够选择性地减少 MDSC,恢复 T 细胞的抗肿瘤免疫效应,逆转 MDSC 对 DC 的抑制作用。一项研究发现,Her-2 疫苗虽然能够诱导小鼠产生 Her-2 特异性 T 细胞,但抗癌活性有限,而联合吉西他滨能够显著抑制肿瘤的生长,且较吉西他滨单独治疗更加有效。另外,吉西他滨还能够促进肿瘤特异性淋巴细胞定位于肿瘤、非特异活化巨噬细胞,从而提高抗肿瘤免疫应答。

另外,部分化疗药物能够通过诱导免疫原性的肿瘤细胞死亡促进抗肿瘤免疫应答。研究发现蒽环类药物诱导肿瘤细胞凋亡后,钙网织蛋白(CRT)由内质网向细胞膜表面迁移,有利于 DC 的吞噬和抗原递呈。应用 RNA 干扰减少 CRT 表达能够削弱蒽环类药物的上述作用。硼替佐米(一种蛋白酶体抑制剂)诱导多发性骨髓瘤细胞凋亡时,HSP90 由内质网向肿瘤细胞表面迁移,经 DC 吞噬和抗原递呈后能够激发机体产生抗肿瘤免疫反应,而 HSP90 抑制剂能够减弱这种效应。顺铂和氟尿嘧啶(5-Fu)等化疗药物引起 DNA 损伤时,肿瘤细胞表达 MICA 和 RAE1,有利于 NK 细胞和 T 细胞表面受体 NKG2D 对其进行识别和杀伤。

此外,化疗药物还能提高肿瘤细胞的免疫原性,如 5-Fu 促进结肠癌细胞表达 CEA、胸苷酸合成酶(TS)等肿瘤相关抗原,DAC(一种 DNA 甲基转移酶抑制剂)能够恢复黑色素瘤细胞 HLA Ⅰ类分子的表达等。而 5-Fu 和达卡巴嗪通过调节穿孔素 / 颗粒酶和 Fas/FasL 通路,增加黑色素瘤细胞对细胞毒性 T 淋巴细胞的敏感性。

2. 生物治疗增强化疗的疗效 一项回顾性临床研究中,38 例复发的恶性胶质瘤患者中 13 例进行化疗,12 例进行疫苗治疗,13 例进行疫苗序贯化疗,MS 分别为 15.9 个月、17.9 个月和 26.0 个月(P=0.047),2 年生存率分别为 8.3%、8.3% 和 41.7%(P<0.05)。其中疫苗序贯化疗患者的 ORR 高达 50%,TTP 较疫苗治疗前的化疗延长(P=0.03)。进一步研究发现,疫苗能够诱导患者产生酪氨酸酶相关蛋白 2(TRP-2)特异性的 T 细胞,去除过表达 TRP-2 的肿瘤细胞。而残存的肿瘤细胞低表达 TRP-2,对卡铂、替莫唑胺等药物更敏感。一项Ⅱ期临床研究中,28 例转移性前列腺癌患者随机接受疫苗治疗(Rv-PSA,辅以 GM-CSF 和 Rv-B7.1)或疫苗联合化疗(多烯紫杉醇),疫苗治疗疾病进展后可接受多烯紫杉醇治疗。两组治疗 3 个月时,PSA 特异性 T 前体细胞

平均增加 3.3 倍。疫苗治疗组 11 例患者接受化疗后 TTP 为 6.1 个月,而通常多烯紫杉醇治疗后 TTP 为 3.7 个月。另一项研究中,29 例化疗失败的广泛期 SCLC 患者进行 p53 基因转染 DC 治疗,1 例 PR,7 例 SD,21 例 PD,57.1% 的患者产生 p53 特异性免疫应答。其中 23 例患者疾病进展后再次进行化疗时 ORR 达 61.9%,p53 免疫应答阳性者和阴性者的 ORR 分别为 75% 和 30%(P=0.08),MS 分别为 12.1 个月和 9.6 个月,而一线化疗失败或复发 SCLC 患者的 MS 仅 4~5 个月。这些研究均提示,免疫治疗能够提高化疗的敏感性。

3. 生物治疗联合化疗的时机　生物治疗和化疗间的相互作用不仅受治疗的种类、剂量影响,也与联合的时机相关。体外研究发现,正常人外周血单个核细胞经抗原肽定期(每两周 1 次)体外刺激时,加入 5-Fu、吉西他滨和奥沙利铂的时间能够显著影响抗原肽特异性 T 细胞的功能。抗原肽刺激后 1 天加入 5-Fu、吉西他滨和奥沙利铂,能够抑制特异性 T 细胞的功能;而抗原肽刺激前 1 天加入 5-Fu、吉西他滨和奥沙利铂,能够增强 CTL 的活性。随后进行的小鼠体内研究发现,疫苗治疗前 1 天进行 5-Fu、吉西他滨和奥沙利铂联合化疗,其疗效优于疫苗治疗后 5 天进行化疗,前者小鼠体内 T 调节细胞的数量显著下降,且肿瘤内发现有大量 CD8+T 淋巴细胞浸润。上述研究表明,疫苗治疗前进行化疗,能够减少 T 调节细胞的数量,促进肿瘤特异性 CTL 的产生。

目前认为,化疗与生物治疗间有相互增效的潜能,但受生物治疗和化疗的种类、剂量以及治疗顺序等多种因素影响。

二、放射治疗与生物治疗联合的可能

放射治疗联合生物治疗具有很大的潜力。目前发现放疗除通过射线直接杀伤肿瘤细胞外,还有一定的免疫调节作用。如有研究报告:49 例前列腺癌患者放疗后 9 例出现自身抗体,而 14 例手术患者中无 1 例出现;另一项研究发现,13 例结肠癌和 11 例前列腺癌患者放射治疗后,16 例患者(9 例结肠癌、7 例前列腺癌)出现 survivin(一种凋亡抑制蛋白)特异性 CD8+T 细胞增加。这表明,放疗有提高生物治疗疗效的潜能。

1. 放射治疗促进抗肿瘤免疫应答的机制　放疗作为一种"应激",常引起肿瘤细胞过表达 HSP、MHC-Ⅰ类分子、Fas 等,增强肿瘤的免疫原性。一项研究中,23 株肿瘤细胞系经 10Gy 或 20Gy 射线照射后,21 株细胞系出现 MHC Ⅰ类分子、ICAM-1 以及 CEA、Muc-1 等肿瘤抗原表达增加,而 MHC Ⅰ类分子的表达水平与放疗剂量正相关。同样,^{153}Sm 也能促进肿瘤细胞 MHC Ⅰ类分子、ICAM-1、肿瘤抗原和 Fas 的表达。放疗通过诱导肿瘤细胞免疫原性增强,促进 APC 的抗原识别、加工和递呈。放疗能破坏肿瘤基质,引起 ICAM-1 等黏附分子增加,有利于 T 细胞到达肿瘤部位。而过表达 Fas 的肿瘤细胞对 T 细胞更加敏感。另外,全身照射还能够去除 T 调节细胞,减少细胞因子的消耗(removal of cytokine sinks),通过细菌移位促进天然免疫系统活化,强化机体的抗肿瘤免疫应答。

2. 放射治疗与生物治疗的协同作用　一项 Ⅱ 期临床研究中,30 例前列腺癌患者随机分为单纯放疗组或放疗联合免疫治疗组。免疫治疗采用表达 PSA 的重组鸟痘病毒疫苗联合 GM-CSF(100μg,d1-4)和 IL-2(4×10^6U/m²,d8-12)治疗,4 周 1 次,疫苗治疗共 8 次。联合组中 13 例患者的 PSA 特异性 T 细胞增加≥3 倍。而且,联合治疗可诱导出 PAP、PSMA、PMCA 及 Muc-1 等抗原特异性淋巴细胞。治疗相关的 Ⅲ 度毒性主要与 IL-2 相关。后续研究中,研究者将上述免疫治疗方案中的 IL-2 剂量调整为 0.6×10^6U/m²,d8-21。18 例患者患者中 17 例完成治疗,8 例 HLA-A2+ 患者中 5 例 PSA 特异性淋巴细胞增加超过 3 倍,而 Ⅲ 度毒性明显减少。最近研究发现黑色素瘤患者在 CTX、福达拉滨预处理后进行 TIL 治疗,ORR 为 51%,联合 2Gy 或 12Gy 全身放疗后 ORR 达 52% 和 72%。上述研究表明,放疗有提高肿瘤疫苗疗效的潜能,也有提高过继性细胞免疫治疗疗效的潜能。

Notes

三、外科等其他治疗

外科作为肿瘤治疗最有效的手段,能够迅速降低肿瘤负荷。手术在降低肿瘤负荷的同时,也能给生物治疗提供所需要的材料,如 TAA 和 TIL 等。然而,手术有导致免疫抑制的风险,甚至促进肿瘤发展。如电视胸腔镜手术(VATS)与传统的开胸手术相比,提高了早期非小细胞肺癌的 4 年生存率(88.4% vs 71.4%,P=0.003),部分原因在于 VATS 创伤更小,能够减轻传统手术引起的免疫抑制。一项临床研究发现,转移性肾癌在肾切除后进行 IFN 治疗与单纯 IFN 治疗相比,MS 明显延长(13.6 vs 7.8m,P=0.002)。而且,肾癌术后患者进行 HSPPC-96 免疫治疗,能够减低中危患者术后复发风险的 45%。上述研究表明,肿瘤患者采取适当的手术方式,辅以适当的生物治疗,能够提高疗效。

就肿瘤免疫治疗而言,效应 T 细胞能否到达肿瘤部位也是影响疗效的关键,而介入治疗等局部治疗可以使生物反应调节剂更准确地到达肿瘤部位,发挥抗肿瘤效应。

(任秀宝)

第七节　结语与展望

肿瘤生物治疗经历了 100 多年的发展,其中抗体治疗取得重大进展,已经在肿瘤临床治疗中发挥重要作用。肿瘤疫苗方面尽管有 Provenge 等多个疫苗用于临床,但临床获益并不令人满意,一个重要原因是肿瘤疫苗主要通过激活机体免疫,打破免疫耐受来发挥治疗作用,但忽略了免疫系统,特别是肿瘤微环境中存在免疫抑制信号这一事实,即使有效地激活了机体免疫,有时也难以获得令人满意的临床疗效。近 10 年,针对免疫抑制信号 CTLA-4、PD-1/PD-L1 的抗体药物取得重大成功,2013 年,SCIENCE 杂志将肿瘤免疫治疗评为了年度十大科学进展之首,其中主要是因为 CTLA-4、PD-1/PD-L1 抗体和 CAR-T 在难治性肿瘤中的表现卓越。CTLA-4、PD-1/PD-L1 抗体治疗的成功事实上可能为肿瘤疫苗带来了新的机遇,如 PD-1/PD-L1 抗体不仅可能让部分之前在临床研究中遭遇失败的疫苗再次进入临床研究,还可能联合多种肿瘤疫苗,成为免疫治疗的新模式。在细胞治疗方面,基于基因工程修饰的 CAR-T 在临床研究中表现突出,已经吸引大量临床肿瘤学家和医药企业的关注,有望很快进入临床,但其在实体瘤治疗中的应用还需要更多探索。

生物治疗产品和技术已经越来越多的应用于临床,在临床实践中也提出了新的挑战:

(1) 生物治疗与细胞毒性药物治疗不同,多数肿瘤生物治疗产品并不直接杀伤肿瘤细胞,而是通过激活免疫、阻断关键信号来发挥抑制肿瘤发生发展的进程,有时并不导致肿瘤的明显退缩,如何更客观的评价疗效可能需要新的评价体系。

(2) 现有的手术、放疗和化疗在肿瘤治疗中疗效明确,新的生物治疗手段如何整合到现有手段中以获得最佳的治疗疗效尚需通过大量的临床研究来获得更优整合方案。这些新挑战的解决,将为生物治疗手段在临床的应用提供更科学的依据,并将为更多肿瘤患者带来获益。

(王永生　魏于全)

参考文献

1. Balwit JM, Hwu P, Urba WJ, et al. The iSBTc/SITC primer on tumor immunology and biological therapy of cancer: a summary of the 2010 program. J Transl Med, 2011, 9:18

2. Maus MV, Grupp SA, Porter DL, et al. Antibody-modified T cells: CARs take the front seat for hematologic malignancies. Blood. 2014, 123:2625-2635

3. 何维. 医学免疫学. 第 5 版. 北京:人民卫生出版社, 2005

4. Oldham RK and Dillman RO. Principles of Cancer Biotherapy. 5th ed. New York: Springer, 2009

5. DeVita VT Jr, Lawrence TS, Rosenberg SA. Cancer: Principles and Practice of Oncology. 8th ed. Philadelphia: Lippincott Williams & Wilkins, 2008

6. Chabner BA and Longo DL. Chemotherapy and biotherapy: principles and practice. 4th ed. Philadelphia: Lippincott Williams & Wilkins, 2006

7. http://www.clinicaltrials.gov/

8. Brenner MK, Gottschalk S, Leen AM, et al. Is cancer gene therapy an empty suit? Lancet Oncol, 2013, 14(11): e447-456

9. DiStasi A, Tey SK, Dott G, et al. Inducible apoptosis as a safety switch foradoptive cell therapy. N Engl J Med, 2011, 365: 1673-1683

10. Sen M, Thomas SM, Yeh JI, et al. First-in-human trial of STAT3 decoyoligonucleotide in head and neck tumors: implications for cancer therapy. Cancer Discov, 2012, 2: 695-705

11. Brentjens RJ, Davila ML, Riviere I, et al. CD19-targeted T Cellsrapidly induce molecular remissions in adults withchemotherapy-refractory acute lymphoblastic leukemia. Sci Transl Med, 2013, 5: 177ra38

12. Westphal M, Yla-Herttuala S, Martin J, et al. Adenovirus-mediatedgene therapy with sitimagene ceradenovec followed byintravenous ganciclovir for patients with operable high-gradeglioma (ASPECT): a randomised, open-label, phase 3 trial. Lancet Oncol, 2013, 14: 823-833

13. DeVita VT Jr, Lawrence TS, Rosenberg SA. Cancer: Principles and Practice of Oncology. 8th ed. Philadelphia: Lippincott Willoams & Wilkins, 2008

Notes

第五章 肿瘤介入治疗

第一节 概 论

一、概 念

介入放射学(interventional radiology,IVR)是在医学影像设备的引导下,以影像诊断学和临床诊断学为基础,结合临床治疗学原理,利用导管、导丝等器材对各种疾病进行诊断及治疗的一门学科。即在 X 线、超声、CT、MRI 等成像技术的引导下,通过经皮穿刺途径或人体生理腔道,将探针、导管或其他器械置于病变部位进行诊断和治疗。

介入放射学技术依据操作途径可分为血管性和非血管性介入技术;依据临床应用可分为肿瘤介入放射学、心血管介入放射学、神经介入放射学等。肿瘤介入治疗以其微创、高效、安全、可重复性强等优点为肿瘤治疗提供了一条新途径。在肿瘤的介入治疗中涉及了介入放射学的多项技术,包括:经皮穿刺活检、经皮引流术、经导管灌注治疗、经导管栓塞治疗、管腔成形术等。本章将按照血管性、非血管性介入技术的分类方法系统学习肿瘤的介入治疗。

二、肿瘤介入治疗的发展简史

肿瘤的介入治疗是伴随着介入放射学的兴起而产生和发展的一门新兴的医学学科。它不仅是临床介入放射学中的一个重要组成部分,也是肿瘤治疗领域中最富活力和具有前途的分支学科之一。早在 1886 年 Menetrier 对肺部肿块作肺穿刺,以求诊断肺癌,但是由于穿刺针粗、无影像学设备导引、细胞检查技术尚未发展等原因,结果成功率低、并发症率高。直至 20 世纪 50 年代后期,在 X 线、CT、MRI 等影像设备的精确导向下,穿刺活检的准确率可达 85%~95%,由于其安全、可靠、并发症少,已在临床中广泛应用。1953 年,瑞典放射学家 Seldinger 创立的经皮血管穿刺技术奠定了现代介入放射学的基础。1971 年,Ansfield 报道了经肝动脉灌注氟尿嘧啶治疗肝癌;到 20 世纪 70 年代中后期,已有肝脏、肾脏等脏器恶性肿瘤化疗栓塞的报道;1979 年,日本介入放射学家 Nakakuma 等把碘油与抗癌药混合后注入肝癌供血动脉,再用吸收性明胶海绵栓塞肝动脉,使肝癌的介入治疗取得了突破性进展,已被医学界公认为不能切除的肝癌和肝癌术后复发的首选治疗方法。腔内支架置入术是 20 世纪 90 年代肿瘤介入放射学发展的另一个重要内容。胆道、食管、胃肠道、气管等恶性肿瘤腔内支架置入术已成功应用并缓解晚期肿瘤患者梗阻和压迫所引起的并发症。经过二十多年的发展,目前国内外已研制出包括功能性支架在内的各种管腔内支架。射频消融、聚焦超声、微波、激光、冷冻消融、放射性粒子组织间近距离治疗等肿瘤介入治疗技术作为肿瘤微创治疗的一部分也广泛应用于临床。

我国自 20 世纪 70 年代末期开展的介入放射学就是以肿瘤的介入治疗为开端而起步的。30 余年来,肿瘤的介入治疗取得了令人瞩目的发展和进步,治疗技术和方法不断改进完善,治疗范围不断扩展延伸,疗效水平不断提高。目前,肿瘤的介入治疗已逐步具备了自己较为完整的理论体系,形成了独具特色的学科特点,它因其创伤性小而效果显著得到了医学界和患者的普遍认可。

第二节　肿瘤的血管性介入治疗技术

肿瘤血管性介入治疗是在诊断性血管造影的基础上,通过导管向病灶供血血管内注射药物或栓塞剂,以达到治疗肿瘤目的的方法,其技术包括经导管动脉灌注化疗术及经导管动脉化疗栓塞术。

一、介入的基础

(一)肿瘤血管性介入治疗原理

肿瘤生长很大程度上依赖血液供应营养,阻断肿瘤供血血管可在很大程度上抑制肿瘤生长、扩散。肿瘤的血管性介入治疗是在局麻下,经皮穿刺,置导管于动脉腔内,在影像设备引导下,通过血管造影,高度精确确定肿瘤供血动脉后,将导管选择或超选择性置入各种实体肿瘤供血动脉,再将抗癌药物和/或栓塞剂的混合物直接注入肿瘤。众多的国内外实验研究和临床疗效观察显示,动脉介入灌注化疗或动脉栓塞可使肿瘤局部药物浓度大大提高,同时阻断血液供应,近远期疗效显著、全身副作用小、安全系数高。

(二)肿瘤血管性介入治疗所需器械

1. **穿刺针**　为肿瘤血管性介入治疗最基本的器材。穿刺针的主要目的在于建立通道,再通过导丝导入各种导管进行下一步操作,或直接经建立的通道注入药物等。穿刺针一般由锐利的针芯和外套管构成,而单纯用于血管穿刺的穿刺针一般为中空穿刺针。穿刺针的针长 2.5~7.0cm,其外径是用 G(Gauge)表示,一般 18~22G 等,数值越大,穿刺针越细(表 4-5-1)。

表 4-5-1　常用穿刺针针径

针径(G)	外径(mm)	内径(mm)
14	2.1	1.6
16	1.6	1.4
18	1.2	1.0
19	1.0	0.8
20	0.9	0.7
21	0.8	0.6
22	0.7	0.5
23	0.6	0.3
25	0.5	0.25

2. **导管**　介入放射学的主要器材,根据使用目的可分为造影导管、引流导管、球囊扩张导管等,分别用于造影、栓塞、引流、扩张狭窄管腔之用。导管由于使用部位和用途的不同,因而长短、粗细、形状均不同。一般导管直径用 F(French,1French=0.333mm)表示。

3. **导丝**　可利用其交换送入导管,或利用导丝导向性能,将导管选择性或超选择性导入靶血管的重要器材。导丝头端分为直形、J 形等多种。根据使用物理特性不同可以分为超滑导丝、超硬导丝、超长的交换导丝、微导丝等。导丝的直径用英时表示。

4. **导管鞘**　为了避免导管反复出入组织或管壁对局部造成损伤,尤其在血管操作时避免损伤血管壁而使用的一种器材。它由带反流阀的导管鞘、扩张器和引导导丝组成,用硅胶制成的反流阀在防止血液外逸同时,可以反复通过相应口径的导管,而血管壁不会受损。导管鞘的外套管的直径用 F 表示。

Notes

5. 数字减影血管造影装置　DSA（Digital Subtraction Angiography）即将血管造影的影像通过数字化处理,把不需要的组织影像删除掉,只保留血管影像,这种技术叫做数字减影血管造影技术,其特点是图像清晰,分辨率高,为观察肿瘤血供情况及介入治疗提供了近似真实的图像,为各种介入治疗提供了必备条件。Nudelman 于 1977 年获得第一张 DSA 的图像,目前,在血管造影中这种技术应用已很普遍(图 4-5-1)。

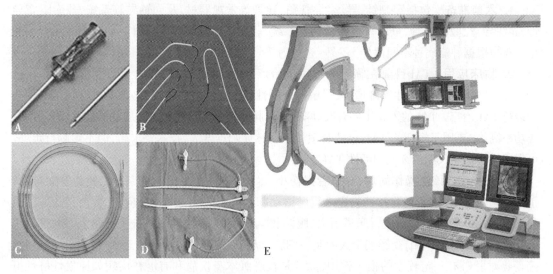

图 4-5-1　肿瘤血管性介入治疗基本器材及设备
A. 动脉穿刺针;B. 各形导管;C. 导丝;D. 动脉鞘;E. DSA

(三) Seldinger 穿刺法

Seldinger 穿刺法为介入操作的基本穿刺法,是 1953 年瑞典放射学家 Seldinger 首先采用的经皮穿刺血管插管技术,取代了以前直接穿刺血管造影或切开暴露血管插管造影的方法。该穿刺插管方法操作简便、安全、并发症少,很快得到广泛应用并沿用至今。操作时用尖刀片在穿刺处沿皮纹方向挑开皮肤 2mm,皮肤开口应位于血管的正前方血管穿刺点的下 1~2cm 处,以便斜行穿入动脉,使以后的操作均在与血管同一斜面上进行。穿刺针穿刺时的斜面应始终向上,有利于导丝推进。用带针芯的穿刺针以 30°~40°角经皮向血管快速穿刺,穿透血管前后壁,退出针芯,缓缓向外退针,至见血液从针尾射出,即引入导丝,退出穿刺针,通过导丝引入导管鞘,即可进行有关插管操作(图 4-5-2)。后期有学者提出了改良的 Seldinger 穿刺技术,即穿刺针仅穿透血管前壁而不穿过血管后壁,可减少出血几率。

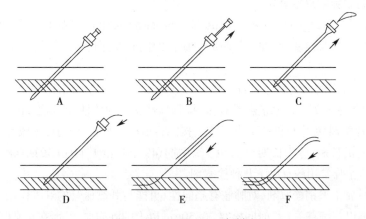

图 4-5-2　Seldinger 穿刺法
A. 带针芯的穿刺针穿透血管前、后壁;B. 退出针芯;C. 后退穿刺针管至血喷出;D. 引入导丝;E. 退出穿刺针留下导丝后插入导管;F. 导管顺导丝进入血管,退出导丝,留下导管

Notes

二、介入诊疗的方法

(一) 经导管动脉灌注化疗术

经导管动脉灌注化疗术(transcatheter arterial infusion,TAI),即通过介入放射学方法,建立由体表到达靶动脉的通道(导管),再由该通道注入化疗药物达到局部治疗肿瘤的一种方法。

1. **术前准备**　包括穿刺针、导丝、导管鞘、导管等常规器材,及同轴导管系统、球囊阻塞导管、灌注导丝、灌注导管、全植入式导管药盒系统、药物注射泵等特殊器材。动脉内灌注常用的化疗药物根据肿瘤病种不同而异。

2. **临床应用**　TAI目前在临床上常用于治疗肝癌、肺癌、盆腔肿瘤等恶性实体瘤。在行TAI时,先常规进行选择性动脉造影,了解病变的性质、大小、血供情况,必要时进行超选择性插管进行TAI治疗。TAI的入路主要有股动脉、腋动脉及锁骨下动脉等。经股动脉插管操作方便,成功率高,主要用于短期的TAI;经腋及锁骨下动脉穿刺难度大,技术要求高,但不影响行走,故可保留导管用于长期持续或间断性TAI。

3. **并发症**　该法操作简单,对患者损伤小,术后恢复快,并发症较少。主要并发症包括:①消化道反应:大剂量的化疗药物进入胃肠道动脉后可能造成胃肠道反应,主要为消化道黏膜苍白、水肿或点状糜烂,造成胃肠道出血、腹泻和呕吐等。②骨髓抑制:抗癌药物大多数都有不同程度的骨髓抑制作用,受影响最大的是白细胞,以粒细胞减少较为严重。③肝脏毒性:许多抗癌药物对肝脏有一定程度的损害作用,尤其是在肝脏本身疾病和有潜在疾病如原发性肝性肝癌、病毒性肝炎、肝硬化等情况下更容易发生肝脏毒性反应。④肾脏毒性:临床上常用的化疗药如顺铂(DDP)、丝裂霉素(MMC)、亚硝脲素、甲氨蝶呤等都可以发生肾脏毒性作用,其中DDP最容易出现。⑤心脏毒性:对心脏有毒性的抗癌药物主要是蒽环类抗癌抗生素如阿霉素(ADM),它可以引起急性、亚急性和慢性心脏毒性。其他如大剂量的环磷酰胺和5-氟尿嘧啶(5-Fu)等也可引起心肌损伤、心绞痛和心电图异常。

4. **疗效评价**　动脉内药物灌注术使药物能高浓度进入病变区,从而提高对局灶性病变的治疗效果,减少药物的毒副作用。在治疗恶性肿瘤方面,对供血丰富肿瘤的疗效明显优于少血性肿瘤,但后者仍可延缓肿瘤生长速度和减少疼痛症状,提高患者的生存质量。支气管动脉灌注化疗治疗肺癌近期疗效显著,有效率(PR+CR)为80%~97%。从组织学类型而言,小细胞未分化癌疗效最好,其次为鳞癌、腺癌。现认为,中央型、支气管动脉供血丰富的肿瘤疗效优于周围型、支气管动脉供血欠丰富的肿瘤。灌注且能行动脉栓塞,疗效可提高。TAI合并放疗、经皮穿刺药物或无水乙醇注射、消融治疗等可提高疗效。术前行灌注化疗有利于提高手术切除的成功率。

(二) 经导管动脉化疗栓塞术

经导管动脉化疗栓塞术(transcatheterarterial chemoembolization,TACE)指经导管向肿瘤供血血管内注入化疗药物及栓塞剂,即在阻断肿瘤血供的同时发挥化疗药物的作用,从而达到治疗肿瘤的目的。

1. **栓塞剂**　理想的栓塞剂应具备的条件:无毒、无抗原性、生物相容性好、易得、易消毒、不透X线、易经导管注入等。栓塞剂种类较多,按物理性状分固体性、液体性;按栓塞血管部位分为外围性(末梢栓塞剂)和中央性(近端栓塞剂);按能否被机体吸收,分为可吸收性和不可吸收性;按栓塞血管时间的长短,分为长期(1月以上)、中期(48小时至1个月)、短期(48小时以内)。目前肿瘤介入临床治疗常用的有以下几种栓塞剂。

(1) 碘化油:属于末梢栓塞剂,对肿瘤有趋向性(可能与肿瘤血管的虹吸作用、缺乏清除碘油的单核细胞或淋巴系统有关),长时间栓塞 $20~50\mu m$ 以上的肿瘤血管,而在正常肝组织内易于清除,也可作为化疗药物载体和示踪剂,主要用于肝癌的栓塞治疗。

(2) 吸收性明胶海绵:是一种无毒、无抗原性的蛋白胶类物质,是目前肿瘤介入应用最广的

Notes

栓塞剂。按需剪成条状或颗粒状,可机械性阻塞血管,并可造成继发性血栓形成,栓塞血管时间为 2~4 周。

(3) 其他:聚乙烯醇(polyvinyl alcohol,PVA 颗粒)、含化疗药或放射性物质的微囊或微球主要用于肿瘤的化学性、放射性栓塞治疗。另外,不锈钢圈、白芨、无水乙醇等都属于永久性栓塞剂,均可用于肿瘤栓塞治疗。

2. 临床应用

(1) 手术前辅助性栓塞:适应于富血供肿瘤如脑膜瘤、鼻咽血管纤维瘤、富血供性肾癌和盆腔肿瘤等。有利于减少术中出血、肿块完整切除及避免或减少术中转移。

(2) 姑息性栓塞治疗:适于不能手术切除的恶性富血供肿瘤,可改善患者生存质量及延长患者生存期。部分肿瘤行栓塞术后,病情改善,肿块缩小,再行二期手术切除。

(3) 相对根治性栓塞治疗:适于少数良性富血供肿瘤如子宫肌瘤、肝血管瘤和极少数恶性肿瘤。肝癌化疗性栓塞的临床效果可与手术切除效果媲美,且微创,适应证广。

3. 并发症　主要包括:①组织缺血:其发生和血流动力学的变化以及选择栓塞材料不合适有关。例如如果门静脉阻塞和肝硬化门脉高压时门静脉血流减少,栓塞肝动脉可导致肝梗死,甚至肝功能衰竭。②意外栓塞:主要发生于插管不到位,栓塞剂的选择和释放不适当,操作者经验不足等情况。其严重程度视误栓的程度和具体器官而定。可发生神经、肺、胆管、胃肠道、脾、肢体末端、皮肤等的梗塞,严重者可致残或致死。③脊髓损伤:虽然罕见,但它是栓塞后的最严重的并发症之一。如肺癌行选择性支气管动脉灌注化疗和栓塞术时误栓脊髓动脉。④栓塞后综合征(postembolizationsyndrome):与肿瘤和组织缺血和坏死有关,可发生在大多数栓塞术后的病例。表现为恶心、呕吐、疼痛、发热、反射性肠郁张或麻痹性肠梗阻等症状。对症处理后 1 周左右逐渐减轻、消失。

4. 疗效评价　良、恶性肿瘤手术前行供血动脉栓塞治疗,不仅可以使肿瘤发生缺血萎缩,便于手术中分离切除,而且可以减少术中出血。对于晚期恶性肿瘤行供血动脉栓塞,可以促使肿瘤变性坏死,是姑息性治疗的重要措施。也常常是恶性中晚期恶性肿瘤的唯一治疗手段。恶性肿瘤栓塞后还有提高免疫功能的作用。

第三节　肿瘤的非血管性介入治疗技术

非血管性介入放射学是研究在医学影像设备引导下对非心血管部位作介入性诊疗的技术。经皮非血管介入技术对肿瘤的诊断和治疗具有安全、有效、并发症少等优点。

非血管肿瘤介入诊疗技术众多,如穿刺活检、管腔成形术、引流术、造瘘术、肿瘤局部灭活等等。管腔成形术包括球囊导管扩张及支架置入,如气管、食管、胆道等恶性狭窄的支架治疗;引流术如肝囊肿、脓肿及恶性梗阻等的引流。肿瘤的局部灭活治疗方法很多,近几年国内外应用超声、CT、MRI 引导下经皮穿刺肿瘤的射频、微波、冷凝治疗技术比较热门,利用体外超声聚焦对肿瘤治疗以及组织间近距离 ^{125}I 粒子内照射也都取得了不错的效果。

一、介入的基础

(一)肿瘤非血管性介入治疗原理

肿瘤非血管介入诊疗是在医学影像设备(如 X 射线、CT、超声、MRI)的导引下,利用各种器械,通过血管以外的途径,如经人体生理腔道或直接穿刺脏器,对诸多良、恶性肿瘤进行诊断和治疗的技术。

(二)肿瘤非血管性介入治疗所需器械

肿瘤非血管性介入所使用的器械较多,各有特色,各个系统有各种不同的引流管及导管,穿刺针也有不同,有时也可互相通用,本节就通用的器械进行简述。

1. **穿刺针** 肿瘤的非血管性介入治疗所用穿刺针的主要目的同样在于建立通道,经建立的通道采取病理组织、抽吸内容物、注入药物等。现用穿刺针均为薄壁的金属针,其长度一般比血管性介入治疗所需穿刺针长,且带有刻度,通常 5~20cm 不等,针的粗细亦用 G 表示。

2. **引流管** 引流管根据插入的部位与引流内容不同而外形不同,同一外形也有粗细大小不同,术者可根据情况选用,常用引流管有:囊腔引流管、胆道引流管、肾盂引流管等。

3. **导丝、导管** 凡能用于血管的导丝、导管大都可用于非血管性操作,不再赘述。

4. **引导装置** B 超、X 线透视、CT、MRI、DSA 等影像学设备可以根据病情需要用于非血管介入治疗的过程中,使治疗可视化,大大提高了治疗的成功率。

5. **支架** 用于对狭窄管腔支撑以达到恢复管腔流通功能之用。狭义的支架,仅指金属支架,广义上可以分为内涵管和金属支架。金属支架根据其扩张的特性可分为自膨式和球囊扩张式两种。

二、介入诊疗的方法

(一) 经皮穿刺活检

恶性肿瘤是严重危害人类健康及生命的疾病,近年来发病率逐渐上升,且发病年龄逐渐下降,早期发现、正确的诊断、及时的治疗对预后有重要的影响。其中病理诊断对治疗方案的选择起着关键作用。经皮穿刺活检(percutaneous needle biopsy,PNB)是获取病理诊断的主要途径。使用穿刺针经皮直接穿刺身体各部位病变区,利用针头特殊装置取出病变的活检标本。也可用细针直接抽吸病变的组织碎块,再作活检。

1. **活检穿刺针的种类** 目前活检针种类很多,但大致可分为三种:①抽吸针:针的口径较细,对组织损伤小,只能获得细胞学标本,如千叶(Chiba)针。②切割针:口径较粗,针尖具有不同形状,活检时可得到组织条或组织碎块,可行病理学诊断。这类针很多,如 Turner 针、Rotex 针等。③环钻针:主要用于骨组织病变的活检,针尖有尖锐的切割齿,便于穿过较硬的骨、软骨组织,取得组织学标本,如 Franseen 针等(图 4-5-3)。

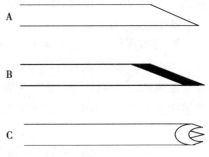

图 4-5-3 常用活检穿刺针针头形状
A. Chiba 针;B. Turner 针;C. Franseen 针

2. **穿刺活检导向方法** 经皮穿刺活检既不同于盲目穿刺活检,也不同于开放式活检,而是应用影像技术引导穿刺针,精确刺中欲检病灶。目前常用的导向手段为 X 线透视、超声、CT、MRI 等。

3. **并发症** 穿刺活检术的并发症发生率很低,常见并发症有:①气胸:较常见,与穿刺针在肺内走行的距离、病灶大小、穿刺针的粗细及穿刺路径的选择有关,少量气胸可自行吸收,严重者需插管排气。②出血:亦较常见,若出凝血机制正常,可自行停止。③其他并发症:如胆汁性腹膜炎、肉眼血尿、一过性瘫痪等,主要是由于操作过程中损伤邻近组织器官、血管及神经所致。

(二) 非血管管腔狭窄扩张成形术

当恶性肿瘤侵及体内的消化道、气道、胆管、泌尿道等器官,造成管腔发生狭窄或阻塞时,可通过球囊成形术及内支架置入术来重建管腔,缓解症状,改善患者的生存质量,从而得到进行肿瘤有效治疗的宝贵时间。

1. **器材** 非血管管腔成形术及内支架置入术常用的器材有球囊导管和支架。球囊的直径及大小有不同的规格,并选用不同规格的导管鞘。支架的使用依据不同病变而异。主要包括 Z 形支架及网状支架两种。

2. **操作** 术前明确病变的部位、范围及程度。入路的选择应根据管腔而定,开放性管腔如

Notes

消化道、气道、泌尿道等,可经体外管腔口进行介入操作;封闭管腔如胆道,需经皮肝穿胆管或术后遗留 T 形管进入操作。在操作时,先进行管腔造影确认导管位于管腔之内,然后置换球囊导管将球囊置于狭窄的中心部位或当狭窄段较长时,置于远侧狭窄部位,逐步向近心端扩张。扩张时球囊充胀程度应根据病变部位、性质而定。扩张后重复进行造影,结果满意时可撤出球囊(图4-5-4、4-5-5)。

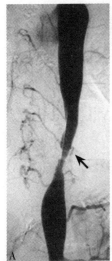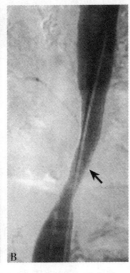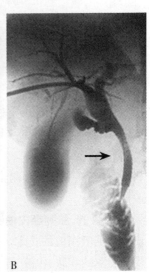

图 4-5-4　食管癌支架术
A. 食管癌病变区管腔变窄,造影剂通过受阻;
B. 食管支架术后造影剂通过管腔顺畅

图 4-5-5　胆管癌支架术
A. 胆管癌支架术前胆总管下段变窄,肝总管、肝内胆管扩张;B. 胆道支架术后造影剂通过胆总管下段顺畅

若必要时可进一步在病变处置入支架,支撑已扩张的管腔。支架选择的主要原则是:①支架大小、支撑力合适,能撑开管腔,保持管腔通畅;②支架能较牢固地贴附于管腔壁上,减少移位的可能性;③尽可能防止肿瘤组织通过支架网眼长入支架腔内;④支架材料能耐受消化液、胆汁、尿液的浸泡及内容物沉积,可保持长期通畅性。对于有管腔瘘的病人可选用合适大小和类型的覆膜支架。

3. 并发症　因实施成形术的器官不同并发症亦不尽相同,主要有:①消化道:包括胸骨后疼痛、胃肠道穿孔、反流性食管炎及术后再狭窄等。②气道:早期并发症包括异物感、咳嗽、胸痛、支架移位等;晚期包括复发性阻塞、气管 - 食管瘘、支架上皮化等。③胆道:包括胆汁瘘、胆道感染、菌血症、败血症、支架移位和再狭窄等。④泌尿道:包括泌尿系感染、输尿管穿孔、金属内支架阻塞等。

(三)经皮穿刺内外引流术

1. 经皮肝穿胆道引流(percutaneous transhepatic choledochus drainage,PTCD 或 PTD)　由于恶性肿瘤(如胆管癌、胰头癌),造成肝外胆道梗阻,临床出现黄疸。PTCD 可行胆道内或胆道外胆汁引流,从而缓解梗阻,减轻黄疸,为根治手术提供有利条件。行 PTCD 前需先做经皮肝穿胆管造影,确定胆管梗阻的部位、程度、范围与性质。PTCD 有内外引流之分,通过穿刺针引入引导钢丝,而后拔出穿刺针,沿引导钢丝送进末段有多个侧孔的导管,导管在梗阻段上方的胆管内,其内口亦在该处,胆汁经导管外口连续引流,是为外引流;若导管通过梗阻区,留置于梗阻远端的胆管内或进入十二指肠,胆汁则沿导管侧孔流入梗阻下方的胆管或十二指肠,是为内引流(图4-5-6)。

2. 经皮肾穿肾盂造瘘术(percutaneous transrenal pyelotomy)　若恶性肿瘤侵及尿道引起尿路梗阻,此术可用于梗阻的引流。使用细针经皮穿肾,进入肾盂,先做经皮顺行肾盂造影观

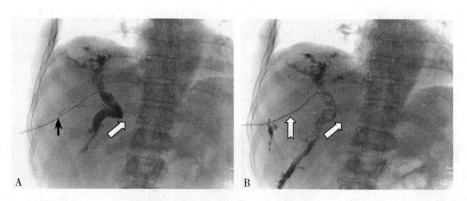

图 4-5-6　经皮肝穿胆道引流术

A. 胆管癌 PTCD 引流术前造影示右肝管造影剂截断,右肝管闭塞(空心箭头),黑箭头所示
为较细造影导管;B. PTCD 引流术后(鱼尾箭头为引流管)

察尿路形态、狭窄或梗阻部位及其程度,而后沿穿刺针送进引导钢丝,再将导管插入,留置于肾盂内。

3. **囊肿、脓肿经皮抽吸引流术**　在影像设备导向下,对脏器及其周围腔隙的脓肿或积液经皮穿刺抽吸引流的技术。适应证比较广泛,包括肝、肾、脾、胰等腹部实质脏器脓肿或囊肿以及周围腔隙的积脓、积液、胃肠道周围积脓或积液等。单房脓肿疗效较好,但多房脓肿也可放置多个引流管。常用导向设备包括 X 线透视、CT、超声等,穿刺针一般选用 18~20G。其他器械有导丝、引流导管等。穿刺途径一般越短越好,以不穿过大血管或胃肠道为原则,当穿刺成功后先做诊断性抽吸,当抽出液体或脓液时即穿刺成功。然后经导丝导管技术放置引流导管。对脓肿内脓液应尽可能抽尽,并注入抗生素,必要时盐水冲洗。一般每 12 小时抽吸、注药一次。

(四) 经皮肿瘤消融术

经皮肿瘤消融(percutaneous tumor ablation)是指在明确肿瘤的部位和性质后,在 CT 或 B 超的导向之下,准确穿刺命中靶点——肿瘤,利用物理或化学的方法直接消灭或融解癌组织。消融又分为物理消融和化学消融。物理消融是进行肿瘤穿刺后放入微波天线或者射频电极,利用电磁波在组织内进行加热的原理,使癌组织凝固坏死,包括经皮射频消融治疗(percutaneous radiofrequency ablation)、经皮微波高温治疗(percutaneous microwave hyperthermia therapy)、经皮激光热治疗(percutaneous laser thermotherapy)、氩氦靶向冷冻消融(argon-helium cryosurgical ablation,CSA,又称氩氦刀);化学消融,即经皮瘤内注射药物(乙醇、乙酸、化疗药物),通过穿刺针将蛋白凝固剂直接注射到肿瘤中心,利用化学药物的蛋白凝固作用使癌组织凝固坏死。

1. **经皮射频消融治疗**

(1) 操作:局麻后经皮穿刺,精确定位、准确穿刺、适形治疗。将电极针置入肿瘤中心,在肿瘤内部打开 10 根很细的伞状电极针,将射频脉冲电波传送到肿瘤组织内,利用射频电流使癌组织升温到 60~95℃,直接杀死肿瘤,精确测温、控温,灭活癌肿。治疗 10~30 分钟,可以杀灭 2~5cm 的肿瘤,延长治疗时间,理论上最大可以杀灭 10~12cm 的肿瘤。肿瘤吸收消融后产生的多种生物因子可以继发免疫作用。

(2) 应用:射频消融适用于:肝癌、肺癌、胰腺癌、肾癌、肾上腺癌、盆腔肿瘤、肢体肿瘤和脑瘤等实体肿瘤,无论原发肿瘤还是转移肿瘤,初治病变还是常规治疗失败病例,射频治疗不分肿瘤的病理类型均能够杀死,其微创、高效、安全,大大提高了肿瘤治疗的效果。

(3) 并发症:射频消融治疗虽然是新开展的治疗肿瘤疗效确切的治疗方法,但也存在其并发症,最常见的为术后发热、出汗及治疗部位疼痛;严重并发症为空腔脏器穿孔,腹腔内出血及心血管意外等,但发生率较低。规范术前准备和手术操作及合理的术后处理是避免并发症发生的

Notes

关键。

2. 经皮无水乙醇注射治疗（percutaneous ethanol injection，PEI）　1983 年杉浦等对实验性小鼠肝癌灶注射无水乙醇治疗获得成功，1983 年 Livraghi 报道了临床应用无水乙醇治疗小肝癌后，这一方法逐步得到推广。PEI 理想适应证是肿瘤直径≤3cm，不超过 3 个结节。对直径 >5cm 的肝癌也可配合经导管介入治疗使用。由于受酒精在肿瘤组织内浸润范围的限制，因此需要多点、多方位、多次穿刺注射适当量的无水乙醇。据报道，无水乙醇的肿瘤灭活率可达70%~75%，直径小于 3cm 肝癌的 1 年、5 年存活率可分别达 90%、36%。

与此法类同的为经皮注射乙酸（percutaneous acetic acid injection therapy，PAI）。乙酸的杀死肿瘤细胞的能力比乙醇强 3 倍以上，且能透过肿瘤内的间隔，在肿瘤内均匀弥散，从而达到较好的治疗效果。

（五）放射性粒子组织间近距离治疗肿瘤

1. 放射性粒子组织间近距离治疗肿瘤发展简史　放射性粒子组织间近距离治疗肿瘤有近百年的历史。1901 年 Pierre Curie 首先提出近距离治疗术语（brachytherapy），其定义为将具有包壳的放射性核素埋入组织间进行放射治疗。Grossman 于 1982 年首次报道 100 例前列腺癌 ^{125}I粒子组织间插植治疗结果，5 年全组生存率 83% 和 9 年生存率 52%。近 20 年来，由于新型、低能核素，如碘 -125、钯 -103 相继研制成功、计算机三维治疗计划系统的出现和超声、CT 引导定位系统的发展使放射性粒子治疗肿瘤的技术获得了新的活力。放射性粒子组织间近距离治疗肿瘤具有精度高、对正常组织创伤小等优势，临床应用显示了广阔的前景。

2. 放射性粒子组织间近距离治疗肿瘤的设备　放射性粒子治疗肿瘤需要三大基本条件：①放射性粒子；②三维治疗计划系统与质量验证系统；③粒子治疗的相关辅助设备，如粒子植入引导系统、粒子装载设备、消毒设备、粒子植入针和固定架等（图 4-5-7）。

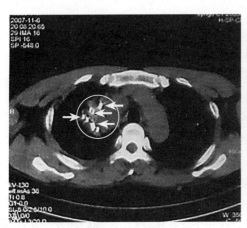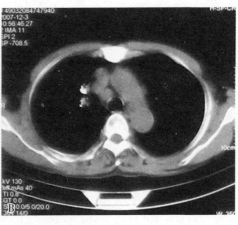

图 4-5-7　^{125}I 放射性粒子植入治疗肺癌

A. ^{125}I 放射性粒子植入肺癌病灶内（箭头所示为粒子）；B. ^{125}I 放射线粒子植入术后一个月复查示肿块明显缩小

3. 放射性粒子组织间近距离治疗肿瘤的临床应用　适宜粒子植入治疗的病种十分广泛，包括脑胶质瘤、脑转移瘤、鼻咽、口咽癌、舌癌、肺癌、胸膜间皮瘤、乳腺癌、胆管癌、肝癌、前列腺癌、妇科肿瘤、软组织和骨肿瘤等。在美国，早期前列腺癌的放射性粒子组织间治疗已成为标准治疗手段，在头颈部复发肿瘤的治疗中，粒子植入也显示了其独特的优势。其并发症包括出血、血肿、疼痛、气胸、感染、粒子植入后移位造成非肿瘤组织放射损伤等。目前，放射性粒子组织间治疗肿瘤依然在其适应证、禁忌证、规范化操作、疗效评价等方面存在着颇多争议，相信随着研究的逐渐深入，完善放射性粒子组织间治疗肿瘤这一微创组织间内照射技术，必将提升肿瘤综合治疗水平。

Notes

第四节　常见肿瘤的介入治疗

一、原发性支气管肺癌

原发性支气管肺癌(primary bronchogenic carcinoma)简称肺癌(lung cancer),绝大多数起源于支气管黏膜上皮,是最常见的肺部原发性肿瘤。近半个世纪以来,世界上许多国家和地区肺癌的发病率和死亡率都有所增加,有些工业发达的国家更为明显,我国许多地区肺癌亦呈增长趋势。近20年的追踪发现,每年的肺癌新增病例以大约0.5%的速度增长,目前已成为严重危害人民生命和健康的常见病,也是全世界最常见的恶性肿瘤之一。

(一)经皮支气管动脉化疗灌注术(bronchialArtery infusion,BAI)

肿瘤的局部药物浓度是抗癌药物对癌细胞杀伤作用的一个很重要的因素。经动脉化疗药物灌注可提供较静脉给药高十倍到数十倍的药物浓度,因此,在用药相同的情况下经动脉化疗药物灌注的近期局部疗效优于静脉化疗。目前,这一疗法在亚洲国家,特别是中国、日本等国已成为治疗肺癌的重要措施之一。

1. **适应证与禁忌证**

(1)适应证

1)可以手术切除的肺癌,术前辅助局部化疗。

2)肺癌手术后复发,局部介入灌注化疗。

3)不愿意接受手术治疗或因各种原因不能行手术切除或手术不能切除的各期肺癌。

4)与静脉化疗合用或配合放疗。

(2)禁忌证

1)恶病质或心、肝、肺、肾衰竭。

2)高热、严重感染或外周白细胞计数明显低于正常值。

3)严重出血倾向和碘过敏等血管造影禁忌。

2. **介入操作**

(1)病人准备:包括①实验室检查,如血常规、出凝血时间、肝肾功能、电解质、心电图等常规检验;②局麻药和碘过敏试验;③术前禁食4h,非糖尿病患者术前给予50%的葡萄糖溶液20~40ml;④计划使用顺铂者提前进行水化。

(2)器械和药物准备:①导管选择5F或4F导管,操作者可根据自己的习惯和动脉的实际情况准备多种导管,如Cobra、Simmons、Shepherd's hook管等,备用3F的微导管。②造影剂:非离子型造影剂为宜。③化疗药:以铂类药物为主,联合应用1~2种化疗药。常用药物及一次性剂量:卡铂300~400mg、顺铂80~100mg、丝裂霉素10~20mg、表柔比星40~60mg、5-Fu 0.5~1g、鬼臼乙叉甙100~400mg等,也可参照静脉化疗方案给药。由于新的有效化疗药物不断应用于临床,也应考虑将新的静脉化疗方案引入。④其他:止吐药,减少过敏和化疗反应药,升白细胞药,心电监护仪、急救器材和药物。

(3)操作过程:行选择性或超选择性支气管动脉插管造影,并注意下述几点:①由于多数的肺癌瘤灶具有多支血管供血的特性,一侧肺肿瘤还可以通过对侧支从对侧肺及邻近部位体动脉获得血供,因而要开始治疗前首先尽可能明确肿瘤供血血管,而不要满足于只找到一支支气管动脉;②对有脊髓动脉显影或与肋间动脉共干的虽无脊髓动脉显影者,在造影与灌注前从该支血管注入地塞米松5mg,保护脊髓免受造影剂与抗肿瘤药物的影响;③对血管造影肿瘤染色不完整、CT增强扫描强化显著而造影上染色不明显或治疗效果不满意者,更应考虑到多支血管供血的可能(图4-5-8)。

Notes

3. **并发症**　支气管动脉化疗灌注术的并发症主要包括：①脊髓损伤：由于肋间动脉常与支气管动脉共干，而前者有分支至脊髓供血动脉。当行支气管动脉造影、支气管动脉内化疗灌注时，有可能造成脊髓损伤，出现截瘫等严重并发症。②食管损伤：食管动脉或其供血支可能与支气管动脉共干，行 BAI时化疗药物可引起食管坏死、穿孔和食管气管瘘等。③肋间动脉损伤：可引起所支配范围内的皮肤发红、疼痛甚至皮肤坏死。应用微导管技术可将其避免，一旦发生，则应对症处理。

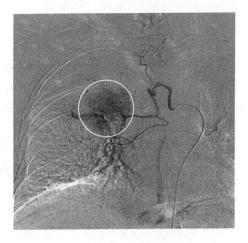

图 4-5-8　肺癌支气管动脉化疗灌注

4. **疗效评价**　肺癌主要由支气管动脉供血，这是支气管动脉灌注化疗治疗肺癌的理论基础。BAI使药物不经过血液稀释和肝脏代谢，直接作用于肿瘤，从而具有肿瘤局部高药物浓度；动脉给药再循环到静脉使其具有较长药物接触作用时间，提高了对肿瘤细胞的杀伤作用；同时动脉灌注减少了化疗药物的总剂量，从而减轻对正常组织的损伤。作为姑息治疗，可以增加肿瘤的近期疗效，获得比全身静脉化疗更高的有效率。然而，BAI 的五年生存率依然较低，其远期疗效并未比静脉化疗有明显提高。

（二）其他治疗肺癌的介入术

1. **支气管动脉化疗栓塞术**　利用吸收性明胶海绵、载药微球、碘油、PVA 颗粒等栓塞肺癌供血动脉可有效控制肿瘤进展，但是，由于栓塞可能引起支气管动脉、脊髓动脉或肋间动脉误栓从而造成严重后果，甚至危及病人生命，故而支气管动脉化疗栓塞术现已较少应用于临床。

2. **介入性射频消融治疗**　射频消融（radiofrequency ablation，RFA）是一种发展迅速的热毁损技术，已经应用于灭活骨肿瘤、肝癌和肝内转移癌等。近年报道应用"多弹头"电极组织间高温射频消融技术治疗原发性及转移性肺肿瘤，取得满意效果。

3. **微波组织凝固法治疗**　微波组织凝固法（microwave tissue coagulation，MTC）是利用2450MHz 的微波电场使分子内摩擦产热，造成局部组织高温固化而治疗肿瘤。MTC 法治疗肝癌，微创、微痛、高效，可以达到非手术原位杀灭癌组织的效果。近年应用于肺癌，也取得了较好的效果。

4. **激光与激光光动力疗法治疗**　利用激光治疗肺癌的目的主要在于将腔内肿瘤气化消除气管支气管的阻塞及止血，改善患者的通气，起到姑息甚至挽救生命的作用。光动力疗法（photodynamic therapy，PDT）系指利用特定波长的光照射在一定的光敏物质上时产生的一系列化学、物理、生物等反应来治疗某些疾病的方法。但其发展比较缓慢。

5. **经皮放射性粒子组织间内照射治疗**　经皮放射性粒子组织间内照射治疗肺癌，是将放射性粒子种植到肿瘤内部，利用粒子释放的 γ 射线持续 180 天有效照射并杀伤肿瘤细胞。由于周围正常组织仅接受微量辐射，因此不造成损伤或仅有微小损伤。这是近 20 年发展起来的新技术，尤其是放射性核素 ^{125}I 的研制成功、超声和 CT 等影像学技术的发展及计算机三维治疗计划系统（TPS）的出现，使放射性粒子近距离治疗肿瘤的技术迅速开展起来。相信在以后的相当长的时期内，粒子植入治疗肺癌还会得到更深入的研究和在临床上更广泛的应用。肺癌综合治疗的疗效会因为放射性粒子植入治疗的加入而得到进一步提高。

肺癌介入治疗的方法很多，大多有比较好的近期疗效，但远期疗效仍不理想。远期疗效不理想的原因极为复杂，还有很多未知因素有待人们不断深入探索与研究，相信经过不懈努力，人类对肺癌治疗的效果会不断改善和提高。

二、原发性肝癌

原发性肝癌(primary hepatic carcinoma,PHC)简称为肝癌,为我国常见也是最难治疗的恶性肿瘤之一。近50多年来,肝癌的基础研究和临床实践都取得了很大的发展,特别是近二十年来,科学技术在医学上的应用和现代医学影像指导下的介入微创治疗不断发展和日臻成熟,肝癌的整体疗效也有了很大的进步。20世纪60年代乙型肝炎病毒和黄曲霉素的发现使肝癌病因研究有了很大进步,尤其是证实肝癌病人血中能够测得甲胎蛋白(AFP),为以后的肝癌早期发现奠定了基础。进入20世纪90年代后,肝癌的治疗观点进一步得到更新,介入治疗在肝癌的综合治疗中的地位得到进一步加强。在日本,介入治疗已成为小肝癌的根治性治疗手段之一,介入治疗与外科切除的1至5年生存率无显著性差异。

肝癌有多中心发生或多发的特点,外科切除不能解决肝癌发生的背景和多中心发生或多发的问题,这是导致肝癌术后高复发率的原因。另外,肝癌病理学研究显示,当肝癌直径超过5cm时,肿瘤侵蚀门静脉和肝静脉分支的几率大大增加,导致肝癌肝内播散和远处转移,即使常规影像学检查发现的直径小于3cm的小肝癌,如再行CT动脉造影(CTA)等检查,发现相当一部分是多发的或肝内已有播散。肝硬化背景、肝癌发生的多中心性、肝癌的肝内播散问题,使得肝癌的外科治疗显得力不从心,理论上术后复发可再进行外科切除,但复发后的二次外科手术难度加大,特别是在伴有肝硬化的背景上,患者容易出现术后肝功能不全,而且多数患者难以接受二次外科手术,一是惧怕手术的创伤,二是再次切除仍不能解决再次复发的问题。因此,随着医学影像学的巨大进步,创伤小、疗效显著的介入治疗手段也就显得日益重要。

肝癌的介入治疗有多种介入技术方案可供选择,包括经导管灌注化疗、经导管化疗栓塞及经皮消融治疗等。

(一)肝癌的动脉化疗栓塞

1. 肝动脉化疗栓塞的理论基础　肝动脉化疗栓塞(transcathere arterial chemoembolization,TACE)是中晚期肝癌的最有效的治疗办法,TACE可显著提高药物浓度及阻断肿瘤的血供,两者协同作用达到最有效的疗效。正常肝脏接受肝动脉和门静脉的双重血供,肝动脉供血量为20%~30%,供氧量占50%,门静脉供血70%~80%,供氧50%。然而,肝癌90%~95%的血供来自肝动脉,主要由其所在肝叶动脉供血。栓塞肝动脉可以阻断肿瘤的血供,控制肿瘤的生长,使肿瘤坏死缩小,而对正常肝组织影响很小。此外化疗栓塞还具有化学药物直接杀伤肿瘤的作用。

2. 适应证和禁忌证

(1) 适应证

1) 不能手术切除的中晚期肝癌,瘤体占肝体积70%以下,肝功能为Child A、B级者。

2) 术前栓塞,使肿瘤体积缩小,利于手术切除。

3) 肝癌术后复发,不宜手术切除者。

4) 肝癌未能完全手术切除者或考虑有残留病灶。

5) 怀疑有肝癌破裂出血者。

(2) 禁忌证

1) 肝功能严重障碍或合并严重黄疸。

2) 全身广泛转移。

3) 肿瘤体积超过肝脏的70%以上。

4) 门静脉高压及门静脉主干被癌栓完全阻塞,侧支血管少。

5) 严重的代谢性疾病(如糖尿病)未予控制者。

6) 严重心、肺、肾功能不全,大量腹水、全身状况差或恶病质。

7) 严重感染或白细胞偏少。

Notes

3. 介入操作

(1) 介入器械：穿刺针,导管鞘,超滑导丝,导管等器材,常用导管为 RH 导管,Cobra 导管、Yashiro 导管等。

(2) 化疗药物：常用的化疗药物为丝裂霉素(MMC)、蒽环类(ADM、THP、EADR)、铂类(DDP、Curb)、羟基喜树碱(HCPT)、氟尿嘧啶(5Fu、FUDR)。应根据病人肝功能及全身情况,一般情况下可以三联用药,如病人情况较好,也可以考虑四联用药。肝功能较差的病人可减量、半量或 1/3 量用药。

(3) 栓塞剂：常用的栓塞剂为碘化油、吸收性明胶海绵和药物微球或 PVA 等,需要根据肿瘤的部位、大小、数量、供血、肝功能等综合因素决定,通常碘化油(lipiodol)的用量为 10~20ml。对巨块型肝癌碘化油的摄入一般不要超过 30ml,以免因栓剂过量导致肿瘤组织迅速坏死崩解,产生肿瘤崩解综合征危及病人的生命。碘化油常与化疗药物混合成乳剂使用,这样可增加栓塞部位的药物浓度并延迟药物释放,形成化学性栓塞。

(4) 操作过程：多采用经皮股动脉穿刺插管,选用 5F 的 Yashiro 或 RH 导管先行腹腔动脉造影,以全面了解肝动脉解剖形态、有无血管变异、肿瘤的部位、大小、数量、供血类型、有无动 - 静脉瘘以及有无门静脉血栓等情况,根据造影所见作相应的介入治疗。在超滑导丝的引导下将导管经肝总动脉插至肝固有动脉进入肿瘤供血分支,首先经导管灌注化疗药物,接着将混合成乳剂的化疗药物与碘化油在透视监视下经肿瘤供血动脉缓慢注入肿瘤内。当出现碘油反流时应停止注射。最后用吸收性明胶海绵碎块阻塞供血动脉,以免沉积在肿瘤内的碘化油被血流冲走,也有利于肿瘤的缺血坏死(图 4-5-9)。TACE 治疗原则：①应尽可能使用复杂类栓塞剂,碘化油尽可能与化疗药物形成乳剂使用；②先用末梢类栓塞剂行周围性栓塞后再行中央性栓塞；③尽量避免栓塞剂进入非靶器官；④有小范围肝动脉 - 门静脉瘘仍可用碘化油栓塞,但大范围者应慎重；⑤不要将肝动脉完全栓塞,应尽可能保留肝固有动脉,以便进行下一次治疗。

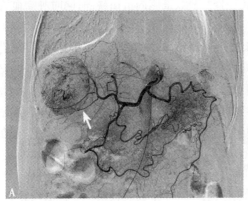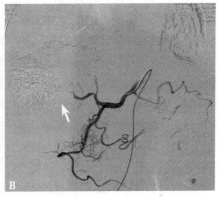

图 4-5-9 原发性肝癌的介入治疗

A. 肝癌化疗栓塞前造影示肿瘤具有丰富的供血动脉；B. 肝动脉化疗栓塞后肿瘤的供血动脉被完全阻断

4. 并发症 随着 TACE 应用的普及,对各种并发症的治疗逐渐受到重视。引起术后并发症的原因及并发症的种类很多,以下主要介绍常见并发症的处理原则。

(1) 胆囊炎：发病率较高,由于胆囊动脉源于肝右动脉,化疗药物或(和)栓塞剂容易进入该支动脉。故术中应注意观察有无碘化油进入胆囊动脉,一旦发生胆囊炎,应行积极的内科保守治疗,效果不佳者,应手术切除胆囊。

(2) 继发感染或肝脓肿形成：应注意严格的无菌操作,术后如有感染征象,应用大剂量抗生素治疗,脓肿局限化以后,可穿刺引流。

(3) 肝功能减退或衰竭:栓塞后多数患者有一过性肝功能异常,大多于 3~10 天内恢复至栓塞前水平,可给予维生素、蛋白等保肝治疗。

(4) 食管、胃底出血:TACE 术后止吐、抗酸、保护胃黏膜、护肝治疗可预防或减少食管、胃底出血的发生。在肝癌栓塞治疗前,应仔细观察分析造影表现,判断有无变异的肝 - 胃动脉。栓塞时应密切观察碘油的流向,避开变异的肝 - 胃血管,可预防因误栓而致的消化道出血。

(5) 肺梗死:多因栓塞剂经肝动脉 - 肝静脉瘘流入右心,从而栓塞肺动脉所致。TAE 时对存在肝动脉 - 肝静脉瘘者,应先用吸收性明胶海绵或不锈钢圈堵塞瘘口,再行栓塞,或用球囊导管暂时阻断肝静脉再行栓塞,可预防肺梗死的发生。

(6) 其他:少见的并发症还有腹水、胸腔积液、膈下脓肿、肾梗死等,应予注意。

5. 疗效分析　原发性肝癌中晚期未治者中位生存期为 2~6 个月,尽管手术切除是较好的办法,但真正能切除的很少,此外手术后复发率相当高,因此介入治疗是肝癌的主要治疗方法。即便是准备手术切除的病人,也应先行一次介入治疗,以明确病变范围及病灶数目,确定能否真正手术切除,同时也能控制肿瘤便于手术切除。据学者统计,肝癌 TACE 总有效率 3 年生存率可以达到 40% 左右。TACE 现已被公认为肝癌非手术切除外科治疗中疗效最好的措施之一,它可使肝癌缺血、坏死、缩小甚至消失,也可使部分中晚期肝癌缩小,从而获得二期手术切除的机会。

(二) 肝癌的消融治疗

原发性肝癌使用 TACE 完全充填法,仍有相当部分癌灶残存,这是 TACE 不能根治肝癌的主要原因。近 10 年来,经皮无水乙醇注射、微波、射频、高频超声聚焦、氩氦刀、电化学、激光等局部物理和化学消融治疗肝癌也发展较快,并取得较好的临床效果。

1. 化学消融(PEI)治疗　目前,在临床 PEI 主要用于治疗小肝癌、结节型肝癌,或者与 TACE 和 RFA 联合治疗。单个病灶、直径在 3cm 以内的原发性肝细胞癌或伴较重的肝硬化、肝功能不良者为首选方法之一。

(1) 原理:无水乙醇注入瘤体内后,肿瘤细胞出现脱水、细胞内蛋白凝固,同时肿瘤血管内血栓形成进一步促使肿瘤细胞坏死、纤维化。

(2) 方法:选用的穿刺针规格为 21~22G,长度 15~20cm. 由 B 超或 CT 定位穿刺,穿刺进针过程中要求患者屏气,目的是使定位更加准确,同时避免针尖对肝包膜撕划。对于较大的病变,可在 CT 导向下运用多针同时治疗,每次留置 3~5 个针,从不同角度,根据肿瘤形态,注射无水乙醇,保证药物的均匀分布。为防止乙醇外渗,留针时间至少 30min。无水乙醇注入肿瘤应遵循的原则:①多点注射;②注入的速度要慢,防止药物流入血管、胆道或流出针道进入腹膜腔;③在观察到有针道反流时,应更改针尖注射位点或停止注入无水乙醇。

(3) 疗效:分析研究表明,小肝癌选择 PEI 肿瘤灭活效果显著,与 TACE 联合应用效果更好。

2. 射频消融术(RFA)治疗　射频消融(RFA)是近 10 年来发展较快的一种治疗肿瘤方法,临床上主要用于肝脏等部位实体肿瘤的治疗。RFA 对肿瘤直径在 3~4cm 以下者疗效最佳,RFA 还适合于手术治疗后局部复发者、肝功能较差不能耐受或拒绝外科手术者。在条件许可的情况下,CT 应作为首选的穿刺导向设备。

(1) 原理:利用高频电流使组织离子产生振动、相互摩擦产生热量。在局部温度达 45~50℃ 时,组织脱水,蛋白质变性、细胞膜崩解;70℃时,组织产生凝固性坏死;100℃时,局部组织炭化。

(2) 方法:治疗开始时经 B 超或 CT 影像定位及确定进针深度和角度,穿刺部位局麻并做 2~3mm 的皮肤小口后穿入肿瘤组织,根据影像确定消融电极针前端是否位于肿瘤组织内,同时根据病灶大小将子针(prongs)打开至合适直径开始施行消融治疗。每个针位的消融治疗时间掌握在 5~15min 之间,每次治疗可调整 4~6 个不同针位进行治疗(图 4-5-10)。

(3) 疗效分析:3.0~6.0cm 的病灶肿瘤治疗后坏死可达到 70%~90%,小于 3.0cm 的肿瘤坏死达 90% 以上,对于较大的肿瘤,主张先经 TACE 治疗后,再行 RFA 治疗。

Notes

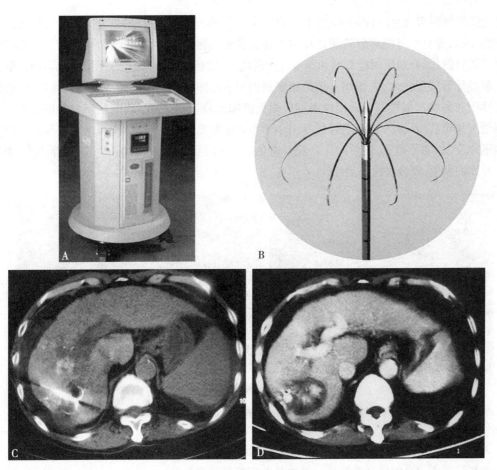

图 4-5-10 肝癌射频消融术

A.射频消融系统;B.射频消融针;C.肝癌射频消融术中;D.射频消融术后三个月,肿块明显坏死

三、肝海绵状血管瘤

肝海绵状血管瘤(cavernous hemangioma of liver,CHL),简称肝血管瘤,是肝脏内最常见的良性肿瘤,占肝脏整个肿瘤发病率的 2%~7.4% 左右。临床可分为较小的毛细血管瘤和较大的海绵状血管瘤。前者虽较多见,但无重要临床意义;后者可呈膨胀增大,而出现临床症状。海绵状血管瘤与肝癌鉴别困难,肝动脉造影是较好的鉴别手段,必要时可行介入治疗。

1. 适应证与禁忌证

(1) 适应证

1) 直径大于 5cm,无论部位、范围、数量均可。

2) 肿瘤在短期内有明显增大倾向。

3) 肿瘤有破裂可能。

4) 手术前介入治疗可使肿瘤缩小变硬,减少术中出血。

(2) 禁忌证

1) 严重肝、肾功能不全。

2) 有严重出血倾向。

3) 碘过敏的患者。

2. 介入操作 肝血管瘤的治疗过程是先经肝动脉行血管造影,明确病灶位置和供血动脉来源,然后将导管超选择插入靶动脉,经造影证实肿瘤供血动脉位置准确无误后进行栓塞治疗(图 4-5-11)。因肝血管瘤一般血流量不大和流速不快,供血动脉无明显增粗,为了保证治疗安全和尽可能降低肝损害,治疗过程中必须注意:①导管必须选择性插入肝动脉,避开胃十二指肠动脉和胆囊动脉,并且尽可能将导管超选择插入肿瘤供血动脉内,有时需采用微导管达到超选择插管栓塞的目的;②合理使用栓塞剂和栓塞化疗药物,常用药物有博来霉素、平阳霉素与碘油混合成乳剂经导管缓慢注入,先使用末梢类栓塞剂如无水乙醇和鱼肝油酸钠或碘化油乳剂等,再用吸收性明胶海绵加强栓塞。选用栓塞剂应根据医师经验、造影情况、现有栓塞材料以及患者的具体情况来定;③在注入栓塞剂时最好用小于 5ml 注射器缓慢低压灌注,否则可能导致血窦内充填不完全、栓塞不彻底,注射时注意观察避免反流;④巨大血管瘤常难于一次治疗满意,为减小并发症的发生,要分次栓塞治疗。

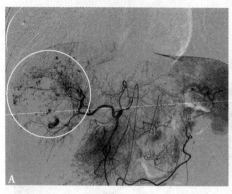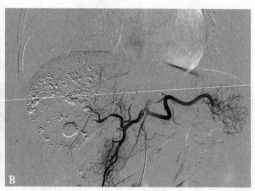

图 4-5-11　肝血管瘤的介入治疗
A.肝动脉造影示肝血管瘤呈"树上挂果征"(白圈);B.肝动脉栓塞后血管瘤的供血动脉被阻断

3. **并发症**　肝动脉栓塞术治疗肝血管瘤的胆管并发症 - 胆管毁损的主要原因是过量的末梢栓塞剂使肝细胞及胆管严重缺血。其他并发症参见肝癌章节。

4. **疗效评价**　肝血管瘤介入治疗与手术治疗比较安全、损伤小、效果好、恢复快,大多直径小于 5cm 肝血管瘤的病例,用平阳霉素加碘油和吸收性明胶海绵一次 TAE 均完全闭塞。但巨大肝血管瘤往往难以一次达到治愈的目的,需要多次治疗。栓塞 1 月后血管瘤缩小可达 60% 以上,4 个月可缩小 90%。影响疗效的因素有:超选择技术、肿瘤的大小和数目、肿瘤血供及栓塞剂的用量等。

四、肾　癌

肾癌(renal cancer)又称肾细胞癌(renal cell carcinoma),约占肾恶性肿瘤的 80%,其余为肾盂癌和肾母细胞瘤,肉瘤少见。肾癌多见于 50~70 岁的中老年人,男性比女性多约一倍,常为单侧单病灶,有 1%~2% 双侧同时或先后出现,15% 为多灶性,可发生于肾的任何部位,但肾上极较肾下极多见。存在某些遗传因素,有家族性发病倾向。手术切除是肾癌的有效治疗方法,放射治疗、化学治疗、免疫治疗效果均不理想。介入治疗可用于术前栓塞或姑息性治疗。

1. 适应证与禁忌证

(1)适应证

1)无手术指征病人的姑息治疗:无手术指征的病人栓塞后可使肿瘤缩小,控制出血,缓解疼痛,部分病人可以达到治愈的效果。

2)老年体弱或不愿意接受外科手术的病人:也可采用动脉栓塞的方法进行治疗。

3)外科手术前栓塞:防止术中出血,易于手术切除。

(2)禁忌证

1)碘剂过敏患者。

2)严重心、肝、肾功能不全患者。

Notes

3）严重凝血功能障碍患者。

4）双侧肾脏均有病变，为肾动脉主干栓塞的绝对禁忌证。

2. 介入操作

（1）插管技术：局麻后用 Seldinger 技术经皮股动脉插管，将 Cobra 导管插入患侧肾动脉造影了解肾动脉主干及分支走行情况、肿瘤的范围及血供，有无动静脉瘘、肾静脉及下腔静脉有无癌栓。造影确诊后，将导管进行选择性或超选择插管，确诊导管位置后，分别选用不同栓塞物质及化疗药物进行不同分级血管的栓塞或化疗栓塞（图 4-5-12）。

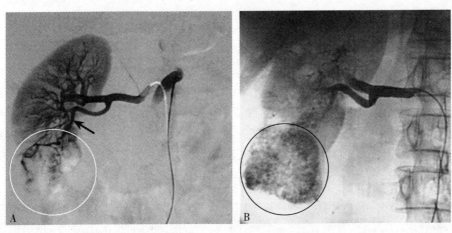

图 4-5-12　肾癌的介入治疗

A. 肾动脉造影示右肾肿块供血丰富；B. 动脉化疗栓塞后供血动脉被阻断

（2）栓塞剂的选择：根据不同的栓塞目的选用不同的栓塞剂：①手术前准备：选用吸收性明胶海绵颗粒或吸收性明胶海绵条进行肾段动脉或肾动脉主干临时性栓塞，在用吸收性明胶海绵栓塞前使用 5~10ml 碘化油进行末梢血管的栓塞。②姑息性治疗：化疗药物进行栓塞治疗或栓塞化疗。③其他栓塞剂包括不锈钢圈、可脱性球囊、聚乙烯醇、无水酒精等。

3. 并发症

（1）穿刺相关并发症：与其他部位者处理相同。

（2）异位栓塞：异位栓塞部位包括肠系膜动脉、髂内动脉、下肢动脉及肺，长期栓塞剂（无水乙醇、碘化油等）反流或经动静脉瘘至非靶器官，可引起坏死。栓塞时，应注意先以吸收性明胶海绵或钢圈栓塞动静脉瘘，并将导管头尽量超选，注射时用力均匀，透视下全程监视。

（3）继发脓肿：少数患者可继发肾周围脓肿和腹膜后脓肿，可以用放置引流的方法来解决。

4. 疗效评价　肾癌预后较差，未手术者 3 年生存率不足 5%，手术治疗后 5 年生存率可达 30%~50%。晚期不能手术治疗的病人，对放化疗均不敏感，应用介入技术行肾动脉栓塞化疗，对晚期不能手术的病人有较好的疗效。对年老体弱不能耐受手术或不愿意接受手术治疗的早期或中晚期病人，经肾动脉栓塞治疗也是一种较好的选择。

五、子　宫　肌　瘤

子宫肌瘤（myoma of uterus）是源于子宫平滑肌的良性肿瘤，在 30 岁以上妇女中，其发病率可达 20%~40%。病因不明确，但发生率与卵巢功能、生殖因素、肥胖、少运动、遗传因素等相关。大多数学者认为与雌、孕激素有关。子宫肌瘤可发生于子宫的任何部位，肌瘤可多发、单发，瘤体大小不等。按其生长部位可分为：①肌壁肌瘤；②黏膜下肌瘤；③浆膜下肌瘤三种类型。子宫动脉栓塞开始于 1970 年，最初用于产后出血的止血治疗。1995 年，Ravina 将这一技术应用于子宫肌瘤，取得了显著的疗效。到目前为止，介入治疗子宫肌瘤已得到了广泛的

Notes

临床应用。

1. 适应证及禁忌证

（1）适应证

1）30~50 岁女性，绝经期之前。

2）肌瘤导致月经过多致贫血，有压迫症状，痛经等。

3）拒绝手术，欲保留子宫及生育能力。

4）子宫肌瘤切除后复发者。

（2）禁忌证

1）碘过敏、怀孕患者。

2）肌瘤短期内明显增大，怀疑平滑肌肉瘤者。

2. 介入操作　局麻下经皮股动脉穿刺，依次分别行双侧髂内动脉选择性插管，造影观察子宫动脉走行及肌瘤染色情况，然后超选择插入子宫动脉造影，了解子宫肌瘤的大小、范围及供血情况，注意避开卵巢动脉。所使用的栓塞剂一般为聚乙烯醇（PVA）颗粒和吸收性明胶海绵的双重栓塞，或碘化油与平阳霉素混合乳剂和吸收性明胶海绵的双重栓塞。PVA 颗粒直径150~700μm，平均 350μm，其用量与肌瘤大小及肌瘤血供丰富程度有关，直至栓塞满意（图 4-5-13）。插管过程中要防止子宫动脉痉挛，必要时可使用微导管，术后给予镇静和止痛处理。

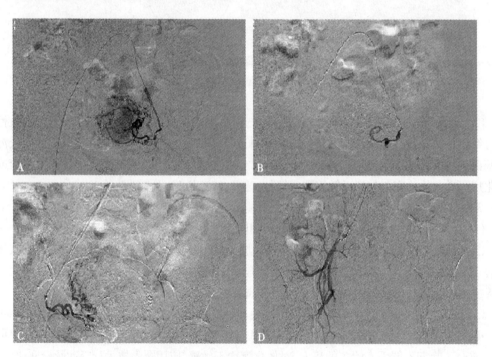

图 4-5-13　子宫肌瘤的介入治疗

A、C. 术前造影见肌瘤供血丰富；B、D. 栓塞后肌瘤供血消失

3. 并发症

（1）血管痉挛：子宫肌瘤患者行子宫动脉栓塞术发生子宫动脉痉挛，往往系导管、导丝的多次刺激所引起。采用血管内注射利多卡因多能缓解。

（2）腹痛：术后几乎 100% 的患者可出现痉挛性下腹部疼痛，可于栓塞开始即出现，也可在栓塞后 24~48h 出现，疼痛持续的时间和疼痛的程度，与所使用的栓塞剂颗粒大小有关，越小的栓塞剂引起的疼痛越明显。止痛及抗感染治疗可有效缓解疼痛。

（3）栓塞后综合征：除腹痛外，尚出现发热、恶心、呕吐、食欲缺乏等，一般在 1 周内缓解。

（4）阴道不规则流血：一般在术后第 1 天，持续 3~5 天。主要是由于子宫缺血后内膜坏死的脱落导致小量出血。

（5）下肢深静脉血栓形成：静脉血栓形成的因素为静脉血流缓慢、血液高凝状态和静脉壁损伤，以前两者为主要原因。手术创伤引起血小板凝集能力增强，纤维蛋白溶解能力下降，血液处于高凝状态，下肢深静脉血栓形成危险性明显增加。

（6）感染：子宫动脉栓塞后的主要危险可能是延迟出现的严重泌尿生殖系统感染。

4. 疗效评价　栓塞治疗三个月后，肌瘤体积可缩小 20%~80%，部分患者肌瘤完全消失。肌瘤缩小后，相应的尿频尿急、尿潴留及便秘等压迫症状明显改善。月经量和月经周期可恢复正常，短期随访的结果表明栓塞疗法对子宫卵巢和生育功能几乎无影响。相反，子宫动脉栓塞后随着肌瘤缩小和临床症状改善，月经周期恢复正常，可增加受孕机会。已有子宫动脉栓塞后正常分娩的报道。极少数病人发生卵巢功能衰竭导致闭经，病人年龄多在 40~50 岁，处于更年期或接近自然绝经期，原因尚不明确。

六、恶性肿瘤的综合微创治疗

目前认为，改善和提高癌症患者生存质量是肿瘤治疗方案设计中日益受到重视的问题。在肿瘤的微创治疗过程中，某种治疗技术的单一应用往往难以达到理想的治疗效果，将多种微创治疗技术综合应用则可以取得较为满意的治疗效果，从而延长患者的生存期。纵观肿瘤微创治疗发展的现状和特点，21 世纪肿瘤微创治疗步于当今医学发展的前沿，尤其在改善和提高癌症患者生存质量方面取得了令人瞩目的进展，概括起来大致表现为以下几大方面：

（一）序贯联合治疗

序贯联合模式以对肿瘤产生最大破坏程度和最大限度保护人体生理机能、免疫功能为原则，按照科学的次序将几种微创治疗方法有机结合起来，以达到优势互补、提高疗效的目的（微创治疗模式）。通过微创治疗序贯联合模式不同机制对肿瘤组织进行破坏和灭活，达到肿瘤所在器官水平的整体（区域性）治疗与病变水平的局部强化治疗的双重治疗目的。

以原发性肝癌为例，采用序贯联合模式，血管性微创治疗与非血管性微创治疗的有机结合，即肝动脉栓塞化疗（TACE）与消融治疗两者序贯联合应用。在 TACE 的基础上，经过肿瘤残留活性成分的影像学判断与分析，对肝内病变进行消融治疗，可使病变区肿瘤组织完全坏死，进一步提高了治疗的效果。其优势在于：首先 TACE 治疗作为器官水平的整体治疗，能有效地阻断肿瘤区的血供，减少了由于血液流动造成的药热量流失，使消融治疗的效果明显增强；而在此基础上进行消融治疗，又可以克服单纯 TACE 治疗后病变完全坏死率较低的不足，最大限度地杀灭碘油沉积区或其周围残存的肿瘤细胞，使肝癌的完全坏死率明显提高。其次，TACE 在对肝癌病灶、肝内微小病变进行治疗的同时，可通过碘油标记肝内病变（包括子灶及微小病变），从而克服消融治疗较易遗漏肝内较小病变和微小转移性病变的不足；同时可以为下一步消融治疗提供较为准确的依据。另外消融治疗可明显延长 TACE 治疗的时间间隔，减轻了多次反复 TACE 治疗引起的肝功能损害及其所产生的严重并发症。

（二）精确导向治疗

近年来，随着适时监控设备和技术的出现，以及对微小病灶的精确判断与分析能力的提高，进一步提高了肿瘤治疗的针对性和疗效，例如 MRI 导向下的超声聚焦治疗可以实时监控肿瘤组织的坏死，从肿瘤功能方面实时指导治疗；PET/CT 导向下的微创治疗具有功能显像和高空间分辨率双重优势，对于残存肿瘤病灶及转移性肿瘤具有较高的价值，治疗的准确率可达 90%~100%。现代医学影像学是肿瘤微创治疗精确导向的"眼睛"。先进的诊断与定位技术使肿瘤微创治疗日益趋向精确定位、精确治疗。借助多种手段的影像设备和成像技术，适时监控和精确导向从而达到的对肿瘤的精确治疗，体现了 21 世纪肿瘤微创治疗的全新特色，是肿瘤微创治疗优于传统治疗模式的重要之处。

Notes

（三）生物免疫治疗

肿瘤微创治疗联合生物治疗逐渐成为 21 世纪肿瘤治疗的一种新模式，充分认识生物免疫治疗在肿瘤治疗中的重要作用，在肿瘤治疗的各个阶段恰当地使用免疫治疗可以在很大程度上降低治疗的毒副作用，保证综合治疗能够顺利完成。

生物免疫治疗主要作用是消灭影像学上无法显示的肿瘤病变，利用微创治疗的方法充分减轻或去除肿瘤负荷，在微创治疗对肿瘤组织进行最大限度上的杀伤或灭活之后，进行生物免疫治疗，调动机体免疫系统，提供机体的免疫能力，消除残余的肿瘤细胞，以达到防止肿瘤局部复发和转移的目的，进一步提高肿瘤治疗的效果。生物免疫治疗在微创治疗减轻或去除肿瘤负荷的基础上，能进一步改善患者的生活质量、提高疗效。关于肿瘤生物免疫治疗详见本书相关章节。

第五节   结语与展望

肿瘤介入治疗学是在医学影像设备的引导下，以影像诊断学和临床诊断学为基础，结合临床治疗学原理，利用一些特殊器材对肿瘤疾病进行诊断及治疗的一门学科。治疗模式包括血管性介入治疗及非血管性介入治疗。其独有的微创、高效、安全、并发症少、恢复时间短、可重复性强以及不破坏原有的解剖结构等优点，得到了国内国际的高度赞同并广泛应用于临床。肿瘤的介入综合治疗即联合两种或几种微创治疗模式以及联合系统性治疗模式，如免疫生物或靶向药物治疗等等，有助于术前减轻瘤负荷，可以有效地解决术后残留或复发的问题，并在很大程度上提高了患者的生存质量及延长生存期。肿瘤介入治疗这种既有影像诊断又具微创治疗相结合的优势特点，符合未来医学的发展方向，被认为是与内科、外科并列的肿瘤治疗体系。现代肿瘤介入治疗学经过几十年的发展，已初步形成完整的诊疗体系，系统规范化的从业人员培训，规范化的肿瘤相应术式，门诊、病房的建立等等，都说明介入治疗已经是走向成熟的诊疗体系。

随着高新科技的不断发展和社会医学观念的不断更新，创伤大、对人体免疫功能损伤大的治疗方法将逐渐向微创治疗和生物基因治疗的方向发展。现代肿瘤介入治疗进入 21 世纪也随着医学的发展而发展，近几年伴随着分子生物学、基因组学、蛋白质组学以及材料学的飞速发展，在传统介入治疗学的基础上，已经有学者提出了分子介入治疗、基因介入治疗、蛋白质介入治疗等等崭新的概念，极大地推动介入治疗学在医学领域向着更高级、更深层次的方向发展。在分子影像学的基础上，分子影像探针和分子对比剂研究的不断进步，不但可揭示细胞结构和组织的病理变化，经过改造的探针可同时载药起到实时监测和治疗作用；在基因和蛋白质层面，抑癌基因、反义基因及目的基因治疗等研究有望在疾病的源头达到治愈疾病的目的；材料学方面，纳米材料的高新发展也为分子介入治疗提供了广阔的舞台，如纳米探针以及以纳米颗粒为载体的载药模式研究等等。

总之，未来的医学发展，在传统肿瘤介入治疗的基础上，新兴概念的分子、基因、蛋白质等介入诊疗手段必将会走上治疗肿瘤的舞台，为新世纪治疗肿瘤提供更加广阔的选择余地，并为最终治愈肿瘤做出其应有贡献。

（申宝忠）

参考文献

1. 张岂凡 . 肿瘤学 . 北京：人民卫生出版社，2005
2. 郭启勇，申宝忠 . 介入放射学 . 北京：人民卫生出版社，2005
3. 李麟荪，贺能树 . 介入放射学 - 非血管性 . 北京：人民卫生出版社，2001
4. 吕维富 . 现代介入影像与治疗学 . 合肥：安徽科技大学出版社，2009
5. Seldinger SI.Catheter replacement of the needle in percutaneous arteriography,a new technique. Acta radiologica,1953,39(5):368-376

Notes

6. Sidney W.Interventional radiology.Cancer.1976,37:517-531

7. Seki T,Tamai T,Nakagawa T,et al. Combination therapy with transcatheter arterial chemoembolization and percutaneous microwave coagulation therapy for hepatocellular carcinoma. Cancer,2000,89:1245-1251

8. Gazelle GS,Haaga JR. Biopsy needle characteristics. Cardiovasc Intervent Radiol,1991,14:13-16

9. Yang P,Liang MH,Shen BZ.Clinical application of a combination therapy of lentinan,multi-electrode RFA and TACE in HCC.Advance in therapy,2008:25(8)787-794

10. Bennett JD,Kozak RI,Taylor MB,et al. Deep pelvic abscesses:transrectal drainage with radiologic guidance. Radiology,1992,185:825-828

11. Grund KE,Storek D,Becker HD.Highly flexible self-expanding meshed metal stents for palliation of malignant esophago-gastric obstruction.Endoscopy,1995,27:486-494

12. Wallner K.Iodine-125 brachytherapy for early stage prostate cancer:new techniques may achieve better results. Oncology,1991,5:115-122

Notes

第六章　肿瘤姑息治疗

第一节　肿瘤姑息治疗原则与方法

一、姑息治疗概述

癌症姑息治疗(palliative care)是临床肿瘤学的重要组成部分,其工作目标是改善癌症患者生活质量。癌症姑息治疗是世界卫生组织(WHO)的全球癌症预防和控制策略的四大战略目标之一。

(一)姑息治疗定义

1990年WHO将姑息治疗定义为:针对无法根治疾病的患者,提供全面积极的医疗照顾;控制疼痛,缓解症状,减轻精神心理和社会创伤;让患者及其家属获得尽可能好的生命质量;姑息治疗也适合于配合抗癌治疗过程的疾病早期阶段。2002年WHO重新定义姑息治疗:姑息治疗是一门临床学科,通过及时全面评估和控制疼痛及躯体、社会心理等痛苦症状,预防和缓解身心痛苦,从而改善面临致命疾病威胁患者及其家属的生存质量。

(二)姑息治疗基本概念与内涵

姑息治疗作为癌症综合治疗的重要组成部分,应贯穿癌症诊治全过程(图4-6-1),其基本概念及内涵如下:

1. 对生命受到威胁的癌症患者进行积极全面的医疗照顾。

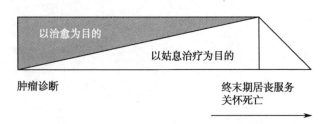

图4-6-1　姑息治疗贯穿癌症诊治全过程

2. 主要目标是改善癌症患者生活质量,主要任务是缓解癌症及诊疗所致的症状和并发症,减轻患者的身心痛苦。

3. 维护和尊重生命,承认生命是一个过程,濒死是生命的正常历程,死亡是生命的终点;主张既不人为加速死亡,也不延缓死亡;反对放弃治疗,反对过度治疗,反对安乐死;反对任何不尊重生命的做法。

4. 为患者及家属提供全面支持系统,帮助患者以较平静的心境和较强的毅力面对困难,帮助患者积极生活直至死亡,帮助家属面对现实,承受打击,正确对待患者的疾病过程和居丧。

5. 获得缓解痛苦的姑息治疗是晚期癌症患者的基本权利。

(三)姑息医学发展简史与挑战

姑息医学始于临终关怀(hospice care)和收容所(hospice)。20世纪60年代,现代姑息医学开始兴起。70年代欧美等经济发达国家地区开始建立和发展姑息治疗医疗机构。1982年,WHO将姑息治疗列为全球癌症防控四大战略目标之一。1986年WHO发布《癌症三阶梯止痛治疗原则》,成为许多国家现代姑息治疗起步与发展的切入点。目前,现代姑息关怀医疗机构在英国有250余家,在美国有3000余家。近年来,发展中国家也开始发展姑息治疗专业队伍、学术机构和姑息医疗机构。经历40多年的发展,现代姑息医学作为肿瘤综合治疗的重要组成部分,已被全世界的肿瘤学界广泛认同和接受,姑息医疗也成为一门与多学科交叉的独立临床医疗学科。早在 2010 年,《新英格兰医学杂志》上的一项研究就指出,早期姑息治疗联合标准抗肿瘤治疗不仅可显著改善晚期非小细胞肺癌患者生活质量和心境,还可以显著延长其生存期。近年来多项研究证实了将姑息治疗纳入肿瘤规范化综合治疗的必要性和疗效。姑息医学的理想和现实面临诸多困难与机遇!

中国癌症康复与姑息治疗专业发展始于 20 世纪 80 年代。1990 年我国开始推行 WHO 癌症三阶梯止痛治疗方案。1994 年中国抗癌协会癌症康复与姑息治疗专业委员会(The Committee of Rehabilitation and Palliative Care,China,CRPC)成立。1998 年,我国开始建立以居家临终关怀服务为主的宁养院。尽管我国肿瘤姑息医学的学术队伍建设及学术交流有了长足进步,但与临床实际需求之间尚存在较大差距。2009 年,CRPC 发起推动了中国癌症姑息医学的"武汉宣言",旨在关爱生命质量、重视姑息治疗、改善生活质量。从愿望到行动,探索中国癌症康复与姑息治疗发展之路。"武汉宣言"承诺:在不同层面加强癌症姑息医学教育;为保障姑息治疗基本药物合理应用而努力;加强宣传交流,为发展中国姑息治疗寻求更多支持。

二、肿瘤姑息治疗方法与应用原则

(一)肿瘤姑息治疗方法

1. **缓解症状及支持治疗**　即对症支持治疗,能有效改善癌症患者生活质量,积极缓解癌症患者的躯体和心理症状。对于晚期及终末期癌症患者,以缓解症状为主要目标的最佳支持治疗(best supportive care,BSC),是患者唯一可能耐受并获益的治疗。

(1)药物治疗:缓解症状的基本方法是药物治疗。WHO 委托国际临床关怀与姑息治疗学会(International Association for Hospice & Palliative Care,IAHPC),于 2007 年制订姑息治疗基本用药(essential medicine for palliative care),共纳入 33 种药物,用于缓解 18 种症状,具体如下:

1)癌症疼痛

轻度、中度疼痛:对乙酰氨基酚,布洛芬,双氯芬酸,曲马多,可待因。

中度、重度疼痛:吗啡即释剂或缓释剂,芬太尼透皮贴剂,羟考酮,美沙酮即释剂。

神经病理性疼痛:阿米替林,卡马西平,地塞米松,加巴喷丁。

内脏疼痛:丁溴东莨菪碱。

2)消化系统症状

厌食、恶病质:醋酸甲地孕酮,地塞米松,泼尼松龙。

恶心、呕吐:甲氧氯普胺,氟哌啶醇,丁溴东莨菪碱,地塞米松,苯海拉明,奥曲肽。

便秘:番泻叶,比沙可啶,矿物油灌肠剂。

腹泻:口服补液盐,洛哌丁胺,奥曲肽。

3)精神系统症状

失眠:劳拉西泮,曲唑酮,唑吡坦。

抑郁:阿米替林,西酞普兰,米氮平。

焦虑:地西泮,劳拉西泮,咪达唑仑。

谵妄:氟哌啶醇,左美丙嗪。

临终躁动:氟哌啶醇,左美丙嗪,咪达唑仑。

4)呼吸系统症状

呼吸困难:吗啡。

临终呼吸道阻塞:丁溴东莨菪碱。

(2)非药物治疗:包括放松疗法、催眠疗法、暗示疗法、语言疗法、音乐疗法等心理创伤治疗方法;作业疗法;物理治疗;社会支持等。心理和社会支持治疗也为患者家属和陪护人员提供支持帮助。

2. 姑息性抗肿瘤治疗 需要权衡利弊,审慎考虑,个体化选择合适的方法和应用时机。

(1) 姑息性手术:姑息性肿瘤切除术、转流术、造瘘术、导管引流术、介入术等姑息性手术,主要用于出血、梗阻、穿孔等危重症的解救治疗。例如,胆肠吻合术用于缓解癌症所致的胆道梗阻。

(2) 姑息性放疗:用于缓解癌痛、止血、控制局部肿瘤进展等。例如,缓解骨转移和软组织浸润所致疼痛,处理鼻咽癌、宫颈癌等局部出血。

(3) 姑息性抗肿瘤药物治疗:相对低毒的化疗、内分泌治疗、分子靶向药物治疗、止吐及造血细胞生长因子等,可能改善患者带瘤生存状况。

(二) 肿瘤姑息治疗方法的应用原则

1. 全面评估 全面、动态、准确评估病情,是合理制订和实施个体化姑息治疗的前提条件。全面评估,包括评估肿瘤病情和患者全身情况两方面,需要综合分析威胁患者生存及生活质量的主要症状、疾病的预后转归、患者可能获得的医疗及社会支持资源。由于晚期癌症患者病情变化快,不同个体对治疗的反应差异明显,动态评估患者的躯体和心理状况也十分重要。

2. 恰当治疗 WHO(WHA58/16号文)提出抗癌治疗决策的基本原则:基于循证医学证据,充分尊重患者的意愿,兼顾考虑医疗的费效比、医疗资源的合理应用、社会公平性等。WHO还指出,制订和推行癌症治疗指南时,应确保抗癌治疗只用于可获益阶段,以防止资源滥用。

(1) 证据、规矩和美德原则:临床针对疾病治疗制订的医疗决策,需要遵循三个层面的原则。一是证据原则,依据循证医学证据制订医疗决策;二是规矩原则,医疗决策符合伦理道德、当地风俗习惯、法规、经验;三是美德原则,强调医疗决策需要尊重患者及家属的意愿,同时应考虑到社会公平性。

(2) 三全原则:为癌症患者提供高品质的姑息医疗,需要遵循三全原则,即全程、全人、全体三项原则。全程原则是指姑息治疗应贯穿癌症诊疗全过程(图4-6-2)。姑息治疗应用于癌症诊疗大致分为三阶段。第一阶段以抗癌治疗为主,姑息治疗以支持治疗的形式加以辅助,用于缓解癌症及抗癌治疗所致症状,保障患者治疗期的生活质量。第二阶段针对抗癌治疗可能不再获益的晚期癌症患者,应以姑息性治疗为主,缓解症状,减轻痛苦,改善生活质量。第三阶段为预期生存时间仅几周至几天的终末期癌症患者提供临终关怀治疗及善终服务。全人原则是指姑息治疗应该全面重视和改善患者躯体与心理痛苦。全体原则是指姑息治疗将癌症患者及家属和陪护视为整体,在为患者提供医疗服务的同时,为家属提供帮助。近年来多项研究指出,利用全程原则,能够显著延长患者生存期,提高患者生活质量。

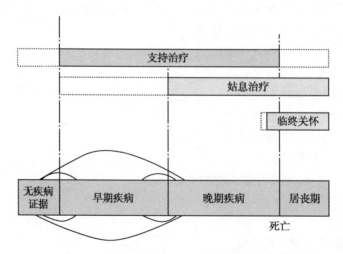

图 4-6-2　肿瘤姑息与支持治疗全程原则

(于世英)

Notes

第二节 症状与生活质量评估

一、生 活 质 量

(一)生活质量定义

生活质量(quality of life,QOL),也称为生命质量或生存质量。WHO 对生活质量定义为:不同文化和价值体系中个体对其目标、期望及所关心事情的相关生活状况的体验。生活质量的核心内容包括:①躯体感觉:与疾病、治疗有关的体征、症状;②生理功能:精力、体力、生活自理能力等;③日常生活能力;④精神、心理状态;⑤适应社会的能力:指家庭关系(夫妻关系,父母职能等),与亲友或同事的来往,以及疾病对于工作、学习和社会活动的影响;⑥职业承受能力;⑦健康的自我认识。在评估临床疗效的同时评估生活质量,有助于全面评估治疗方案是否给患者带来益处。

(二)生活质量评估

生活质量评估量表是量化评价患者生活质量的常用工具。量表能否准确反映患者生活质量,与量表所采用的评价指标密切相关。新创立的量表或国外量表的翻译版,在临床应用前都需要进行量表效度、信度和反应度的检测。常用的癌症患者生活质量评估量表如下:

1. KPS 评分 又称卡氏评分,是指由 Karnopfsky(1948 年)制订的身体功能状态量表(Karnopfsky Performance Status,KPS),用于评估癌症患者的生活自理能力及身体活动能力状况(表4-6-1)。分 10 个等级,评分范围 0%~100%。分值越高,表示机体状态越好。该量表简便易行,重复性好,但未包括患者的主观感受。

表 4-6-1 KPS 评分

体力状况	评分
一切正常,无不适或病征	100%
能进行正常活动,有轻微病征	90%
可进行正常活动,但有一些症状或体征	80%
生活可自理,但不能维持正常生活或重的工作	70%
生活能大部分自理,但偶尔需要别人帮助	60%
需要别人更多的帮助,并经常需要医疗护理	50%
失去生活自理能力,需要特别照顾和帮助	40%
严重失去生活能力,需住院,但暂时无死亡威胁	30%
病重,需要住院和积极的支持治疗	20%
垂危	10%
死亡	0%

2. ECOG 评分 美国东部肿瘤协作组(Eastern Cooperative Oncology Group,ECOG)制订的行为状态评估量表。该量表评估内容类似 KPS,但评分标准不同。ECOG 将正常状态到死亡分为 0~5,分值越高表示机体状态越差(表4-6-2)。该量表也简便易行,重复性好,但同样未包括患者主观感受。一般认为,ECOG≥3 分的患者不适宜化疗。

3. QLQ-C30 欧洲癌症研究与治疗组织(European Organization for Research and Treatment,EORTC)的生活质量核心量表 QLQ-C30 使用 30 项指标自评生活质量。该量表含 5 个功能量表(躯体、角色、认知、情绪和社会功能)、3 个症状子量表(乏力、疼痛、恶心呕吐)。EORTC 还针对不

Notes

表 4-6-2 ECOG 评分

级别	活动水平
0	无症状,活动没有影响
1	有症状,但几乎完全可自由活动
2	有时卧床,但白天卧床时间不超过 50%
3	需要卧床,卧床时间白天超过 50%
4	卧床不起
5	死亡

同肿瘤类型制定子量表。例如,肺癌(QLQ-LC13)、乳腺癌(QLQ-BR23)、头颈部癌(QLQ-NH35)、宫颈癌(QLQ-CX24)、卵巢癌 QLQ-OV28)、骨髓瘤(QLQ-MY20)等。QLQ-C30 整体健康状况的总量表,结合针对不同肿瘤类型的子量表评估,已广泛应用于临床试验研究中以评估肿瘤患者生活质量。

4. 其他量表 FLIC 量表、CARES 量表、FACT 量表等。我国肿瘤临床研究常采用孙燕院士 1990 年提出的生活质量 12 项指标评估量表。

二、症 状 负 荷

(一)症状负荷

肿瘤症状负荷(symptom burden)是指多种原因混杂而导致患者不适的症状群总负荷。疼痛、乏力、睡眠紊乱、情感障碍、厌食是加重癌症患者症状总负荷的常见症状。肿瘤及抗肿瘤治疗相关的躯体和精神心理症状越多越重,患者的生活质量就越差。因此,量化评估并减轻症状负荷是改善生活质量的有效措施。

肿瘤患者症状及症状群发生机制的基础研究相对薄弱。实验研究发现,某些细胞因子及相关调节因子参与肿瘤症状群发生,多种症状共存的情况可能与核因子 -κB 的活性下降有关。

(二)症状评估

症状评估是有效控制症状和评价疗效的基础。多种症状的总负荷评估,较单一症状评估复杂,尚缺乏统一量表。症状负荷评估量表的指标选择,需要包括对患者生活质量影响相关的常见症状。准确评估患者的主观感受症状,需要患者参与自我评估症状。因此,症状评估量表的设计要求问答条例简明易懂且耗时短。目前常用量表包括:针对某一症状的多维评估表,如简明疼痛评估量表(brief pain inventory,BPI)和简明乏力评估量表(brief fatigue inventory,BFI);针对系列症状的评估量表,如 EORTC 的各种肿瘤症状子量表、M.D.Anderson 癌症中心症状症状评估量表(MDASI)。评估还应注意动态评估症状的变化。

(三)症状干预

在对症状产生原因及严重程度进行评估后,有效的症状干预有助于患者生活质量的提高和抗癌治疗的顺利进行。在进行症状干预时,需要明确临床上常存在治疗不足导致症状不能缓解或治疗过度导致症状加重的情况。在对症状群进行处理时,需要明确使用多种药物时药物之间交叉反应的危险性可能随着复方用药数目呈指数增加。症状控制的基本药物选择原则为具有多种疗效、最小的药物交叉反应、多途径的给药方法、最好的安全性能、广谱的治疗窗口、方便的剂量、最优的费用 - 效果。2007 年国际临终关怀及姑息治疗协会(IAHPC)发布的受 WHO 委托制订的姑息治疗 33 种基本药品目录,可以基本满足缓解晚期癌症患者的 18 种常见症状,减轻肿瘤患者症状负荷,详细情况见本章第一节。

Notes

(于世英)

第三节　癌　症　疼　痛

癌症疼痛(cancer pain)是指癌症及癌症相关性病变所致的疼痛。据 WHO 统计,癌症患者的疼痛发生率约为 30%~50%,晚期癌症患者疼痛的发生率高达 75% 以上。临床上癌症疼痛患者未能得到足够止痛治疗的现象普遍存在。WHO 提出,推行癌症三阶梯止痛治疗方案,合理应用镇痛药物,可以解除大多数癌症患者的疼痛。

一、癌　痛　病　因

癌症疼痛的病因比较复杂,大致可以归为以下四类,分别占癌痛病因的 78.2%、6%、8.2% 和 7.2%。6.7% 癌痛由至少两种原因共同导致。此外,痛苦经历体验及不良精神心理因素,均可能加重疼痛程度。

1. **癌症直接损伤所致疼痛**　癌症的浸润及破坏作用所致的疼痛。常见于骨转移、肿瘤压迫或浸润神经、神经节。肿瘤侵犯脑膜、内脏、皮肤、黏膜,肿瘤导致空腔脏器梗阻,血管阻塞、淋巴管阻塞。

2. **癌症相关并发症所致疼痛**　如便秘、褥疮等并发症,均可能引起疼痛。

3. **肿瘤诊疗创伤及副作用所致疼痛**　如放疗或化疗引起的黏膜炎,手术创伤所致的疼痛。

4. **非癌症相关性合并症所致疼痛**　如带状疱疹、痛风、关节炎等。

二、癌痛发病机制及临床表现特点

癌痛发病机制及临床表现复杂多变。依据病程可分为急性和慢性两大类。疼痛持续时间 >3 个月,被定义为慢性疼痛。依据疼痛发病机制及疼痛性质,可分为伤害感受性疼痛和神经病理性疼痛两大类。急性疼痛发病机制大多为伤害感受性疼痛。慢性疼痛,尤其是长期未得到控制的疼痛,常发展为神经病理性疼痛。癌痛临床表现特点如下:

1. **慢性疼痛**　癌痛的发病和病程,绝大多数表现呈慢性过程,因此癌痛一般归类于慢性疼痛。大多数癌症患者的疼痛可能持续存在数月甚至数年。乳腺癌骨转移疼痛就是典型的慢性疼痛。

2. **肿瘤危急症及诊疗相关急性疼痛**　癌痛虽然大多表现为慢性疼痛,但它会随着病情变化而变化。在肿瘤诊疗的创伤性操作中,患者随时可能出现肿瘤危急症及诊疗操作相关的急性疼痛。引起肿瘤患者急性疼痛的常见危急症包括:恶性肠梗阻、胃肠穿孔、脑转移、脑膜转移、脊膜转移、脊髓压迫,尿路梗阻、急性感染相关的炎性疼痛等。肿瘤诊疗的创伤性操作或毒性作用也常引起急性疼痛。例如,放射性口腔黏膜炎疼痛,化疗或分子靶向治疗所致的神经病理性疼痛。

3. **爆发性疼痛**　在持续性慢性疼痛的基础上,时常会出现疼痛程度突然加重,表现为爆发性疼痛(breakthrough pain),又称突发性疼痛。例如,恶性肿瘤骨转移及神经病理性疼痛患者反复发作爆发性疼痛。止痛药物给药间隔期的终末期失败效应(end-of-dose failure),也是爆发性疼痛的常见发生原因。

4. **神经病理性疼痛**　神经病理性疼痛(neuropathic pain)在癌痛中约占 40%~60%。临床常表现为灼痛、电击样痛、轻触痛、麻木样痛、枪击样痛等异常疼痛或痛觉过敏,疼痛可出现于感觉缺失区。诊断神经病理性疼痛,需要仔细询问癌痛发病过程、疼痛性质、疼痛感受、情绪及行为、既往止痛治疗等。神经病理性疼痛是最常见的难治性癌痛类型之一。

5. **复杂性癌症疼痛**　综合征癌症侵犯或抗癌治疗创伤及毒性作用损伤神经所引起的疼痛,如果止痛治疗不及时,常发展成为复杂性癌症疼痛综合征,见表 4-6-3。该综合征大多数为神经病理性疼痛。

表 4-6-3　神经受损所致的复杂性癌症疼痛综合征

疼痛综合征	症状及体征	受累神经
肿瘤侵犯外周神经	持续性灼痛、触物痛、神经根性疼痛、常呈非对称性	周围神经
根治性颈部手术后	紧缩样痛、灼痛、触痛、电击样痛	颈丛神经
乳房切除术后	上肢、腋窝、胸前区紧缩感及灼痛,上肢活动时症状加重	肋间、臂丛神经
胸廓切开术后	切口区痛,伴感觉缺损或自主运动改变,手术疤痕区有痛点,可能出现继发性反射性交感神经营养不良综合征	肋间神经
肾切除术后	肋腹部、腹部及腹股沟区麻木、胀、沉重感,常见触痛	肋腹浅神经
截肢术后	幻肢痛,残端疤痕区疼痛持续数月至数年,触痛、灼痛,活动后加重	周围神经及中枢神经
化疗所致周围神经病变	感觉异常或触痛,反射减弱 少见:自主运动障碍	末梢神经
放疗所致周围神经病变	放疗区痛觉过敏	浅或深神经
脑神经病变	严重疼痛伴脑神经功能障碍	V、VII、IX、X、XI脑神经
急性神经病变及疱疹后神经炎	痛觉过敏、感觉异常、触痛、灼痛、电击样疼痛	胸神经,脑神经(XI)

三、癌痛评估

全面评估包括:疼痛原因、性质、程度、止痛治疗史、心理及精神状况、肿瘤病情及全身情况等,同时需注意动态评估。疼痛是患者的主观感受,因此,建议患者采用数字分级法自我评估疼痛程度。

1. **数字分级法(numerical rating scale,NRS)**　数字分级法用 0~10 代表不同程度的疼痛,0 为无痛,10 为剧痛,见图 4-6-3。让患者自己圈出一个最能代表自身疼痛程度的数字。1~3 为轻度疼痛,4~6 为中度疼痛,7~10 为重度疼痛。

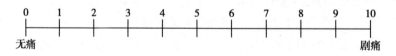

图 4-6-3　疼痛程度数字分级法(NRS)

2. **根据主诉疼痛的程度分级法(verbal rating scale,VRS)**

0 级:无疼痛。

Ⅰ级(轻度):有疼痛但可忍受,生活正常,睡眠无干扰。

Ⅱ级(中度):疼痛明显,不能忍受,要求服用镇痛药物,睡眠受干扰。

Ⅲ级(重度):疼痛剧烈,不能忍受,需用镇痛药物,睡眠受严重干扰可伴自主神经紊乱或被动体位。

3. **视觉模拟法(visual analog scale,VAS)**　划一条长线(一般长为 100mm),线上不应有任何标记、数字或词语,以免影响评估结果。让患者在线上最能反映自己疼痛程度之处划一交叉线(X)。评估者根据患者划 X 的位置估计患者的疼痛程度,见图 4-6-4。

4. **疼痛强度评分脸谱法(Wong-Baker 脸谱)**

对儿童或无法交流的患者用前述方法进行疼痛评估可能比较困难。可通过画有不同面部表情的图画评分法来评估,见图 4-6-5。

Notes

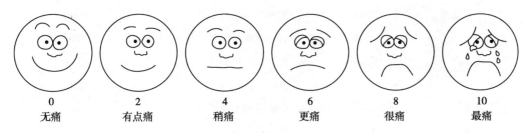

无痛   剧痛

图 4-6-4 疼痛程度视觉模拟法(VAS)

0	2	4	6	8	10
无痛	有点痛	稍痛	更痛	很痛	最痛

图 4-6-5 疼痛程度评分脸谱法(Wong Baker 脸谱法)

四、癌痛治疗

癌痛治疗目标:持续有效缓解疼痛,限制治疗相关不良反应,最大限度改善癌痛患者的生活质量。药物止痛治疗是癌痛治疗的基本方法,应遵循 WHO 癌症三阶梯止痛治疗方案。

1. 以 WHO 癌症三阶梯止痛治疗方案为代表的药物止痛治疗原则

(1) 首选口服及无创途径给药(by the mouth):口服用药有效、安全、无创、方便、经济。此外还可选择透皮贴剂等无创途径给药。例如,吞咽困难、严重呕吐或肠梗阻的患者,首选透皮贴剂或直肠栓剂途径给药。直肠给药不宜用于粒细胞减少症合并直肠或肛周疾病的患者。需要长期使用止痛药的癌痛患者,不宜反复肌注或静脉途径用药。输液泵连续皮下输注仅选择性用于无法经口服等非创伤性途径给药的患者。

(2) 按阶梯用药(by the ladder):根据疼痛程度,按阶梯选择不同强度的止痛药。轻度癌痛首选非甾体类抗炎药,如对乙酰氨基酚、阿司匹林等;中度癌痛首选弱阿片类药物,如可卡因,同时可考虑联合非甾体类抗炎药;重度癌痛首选强阿片类止痛药,如吗啡,同时可考虑联合非甾体类抗炎药。强阿片类止痛药也适用于中度癌痛。对于神经病理性疼痛,可根据病情选用三环类抗抑郁药或抗惊厥药等辅助药。

(3) 按时用药(by the clock):按药物在体内代谢的半衰期及药物在体内持续止痛作用的时间规律,有计划地按时给药。例如,吗啡缓释片每 8~12 小时给药一次,芬太尼透皮贴剂每 72 小时给药一次。按时给药可以使血药浓度维持在稳定有效的剂量水平,避免过高峰值浓度的毒性作用和低浓度时期出现的疼痛加重及焦虑等症状。

(4) 个体化给药(for the individual):不同患者之间存在较大的个体差异,个体化选择可获得更好的止痛疗效。

(5) 注意具体细节(with attention to detail):重点是监测并及时防治止痛药的不良反应,防止药物滥用。

2. 常用止痛药物及辅助用药 常用止痛药物包括:非甾体类抗炎药、阿片类止痛药及辅助用药三大类。

(1) 非甾体类抗炎药:见表 4-6-4。该类药物对伴有炎性反应的疼痛治疗效果较好,与阿片类药物联合应用时,可以增加止痛治疗的效果。非甾体类抗炎药有剂量限制效应,需警惕其不良反应和潜在风险。(严格意义上来说对乙酰氨基酚不属于非甾体类抗炎药)

(2) 阿片类止痛药:阿片类止痛药是中重度疼痛治疗的首选药物(表 4-6-5)。阿片类复方制剂包括氨酚待因(对乙酰氨基酚 + 可待因)、氨芬待因(双氯芬酸钠 + 可待因)、氨酚羟考酮(对乙酰氨基酚 + 羟考酮)。使用阿片类止痛药,需要用麻醉药品专用处方。需要指出的是,哌替啶(杜冷丁)作用时间短,引起谵妄等不良反应风险高,故不推荐用于癌痛患者。

Notes

表 4-6-4　常用非甾体类抗炎药

药品	半衰期(h)	常用剂量及给药次数	日限制剂量(mg/d)
阿司匹林	3~4	250~500mg 每日 2~4 次	4000
对乙酰氨基酚	2~3	325~500mg 每日 2~4 次	4000
布洛芬	3~4	200~400mg 每日 2~4 次	1600
吲哚美辛	2~3	25~50mg 每日 3 次	200
双氯芬酸钠	1~2	50mg 每日 2~3 次	200
氯诺昔康	3~5	8mg 每日 1~2 次	16
塞来昔布	8~12	200mg 每日 2 次	400
美洛昔康	20	7.5mg 每日 1~2 次	15
萘普生	12~14	250mg 每日 1~2 次	500
萘丁美酮	24	1000mg 每日 1 次	2000

表 4-6-5　常见阿片类药物

药物	半衰期(h)	常用剂量及给药次数	作用持续时间(h)	给药途径
弱阿片类药物				
可待因	2.5~4	15~30mg 每 4~6 小时 1 次	4	口服
曲马多	6~8	50~100mg 每 4~6 小时 1 次	4~5	口服
强阿片类药物				
吗啡	1.7~3	5~30mg 每 4~6 小时 1 次	4~6	口服、肌注、皮下注射
吗啡控释片	3.5~5	10~30mg 每 12 小时 1 次	12	口服
芬太尼透皮贴剂	20~25	25~50μg 每 72 小时 1 次	72	贴皮肤
美沙酮	7.5~48	5~10mg 每 12~24 小时 1 次	8~12	口服
羟考酮控释片	4.5~5.1	10mg 每 12 小时 1 次	12	口服

（3）辅助用药：抗抑郁药、抗惊厥药、糖皮质激素、NMDA 受体拮抗剂等辅助用药，与止痛药联合使用，有助于缓解神经病理性疼痛等难治性疼痛。灼痛、麻木样疼痛可选择三环类抗抑郁药，如阿米替林、去甲替林、多塞平。电击样疼痛可选择抗惊厥药，如卡马西平、加巴喷丁、普瑞巴林。地塞米松主要用于缓解脑转移、脊髓压迫、脉管阻塞性疼痛。

3. 癌痛处理方法　以卫计委《癌症疼痛诊疗规范（2011 年版）》为例，简要介绍如何使用阿片类药物。

对于既往未使用过阿片类药物的患者，推荐初始滴定用药选择口服吗啡即释片，拟初始固定剂量 5~15mg Q4h；用药后疼痛不缓解或缓解不满意者，应于 1 小时后根据疼痛程度调整剂量（表 4-6-6），密切观察疼痛程度及不良反应，出现爆发性疼痛可参考调整剂量后给药。第一天治疗结束后，第二天药物剂量：次日总固定量 = 前 24 小时总固定量 + 解救量，分 6 次口服。爆发性疼痛解救量为前 24 小时总固定量的 10%~20%。逐日调整剂量至评分稳定在 0~3 分。当止痛理想时，可考虑将短效剂型按表 4-6-7 换用为长效剂型，在此基础上备用短效剂型作为爆发性疼痛解救量，剂量为前 24 小时用药总量 10%~20%。每日解救次数大于 3 次时，应重新考虑滴定。

对于已使用过阿片类药物效果不佳者，可根据表 4-6-7 换用成吗啡即释片后，按照上述规则重新滴定。

临床上也可参见相关指南以阿片类药物缓释剂型作为初始用药。

Notes

表 4-6-6　剂量滴定增加幅度参考标准

疼痛强度（NRS）	剂量滴定增加幅度
7~10	50%~100%
4~6	25%~50%
2~3	≤25%

表 4-6-7　阿片类药物剂量换算表

药物	非胃肠给药	口服	等效剂量
吗啡	10mg	30mg	非胃肠道：口服 =1：3
可待因	130mg	200mg	非胃肠道：口服 =1：1.2 吗啡（口服）：可待因（口服）=1：6.5
羟考酮		10mg	吗啡（口服）：羟考酮（口服）=1.5-2：1
芬太尼透皮贴剂	25μg/h（透皮吸收）		芬太尼透皮贴剂 μg/h，q72h 剂量 =1/2×口服吗啡 mg/d 剂量

4. 药物止痛治疗的不良反应及处理

(1) 阿片类止痛药的不良反应

1) 便秘：发生率约 90%~100%。长期用药者，便秘可能持续存在。应鼓励患者多饮水，多摄取含纤维素的食物，适当活动，预防便秘。可选择番泻叶、比沙可啶等缓泻剂。

2) 恶心呕吐：发生率约 30%，一般发生于用药初期。初次用阿片类药物第 1 周内，最好同时给予甲氧氯普胺预防恶心呕吐。治疗恶心呕吐选用甲氧氯普胺、氯丙嗪或氟哌啶醇，必要时用昂丹司琼或格拉司琼。

3) 嗜睡、过度镇静：少数患者用药最初几天内可能出现思睡及嗜睡等过度镇静不良反应，数日后症状多自行消失。初次使用阿片类药物剂量不宜过高。若增加剂量，增幅不超过当前日用剂量 25%~50%。老年人尤其应注意谨慎滴定用药剂量。

4) 尿潴留：发生率 <5%。镇静剂、腰麻术后、前列腺增生等可能增加尿潴留发病风险。防治方法包括：避免同时用镇静剂，避免膀胱过度充盈，为患者提供良好的排尿时间和空间。必要时诱导自行排尿或导尿。

5) 精神错乱及中枢神经毒性反应：谵妄等神经精神异常，多发生于老年人、肾功能不全者及反复用哌替啶的患者。防治方法包括避免阿片类药物过量，避免使用哌替啶。

6) 阿片类药物过量和中毒：用药过量可导致呼吸抑制。表现为呼吸次数减少（<8 次 / 分）和 (或) 潮气量减少、潮式呼吸、发绀、针尖样瞳孔、嗜睡乃至昏迷、骨骼肌松弛、皮肤湿冷，有时可出现心动过缓和低血压。严重时可出现呼吸暂停、深昏迷、循环衰竭、心脏停搏、死亡。

呼吸抑制的解救治疗：立即停止使用阿片类药物；建立通畅通气道，辅助或控制通气；呼吸复苏；使用阿片拮抗剂：纳洛酮 0.4mg 加入 10ml 生理盐水中，静脉缓慢推注，必要时每 2 分钟增加 0.1mg。严重呼吸抑制时每 2~3 分钟重复给药，或将纳洛酮 2mg 加入 500ml 生理盐水或 5% 葡萄糖液中(0.004mg/ml) 静脉滴注。输液速度根据病情决定，严密监测，直到患者恢复自主呼吸。

7) 药物滥用及成瘾问题：药物滥用是指具有精神作用、依赖作用、引发自杀企图或行为的药物在非医疗情况下的使用。规范化用药、宣传教育及加强管理是避免药物滥用的有力措施。药物成瘾是指习惯于摄入某种药物而产生的一种依赖状态，撤去药物后可引起一些特殊的症状即戒断症状，患者常有精神依赖，有主动索药行为。癌痛患者按医嘱长期使用阿片类药物，尤其是口服或透皮贴剂按时给药，发生成瘾的危险性极小。

(2) 非甾体类抗炎药的不良反应：长期使用非甾体类抗炎药物或对乙酰氨基酚，可能发生消化道溃疡、血小板功能障碍、肝肾毒性等不良反应。风险因素包括：老年人、消化道溃疡病史、

Notes

乙醇过量、重要器官功能不全、肝肾疾病、合用肾毒性药物、长期大剂量使用非甾体类抗炎药等。限制甾体类抗炎药的用药剂量(见表4-6-4),可避免或减少该类药物的不良反应。

5. 其他治疗　有效的抗肿瘤治疗往往可缓解疼痛。其他对症治疗包括针对骨转移疼痛进行放疗、双膦酸盐治疗(见本章第四节);针对神经根疼痛相关的难治性疼痛的介入治疗(神经阻滞术、神经松解术、神经损毁术、硬膜外、椎管内、神经丛给药途径);心理-认知-行为治疗;按摩,针灸,理疗等。

(于世英)

第四节　肿瘤营养疗法

肿瘤营养疗法(Cancer nutrition therapy,CNT)是计划、实施并评价营养干预,以治疗肿瘤及其并发症或身体状况,从而改善肿瘤患者预后的过程,包括营养筛查/评估、营养干预、疗效评价(包括随访)三个阶段。其中营养干预的内容包括营养教育、营养治疗(口服营养补充、肠内营养、肠外营养)。肿瘤营养疗法是与手术、化疗、放疗、靶向治疗、免疫治疗等肿瘤基本治疗方法并重的另外一种治疗方法,它贯穿于肿瘤治疗的全过程,融汇于其他治疗方法之中。营养疗法是在营养支持(nutrition support)的基础上发展起来的,当营养支持不仅仅是补充营养素不足,而是被赋予治疗营养不良、调节代谢、调理免疫等使命时,营养支持则升华为营养治疗。

一、基本概念

营养不良(malnutrition)、恶病质(cachexia)、肌肉减少症(sarcopenia)是肿瘤学及营养学常用的名词,它们既相互独立,又相互联系。

(一)营养不良

营养不良是指营养物质摄入不足、过量或比例异常,与机体的营养需求不协调,从而对细胞、组织、器官的形态、组成、功能及临床结局造成不良影响的综合征,包括营养不足和营养过量两个方面,涉及摄入失衡、利用障碍、消耗增加三个环节。美国最新专家共识认为营养不良是一种急性、亚急性或慢性营养状态,包括不同程度的营养过量或营养不足,伴或不伴炎症活动,导致机体组成的改变和功能的降低。肿瘤营养不良特指营养不足,其发病率具有如下特征:恶性肿瘤高于良性疾病,消化道肿瘤高于非消化道肿瘤,65岁以上老年人高于非老年人。

根据营养素摄入情况,将营养不足分为三型:

(1)能量缺乏型:以能量摄入不足为主,表现为皮下脂肪和骨骼肌显著消耗和内脏器官萎缩,称为消瘦型营养不足,又称marasmus综合征。

(2)蛋白质缺乏型:蛋白质严重缺乏而能量摄入基本满足者称为水肿型营养不足,又称为Kwashiorkor综合征、恶性(蛋白质)营养不良;劣质奶粉(蛋白质不足)造成的大头婴是一种典型的Kwashiorkor症。

(3)混合型:能量与蛋白质均缺乏者称为混合型营养不良,又称为marasmic kwashiorkor综合征,即通常所称的蛋白质-能量营养不良(protein-energy malnutrition,PEM),是最常见的一种类型。

营养不良的诊断方法有多种,临床上以体重及体质指数(body mass index,BMI)比较常用,具体如下:(1)理想体重诊断法:实际体重为理想体重的90%~109%为适宜,80%~89%为轻度营养不良,70%~79%为中度营养不良,60%~69%为重度营养不良。(2)BMI诊断法:不同种族、不同地区、不同国家的BMI诊断标准不尽一致,中国标准如下:BMI<18.5为低体重(营养不良),18.5~23.99为正常,24~26.99为超重,≥27为肥胖。

(二)恶病质

恶病质是以骨骼肌量持续下降为特征的多因素综合征,伴随或不伴随脂肪组织减少,不能

Notes

被常规的营养治疗逆转,最终导致进行性功能障碍。其病理生理特征为摄食减少,代谢异常等因素综合作用引起的蛋白质及能量负平衡。恶病质是营养不良的特殊形式,经常发生于进展期肿瘤患者。

按病因,恶病质可以分为两类:

(1) 原发性恶病质:直接由肿瘤本身引起;

(2) 继发性恶病质:由营养不良或基础疾病导致。

按照病程,恶病质分为三期,即恶病质前期、恶病质期、恶病质难治期。

肿瘤恶病质诊断标准为(1)无节食条件下,6月内体重下降 >5%,或(2)体质指数(body mass index,BMI)<20kg/m² (欧美人)、BMI<18.5kg/m² (中国人)和任何程度的体重下降 >2%,或(3)四肢骨骼肌指数(Appendicular skeletal muscle index)符合肌肉减少症标准(男性 <7.26kg/m²,女性 <5.45kg/m²)及任何程度的体重下降 >2%。

(三)肌肉减少症

肌肉减少症是进行性、广泛性的骨骼肌质量及力量下降,以及由此导致的身体残疾、生活质量下降和死亡等不良后果的综合征。根据发病原因,肌肉减少症可以分为原发性肌肉减少症及继发性肌肉减少症,前者特指年龄相关性肌肉减少症(老化肌肉减少),后者包括活动、疾病(如肿瘤)及营养相关性肌肉减少症。原发性肌肉减少症并不必然合并营养不良,营养不良患者也不一定存在肌肉减少。

肌肉减少症的具体标准见表 4-6-8。

表 4-6-8 肌肉减少症的诊断标准

以下三条标准符合第 1 条及第 2、3 条中任意一条即可诊断为肌肉减少症
1. 骨骼肌质量减少
2. 骨骼肌力量下降
3. 身体活动能力下降

注:骨骼肌力量的下降程度与骨骼肌质量减少程度不成正比,轻微的骨骼肌质量减少可表现为严重的力量下降,而轻微的力量下降可能已伴有明显的骨骼肌质量减少。

肌肉减少症分为三期,即肌肉减少症前期、肌肉减少症期、严重肌肉减少症期。肌肉减少症前期以肌肉质量减少为特征,肌肉力量及身体活动能力未受影响,此期没有临床表现,只能依靠精确测量肌肉质量而诊断。肌肉减少症期以肌肉质量减少、和肌肉力量下降或身体活动能力下降为特征;严重肌肉减少症期表现为肌肉质量、肌肉力量及身体活动能力三者均下降。具体见表 4-6-9。

表 4-6-9 肌肉减少症的分期

分期	骨骼肌质量	骨骼肌力量	身体活动能力
肌肉减少症前期	↓		
肌肉减少症期	↓	↓	或↓
严重肌肉减少症期	↓	↓	↓

二、患者主观整体评估

要进行合理的营养治疗,首先需要了解患者的营养状况。营养评估的目的就是发现营养不良的患者,确定营养治疗的对象,从而保证营养治疗的合理应用,防止应用不足与应用过度。而且,在营养治疗过程中,要不断进行再评价,了解营养治疗效果,以便及时调整治疗方案。

患者主观整体评估(Patient-Generated Subjective Global Assessment,PG-SGA)是在主观整体

评估(Subjective Globe Assessment,SGA)基础上发展而成的,是专门为肿瘤患者设计的营养状况评估方法,由患者自我评估部分及医务人员评估部分两部分组成,具体内容包括体重、摄食情况、症状、活动和身体功能、疾病与营养需求的关系、代谢方面的需要、体格检查等7个方面,前4个方面由患者自己评估,后3个方面由医务人员评估,总体评估包括定量评估及定性评估两种。定性评估将肿瘤患者的营养状况分为A(营养良好)、B(可疑或中度营养不良)、C(重度营养不良)三个等级。定量评估为将7个方面的记分相加,得出一个最后积分,根据积分将患者分为0~1分(无营养不良)、2~3分(可疑营养不良)、4~8分(中度营养不良)、≥9分(重度营养不良)。临床研究提示,PG-SGA是一种有效的肿瘤患者特异性营养状况评估工具,因而得到美国营养师协会(American dietetic association,ADA)等单位的大力推荐,是ADA推荐用于肿瘤患者营养评估的首选方法,中国抗癌协会肿瘤营养与支持治疗专业委员会推荐使用。

所有肿瘤患者入院后应该常规进行营养筛查/评估,以了解患者的营养状况,从而确立营养诊断。一个完整的肿瘤患者的入院诊断应该常规包括肿瘤诊断及营养诊断两个方面。中国抗癌协会肿瘤营养与支持治疗专业委员会推荐的肿瘤患者营养疗法临床路径如下:肿瘤患者入院后应该常规进行营养筛查/评估,根据PG-SGA积分多少将患者分为无营养不良、可疑营养不良、中度营养不良及重度营养不良四类。无营养不良者,无需营养干预,直接进行抗肿瘤治疗;可疑营养不良者,在营养教育的同时,实施抗肿瘤治疗;中度营养不良者,在营养治疗的同时,实施抗肿瘤治疗;重度营养不良者,应该先进行营养治疗1~2周,然后在继续营养治疗的同时,进行抗肿瘤治疗。无论有无营养不良,所有患者在完成一个疗程的抗肿瘤治疗后,应该重新进行营养筛查/评估(图4-6-6)。

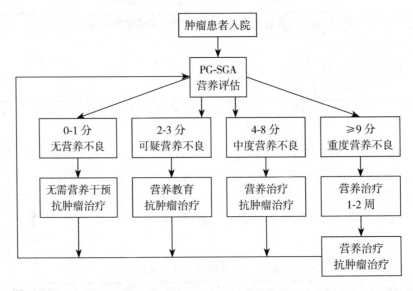

图 4-6-6 中国抗癌协会肿瘤营养与支持治疗专业委员会推荐的肿瘤患者营养治疗临床路径
抗肿瘤治疗泛指手术、化疗、放疗、免疫治疗等,营养治疗特指口服营养补充(oral nutritional supplement,ONS)、肠内营养(enteral nutrition,EN)及肠外营养(parenteral nutrition,PN),营养教育包括饮食指导、饮食调整与饮食咨询。

三、营 养 干 预

鉴于营养不良在肿瘤人群中的普遍性,以及营养不良的严重后果,因此,营养疗法应该成为肿瘤治疗的基础措施与常规手段,应用于肿瘤患者的全程治疗。既要保证肿瘤患者营养平衡,维护患者的正常生理功能;同时又要选择性饥饿肿瘤细胞,从而抑制或减缓肿瘤进程。营养疗法的最高目标是代谢调节、控制肿瘤、提高生活质量、延长生存时间,基本要求是满足肿瘤患者目标需要量的70%以上能量需求及100%蛋白质需求。

Notes

（一）肿瘤营养治疗的原则

1. 适应证 肿瘤营养疗法的目的并非仅仅提供能量及营养素、治疗营养不良，其更加重要的目标在于代谢调节、控制肿瘤。由于所有荷瘤患者均需要代谢调节治疗，所以，其适应证为：①荷瘤肿瘤患者；②营养不良的患者。

2. 能量与蛋白质 理想的肿瘤患者的营养治疗应该实现两个达标：即能量达标、蛋白质达标。研究发现：单纯能量达标，而蛋白质未达标，不能降低死亡率。低氮、低能量营养支持带来的能量赤字及负氮平衡，高能量营养支持带来的高代谢负担均不利于肿瘤患者。

ESPEN 2009 年指南建议：肿瘤患者能量摄入推荐量与普通健康人无异，即卧床患者20~25kcal/kg/d，活动患者 25~30kcal/kg/d。同时区分肠外营养与肠内营养，建议采用 20~25kcal/kg/d 计算非蛋白质热卡（肠外营养），25~30kcal/kg/d 计算总热卡（肠内营养）。应该考虑患者的应激系数和活动系数。由于 REE 升高，由于放疗、化疗、手术等应激因素的存在，荷瘤患者的实际能量需求常常超过普通健康人，营养治疗的能量最少应该满足患者需要量的 70% 以上。

蛋白质需要量应该满足机体 100% 的需求，推荐范围最少为 1g/kg/d，到目标需要量的 1.2-2g/kg/d 之间。肿瘤恶病质患者蛋白质的总摄入量（静脉＋口服）应该达到 1.8~2g/kg/d，支链氨基酸（branched chain amino acids，BCAA）应该达到≥0.6 g/kg/d，必需氨基酸（essential amino acids，EAA）应该增加到≥1.2g/kg/d。严重营养不良肿瘤患者的短期冲击营养治疗阶段，蛋白质给予量应该达到 2g/kg/d；轻、中度营养不良肿瘤患者的长期营养补充治疗阶段，蛋白质给予量应该达到1.5g/kg/d（1.25~1.7g/kg/d）。高蛋白饮食有助于肿瘤患者。

非荷瘤状态下三大营养素的供能比例为：碳水化合物 50%~55%、脂肪 25%~30%、蛋白质15%；荷瘤患者应该减少碳水化合物在总能量中的供能比例，提高蛋白质、脂肪的供能比例。按照需要量 100% 补充矿物质及维生素，根据实际情况可调整其中部分微量营养素的用量。具体见表 4-6-10。

表 4-6-10 三大营养素供能比例

	非荷瘤患者	荷瘤患者
肠内营养	C：F：P=50-55：25-30：15	C：F：P=30-50：40-25：15-30
肠外营养	C：F=70：30	C：F=40-60：60-40

C，carbohydrate，碳水化合物；F，fat，脂肪；P，protein，蛋白质

3. 五阶梯模式 营养干预的实施方法应该遵循阶梯原则，首先选择营养教育，次选口服营养补充（oral nutritional supplementation，ONS），再选肠内营养（enteral nutrition，EN），最后选肠外营养（parenteral nutrition，PN）。当下一阶梯不能满足目标需要量 70% 能量需求时，应该选择上一阶梯。首先鼓励口服。日常饮食不能满足 70% 需要量时，应加强饮食指导，增加饮食频次或选择强化食品；仍然不能满足 70% 需要量时，鼓励 ONS；日常饮食 +ONS 不能满足 70% 需要量时，用全肠内营养（total enteral nutrition，TEN）（通过管饲补充或替代）；TEN 仍然不能满足 70% 需要量时，应加用PN，以补充 EN 的不足；完全不能实施 EN 时，用全肠外营养（total parenteral nutrition，TPN）（图 4-6-7）。

由于肿瘤本身的原因、治疗毒副反应的影响，

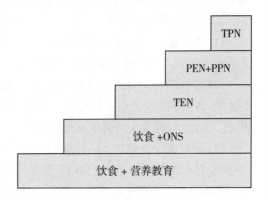

图 4-6-7 营养不良的阶梯治疗模式
TPN，total parenteral nutrition，全肠外营养；TEN，total enteral nutrition，全肠内营养；PPN，partial parenteral nutrition，部分肠外营养；PEN，partial enteral nutrition，部分肠内营养；ONS，oral nutritional supplementation，口服营养补充；饮食指导包括饮食调整、饮食咨询与营养教育

肿瘤患者常常不想口服、不愿口服、不能口服、不足口服,此时,通过肠外途径补充口服摄入不足的部分,称为补充性肠外营养(supplemental parenteral nutrition,SPN),又称部分肠外营养(partial parenteral nutrition,PPN)。SPN或PPN在肿瘤尤其是终末期肿瘤、肿瘤手术后、肿瘤放疗、肿瘤化疗中扮演重要角色,有时甚至起决定作用。研究发现:在等氮等能量条件下,与TEN相比,PEN+PPN能够显著改善进展期肿瘤患者的BMI、生活质量及生存时间。肠外营养推荐以全合一(all-in-one,AIO)的方式输注,长期使用肠外营养时推荐使用经外周静脉穿刺置入中心静脉导管(Peripherally inserted central catheter,PICC)、中心静脉导管(central venous catheter,CVC)或输液港(port),后者更好。

4. 制剂选择

(1) 非荷瘤状态下,肿瘤患者的营养治疗配方与良性疾病患者无明显差异;荷瘤状态下,配方有别于良性疾病。

(2) 糖/脂肪比例生理条件下,非蛋白质能量的分配一般为葡萄糖/脂肪=60%~70%/40%~30%;荷瘤状态下尤其是进展期、终末期肿瘤患者,推荐高脂肪低碳水化合物配方,二者比例可以达到1:1,甚至脂肪供能更多。

(3) 脂肪制剂中/长链脂肪乳剂可能更加适合肿瘤患者,尤其是肝功能障碍患者。ω-9单不饱和脂肪酸(橄榄油)具有免疫中性及低致炎症反应特征,对免疫功能及肝功能影响较小;其维生素E含量丰富,降低了脂质过氧化反应。ω-3多不饱和脂肪酸,有助于降低心血管疾病风险、抑制炎症反应。

(4) 蛋白质/氨基酸制剂含有35%以上BCAA的氨基酸制剂被很多专家推荐用于肿瘤患者,认为可以改善肿瘤患者的肌肉减少,维护肝脏功能,平衡芳香族氨基酸,改善厌食与早饱。整蛋白型制剂适用于绝大多数肿瘤患者,短肽制剂含水解蛋白无需消化,吸收较快,对消化功能受损伤的患者如手术后早期、放化疗患者、老年患者有益。

(5) 药理营养　在肿瘤患者营养配方中添加精氨酸、ω-3脂肪酸、核苷酸、谷氨酰胺等成分,组成免疫调节配方已成为研究的热点,较多的研究结果显示免疫调节配方对肿瘤患者有正面影响,一般推荐上述四种成分联合使用。

(二) 不同情况下的营养治疗

ASPEN、ESPEN、CSPEN及中国抗癌协会肿瘤营养与支持治疗专业委员会(CSONSC),对肿瘤患者的营养治疗提出了指南性意见,可用于指导不同情况下的营养治疗。

1. 非终末期手术患者

(1) 肿瘤患者围术期营养支持的适应证可参照非肿瘤患者围术期的营养支持。营养支持不是接受外科大手术的肿瘤患者的常规措施。

(2) 中度营养不良计划实施大手术患者或重度营养不良患者建议在手术前接受营养支持1~2周,即使手术延迟也是值得的。预期术后7天以上仍然无法通过正常饮食满足营养需求的患者,以及经口进食不能满足60%需要量一周以上的患者,应给予术后营养支持。

(3) 开腹大手术患者,无论其营养状况如何,均推荐手术前使用免疫营养5~7天,并持续到手术后7天或患者经口摄食>60%需要量时为止。免疫增强型肠内营养应同时包含ω-3脂肪酸、精氨酸和核苷酸三类底物。单独添加上述三类营养物中的任一种或两种,其作用需要进一步研究。

(4) 需行手术治疗的患者,若合并重度营养风险或营养不良(6个月内体重丢失>10%~15%,或BMI<18.5kg/m²,或PG-SGA达到C级,或无肝功能不全患者的血清白蛋白<30g/L),营养支持可以改善患者的临床结局(降低感染率,缩短住院时间)。这些患者应在术前给予营养支持10~14天,即使手术因此而推迟也是值得的。该条意见中"营养支持"系指肠内营养。

(5) 任何情况下,只要肠内途径可用,应优先使用肠内营养。手术后应尽早(24小时内)开始

Notes

肠内营养。

2. 非终末期放、化疗患者

(1) 放疗、化疗及联合放/化疗患者不常规推荐营养支持,因为常规营养支持对放/化疗治疗效果及毒副反应的正面影响尚未得到有效证据支持。

(2) 放疗、化疗伴有明显毒副反应的患者,如果已有明显营养不良,则应在放、化疗的同时进行营养治疗;放疗或化疗严重影响摄食并预期持续时间大于1周,而放、化疗不能中止,或即使中止后较长时间仍然不能恢复足够饮食者,应给予营养支持。

(3) 肿瘤放疗和(或)化疗致摄入减少以及体重下降时,强化营养支持可使大多数患者摄入量增多、体重增加,肠内营养支持可以改善患者营养状况。头颈部肿瘤、吞咽困难、口腔黏膜炎患者管饲比口服更有效。

(4) 肠内营养时使用普通标准营养剂,ω-3脂肪酸强化型肠内营养配方对改善恶病质可能有益,但对一般情况及营养状态的作用有争议。

(5) 无证据表明营养支持促进肿瘤生长,在临床实际工作中不必考虑这个理论问题。

3. 终末期患者

(1) 个体化评估,制订合理方案,选择合适的配方与途径。

(2) 营养治疗可能提高部分终末期肿瘤患者生活质量。

(3) 患者接近生命终点时,已不需要给予任何形式的营养治疗,仅需提供适当的水和食物以减少饥饿感。

(4) 终末期肿瘤患者的营养治疗是一个复杂问题,涉及面广。考虑到疾病无法逆转且患者不能从中获益,而营养治疗可能会带来一些并发症,因而,国外指南不推荐使用营养治疗。但是在国内,受传统观念与文化的影响,终末期肿瘤患者的营养治疗在很大程度上已经不再是循证医学或卫生资源的问题,而是一个复杂的伦理、情感问题,常常被患者家属的要求所左右。

(三) 疗效评价与随访

1. 疗效评价 实施营养干预的时机是越早越好,考虑到营养干预的临床效果出现较慢,建议以4周为一个疗程。营养干预的疗效评价指标分为三类:

(1) 近期指标:为实验室参数,如血常规、电解质、肝功能、肾功能、炎症参数(IL-1、IL-6、TNF、CRP)、营养套餐(白蛋白、前白蛋白、转铁蛋白、视黄醇结合蛋白、游离脂肪酸)等,每周检测1~2次。

(2) 中期指标:人体测量参数、人体成分分析、生活质量评估、体能评估、肿瘤病灶评估(双径法)、PET-CT代谢活性,每4~12周评估一次。

(3) 远期指标:生存时间,每年评估一次。

2. 随访 所有肿瘤患者出院后均应该定期(至少每3个月一次)到医院营养门诊或接受电话营养随访。

3. 实施人员 参与实施肿瘤营养疗法的所有医务人员均必须接受肿瘤营养专业培训,经考试合格持证上岗,每年应该接受肿瘤营养继续教育至少10个学时。

营养评估、疗效评价与随访:由肿瘤营养培训资质的临床医生、护士和营养师实施;营养干预:由肿瘤营养培训资质的营养师和临床医生实施。

总之,肿瘤相关性营养不良是多种因素共同作用的结果,包括肿瘤的全身和局部影响、宿主对肿瘤的反应以及抗肿瘤治疗的干扰,而摄入减少、吸收障碍、代谢紊乱、静息能量消耗增加是营养不良的主要原因。肿瘤患者更容易发生营养不良,营养不良比例更高!营养不良的肿瘤患者对放疗、化疗及手术的耐受力下降,对抗癌治疗反应的敏感性降低!营养不良的肿瘤患者并存病及并发症更多,因而医疗花费更高,生存时间更短。因此,肿瘤患者更加需要营养治疗,营养治疗对肿瘤患者意义重大!对肿瘤患者应该常规进行营养评估,尽早发现营养不良,及时给

Notes

予营养治疗。营养治疗应该成为肿瘤患者的最基本、最必需的基础治疗措施！NST应该成为肿瘤多学科协作组（multi-disciplinary team，MDT）的核心成员。防治肿瘤营养不良要多管齐下：确切的抗癌治疗是前提，规范的营养治疗是根本，合理的代谢调节是核心，有效的炎症抑制是关键，适度的氧化修饰是基础。

（石汉平）

第五节　肿瘤患者的心理评估与干预

一、肿瘤患者的心理痛苦

在癌症诊断、治疗以及随访的全程，肿瘤患者常常会出现不同程度的不良心理反应。美国国家综合癌症网络（National Comprehensive Cancer Network，NCCN）选用"Distress"一词来描述肿瘤患者的不良心理反应。之所以选用"Distress"这个单词，是因为其听起来相对比较"正常"，可能更容易被肿瘤患者所接受，更为重要的是它可以被肿瘤患者自我定义和评估。NCCN将肿瘤患者的"Distress"定义为一种"涉及心理（认知、行为、情绪）、社会以及精神领域等多因素所致的令人不快的情绪体验，它可能干扰肿瘤患者对癌症、癌症相关症状及抗肿瘤治疗的有效应对能力，它包含了从一般的脆弱、悲伤、害怕到具有临床意义的抑郁、焦虑、惊恐、社会隔离、存在精神危机感等一系列由轻到重的症状谱"。在西方文化背景下，"Distress"一词能够很好地诠释上述定义，但是在别的文化背景下却很难找到能够准确涵盖上述定义的词汇。在中国，将"Distress"译为"心理痛苦"得到了大陆学者的公认，目前台湾地区的学者将其译为"困扰"。

心理痛苦是肿瘤患者除呼吸、心率、脉搏、血压、疼痛之外的第六大生命体征，患者心理痛苦的检出率和严重程度可能受研究入组人群、年龄、性别、种族、文化背景、肿瘤类型、疾病分期等的影响。总体而言，国外约有35%的癌症患者存在不同程度的心理痛苦，国内癌症患者显著心理痛苦的总体检出率为24.2%。有临床症状的癌症患者可能更容易出现心理痛苦，例如具有"B症状"（发热、夜汗增多、体重下降）的淋巴瘤患者就更容易检出中到重度的心理痛苦。癌症患者的心理痛苦程度并不是一成不变的，同一患者在疾病的不同时期心理痛苦的程度也有差异，例如鼻咽癌患者心理痛苦程度就在治疗过程中呈动态变化，在放疗的第5周达最高峰。通常认为，患者的心理痛苦来源于患病后遇到的各种问题，包括躯体症状、现实因素（如财务问题）、家庭关系、情绪变化、宗教信仰等。

心理痛苦可能会加重患者的肿瘤相关症状（如疼痛和疲乏），从而进一步降低肿瘤患者的生活质量，甚至影响患者的生存时间。基础研究的结果支持这一临床发现：慢性心理应激可以促进肿瘤的新生血管形成并干扰抗肿瘤免疫，从而加速荷瘤小鼠的肿瘤生长和进展。同时，慢性心理应激还可能诱导化疗耐药和削弱抗肿瘤新生血管治疗药物的效果，从而直接影响抗肿瘤治疗的疗效。此外，心理痛苦可能使肿瘤患者不能正确认识自身所患疾病，不能及时做出治疗抉择，降低患者的治疗依从性，这也间接地影响了患者的预后。因此，早期的心理痛苦评估和及时的干预显得尤为重要。

二、肿瘤患者心理痛苦的评估

对于每个初诊肿瘤患者，都应该进行心理痛苦的筛查，在治疗的过程中也要定期评估。NCCN关于心理痛苦管理（distress management）的指南建议肿瘤诊疗团队"应当筛查所有初诊肿瘤患者的心理痛苦状况，随后每隔一段适当的时间，特别是存在某些临床指针或是患者病情发生改变的时候（如疾病缓解、复发或进展、出现治疗相关的并发症），再次予以评估"。

目前使用最广泛的筛查心理痛苦的工具是distress thermometer（心理痛苦温度计，DT）。台湾

Notes

学者在征得 NCCN 同意后,将 DT 译为"困扰温度计"。DT 是一个形似温度计的图形,由下至上具有 0~10 共 11 个刻度("0"代表没有心理痛苦,而"10"代表极度心理痛苦),肿瘤患者可以在图形上圈出最能代表过去一周心理痛苦水平的数字。在不同文化背景的肿瘤患者中,DT 量表与作为评估心理痛苦"金标准"的医院焦虑和抑郁量表(Hospital Anxiety and Depression Scale,HADS)具有很好的一致性,并且 DT 比 HADS 更为简单,更方便临床操作。在不同文化背景下,DT 量表的最佳临界值可能有所不同。总体而言,以 4 分为临界值时,DT 量表的敏感性为 81%,特异性为 72%。在中国,大陆地区 DT 量表的敏感性为 80%,特异性为 70%,台湾地区 DT 量表的敏感性为 98%,特异性为 73%。由此可见,DT 量表(中文版)适用于华语背景肿瘤患者的心理痛苦筛查。

NCCN "心理痛苦管理"指南推荐将"4"作为 DT 量表的临界值,如果 DT 量表评分大于或等于 4 分时,意味着肿瘤患者存在显著的心理痛苦,需进一步评估或干预(通常需要心理 / 精神专业医师参与)。此时还可通过 DT 量表的问题列表来进一步了解患者出现心理痛苦的可能原因。问题列表(中文版)包含了五个方面的问题:现实问题、家庭问题、情绪问题、身体问题、精神 / 信仰问题。

除 DT 量表外,常用以肿瘤患者心理评估的筛查量表还有上面提到的 HADS 量表,以及抑郁自评量表(self-rating depression scale,SDS)、焦虑自评量表(self-rating anxiety scale,SAS)、症状自评量表(symptom check list 90,SCL-90)等。通过筛查工具发现患者可能存在显著心理痛苦后,可由心理 / 精神专业医师通过访谈来对患者的心理状态进行进一步评估或干预。

三、肿瘤患者心理干预

心理干预有助于减轻肿瘤患者的心理痛苦,提高生活质量。肿瘤患者的心理干预需要肿瘤专科医生、护理人员、精神科医生、心理治疗师以及社会工作者的共同参与。首先应该评估肿瘤患者的心理痛苦和心理需求,然后根据评估的结果制定干预计划并实施干预措施,整个干预过程需充分考虑患者对干预措施的接受程度。此外,还应该注意患者心理痛苦的动态变化,调整干预计划。

(一) 病情告知

医生是否应该向癌症患者告知诊断和预后,一直是困扰临床医生的难题。不同的文化背景下,对于是否告知肿瘤患者病情的态度有明显的差异。西方社会已经经历了从隐瞒病情到告知的转变。在英国肿瘤患者中,79% 希望知道尽可能多的疾病信息,96% 特别想知道自己的疾病是否为癌症,91% 希望知道治愈可能性。事实上,在恰当的时机告知患者他们希望知道的疾病信息,在一定程度上有助于患者减轻对未来的不确定和焦虑。获悉癌症诊断及预后也有助于患者合理规划未来。WHO 建议,在充分了解患者心理条件和承受能力基础上,有计划地告诉患者真实病情信息。

在中国香港和台湾地区,大多数的受访者希望在自己身患癌症时能够知道自己的诊断和预后。中国内地的癌症患者对于是否应该告知真实诊断的态度受到癌症分期的影响,如果为早期,90.8% 认为应该告知真实诊断;如果已为晚期,60.5% 的患者认为应该如实告知。事实上,只有约三分之一的中国癌症患者对自身疾病完全知情。

《中华人民共和国执业医师法》第二十六条规定:"医师应当如实向患者或者其家属介绍病情"。那么,患者希望以什么样的方式获知癌症诊断呢? 超过 80% 的癌症患者认为应该由自己的主治医生来告知他们的真实诊断。并且无论癌症分期早晚,约 90% 患者希望在确诊后尽快获知。此外,约一半的癌症患者希望医生在"一个安静不受打扰的房间"告知病情,这就提示肿瘤专科病房应该设立专门的"谈话室",用于倾听患者的需求、告知诊断及预后、讨论病情及治疗方案等。也有相当一部分患者希望在"床旁"告知,如果遇到这样的情况,医生可以将患者床旁的帘子放下来,为患者提供一个相对的隐私空间。

《中华人民共和国执业医师法》第二十六条同时还规定在介绍病情时"应注意避免对患者产生不利后果"。这就需要医生掌握一定的沟通技巧来尽量避免对患者产生不利后果。事实上,经过沟通技巧培训的肿瘤医师具有更强的与癌症患者沟通的能力和自信。Baile 等人在2000 年提出了向癌症患者传递"坏消息"的六个步骤,简称 SPIKES,具体如下:①准备与患者面谈(Setting up the interview,S),②评估患者可能的感受(assessing the patient's Perception,P),③受到患者的"邀请"(obtaining the patient's Invitation,I),④告知患者相关的知识和信息(giving Knowledge and information to the patient,K),⑤弄清楚患者的情绪变化,并对患者的情绪进行适当的回应,从而安抚患者的情绪(addressing the patient's Emotions with Empathic response,E),⑥讨论治疗方案,适当地总结(Strategy and Summary,S)。SPIKES 模式以病人为中心,注重告知患者想知道的信息,目前它已经在西方国家广泛用于肿瘤医师的沟通技巧培训。同时,这一模式先后在中国北京、上海等城市开展培训,也取得较好效果。考虑到亚洲与欧美文化的差异,日本学者提出了向肿瘤患者揭示坏消息的 SHARE 模式,具体如下:①建立一个与患者面谈的支持性环境(setting up the Supporting environment of the interview),②向患者传递坏消息,充分考虑相关的细节(making consideration for How to deliver bad news),③与患者讨论疾病相关的信息(discussing about Additional information),④给予安慰和情感支持(provision of Reassurance and Emotional support)。SHARE 模式注重全家参与的观念,在乎患者的情绪,目前已经在日本、韩国以及中国多个城市开展培训。SHARE 模式的培训可以使医生能更好地向患者传递"癌症"这一坏消息,参训人员对这一模式较为满意,并乐意向别人推荐。此外,采用这一模式与患者沟通时间为 10 到 15 分钟,较 SPIKES 模式明显缩短,较为适用于繁忙的临床工作。

（二）支持性心理治疗

支持性心理治疗最早出现在 20 世纪初,是心理社会肿瘤学领域应用最为广泛的干预手段之一。同时,支持性心理治疗也是肿瘤专科医生经过培训后最容易掌握的心理干预措施。支持性心理治疗主要是通过主管医生与患者进行交流及互动,建立积极的治疗关系,减轻癌症患者的心理痛苦。

倾听是支持性心理治疗的核心技术,技巧在于耐心倾听患者的诉说,鼓励并诱导患者讲出自己面对肿瘤时的无助、痛苦和顾虑。在倾听的过程中,医生要通过语言或肢体语言不断传递对患者的关注、理解和尊重。同时给予患者安慰和鼓励,对患者的病情变化和治疗方案进行适当的解释,以减轻患者对癌症的恐惧以及对治疗前景的焦虑。此外,根据患者的具体情况,可给予患者适当的建议。需要注意的是,只有当患者认同主管医生并且医生的建议是立足于患者需求时,建议才有意义。

（三）其他心理干预方式与策略

除支持性心理治疗外,常用的心理干预措施还包括认知治疗、行为心理治疗、团体心理治疗、家庭治疗等。这些心理干预措施多数都需要专业的心理治疗师参与。认知行为治疗包括认知重建、角色转换、言语重构、放松训练等,认知行为治疗能有效地改善肿瘤患者的心理症状(如焦虑和抑郁),也可以改善肿瘤患者躯体上的症状(如疼痛和疲乏)。癌症不仅导致患者出现心理痛苦,同时也给他们的配偶和其他家庭成员带来心理负担。癌症影响的实际上是患者的整个家庭。因此,以家庭为单位的心理干预可能较单纯针对患者的干预更为有效。对于多数肿瘤患者而言,"病友会"等团体能够为患者提供社会支持。癌症患者在"病友会"中通过相互帮助、相互支持、相互倾诉、相互学习在一定程度上满足了社交的需求,患者从帮助别人的过程中也获得了自尊及价值感。

尽管可以肯定的是心理干预可以改善患者的心理痛苦并提高生活质量,但心理干预能否延长肿瘤患者的生存时间目前尚存争议。曾经有研究显示,心理干预可以给乳腺癌、黑色素瘤及腹部肿瘤患者带来生存获益,降低复发和死亡的风险。但系统性回顾分析结果显示心理干预并没能明显改善患者的生存。然而也有研究显示支持 - 表达群体治疗能够显著延长雌激素受体阴

Notes

性的晚期乳腺患者的生存时间,而雌激素受体阳性患者不能从心理干预中生存获益。因此,究竟是心理干预的确不能延长患者的生存时间,还是我们并没有将最适当的心理干预措施运用在最适宜的人群上,值得我们进一步研究。

(姜　愚)

第六节　肿瘤相关症状处理与支持治疗

一、消化系统症状

恶心呕吐、厌食、腹泻、便秘、恶性肠梗阻等病变是恶性肿瘤及抗肿瘤治疗相关的常见消化系统症状及并发症。积极防治这类症状可以明显改善患者的生活质量。

（一）呕吐

呕吐(vomit)受脑桥延髓网状区域外侧的呕吐中枢调节,是一群神经元核团的集合,包括大脑皮层的高位通路、颅内压力感受器、化学感受器触发区、胃肠道的迷走神经感受器通路、迷路系统的神经元通路等。组胺、乙酰胆碱、5-羟色胺和多巴胺等多种神经递质参与呕吐的发生。诱发呕吐反射的刺激物产生的神经冲动作用于呕吐中枢,引发呕吐反射。

1. 病因　肿瘤患者呕吐原因复杂多样,常见原因包括:脑转移、副癌综合征、高钙血症、肾衰竭等肿瘤相关因素;化疗、放疗、阿片类药、抗生素、铁剂等治疗相关因素;胃潴留、肠梗阻等胃肠疾病相关因素;焦虑、恐惧、疼痛等心理精神相关因素。一般可将抗肿瘤药物分为高度、中度、低度和轻微4个致吐性风险等级,即不予以预防处理呕吐发生率分别为>90%、30%~90%、10%~30% 和 <10%。

2. 分类　急性恶心呕吐一般发生在给药数分钟至数小时,并在给药后 5~6 小时达高峰,但多在 24 小时内缓解。延迟性恶心呕吐多在化疗 24 小时之后发生,常见于顺铂、卡铂、环磷酰胺和阿霉素化疗时,可持续数天。预期性恶心呕吐是指患者在前一次化疗时经历了难以控制的恶心呕吐之后,在下一次化疗开始之前发生的恶心呕吐,是一种条件反射,主要由于精神、心理因素等引起,常伴随焦虑、抑郁。

3. 治疗　治疗原则是针对原因进行防治。对化疗及阿片类药相关性呕吐,预防性用药是有效防治呕吐的重要策略。防治呕吐综合治疗的疗效优于单一方法治疗。

（1）药物治疗

1）胃动力药物:作用于中枢或外周效应器,恢复胃的排空功能。如多潘立酮、甲氧氯普胺。

2）5-HT$_3$ 受体拮抗剂:格拉司琼、昂丹司琼、托烷司琼、帕洛诺司琼等 5-HT$_3$ 受体拮抗剂,通过竞争性结合呕吐中枢 5-HT$_3$ 受体,有效防治放化疗疗所致急性呕吐反应。

3）NK$_1$ 受体抑制剂:阿瑞匹坦,通过抑制呕吐中枢的化学感受器触发区和孤束核的 P 物质神经激肽 1（NK$_1$）受体,可有效防治高度致吐性化疗药物诱导的急性和延迟性恶心呕吐。

4）抗精神病药:氟哌啶醇、氯丙嗪等,通过阻断多巴胺受体有效减轻药物或代谢紊乱所致的呕吐。

5）抗组胺类药物:苯海拉明等,通过阻断组胺受体减轻呕吐反应。

6）激素类:地塞米松等激素类药常与其他止吐药物联合应用,能减轻非特异性恶心和呕吐反应,对化疗药延迟性呕吐效果较好。

（2）非药物治疗:安静放松的环境,避免接触诱发呕吐的食物;少量进食,避免进食大量液体性食物;音乐、心理放松治疗;针灸治疗;柑橘类水果的香味;进食少量生姜。

（二）腹泻

腹泻(diarrhea)是指 24 小时内出现 3 次及 3 次以上不成形的粪便。大多数是自限性的,但

Notes

严重时可出现血性腹泻、脱水、电解质失衡,甚至危及生命。

1. **病因**　细菌、真菌、寄生虫、病毒等感染;化疗、放疗和分子靶向药物治疗等抗癌治疗;恶性肠梗阻、消化道肿瘤、神经内分泌肿瘤以及胰头癌引起的脂肪泻等肿瘤原因;泻药使用不当;饮食不当等。

2. **治疗**　治疗前应明确病因。

(1) 一般治疗:保持水、电解质平衡。停止导致腹泻的抗癌治疗。感染性腹泻进行病原学检查,针对致病原进行治疗。

(2) 止泻治疗

1) 洛哌丁胺:用于伊立替康引起的迟发性腹泻,首剂口服 4mg,以后每 2 小时口服 2mg,直至末次水样便后继续用药 12 小时,一般用药最长不超过 48 小时。禁用于感染性腹泻。

2) 生长抑素:奥曲肽能够抑制肠道的分泌功能,促进水电解质的重吸收。奥曲肽应用于洛哌丁胺治疗无效的伊立替康迟发性腹泻以及分泌性腹泻。

3) 其他药物:糖皮质激素、蒙脱石散、胰酶、质子泵抑制剂、肠道益生菌等。

(三) 便秘

便秘(constipation)是指排便困难或排便习惯改变,伴或不伴排便疼痛和粪便量少质硬。晚期肿瘤患者便秘发生率为 45%,严重便秘可能引起疼痛、粪便嵌塞性梗阻、食欲下降等,加重恶心呕吐、谵妄等其他不良反应发生几率及程度。

1. **病因**　慢性疾病所致运动少、进食少、饮水少、食物纤维摄入少;阿片类药物、5-HT$_3$受体拮抗剂等药物因素;肠梗阻、截瘫、高钙血症等肿瘤因素;痔疮、肛裂、排便环境的改变等。

2. **治疗**　针对病因积极预防性治疗是便秘的治疗原则。适当活动,多饮水,增加食物纤维摄入量,纠正不良排便习惯。药物方面,口服给药优于肠道给药。常用泻药:欧车前、甲基纤维素等容积性泻药;乳果糖、聚乙二醇、甘油等渗透性泻药;多库酯钠、泊洛沙姆、矿物油等粪便软化剂;番泻叶、比沙可定等刺激性泻药;中药等。根据患者便秘原因及病情选择泻药。便秘严重者可考虑联合应用刺激性泻药和粪便软化剂。灌肠用于粪便嵌塞的解救处理。

(四) 恶性肠梗阻

恶性肠梗阻(malignant bowel obstruction,MBO)是指原发性或转移性恶性肿瘤造成的肠道梗阻。晚期癌症并发恶性肠梗阻的发生率为 5%~43%,常见于卵巢癌、结直肠癌和胃癌。按病理类型分为机械性肠梗阻和动力性肠梗阻。按阻塞程度不同分为完全性和不完全性肠梗阻。晚期癌症患者的肠梗阻大多缓慢发病,常为不全性肠梗阻,初始症状常表现为腹痛、恶心、呕吐、腹胀、排便排气减少或消失。肠道内液体分泌—吸收平衡破坏是肠梗阻病理生理过程中最重要的环节。该平衡破坏若不能纠正,患者将出现水电解质失衡、酸碱失衡、循环血容量减少、细菌毒素入血、感染、中毒等一系列病变。病情严重时引起多器官功能衰竭,最终导致休克、死亡。

1. **病因**癌症播散(常见于小肠梗阻)和原发肿瘤(常见于结肠梗阻)等癌性病因;手术或放疗引起肠粘连、肠道狭窄及腹内疝,年老体弱者粪便嵌塞等非癌性病因。

2. **治疗**个体化姑息治疗。根据患者病情、预后、进一步接受抗肿瘤治疗的可能性、全身状况以及患者意愿决定治疗方案。

(1) 手术治疗:手术治疗是恶性肠梗阻重要的治疗方法之一,但应严格掌握手术指征。手术治疗适用于机械性梗阻,肿瘤局限,单一部位梗阻,可耐受手术,并且有可能对进一步抗肿瘤治疗获益的患者。

(2) 药物治疗药物治疗的目的是缓解恶性肠梗阻所致的恶心、呕吐、腹痛和腹胀等症状,维持水电解质平衡。常用药物如下:

1) 止痛药:推荐选择阿片类药物。进食困难者,首选芬太尼透皮贴剂。抗胆碱类药物用于阿片类药单药控制不佳的腹部绞痛。应注意在诊断明确前盲目使用止痛药物可能会掩盖急腹症的病情。

2）止吐药：促动力药如甲氧氯普胺（完全性肠梗阻不宜用此类药）；中枢止吐药，如氟哌啶醇、氯丙嗪等；激素类药物。

3）抗分泌药：生长抑素类似物，如奥曲肽，通过抑制肠道的分泌功能，促进水电解质的重吸收缓解恶心、呕吐症状；抗胆碱类药如丁溴东莨菪碱、山莨菪碱等。

（3）其他治疗 补液、全胃肠外营养、自张性金属支架、鼻胃管引流、胃造瘘等。

二、呼 吸 困 难

呼吸困难（dyspnea）主观表现为患者感到吸气不足或呼吸费力，客观表现为呼吸频率、深度和节律改变，严重时鼻翼扇动、发绀、端坐呼吸。晚期肿瘤患者呼吸困难发生率12%~70%，终末期肿瘤患者呼吸困难发生率高达50%~70%。呼吸困难是患者的主观感受，与客观体征及实验室诊断依据不相符合，因此，临床上诊断呼吸困难主要是根据患者自诉。

（一）诊断

晚期肿瘤患者呼吸困难的常见原因：肿瘤侵犯气道及胸腔；治疗相关肺损伤；全身衰竭；心肺及代谢合并症。不同病因导致肺源性、血源性、中毒性、神经精神性与肌病性呼吸困难。晚期肿瘤患者的呼吸困难，大多是加重呼吸负担的多种因素共同作用所致。此外，患者的恐惧、焦虑心理也会导致或加重呼吸困难。

（二）治疗

解除呼吸困难，需要针对病因治疗。然而，对于终末期患者的呼吸困难，病因治疗往往难以实现。此时，对症处理是终末期呼吸困难的重要措施。

1. 阿片类药物 研究表明，80%~95%的终末期肿瘤患者，接受吗啡即释剂型可以有效缓解呼吸困难。阿片类药物能够减轻患者对呼吸困难的感受和反应，降低呼吸频率，缓解呼吸困难。目前并无证据证实阿片类药物会提高患者因呼吸困难而导致的死亡风险。

2. 支气管扩张药 如氨茶碱、沙丁胺醇等，有助于缓解呼吸困难。

3. 糖皮质激素 减轻肺组织内炎性反应，扩张支气管。

4. 吸氧 当血氧饱和度 < 90% 时，鼻饲给氧或呼吸机给氧（2~6L/min），并注意监测血氧饱和度。

5. M胆碱受体阻断剂 如丁溴东莨菪碱，能起到解除平滑肌痉挛，兴奋呼吸中枢，减少呼吸道分泌的作用，已被 IAHPC 姑息治疗基本用药目录推荐用于治疗临终呼吸道阻塞。

6. 其他 呼吸困难伴焦虑者可选用苯二氮䓬类药物。噘唇呼吸、保持环境安静、加强室内空气流通、放松治疗、按摩等。

三、造血与循环系统症状

（一）静脉血栓栓塞性疾病

肿瘤患者的静脉血栓栓塞性疾病（venous thromboembolism disease，VTE）发生率为2.74%~12.10%。VTE 包括深静脉血栓形成（deep venous thrombosis，DVT）和肺栓塞（pulmonary embolism，PE）。VTE 是癌症患者死亡的第二大病因，使癌症患者的死亡风险增加 2~8 倍。伴 VTE 患者的 1 年生存率只有不伴 VTE 癌症患者的 1/3。

1. 病因 肿瘤相关高血凝状态，血管壁损伤，血管受压，长期卧床等。表 4-6-11 为化疗相关 VTE 的 Khorana 预测模型。评分越高，VTE 风险越高。

2. 诊断 由于 VTE 的临床表现及常规检查缺乏特异性，加之终末期癌症患者难以接受较严格的检查，漏诊率高达 80%。

（1）DVT 诊断：典型症状表现为静脉栓塞部位疼痛及远端肿胀不适。静脉多普勒超声被检

表 4-6-11   化疗相关 VTE 的 Khorana 预测模型

患者特点	评分
肿瘤原发部位:	
非常高风险(胃、胰腺)	2
高风险(肺、淋巴瘤、妇科、膀胱、睾丸)	1
化疗前血小板≥350×10⁹/L	1
血红蛋白 <10g/L,或是使用促红细胞生成素	1
化疗前白细胞 >11×10⁹/L	1
体重指数≥35kg/m²	1

总分数	危险等级	发生症状性 VTE 风险
0	低	0.8%~3%
1-2	中	1.8%~8.4%
≥3	高	7.1%~41%

查是诊断 DVT 的首选方法。该方法能较准确、无创诊断股静脉和腘静脉 DVT,但对盆腔静脉、锁骨下静脉、上腔静脉和下腔静脉等 DVT 的诊断较困难。临床高度怀疑 DVT,但超声结果阴性,影像学检查可以选择血管成像 CT、磁共振增强扫描或有创性静脉造影。

(2) PE 诊断:急性 PE 的典型表现有 DVT 病史,临床上无法解释的气促、胸痛、心动过速、呼吸过快、晕厥以及血氧饱和度下降。CT 肺血管造影作为 PE 初始诊断的首选方法。该检查一旦发现 PE,应进一步 CT 间接静脉成像检查了解有无 DVT。诊断 PE 还可选择肺通气-灌注扫描和传统的肺血管造影。

(3) D-二聚体检验结果的变异较大,不推荐用于肿瘤 DVT 或 PE 诊断。

3. 防治

(1) 预防   推荐所有诊断为肿瘤的住院患者使用连续气压装置机械性预防 VTE。分级加压弹力袜用于增强静脉压力,不能替代连续气压装置机。推荐所有肿瘤病情尚未控制的住院癌症患者和手术癌症患者,在无抗凝药禁忌证的情况下,均应考虑接受预防性抗凝治疗,包括:低分子肝素、磺达肝癸钠、普通肝素。门诊患者根据经验应用预防性抗凝治疗尚具有争议。唯一例外的是对于接受沙利度胺或来那度胺和(或)地塞米松治疗的多发性骨髓瘤患者,高危患者常规预防性应用低分子量肝素,低危患者可考虑应用低分子量肝素或阿司匹林。

(2) 治疗   确诊 VTE 后,若无抗凝治疗禁忌证,应开始急性期治疗 5~7 天。药物可选择低分子肝素、磺达肝癸钠、普通肝素。慢性期维持治疗的前 6 个月,首选低分子肝素单药(不联合华法林)治疗近端 DVT、PE 和晚期或转移期肿瘤病人复发性 VTE。华法林也可作为治疗用药。DVT 的治疗约持续 3~6 个月,PE 的治疗约持续 6~12 个月。但对于肿瘤未控制的高危患者,建议无限期延长抗凝治疗。导管相关血栓,若未取导管,需抗凝治疗 3 个月或更长时间。腔静脉滤网不作为常规治疗手段,只用于进展性下肢远端 DVT,抗凝药禁忌或接受抗凝药物中新发 PE 等情况。

(二) 淋巴水肿

淋巴水肿(lymphedema)是指淋巴循环阻塞,淋巴液集聚于皮下组织所致淋巴水肿。

1. 病因   包括肿瘤侵犯、手术、放疗、感染等因素压迫或阻塞淋巴管。上肢淋巴水肿多发生于乳腺癌手术及放疗后,其发生率为 6%~30%。下肢淋巴水肿多发生于盆腔或腹股沟淋巴结切除术及合并盆腔放疗后。

2. 防治

(1) 预防   应告知淋巴水肿高危患者,注意保持患肢皮肤黏膜完整、清洁,适度运动,避免患

Notes

肢过度用力负重,避免患肢感染、蚊虫叮咬、穿刺、输液、抽血等。

(2) 治疗 治疗淋巴水肿的主要目标是促进组织间的淋巴液回流至体循环中。治疗措施是促进淋巴液回流及止痛对症处理。抬高患肢,利用重力的作用促进淋巴液的回流,减轻肢体的紧缩感和沉重感。弹力袜或者弹力袖用于缓解淋巴水肿,但应当注意调节其松紧度,过松无法有效促进淋巴回流,过紧会加重疼痛并影响手足血供。

四、泌尿系统症状

晚期肿瘤患者常见的泌尿系统症状及并发症包括:尿路刺激症状,尿潴留及尿失禁、肾盂积水。

(一) 尿路刺激症状

常表现为尿痛、尿急、尿频。常见病因有:肿瘤侵犯膀胱及尿道内外;治疗相关损伤,如放射性膀胱炎;置放尿管;合并尿路感染;代谢性疾病,如糖尿病性尿崩症;精神心理及衰竭等。

治疗:首先是针对病因治疗,如抗感染。缓解尿路刺激症状的对症治疗方法可选择:解痉类药,如抗胆碱类药及黄酮哌酯;抗抑郁药,如阿米替林。非药物治疗方法包括:置放尿管、减少尿管球囊容量、膀胱冲洗、膀胱训练等。

(二) 尿潴留及尿失禁

1. 病因 肿瘤侵犯尿路内或外,如肿瘤侵犯膀胱颈部;支配膀胱功能神经受损,如骶神经丛病、脊髓压迫等;治疗相关性并发症,如阿片类药、抗胆碱类药、脊髓及椎管内神经阻滞镇痛;合并疾病,如前列腺肥大、直肠充盈;全身衰竭等。尿失禁应注意鉴别是否为真性压力性尿失禁,即尿道括约肌功能不全性尿失禁。

2. 治疗 针对病因治疗及改善膀胱尿道舒缩功能的药物和非药物治疗。无法缓解时,需及时置放导尿管,并加强护理避免继发尿路感染。

(三) 肾盂积水

1. 病因 因输尿管梗阻所致。当输尿管梗阻持续一定时间后,梗阻以上部位因尿液排出不畅而压力逐渐增高,管腔扩大,肾内压力升高,肾盏、肾盂扩张,肾实质受压萎缩,最终导致肾功能减退。若双侧梗阻,则出现肾衰竭,尿毒症等严重后果。除肾盂肿瘤、膀胱肿瘤等泌尿系统肿瘤之外,宫颈癌、结直肠癌、卵巢癌、前列腺癌等盆腔和腹膜后的原发或继发肿瘤也可导致输尿管梗阻及肾盂积水。

2. 诊断 临床表现取决于部位及发病时间。急性梗阻常引起腰痛。超声是诊断肾盂积水的常用方法。静脉肾盂造影或逆行肾盂造影用于定位梗阻的确切部位。肌酐值、内生肌酐清除率用于了解双肾总体肾功能,放射性核素肾图可评价单个肾脏肾功能。

3. 治疗 主要治疗方法是引流术,包括经膀胱置放输尿管双J导管,或经皮肤造瘘导管插入肾盂引流。若发展为肾衰竭及尿毒症,需透析治疗。

五、精 神 症 状

肿瘤患者的精神症状包括:失眠、谵妄、抑郁、焦虑、躁动等。与躯体症状相比,精神症状常被医护人员所忽视。

(一) 失眠

失眠(insomnia)是指睡眠不足、入睡困难、睡眠中断、睡眠质量下降或睡眠时间错乱等睡眠障碍。晚期肿瘤患者约 50% 可能发生失眠,伴有癌症疼痛时尤为明显。

1. 病因疼痛、呼吸困难、恶心、呕吐、大小便失禁、腹泻、瘙痒等躯体疾病;焦虑、抑郁、恐惧等心理因素;利尿剂、激素、咖啡碱、氨茶碱等药物治疗;环境改变、尿频、睡眠习惯改变等其他因素。

2. 治疗

(1) 非药物治疗缓解躯体症状；改善睡眠环境；帮助舒缓和表达焦虑和害怕的情绪；按摩、音乐等形式放松身心；自我催眠等心理治疗。

(2) 药物治疗睡前使用镇静剂，如劳拉西泮、替马西泮；若伴发抑郁或早醒选用抗抑郁药；多梦可选用氟哌啶醇；同时注意调整激素、利尿剂、镇静剂的用药剂量。

(二) 谵妄

谵妄(delirium)是一种急性的精神错乱综合征。临床表现多样，主要为认知功能障碍、觉醒功能障碍、精神异常。常表现为注意力不集中、言语混乱、理解障碍、短时记忆受损、思维混乱、睡眠周期破坏、妄想、躁动、定向力障碍、幻觉及颜面发红、瞳孔扩大、心悸、出汗等自主神经系统过度亢进症状，具有昼轻夜重的特点。

1. 病因　濒死患者常发生谵妄，约半数患者难以判断原因。相关因素包括：全身状况恶化、焦虑、抑郁、疼痛、脑部肿瘤、脱水、肾衰竭、电解质紊乱(高钙血症、低钠血症)、戒烟酒、感染及使用精神类、阿片类和激素类药物。

2. 治疗

(1) 非药物治疗：避免与患者冲突和对立；减少患者的害怕和怀疑；加强与患者的沟通，尊重患者；防止意外伤害，必要时对患者进行约束；维持适当而不剧烈的感觉刺激，如夜间微弱的背景灯光和持续的声响；整日照明，避免白天长时间睡眠，维持正常睡眠周期；保持大便畅通等。

(2) 药物治疗：首选氟哌啶醇；新型抗精神病药物，如奥氮平、喹硫平、利培酮引起锥体外系副作用小，有镇静作用，能改善患者认知功能；苯二氮䓬类药物类药物单用可加重谵妄程度，应与抗精神病药物合用；脑部肿瘤所致谵妄可用地塞米松。

(三) 抑郁

抑郁(depression)在晚期肿瘤患者中发生率为29%。抑郁症加重可引发其他严重精神疾病。患者如果每天大部分时间里出现下列症状中至少有5项(至少有前两项的一项)，并且持续两周，即可诊断为抑郁：①心情抑郁或低落；②对几乎所有活动失去兴趣和乐趣；③明显的体重减轻或增加；④失眠或睡眠过度；⑤精神运动性阻滞或激越；⑥注意力不集中；⑦乏力；⑧感觉没有价值或有罪；⑨反复出现死亡或自杀念头。

1. 病因　躯体因素：疼痛、药物(如激素、化疗、氯丙嗪、甲基多巴)、电解质紊乱、内分泌功能紊乱、营养不良、脑部疾病等。心理因素：抑郁病史、缺乏表达感情的能力、缺乏亲密和信任的人际关系、丧失独立生活能力、丧失亲人或害怕死亡等。

2. 治疗

(1) 非药物治疗：既往有抑郁病史者，可重复试用过去有效的治疗方法；帮助恢复社会交往，鼓励与家人和朋友相处；提供心理支持，恢复正常的自我认知。

(2) 药物治疗：三环类抗抑郁药，如地昔帕明、去甲替林；选择性5-羟色胺再摄取抑制剂，如氟西汀、帕罗西汀、舍曲林、西酞普兰；5-羟色胺-去甲肾上腺素再摄取抑制，如文拉法辛、度洛西汀；不典型抗抑郁药，如曲唑酮、米氮平、安非他酮。

(四) 焦虑

焦虑(anxiety)症状表现为持续紧张、担心，不能分散注意力或注意力不集中，失眠，易激惹，恐慌发作等。严重者可伴有心悸、呼吸困难、口干、吞咽困难、厌食、恶心、腹泻、尿频、头晕、出汗、震颤、肌张力增高、乏力、虚弱和胸痛等躯体症状。

1. 病因　严重疼痛、失眠、恶心、呼吸困难、脑部肿瘤等躯体因素；恐慌、抑郁、谵妄、害怕疼痛、害怕精神创伤、害怕死亡、害怕抗肿瘤治疗等精神和心理因素；激素、地西泮、阿片类、乙醇戒断等药物因素。

Notes

2. 治疗

(1) 非药物治疗：心理治疗、音乐和艺术疗法、按摩、睡眠疗法。

(2) 药物治疗：苯二氮䓬类，如地西泮、劳拉西泮、咪达唑仑；5- 羟色胺再摄取抑制剂类抗抑郁药；普萘洛尔；抗精神病药物。

(五) 终末期躁动

终末期躁动(terminal restlessness)是患者在临终前数天或数小时前出现的一种意识障碍。通常表现为激动(agitation)增加、颤搐、全身不安，有些患者会表现出呻吟、呜咽和与呼吸困难相关的"死亡哮吼"。

1. 诊断　终末期躁动只有在排除其他可逆性因素的情况下才可以诊断。终末期躁动的可逆性因素：疼痛、尿潴留、恶心、激动、焦虑和恐惧、药物不良反应(如阿片类药)。颅内压升高引起脑水肿，在终末期可引起突发严重的头痛及躁动。

2. 治疗

(1) 非药物治疗：帮助调整患者体位；向家属告知病情和处理的选择，明确治疗的目的是使患者感到舒服和有尊严；保持环境安静舒适，温度、衣着舒适。

(2) 药物治疗：对于有明显痛苦的患者，应给予镇静治疗，如咪达唑仑、氯硝西泮、左美丙嗪、苯巴比妥。对于与呼吸困难相关的死亡哮吼参见相关章节。

六、皮 肤 症 状

(一) 肿瘤的皮肤浸润或转移

发病率为 5%~10%，多是恶性肿瘤晚期的临床表现之一。常为皮肤及皮下结节、皮肤溃疡。治疗：首先针对原发病灶采取相应的措施，如手术、放疗、冷冻或激光治疗，或 5-Fu、平阳霉素等化疗药物局部用药。

(二) 皮肤副肿瘤综合征

皮肌炎、黑棘皮病等某些皮肤病变的发病与恶性肿瘤密切相关，其特点是皮肤病变随着肿瘤控制而缓解，当肿瘤复发或进展时又再度出现。确切发病机制尚不清楚，可能与肿瘤组织分泌生长因子或自身免疫性因素有关。容易出现皮肤副肿瘤综合征的肿瘤，包括鼻咽癌、淋巴瘤、小细胞肺癌等。治疗以控制原发肿瘤为主。

(三) 类癌综合征的皮肤表现

类癌综合征是一种少见的副肿瘤综合征，主要发生于类癌，故以此命名，也可见于小细胞肺癌、胰腺癌等。肿瘤分泌 5- 羟色胺、血管舒张激肽等物质导致一系列症状。表现为皮肤潮红，多始于脸部，然后扩展到颈、胸、四肢，持续时间从数分钟到数小时，可自行缓解，可能伴有皮肤刺痛、心悸、视物模糊、头痛等症状，可自发发作或因情绪激动、疲劳或其他活动诱发。

(四) 抗肿瘤治疗引起的皮肤损害

1. 化疗引起的皮肤损害　可造成多种皮肤损害，多数呈剂量累积效应，停药后大多可以逐渐恢复。

(1) 脱发：化疗药抑制毛发基质内毛囊干细胞的代谢，导致毛干上皮细胞数量减少，体积缩小。表现为毛干的部分缩窄及脆弱，或完全停止生长。化疗药导致脱发的程度与化疗药种类及用药剂量相关。引起脱发的化疗药：ADM、DNR、CTX、VP-16、5-Fu 等。毛发一般在停用化疗后 3~10 个月开始再生。采用冰帽等降低头皮温度的措施可以减少脱发，但患者耐受性差。

(2) 静脉炎、蜂窝织炎及渗出性坏死：细胞毒类化疗药刺激静脉内壁导致静脉炎，渗出扩散至周围组织还可能导致局部化学性蜂窝织炎，或导致局部组织渗出性坏死。可能引起局部皮肤严重毒性反应的化疗药：长春碱类药物、烷化剂、蒽环类、紫杉类、丝裂霉素、放线菌素 D、奥沙利铂等。当局部皮肤损害发生后，应及时处理，选用相应解毒药物，避免发生感染等加重损害。

Notes

(3) 手足综合征：手足综合征（hand-foot syndrome，HFS），又称手掌 - 足底红肿感觉迟钝（palmar plantar erythrodysesthesia，PPE），为氟尿嘧啶类、聚乙二醇化脂质体多柔比星化疗药较常见的不良反应，表现为手足掌及指趾末端麻木、感觉迟钝、感觉异常、麻刺感、疼痛，皮肤肿胀、粗糙、干燥、角化、色素沉着和脱屑。较重时有痛性脱皮性红斑、皲裂，严重者可出现水疱、溃疡。化疗输注期间局部降温可以减少 HSF 发生的频率和严重程度。手足综合征严重时可行对症处理，避免摩擦及受热，使用含油脂的乳膏和 COX-2 非甾体类抗炎药，必要时调整化疗药物。

2. **放疗引起的皮肤损害**　放疗引起的皮肤损害与照射部位、面积、剂量、射线种类有关。根据病程可将放疗的皮肤损害分为早期反应和晚期反应。早期反应发生在放疗中至放疗结束后数月内，表现为皮肤红斑，色素沉着，干性、湿性脱皮，溃疡等。晚期反应出现在放疗后几个月或几年后，表现为花斑样皮肤，皮肤纤维化等。

3. **分子靶向治疗药物引起的皮肤损害**　皮肤反应是分子靶向药物最常见的不良反应之一。常见药物是表皮生长因子受体抑制剂，如吉非替尼、厄罗替尼、拉帕替尼、西妥昔单抗等，以及多靶点抑制剂，如舒尼替尼、索拉非尼等。主要为脓疱性斑丘疹，一般发生在治疗后 7~10 天，好发于面部和上身，还可出现甲沟炎，毛发生长异常如脱发、睫毛粗长症。治疗主要是注意皮肤护理，避免阳光直晒，避免使用含维生素 A 和酒精的外用药物。轻度皮疹可考虑 1% 或 2.5% 的氢化可的松冷霜，和 / 或 1% 的克林霉素凝胶；中度皮疹可考虑 2.5% 的氢化可的松冷霜，1% 的克林霉素凝胶，1% 的吡美莫司霜外用，加用强力霉素 100mg 口服 bid 或米诺环素 100mg 口服 qd，重度皮疹可能需要停药或减量，并口服糖皮质激素。停药或减量后皮肤损害可因治疗中止而消失。

七、乏　力

美国国立综合癌症网络（National Comprehensive Cancer Network，NCCN）对癌症相关性乏力（cancer-related fatigue，CFR）的定义为：一种持续性的主观疲劳感觉，与癌症或抗癌治疗相关，并且干扰正常生活。癌症患者乏力发生率高达 70%~100%。其病理生理学机制尚不明确，可能包括肌肉代谢产物异常堆积，细胞因子异常产生与分布，神经肌肉功能改变，三磷酸腺苷（ATP）合成异常，5- 羟色胺调节异常，迷走神经传入冲动异常，昼夜节律失调，骨骼肌肉萎缩，皮质醇水平降低，神经内分泌免疫功能异常等。高强度及高密度抗肿瘤治疗常加重乏力。乏力常被医护人员忽视。

（一）诊断

与正常人的乏力相比，CFR 特点：①程度更严重，与近期活动消耗不成比例，并且不易通过休息来缓解；②对日常生活影响更严重，常让患者感觉抑郁；③对生理功能有重要影响，在抗癌治疗结束后数月甚至数年内可能持续存在。乏力很少单独存在，往往合并睡眠障碍、情绪低落（焦虑、抑郁）、疼痛。

乏力作为一种主观体验，应鼓励患者自我评估。例如，利用 0~10 数字等级量表（0 代表没有乏力，10 代表想象中的最严重的乏力程度），1~3 为轻度乏力，4~6 为中度乏力，7~10 为重度乏力。如有中重度乏力，应进行更有针对性的病史采集及体格检查，深入评估乏力持续时间、缓解和加重的因素以及对功能的影响；伴随症状的评估；记录合并用药；评价器官功能等。乏力评估量表有癌症功能评估 - 乏力量表（FACT-F）和简明乏力评估量表（BFI）。同时评估可被纠正的因素：疼痛、抑郁、焦虑、睡眠障碍、贫血、营养不良、运动水平和其他合并症。需动态评估。

（二）治疗

目前尚缺乏缓解乏力的特效药物。值得注意的是，卧床休息不能缓解 CFR，相反，有计划活动更加有效。

1. **宣教**　告知患者在抗癌治疗期间可能会出现乏力，并帮助患者制订切实可行的活动计划。

Notes

2. 治疗乏力相关因素

3. 非药物性干预措施

(1) 增加活动:鼓励患者尽可能维持正常活动,个体化选择运动类型。运动计划应包括运动类型、强度、时间、频率的安排。

(2) 心理-社会干预:认知行为治疗、放松治疗、心理支持咨询。告知患者如何应对应激,处理与乏力相伴随的抑郁和焦虑。

(3) 注意力恢复治疗:提高认知能力,缓解注意力疲劳。

(4) 非药物性睡眠干预:调整睡眠(规律起居,睡前避免使用刺激物);节制睡眠(避免长时间午睡,限制总时间);建立诱导睡眠的良好环境(黑暗、安静、舒适)。

(5) 营养咨询:处理由于厌食、腹泻、恶心、呕吐导致的营养不良。

4. 药物性干预 药物治疗主要是针对乏力相关因素的治疗。对症处理可以考虑选择性使用中枢兴奋性药物(哌甲酯,匹莫林,莫达非尼)、糖皮质激素、花旗参。

八、骨 转 移

骨是恶性肿瘤最常见的转移部位之一。骨转移(bone metastasis)常导致严重骨痛和骨相关事件(skeletal related event,SRE)。骨相关事件是指骨转移所致的病理性骨折、脊髓压迫、高钙血症、为缓解骨疼痛进行的放疗、为防治病理性骨折或脊髓压迫进行的手术治疗。

(一)诊断主要依据影像学检查

放射性核素全身骨显像(骨 ECT)是骨转移诊断的初步筛查手段,不作为确诊依据,可用于恶性肿瘤患者出现骨痛,病理性骨折等临床表现或骨转移风险高的肿瘤的分期检查。骨 ECT 结果若为阳性,需进一步选择 X 线平片、CT、MRI、或 PET-CT 确诊。CT 诊断敏感度优于 X 线平片;MRI 不是判断骨破坏最可靠的方法,但对软组织受累和脊髓压迫有优势;PET-CT 价格昂贵,不推荐作为常规方法。骨活检也是可以考虑的确诊检查手段。骨代谢生化指标,如尿 I 型胶原氮端肽,尚不能作为骨转移诊断的可靠方法。

(二)治疗

治疗目标:①缓解疼痛,恢复功能,提高生活质量;②预防或延缓骨相关事件;③治疗骨相关事件。主要治疗手段:药物、放疗、外科、护理和康复治疗。

1. 药物治疗

(1) 止痛药:详见本章癌痛治疗部分。值得重视的是骨转移疼痛大多数需要联合非甾体类抗炎药。伴有神经根损伤的患者可加用抗惊厥药。

(2) 双膦酸盐:通过抑制破骨细胞活性,减少骨吸收,从而减轻骨转移疼痛,降低发生骨相关事件的风险。临床常用的双膦酸盐类药物包括:氯膦酸,帕米膦酸,阿仑膦酸,唑来膦酸,伊班膦酸。

2. 放疗 能有效控制骨转移疼痛,降低发生病理性骨折的风险。治疗方法有体外照射和放射性核素治疗。

(1) 体外照射:用于治疗伴有骨痛的骨转移,或负重部位骨转移灶的预防性照射。常用方法:300cGy/次,共 10 次;400cGy/次,共 5 次;800cGy/次,共 1 次。三种照射方法的近期止痛疗效相似,但单次照射再次放疗可能性高于多次照射。

(2) 放射性核素治疗:选择性用于骨转移病变广泛但体积小,疼痛不重,全身情况好的患者。该治疗的骨髓抑制发生率高,且恢复较慢。禁用于硬脑脊膜外病变或骨髓抑制的骨转移患者;慎用于脊柱破坏明显或病理性骨折风险明显的患者。最常用的放射性核素是 ^{89} 锶(^{89}Sr)。

3. 外科治疗 手术用于处理病理性骨折。预防性内固定手术用于高骨折风险的骨转移患者。

4. 护理及康复治疗 指导骨转移患者在日常生活中如何注意避免对骨影响较大的动作和

活动,如突然扭转脊柱或肢体、负重、跌倒等。腰托,腰带,颈托等支具康复器械,有助于预防骨相关事件的发生,有助于患者的功能恢复。对于卧床不起的患者,酌情进行适当的床上活动,包括肌肉的等长收缩。

(于世英　程 熠)

第七节　临 终 关 怀

临终关怀(hospice care),又称善终服务、安宁照顾等,是向临终患者及其家属提供一种全面的照料,包括生理、心理、社会等方面,使临终病人的生命得到尊重,症状得到控制,生命质量得到提高,家属的身心健康得到维护和改善,使患者在临终时能够无痛苦、安宁、舒适地走完人生地最后旅程,涉及医学、护理学、心理学、社会学、伦理学等多个学科。

一、临终癌症患者的生理心理表现

(一)临终癌症患者的生理表现

包括生命体征紊乱(血压、心率、呼吸改变)、单个或多个器官功能衰竭。常常表现为:

(1) 疼痛,表现为烦躁不安、姿势异常、痛苦面容。

(2) 极度乏力与衰竭。

(3) 厌食、恶病质、胃肠蠕动减慢或停止、恶心呕吐、便秘、口干。

(4) 呼吸困难,出现鼻翼呼吸、潮式呼吸、间停呼吸、临终吼鸣等。

(5) 循环衰竭、四肢发绀、皮肤湿冷。

(6) 意识障碍、感觉知觉障碍、临终躁动。

(7) 肌肉张力消失,不能进行自主躯体活动,易发生压疮。其中疼痛是最突出的症状。

(二)临终癌症患者的心理表现

分为5个阶段:

1. 震惊与否认(shock and denial)　否认自己患病的事实,企图逃避,到处询问,要求复查,希望是误诊。否认是一种心理防卫机制,可减少不良信息对患者的刺激,使患者能够有较多的时间调整自己。

2. 愤怒(anger)　当否认无法持续,患者常表现为痛苦、怨恨、嫉妒,以谩骂或破坏性行为发泄内心的不满,以弥补内心的不平。

3. 协议乞求(bargaining)　患者开始接受现实,配合治疗,希望能延长生命,从而达到某种要求或完成未实现的愿望。

4. 抑郁(depression)　身体每况愈下,痛苦日益增加而心愿未了,患者悲观绝望,急于交代后事,希望亲友陪伴。

5. 接受(acceptance)　不再恐惧悲伤,接受即将面临死亡的事实,喜欢独处。

以上5个心理反应阶段因人而异,不一定顺序出现,各阶段持续时间不一样。临终患者常以第4,第5阶段为主。

二、临终癌症患者的治疗包括舒适护理、生理、心理的综合性治疗

1. 舒适护理　舒适护理的目的是使病人在生理、心理、社会、灵魂上达到最愉快的状态,或缩短、降低其不愉快的程度。内容包括向患者和家属解释病情,引导患者和家属倾诉相关焦虑;保持病房环境安静舒适,空气新鲜,温度适宜;让患者衣着舒适,适当进食,抬高患者床头,湿润患者唇部;定时为患者翻身,做好皮肤护理,使用气垫床,避免发生压疮;24小时监护,主要给予对症治疗;亲人陪护,轻抚患者。必要时,与家属讨论是否需要通过药物治疗让患者进入深度睡

Notes

眠状态。

2. **生理治疗**　针对癌痛、呼吸困难、厌食、乏力等,参考本章其他章节。

3. **心理治疗**　病人的病情、人格特征、文化水平、家庭与社会的支持均可影响病人的心理变化,需综合分析,正确判断其心理承受能力,选择适当的方式告知真实病情。对患者和家属进行适当的死亡教育,尝试着把死亡接纳为一个自然的发展过程,消除其对死亡的恐惧,讨论死亡地点的选择、死亡相关安排和关心事项。

三、医患沟通和家庭会议

同理心(empathy),又称换位思考、移情、共情等,是站在他人立场,体会其情绪、想法和感受,思考并处理问题的方法。它是医患沟通的有效方法。其过程包括:保持充分的倾听,回应对方说话的内容、情绪感受和弦外之音,再对疾病的诊治进行解释说明,不断重复。应考虑患者和家属生理、心理、社会方面的困扰,做出切合实际的安慰和承诺。沟通中医护人员应坦然从容面对患者和家属的情绪。对于家属要求向患者隐瞒病情的要求,应保持温和和开放的态度,了解其背后原因、患者对病情理解及既往应对模式,及时同理,提供专业知识,与家属共同讨论不同选择的利弊,而非直接给予建议,强调患者、家属与医护人员之间的协调和同盟,承诺提供帮助。

家庭会议(family meeting)能够用来讨论患者的病情、治疗方案与照顾计划等相关议题,提供社会心理支持。

1. 会议召开前,医疗团队应首先充分讨论患者病情,选择安静、不受干扰的会场,邀请并确认患方参与者,任命一位会议主持人(通常由高年资医师担任,也可为护士或社工),在家庭成员到来前向全体工作人员简要介绍患者病情。

2. 会议召开时,首先注意观察患者与家属的互动情况和座位安排。由主持人先介绍医疗团队,再请患方自我介绍。说明会议目的及时间,分享临床信息,以开放式的问题提出议题,尽量允许患方每位成员充分表达自己的问题、看法和感受,在解释说明前先同理其情绪。

3. 会议结束时,简短摘要,询问有无任何问题,拟定明确的跟进计划,向所有出席者表示感谢,并将会议记录纳入病历中。

四、对家属及照顾者的支持

临终患者家属不仅要承担治疗费用、照顾等工作,而且还要承担心理上的压力,包括个人需求的推迟或放弃,家庭角色与职务的调整与再适应,社会性互动减少等。在临床关怀中,应充分满足家属照顾患者的需求,包括了解患者病情、照顾等相关问题的发展;了解临终关怀医疗小组中照顾患者的具体成员;参与患者的日常照顾;知道患者受到临终关怀小组良好照顾;被关怀与支持;了解患者死亡后相关事宜(处理后事);了解有关资源:经济补助、社会资源、义工团体等。应鼓励家属表达情绪,指导家属照顾患者,协助维持家庭完整性,满足家属本身的生理需求。

死亡是患者痛苦的结束,同时也是家属(丧亲者)悲伤、抑郁、痛苦的高峰。丧亲者心理状态可分为冲击与怀疑期、逐渐承认期、恢复常态期、克服失落感期、理想化期、恢复期等六个阶段。影响因素包括:对患者的依赖程度和亲密度,患者病程长短,患者和丧亲者的年龄,丧亲者文化水平和性格,其他支持系统,失去亲人后的生活改变等。医护人员必须认真进行尸体护理,使患者清洁、整齐、安详地离去。鼓励丧亲者宣泄情绪,进行心理疏导和精神支持,尽力提供生活指导建议,并可通过信件、电话等对丧亲者进行随访,帮助其更好地适应生活。

(于世英)

参考文献

1. World Health Organization.Cancer pain relief. Geneva:WHO,1986

Notes

2. World Health Organization. Cancer pain relief.2nd ed. Geneva：WHO,1996

3. 于世英,刘端琪,李小梅.癌症疼痛诊疗规范.2011年版.临床肿瘤学杂志,2012,17(2):153-158

4. World Health Organization.Cancer pain relief and palliative care in children. Geneva, 1998

5. World Health Organization.Achieving balance in national opioids control policy：Guidelines for Assessment. Geneva,2000

6. Derek,Geoffrey,Nathan,et al. Oxford Textbook of Palliative Medicine,3rd edition. Oxford University Press, 2003

7. National Comprehensive Cancer Network. Palliative Care.V.1.2014. NCCN Clinical Practice Guidelines in Oncology. 2014. www.nccn.org

8. 成人癌痛临床实践指南(中国版),2010年. NCCN Clinical Practice Guidelines in Oncology. 2010.www. nccnchina.org

9. EORTC QLQ-C30(version 3). Quality of Life Group of EORTC. 2014 http://groups.eortc.be/qol/

10. 于世英,胡国清.肿瘤临床诊疗手册.第3版.北京:科学出版社,2013

11. White JV,Guenter P,Jensen G,et al. Consensus statement of the Academy of Nutrition and Dietetics/ American Society for Parenteral and Enteral Nutrition：characteristics recommended for the identification and documentation of adult malnutrition(undernutrition). J Acad Nutr Diet. 2012,112(5):730-738

12. Fearon K,Strasser F,Anker SD,et al. Definition and classification of cancer cachexia：an international consensus. Lancet Oncol. 2011,12(5):489-495

13. Cruz-Jentoft AJ,Baeyens JP,Bauer JM,et al. European Working Group on Sarcopenia in Older People. Sarcopenia：European consensus on definition and diagnosis：Report of the European Working Group on Sarcopenia in Older People. Age Ageing. 2010,39(4):412-423

14. 石汉平,李薇,王昆华.PG-SGA——肿瘤病人营养状况评估操作手册.北京:人民卫生出版社,2013

15. 石汉平,凌文华,李薇.肿瘤营养学.北京:人民卫生出版社,2012

16. 石汉平.肿瘤新疗法——代谢调节治疗.肿瘤代谢与营养电子杂志.2014,1(1):3-5

17. 石汉平.肿瘤恶病质患者的蛋白质应用.肿瘤代谢与营养电子杂志.2014,1(2):1-5

18. 石汉平,李薇,齐玉梅,等.营养筛查与评估.北京:人民卫生出版社,2014

19. 唐丽丽,王建平.心理社会肿瘤学.北京:北京大学医学出版社,2012.

20. Baile WF,Buckman R,Lenzi R,et al. SPIKES-A six-step protocol for delivering bad news：application to the patient with cancer. Oncologist. 2000,5(4):302-311

21. Brown KW,Levy AR,Rosberger Z,et al. Psychological distress and cancer survival：a follow-up 10 years after diagnosis.Psychosom Med. 2003,65(4):636-643

22. Jiang Y,Liu C,Li JY,et al,Different attitudes of Chinese patients and their families toward truth telling of different stages of cancer. Psychooncology. 2007,16(10):928-936

23. Tang WR,Chen KY,Hsu SH,et al. Effet aliveness of Japanese SHARE model in improving Taiwanese healthcare personnel's preference for cancer truth telling.Psychooncology. 2014,23(3):259-265

24. Liu J,Deng GH,Zhang J,et al,The effet al of chronic stress on anti-angiogenesis of sunitinib in coloret alal cancer model. Psychoneuroendocrinology. 2014 Nov 15,doi:10.1016/j.psyneuen.2014.11.008

Notes

第七章 中医药治疗

中国医药学悠久的历史给我们留下了十分丰富的理论与临证经验。数千年的临床实践总结出扶正培本、清热解毒、活血化瘀、软坚散结等基本治法,临床对于肿瘤的治疗多以此为基础,结合患者的实际情况辨证、辨病论治,取得了较好的效果。中医药在肿瘤治疗中的作用主要表现在:与放、化疗同步进行,可以减少放化疗毒性,提高放化疗完成率,增加疗效;对于手术治疗的患者,中医药可促进康复,防止或延缓肿瘤术后复发、转移;对于晚期肿瘤患者,可在一定程度上控制肿瘤进展,减轻临床症状,提高生活质量,延长生存时间。

第一节 概　　述

中医药防治肿瘤已有几千年的历史,在我国古代医学文献中,有许多关于肿瘤的记载和论述。早在 3500 年前的殷商甲骨文中就有"瘤"的记载,两千多年前的《周礼》一书中记载有专治肿瘤类疾病的医师,当时称为"疡医",负责治疗"肿疡"。公元 1170 年,宋代东轩居士在《卫济宝书》中第一次用"嵒"(岩)字,将"嵒"作为一个特定的病名。宋元时代的医学家论述乳癌时均用"岩"字,直到明代才开始用"癌"字统称乳癌及其他恶性肿瘤,可以认为"癌"字是从"嵒"字演化而来。

中医学认为肿瘤是外邪入侵、饮食不节、内伤七情、正气亏虚等多种病因综合作用的结果,概括起来主要分内因和外因,外因主要指外邪与饮食不节,内因则包括内伤七情与正气亏虚。病机是阐明病因作用于机体之后引起病理变化的机制。中医认为,肿瘤是在正虚的基础上,多种致病因素相互作用,导致机体阴阳失调,脏腑、经络、气血功能障碍,引起病理产物聚结而发生质的改变。结合中医学理论和临床实践,肿瘤病机可以分为脏腑失调、痰凝湿聚、毒热内结、气滞血瘀四个方面。但是,肿瘤患者在临床上症情复杂,变化多端,在其发生发展过程中,每个患者的病情不尽相同,即使是同一患者,在疾病的各个阶段,病情也不断变化,因而上述几种病理多互相关联且复合在一起,很多患者既有正虚、脏腑功能失调,同时又表现有热毒壅盛、血瘀、气滞、痰凝,治疗时应结合患者的具体情况辨证施治。

中医药在肿瘤治疗中始终发挥着不可忽视的重要作用,长期的医疗实践积累了丰富的治疗经验,并形成了独特的理论体系。现代中医药治疗肿瘤的研究始于 20 世纪 50 年代,中西医结合防治肿瘤是中国防治癌症的特色之一,已广泛应用于肿瘤患者。中医及中西医结合防治肿瘤的研究工作者,在几十年的研究实践中提出了扶正培本、清热解毒、活血化瘀、软坚散结等法则,并运用现代科学方法研究其作用靶点及机制,也指出了扶正与祛邪相结合、辨证与辨病相结合、局部与整体相结合的指导方针。运用中医药及中西医结合治疗恶性肿瘤,越来越被广大学者和患者所接受,已成为恶性肿瘤综合治疗中的有效手段之一。近年来,中医药防治肿瘤的临床与基础研究取得了不少成绩。

多年的临床实践证实,有计划地把中药治疗和手术治疗、放疗、化疗、免疫疗法以及靶向治疗相结合,能够提高疗效、减轻毒副作用,并最终减轻癌症患者痛苦,提高生活质量,延长生存时间。同样,在中医药理论的指导下,结合现代科学技术,如分子生物学等,中医药防治肿瘤的机制也得到进一步阐明,中药能够通过提高机体免疫功能、促进肿瘤细胞凋亡、抑制肿瘤细胞转移、逆转肿瘤细胞多药耐药、抑制肿瘤新生血管形成以及直接杀伤肿瘤细胞等多个环节达到抑制肿瘤的目的。

第二节　肿瘤常用中医治法与治则

一、肿瘤常用中医治法

肿瘤常用治法主要包括扶正培本法、清热解毒法、活血化瘀法、软坚散结法。

(一) 扶正培本法

扶正培本是当前中医治疗肿瘤的最大特色。《内经》"虚者补之""损者益之"都是属于这个治则。肿瘤多为虚证,用扶正培本法,扶助人体正气,协调阴阳偏盛偏衰,补益人体虚弱状态,调整机体内环境,提高患者免疫功能,加强抵御和祛除病邪的能力,抑制癌细胞的生长,为进一步治疗创造条件,正如中医所言"养正积自除"。同时扶正培本还可增强机体对化疗的耐受性,减轻化疗的骨髓毒性,消除疲劳,抑制病灶发展、恶化,延长存活时间。因此,扶正培本法应贯穿于肿瘤的全程防治中,具体治疗方法包括益气补血、养阴生津、滋阴填精、温阳固肾、健脾养胃、养肝柔肝等,但在临床应用中应注意扶正与祛邪的辨证关系。

常用中药:天冬、麦冬、沙参、生地、龟甲、鳖甲、旱莲草、女贞子、鸡血藤、当归、阿胶、熟地、黄芪、党参、人参、黄精、白术、怀山药、附子、淫羊藿、补骨脂、紫河车等。

(二) 清热解毒法

清热解毒法在治疗肿瘤中有重要的作用,热毒是恶性肿瘤的主要病因病机之一。恶性肿瘤,特别是中、晚期患者,在病情不断发展时,临床常有发热、疼痛、肿块增大、局部灼热疼痛、口渴、便秘、尿黄、脉数等症状。即毒热内蕴或邪热瘀毒表现,故应以清热解毒为大法治疗。热毒内蕴可形成肿瘤,即热灼血凝,凝结成块;热灼津伤,久积成块等。热邪可以直入,也可诸邪侵入,郁久化热;七情不舒,郁结成热等,同时癌症自身也生热成毒。抗癌中药多为清热解毒药,药理研究提示,清热解毒药在体外、体内均有较好的抗癌作用,并且还有抗菌、抗病毒、消炎、保肝、利胆、降酶等效应,从而可退热、减轻肿瘤的炎症反应,改善肝功能,这些均有益于肿瘤的治疗。

常用中药:金银花、连翘、白花蛇舌草、半枝莲、半边莲、龙葵、七叶一枝花、山豆根、板蓝根、虎杖、紫花地丁、蒲公英、鱼腥草、夏枯草、败酱草、穿心莲、黄芩、黄柏、苦参、龙胆草、石上柏、土茯苓、大青叶、马齿苋、鸦胆子等。

(三) 活血化瘀法

气滞血瘀是发生癌症的主要病理机制,是发生肿瘤的病因之一。肿瘤多有形,历代医家多认为瘕积、石瘕、痞癖及肚腹结块等皆与瘀血有关,清代王清任《医林改错》说:"肚腹结块,必有形之血"。临床观察也证明:几乎所有肿瘤患者普遍存在瘀血征象。如体内或体表肿块经久不消,坚硬如石或凹凸不平,皮肤黧黑、有斑块、粗糙、肌肤甲错,局部疼痛,痛有定处,日轻夜重,脉涩,唇舌青紫或舌体、舌边及舌下有青紫点或静脉粗张等。活血化瘀法是肿瘤临床常用治法,不但能祛邪消瘤,亦可配伍其他法对瘀血引起的发热、瘀血阻络引起的出血、血瘀经络所致的疼痛等证起到一定效果。但有一些研究也发现活血化瘀药对肿瘤的生长有促进作用,并有可能促进肿瘤的转移。因此,应用活血化瘀药一定在中医理论的指导下,有明确血瘀症表现,且无出血禁忌的情况下应用。

常用中药:丹参、赤芍、红花、郁金、延胡索、乳香、没药、五灵脂、王不留行、蒲黄、水蛭、全蝎、蜈蚣、斑蝥、穿山甲、三棱、莪术、桃仁、红花、水红花子、石见穿、血竭等。

(四) 软坚散结法

肿瘤古称石瘕、石疽、岩等,多为有形之物,坚硬如石。《内经》中早已指出:"坚者削之……

结者散之""客者除之"。肿瘤是从痰形成,"痰"包括湿、饮、痰,因痰成块者应化结、软坚、消之、散之。所以对于肿瘤多用软坚散结法治疗。

常用中药:龟甲、鳖甲、牡蛎、海浮石、海藻、地龙、瓦楞子、昆布、海蛤壳、夏枯草、莪术、半夏、胆南星、瓜蒌等。

二、肿瘤中医治疗原则

辨证论治是中医的精髓,强调治病必求其本。肿瘤的中医药治疗和其他疾病一样,要按照中医理论进行辨证论治,但要掌握以下治疗原则。

(一)扶正祛邪兼顾

中医学对于疾病的治疗认识,可以概括为"实则攻之,虚则补之"。扶正即是补法,用于虚证,祛邪即是泻法,用于实证。扶正的方法有益气、养血、滋阴、助阳等,祛邪的方法有发表、攻下、渗湿、利水、消导、化瘀等。扶正与祛邪是相辅相成的,扶正有利于抗御病邪,而祛邪则有利于保护正气。针对恶性肿瘤的治则,目前临床常用的有益气健脾、养阴生津、温肾壮阳、活血化瘀、软坚散结、清热解毒、祛湿化痰、疏肝解郁等等。从肿瘤的发病机理看,无外乎扶正及祛邪二法。扶正又称为扶正固本、扶正培本,是基于肿瘤的"内虚"理论而确立的一大治疗法则。其目的是通过对肿瘤患者阴阳气血的扶助与调节而改善其"虚证"状态,提高机体自身的抗癌能力,达到祛除肿瘤的目的。祛邪法则是针对癌毒的病机而确立的一大治疗法则。在肿瘤的发生、发展及复发转移过程中,除癌毒之外,还存在痰、瘀等病理产物,然而癌毒是其中最关键的一点,直接决定了恶性肿瘤的恶性程度,而不同于一般的气滞、血瘀、痰凝等所致的慢性杂病。因此,扶正和祛邪是肿瘤治疗中的根本法则。

在肿瘤的治疗过程中,如何把祛邪和扶正有机地结合起来,以孰为先,以孰为后,以孰为主,又以孰为辅,历来争议颇多,向无定论。主张扶正为主的,认为正气为人之根本,只要正气旺盛,肿瘤则会自然而然地消退,所谓"养正积自消",从而忽视了祛邪治疗的重要作用。其结果轻则姑息养奸,失去了祛邪的机会;重则片面扶正,反而助长了邪气,促使肿瘤组织的生长,使邪气更胜。强调祛邪为主的,认为病邪为本病的根源,只要祛病邪于体外,正气就会自然得以保护,即所谓"邪去正自安",从而忽视了扶正在抗癌中的积极作用。其结果是肿瘤可能消灭了,可正气严重受挫,体质也被摧垮了,两败俱伤,失去了祛邪的意义,甚至还促进了癌的转移扩散。有学者认为,在肿瘤的病理过程中,正气盛,邪还不能自消,邪气去,正还不能自安。这是很有道理的。祛邪是肿瘤治疗的目的,扶正则是为实现这一目的创造条件。通过祛邪可进一步保护正气,两法不可偏废。只有谨守病机,抓住病变的主要矛盾和矛盾的主要方面,辩证地处理肿瘤治疗中祛邪和扶正的关系,使祛邪与扶正有机地结合,立足于祛邪而不忘扶正,扶正气以助祛邪,才能紧紧掌握治疗的主动权。

(二)治本治标权衡

标本,是指疾病的主次本末和病情的轻重缓急的情况。标是疾病表现于临床的和所表现的证候,本是疾病发生的病机,即疾病的本质。标本缓急是肿瘤中医治疗的重要原则。就患者与癌瘤的关系而言,患者为本,癌瘤为标,中医肿瘤治疗倡导以人为本、带瘤生存的治疗理念。急则治其标,是指在疾病的发展过程中,如果出现了紧急危重的证候,影响到患者的安危时,必须先行解决,而后再治疗其本的原则。如肝癌患者出现呕血、便血,则肝癌为本,呕血为标,呕血过多会影响患者生命,故急当补血止血,俟出血停止,再消瘤祛积。缓则治其本,是一般病情变化比较平稳,或早期肿瘤患者的治疗原则。肺癌脾虚痰湿咳嗽,脾虚为本,咳嗽为标,在患者无喘促、咯血等危症时,当健脾除痰消积以治其本,脾虚痰湿得治,则咳嗽之标自除。间者并行,甚者独行,在标本俱急的情况下,必须标本同治,以及标急则治其标,本急则治其本的原则。如肝癌肺转移出现咳喘、胸闷、腹胀,小便不利,下肢水肿,肝肾阴虚为本,肺气郁闭为标,标本俱急,在

Notes

扶正的基础上泻肺逐水、通利小便。如标证较急,当有泻肺逐水为主,以治其标,如只见小便不利,下肢水肿,以滋补肝肾,通利水道为主,以治其本之急。

（三）辨病辨证相合

中医肿瘤治疗要求既要辨病又要辨证。辨证论治是中医特有的一个概念,"辨证"就是把四诊(望诊、闻诊、问诊、切诊)所收集的资料、症状和体征,通过分析、综合,辨清疾病的病因、性质、部位,以及邪正之间的关系,概括、判断为某种性质的证。论治,又称为"施治",即根据辨证的结果,确定相应的治疗方法。中医临床认识和治疗疾病,既辨病又辨证,但是历代医家和著作,重点均放在"证"的区别上,通过辨证进一步认识疾病。在肿瘤的中医治疗中,除了重视"辨证",达到"异病同治""同病异治"的效果,还不应忽视"辨病"的重要性。所谓"辨病",除了辨清中医的病名诊断之外,还要以西医学各种手段来辨明病变部位、病变性质、病理类型及分期等等。不同类型的恶性肿瘤,其生物学特性千差万别,有的极易转移,有的生长缓慢,如单纯应用辨证,则可能无法顾及疾病的进展状况。因此,需要辨病和辨证相结合,中西医合参,既能通过辨证论治,调节患者机体功能,提高抗病能力,又能根据疾病本身的特性,选用抗癌药物,从而提高中医抗癌的效果。

中医辨病和辨证的关系,类似于现代肿瘤治疗学中综合治疗和个体化治疗之间的关系。综合治疗基于循证医学而产生,其治疗方案来源于大规模前瞻性的随机对照临床试验,通过这种试验来证明某种治疗方案、某种治疗药物的有效性及安全性。然而,即使是身体状况和病变特征完全相似的肿瘤患者,对同一治疗方案的效果也会有明显的个体差异,一部分患者的肿瘤得到控制或者治愈,另一部分患者的肿瘤治疗无效甚至进展。这一现象的产生,是由于肿瘤是一高度异质性的疾病,相同类型和分期的肿瘤无论在遗传学和表型上均存在差异,而目前基于肿瘤的来源、组织学和转移特性的肿瘤分类很难体现肿瘤的生物学特性。因此,目前也有越来越多的分子生物学研究来解释这一差异现象,并应用于临床。如治疗非小细胞肺癌的分子靶向药物吉非替尼,是一种酪氨酸激酶抑制剂,对晚期非小细胞肺癌患者中的女性、非吸烟者、腺癌,尤其是细支气管肺泡癌有特别的疗效。其作用靶点是肿瘤细胞表面的 EGFR,而其疗效亦与患者的 EGFR 突变状态有关。因此,目前现代肿瘤治疗的个体化治疗将其定义为:根据肿瘤患者的个体遗传基因结构和功能差异,尤其是发生变异的遗传基因信息,因人制宜的优化诊疗措施,提高分子诊断的特异性、疗效和预后预测的准确性,确定最合适的治疗时机、治疗强度、治疗疗程,从而提高治疗效果,延长患者的生存时间,减少不必要的治疗,降低不良反应发生的概率,减少患者调整用药的次数和时间,减轻患者的痛苦和经济负担。

因此,在肿瘤的治疗中,不能只着眼于辨病,只看到"疾病",只看到"肿瘤",亦不能局限于辨证,看不到不同肿瘤的特异性生物学特性,而要认识到肿瘤发生的内因和外因,即遗传、环境、营养状况、免疫等多种因素综合影响的结果,从而根据不同的肿瘤特性、不同的肿瘤分期、不同的机体状况和症状表现,明确主攻方向,采取不同的措施,解决这一时期的主要矛盾,充分考虑患者在生理、心理及经济等各方面的承受能力,从而使患者真正受益。

第三节　中医药在肿瘤治疗中的临床应用

长期的医疗实践证明,中医药在肿瘤的综合治疗中发挥重要的作用,一般来讲,对早、中期可切除的肿瘤的治疗以手术切除为最佳选择,中医治疗促进手术后的康复,防止或延缓复发和转移;对中、晚期的不可切除肿瘤的治疗以放化疗及生物治疗等为主要治疗手段,中医治疗可以减毒增效,改善患者症状;对晚期不能接受西医治疗或不愿接受西医治疗的患者,单纯中医治疗可起到改善临床症状、稳定瘤灶的作用。同时,中医药对于常见肿瘤并发症如疼痛、胸腹腔积液、发热的治疗也有一定的优势。总之,中医治疗的目的在于延长患者的生存期,提高生存质量。

Notes

一、常见晚期肿瘤的中医药治疗

不能接受手术或放化疗的晚期肿瘤患者,体质弱,并发症多,中医药治疗有明显的优势。由于不同肿瘤病位、病理特性不同,各有其发病特点及发展规律,其辨证也各有特点,如肺癌多以气阴两虚证为主,胃癌多以肝胃不和证为主,肝癌多以肝郁气滞为主等。因此,中医药对晚期肿瘤的治疗,既应该考虑到疾病本身的特点,又要结合患者的症状,辨病与辨证相结合,才能取得较好的疗效。

(一)肺癌

肺癌属于中医"肺积"、"息贲"、"咳嗽"、"痰饮"等病证的范畴。多由于邪毒犯肺,宣降失司,津液不布,痰瘀互结形成癌肿,癌肿形成耗气伤津,而出现虚实夹杂证。常见症状为咳嗽、胸痛、咯血、发热等表现。临床辨证主要分以下证型,其中以气阴两虚型最为多见。

1. **肺脾气虚型** 表现为久嗽痰稀、胸闷气短、腹胀纳呆、水肿便溏、四肢无力、脉沉细或濡,舌质淡苔薄,边有齿痕。治以补益肺脾,方以补中益气汤加减。

2. **肺阴虚型** 表现为咳嗽气短、干咳痰少、神疲乏力、潮热盗汗、口干口渴、舌赤少苔或舌体瘦小、苔薄。治以滋阴润肺,方用养阴清肺汤或沙参麦冬汤加减。

3. **气滞血瘀型** 表现为气促胸闷、心胸刺痛或胀痛、心烦口渴、大便秘结、失眠唇暗、脉弦或涩、舌紫或有淤血斑、苔薄。治以行气活血,化瘀解毒,方以桃红四物汤合桑白皮汤加减。

4. **痰热阻肺型** 表现为痰多嗽重、痰黄黏稠、气憋胸闷、发热、纳呆、舌质红、苔厚腻或黄,脉弦滑,或兼数。治以清热化痰,祛湿散结,方以二陈汤加减。

5. **气阴两虚型** 表现为咳嗽痰少、神疲无力、汗出气短、口干烦热、午后潮热、手足心热、时有心悸、纳呆脘胀、尿少便干、舌质红苔薄或舌质胖有齿痕,脉细为主要表现。治以益气养阴,方药用生脉饮合沙参麦门冬汤加减。

(二)胃癌

胃癌属于中医"胃脘痛"、"反胃"等病范畴。归纳病因病机,或因素体痰盛,嗜酒过度,痰湿蕴阻或痰热内结;或食积热伏,灼伤阴津,阴液枯涸;或过食生冷,寒凝中焦,败损中阳;或七情郁遏,气滞血瘀;或气血亏损,中气下陷,气机升降失常;或脾肾阳虚,水饮内停等。

1. **肝胃不和型** 表现为胃脘胀满,时时隐痛,窜及两胁,呃逆呕吐,脉沉或弦细,舌质淡红,苔薄或薄黄。治以舒肝和胃,降逆止痛,方以逍遥散加减。

2. **胃热伤阴型** 表现为胃内灼热,口干欲饮,胃脘嘈杂,食后脘痛,五心烦热,食欲缺乏,大便干燥,脉弦细数,舌红少苔或苔黄少津。治以清热养阴生津,方以麦门冬汤或竹叶石膏汤加减。

3. **脾胃虚寒型** 表现为胃脘隐痛,喜按喜温,或朝食暮吐,暮食朝吐,面色苍白,肢冷神疲,便溏,水肿,苔白滑润,脉沉缓。治以温中散寒,健脾和胃,方以理中汤为主加减。

4. **痰瘀互结型** 表现为胃脘刺痛,心下痞硬,呕吐痰涎,吐血、便血,痰核累累,皮肤甲错,腹胀便溏,舌紫暗,苔厚腻,脉沉细涩。治以化痰祛瘀,通络止痛,方以小半夏汤合膈下逐瘀汤加减。

5. **气血双亏型** 表现为全身乏力,心悸气短,头晕目眩,面色无华,虚烦不寐,自汗盗汗,舌淡苔薄,脉细无力。治以补气养血,方以十全大补汤加减。

6. **脾肾阳虚型** 胃脘隐痛,喜温喜按,泛吐清水,宿谷不化,朝食暮吐,暮食朝吐,腹胀,腹大如鼓,消瘦,形寒肢冷,畏寒倦卧,水肿,大便稀薄,五更泄泻,舌质淡,苔白水滑,脉细弱或沉缓。治以温补脾肾,方以脾肾方合附子理中汤加减。

(三)肝癌

中医对肝癌的描述多见于"肝积"、"积聚",目前还常用"肝积"作为中医对肝癌的诊断名称。其发生不外乎内因和外因两个方面,内因包括正气虚衰,脏腑失调,气滞血瘀以及七情内伤;外因主要为六淫之邪和疫疠之气。肝癌的特点是病情发展快,确诊时多属中晚期,并发症多、机体

Notes

反应差异大,所表现的证型也不一样,一般将肝癌证型分为四型。

1. 肝郁脾虚型　表现为胸胁胀痛,以右侧为甚,胁下痞块,食欲缺乏,倦怠乏力,或恶心嗳气,或便溏,舌淡暗、边有齿痕,苔薄白,脉弦细。治以疏肝和胃,益气健脾,方选柴胡疏肝散加减。

2. 气滞血瘀型　表现为肝区或上腹部刺痛或钝痛,疲乏无力、食欲减退、失眠心烦、肝脾肿大、质硬、表面结节感。舌质暗或青紫,边有瘀斑,苔薄白或薄黄脉细涩。治以疏肝理气,活血化瘀,方以复元活血汤加减。

3. 肝胆湿热型　表现为上腹肿块、右胁疼痛、脘腹胀满或腹大如鼓、心烦口苦、恶心纳呆、目肤黄染,便结溺黄,舌质紫暗、苔黄厚腻、脉弦滑数。治以清热利湿,疏肝健脾,方以茵陈蒿汤合三仁汤加减。

4. 阴虚内热型　表现为胁肋胀痛,消瘦乏力,低热盗汗,五心烦热,肌肤晦暗,口干不欲饮,尿少,舌质淡红或绛苔少或无,脉细数。治以益气养阴清热为主,方以青蒿鳖甲汤加减。

(四) 结直肠癌

本病属于中医学“脏毒”、“肠风”、“锁肛痔”、“肠覃”等症的范畴。其病因病机分内外两方面因素。外因有寒气客于肠外,或久坐湿地,或饮食不节,恣食肥甘厚味,损伤脾胃,运化失司,湿热内生,热毒流注大肠,结而为肿。内因为忧思抑郁,脾胃失和,湿热邪毒蕴结,浸淫肠道,气滞血瘀而成肿瘤。因而此病为正气内虚,湿毒内蕴,气滞血瘀而成。

1. 湿热下注型　表现为时有腹痛,下痢赤白,里急后重,可见发热、恶心及胸闷口干,舌质红苔黄腻,脉象多滑数。治以清热利湿,方以白头翁汤加减。

2. 瘀毒内阻型　表现为腹痛阵阵,下痢脓血,里急后重,腹部症块坚硬不移,烦热口渴,舌质紫暗或有瘀斑,苔黄或燥而少津,脉象弦数。治以化瘀解毒,方用槐角地榆汤加减。

3. 脾肾阳虚型　表现为神疲乏力,肢冷困倦,腰膝酸软,五更泄泻,舌质胖淡,苔白根腻,脉象沉细。治以健脾益肾,方用脾肾方加减。

4. 气血双亏型　表现为面色白,气短乏力,甚则大肉脱,便不成形或有肛脱下坠,舌质淡苔薄白,脉象细弱。治以补气养血,方以十全大补汤加减。

(五) 乳腺癌

乳腺癌属于中医“乳岩”病的范畴,即乳房结块,坚如岩石,其病因多为情志内伤,肝脾气逆,或冲任失调,肝肾亏损,从而使经络受阻,气血痰凝,且久结毒不散,积成坚核而成。其病机特点是正虚邪实,虚实夹杂,临床要因人而异灵活辨证。

1. 肝郁气滞型　表现为乳房肿块,质地较硬,肤色不变,忧郁不舒,心烦食欲缺乏,胸闷胁痛,舌苔黄,脉弦。治以舒肝解郁,理气散结为原则,方以逍遥散加减。

2. 脾虚痰湿型　表现为乳房结块,质硬不平,腋下有核,面色萎黄,神疲乏力,胸闷脘胀,大便微溏,纳食不香,舌质暗淡,苔白微腻,脉滑而细。治以健脾化痰,消肿散结,方以香砂六君汤加减。

3. 瘀毒内阻型　表现为乳中有块,质地坚硬,灼热疼痛,肤色紫暗,界限不清,烦闷易怒,头痛寐差,面红目赤,便干尿黄,舌质紫暗或有瘀斑,苔黄厚燥,脉沉而涩。治法以活血化瘀为主,方以桃红四物汤合青皮甘草汤加减。

4. 气血双亏型　表现为乳中有块,高低不平,似如堆粟,先腐后溃,出血则臭,面色白,头晕目眩,心悸气短,腰腿酸软,自汗、盗汗,夜寐不安,舌质淡苔白,脉沉细。治以益气养血,方以八珍汤加减。

(六) 淋巴瘤

祖国医学文献记载,恶性淋巴瘤属“阴疽”、“石疽”、“恶核”、“瘰疬”等范围。病因病机多与痰郁互结,气血凝滞,耗伤气血,损及阴阳有关。

1. 寒痰凝滞型　表现为颈项肿物,无痛痒,坚硬如石,无热,形寒肢冷,疲乏无力,面色少华,舌质淡、苔白、脉沉细。治以温化寒积,化痰软坚,方以阳和汤加减。

2. 气郁痰结型 表现为胸闷不舒,两胁胀满,脘腹、颈项、腋下、鼠蹊等处痰核累累,舌淡红,苔薄白,脉沉弦或略滑。治以理气解郁,化痰散结,方以四逆散合加减六君汤。

3. 血燥风热型 表现为颈项、腋下、鼠蹊、脘腹等部一处或多处肿物,发热烦躁,口干欲饮,皮肤瘙痒,主要表现为大便干结,舌红苔黄,脉弦而略数或滑而略数。治以养血润燥,疏风解毒,方以增液汤加减。

4. 肝肾阴虚型 表现为口干盗汗,午后潮热,五心烦热,颧赤,腰膝酸软,消瘦乏力,纳食欠佳,舌质红,少苔,脉细数。治以滋补肝肾,解毒软坚为原则,方以一贯煎加减。

（七）食管癌

中医认为食管癌属"噎膈"范畴。早在《素问至真要大论》就有"饮食不下,膈噎不通,食则呕"的描述。此病的发生与七情郁结,脾胃受伤,气滞血瘀,痰食凝结有关。

1. 肝胃不和型 表现为咽部不适,或进食异物感,或胃脘部胀满不舒,时有嗳气,呃逆。胸闷口苦,两胁胀痛,头痛目眩,烦躁失眠,舌苔薄黄,脉弦细。治以舒肝和胃为主,方选逍遥散加减。

2. 脾虚痰湿型 表现为食饮梗噎不下,胸膈胀满,痰涎壅盛,口吐黏条,噫气频作,乏力,食少便溏,舌淡,舌体胖,舌苔白厚腻,脉滑。治以健脾化湿,方以启膈散加味。

3. 瘀毒内阻型 表现为进食梗噎不下,胸背刺痛,面色晦暗,口唇青紫,舌质暗或有瘀斑,舌下脉络迂曲,脉涩。治以活血化瘀,方用血府逐瘀汤加味。

4. 热毒伤阴型 表现为进食梗噎不下,咽喉干痛,潮热盗汗,心烦口渴,大便干燥如羊屎,小便短赤,舌质红,舌苔净,脉弦细或弦细数。治以滋阴清热,方以沙参麦门冬汤加味。

5. 气血双亏型 表现为噎塞梗阻日重,食水难下,面色萎黄无华,消瘦无力,甚则大肉脱,大骨枯槁,舌淡苔薄,脉弱。治以益气养血,方以八珍汤加味。

（八）鼻咽癌

鼻咽癌近似于中医学的"鼻渊"、"上石疽"、"失荣"、"控脑砂"、"真头痛"等疾病范畴。鼻流浊涕不止者为鼻渊,鼻渊中有恶者,始转为鼻出血,进而鼻流腥秽血水,此肺热所致,或因气血凝滞,津液停结,或因肝胆郁火、灼耗津液、凝结成痰、累及耳道致耳鸣、耳聋,甚者流脓;若入连脑者头痛,又称"真头痛",若痰结于少阳,颈项结瘰核者,称"上石疽"、"失荣"。

1. 热毒上扰型 表现为面红目赤、头痛鼻塞、流涕带血,咽干齿痛,或微咳,舌尖红、苔薄黄、脉弦数。治以疏风清热解毒,方用清瘟败毒饮加减。

2. 肝郁气结型 表现为耳胀鼻塞、耳鸣耳聋、颈项肿核、情志抑郁、心烦易怒。舌边红、苔薄黄或白,治以软坚散结,疏肝解郁,清热泻火,方以丹栀逍遥散加减。

3. 肺胃阴虚型 表现为鼻塞耳胀,口干舌燥、咽痛干咳、五心烦热、大便干,舌质红、苔薄黄或剥苔、脉沉细而数。治以滋阴清热,方选麦门冬汤合竹叶石膏汤加减。

4. 瘀毒内阻型 表现为胸闷气短、痰浊腥秽、心烦口渴、头晕目眩,复视舌蹇、口眼歪斜,舌质暗或瘀斑、苔黄厚、脉滑数。治以泻火解毒,通窍散结,方以黄连解毒汤加减。

5. 气血双亏型 表现为喘促咳嗽,头晕心悸,少气懒言,畏寒自汗,或有手足麻木,舌淡苔白,脉沉细无力。治以气血双补,方以八珍汤加减。

二、中医药与肿瘤综合治疗

肿瘤的发生发展是多种因素相互作用的结果,也是全身疾病在局部的一个体现,往往同时存在错综复杂的情况,因此,任何一种单一的疗法均很难取得十分可靠的疗效。纵观现代肿瘤治疗的历史发展和演变,虽然产生了诸多新技术、新疗法,其三大支柱仍然是外科治疗、放射治疗和化学治疗。如对于大部分恶性可切除的内脏性实体肿瘤而言,局部治疗明显优于全身化疗,而同样是局部治疗,外科手术治疗在大部分肿瘤上亦优于放射治疗。当然,尽管手术的效果显而易见,然而近年来却发现恶性肿瘤单纯应用外科治疗有着明显的缺陷,因为虽然肿瘤外科治疗的经验不断增加,手术技术不断完善,但各种恶性肿瘤外科治疗的远期效果即长期生存率并没有太大的变化。

除了外科治疗,放射治疗也是能够治愈部分实体肿瘤的首选方案。如鼻咽癌首选为放疗,只有在放疗未控后才进行手术解救。头颈部低分化癌放疗效果很好,也应首选放疗,不应首选外科手术。而随着现代技术的发展,许多新的放射治疗技术的出现,放射治疗的效果也较前有了明显提高,对部分不能耐受手术的非小细胞肺癌患者,单纯接受放射治疗也有获得长期生存的报道。同时,放疗在晚期肿瘤的治疗中也可起到很好的治疗作用,如骨转移的局部止痛、肿瘤压迫(如上腔静脉压迫和脊髓压迫)的缓解、癌性溃疡的出血控制、腔道梗阻的缓解(如食管、结直肠)等等。

对于非实体瘤如恶性淋巴瘤、急性白血病、睾丸癌等敏感性肿瘤,全身化学治疗扮演着更为重要的角色。但对大多数的实体恶性肿瘤而言,目前根治性化学治疗的效果仍不容乐观。即使被认为对化疗敏感且能达到根治的小细胞肺癌,近年的研究也倾向于需把手术有机地结合到治疗方案中去,而大部分的化疗仍然处于辅助化疗、新辅助化疗及姑息性化疗的地位上。并且,近年来,化疗药物出现耐药的现象日趋严重,导致化疗失败。

中医药治疗恶性肿瘤历史悠久,在改善肿瘤患者的机体状况、减轻放化疗毒副反应、提高患者生活质量等方面,都取得了很好的效果。然而目前尚未有单纯应用中医药治愈肿瘤的大量证据,多见于个案报道,因此,目前中医药在肿瘤的治疗中仍处于辅助地位。由于恶性肿瘤目前仍属疑难疾病,造成部分医务工作者及患者对肿瘤的中医治疗存在很多的误区。如有的不切实际盲目追求中药抑瘤的效果,想以中医药替代肿瘤的手术、化疗、放疗等,最后延误患者的治疗机会,导致病情进展恶化;有的追求甚至研发出所谓的"特效"抗癌药物及保健药品,但市场上大部分所谓的"抗癌中药"或"防癌食品"都未经实验和临床证实,即便是国家级的课题研究,目前亦尚未发现特效药的存在;有的则未经规范化的肿瘤治疗培训,随心所欲地应用抗癌中药治疗,如患者大剂量化疗的同时,还应用大量清热解毒药等等。

以前治疗肿瘤,多片面追求把患者体内肿瘤细胞全部清除干净,以致经常出现"生命不息,化疗不止"和"边治疗,边转移"的情况。因此,有人提出"消灭肿瘤实际上加速癌抵抗和复发的出现",并且争论肿瘤的治疗到底是完全消灭,还是让其生存。事实证明,许多肿瘤疾病要达到完全清除肿瘤细胞不大可能。肿瘤治疗能提高患者生存率当然最好不过,但不能以牺牲生活质量为代价;实在难以延长其生存时间,应以改善和提高生活质量为主要目的。目前的观点倾向于强调在最大限度消灭肿瘤(手术、放疗、化疗、局部治疗)的同时,重视对少量残余肿瘤的调变及肿瘤宿主机体的改造(如生物治疗、中医中药),争取使肿瘤细胞"改邪归正",降低侵袭转移潜能,使肿瘤宿主机体不适合肿瘤的生长,即主张"带瘤生存",机体与肿瘤"和平共处",强调姑息治疗,重视临终关怀。

三、中医药与其他治疗相结合

中医药和其他治疗结合,主要目的是提高疗效,减轻其他治疗的不良反应,保证治疗的顺利进行,延长生存期并改善患者的生活质量。

(一)中医药与化疗结合

化疗药物毒副作用较大,影响机体免疫功能,有的药物甚至还具有远期毒性。中医学认为,化疗主要损伤气血,使患者肝肾亏损,脾胃失调,累及骨髓。因此,化疗患者出现的中医证候主要为气血不足、脾胃不和、肝肾阴虚为主,治疗当以补益气血、健脾和胃、滋补肝肾为主。

1. **机体虚弱**　主要表现为疲乏无力、精神不振、心悸、气短、头晕、眼花、失眠、汗多、食欲缺

Notes

乏、二便失调等。中医辨证多属脾肾两亏,治疗以健脾益肾为主,常用参苓白术散、保元汤加减,药物选用:生黄芪、党参、太子参、沙参、黄精、枸杞子、菟丝子、女贞子、旱莲草、首乌、山萸肉、杜仲、五味子等。

2. **消化道反应** 主要表现为化疗后胃脘饱胀、食欲减退、恶心呕吐、腹痛腹泻等症。中医辨证多属脾胃虚寒或肝胃,治宜健脾和胃、降逆止呕为主,常选用香砂六君子汤、旋复代赭汤加减,药物选用:党参、焦白术、茯苓、炙甘草、陈皮、半夏、广木香、砂仁、竹茹、麦冬、代赭石、枳壳、生姜、大枣等。

3. **骨髓抑制** 主要主表现为化疗后白细胞下降、血小板减少和贫血等症状。中医辨证一般属肝肾不足、气血双亏,治疗多以滋补肝肾、补气养血为主,常以八珍汤、十全大补汤加减,药物选用:熟地、当归、白芍、川芎、阿胶、紫河车、鸡血藤、首乌、石韦、仙灵脾、鹿茸、肉苁蓉、菟丝子、枸杞子等。

（二）中医药与放疗结合

祖国医学认为放射线属热毒之邪,易伤阴耗气,损伤脾胃运化功能,影响气血生化之源。中医辨证多以热毒伤阴为主,治疗原则宜清热解毒、益气养阴为主。

1. **全身反应** 主要表现为放疗中及放疗后干咳无痰或少痰,口干咽燥,食欲缺乏食少,低热乏力,大便干结。舌红苔少,脉细弱。辨证为热毒伤阴,治疗以清热解毒、益气养阴凉血为主,方以竹叶石膏汤合清营汤加减,常用药物:银花、连翘、沙参、麦冬、生地、元参、芦根、赤芍、丹皮、知母、牛蒡子、紫花地丁、太子参等。

2. **局部反应** 主要包括放射性皮炎、放射性口腔炎、放射性肺炎、放射性食管炎等。

（1）放射性皮炎:主要表现为皮肤的红、热、痛,严重者局部破溃,中医辨证为热毒灼伤皮肤之证,治以清热解毒,方以四黄煎加减,药物选用:黄连、黄柏、虎杖等浓煎湿敷患处,每日4~6次。放疗后皮损长期不愈合可选用生肌玉红膏加四黄膏适量外敷患处。

（2）放射性肺炎:主要表现为干咳无痰或少痰,胸闷气短,口干咽燥,食欲缺乏,乏力,严重者会出现呼吸困难、发绀。中医辨证属气阴两虚,痰瘀互结,治疗以益气养阴,化瘀祛痰为主,多选用清燥救肺汤加减,药物选用太子参、天麦冬、沙参、百部、百合、花粉、女贞子、杏仁、桔梗、枳壳、全瓜蒌、炙杷叶等。急性期以麻杏石甘汤为主,常用麻黄、杏仁、生石膏、生甘草、百合、沙参、麦冬,炙杷叶等。出现放射性肺纤维化时,增加活血化瘀之品,如莪术、红花、桃仁、香附、赤芍等。

（3）放射性咽炎、口腔炎、食管炎:主要表现为口干、咽痛、鼻咽分泌物增多、进食困难、大便干结,中医辨证多以热毒伤阴为主,治宜清热养阴解毒,常用北沙参、太子参、西洋参（另煎）、石斛、玉竹、花粉、女贞子、玄参、生地、麦冬、芦根、乌梅、桔梗、金银花、菊花。如有口腔溃疡,则加用胖大海、山豆根、射干、板蓝根等;疼痛明显加入理气通络药如八月札、香附、丝瓜络、青皮等。

（三）中医药与手术结合

手术是目前治疗恶性肿瘤的主要手段,对于早期癌症,常可以达到根治的目的。但手术本身常常给患者带来损伤,耗气伤血,使脏腑、经络、阴阳失调,故手术前和手术后均需要从全身调理,以减少手术的创伤。

1. **手术前的中医药调理** 手术前予以中药调理,以增加手术的切除率及改善患者的一般营养状况,有利于手术的进行。多使用补气养血的药物,或以健脾益气、滋补肝肾的药物,常用方剂包括四君子汤、保元汤、八珍汤等。

2. **手术后中医药治疗** 手术后的中医治疗,是目前最常用的综合治疗措施之一,有助于机体的康复,并为必要的放化疗做条件上的准备,根据不同情况,分以下几种:

（1）调理脾胃:肿瘤患者经手术后,由于麻醉、出血及手术创伤,特别是一些消化道手术后,

Notes

胃肠功能紊乱,表现为食欲差、进食少、腹胀、大便秘结等,中医多属脾胃不和,以调理脾胃为主,常用香砂六君子汤加减,佐以理气之品,药物如党参、黄芪、白术、茯苓、陈皮、半夏、山药、白扁豆、砂仁、白豆蔻、炒三仙、鸡内金等。

(2) 益气固表:手术后绝大多数患者会由于营卫失调而出现虚汗、动则汗出等表虚不固的表现,治疗以益气固表为主,方药常选用玉屏风散加味,药用生黄芪、防风、白术、五味子、麦冬、白芍、浮小麦、煅龙骨、煅牡蛎等。

(3) 养阴生津:部分手术患者术后出现胃阴大伤、津液亏乏的表现,主要症状包括口干舌燥、大便干、食欲缺乏、舌红无苔和脉细数等,多以肺胃阴虚津亏为主,治疗以养阴生津为主,方以沙参麦冬汤加味,药用沙参、麦冬、石斛、花粉、玉竹、黄精、生地、玄参、太子参等。

(4) 术后长期中药调理:主要针对那些手术后无需行放化疗患者或手术后行放化疗结束后患者,治疗以扶正祛邪为主,一般根据脏腑特性分别辨证,肺癌阴虚患者以养阴润肺为主,消化道肿瘤以健脾和胃为主,乳腺癌以疏肝理气为主,并结合使用清热解毒、软坚散结、活血化瘀等方药,既可提高患者抵抗疾病能力,又可以一定程度上控制残余癌细胞活动,以防止复发与转移,提高长期生存率。

(四) 中医药与生物、靶向治疗结合

分子靶向治疗是针对可能导致细胞癌变的环节进行治疗的一种全新的生物治疗模式,是肿瘤治疗中最有前景的方案之一,但其不良反应也不容忽视,最常见的主要为皮疹或皮肤干痒和腹泻。在这个方面,中医药与之结合的相关临床实践研究尚处于探索阶段,多在中医药理论的指导下,结合既往治疗皮疹、皮炎、腹泻的相关经验试之,也积累了一些经验。

1. 皮疹或皮肤干痒　主要表现为颜面、胸背、两大腿内侧发生散在的黄豆或米粒大小的红疹,可高出皮面,有时能挤出粉渣样物,初发时尚少,日渐增多,抓破后渗液,久则呈黯红,甚痒。中医辨证多为风热或血热,治以祛风清热除湿,辅以凉血解毒,予以消风散或五味消毒饮加减,常用药物:当归、生地、防风、蝉蜕、知母、苦参、荆芥、薄荷、苍术、牛蒡子、赤芍、白鲜皮、地肤子、蛇床子等,并配合外洗,外洗多选用苦参、白鲜皮、防风、白芷、野菊花、金银花等药物。

2. 腹泻　主要表现为腹痛即泻,泻后痛减,大便糊状夹带黏液,胸胁胀闷,嗳气不爽,脘痞纳少,神疲乏力,舌质淡红,苔薄白,脉弦细。中医辨证多为肝郁脾虚,治以疏肝健脾,选用痛泻要方加减,常用药物:白术、白芍、陈皮、防风、木棉花、砂仁、白头翁等,胸胁脘腹胀痛者,可加柴胡、枳壳、香附。也有患者表现为腹泻反复发作,大便夹带黏液脓血,口苦口臭,里急后重,肛门灼热,脘痞呕恶,小便短赤,舌质红,苔黄腻,脉濡数。辨证属湿热内蕴,治以白头翁汤加味,热毒重加马齿苋、败酱草,便血重加丹皮、地榆清热凉血。

3. 其他　有些患者应用靶向治疗药物后出现急性肺炎、间质性肺炎和肺损伤,主要症状是咳嗽、胸痛、咳吐黄痰、气短、发热,严重时出现呼吸困难。宜养阴润肺,清热化痰散瘀。常用药物:沙参、玄参、麦冬、天冬、百合、川贝母、黄芩、桑皮、金荞麦、鱼腥草、七叶一枝花、白花蛇舌草、杏仁、桔梗等。出现咯血者,可酌加仙鹤草、白及、花蕊石、参三七。还有一些患者用药后出现消化道反应,症见恶心呕吐、呃逆嗳气、纳呆、腹胀、便秘,舌苔白腻,脉细滑。中医证属脾失健运,胃气上逆。治宜健脾和胃理气,常用香砂六君子汤加减;腹胀者,加香附、青皮;腹痛者,加延胡索、川楝子;便秘者加枳实、火麻仁、肉苁蓉、玄参。少数患者出现肝区疼痛,以及肝功能改变。此乃邪毒郁肝,疏泄不及,治宜疏肝利胆,清热利湿。常用方剂为茵陈蒿汤加减,体虚者酌加生黄芪、党参。

以上简单介绍了中医药在合并化疗、放疗、手术以及生物靶向治疗中的一些经验,主要侧重对这些治疗所带来毒副作用的防治,也介绍了一些常用药物,但在临床应用时,患者的症状各不相同,表现也不完全一样,因此切忌生搬硬套,应该在中医药理论的指导下辨证用药,最好由有经验的专业医师诊治。

四、肿瘤常见并发症的中医药治疗

（一）癌性胸、腹水

癌性胸、腹水多由恶性肿瘤或转移癌引起的并发症，预示疾病已进入晚期。胸、腹水属于中医学"水饮"范畴，其发病之因，由于邪毒滞于体内，损伤脏腑，正气虚弱，脏腑功能失调，气血水湿运化失司，痰浊瘀毒聚结，邪毒流于胸胁，阻滞三焦，水饮积结而发。其形成主要根于肺、脾、肾三脏亏虚，故属本虚标实之证，治疗宜急则治标为主，兼顾本虚，宜攻补兼施、标本同治、软坚抑癌、实脾利水、温阳化气。胸腔积液多选用葶苈大枣泻肺汤、小陷胸汤加减，常用药物：葶苈子、大枣、椒目、茯苓、白术、桂枝、山药、龙葵、射干、瓜蒌、薤白、法半夏等；腹水多以己椒苈黄汤、实脾饮加减，常用药物：防己、椒目、葶苈子、大黄、大腹皮、槟榔、厚朴、木瓜、附子等。

（二）癌性发热

恶性肿瘤中、晚期常见症状。因癌灶生长过速，新陈代谢产物在体内淤积，供血不足引起组织坏死、液化和溃烂导致。中医病机主要由气血亏损，阴阳失调，痰湿、瘀毒内聚，蕴结日久，化火化热引起。多表现为低热，缠绵难愈，身热每因劳累、烦躁加重，或口干咽干，五心烦热，午后夜间发热为主，舌红苔少，脉细数。辨证多属气虚或阴虚，治以益气养阴，清热解毒，方以补中益气汤或青蒿鳖甲汤、秦艽鳖甲散加减，气虚型药物多选用：党参、白术、茯苓、猪苓、白扁豆、薏苡仁、黄芪、陈皮、黄精、白花蛇舌草、五味子、蒲公英、野菊花等；阴虚型药物多选用：秦艽、地骨皮、银柴胡、金银花、连翘、玄参、知母、黄柏、生地、鳖甲、丹皮等。

（三）癌性疼痛

晚期癌症疼痛发生率可达80%，多由于肿瘤局部浸润或沿血道、淋巴道扩散转移引起区域神经受累或骨转移，或癌肿迅速生长，压迫或侵犯神经末梢或神经干，或并发梗阻、继发感染。中医学将其多分为毒邪蕴结、气滞血瘀、正虚不荣型。毒邪蕴结多表现为持续性锐痛，多伴发热便秘，治疗以清热解毒为法，方用仙方活命饮加减，药物有蒲公英、金银花、连翘、土茯苓、白花蛇舌草、野菊花、紫花地丁等；气滞血瘀型多表现为刺痛或胀痛，痛有定处，或伴胸腹胀满，舌紫有瘀斑，治疗以理气活血、化瘀止痛为法，方选柴胡疏肝散、失笑散、血府逐瘀汤加减，药用香附、柴胡、乌药、元胡、川楝子、莪术、川芎、赤芍、桃仁、红花、土鳖虫等；正虚不荣型疼痛多以隐痛，绵绵作痛为主，得温则缓，按之痛减，治疗以健脾益气、缓急止痛为法，方以六君子汤、芍药甘草汤加减，药用白术、黄芪、党参、白芍、当归、甘草等。

中药作为防治肿瘤的手段之一，已经引起了人们的极大关注和高度重视，并且也取得了一定成绩。但肿瘤作为一类临床症状复杂、病情多变的一类疾病，只有以辨证论治为核心，及时准确把握疾病的发展动态，并结合患者的具体情况、身体强弱、病期早晚，注意瘤体局部与机体整体的辨证关系，根据疾病的标本缓急，结合不同疾病的病变规律，合理用药，辨病与辨证相结合，共性与个性统一，才能更加有效地治疗肿瘤。

（朴炳奎）

参考文献

1. 孙燕，余桂清 . 中西医结合防治肿瘤 . 北京：北京医科大学中国协和医科大学联合出版社，1995
2. 郁仁存 . 中医肿瘤学（上、下册）. 北京：科学技术出版社，1985
3. 潘敏求 . 中华肿瘤治疗大成 . 石家庄：河北科学技术出版社，1996
4. 李佩文 . 中西医临床肿瘤学 . 北京：中国中医药出版社，1996
5. 朴炳奎 . 中医药增强机体抗癌能力与抗转移的分子生物学研究 . 中国肿瘤，1999，10（8）：447-448
6. 周岱翰 . 临床中医肿瘤学 . 北京：人民卫生出版社，2003
7. 朴炳奎，李攻戍 . 中医药治疗肿瘤 // 王建新 . 抗肿瘤药物研究与开发 . 北京：化学工业出版社，2004：101-116

Notes

8. 刘亚娴 . 中西医结合肿瘤病学 . 北京 : 中国中医药出版社 , 2005

9. 周际昌 . 实用肿瘤内科学 . 第 2 版 . 北京 : 人民卫生出版社 , 2006

10. 林洪生 . 中国抗癌研究进展 (第 9 卷) ——中医药防治肿瘤 . 北京 : 北京大学医学出版社 , 2008

11. 罗荣城 , 韩焕兴 . 肿瘤综合治疗进展 . 第 3 版 . 北京 : 人民军医出版社 , 2008

12. 李萍萍 , 任军 . 肿瘤常见症状的中西医处理 . 北京 : 人民卫生出版社 , 2009

第八章 肿瘤急症治疗

肿瘤急症(oncology emergencies)是指肿瘤患者在疾病发生、发展或治疗过程中,出现的一切严重危及生命、需紧急处理的病症。肿瘤急症可分为三大类:结构破坏或阻塞、压迫性急症,由肿瘤对正常组织结构的破坏作用及肿瘤的占位效应所致;代谢性急症,是指肿瘤发生发展过程中出现的代谢系统急症;肿瘤治疗相关性急症,是指对肿瘤的各种治疗措施,如放射治疗、化学治疗等,所导致的医源性急症。

第一节 结构破坏或阻塞压迫性急症

一、上腔静脉综合征

上腔静脉综合征(superior vena cava syndrome,SVCS)为临床常见急症,呈急性或亚急性发作,由上腔静脉外部受压和(或)内部梗阻阻断血液回流引起。肿瘤的压迫是引发SVCS的最主要原因,其中肺癌约占70%,淋巴瘤约占15%,其他纵隔内原发或转移性肿瘤也可压迫上腔静脉导致SVCS,如胸腺瘤、成神经细胞瘤、乳腺癌及消化系统肿瘤纵隔转移等。

(一) 病理生理

上腔静脉是头颈、上肢及上胸部静脉血回流进入右心房的主要通道,为一薄壁、低压大静脉,长约6~8cm,位于中纵隔内,由一系列相对应的结构包绕,如胸骨、气管、右支气管、主动脉、肺动脉、肺门及气管旁淋巴结等。这些结构的病变均可造成上腔静脉压迫导致SVCS。

当上腔静脉部分或完全受阻后,静脉压力升高,奇静脉系统、胸廓内静脉等侧支循环逐渐建立,引起浅表静脉曲张、面部淤血、呼吸困难及颅内压升高等典型临床表现。

(二) 临床表现

SVCS常隐匿起病,其特征性症状有面颈部肿胀青紫、呼吸困难、胸痛、上肢水肿、结膜充血及颅内压升高所致的头痛、头晕等。

查体可见颈静脉、胸壁静脉扩张,上肢、面部水肿,毛细血管扩张,发绀,呼吸急促,声音嘶哑,喘鸣以及颅内压升高所致视神经盘水肿等体征。

上述临床表现的严重程度取决于导致SVCS的原发病,及上腔静脉阻塞部位、阻塞快慢、阻塞程度,有无合并血栓及侧支循环的建立情况等。

(三) 诊断

SVCS因其典型表现,诊断一般并不困难。但原发病的诊断、阻塞部位的确定,有时却不易判断,常需借助影像学、病理学等检查方法。

胸部X线片可见纵隔增宽,多数可见上纵隔肿块,其中75%~80%为右侧肿块。CT及MRI可提示阻塞部位、阻塞原因等信息,并可区分外部压迫与内部血栓,还可为原发肿瘤的分期提供帮助,因此其对SVCS具有重要的诊断意义。

多数情况下,应在治疗前进行积极的病理学检查,包括CT或超声引导下穿刺活检、支气管镜活检、痰细胞学检查及肿大淋巴结活检等。这些检查可进一步明确原发病的诊断,确定组织类型。必要时也可行纵隔镜或胸腔镜检查。若患者病情极重,难以完成检查时,可考虑先行局部放疗,病情缓解后再行病理学检查。

（四）治疗

1. 一般治疗　头高位卧床,吸氧,以降低静脉压减少心排出量。可采用甘露醇脱水,激素抗水肿治疗,但应注意尽量通过下肢静脉进行输液,以免加重症状。

2. 放射治疗　多数情况下可作为首选治疗,因大部分 SVCS 与肺癌或淋巴瘤有关,故放疗有良好的疗效,其症状缓解率可达 70%~100%。一般主张开始即大剂量放疗并合用激素和（或）化疗,以迅速缩小肿瘤缓解症状。

3. 化学治疗　对化疗敏感的小细胞肺癌、非霍奇金淋巴瘤和生殖细胞肿瘤,可先行化疗,并根据临床表现的严重程度决定是否合用放疗。化疗应选用作用快的周期非特异性药物。

4. 介入治疗　对于急需缓解症状的患者,可置入血管支架,为下一步诊断治疗争取时间。必要时还可行抗凝溶栓治疗。

5. 手术治疗　根据上腔静脉受累程度不同而采用不同的方法,如仅累及上腔静脉部分侧壁,可钳夹侧壁并切除后用心包或涤纶补片进行修补;如累及一半以上的上腔静脉则可采用血管替换术,并术后辅以抗凝治疗。

SVCS 属急症,大部分患者经放疗和（或）化疗可效缓解症状,但 SVCS 预后不佳。例如,非小细胞肺癌所致 SVCS 患者一年生存率仅为 15%~20%,偶有个别患者可生存五年以上。

二、脊髓压迫症

脊髓压迫症（spinal cord compression）是最严重的神经系统并发症之一,由脊椎或椎管内占位性病变压迫脊髓、脊神经根及其供应血管造成。一旦出现,应及时治疗,否则极易导致不可逆性神经损害,例如截瘫、感觉障碍及括约肌功能丧失等。其在癌症患者中的发病率为 5%~10%。

（一）病理生理

肿瘤转移是导致脊髓压迫的主要原因,常见来源有乳腺癌、肺癌、前列腺癌、肾癌和淋巴瘤,原发性脊髓肿瘤罕见。常见压迫机制有椎体转移病变突入硬膜外腔直接压迫脊髓,转移病变引发椎体病理性骨折使脊柱稳定性丧失,或骨折碎片损伤脊髓。另外髓内转移,血管受压或脊髓广泛受累引发脊髓梗死,恶性淋巴瘤、肉瘤自后纵隔或腹膜后经椎间孔侵入椎管内压迫脊髓也可导致脊髓压迫症。

胸椎脊髓受累最为多见,约占 70%,其后依次为腰椎、颈椎和骶椎。

（二）临床表现

疼痛是脊髓压迫症最早最常见的症状,多位于背部或颈部,呈神经根区域分布或带状分布,咳嗽和排便时加重,卧床不缓解。癌症患者如出现严重背部疼痛且呈神经根分布,应考虑脊髓压迫症的可能,并迅速进行有关检查。

神经系统受损的表现取决于脊髓受压层面及受压部位。常见有运动障碍、感觉障碍、括约肌功能障碍及自主神经功能障碍（如阳痿、大小便失禁或尿潴留）等,其中前两者对病变的定位很有帮助。肌无力常先于感觉障碍、括约肌功能障碍、自主神经功能障碍出现。

体格检查可见受压层面感觉过敏,受压层面以下运动感觉障碍,脊柱压痛阳性,曲颈、直腿抬高可触发神经根性痛。如有楔形骨折,可见脊柱侧弯。

（三）诊断

诊断需结合特异性临床表现、既往肿瘤病史、体格检查、脊椎 X 线平片、CT 或 MRI 等综合分析判断脊髓受压层面及病变性质。

脊椎 X 线平片可见椎体受损、椎旁肿块,甚至椎弓根消失。MRI 可显示脊髓受压部位、病变区域等信息,应优先选择。CT 及脊髓造影可在 MRI 无法进行时,为诊断提供有用信息。

Notes

(四) 治疗

治疗措施包括：止痛、手术、放疗和化疗等。治疗成功的关键在于早期诊断和迅速处理。如癌症患者疑有脊髓压迫，应立即给予糖皮质激素以减轻肿瘤周围组织水肿。可能存在椎体骨折的患者，应保持仰卧位。

1. **放射治疗** 放疗是脊髓压迫症的主要治疗方法。其效果与肿瘤的病理类型有关，放疗敏感的淋巴瘤、成神经细胞瘤等确诊后即刻放疗有望获得良好疗效；相对敏感的肿瘤，如前列腺癌、乳腺癌和肾癌等，及时放疗也可获得较好疗效；放疗不敏感的肿瘤，如恶性黑色素瘤等，其他治疗方法效果亦不理想。

2. **外科治疗** 手术治疗的目的主要是减压。对于诊断不明确，需进行病理诊断，合并椎体骨折脱位，放疗不敏感型肿瘤，放疗期间脊髓压迫症恶化，或放疗后复发的患者，可行手术治疗。虽然有时手术难以彻底切除肿瘤，但可缓解脊髓压迫。且近期有研究显示，对于实体肿瘤造成单一部位脊髓压迫的患者，立即行手术解除压迫并术后辅助放疗，可获得良好疗效。

3. **化学治疗** 化疗对于急性脊髓压迫无明显效果，但对化疗高度敏感的肿瘤，如非霍奇金淋巴瘤所致脊髓压迫症的患者，应行系统化疗。

肿瘤合并脊髓压迫症预后很差，其平均生存周期为 3~16 个月。

三、颅内压增高

颅内压增高（increased intracranial pressure）是肿瘤临床常见神经系统并发症，多由颅内占位性病变或脑组织水肿引起颅内容物体积增加造成。颅内压增高可引发脑疝，致患者呼吸循环衰竭，因此对颅内压增高的及时诊断和正确处理十分重要。

(一) 病理生理

成人颅腔由颅骨、硬脑膜包绕而成，其容积是固定不变的，约为 1400~1500ml。其内容纳脑组织、脑脊液和血液三种内容物，使颅内保持一定的压力，称颅内压（intracranial pressure，ICP）。当内容物体积增加超过一定阈值时，即可引起颅内压增高。引起颅内压增高最常见的原因是肿瘤，其中约 50% 肿瘤来源于其他部位肿瘤转移，原发性肿瘤以胶质瘤最常见。

(二) 临床表现

颅内压增高的症状有头痛、呕吐、视觉障碍等。头痛是最常见症状之一，晨起较重，咳嗽、弯腰或低头活动时加重，呕吐后略缓解，性质以胀痛或撕裂痛多见。

视神经盘水肿是颅内压增高的重要体征之一，与头痛、呕吐一起为颅内压增高的典型表现，早期常难以发现，仅表现为视网膜静脉搏动消失等，视神经盘水肿表现为视神经乳头充血，边缘模糊不清，中央凹陷消失，视神经盘隆起，静脉怒张。

其他常见表现有颈强直、意识障碍、生命体征变化等。初期意识障碍仅表现为嗜睡、反应迟钝，严重病例可出现昏睡、昏迷、瞳孔散大等。生命体征变化有血压升高、脉搏缓慢、呼吸不规律等。

(三) 诊断

全面详细询问病史和仔细的神经系统检查，可发现许多颅内病变在引发颅内压增高之前已有的一些症状体征，有助于原发病的早期诊断和治疗。当发现头痛、恶心呕吐及视神经盘水肿时，颅内压增高的诊断即可大致确立。但患者自觉症状常先出现，因此应及时行辅助检查，以尽早诊断治疗。

CT 及增强 CT 是颅内占位性病变的常用检查，不仅可对绝大多数病变定位，还有助于病变定性。考虑肿瘤性病变时，MRI 具有一定优势，可作为优先检查手段。腰椎穿刺对患者颅内占位性病变伴有颅内高压时，有一定的危险性，应慎重进行。

(四) 治疗

治疗原则为首先去除病因，选择最有效及最容易的方法，尽快降低颅内压。一般及时采取内科治疗,随后应用放疗和手术治疗。

1. 一般治疗   对颅内压增高患者,应严密监测其精神状态、生命体征和瞳孔表现等。大剂量类固醇类激素静脉注射,如地塞米松,也可优选甲泼尼龙,其能更好地通过血脑屏障,可减轻肿瘤周围脑组织水肿,但对有溃疡病史、出血性及代谢性疾病的患者应谨慎使用。癫痫患者应给予抗惊厥治疗。同时,应严格限制液体入量,并应用甘露醇等行脱水治疗。

2. 外科治疗   手术以明确诊断、缓解症状,为放化疗创造条件为主要目的,对脑组织原发肿瘤及单一转移瘤患者可行肿瘤切除减压术,如脱水疗法无法改善患者症状,或脑室阻塞致大量脑积水,应紧急行减压手术。

3. 放射治疗   常用于无法完全切除的肿瘤或肿瘤脑转移者。但有研究表明,状态良好且单一脑转移瘤的患者,行手术治疗和术后辅助放疗,疗效可优于单纯放疗。

四、恶性心包积液

恶性心包积液(malignant pericardial effusion)是指恶性肿瘤引起的心包腔液体过度积聚,是晚期癌症患者常见并发症之一。恶性心包积液心脏压塞发展迅速,特别是血性渗出,常危及患者生命。恶性肿瘤侵及心脏并非少见,多为肺癌、乳腺癌、食管癌、淋巴瘤、黑色素瘤等恶性肿瘤转移,而原发性心脏肿瘤少见。

(一) 病理生理

正常人心包腔有 25~30ml 液体,心包腔内液体增加至 80~120ml 时,不会引起血流动力学改变,如果超过 150~200ml,即可产生心脏压塞,心脏受到压挤,引起血流动力学改变,其特征主要为:心腔内压力升高,心室舒张充盈障碍,心搏出量减少,心率加快,导致肺循环和体循环淤血出现咳嗽、呼吸困难、发绀、淤血、颈静脉怒张、低血压等表现。

(二) 临床表现

大部分患者并无临床表现。症状可见气短、胸痛、端坐呼吸、乏力等,其中气短最为常见。体征包括心动过速、低血压、奇脉、水肿、肝大、心音遥远、颈静脉怒张等。

(三) 诊断

胸部 X 线平片常可见心影、纵隔或肺门异常,提示或证实恶性心包积液,但积液 <250ml 时胸片常难以发现异常;积液量≥300ml 时,心影普遍增大,尤其向两侧扩张,腔静脉明显,心膈角呈锐角;大量积液时心影呈烧瓶状或梨状。

超声检查为最简便而有价值的检查方法。

诊断性心包穿刺,恶性心包积液常为渗出性或血性,血性心包积液送检阳性率较高,但阴性并不能排除恶性心包积液。

(四) 治疗

治疗原则为控制原发病,同时进行对症治疗。

1. 心包穿刺导管引流术   出现急性心脏压塞症状的患者,可紧急施行此项治疗方法,抢救患者生命的同时也可明确诊断,以便合理选用化疗药物,减轻患者痛苦,提高生存率。

2. 外科治疗   恶性心包积液与心脏压塞常发生于肿瘤晚期,大多患者已失去手术治疗机会。大多晚期肿瘤患者体质差,全心包切除术对患者损伤过大,手术难度大;而心包胸膜开窗术可缓解心脏压塞症状约 3.5~13 个月。

3. 化学治疗   对化疗敏感的肿瘤且心包积液发展缓慢者,全身化疗可使肿瘤缩小并减少心包积液产生,从而缓解恶性心包积液的临床症状。

4. 放射治疗   放疗可使部分恶性心包积液得到控制。

5. 硬化剂或化疗药物灌注治疗   心包内注入硬化剂其目的在于使心包壁层与脏层粘连,常用的药物有四环素、博来霉素、氮芥、氟尿嘧啶、丝裂霉素、滑石粉等;其副作用有胸痛及短暂发热。

Notes

6. 支持治疗　卧床、吸氧,使用利尿剂等,以减轻症状。

五、气 道 梗 阻

气道梗阻(airway obstruction)一般由喉部、气管、主支气管堵塞引起,常继发于头颈部肿瘤或肺癌。严重气道梗阻需紧急处理,稍有延缓即可导致死亡。

(一)病理生理

引发气道梗阻的因素可分为气道内部因素和外部因素。内部因素包括喉部肿瘤、气管肿瘤、气道内肿瘤出血等,原发性气管肿瘤少见,多为恶性,好发于气管下段。外部因素则包括甲状腺肿瘤、巨大结节性甲状腺肿、纵隔肿物、恶性淋巴瘤或恶性肿瘤淋巴结转移等。

(二)临床表现

梗阻程度不同,其临床表现亦不同,梗阻较轻者可无临床症状,重者出现呼吸困难、喘鸣等表现,患者面色苍白、大汗、焦虑面容,可伴有发音困难、吞咽困难、阵发性剧咳等。呼吸困难以吸气性呼吸困难为主,活动或体位改变可加重症状。

(三)诊断

根据典型的症状体征较易作出诊断,胸部正位片、胸部 CT、喉镜、纤维支气管镜等辅助检查常用来寻找气道梗阻的原因。

(四)治疗

1. 一般治疗　包括监测心电图及生命体征,鼻导管或面罩吸氧,保持患者头偏向一侧,挺伸下颌尽可能减少颈部气道梗阻。也可采用甘露醇脱水,皮质激素抗水肿治疗。

2. 气管切开或气管插管　是比较有效的急救方法。当梗阻发生在气管上三分之一时,可采取气管切开。该方法不仅可解除梗阻,还可抽吸呼吸道分泌物,减少肺部感染。

3. 气管支架植入　气管内镜下支架置入对缓解肿瘤引起的气管狭窄或气管软化,常常能快速的缓解患者气道压迫症状,但需要指出,支架植入可导致局部压迫水肿影响放化疗疗效,对有根治可能的患者,应考虑植入时机。

4. 放化疗　肿瘤压迫导致气管狭窄时,对于化疗敏感肿瘤、如 SCLC 或淋巴瘤,可以考虑全身化疗。对于气管压迫,采用局部放疗应慎重,若肿瘤对放疗不敏感,放疗可能诱导局部水肿反而加重病情。

六、消 化 道 梗 阻

消化道梗阻(gastrointestinal obstruction)为肿瘤常见并发症,以肠梗阻多见。其中,食管及贲门部肿瘤虽梗阻症状明显,但多不需紧急外科处理。

引发肠梗阻的肿瘤,以结直肠、卵巢和子宫颈部肿瘤常见,小肠肿瘤临床少见。梗阻原因可能是肠腔内肿瘤的占位效应,也可能是肿瘤对肠壁的外部压迫,前者多见于结肠肿瘤,后者多见于卵巢及子宫颈部肿瘤。同时,肿瘤合并肠套叠、疝气或肿瘤患者术后粘连也可导致肠梗阻。根据梗阻病因,梗阻分为机械性、动力性和血运性梗阻;梗阻部位可能为单处或多处。其中动力性肠梗阻可能与肿瘤侵袭或药物(如长春新碱)治疗导致自主神经功能紊乱有关。

(一)病理生理

肠道一旦梗阻,近端肠管内容物潴留,肠管膨胀,呕吐(尤多见于高位梗阻),大量水、电解质丢失,使患者出现脱水、低钠、低钾、低血容量、酸碱平衡失调、肾功能损害、休克等一系列症状。结直肠因主要功能为储存粪便,且吸收水分和电解质功能较小肠弱,故梗阻后水电解质丢失也相应缓慢。

(二)临床表现

临床表现可因胃肠梗阻部位、性质不同而不同。但肠内容物不能顺利通过肠腔是一致的,

Notes

故其共同表现有腹痛、呕吐、腹胀及肛门停止排气排便。

腹痛呈阵发性绞痛；呕吐物因梗阻部位而异，高位梗阻一般无臭味，低位梗阻偶带粪臭味；腹胀及停止排气排便因梗阻部位不同而略有不同，如高位肠梗阻早期，因梗阻以下尚残存粪便和气体，故可能仍有排气排便。

查体可见患者口干、皮肤弹力减退等脱水征象，腹部膨隆，可见肠形及肠蠕动波，可闻及肠鸣音亢进或减退。触诊可触及扩张的肠管，如伴发绞窄性肠梗阻或腹膜炎，可有压痛和腹膜刺激征等表现。

（三）诊断

依据典型临床表现及X线平片可见气液平面及肠袢等，不难作出肠梗阻的诊断。但应注意鉴别梗阻性质、部位及原因。

（四）治疗

一般治疗包括持续胃肠减压，导尿观察尿量，静脉补液，根据检查结果纠正电解质及酸碱平衡紊乱，应用广谱抗生素等。

手术治疗目的在于切除肿瘤，解除梗阻，恢复肠管通畅。某些梗阻是由粘连、套叠或疝气等所致，手术应先解离粘连，复位肠管，然后再切除肿瘤。如肿瘤不能切除，或患者一般状态不佳，则应行肠道短路术，梗阻上下端吻合以缓解肠腔阻塞。结直肠梗阻如无法切除肿瘤，应行造瘘术或扩张后放置支架，以解除梗阻，恢复消化道通畅。

七、尿路梗阻

尿路梗阻（urinary tract obstruction）根据梗阻部位可分为上尿路和下尿路梗阻。引发尿路梗阻常见肿瘤有前列腺及膀胱肿瘤（梗阻输尿管或尿道口）、子宫颈癌（直接侵及下段输尿管）、腹膜后肿瘤（压迫输尿管）、单侧或双侧输尿管移行性细胞癌等。

（一）病理生理

尿路梗阻可能源于肿瘤直接压迫阻塞尿路，也可能源于肿瘤外科手术治疗或放疗所致尿路纤维化。尿路梗阻可为单侧性或双侧性、部分或完全梗阻。双侧完全尿路梗阻，最终必然导致无尿，如不及时治疗可导致肾衰竭而危及生命。而单侧完全梗阻常发生急性肾积水。

（二）临床表现

上尿路梗阻的临床表现可因梗阻程度及范围而不同，如为单侧尿路梗阻且缓慢出现，临床常无症状；急性单侧梗阻，可能出现肾绞痛等症状。下尿路梗阻与上尿路梗阻表现常难以区别、膀胱增大、尿潴留，为下尿路梗阻典型表现。

（三）诊断

腹部超声可明确诊断肾盂积水。CT扫描常可明确梗阻部位及梗阻原因。逆行尿路造影，可视情况而用，既有诊断价值又不会加重肾脏损伤。静脉尿路造影，因梗阻后患者常存在肾功能不足，故不宜采用。膀胱镜检查，有助于膀胱肿瘤的诊断。

（四）治疗

尿路梗阻应根据患者具体情况，考虑施行最合适的治疗方案。常用解除尿路梗阻的措施有：留置导尿管、输尿管扩张术、输尿管支架置入、输尿管造口术、单侧或双侧经皮肾造口术及经耻骨联合上穿刺膀胱造口术等。

八、出　血

出血（hemorrhage）是肿瘤转移患者三大死因之一，仅次于器官功能衰竭和感染。常见于肿瘤相关的消化系统出血、大量咯血、妇科出血和头颈部出血。

（一）消化系统出血

肿瘤相关消化系统出血常见于胃癌合并大出血、胆道肿瘤合并出血及肝癌破裂出血。

1. 胃癌及胆道肿瘤合并出血

（1）临床表现

1）胃癌合并大出血：胃癌组织缺血坏死，癌组织溃疡、侵蚀血管可并发大出血。其症状取决于出血速度及出血量。少量且出血缓慢者，症状一般不明显，仅有轻度头晕、体弱、黑便等症状。大量急性出血者，则有大量呕血或便血，如出血量超过 800ml，则可出现休克症状，如心悸、烦躁、面色苍白、四肢厥冷、心率加快、血压下降等。

2）胆道肿瘤合并出血：胆道急性出血可来自肝内或肝外胆道、肝实质内癌或肝内血管瘤破裂出血。胆道出血常表现为胆绞痛、梗阻性黄疸和消化道出血症状（如呕血、便血或黑便）的三联症。

（2）诊断：治疗前需对出血原因、部位作出初步诊断，从而采取及时有效的治疗措施。详细询问病史，如条件允许可行内镜、B 超、CT 等检查进一步明确诊断。其中早期内镜检查是大多数上消化道出血诊断的首选方法。一般食管或胃底静脉曲张破裂出血，来势凶猛且出血量很大，易并发休克；胃癌所致出血，量较少，一般不超过 500ml；胆道出血量更少，且常先出现上腹痛。

（3）治疗：非手术治疗包括：静脉输液，尤其有低血容量休克表现时，应迅速建立有效的中心静脉通道，滴注平衡盐溶液及血浆代用品，必要时输注全血或浓缩红细胞；留置胃管，持续胃肠减压；应用止血药物，如垂体后叶素滴注；给予抑酸药和生长抑素；胃管灌注去甲肾上腺素冰生理盐水治疗胃癌出血；内镜下止血等。

约 80% 的上消化道出血患者可经非手术疗法达到止血目的。如急性出血经积极处理仍不能有效控制，且血压、脉率不稳定者，应早期行剖腹探查。急诊手术首要目标是止血，如条件允许，可对原发肿瘤作根治性手术。对于某些无法切除的肿瘤，可结扎相应动脉或采用介入栓塞疗法。

2. 肝癌破裂出血　肝癌生长速度快，其中心常有缺血坏死，可自发性破裂，也可因外伤、剧烈咳嗽、用力排便等导致腹腔内压骤然增高而破裂。

（1）临床表现：临床表现同样与出血量和出血速度相关。局限于被膜下小的出血，患者或仅感右上腹疼痛；少量出血溢入腹腔，可出现腹痛等表现；如急剧大量出血，患者常出现剧烈腹痛、腹胀、恶心呕吐及休克等表现，查体可见移动性浊音及肌紧张、压痛、反跳痛等腹膜刺激征表现。

（2）诊断：右下腹穿刺、B 超、CT 检查等均有助于诊断。

（3）治疗：全身情况良好，无活动内出血表现者，可在严密监测下应用止血药物，行保肝对症等保守治疗。大出血者，应迅速建立静脉通路补液，并积极准备急诊手术。剖腹探查，应迅速清除积血和凝血块，找到出血部位，止血，然后再考虑处理出血癌灶。肝癌破裂出血多为晚期，切除可能性小，故可考虑行肝动脉结扎或栓塞止血。但如有切除可能，病人情况允许，应积极切除。

（二）大量咯血

如 24 小时内咯血量 >600ml 或单次咯血量 >100ml，则为大量咯血（massive hemoptysis）。大量咯血是危及生命的急症，需紧急处理。咯血常见于支气管肺癌、喉癌和非恶性疾病。

1. 临床表现　少量咯血可仅表现为痰中带血，大量咯血时，血液从口鼻涌出，常阻塞呼吸道，造成窒息死亡。

2. 诊断　咯血应与呕血及口腔、鼻腔出血仔细鉴别。CT，X 线平片等有助于原发肿瘤的诊断。

3. 治疗　严密监测患者生命体征，绝对卧床，采用患侧卧位，吸氧、镇静；补液，给予止血药物治疗，必要时输注全血或浓缩红细胞、血浆等血制品。如大量咯血，应注意清理呼吸道凝血块，

Notes

防止窒息。经验丰富的医师可于支气管镜下行激光、冰盐水、置管压迫等方法止血,也可行动脉介入栓塞止血。部分反复咯血但暂不危及生命安全患者,也可采用放疗止血。

(三)妇科出血

女性生殖系统,如子宫、宫颈、阴道等部位的原发肿瘤,也可发生少量出血或大量危及生命的出血,后者多见于各种肿瘤晚期,症状以阴道大出血为主。处理方法有无菌纱布条填塞阴道压迫止血、髂内动脉结扎术及介入动脉栓塞等;而大剂量放疗可使血管收缩,止血效果明显。

(四)头颈部出血

鼻咽癌患者可出现鼻出血,甚至出现鼻腔大出血,治疗上以鼻腔填塞压迫止血为主,缓慢少量出血可通过放射治疗过止血。

头颈部部分恶性肿瘤可引发少量出血,也可侵及颈动脉引发颈动脉出血。少量出血多来源于肿瘤内部血管破裂,常反复出现。颈动脉出血为致死性并发症,常在几分钟内即导致死亡,维持气道通畅保持血压稳定至关重要。颈动脉破裂出血初期可手指直接按压止血,后期可于破裂处上、下两侧结扎颈动脉止血。

九、穿 孔

肿瘤合并穿孔多见于胃癌和结直肠癌,但发病率低,临床少见。

胃癌合并穿孔,多为溃疡型胃癌,癌组织多低分化或分化不良。其临床表现与穿孔类型有关,如急性穿孔表现有突发性上腹剧痛,呈刀割或烧灼样,阵发性加剧,初于上腹部,很快扩张至全腹,伴发腹膜炎体征,患者呈急性痛苦面容,可有腹肌紧张、压痛反跳痛明显、肠鸣音消失、肝浊音界消失及休克等表现。局限性穿孔可仅表现为上腹部肿块。其治疗包括留置胃管,持续吸引、胃肠减压,补液,应用抗生素,行手术治疗,如病情允许,力争一期行胃癌根治术,否则,可仅行穿孔修补术,争取以后择期再行胃癌根治术。

结直肠癌穿孔多见于左半结肠和乙状结肠。大肠内存在大量细菌,一旦穿孔进入腹腔,轻者形成局限性脓肿,重者病情迅速恶化,很快出现败血症、休克等表现。其治疗包括胃肠减压、静脉输液、抗生素、抗休克治疗,尽快手术以中止污染、引流腹腔、切除病灶。但结直肠癌一旦穿孔,预后极差。

第二节 代谢性急症

一、肿瘤溶解综合征

肿瘤溶解综合征(tumor lysis syndrome,TLS)是由肿瘤细胞自发性或治疗后死亡,细胞内物质快速释放入血所致。其表现为高尿酸血症、高钾血症、高磷酸血症及低钙血症等一系列严重代谢异常综合征。常见于对细胞毒性药物非常敏感且增殖快速的血液恶性肿瘤患者,如高度恶性淋巴瘤、急性白血病等。偶见于实体肿瘤。

(一)病理生理

肿瘤细胞自发性或治疗后死亡,细胞内容物如尿酸、钾、磷酸盐等快速释放入血,形成高尿酸血症、高钾血症、高磷酸盐血症及低钙血症等,超出肾脏的清除能力,是 TLS 的致病机制。

其中高钾血症可引发致死性心律失常,需紧急处理。虽然细胞死亡释放钾是引发高钾血症的主要原因,但在此之前 ATP 水平下降,导致细胞内钾外漏,也可引起血钾升高。因此,高钾血症常是 TLS 最早出现的代谢异常。

细胞内磷酸盐释放入血超出肾脏清除能力,即可引发高磷酸血症,同时磷酸盐水平增高还可导致磷酸钙沉积,引发低钙血症。

高尿酸血症虽无紧急威胁，但却是 TLS 最常见的代谢异常。

上述各种代谢异常，可导致磷酸钙、大量尿酸及其他核酸代谢产物沉积于肾小管内，损害肾脏功能，甚至引发急性肾衰竭。

（二）临床表现

TLS 所致非特异性临床表现有无力、恶心呕吐、肌肉疼痛等。

急性高钾血症，可导致心律失常、晕厥和猝死。低钙血症可致神经肌肉兴奋性增强，表现为肌肉抽搐、口周和指（趾）尖麻木针刺感、腱反射亢进、癫痫等。

急性肾衰竭时可出现水肿，少尿或无尿等表现。

（三）诊断

实验室检查可发现血清中尿酸、钾、磷酸盐浓度升高，血钙水平降低，血气分析可见代谢性酸中毒，血清中乳酸脱氢酶浓度显著增高，还可有肾脏功能受损等表现。

（四）预防与治疗

TLS 关键在于预防。对于有 TLS 危险因素的患者，如肿瘤细胞增殖迅速、对化疗高度敏感等，定期检测血尿酸及各种电解质水平，监测心电图，放化疗前采取充分水化、利尿及预防性使用别嘌醇等措施，有助于 TLS 的早期诊断和预防。

TLS 出现后，主要治疗措施有静脉补液水化、应用利尿剂维持尿量，保证尿酸排泄；给予别嘌醇，对抗高尿酸血症；应用碳酸氢钠纠正酸中毒，碱化尿液；口服氢氧化铝磷结合剂，降低血浆磷酸盐；注射葡萄糖酸钙，输注葡萄糖溶液及胰岛素，治疗高钾血症，补充血钙。

如出现急性肾衰竭、严重高钾血症或 TLS 病情恶化应行透析疗法。另外，应用尿酸分解剂，对预防及治疗 TLS 也有一定的帮助。

二、高钙血症

高钙血症（hypercalcemia），是常见肿瘤并发症之一，晚期肿瘤患者中发生率约 10%~20%。高钙血症可危及生命，属应及时处理的肿瘤急症之一，常见于多发骨髓瘤、乳腺癌、肾癌、肺癌等患者中。严重的高钙血症是预后不良的征象。

（一）病理生理

高钙血症的发生涉及多种因素，可能是由肿瘤侵袭局部骨骼形成破骨性骨吸收造成，也可能是体液因子造成，即体液副肿瘤综合征（humoral paraneoplastic syndrome）。体液因子，如甲状旁腺激素相关蛋白（parathyroid hormone-related protein，PTHrP），多由肿瘤细胞分泌，可导致体液相关的恶性高钙血症（humoral hypercalcemia of malignancy，HHM）。PTHrP 的作用类似甲状旁腺激素，可促进破骨细胞作用，增加骨钙吸收入血，并促进肾小管对钙进行重吸收，导致高钙血症。另外还有证据表明 PTHrP 可促进肿瘤进展和骨骼转移。

（二）临床表现

高钙血症的表现涉及多个系统，且多呈非特异性。其严重程度随血钙水平、癌症进展情况及患者状态等而有所不同。

全身表现有失水、体重减轻、食欲减退、瘙痒、烦渴等。神经系统表现可有意识模糊、反射减退、肌肉无力、嗜睡、癫痫等。胃肠道系统可有恶心呕吐、便秘、肠梗阻等表现。

高钙血症还可导致渗透性利尿、肾功能不全等。心脏可有心动过缓、QT 间期缩短、T 波增宽、心律失常等表现。

（三）诊断

高钙血症的诊断有赖于实验室检查。可发现血钙升高，且其升高程度决定是否需紧急治疗。另外，还可伴有低钾血症、低血氯，血磷水平可正常或下降，如尿素氮和肌酐升高，则提示肾功能损害。血清碱性磷酸酶在肿瘤骨转移时多有增高。检测甲状旁腺素水平，有助于肿瘤相关高钙

Notes

血症与甲状旁腺功能亢进或甲状旁腺肿瘤的鉴别诊断。

实验室检测获得的血清钙浓度,以白蛋白浓度进行校正,获得血清游离钙浓度,后者与临床表现直接相关。

（四）治疗

无症状性高钙血症,且血钙水平≤3.25mmol/L可仅行一般治疗,如血钙水平>3.25mmol/L,且患者有自觉症状,应给予紧急处理。

治疗包括两方面,降低血钙浓度和病因治疗。这里主要介绍前者。

降低血钙浓度的治疗主要包括水化、利尿和早期使用特异性降钙药物,常用药物包括磷酸盐（适于轻度高钙血症且肾功能正常者）、糖皮质激素（多适用于高钙血症且原发肿瘤对化疗敏感者,如骨髓瘤、恶性淋巴瘤、白血病及部分乳腺癌）、降钙素（降钙作用快,但作用时间短）、双磷酸盐（直接抑制破骨细胞活性及骨吸收,为肿瘤相关高钙血症常用药）。

三、低血糖

低血糖（hypoglycaemia）常见于分泌胰岛素的胰岛细胞瘤患者,有时也可见于非胰岛细胞瘤肿瘤患者,后者发病机制可能与分泌胰岛素样物质、肿瘤生长过量消耗葡萄糖、血糖调节机制减退等因素有关。临床表现多为非特异性,如头晕、大汗、昏迷、抽搐及神经系统异常等。其治疗主要在于病因治疗,即控制肿瘤,多选择外科治疗;如不宜切除或不能控制肿瘤,可增加进餐次数或静脉滴注葡萄糖,以减少或预防低血糖发作。

四、类癌危象

类癌危象（carcinoid crisis）是类癌综合征（由类癌分泌5-羟色胺、组胺、缓激肽等引发的综合征）的严重表现。其特征性临床表现有皮肤潮红、腹泻、支气管痉挛、心动过速、心律失常、严重低血压等。类癌危象可危及生命需紧急处理。

第三节　肿瘤治疗相关急症

一、出血性膀胱炎

出血性膀胱炎（hemorrhagic cystitis）是急性或缓慢加剧的膀胱弥漫性出血,可由多种原因引起,如化疗药物毒性作用、放射损伤、病毒感染等。

化疗药物如异环磷酰胺、白消安等烷化剂类药物治疗后可并发出血性膀胱炎,致黏膜水肿、出血、溃疡、内皮下毛细血管扩张,进而可造成永久性膀胱挛缩。放射性出血性膀胱炎常发生于宫颈癌、膀胱癌、前列腺癌及直肠癌放射治疗后,可出现血尿,如迁延为慢性病变,导致膀胱纤维化,可出现尿频、尿急、血尿等症状。

不同原因引起的出血性膀胱炎,治疗方法基本相同,首要止血、控制感染,并根据病因和出血程度选用不同方法处理。治疗措施有及时停药、水化利尿、清除血块,应用1%~4%的甲醛溶液、去甲肾上腺素、凝血酶等冲洗或灌注膀胱止血以及动脉栓塞止血等。

二、化疗药物外渗

化疗药物外渗（chemotherapy extravasation）,许多化疗药物可对组织产生化学性刺激,漏出或渗出到血管外可表现为局部皮下或深部组织肿胀、疼痛甚至坏死、溃疡。常见此类药物如放线菌素D、丝裂霉素、多柔比星、卡莫司汀等。一旦发生化疗药物外渗,局部皮下疼痛或肿胀可立即皮下注射生理盐水稀释药物,冷敷,应用针对性解毒剂等。

Notes

三、其他肿瘤治疗相关急症

急性放射性消化系统损伤包括:急性放射性胃炎,以恶心、呕吐、食欲减退为主要临床表现;急性放射性肠炎,表现为恶心、呕吐、痉挛性腹痛、腹泻,偶有出血,严重时可致肠梗阻、穿孔及瘘管形成,乙状结肠受损可出现腹痛、里急后重、便血等症状;急性放射性肝炎,可有恶心、乏力、腹水等表现。治疗以对症治疗为主。

另外,化疗药物过敏、药物急性脏器毒性反应等亦属肿瘤治疗相关急症范畴。

(姜洪池)

参考文献

1. 黄洁夫,孙燕,石远凯.癌症医学.北京:人民卫生出版社,2014

2. DeVita Vincent T,Lawrence Theodore S,Rosenberg Steven A.Devita,Hellman & Rosenberg's Cancer:Principles & Practice of Oncology. 8th ed. New York:Lippincott Williams & Wilkins,2008

3. Patchell R.A,TibbsP.A,Regine W.F,et al. Directdecompressive surgical resection in the treatment of spinal cord compression caused by metastatic cancer:a randomized trial.Lancet,2005,366:643-648

4. 汤钊猷.现代肿瘤学.第3版.上海:复旦大学出版社,2011

5. Louise Hanna,Tom Crosby,Fergus Macbeth.Practical clinical oncology. New York:Cambridge University Press,2008

6. Cary H.Lyman,Jim Cassidy,Donald Bissett,et al. Oxford American handbook of oncology. New York:Oxford University Press,2009

7. DeVita VT,Lawrence TS,Rosenberg SA,Devita. Hellman & Rosenberg's Cancer:Principles & Practice of Oncology. 8th ed. New York:Lippincott Williams & Wilkins,2008

8. Kekre N,Djordjevic B,Touchie C.Spontaneoustumour lysis syndrome. CMAJ,2012,15:913-916

Notes

第九章　多学科综合治疗

据统计,2012年全球癌症新发病例达1410万,死亡820万(约每天死亡2.2万),随着人口老龄化和环境因素的影响,估计到2050年癌症新发病例将增至2700万,死亡达1750万。目前,癌症的治疗远不如人意,无论外科手术、放射治疗抑或化学治疗以及近年兴起的生物治疗和靶向治疗,单独施行均无满意效果。随着医学模式的转变,癌症治疗发生了巨大变化,多学科综合模式治疗已趋向共识。

第一节　多学科综合治疗的概念

一、医学模式的演变

医学模式就是指在不同历史阶段和科学发展水平的条件下,人类与疾病作斗争时观察和处理医学领域中各种问题的思想和方法。它反映了人类对自身生命、生理、病理、预防、治疗等问题的基本观点,指导医疗卫生实践活动。简言之,医学模式的核心就是医学观。人类历史上,医学模式经历了五次大转变。

（一）神灵主义医学模式（spiritualistic medical model）

古代由于生产水平低,科学技术落后,人类对健康和疾病的理解和认识不多,认为人的生命和健康是上帝神灵的恩赐,视疾病为神灵惩罚或妖魔缠身,所以保护健康和治疗疾病只能有赖于祈祷和巫术,以求神灵的宽恕。这就是人类最早的医学观,亦即神灵主义医学模式。

（二）自然哲学医学模式（nature-philosophical medical model）

随着社会生产力的发展,科学水平有一定的提高,人类对自然界认识的能力也不断提高,对健康与疾病有了初步的观察和了解,产生了粗浅的理性概括。中国以《内经》为代表,形成了以天人相应思想为特色,以阴阳五行病理学视为理论基础的整体医学观,提出了心理上的"七情"(喜、怒、忧、思、悲、恐、惊)和环境中的"六欲"(风、寒、暑、湿、燥、火)以及内外因的病理学说。国外,以古代希腊医学"四体液"学说为代表,认为有机体的生命决定于血、黏液(痰)、黄胆汁和黑胆汁。这些表明当时已把健康和疾病与外界环境以及心理活动联系起来进行观察和思考,包含了朴素唯物论与自然辩证法的成分。

（三）机械论医学模式（mechanistic medical model）

15世纪欧洲文艺复兴运动带来了工业革命,机械生产替代了手工生产,推动了生产力的发展。当时机械学和物理学有了很大的发展,18世纪法国医生拉美特利甚至认为"人是爬行的机器,是一架会自己发动自己的机器……,体温推动它,食物支持它。疾病是机器某部分故障失灵,需要修补完善。"在这种观点的影响下,促进了自然科学和医学科学的发展,用机械唯物主义观点驳斥了唯心主义生命观,相继发现了血液循环、创立了器官病理学和细胞病理学说等。但是用机械论解释一切自然现象和人体现象,忽视了人类机体的生物属性和社会特性,产生了对人体观察的片面性和机械性。

（四）生物医学模式（ecological model）

18世纪下半叶到19世纪,工业革命转向高潮,细胞学说、进化论和能量守恒定律的发现,动摇了形而上学、机械论的自然观,工业化、都市化使传染病问题日益突出,推动了细菌学的发展。由于生物科学的进步,医学科学发展进入了新的历史时期,表现在解剖学、组织胚胎学、生理学、细菌学、生物化学、病理学、免疫学及遗传学等生物学体系形成,使人类从生物学观点来认识生命现象以及健康与疾病的关系。生物医学模式对医学的发展起了巨大的促进作用,20 世纪上半叶,采用预防接种、杀菌灭虫、抗菌药物等三大法宝,使急、慢性传染病和寄生虫病的发病率和死亡率明显下降。可见,生物医学模式是近代医学发展的标志和核心,在过去起着主要作用,现在和将来医学发展中仍然起着重要作用。但是,它从纯生物学角度理解疾病和健康,忽视了心理、社会因素对疾病和健康的重要性乃至决定性作用。

（五）生物 - 心理 - 社会医学模式(bio-psycho-social model)

随着医学科学的发展和疾病谱与死亡谱的改变,逐渐暴露出生物医学模式的局限性,人们越来越认识到疾病的致病因素,除生物因素的作用外,还有许多重要的生理与社会因素的作用,疾病的表现形式已由单因单果向多因多果形式发展,医学模式也由生物学模式向生物 - 心理 - 社会医学模式转变,生物 - 心理 - 社会医学模式是指人们从生物、心理和社会三方面联合对健康与疾病问题所形成的一种认识。

二、多学科综合治疗的概念

1. 多学科综合治疗的定义　20 世纪 80 年代,随着医学模式由生物医学模式向生物 - 心理 - 社会模式转变,临床肿瘤学也发生深刻的变化,国内外学者都意识到单一治疗手段如手术或化疗,或放疗,对恶性肿瘤治疗均显得不足,于是产生综合治疗(synthetic therapy)或多模式综合治疗(multimodality therapy,MDT)的想法和要求。但治疗手段或方法简单相加并不能达到目的,必须合理地综合应用多种手段才能更好控制或消除肿瘤,因而产生了所谓多学科综合治疗(multidisciplinary synthetic therapy)这一概念。在迅猛发展的细胞分子生物学和现代临床治疗学基础上,以新的医学模式的观点,对多学科综合治疗概括理解为:根据病人的身心状况、肿瘤部位、病理类型、侵犯范围(病期)和发展趋势,结合细胞分子生物学的改变,有计划地、合理地应用现有的多学科各种有效治疗手段,以最适当的经济费用取得最大限度消除或控制肿瘤的治疗效果,同时最大限度地改善病人的生存质量。

这一概念强调了病人机体状况(生理和心理两方面)和肿瘤情况(部位、类型、进展情况和生物学特性),也强调了有计划和合理应用不同学科所有有效治疗手段,同时强调了成本效益的社会医学观点以及卫生资源的合理应用。治疗上,不强求消灭肿瘤作为唯一目的,可以是控制肿瘤,使其与机体处于相对稳定状态,从而谋求病人有更好的生活质量,不致因强烈的治疗手段使机体功能严重受损甚或丧失。

2. 基本原则　在多学科综合治疗共识的基础上,如何制定更好的治疗方案,应考虑到病人能否耐受、能否延长无瘤生存和总的生存、能否提高患者生存质量、能否符合成本效益的原则,所以在制定方案时应遵循下列几个基本原则。

(1) 局部处理与全身治疗并重的原则:一般而言,恶性肿瘤的自然发展过程由局部到全身,早期的肿瘤多局限于器官局部,由小变大,继而由浸润周围发展至远处转移,但是何时发生转移目前尚未能准确预测。所谓局部与全身并重的原则是指,在处理局部病变时应考虑到对全身的治疗;而在针对晚期发展进行全身治疗时,不忘对局部加以适当处理。从乳腺癌治疗发展史可见一斑。20 世纪 60、70 年代盛行乳腺癌根治术和扩大根治术,然而术后生存率无法进一步提高,远处转移使治疗失败,后来对乳腺癌的生物学特性有进一步了解,手术范围缩小,施行改良根治术或单纯切除加腋淋巴结清扫,但加强了全身化疗和内分泌治疗,生存率明显提高,病人生活质量也较扩大根治术为佳。美国胃肠肿瘤研究组 GITSG-7175 随机试验表明直肠癌术后放化疗比单纯手术者有显著好处,5 年局部复发率 11% *vs.* 20%;远处转移率 26% *vs.* 36%;5 年生存率 59%

vs. 44%。晚期结直肠癌如不处理原发灶,仅进行全身化疗,在治疗中可能发生急性肠梗阻、穿孔及出血,这样往往危及生命,所以在化疗前应对局部进行适当处理,施行姑息性切除或作肠造口,可见局部与全身的治疗在多学科综合治疗中同样重要。

(2) 分期治疗的原则:目前临床上常根据 TNM 分期对病人进行施治,TNM 的不同组合形成了恶性肿瘤不同的临床分期,同一恶性肿瘤不同 TNM 分期,其综合治疗方案应是不同的。同一的 TNM 和同一的分期,不同的恶性肿瘤其综合治疗方案也是不同的。因此,这种分期的多样性便决定了综合治疗方案的多样化。I 期的乳腺癌可以采用保乳手术加上放化疗,但 I 期的非小细胞肺癌,则以根治性肺叶切除为主。不能切除的胰腺癌肝转移和结肠癌肝转移均属Ⅳ期。但处理不同,对结肠癌原发病灶仍要求根治性切除,再辅以有效的化疗后再行争取肝病灶切除;对胰腺癌则不宜要求根治性切除,只能作减状手术,避免过大的创伤,因为晚期胰腺癌肝转移至今未有良好对策,强行施行胰十二指肠切除徒然增加病人痛苦。因此,不同肿瘤、不同分期应有不同的综合治疗方案。

(3) 个体化治疗的原则:临床上常遇到同一肿瘤、同一病理类型、同一分期、同一治疗方法,但预后却不一样,有的长期生存、有的却过早死亡。究其原因,可能一是同类肿瘤有异质性;二是病人具体情况具体状态(如功能状态、心理状况和社会影响等),所谓个体化治疗就是要根据具体病人的预期寿命、功能状态、心理状况、治疗耐受性、期望的生活质量、病人的愿望以及肿瘤异质性来设计具体的多学科综合治疗方案。

治疗前应对病人进行综合评价,如评价病人功能状态的行为状态(performance status,PS)和日常生活能力(activities of daily living,ADL)、评价伴随病情况的伴随病等级(comorbidity scales)、评价生存质量(quality of life,QOL)等,癌症病人的预期寿命可由年龄、功能状态和伴随病情况来估计;治疗的耐受性可由功能状态、伴随病情况、活动能力和社会支持的有效性来预测;生存质量是针对特定癌瘤用若干手段加以测量的;个人愿望则由病人自身来表达,或由病人家属和受委托人来解释,至于肿瘤异质性则有赖于肿瘤分子分期的进一步研究。由此可见,个体化治疗是多学科综合治疗规范化的最高境界,也是未来发展的方向。

(4) 生存率与生存质量并重的原则:随着生物 - 心理 - 社会学的医学模式的建立,提高病人生活质量已成为恶性肿瘤治疗的重要目的之一,目前的趋势主要表现在:一是尽量减少破坏性治疗手段,正在从巨创→微创→无创发展,例如乳腺癌手术趋向于保乳及乳房再造;骨肿瘤保留肢体的术式;直肠癌的保肛手术;腹腔镜手术从多孔发展到单孔甚或通过自然通道(notes)进行。二是重视姑息和支持治疗,尽可能减少晚期癌症病人的痛苦,最突出的是世界卫生组织(WHO)倡导的癌症三阶梯止痛法,吗啡普遍用于癌症止痛且从按需给药发展到按时给药。

所谓生存率与生存质量并重的原则就是综合治疗既能延长病人生存又能通过治疗使生存质量明显改善,如果只顾消除肿瘤病灶,获得病人生存,而漠视病人生存质量,让病人痛苦地生存,这是医疗上极大的错误。然而,如何评价病人生存质量目前尚未有令人满意的量化评价表,不同肿瘤病人有不同的生存质量评价体系。

以往癌症治疗片面追求彻底消除病灶提高生存率,而现在则既要生存又要有良好的生存质量,所以近年已有一个共识,把癌症作为一种慢性病,如高血压、糖尿病一样,不勉强一下子去除原发灶,在保证生存质量情况下,让"人"与"瘤"并存。

(5) 不断求证更新的原则:多学科综合治疗的模式、方案尚无固定,不同肿瘤不同,不同时期也不同,处在不断探索中。结直肠癌的辅助化疗从 20 世纪 50 年代开始,由原来认为无效加以否定,到 20 世纪 90 年代初确立 5- 氟尿嘧啶(5-Fu)/ 左旋咪唑(Lev)为Ⅲ期结肠癌有效的术后化疗方案,继后又证明 5-Fu/CF 方案更好,随着几种新药如奥沙利铂(oxaliplatin)、伊立替康(irinotecan)、卡倍他滨(capecitabine)的问世,更优的辅助化疗方案如 FOLFOX、XELOX 等相继应

Notes

用,这都是经过不断求证,不断进行临床试验的结果。乳腺癌的外科治疗从扩大根治术发展到目前保乳手术加放化疗和内分泌治疗,也是不断求证的典型例子。

(6) 中西医并重的原则:中医药是我国的伟大宝库,是几千年我国人民与疾病斗争过程中积累起来的理论和实践的结晶。中医学着重辨证施治,对肿瘤治疗强调了调节和平衡的原则,通过双向调节、整体调节、自我调节和功能调节等方法恢复和增强机体内部的抗瘤能力,从而达到阴阳平衡治疗疾病的目的。

临床上应用手术、化疗、放疗等消除或打击肿瘤,往往对机体正常组织器官和功能严重损害,而配合中医中药的方法,有效地提高机体防御能力,减少手术、化疗、放疗的副作用,保证人的生存质量,巩固和加强肿瘤治疗效果,这就是中西医结合治疗肿瘤的优越性所在。

(7) 成本与效果并重的原则:恶性肿瘤多学科综合治疗比单一治疗的费用高得多,这是我们不得不考虑的问题,如何权衡疗效的提高与经济上的代价,要考虑下列几点:

成本最低原则(cost minimization)如果有多种治疗模式或方案,而疗效基本一致的,宜选用费用最低的模式或方案。如可切除的皮肤基底细胞癌既可用手术切除,又可用放射治疗,宜选择较简单的手术切除。

成本效果原则(cost-effectiveness)有两种可选择的方案,其效果与成本进行比较。预计生存年为分母,成本为分子。权衡两者的生命年差异,择优选用。

成本效用原则(cost utility)这是一种同时考虑生存时间和生存质量的经济分析方法,其衡量单位是质量调整生存年(quality-adjusted life-year,QALY),在成本同样的情况下,选择在预算内能达到最大质量调整生存年的治疗模式。

成本效益原则(cost benefit)用货币为单位进行计算,效益大的首选。

在多学科综合治疗方案制定时,考虑成本与效果是为了有效利用有限的卫生资源,也是从病人和病人家属的立场着想,并无违背人道主义。

三、多学科综合治疗的生物学基础

细胞分子生物学理论和技术迅猛发展为恶性肿瘤多学科综合治疗奠定了良好的基础。

根据原发肿瘤(T)、局部淋巴结(N)和远处转移(M)结合组成的TNM分期常用于估计预后和指导治疗,特别是多学科治疗具体方案的选择。但是,TNM分期不能预测抗癌治疗效果,有些肿瘤应用TNM分期还不能真正反映预后,亦即同一分期、同一病理类型的同一种恶性肿瘤,用同一治疗手段疗效都不相同。至于同一分期的同一种肿瘤是否需要多学科治疗、如何选择不同治疗手段、如何综合有序进行,这些问题都不能完全依靠TNM分期解决。但是细胞分子生物学研究方面,已经证明恶性肿瘤存在着异质性问题,2008年肿瘤研究十大亮点之一——K-ras基因突变与否左右着结肠癌靶向药物西妥昔单抗(cetuximab)的应用。如果结肠癌已有K-ras基因突变,应用西妥昔单抗无效;如果结肠癌K-ras基因呈野生型表达,则西妥昔单抗治疗有良好效果。其实,这仅仅是反映恶性肿瘤异质性的冰山一角,在细胞分子生物学水平上,还有更多生物学指标能预示肿瘤预后和预测治疗疗效。现就与多学科综合治疗有关的生物学指标概括如下。

1. **肿瘤标志物** 肿瘤标志物(tumor marker)是肿瘤本身分泌产生或肿瘤与宿主机体相互作用产生的,存在于体液、组织或细胞内的标志着新生物出现的物质。目前研究最多且在制定治疗方案中被认为最有价值的肿瘤标志物为甲胎蛋白(α-fetoprotein,AFP)、人类绒毛膜促性腺激素(human chorionic gonadotropin,HCG)、癌胚抗原(carcinoembryonic antigen,CEA)、雌激素受体(estrogen receptor,ER)、孕激素受体(progestrone receptor,PR)。

以乳腺癌为例,ER和PR在指导乳腺癌多学科综合治疗方案的制定上有极为重要的价值,ER和PR的表达状态联合Ki67及Her-2的表达情况,可以决定乳腺癌的分子分型(Luminal

Notes

分型),有助于不同分期患者的多学科治疗方法,如是否加用内分泌治疗、化疗的强度,是否联合放疗等。其他肿瘤标志物在临床诊治中的价值和意义可参考肿瘤诊断一篇中分子标志物一章。

2. 癌基因和抑癌基因　肿瘤多学科综合治疗生物学基础研究也在于癌基因和抑癌基因的研究。癌基因(oncogene)研究较多的有 ras、c-myc、c-erbB-2。ras 基因是第一个被鉴定的人类癌基因,也是人类肿瘤最常见的癌基因。ras 基因家族有三个密切相关的成员:H-ras、K-ras 和 N-ras,ras 基因在肿瘤中的改变以点突变为主,常见的点突变位点为 12、13 和 61 位。胰腺癌、大肠癌和甲状腺癌 ras 基因突变频率超过 50%,ras 编码 p21 蛋白在细胞增殖和分化方面起着重要的信号传导作用。大于 1cm 的结直肠腺瘤有 50% 者可检得 ras 基因家族中一个发生点突变,小于 1cm 腺瘤点突变为 10%,突变率与腺瘤不典型增生程度直接相关,可作为腺瘤伴恶性潜在性的信号。但 ras 突变预后意义的研究结果不一致,至今还没有足够资料表明 ras 可以作为分期、预测预后的指标。然而,近年几项大型研究(CRYSTAL 研究、OPUS 研究、CELIM 研究)都表明了 K-ras 基因状况与 EGFR 单抗(如 cetuximab,西妥昔单抗)疗效明确相关,只有 K-ras 基因野生型的患者才能从西妥昔单抗治疗中获益,所以转移性结直肠癌患者在开始治疗前检测 K-ras 基因突变状态能指导西妥昔单抗等抗 EGFR 单克隆抗体的选择。

c-myc 基因的改变包括过度表达和基因放大,它是腺瘤前阶段突变基因,定位于 8q24 区段,半数以上的结直肠癌中其过度表达可达 3~40 倍,在生长快的正常细胞中其表达水平也较高,可见其对调控细胞增殖起着重要作用,c-myc 基因还具有调节 ras 基因的功能。

c-erbB-2 也称 Her-2/neu,是一种具有酪氨酸激酶活性的分子量为 185KD 的糖蛋白,与表皮生长因子受体密切相关,其活化的机制主要是基因扩增,常伴有过度表达。c-erbB-2 阳性的乳腺癌病人复发危险性增高,具有侵袭性,预后较差,这提示 c-erbB-2 可能与耐药机制有关或者通过未知的机制作为耐药的标志。

抑癌基因(tumor suppressor gene)正常时起抑制细胞增殖和肿瘤发生的作用。肿瘤的发生一方面是癌基因活化,另一方面可能是抑癌基因失活或突变而丧失正常的调节细胞生长的能力。研究颇多的有 p53 基因,它是一个细胞周期依赖性基因,位于 17 号染色体短臂上(17P13.1),长约 16~20KD,由 11 个外显子组成,正常自然存在的 p53 基因为野生型(WT-P53),具有抑制细胞转化作用,保持细胞周期正常运转,调节细胞周期进展。近年来对细胞凋亡的研究较多,凋亡又称进行性程序性死亡,是细胞自我破坏的机制,可对抗肿瘤形成时异常细胞的堆积,故凋亡功能被抑制其结果将导致肿瘤的发生。WT-P53 与诱导凋亡相关,WT-P53 在大多数肿瘤发生中突变、重排、易位,其 p53 蛋白的功能被抑制,WT-P53 失活使细胞增生转化而癌变发生。不少研究发现结直肠癌和乳腺癌组织如检测到突变的 p53 蛋白是预后不良的表现,但是由于检测突变型 p53 基因的单克隆抗体尚无统一标准,因此结果参差不齐,加上缺乏前瞻性随机研究结果,所以目前尚不宜将 p53 分析列入肿瘤病人的治疗预测和监控。

此外,与肿瘤治疗敏感性预测相关的基因还有很多,例如生长因子家族(growth factors,GF),它包括了表皮生长因子(epidermal growth factor,EGF)、转化生长因子(transforming growth factor,TGF)、血管内皮生长因子(vascular endothelial growth factor,VEGF)等,又如多药耐药基因(multidrug resistance gene,MDR),它包括了 MDR1,MDR2,MDR3。MDR1 基因几乎在所有人类肿瘤细胞均有不同程度表达,那些对化疗不敏感或疗效差的肿瘤 MDR1 基因往往有较高的表达水平。

3. 分子分期　随着细胞分子生物学的发展,学者首先以肿瘤为研究对象,以分子机制阐明肿瘤发生发展的规律,并试图用分子手段去诊断、预测、治疗肿瘤,于是出现了分子诊断(molecular diagnosis)、分子分期(molecular staging)、分子治疗(molecular therapy)和分子预后(molecular progrosis)等概念。

Notes

跟治疗关系尤为密切的是分期。正确的肿瘤分期是判别病变范围、制定最佳治疗计划、比较疗效、统计预后和科研交流的重要条件和标准。国际沿用的 TNM 分期始于 20 世纪 40 年代，近 60 年来，在多个国家癌症机构支持配合下，国际抗癌联盟（UICC）对癌症 TNM 分期方案作了多次修订，逐步完善并成为国际公认和采用的标准。但是，正如前述 TNM 分期尚不能预测抗癌治疗效果，临床上还常常观察到同一分期、同一病理类型的同一种恶性肿瘤，用同一治疗手段疗效却不相同，预后也不一样。因此，不少学者试图从细胞分子水平对恶性肿瘤进行更精细的分期，即所谓分子分期。

西班牙学者 Rosell 等（1996 年）提出根据 K-ras 基因突变对非小细胞肺癌进行分子分期。K-ras12 位点突变是独立于 TNM 分期、组织学的不良预后因素，没有突变的 I 期肺癌中位生存时间 41.5 个月，有突变者仅 27 个月。Kwiatkowski 等（1998 年）认为 I 期非小细胞肺癌有 6 个独立的预后因素，其中 3 个是分子生物学的改变，它们是 p53 表达、K-ras12 位点突变和 H-ras p21不表达，如果具备 1~2 个因素者列入 I A 期（5 年无瘤生存率 87%）、具备 3 个因素为 I B 期（5 年无瘤生存率 58%），具备 4 个以上因素者列入 I C 期（5 年无瘤生存率为 21%）。

最近 Croner 等从 I、II、III 期结肠癌和正常细胞黏膜分离出 RNA，与基因芯片（HG-U133A，Affymetrix）进行杂交，识别出 UICC 结肠癌 I、II、III 期之间 50 个差异表达基因，它们属于不同功能组，如细胞黏附、转运、信号传导、代谢、蛋白合成、基因调控及免疫系统。这些发现提示结肠癌的分子分期是可能的。头颈部肿瘤、前列腺癌的分子分期也在探索中。

显然，一个好的分子分期、分型对临床实践具有极大价值，对于解决肿瘤的异质性、分期的合理性、治疗方案设计、预后预测、追踪观察都有指导意义。按 TNM 分期，对临床低分期但分子生物学指标检测呈高危险的病例进行辅助治疗；而对临床高分期但分子指标呈低危险的病例则避免使用强烈辅助治疗。这样更为个体化的治疗明显提高患者的生存质量。例如，结肠癌分子水平上可分为微卫星稳定性（MMS）、微卫星低度不稳定性（MSI-L）、微卫星高度不稳定性（MSI-H）3 类。通过错配修复基因 hMLH$_1$ 和 hMLH$_2$ 检测，MSI-H 患者就算高危 II 期（T4）也可以不予辅助化疗或忌用氟尿嘧啶单药治疗；而 MSI-L 患者应进行辅助治疗。因此，MSL-H 患者预后良好，加了辅助 5-Fu 化疗未能获益，甚至有害处。

尽管较多学者致力于分子分期，检测出许多与预后相关的标志物，但是，要作为分期依据，必须达到两点要求：第一是它的预后意义是在保证生存质量的同时延长了病人的无瘤生存期或总生存期；第二是经过多因素分析判断，是有别于 TNM 的、有统计学意义的独立预后因素。只有在这样基础上形成的分期，才有真正的临床应用价值。然而目前在细胞分子生物学研究中方法学的多样性及自身不足，缺乏标准化的检测方法。另外，分期研究需要大样本和多中心参与，所以迄今尚未有成熟的分子分期诞生。

4. **多基因参与的多阶段发病机制** 目前公认恶性肿瘤是机体细胞在内外各种有害因素长期作用下，在基因水平上丧失正常调控，发生过度增生及异常分化而形成的新生物。所以恶性肿瘤实质上是基因疾病，其发生与基因失调、基因表达紊乱相关，是多因素、多阶段，各种分子事件发生发展而形成的。

以结直肠癌为例，其由正常肠黏膜细胞在外因（理化因素和生物源性因素）和内因（遗传或获得性的基因不稳定、微卫星不稳定及染色体不稳定）交互作用下，逐步发生发展演进过程中，分子事件包括初级遗传性事件（primary genetic events）和次级分子事件（secondary molecular events），前者为基因结构的突变（显性作用的原癌基因如 C-myc、ras 突变；隐性作用的抑癌基因如 APC 基因、MCC 基因、DCC 基因、p53 基因突变或丢失）；后者为发展演进过程中基因表达改变，均未涉及基因结构上的变化，如蛋白质、酶水平变化及其翻译修饰中磷酸化，以及乙酰化或糖基化作用。随着这些分子事件发生，形态上发生有所表现，包括上皮过度增生或有腺瘤形成、原位癌及癌的浸润与转移等各阶段。

Notes

第二节　各种治疗方法的发展与评价

一、恶性肿瘤治疗的历史回顾

恶性肿瘤是人类最古老的疾病之一。古生物病理学家发现公元前3400年人类已有骨肿瘤。公元前3000年古埃及木乃伊已有肿瘤存在的证据。古埃及纸草文(公元前2800年)记载皮肤"溃疡"、"乳房隆起的肿块"。被誉为"医学之父"——希波克拉底(Hippocrates)(公元前460年)描述了6种癌瘤类型,并认为肿瘤由体液中黑胆汁积聚而成。后来盖伦发展了希波克拉底的体液学说,治疗以纠正"体液失调"着手,采用许多有机物和无机物治疗,基于当时的科学水平,未能取得明显效果。我国对肿瘤认识也很早,追溯到几千年前殷墟甲骨文就有"瘤"这个病名,两千多年前的"周礼"一书已记载有专治肿疡的医生,称之为"疡医",至今日本和朝鲜仍将肿瘤称为"肿疡"。

现代外科手术切除肿瘤则始于1809年,McDowell为一妇女切除了10.2公斤重的卵巢肿瘤,术后病人生存了30年。1846年10月16日Warren在美国麻省总医院首次施行乙醚麻醉切除颌下腺。1867年Lister开始推介消炎药物在外科中应用。由于麻醉和消炎药物的发明,肿瘤外科得到长足发展。乙醚麻醉应用前,美国麻省总医院总共施行385次手术,但在19世纪最后10年中,该院每年施行手术达20 000次。值得提出的是Billroth在1860~1890年间首次施行了胃切除术、喉切除术和食管切除术,为胃癌、喉癌、食管癌根治性切除开辟了新途径;1890年Halsted提出原发癌瘤连同区域淋巴结整块切除的原则,并据此设计了乳腺癌根治术,即沿用至今的著名的Halsted术式,其合理的手术原则和良好的疗效对肿瘤外科的发展有很大的促进作用。随后按此原则许多癌瘤根治术式出现,如前列腺癌根治术(Young,1904)、子宫颈癌根治术(Wertheim,1906)、经腹会阴直肠癌切除术(Miles,1908)、肺叶切除术(Graham,1933)、胰十二指肠切除术(Whipple,1935)、肝癌肝规则切除术(Lortat-Jacob,1952)。肝移植成功(Starzl,1963)使肿瘤外科登上了一个新的台阶。近20年来随着显微外科技术、微创外科技术、麻醉水平的提高及抗生素的广泛应用,使肿瘤外科更臻完善,更快发展,除了根治性切除术后,更有器官移植、重建和康复手术得到应用。至此,几乎人体所有重要器官的恶性肿瘤都可经手术治疗。

放射治疗(radiation therapy,RT)是恶性肿瘤治疗第二个主要手段,至今已有100多年历史。1895年11月8日德国物理学家Conrad Röntgen发现X线,为放射治疗奠定了物质基础。放射治疗开始用于脱毛(1897年),其后用于治疗皮肤癌、白血病和淋巴瘤。由于对其副作用认识不足,疏于防护,一位放射治疗先驱者因超量接触X线,手部发生皮肤癌、以致要截肢,后来死于全身转移(1903年)。后来不断改进技术和选择适应证,同时放射生物学研究也起步。第一部深部X线治疗于1920年诞生。放射治疗的第二个里程碑是居里(Curie)夫妇提炼出放射元素镭(1898年),次年由于错误地把镭放在口袋引致皮肤烧灼,从而引发镭的临床应用。1905年美国Abbe医生首次用镭插植在肿瘤中进行治疗,开拓了肿瘤放射治疗的另一种方法——组织间插植疗法。第一次世界大战后,X线照射与镭联合应用使肿瘤治疗进入一个新阶段。首先是研制出剂量测定仪,通过深部X线照射和联合镭敷贴治疗宫颈癌获得良好效果。1942年Fermi设计第一个核反应堆,1948年安装了第一台^{60}Co(钴)机,1953年第一台直线加速器问世。这样,深部X线、^{60}Co、直线加速器便形成目前肿瘤放疗的基本格局。近二、三十年来,电子计算机技术的发展使放疗技术不断更新,三维治疗计划系统、立体定向放射治疗技术、适形调强放射治疗,加上近年中子治疗、质子治疗发明,使放射治疗更加如虎添翼。

肿瘤的第三种治疗手段是化学疗法(chemotherapy)。最早的尝试是1865年Lissamer应用Fowler溶液(亚砷酸溶液)治疗白血病。现代化疗从20世纪40年代才开始的。第二次世界大战期间应用化学武器,发现芥子气使骨髓和淋巴系统抑制。1942 年耶鲁大学首次进行氮芥治疗淋巴瘤的临床试验,1946 年发表治疗结果,获得学界十分重视。从此,化学疗法成为治疗肿瘤的重要手段之一。随后,一些抗癌新药相继问世。特别是 1957 年 5- 氟尿嘧啶和环磷酰胺的合成,使化学治疗更为广泛应用,成为肿瘤化疗的里程碑之一,迄今它们还是化疗的基础药物。后来,1959 年 Sulivan 创用的动脉连续灌注的给药方法,开创了化疗抗癌的新方法。1961 年 Rousselot 创立 5-Fu 肠腔化疗加全身化疗提高了结直肠癌根治术的效果。同年李明秋报告联合应用甲氨蝶呤、苯丙酸氮芥和放线菌素 D 治疗睾丸肿瘤获得成功,开创了肿瘤联合化疗的先河。1968 年 Karnofsky 正式提出肿瘤内科学(medical oncology)的概念,这标志着肿瘤化疗从过去单一寻找新药发展到包括药物治疗、细胞增殖动力学的应用、肿瘤病理学和免疫学在内的一个新学科。细胞增殖动力学的研究,促使了代谢类化疗药的发展和大剂量化疗的应用。近十余年,分子靶向药物治疗(molecular targeted drug treatment)蓬勃发展,肿瘤内科治疗又上升一个新的水平。2001 年分子靶向药物 imatinib(伊马替尼)治疗胃肠间质瘤和慢性粒性白血病取得奇效,其非细胞毒性的抗肿瘤机制完全不同于传统化疗的药物,现在分子靶向药物治疗已成为肿瘤学者最关注的热点。事实上,许多靶向药物如 rituximab(美罗华)、gefitinib(吉非替尼)、erlotinib(厄罗替尼)、sorafenib(索拉非尼)、bevacizumab(贝伐单抗)、cetuximab(西妥昔单抗)、sunitinib(舒尼替尼)、trastuzumab(赫赛汀)等已有临床广泛应用(表 4-9-1)。

表 4-9-1　肿瘤治疗发展大事记

年代	报道者	重大事件
1809	McDowell	巨大卵巢肿瘤切除
1846	Warren JC	应用乙醚麻醉切除颌下腺
1867	Lister J	发明防腐消毒
1850-1880	Billroth AT	首次成功切除胃、喉、食管
1878	Volkmann RV	直肠癌切除
1880	Kocker T	甲状腺手术
1890	Halsted WS	根治性乳房切除(整块原则)
1895	Röntgen C	发现 X 线
1896	Beatson GT	应用卵巢切除治疗乳腺癌
	Curie(居里)夫妇	提炼出放射元素镭
1904	Young HH	根治性前列腺切除
1906	Wertheim E	根治性子宫切除
1908	Miles WE	腹会阴联合直肠切除
1912	Martin E	脊索切断缓解疼痛
1910-1930	Cushing H	开展脑瘤手术
1913	Torek F	胸部食管切除术
1927	Davis G	成功切除肺转移癌
1933	Craham E	全肺切除术
1934	Whipple AO	胰十二指肠切除术
1941-1948	Fermi	设计第一个核反应堆
		^{60}Co 机生产和临床应用
1945	Huggins CB	应用肾上腺切除治疗前列腺癌
1946	Gilman	氮芥治疗淋巴瘤
1952		肝规则性切除

续表

年代	报道者	重大事件
1953		安装第一台加速器
1957		合成抗代谢药物 5- 氟尿嘧啶(5-Fu)
1961	李明秋	联合化疗治疗睾丸肿瘤
1963	Starzl	肝移植术
1967		快中子治疗
	Margulis	提出介入放射学(interventional radiology)
1968	Karnofsky	提出肿瘤内科学
1970		细胞动力学诞生
	Hounsfield G	发明计算机体层摄影术(computed tomography CT)
1976		发现白介素(IL-2)
1985	Rosenberg	倡导过继性免疫疗法
1991		首例黑色素瘤基因治疗
1998		治疗乳腺癌的单克隆抗体(赫赛汀)上市
2001		分子靶向药物伊马替尼问世

　　除了上述传统的三大疗法之外,近 20 年崛起一些新的治疗方法,如堪称第四疗法的生物治疗、介入治疗、物理治疗(激光、微波、冷冻、热疗等),还有我国特色的中医中药治疗。

二、各种治疗方法在多学科综合治疗中的地位

　　前述的多学科综合治疗的概念中强调应用现有的各种有效手段,而现有的各种疗法在综合治疗中发挥不同作用,而其应用也随着人们对肿瘤治疗的认识加深而有所改变。

　　在诸多治疗手段中,临床上仍以手术、放疗、化疗为主,因其各有特点,互为补充。迄今,约有 60% 的肿瘤主要靠外科手术治疗,尤其是实体肿瘤。但有些肿瘤由于部位特殊,肿瘤位于隐匿部位,例如鼻咽癌,则以放射治疗为主。对于非实体肿瘤如恶性淋巴瘤、白血病,放射与手术不能治愈,以药物治疗起着更为重要作用。可见,在肿瘤治疗中这三种治疗手段各有千秋,都有无法代替的地位。特别是在当代肿瘤治疗中更需三者有机结合、以求良好效果。

　　从治疗效应来看,外科手术和放射治疗都属局部治疗方法,它们的目的主要是消除或杀灭局部肿瘤,阻止其发展和扩散,但当肿瘤业已发展扩散时,它们显得无能为力。化疗则属于全身效应的方法,它除了能控制局部肿瘤发展之外,更着重于抑制肿瘤发展和扩散。基于对肿瘤细胞增殖动力学的认识和对抗癌药物的机制的认识,肿瘤内科专家不断推出各种联合化疗方案,对恶性肿瘤实施辅助化疗、新辅助化疗和晚期病人化疗。现在单纯化疗对妊娠期的绒毛膜上皮癌、霍杰金病、睾丸干细胞癌、急性淋巴性白血病、非霍杰金病(某些亚型)和毛细胞白血病可能达到治愈,其次是急性粒性白血病、卵巢癌、小细胞肺癌。当然制定化疗方案时应明确治疗目的是根治还是姑息,如果以姑息为目的,在制定具体方案时不应给患者带来太大的风险和痛苦,必须衡量得失;若以根治为目的,则应最大限度消灭肿瘤细胞,并采用必要的巩固和强化治疗,以达到治愈。近年来诱导缓解→扶正治疗→消除肿瘤→巩固治疗 + 扶正治疗的治疗模式和程序已广泛应用于临床。

　　肿瘤生物学治疗是 20 世纪 80 年代以来随着免疫生物学、肿瘤免疫学和细胞分子生物学的发展而形成的第四治疗手段,其核心内容是利用任何生物学物质或生物制剂来直接或间接地修饰机体和肿瘤的相互关系,从而改变机体对肿瘤细胞的生物学应答而起到抗癌效应。现在临床上应用的肿瘤生物治疗方法有细胞因子疗法、特异性主动免疫治疗、继承性细胞免疫治疗、抗体

Notes

介导的被动免疫治疗、分化诱导治疗等。

介入放射学自 20 世纪 60 年代兴起,它是指在 X 射线电视、CT、超声等引导下,将特制的穿刺针、导管插入所要到达的人体部位,进行 X 射线诊断与治疗的技术,分为血管性介入放射学和非血管性介入放射学。血管内灌注化疗药物治疗肝肿瘤已是一种成熟的姑息性的治疗措施,并获得一定疗效。非血管性的介入包括瘤内注射、瘤内激光治疗、瘤内微波治疗、瘤内射频治疗等,这些疗法均属辅助性姑息性治疗,对局部病灶控制有一定作用,以补放化疗之不足。

肿瘤热疗(tumor hyperthermia)是用加热治疗肿瘤的一种物理方法,即利用有关物理能量在组织中沉淀而产生热效应,使肿瘤组织温度上升到有效治疗温度 41~43℃,并维持一段时间,以达到既使肿瘤缩小或消除,又不损伤正常组织目的的一种治疗方法。它用于肿瘤治疗时间不长,与化疗、放疗联合已显示有一定的临床应用前景,但现阶段只能作为辅助性治疗。

中医中药的辨证论治和扶正祛邪的观点和施治,能配合手术、放疗、化疗,增强患者体质,减少毒性副作用,所以在肿瘤治疗中可以发挥"保驾护航"作用。

第三节　多学科综合治疗的基本条件与模式

一、基 本 条 件

1. 医院具有相当水平的、设备先进、学科齐全的肿瘤专科医院、或设有肿瘤科的综合医院或地区的医疗中心。

2. 组建肿瘤单病种多学科专家团队(multidisciplinary team, MDT),其核心应包括肿瘤外科、化疗科(肿瘤内科)、放疗科、病理科、影像科(超声、X 线、CT、MRI、PET-CT)、介入治疗科和专科护理,必要时邀请其他学科专家参加。MDT 应有学术地位较高、临床经验丰富、善于团结多学科专家和有相当组织能力的带头人。一般 MDT 约有 15~16 人。

3. 应制订共同遵守的规章制度包括会议、执行与反馈、记录和资料收集、统计与分析。多学科专家团队讨论必须在固定时间、地点召开,参加专家亦应相对固定(即定时、定点、定员,"三定")。会议必须设有相应设备(多学科媒体、荧屏、体格检查设备等)。

4. 医院领导和各科主任支持,鼓励专家参加 MDT,提供有关设备和便利多学科诊疗的措施。

二、实 施 流 程

1. 讨论会前,一线医生整理好患者病历资料和影像资料,如有条件可先将影像资料交影像科医师细读;病理诊断有疑问,先请病理科医生复阅病理玻片。

2. 讨论会开始,一线医生汇报病历,提出讨论要点。

3. 影像科专家介绍影像检查结果,显示超声、X 线、CT、MIR、PET-CT。

4. 讨论发言,各抒己见。

5. 带头人总结,决定诊疗方案,责成相关学科执行。

6. 会议记录连同病历资料输入电脑保存。

三、模　　式

多学科综合治疗的模式是多种多样的,也是根据不同肿瘤,不同分期、不同个体状况采用不同的模式。模式的建立必须通过严格的临床试验,并与时俱进,在循证医学基础上不断改进。

(一)能手术的实体恶性肿瘤

1. 单纯手术治疗

2. 手术 + 化疗,± 生物治疗,中医中药治疗

Notes

3. 手术 + 放疗或放化疗，± 生物治疗，中医中药治疗

4. 新辅助治疗 - 手术 - 辅助治疗，± 生物治疗，中医中药治疗

(二)不能手术的恶性肿瘤

1. 放化疗 - 生物治疗，靶向药物治疗，中医中药治疗

2. 诱导化疗 - 放化疗 - 生物治疗，中医中药治疗

3. 诱导化疗 - 化疗 - 放疗，± 生物治疗，中医中药治疗

4. 对症支持治疗

无论肿瘤能否手术或放化疗，对病人的营养支持，对症处理、心理辅导和康复治疗都要根据患者情况有序进行。

众所周知，结直肠癌肝转移应用多学科综合治疗已经获得良好效果。结直肠癌肝转移十分常见，初诊时约 20% 已有肝转移；肠癌切除术后异时性肝转移达 50%。幸好结直肠癌肝转移手术切除效果良好，术后 5 年生存率可达 30%~50%。但是目前发现能切除的肝转移仅占 10%~15%。如何使不能切除的肝转移转化为可切除？ MDT 专家可根据患者全身情况、肿瘤情况决定原发灶与肝转移同期或分期切除、先化疗后手术或先手术后化疗，切除术后还可以加生物治疗已有不少报道。确实不能完全切除者或加消融治疗、插管化疗等。经多学科综合治疗后肝转移 Ro 切除率提高，生命延长。

第四节　多学科综合治疗存在问题与发展方向

尽管肿瘤多学科综合治疗在世界已获得共识，但实践迄今仍处在探索阶段，存在不少问题有待解决。

一、存 在 问 题

1. 缺乏多学科综合治疗观念，临床实践中存在随意性和盲目性　不少医师，特别是非肿瘤专科医师，对肿瘤病人施治时只凭个人经验或对各种治疗方法的作用片面了解，在"宁滥勿缺"的思想指导下，随意将一种或几种治疗方法用上，造成过度治疗。也有的医师只相信自己熟悉的学科，认为"一把刀"或"某一仪器设备"或"某一化疗方案"就可以达到根治肿瘤的目的，造成治疗不足，使病人治疗后短期内复发转移。造成这种随意性、盲目性的原因是医师缺乏多学科综合治疗观念，缺乏指导规范的多学科综合治疗的临床实践指南，以及缺乏监督遵守"指南"的机制。

医师在临床工作中需要有指导性的文件，才不致随意、盲目。但这种指导规范的多学科治疗的模式或方案，必须通过严格的多中心前瞻性随机对照的临床试验，获得有意义的结果后才能称为模式。凡是没有经过大样本临床随机对照研究验证的临床治疗手段，不管单一学科还是多学科，都不能称为模式，都不应该作为临床工作的指南。目前，临床肿瘤诊疗多以美国 NCCN 临床实践指南、欧洲 ESMO 共识和国内卫计委公布的诊疗规范为指导。但是不是所有医师都经过培训，这些"指南"、"共识"或"规范"尚未广泛宣传推广。据最近某肿瘤医院组织调查国内 33 所大医院(包括肿瘤专科医院和"三甲"综合医院)，实施多学科综合治疗不到一半。按病种分析，实施多学科综合诊疗比例不同，其中乳腺癌 38%，肺癌 38%，大肠癌 49%，前列腺癌 47%，妇癌 49%，鼻咽癌 35%，肝癌 54%，食管癌 46%，胃癌 47%，淋巴瘤 44%。大医院尚且如此，二级医院更谈不上组建多学科综合治疗团队。

2. 多学科发展不均衡，有些治疗方法尚不够成熟　现代肿瘤治疗的长河中，最成熟又被广泛认可的是外科手术，其次是放疗和化疗，近年出现的高温疗法、电化学疗法、冷冻疗法等新治疗方法，增加了人们对付癌症的武器，但作为多学科综合治疗组成部分，这些新方法尚不成熟，

Notes

应通过临床试验正确认识这些方法并作出适当评价。对新方法新技术的"过热",既对患者不利，也对新方法新技术的自身研究不利。就是目前盛行的微创手术，也有适应证所限，不宜一律"微创"，有时"微创"也会给患者带来"巨创"，所以"微创"也应该"有所为，有所不为"。当然，"过热"的对立面是墨守成规、遵循守旧。经过200年现代癌症治疗方法的演进，取得不少的成就，使某些医师形成墨守成规的认识观念，不愿也不去探索新的方法，这种观念同样不利于肿瘤多学科综合治疗方法的发展。

3. **就医环境和条件不足** 肿瘤治疗设计多方面，然而医学发展使临床专科越分越细，分科越细对专科专一范围的疑难问题搞深搞透，但由于"太专"，在思维方法上，比较容易出现重专科而忽视整体的现象，加上目前医疗体制和就医程序，患者就诊只进入某一专科，很少得到多学科医师共同诊治。另一方面，目前医疗保障制度和卫生资源所限，在一定程度上使肿瘤患者难以接受多学科综合治疗。

二、发 展 方 向

1. **加强组织领导，建立多学科综合诊疗的规章制度** 多学科综合诊疗模式必须有组织、有领导、有措施才能推广。欧洲一些国家为此立法，违规要处罚。国内尚未能为此立法，但医院领导层应为此立规，不然难以持之以恒实施。

2. **加强医师培训** 无论在读医学生或在职医师都应树立多学科综合诊疗的观念，认真学习和推广现有临床实践指南和诊疗规范，并应建立监督机制。

3. **切实加强细胞分子生物学研究** 多学科综合治疗中各种治疗手段的合理应用尚有很大困难，尽管目前对估计治疗效应的"预测因子"研究相当热门，但真正能为肿瘤临床所用的预测因子寥寥无几，所以未来对这方面的深入研究，寻找更多更有意义的预测因子，指导制定前瞻性的有效综合治疗方案，将为真正的个体化多学科综合治疗奠定必不可少的基础。今后，药物治疗的地位会不断提升，特别是分子靶向治疗，目前至少有300种针对酪氨酸酶的靶向药物进行试验，2007年临床试验的药物有2000种，估计2010年达到5000种，其中许多是靶向药物，可以想象未来外科手术和放射治疗的作用范围不似从前。

4. **组织大样本多中心随机临床试验** 为了制定具有指导性临床实践指南，必须通过大量的临床试验总结和随机临床试验。美国国家癌症综合网络（national comprehensive cancer network，NCCN）组织专家组对几十种肿瘤编写出临床实践指南，每年都在临床试验基础上进行更新。近年来，中国肿瘤专家参与讨论并出版了临床实践指南的中国版，无疑地对我国肿瘤的多学科综合治疗起到了促进作用。但是，由于我国的医疗条件和就医环境等有别于美国，所以我们还应根据我国国情，通过自身的临床试验制定我国的临床实践指南。这项工作正在起步并不断完善。

5. **加强学科间联系，组织专病多学科诊治队伍** 恶性肿瘤从开始发病就不是一个局部疾病，而是全身性的，涉及整个生命的根本问题，因此治疗时既针对局部又统观全身，牵涉多个学科。所以真正做到多学科综合治疗必须组成一个多学科医生参加的治疗研究的整体，其中应有病理医生、内科医生、外科医生、放疗科医生、放射科医生，甚至还要有心理、免疫、内分泌专业医生等，成立专家会诊中心，设立单病种专家组及首席专家，打破以往"一对一"的医疗模式，实行"多对一"高级医疗服务。

6. **各学科自身研究的深化** 外科手术的精细化和微创化；内科化疗新的和更好的药物不断出现；新的放射治疗技术如旋转调强技术（volumetric modulated arc therapy，VMAT）、图像引导放疗技术（image guiding radiation therapy，IGRT）、调强放射治疗（intensity modulated radiation therapy，IMRT）、自适应放疗（adaptive radiation therapy，ART）、重离子治疗和赛博刀（cyber knife）等在多学科综合治疗中使用的研究等等，为多学科综合治疗方案增添更多选择。

随着医学科学的发展，肿瘤的多学科综合治疗也必将日臻完善，对各种治疗方法的效果的

Notes

评价及临床使用也应在严谨、科学的临床试验的基础上,按照循证医学的原则加以选择,以最大限度地提高肿瘤的临床治愈率和生存率,并尽可能改善病者生存质量。

（万德森）

参考文献

1. Stewart BW,Wild CP. World Cancer Report 2014 .Lyon France:IARC WHO,2014

2. American Cancer Society. Global Cancer Facts & Figures 2007. Atlanta,GA:American Cancer Society,2007

3. 曾楚华,黄惠群.健康观与医学模式转变 // 万德森.社区肿瘤学.第2版.北京:科学出版社,2008:8-19

4. Herold J Wanebo.Surgery for gastrointestinal cancer:A multidisciplinary approach Lippinncott-Raven Publishers.1997

5. 张福林,吴志军,顾智伟.肿瘤单病种多学科综合治疗模式的探索.中国肿瘤,2007,16:881-883

6. Bokemeyer C,Bondarenko I,Hartmann JT,et al. K-ras status and efficacy of first-line treatment of patients with metastatic colorectal cancer with FOLFOX with or without cetuximumab:The OPUS experience. J Clin Oncol,2008,26:178s

7. Rosell R,Monzo M,Pifarre A,et al. Molecular staging of non-small cell lung cancer according to k-ras gennoitype. Clin Cancer Res,1996,2(6):1083-1086

8. Kwiatkowski DJ,Harpole DHJr,Godleski J,et al. Molecular pathologic substaging in 244 stage non-small lung cancer patients:clinical implications. J Clin Oncol,1998,16(7):2468-2477

9. Croner RS,Fürtsch T,Brückl WM,et al. Molecular signature for Lymphatic metastasis in colorectal carcinomas. Ann Surg,2008,247:803-810

10. Schlomm T,Erberschobler A,Mirlacher M,et al. Molecular staging of prostate cancer in the year 2007. World J Urol,2007,25:19-30

11. Gasparotto D,Maestro K. Molecular approaches to the staging of head and neck carcinomas(Review). International J Oncology,2007,31:175-180

12. 曾益新.肿瘤学.第2版.北京:人民卫生出版社,2003

13. 郑树.结直肠癌发病机制及其分子生物学基础 // 万德森.结直肠癌.北京:北京大学医学出版社,2008,13-37

14. 陈龙邦,刘福坤.循证肿瘤治疗学.郑州:郑州大学出版社,2004

Notes

A

癌　carcinoma　156

癌基因　oncogene　44

癌胚抗原　carcinoembryonic antigen，CEA　178

癌前病变　precancerous lesion　158

癌前疾病　precancerous disease　158

癌肉瘤　carcinosarcoma　157

癌症姑息治疗　palliative care　354

B

白血病　leukemia　156

鼻咽癌　nasopharyngeal carcinoma　210

便秘　constipation　374

并入死亡　entosis　109

病理会诊　pathological consultation　162

伯基特淋巴瘤　burkitt's lymphoma　47

C

常规石蜡切片　routine paraffin section　160

出血　hemorrhage　402

出血性膀胱炎　hemorrhagic cystitis　406

穿刺细胞学检查　aspiration cytology　163

磁共振成像　magnetic resonance imaging，MRI　207

磁共振功能成像　functional magnetic resonance imaging，fMRI　208

磁共振血管成像　magnetic resonance angiography，MRA　207

错构瘤　hamartoma　157

D

DSA　Digital Subtraction Angiography　335

低血糖　hypoglycaemia　406

对比增强扫描　contrast enhancement，CE　206

多学科综合治疗　multidisciplinary synthetic therapy　409

E

恶性肠梗阻　malignant bowel obstruction，MBO　374

恶性淋巴瘤　malignant lymphoma　156

恶性心包积液　malignant pericardial effusion　400

恶性肿瘤　malignant tumor　156

恶性肿瘤发病率　cancer incidence　8

恶性肿瘤患病率　cancer prevalence　8

恶性肿瘤监测　cancer surveillance　5

恶性肿瘤生存率　cancer survival rate　9

恶性肿瘤死亡率　cancer mortality rate　9

二次打击学说　two hit hypothesis　52

F

非霍奇金淋巴瘤　non-Hodgkin lymphoma　156

肺癌　lung cancer　342

费城染色体　Philadelphia chromosome，Ph　48

分化　differentiation　157

分平扫　plain scan　206

腹泻　diarrhea　373

G

肝动脉化疗栓塞　transcathere arterial chemoembolization，TACE　344

肝海绵状血管瘤　cavernous hemangioma of liver，CHL　347

高钙血症　hypercalcemia　405

根治性放疗　radical radiotherapy　305

姑息性放疗　palliative radiotherapy　306

姑息性手术　palliative surgery　242

光动力疗法　photodynamic therapy，PDT　343

H

呼吸困难　dyspnea　375

致　谢

　　继承与创新是一本教材不断完善与发展的主旋律。在该版教材付梓之际，我们再次由衷地感谢那些曾经为该书前期的版本作出贡献的作者们，正是他们辛勤的汗水和智慧的结晶为该书的日臻完善奠定了坚实的基础。以下是该书前期的版本及其主要作者：

全国高等医药教材建设研究会规划教材·卫生部规划教材
全国高等学校教材·供 8 年制及 7 年制临床医学等专业用

《肿瘤学》(人民卫生出版社,2010)

主　编　郝希山　魏于全
副主编　周云峰　赫　捷
编　者（以姓氏笔画为序）

丁彦青（南方医科大学）

于世英（华中科技大学同济医学院附属同济医院）

万德森（中山大学肿瘤防治中心）

石远凯（中国医学科学院肿瘤医院）

卢　铀（四川大学华西医院）

申宝忠（哈尔滨医科大学附属第四医院）

田志刚（中国科技大学生命学院）

朴炳奎（中国中医研究院广安门医院）

朱雄增（复旦大学附属肿瘤医院）

任秀宝（天津医科大学附属肿瘤医院）

许　青（同济大学附属第十人民医院）

许建华（福建医科大学药学院）

寿成超（北京大学临床肿瘤学院）

张国君（汕头大学附属肿瘤医院）

陈志南（第四军医大学细胞工程研究中心）

周云峰（武汉大学中南医院）

郝希山（天津医科大学附属肿瘤医院）

郝继辉（天津医科大学附属肿瘤医院）

姜洪池（哈尔滨医科大学）

徐　克（中国医科大学附属第一医院）

黄文林（中山大学肿瘤防治中心）

曹雪涛（第二军医大学）

蒋国梁（复旦大学附属肿瘤医院）

游伟程（北京大学临床肿瘤学院）

赫　捷（中国医学科学院肿瘤医院）

魏于全（四川大学华西医院）

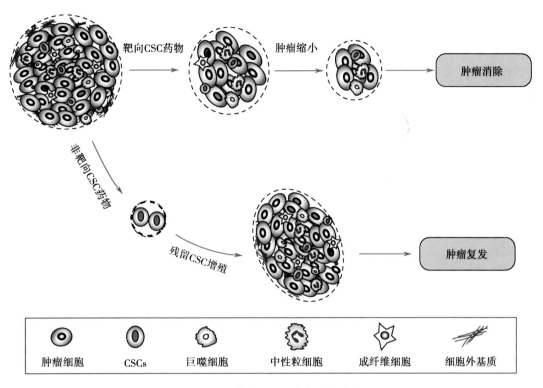

图 2-6-5　靶向 CSC 治疗恶性肿瘤

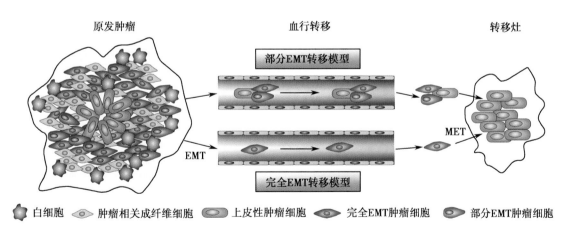

图 2-11-2　EMT 在肿瘤转移中的作用

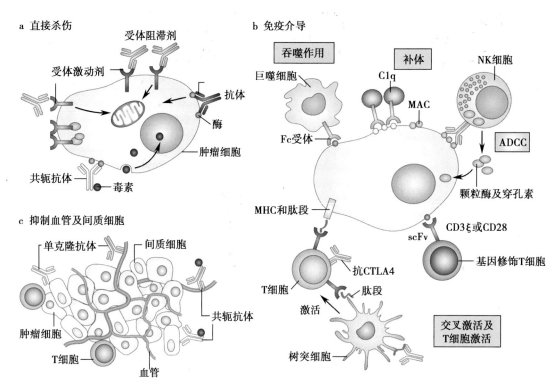

图 4-2-3　肿瘤抗体治疗的作用机制